U0199683

ART ETHICAL CASE ANALYSIS

辅助生殖的伦理案例分析

主　　编　于修成

常务编委　孙莹璞　孙海翔　黄国宁　邵小光　王晓红　张云山
　　　　　沈　浣　邓成艳　冯云　曾　勇　刘睿智

编　　委（按姓氏笔画排序）
　　　　　于修成　马艳萍　王秀霞　王晓红　邓成艳　邓华丽
　　　　　冯　云　师娟子　全　松　刘睿智　孙莹璞　孙海翔
　　　　　李　媛　沈　浣　张云山　张学红　邵小光　范立青
　　　　　周灿权　周黎明　郑备红　钟　影　段金良　耿丽红
　　　　　黄元华　黄国宁　黄学锋　曾　勇　靳　镭　滕晓明

人民卫生出版社
·北京·

版权所有，侵权必究！

图书在版编目（CIP）数据

辅助生殖的伦理案例分析 / 于修成主编 . —北京：
人民卫生出版社，2021.7
ISBN 978-7-117-31757-3

Ⅰ.①辅… Ⅱ.①于… Ⅲ.①生殖医学 —医学伦理学
Ⅳ.①R339.2 ② R-052

中国版本图书馆 CIP 数据核字（2021）第 109970 号

人卫智网	www.ipmph.com	医学教育、学术、考试、健康，购书智慧智能综合服务平台
人卫官网	www.pmph.com	人卫官方资讯发布平台

辅助生殖的伦理案例分析

Fuzhushengzhi de Lunli Anli Fenxi

主　　编：于修成
出版发行：人民卫生出版社（中继线 010-59780011）
地　　址：北京市朝阳区潘家园南里 19 号
邮　　编：100021
E - mail：pmph @ pmph.com
购书热线：010-59787592　010-59787584　010-65264830
印　　刷：三河市宏达印刷有限公司（胜利）
经　　销：新华书店
开　　本：889×1194　1/16　印张：36
字　　数：1016 千字
版　　次：2021 年 7 月第 1 版
印　　次：2021 年 8 月第 1 次印刷
标准书号：ISBN 978-7-117-31757-3
定　　价：166.00 元

打击盗版举报电话：**010-59787491**　**E-mail：WQ @ pmph.com**
质量问题联系电话：**010-59787234**　**E-mail：zhiliang @ pmph.com**

编　者

（以姓氏笔画为序）

丁家怡	乃东红	乜照燕	于　森	于修成	万才云	习艳霞	马　帅	马　超
马文敏	马丽丽	马学工	马艳萍	马晓玲	马鹏程	王　力	王　凤	王　欢
王　芳	王　丽	王　典	王　胜	王　哲	王　晟	王　嬅	王　缘	王　磊
王一惠	王文军	王宇扬	王丽宇	王丽娥	王秀霞	王奇玲	王珊珊	王美仙
王洁净	王晓红	王瑞雪	牛　琳	毛文琪	文陶非	方　丛	计红苹	邓成艳
邓伟芬	邓华丽	甘秀兰	艾　华	艾继辉	卢文红	卢伟英	叶丽君	叶丽频
田　葱	史　潇	白　泉	白　雪	冯　云	冯晓军	皮　洁	邢　琼	毕星宇
师娟子	吕兴钰	朱依敏	朱海波	伍琼芳	任建枝	全　松	刘　平	刘　芸
刘　珊	刘见桥	刘风华	刘文娟	刘丽英	刘诗辉	刘嘉茵	刘睿智	齐　夙
祁　静	许　蓬	许伟标	许红梅	孙　伟	孙　艳	孙　赟	孙正怡	孙金龙
孙波澜	孙贻娟	孙莹璞	孙晓莉	孙晓溪	孙海翔	纪　冰	纪　红	麦选诚
李　丹	李　舟	李　君	李　轶	李　脉	李　真	李　萍	李　媛	李　颖
李　蕾	李义军	李为玉	李玉梅	李宇彬	李晓霞	李朝霞	李婷婷	李冀宁
杨　柳	杨　琨	杨业洲	杨伟洪	杨春梅	杨桂艳	杨殊琳	杨爱军	杨海燕
杨嫦玉	连　方	吴　丹	吴永根	吴成平	吴红萍	吴慧慧	何亚琼	何驰华
谷龙杰	谷晓鸿	邹淑花	沙艳伟	沈　浣	沈源春	宋天然	宋梦玲	张　庆
张　波	张　洲	张　益	张　琴	张　斌	张元珍	张云山	张印峰	张伟伟
张志宏	张欣宗	张学红	张晓磊	张爱萍	张翠莲	张馨怡	陈　旻	陈　亮
陈　莉	陈　莹	陈　娟	陈　琪	陈　薪	陈　璐	陈　霞	陈　曦	陈向锋
陈秀娟	陈艳花	邵小光	邵静宜	武学清	苟兴庆	范立青	范宇平	林　娜

编　者

林海鹰	罗　曼	罗克燕	罗轶群	罗桂英	罗海宁	岳　静	岳焕勋	金玲丽
金海霞	周　平	周　春	周　燕	周一帆	周飞飞	周从容	周红卫	周灿权
周俐媛	周黎明	郑　洁	郑连文	郑备红	房圣梓	孟　夏	赵　杰	赵　勇
赵　霞	赵永平	赵君利	赵铭佳	赵嘉颖	郝桂敏	胡　泊	胡　蓉	胡明广
胡琳莉	冒韵东	钟　影	段金良	俞健梅	施月春	施晓波	姜　辉	姜丰泽
姜雯雯	洪志丹	胥　琴	耿冬峰	耿丽红	耿琳琳	聂　睿	钱　云	钱卫平
钱正利	徐　阳	徐　欢	徐　影	徐玉萍	徐艳文	殷　莉	高　磊	高丽娜
郭　丰	郭　松	郭　毅	郭艺红	唐　婷	唐文豪	唐运革	黄　青	黄　珍
黄卫东	黄元华	黄向红	黄吴键	黄国宁	黄学锋	曹义娟	曹云霞	曹文丽
常兴隆	崔　娜	商　微	梁　明	蒋欢欢	蒋树艳	韩文菊	韩宝生	韩淑军
覃爱平	程延飞	焦　娇	腊晓琳	曾　勇	曾湘晖	靳　镭	甄秀丽	路　锦
路　瑶	管一春	谭　莹	谭小方	谭季春	翟一阳	翟俊英	熊　婷	滕晓明
潘莉娜	薛　瑜	薛亚梅	戴　雪	魏　晗	魏兆莲	魏培德		

前　言

1770 年，借助人工授精技术，在英国成功诞生首例婴儿；1978 年，借助体外受精 - 胚胎移植技术，在英国又诞生了首例试管婴儿。这些技术的问世，如同打开了"潘多拉盒子"，引起了伦理道德、宗教信仰、社会风俗等各界疑惑、恐惧、反对和争议之声，此起彼伏，不绝于耳。

尽管如此，截至目前全球已有 150 多个国家相继开展了此项技术。中国内地、中国香港和中国台湾省分别于 1988、1986 和 1985 年，也都诞生了试管婴儿。1999 年末，我国原卫生部对 61 家开展该技术的医院进行调研评估，明确辅助生殖技术属于限定使用、探索或禁止使用技术范畴，定义为"人类辅助生殖技术及其衍生技术"，统称辅助生殖技术。2001 年 2 月 20 日，颁布第 14、15 号卫生部令，《人类辅助生殖技术管理办法》和《人类精子库管理办法》（简称"两个办法"）及《基本标准、技术规范和伦理原则》相关实施细则。"两个办法"颁布和实施以来，我国辅助生殖技术的医学自然科学和社会人文科学都取得长足的进步和发展，在国际前沿技术领域已崭露头角，治疗周期数和成功率逐年攀升。据权威机构评估，我国已由发展生殖技术大国跨入世界强国，是治疗周期数最多的国家，成功率也名列前茅。

辅助生殖技术是一把双刃剑，它给不孕不育患者带来了亲生子女，促进婚姻关系稳定，利于社会安定；但同时也给不孕症妇女带来了并发症等风险，如刺激卵巢药物会导致卵巢过度刺激综合征、多胎妊娠等；同样给供卵者带来痛苦和伤害；也带来了伦理道德、法律法理、社会风俗、人类繁衍等方面的问题。

2014 年，人民卫生出版社联合中华医学会生殖医学分会出版了"全国辅助生殖技术规范化培训教材"，由生殖伦理与管理学组负责编写《辅助生殖的伦理与管理》分册，在该书中提出了诸如"保护后代、保护供受者利益、严禁技术滥用、严防商业化和医源性疾病发生等"17 条生殖伦理原则。《辅助生殖的伦理案例分析》以"两个办法"及实施细则为指导思想，以《辅助生殖的伦理与管理》为参考依据，分为八个编写组，前后共组织了四次审稿会，为严防书稿抄袭，增加对所有书稿的查重工作。几经易稿，精雕细刻，最后逐篇推敲审定，清理重复和雷同案例，甄选典型案例 236 个。其中国内案例 197 个，覆盖全国三十二省、自治区、直辖市（包括台湾省）；国际案例 39 个，覆盖全球六大洲。这些案例，实属来之不易，是所有参与者共同努力的结果，是集体智慧的结晶。

　　书中每个案例主题鲜明,设计【案例叙述】版块,来阐明案例故事情节;为彰显主题思想,必然会引出医学证据,以【医学观点】予以说明;涉及的生殖伦理问题,在【伦理讨论】版块阐述,逐一对照《辅助生殖的伦理与管理》中17条生殖伦理原则,突出重点,深入分析,解决难点,消除困惑;牵扯到的法理、情理和社会家庭的反应、舆论等问题,依次在【法理讨论】【情理讨论】【社会舆论】版块中阐述。力求每个案例均具政策性、科学性、逻辑性、可靠性、实用性和可读性。

　　本书适用于辅助生殖各类专业人员、研究人员、管理人员和相关伦理、法理、社会人文等人员,以及不孕不育患者参阅。在此,衷心感谢各编写组长、副组长以及所有编者和审稿者,没有大家的积极支持和认真编写,就不可能有这本书。

　　出版之际,恳切希望广大读者在阅读过程中不吝赐教,如有疑问欢迎发送邮件至邮箱 renweifuer@pmph.com,或扫描封底二维码,关注"人卫妇产科学",对我们的工作予以批评指正,以期再版修订时进一步完善,更好地为大家服务。

于修成

2021 年 6 月 22 日

CONTENTS

目　录

第一篇　国 际 案 例

第二篇　国内案例

ART ETHICAL CASE ANALYSIS

第一篇

国际案例

第一章
历史悠久的人工授精技术

【案例叙述】

1728年2月13日，一声啼哭，划破英国格拉斯哥的隆卡德伍德庄园，古老的艾尔夏家族第十个孩子诞生了，取名约翰·亨特（John Hunter）。小约翰对大自然非常感兴趣，上树摘鸟巢，下地捕昆虫，整日与小动物嬉戏，拒绝上学，没有接受过正规教育，无忧无虑地长大。年长他10岁的哥哥威廉·亨特（William Hunter）截然不同，他热情好学，受过良好教育，成为伦敦有名的产科医师、解剖学家和医学作家。1748年，20岁的约翰·亨特来到伦敦，在哥哥开设的学校里当助手。开始帮助哥哥解剖、研究死亡动物，很快展露出解剖天赋，天资聪慧的约翰·亨特仿佛找到了自己的宿命，在解剖室埋头苦干了11年。约翰热衷于人体组织研究，解剖过上千具尸体，对人体结构的了解也达到了前人不能企及的高度。同时，他也去几家著名医院学习外科学。他的好奇心永无止境，专注于实验、研究、推理，并把实验得到的技术用于治疗病人。于是，约翰的名气越来越大，1768年成为圣·乔治医院的外科医生。凭借对自然科学敏锐的洞察力和对真理执着的追求欲，约翰成为外科学的创立者，把外科手术从一项技艺提升到科学技术的高度，被誉为"科学手术之父"。

1770年某一天，一位年轻商人携带妻子慕名来拜见约翰·亨特医生，他因患有严重的尿道下裂，阴茎呈腹侧屈曲畸形，勃起时畸形更严重，同时有尿道部分缺损，难行正常性生活。这对夫妻期盼后代的眼神令善良的约翰医生动容。于是他将该商人的精液收集在用布料包裹的保温杯里，再放入黄铜制造的注射筒里，注射到商人妻子的阴道内，几次尝试后，商人妻子成功怀孕生子。由于隐私，约翰医生一直守口如瓶，后来，他的一个表兄在一篇匿名文章里提到这个实验，才为众人所知。于是人类辅助生殖记载，把世界上首例人工授精技术成功妊娠分娩定为1770年，至今已有251年历史。

此后，由于人工授精技术主要限用于农场动物和家畜的繁殖。而人类人工授精技术经历了半个多世纪后，才又得以继续。1844年，威廉·潘科斯特（William Pancoast）报道第一例供精人工授精获得成功。1890年，美国杜鲁门·森（Truman Sen）将此法用于临床。20世纪50年代，美国阿肯色大学医学中心谢尔曼（Sherman）等科学家，利用液氮长期冻存精液获得成功。1954年，美国邦吉（Bunge）实行首例应用低温储藏精子，复苏后实施人工授精成功，开辟了人类人工授精技术的新时代。精子冷冻技术的成熟，为供精人工授精临床应用提供了技术保障。20世纪70年代以来，随着遗传与优生学研究的兴起，人类的家庭结构、经济状况、社会道德和伦理观念等的改变，申请接受人工授精的不育夫妇越来越多。多年来无数人工授精婴儿的出生，给不孕不育家庭带来了幸福和天伦之乐。

我国湖南医学院于1983年用冷藏精液人工授精成功。1984年，上海第二医学院应用精子洗涤方法人工授精成功。

如今，人工授精已成为不育不孕夫妇简单而又主要的治疗手段之一。据估计，美国每年约有5 000~10 000名人工授精婴儿诞生。随着现代生殖医学的发展,优生学、遗传学、男科学与生殖医学互相渗透,人工授精已不再是单纯解决不育问题,还可能促进了"优生学"向正确的方向发展。基于遗传学家米勒的主张,美国罗伯特·克拉克·格雷厄姆(Robert Klark Graham)为了"保存和传承最优秀人类的基因",于1980年成立了非营利性的"诺贝尔奖得主精子库",三名诺贝尔奖获得者和许多优秀人才贡献了自己的精子。1980—1999年的19年里,一些夫妇从这个机构获得免费捐赠的精子,共出生了215个孩子。尽管"诺贝尔奖得主精子库"于1999年关闭,但它引起的轰动和后续影响至今仍在。可是随访发现,"诺贝尔奖得主精子库"的精子亦未能创造天才。这些携带"天才基因"的215个"天才的后代",成就和能力并不比普通人高。

欧美的人工授精也引发了诸多社会问题:英国曾有"医生生子三千"的案例;美国一名医生用自己的精液给数百人进行人工授精,被判入狱200多年;美国某精子库被指控在捐精者资料上涉嫌欺诈,使用精神分裂症病人的精子进行人工授精产子;根据精子库当年的网站资料记载,该名捐精者拥有蓝眼睛,具备音乐天分,智商达160,是神经科学工程博士生,被形容为捐精的完美人选。但实际上捐精者患有严重精神病,其精子被26个家庭用以诞下36名孩子。

【医学观点】

人工授精是指通过非性交方式将精液送入女性生殖道内,以达到受孕目的的一种技术。根据精液来源可分为夫精人工授精和供精人工授精,根据精液注入部位又可以分为阴道内人工授精、宫颈管内人工授精和宫腔内人工授精等。

夫精人工授精适用于男性因性功能障碍(勃起障碍、逆行射精)、生殖器畸形(严重的尿道下裂)及心理因素等,导致性交不能和轻度少精、弱精、精液液化异常;女性阴道痉挛、宫颈因素、生殖道畸形及心理因素导致性交不能。不明原因不孕、免疫性不孕也可以采用夫精人工授精来增加受孕机会。

夫精人工授精比较容易被社会接受,因为它比较接近自然生育,而且操作简单,风险小,很少有并发症。

供精人工授精适用于无精子症、死精症和严重少、弱、畸形精子症及梗阻性无精者,性传播疾病(如HIV感染)者,男方或家族有不宜生育的严重遗传病者。病人夫妇可以申请采用捐献的精子进行人工授精,治疗不育和避免不健康后代的出生。

供精人工授精的治疗过程与夫精人工授精相同,只是精液来源于正规的人类精子库。正规的人类精子库的精子来自经过严格筛选的志愿者,他们身体健康,没有传染病和遗传病,且有严格的管理制度,管理者不会因为利益私自出售精子,同一来源的精子用于治疗时有严格的数量限制,大大减少了将来供精后代近亲通婚的可能性。

人类精子库仅给具有资质的生殖中心提供精子,病人通过正常渠道申请供精治疗可以保障治疗的安全性,减少将来的纠纷。但是,仍有一些不法分子从事买卖精子的勾当,这样的精子没有经过严格的筛查,不排除存在传染病、遗传病等风险,将来可能也会引起亲子归属的纠纷,故不孕夫妇在求子道路上应该明察秋毫,到正规的生殖中心就诊。

【伦理讨论】

夫精人工授精是属于非自然的生育方式之一。因此,夫妻双方应向获批准证书的生殖中心签署知情同意书(包括知情选择的内容)。尤其对严重少弱畸形精子症、严重梗阻性无精子症及严重遗传性疾病等病人,更应充分告知,并给予充分考虑时间。因为该类夫妇也可以采取其他方式获得与男方有血缘关系的子代。

供精人工授精使用的是非配偶的精子,改变了以血缘为基础的家庭关系,面临较多的生殖伦理问题:其一,供精来源于夫妇之外的第三人,是孩子的生物学父亲,而接受治疗的男性则为孩子的社会学父亲,即孩子有两个父亲,一个母亲,这不符合传统人伦;其二,供精来源的孩子成年后,是否应该告诉他实情,能否剥夺他的知情权。如果供精者要求带走孩子,或社会学父亲不想养育这个孩子,应如何处理;其三,部分人看到了其中的利益,暗地买卖精子,使供精商业化、利益化,这不仅无法保证精子的安全性,而且将导致严重的社会问题,可造成同父异母结婚的概率增加、医源性疾病传播和家庭成员结构复杂等;其四,某些国家允许单身女性及同性恋者申请供精人工授精,这是否符合人伦,是否有利于孩子的成长等。

对于这些问题,每个国家都有不同的态度和管理办法。根据中国国情,卫生部于2001年颁布了《人类精子库管理办法》及《实施人类辅助生殖技术的伦理原则》,提出了人类精子库的技术设置和规范化管理,应遵循更高、更具体的标准。对于无法或不适宜采用丈夫精子来源的不育夫妇,要求使用第三方精子来解决生育问题时,医生应尊重病人的选择(尊重原则);进行全面的医学心理、家庭和社会的评估,告知目前可供选择的治疗手段、利弊及其所承担的风险。在病人充分知情的情况下,选择最佳治疗方案(有利于供受者原则、知情同意原则);对夫妇双方应该履行的法律义务充分告知,如对出生后代负有伦理、道德和法律上的权力和义务(保护后代原则);禁止使用"名人精子库""博士精子库"、大学生地下买卖精子(严禁技术滥用原则和严防商业化原则);精子的来源从正规的精子库中获取,才能做到供精者与受方夫妇互盲、供精者与辅助生殖技术(assisted reproductive technology,ART)医务人员互盲,供精者不被告知受者及其后代的一切信息,并签署书面知情同意书(保密原则);严格执行国家法律和法规,不得给单身妇女实施人工授精(社会公益原则);在生殖伦理委员会的指导和监督下进行供精人工授精(伦理监督原则)。

坚守这些原则有利于减少不良事件的发生,使负面影响和危害降到最低限度。但是,仅靠上述管理办法和伦理原则,仍可能无法杜绝精子买卖的风险。

【法理讨论】

国外开展人工授精技术的时间较早,许多国家出台了相关法律用以规范该技术的实施:加拿大法律规定人工授精只能在指定的医院进行,可以享受保险,对人工授精所生的子女都有详细记载,定期随访;法国法律则规定在婚姻关系稳定的基础上,对于确实无生育能力或者有男性遗传疾病的夫妇,可以从精子库中免费获得精子进行人工授精;冰岛由于人口稀少,为避免人工授精可能造成的血缘关系混乱,特意从丹麦引进精子,对供精者记录详细的生理及社会信息,同时对接受授精者也要进行一系列的检查、登记。

由于供精人工授精打破了传统的血缘关系,也面临一系列法律隐患。最主要的法律问题就是利用该技术出生子女的家庭身份和由此而引起的亲子关系确定、抚养、继承等问题。

1973年美国统一亲子法和1988年英国家庭法改革条例均明确规定了与生育母亲具有法律夫妻关系丈夫的父亲地位,且女性接受供精人工授精,必须经由丈夫的知情同意。而在1991年,我国河北省高级人民法院就"夫妻离婚后利用人工授精所生子女的法律地位如何确定"的问题请示最高人民法院,最高人民法院经研究复函认为,在夫妻关系存续期间,双方一致同意进行供精人工授精,所生子女应视为夫妻双方的婚生子女,父母子女之间权利义务关系适用《中华人民共和国婚姻法》的有关规定,从而第一次在我国法律上明确了此类子女的合法地位。因此,经由人工授精技术生育后代的亲子地位及其他权利受到国内外法律的充分保障。

人工授精尤其是供精人工授精涉及法律、道德、伦理等社会问题及遗传病、传染病发生等一系列问题,因此供精人工授精必须严格管理。我国明确规定:医务人员不得向单身妇女实施辅助生殖技术,包括利用精子库。各地的精子库都必须经过严格的检查,由国家卫生系统有关部门统一审批并且定期复查校验。

【情理讨论】

人工授精技术的发展改变了人类传统的生育方式,为许多特殊群体带来了福音。他们或是由于男性无生育能力而严重自卑,或是由于遗传性疾病而苦不堪言,不管是哪种境遇,都在影响正常的婚姻家庭关系。人工授精技术在发挥作用的同时,也曾出现一些歧途,例如一些无法满足现状的人群不断在寻求"优化"后代的途径,闻名遐迩的"诺贝尔奖得主精子库"便是人工授精技术发展的特殊产物。因医学需要进行的人工授精理所当然应该得到支持,而如果是为了生育出所谓的"优质"后代而筛选出特定来源的精子,则是为了满足一部分人的私欲,其后果也是难于预测的。没有人文道德约束的医学科学,会将人类文明引入歧途。

【社会舆论】

人工授精是最先开展的辅助生殖技术,冲击着社会文化,自然也包括宗教,不同的教派对于人工授精的接受程度不大一致。犹太教认为,在没有其他治疗方法的情况下,不孕不育夫妇可以接受夫精人工授精生育孩子;但是对供精人工授精仍持反对的态度,他们认为使用供精会改变血统,引起传承的问题,如果供精来源于异教徒,那么这个孩子就是异教徒,如果这个孩子是个女孩,她是不能与牧师结婚的,所以犹太教严格限制供精的使用。罗马天主教认为,夫精人工授精不是取代夫妇同房而只是作为一个促进生育的方法是可以被接受的。但是坚决反对供精人工授精和赠卵,强调这是对婚姻及配偶尊严的亵渎,是一种淫乱的行为。新教各教会和伊斯兰教都认为,可以接受夫精人工授精治疗,但坚决反对使用供精、赠卵及代孕。

人们对于供精人工授精治疗颇有争议。保守派认为,供精出生的孩子与家族继承人没有血亲关系,以后也不能继承家族血脉,故绝不会接受供精治疗。开明的人们则冲破了传统思想的禁锢,不计较血亲关系,更注重社会学关系。一家人生活在一个屋檐下的幸福与温暖,已然是血浓于水的亲情。没有孩子是一件痛苦的事情,可能导致家庭失和、夫妻感情破裂。只要怀着单纯的想法,而不是僭越伦理和法规半分,供精人工授精给不孕家庭带来的就会是幸福和希望。

【小结】

世界首例人工授精成功至今已 251 年,人工授精技术已经普遍应用于临床,数以万计的不孕夫妇借助此技术获得子代。夫精人工授精无可厚非,而供精人工授精涉及了一系列的医学、伦理、法律和社会问题。医学范畴上,精子库的质量安全、取精、受精过程的规范操作,有利于后代的生命健康;从伦理和法律角度,供精人工授精需要明确保障后代的亲子关系与法律地位。然而一部分人为了满足不切实际的欲望而随意选择自己的后代造成不良的社会影响。因此,人工授精技术需要在法律和伦理的规范下实施,严防技术滥用,严禁商业化,确保该项技术切实惠及更多有需求的人们。

(于修成)

参考文献

[1] JG SCHENKER U. Women's reproductive health: monotheistic religious perspectives. International Journal of Gynecology&Obstetrics, 2000, 70: 77-86.
[2] 于修成 . 辅助生殖的伦理与管理 . 北京 : 人民卫生出版社 , 2014.

第二章
世界首例试管婴儿诞生的是非曲直

【案例叙述】

自然受孕过程是精子与卵子在输卵管相遇，受精后多次卵裂，发育成胚胎，同时依靠输卵管的蠕动，慢慢输送胚胎回到子宫腔内，着床于子宫内膜后，逐渐发育成胎儿。经40周怀胎，分娩出婴儿。以上任何一个环节出现问题，将会导致为人父母的希望落空。而精子与卵子不能顺利结合是生育障碍最常见的原因，输卵管堵塞则是罪魁祸首，复通手术如果不尽人意，会使输卵管堵塞病人夫妇苦不堪言。然而，世上并不缺乏先驱者们的突发奇想：既然精子与卵子不能在体内相遇，那么，将精子卵子取出在体外受精就可以达到目的了。

20世纪50年代，罗伯特·G·爱德华兹（Robert Geoffrey Edwards）在爱丁堡大学学习和工作期间，潜心研究动物生殖周期与胚胎早期发育。对哺乳动物生殖生物学、内分泌学、免疫学和遗传学方面开展了广泛研究。在美籍华裔生殖生理学家张明觉教授首次报道了动物体外受精成功后，爱德华兹萌生了让人类卵子在体外成熟并受精的设想。1963年，爱德华兹到英国剑桥大学工作，开始着手人类未成熟卵母细胞体外培养成熟的研究。当时，多囊卵巢综合征的治疗主要是靠手术楔形切除部分卵巢组织，妇产科医生莫利·罗丝（Molly Rose）经常为他提供手术中切除的卵巢组织，使他获得较多的未成熟卵母细胞。爱德华兹花费了两年时间反复实验，摸索各种条件下未成熟卵母细胞体外培养12小时，以期望成熟，但均以失败告终，直到他延长培养时间到25小时后，才观察到人类卵母细

胞呈现成熟趋势的变化。爱德华兹恍然大悟，原来美国内分泌学家格雷戈里·皮卡斯（Gregory Pincus）认为人卵母细胞也是体外培养12小时成熟的结论是错误的，人类卵母细胞成熟需要更长的时间。到底要培养多长时间才能成熟，仍需要验证。于是他来到美国约翰·霍普金斯医院，这里可提供足够的未成熟卵母细胞来研究。该医院的维克多·麦考西克（Victor Mckusick）教授给予爱德华兹很大帮助，他们对卵母细胞减数分裂各阶段进行标记，认识了卵母细胞成熟过程，终于证实人卵母细胞培养成熟需要37小时。1965年，人类未成熟卵母细胞体外培养成熟获重大突破。

回到英国后，爱德华兹继续开展人类未成熟卵细胞体外培养后受精研究。经上百次的摸索和反复调整，终于在1969年，第一次在体外使人类精子和卵子受精成功，成为2个原核的受精卵。爱德华兹与同事正为此而兴高采烈之时，受精卵却未继续卵裂，而是发育阻滞、退化和坏死。爱德华兹思前想后，是否未成熟卵母细胞体外培养成熟过程中，某个环节导致了受精卵的后续发育障碍？如果用体内成熟的卵母细胞来进行体外受精，就可能会解决这一难题？当时方兴未艾的腹腔镜微创技术引起了他的注意。

帕特里克·斯特普托（Patrick Steptoe）是妇产科医师，对不孕症非常感兴趣，与法国的帕尔默（Palmer）教授和德国的弗兰根海姆（Frangenheim）教授共同研究腔镜技术。作为先驱者之一，他于1967年出版腹腔镜手术专著，1968年在伦敦英国皇家医学会议上，展示了首张卵巢和盆腔腹腔镜照

片,却遭到众多同行质疑。正是在这个会上,斯特普托与爱德华兹相见,一拍即合,决心帮助输卵管堵塞的妇女受孕。在获得奥德海姆(Oldham)综合医院伦理委员会的支持后,两人在该医院开始研究临床体外受精技术。借助来自意大利雪兰诺实验室的"人类绝经期促性腺激素(human menopausal gonadotropin,HMG)"刺激多个卵泡发育,再注射HCG后36小时,腹腔镜下取到5~6个成熟卵母细胞,放入培养基中,加入洗涤后的精子共同培养,第二天看到2个原核受精卵,加入血清或血清蛋白,可以观察到受精卵继续卵裂,从几个细胞发育到几百个细胞的囊胚。根据妊娠后抽取羊水检查来排除染色体异常的报道,让爱德华兹有了后续排查作保障。于1972年首次进行人类胚胎移植,通过宫颈把胚胎回送到宫腔,追踪移植后每日血HCG值,发现有的病人胚胎种植了,血HCG一过性升高几天,但熬不到真正查怀孕那天或B超查看胎囊位置.血HCG就变为阴性,称为生化妊娠。这是艰辛而又漫长的煎熬,一次次的妊娠失败,令病人绝望,也引来更多的反对之声。罗马教皇和大主教以及一些科学家发起了声势浩大的谴责,诺贝尔奖得主,DNA双螺旋的发现者詹姆斯·沃森(James Watson)在美国国会作证,预测体外受精(in vitro fertilization,IVF)将导致大量的畸形胎儿的出生。扑面而来暴风骤雨般的社会争议,导致爱德华兹失去政府资金支持,只能靠私人捐赠来维持研究。世人对该项技术的非议,并没有挫灭爱德华兹和斯特普托两人帮助不育夫妇实现拥有孩子的梦想,他俩分析失败的各种原因,从培养器皿或器材毒性、胚胎遗传问题、胚胎发育异常、移植方法、黄体支持等方面,事无巨细寻找、改进与探索。终于熬到了1976年,最初40例移植失败后,第41例用氯米芬/HMG获卵后培养成胚胎并移植成功,这是人类史上第一次妊娠成功。然而,好事多磨,妊娠胚胎走错了"房间",种植在输卵管里,妊娠10周时,行手术切除。第一次妊娠虽然夭折了,但让爱德华兹和斯特普托看到了胜利的曙光,他们锲而不舍,继续进行实验。

生活于英国布里斯托尔的约翰·布朗(John Brown)在铁路公司工作,和妻子莱斯利·布朗(Lesley Brown)是一对幸福的夫妻。10年婚姻生活,对孩子的渴望与日俱增,为了能够拥有自己的孩子已经费尽心血。1970年,布朗太太因输卵管阻塞而行输卵管整形造口术,术后仍不孕,1977年2月腹腔镜检查发现双侧输卵管均增粗、闭锁,与周围组织粘连严重,6个月后再行腹腔镜,不得已切除了双侧病变的输卵管。没有了输卵管,无法受精,这在当时是无法治疗的,布朗太太几乎因此患上抑郁症。

此时斯特普托和爱德华兹对如何让精子与卵子在体外受精的临床技术已经研究近10年,饱受世人非议。没人知道这个技术是否能够真正帮助不孕症病人。此前的"治疗",已进行了102对志愿夫妇,都以失败告终。勇敢的布朗夫妇成为志愿接受治疗的第103对夫妇。1977年11月10日凌晨1点,通过监测布朗太太月经周期LH峰值出现后,斯特普托医生用腹腔镜从布朗太太卵巢里取到了一枚自然成熟的卵子。获卵后1小时,爱德华兹和斯特普托将布朗太太的卵子与布朗先生的精子一起放在培养液里,卵子成功受精并长成了分裂期胚胎(8细胞卵裂球),随后被移植入布朗太太子宫里。

幸运的布朗太太第一次治疗就怀孕了。妊娠中期(16周)时羊水穿刺诊断结果为一个染色体核型正常的女性胎儿(46,XX)。到了妊娠晚期,布朗太太出现了妊娠期高血压,经讨论,决定采用剖宫产终止妊娠。1978年7月25日晚上11点47分,在伦敦奥德海姆医院,由斯特普托主刀,通过剖宫产娩出世界上第一例试管婴儿,手术过程全程录像。婴儿出生体重2 608克,有蓝色大眼睛,金色卷发,非常健康。她出生时备受世人关注,超过百家媒体在病房外等候采访。有人提议给她取名为"赫拉",在古希腊神话中,天后赫拉是掌管婚姻和生育的女神。但低调的父母最后给孩子取名为露易丝·布朗。露易丝出生的消息轰动了全世界,她的照片登上全球报纸头条,被称为"世纪之婴"。连一向反对非自然生育的梵蒂冈教廷都被触动,教皇保罗一世向布朗夫妇发去了贺电,希望小露易丝能够健康成长,当时来自全世界的祝福贺卡就有400多张。试管婴儿的诞生标志着人类在胚胎学上取得重大进步。但是,英国国民保健制度、公立大学、医学研究委员会均持反对态度,各种"扮演上帝""制造怪物"的指责铺天盖地,斯特普托与爱德华兹不得不在私立医院进行该项技术。1980年9月28日,他们在伦敦郊区建立了世界上第一个 IVF 中心——Bourn Hall Clinic,全球各地的妇产科医生和胚胎学家都来这里学习和培训。1982 年,布朗夫妇再次通过试管婴儿技术生下第二个女儿娜塔莉。1988 年,Bourn Hall 诊所里第 1 000 名试管婴儿诞生,占全球出生试管婴儿数量的 50%,遗憾的是斯特托普教授已去世,没有目睹这蓬勃发展的势头。

露易丝·布朗以一个"天生"名人降临人世,她伴随着父母的企盼、医生的自豪、媒体的关注、不孕者的希望,以及更多的猜测和恐惧,谁都不敢保证她能活多久。许多人担心,"试管"里培育出的婴儿,存在健康缺陷,将成为畸形怪物。当时布朗家收到了很多邮件,有祝福,有不孕女性的咨询;也有认为这是对科学和自然的干扰的仇视邮件。母亲经常被问的问题是"露易丝正常吗?"布朗太太慧黠一笑说:"难道你以为她有两个脑袋吗?"

露易丝一直生活在媒体聚光灯里,一举一动都备受关注。出生 10 个月后,她开始学习走路,4 岁时得知自己是试管婴儿。她回忆当时的情景说:"父母找出我出生时的录像,播放给我看,然后向我解释什么是试管婴儿。"尽管童年时的露易丝常为自己被孕育的方式所困惑,但是父母的细心照顾和关爱使她的童年过得很幸福。她在人们关注下健康成长着,10 岁左右时想象自己是怎么孕育而生的,随着时间的推移,不再困惑了,因为在她之后有数百万名试管婴儿出生。虽然她认为自己很"普通",但她在人类生育史上,划时代的意义却是无法否认的。在她 25 岁生日当天,英国为她开了一个特别的生日聚会,上千名试管婴儿到会。她还经常去世界各地参加一些相关庆典活动。

2004 年,露易丝与安保部门官员韦斯利·穆林德喜结连理。结婚 2 年后,她自然受孕,在 2006 年 12 月 20 日生下儿子卡梅伦。此时,辅助生殖技术已经普及了全世界,共有 600 万例试管婴儿诞生!但她却不是第一个当母亲的试管婴儿。她的妹妹,17 岁的娜塔莉,是世界上第一个做母亲的试管婴儿,在 1999 年 5 月 13 日自然怀孕生下了一个名叫凯西的女儿,创下试管婴儿第一个怀孕生子纪录。她育有两个孩子,且都是自然妊娠分娩,打消了人们对于试管婴儿可能没有健康后代的疑虑。时光荏苒,试管婴儿已被公认为 20 世纪最重大的科技成就之一,并作为不孕症的一种主要治疗手段被广

泛接受。其中许多试管婴儿通过自然方式又生育了下一代。目前,全世界已有超过 800 万例试管婴儿诞生。辅助生殖专家们已观察和随访了 41 年,跟踪调查报告显示,试管婴儿同正常出生的孩子一样健康,在身体、智力、心理发育及社交能力等方面都很正常。从我国国家原卫生部的统计数据来看,试管婴儿与自然受孕婴儿在出生缺陷方面没有显著差异。但是通过辅助生殖技术出生的孩子,在发育过程中体重、新陈代谢可能会受到影响,他们到了一定年龄后,血脂、血糖代谢异常风险会增加,糖尿病、高血压、高血脂发病率会增高。这些异常并不是遗传父母基因,而可能与辅助生殖技术中体外操作或不良宫内环境有关。调查发现试管婴儿具有良好的适应能力和心理素质,相比自然生育的孩子,他们同父母关系更好。他们婚后大多数仍与父母生活在一起,且感情良好。由于来之不易,这些父母比一般父母更加珍爱孩子。

2010 年,露易丝·布朗的缔造者罗伯特·爱德华兹终于在 85 岁高龄获得了迟到许久的诺贝尔医学或生理学奖。

2018 年 11 月 15 日,露易丝在重庆召开的中华医学会生殖医学分会全国学术年会开幕式上现身,令我国生殖界的医生们欢呼。这是她第一次来中国,她激动地说:"请让我借这个机会感谢参会的每一位专家,感谢你们为中国千万个不孕家庭所做的努力,你们正在继承着斯特普托和爱德华兹的工作,而我,则幸运地访问世界各地,亲眼目睹辅助生殖技术领域的进步和发展。"

【医学观点】

第一例试管婴儿的出生同样受到了来自医生们的非议,主要因为体外生殖操作过程的安全性。正如第一例心脏移植、第一次剖宫产手术一样,谁也无法预料病人的预后,谁也无法保证病人的安全和健康。辅助生殖技术经过 40 多年的发展,业已成熟。实施该项技术的医疗机构,都是经过卫生行政等相关部门严格审批的,具备先进的医疗设备、优秀的临床医生和技术人员及完善的管理制度。实施该技术的夫妇术前都需完成相关的必要筛查,以明确适应证、排除禁忌证。尽管治疗过程中仍可能出现一些风险,如卵巢过度刺激综合征、盆腔感染、盆腹腔出血、附件扭转等,但这些并发症

发生率都比较低,且有有效的预防措施,并能被及时发现和治疗。目前,在我国试管婴儿成功率为40%~50%,部分生殖中心高达60%,甚至更高,较之前具有相当大幅度的提高。各生殖中心也一直致力于进一步提高成功率和安全性,将单胎、足月、活产婴儿与母亲舒适、母子健康,作为该技术成功的指标,以减少病人身心负担。

【伦理讨论】

生命伦理学家丹·卡拉汉曾说过,尽管在露易斯·布朗这个健康的婴儿出生之后进行体外受精是合乎伦理的,但第一次操作可能是不合伦理的。实际上,许多医学创新都是如此的,因为我们不可能确保第一个病人不会受伤害。他诠释了第一例试管婴儿出生后,为何人们会有如此大的争议,因为人们不知道这门技术对人类来说到底是福还是祸,这需要时间和实践来证明。辅助生殖技术将性和生殖完全分离开来,是一种非自然的治疗手段,打破了人们的传统观念,这也需要时间和实践来接受。因此,辅助生殖技术引发生殖伦理争议是不言而喻的,尽管符合辅助生殖伦理学中的尊重原则、知情同意原则、双重效应原则及伦理监督原则等,仍然一直有争议。

辅助生殖技术及其衍生技术,包括配子、胚胎冷冻、遗传学筛查和诊断、未成熟卵母细胞体外成熟等这一系列生命科学创新技术,一次次打破并刷新了人类对其认识和伦理视角,可是,随着辅助生殖技术需求量的增加和人类社会意识的改变,又出现了新的生殖伦理问题。私下卵子、精子和胚胎买卖,无医学指征性别选择,代孕和改变遗传信息设计婴儿等,使辅助生殖技术这项原本纯粹用于治疗不孕症的技术被滥用,变得商业化、产业化,并引发一系列更为复杂的社会问题。生殖伦理可以因某些人意志的改变而再改变吗?到底什么才是伦理的底线?这是值得所有人深思和不断探讨的问题。

【法理讨论】

世界首例试管婴儿诞生宣告了人类辅助生殖技术划时代的突破,也将人类辅助生殖技术的法律应对问题,摆在各国立法者面前。越来越多的国家通过建立监督管理机构、颁布法律和伦理法则等,对该技术实行规范化监督管理。由于基本国情、经济发展水平、文化传统和宗教信仰存在差异,民众对社会的发展缺乏确定的预见,不同国家对辅助生殖技术引发的法理问题的处理方式也不尽相同。但总体而言,都强调权益保障、重视风险规避,综合运用法律、法理、政策、技术规范等多种手段作为调整策略。

【情理讨论】

繁衍后代是人类的自然使命,无法生育后代对于一对夫妇而言,无疑会产生很大的心理压力。病人会因为多年不孕不育而自卑,导致人际关系敏感,不愿与他人交流,容易出现抑郁、焦虑、恐怖、躯体化等心理负面反应,也会因此直接影响着家庭和睦与社会和谐。

辅助生殖技术的产生和发展,是时代进步的产物,是人类共享的成果。它不仅满足了为不孕不育夫妇生育子女的愿望,为他们提供了技术帮助和人伦关怀,而且增进夫妻感情,稳定家庭和社会关系。但是,病人夫妇经历多年不孕的苦恼,对孩子的渴望,可能使得他们忽视了安全性问题,认为只要获得妊娠就达到目的,甚至盼望双胎或多胎妊娠等。此时,医务人员有义务向病人说明多胎妊娠的风险,修正他们的错误认知,严格执行现行法案所规定的该技术实施的指征及所允许胚胎植入数量等,杜绝滥用辅助生殖技术及其衍生技术。

【社会舆论】

世界上第一例试管婴儿在诞生之初饱受争议,许多人认为,这是违背伦理道德之举;同时严重冲击了教会的思想和利益,他们质疑,"只有上帝才能创造人,人怎么可能创造人呢?"基督教等教会,不仅在言语上对爱德华兹和斯特普托进行攻击,并切断了他们所有资助,欲将其彻底扼杀在摇篮里。

大多数民众则更关心试管婴儿的伦理问题和安全问题。当时人们无法想象,除了自然交配孕育后代,还能像这样将卵子和精子放在培养皿里受精。他们认为:人类违背和篡改自然繁衍和发展规律,有悖于伦理,要遭受惩罚。而这样出生的孩子将来会不会有缺陷,寿命会不会缩短,能不能自然生育都无法预见。直到2006年,露易斯·布朗健康长大并顺利结婚生子,才打消了大多数人的疑虑。

如今，人们普遍接受了试管婴儿这项技术。它为千千万万个不孕家庭带来了欢笑和幸福。但是作为一个崭新的科学研究成果问世，由于相应的法律、法规、伦理和社会认知不能如期同步建立，世界首例试管婴儿饱受争议，在宣布爱德华兹获诺贝尔奖之时，梵蒂冈宗教生命科学院最高负责人伊格纳西奥·卡拉斯科·保纳（Ignacio Carrasco de Paula）公开指责"如果没有爱德华兹，就不会有现在人类胚胎交易黑市，不会有许多冷冻胚胎遭到偷卖、遭到研究、遭到扼杀、遭到遗弃和遗忘的现实"。这完全是"是非曲直苦难辨，自有日月道分明"。爱德华兹教授全心致力于学术，心无旁骛地研究该技术，才能克服各方面困难，获得今天的成功。随着时间推移，人们真正感激他在辅助生殖领域作出的巨大贡献，并铭记在心。正如他生前所言："孩子是生命中最重要的事情，没有什么比孩子更特别的了，我与斯特普托都被那些想要孩子的绝望夫妇深深打动，我们受到许多批评，但我们宁愿如此。"真可谓是"白衣惹灰土，只需心如故"。

【小结】

世界首例试管婴儿的诞生，引领辅助生殖技术发展和进步，谱写了生命科学新篇章。在为不孕症带来福音的同时，它冲击着各国生命和生殖伦理学的进步和发展、推动了各国对于人类辅助生殖技术的立法。在医学层面，该技术发展至今，是成熟、安全、有效的；但在实践过程中，仍需注意该技术可能导致并发症的医疗风险，并采取积极措施预防和治疗；在伦理学层面，该项技术由于日新月异的发展，引发一系列新的社会和生殖伦理问题，需要现代辅助生殖伦理和技术规范，加以完善；在法律层面，辅助生殖技术帮助公民实现合情、合理、合法生育需求，但需严格遵守本国各类相关法规文件。相信随着科学发展、技术进步以及严格的监督管理，辅助生殖技术一定会越来越完善，给全人类带来更加安全、有效的天伦之乐。

（于修成）

参考文献

［1］PETER R BRINSDEN, PETER R BRINSDEN. Thirty years of IVF: The legacy of Patrick Steptoe and Robert Edwards. Human Fertility, 2009, 12 (3): 137-143.

［2］PONTESILLI M, PAINTER RC, GROOTEN IJ, et al. Subfertility and assisted reproduction techniques are associated with poorer cardiometabolic profiles in childhood. Reprod Biomed Online, 2015, 30 (3): 258-267.

［3］于修成. 辅助生殖的伦理与管理. 北京：人民卫生出版社，2014.

［4］JG SCHENKER U. Women's reproductive health: monotheistic religious perspectives. International Journal of Gynecology & Obstetrics, 2000, 70 (1): 77-86.

第三章
开启胚胎植入前遗传学诊断时代

【案例叙述】

艾莉丝和约翰是一对幸福美满的白人夫妇,育有一双可爱的儿女。不料,儿子6岁时,突然皮肤变黑,视力、听力下降,行走时步态怪异,逐渐出现肢体痉挛性瘫痪、共济失调等症状。经医院确诊为"X连锁肾上腺脑白质营养不良",分子病理类型为 ABCDI 基因突变,无法治疗。父母眼睁睁看着儿子病情发展到完全瘫痪,呈植物人状态,最后离去。经检查,父亲约翰正常,母亲艾莉丝和小女儿均为杂合子突变,是没有临床表现的携带者。虽然有 ABCDI 基因突变,但外表完全正常,不发病,但可能会传递给男性后代。针对后续的妊娠风险,遗传专家向艾莉丝和约翰夫妇进行了遗传风险评估:若怀上男孩,50%可能是正常基因,50%可能是患儿;若怀上女孩,50%可能是正常基因,50%可能与母亲及小女儿一样是携带者。不久艾莉丝又怀孕了,战战兢兢熬到16周,取羊水检查,是男性胎儿,伴 ABCDI 基因突变,只能做中期引产。不甘心的艾莉丝一年后再次怀孕,这时,产前诊断技术已发展到孕早期取绒毛来检测,怀孕8周时抽取少许绒毛,检测又是 ABCDI 基因突变的男性胎儿,艾莉丝不得已接受了人工流产。这使艾莉丝抑郁、恐慌,愁肠百结,是否要再次怀孕?

世上不乏仁慈、聪明的科学家,他们思考着:如果能在胚胎植入子宫之前,确定胚胎是健康的,采取一级预防措施,那么,就可以减少流产或引产风险,避免产前诊断异常时孕妇面临引产的身心创伤,减少宗教、伦理争议。试管婴儿之父

爱德华兹早就提出了进行胚胎植入前遗传学诊断(preimplantation genetic diagnosis,PGD)的设想。1968年,他在小鼠囊胚期鉴定其性别并成功地将胚胎移入雌鼠体内;还通过移植不同性别兔子的囊胚,控制足月兔子性别比例。从而使得 PGD 在体外受精基础上得以顺利发展。当胚胎体外培养3~6天时,取胚胎细胞或受精前后卵的第一、二极体进行活检,进行遗传学检测,甄别出有遗传缺陷的胚胎,再选择无遗传缺陷的胚胎移植回母体,这样就避免女方反复自然流产或者怀上遗传缺陷胎儿。

许多科研人员从事这方面研究,英国汉迪赛德(Handyside)教授及其团队做了大量实验。1989年招募因遗传 X 连锁隐性疾病而引产的夫妇,为其详细解释因医疗治疗目的而进行的性别选择:先进行常规试管婴儿治疗,用药物刺激卵巢获得多个成熟卵子,在体外把卵子和精子一起放在培养液里受精,受精卵发育成胚胎。当胚胎在体外培养3天成为卵裂期胚胎时,取出其中1个卵裂球细胞进行检查,用聚合酶链反应(polymerase chain reaction,PCR),将 Y 染色体特异性重复序列扩增,如果该扩增没有成功,说明该胚胎是女性,这样就把男性胚胎区分出局,然后移植女性胚胎。取样不会影响胚胎发育,但按遗传规律,不被移植的男性胚胎也可能是正常的,即:如果是健康男孩也不允许出生(这样意味着扼杀了他们的出生权);而选择移植女性胚胎,有可能是携带者,这种仅允许女性胚胎繁衍的选择,并不能切断致病基因传递。

有 X 连锁隐性遗传疾病五对夫妇(男方正常,

女方为携带者)欣然接受了上述治疗,艾莉丝与约翰也加入了其中。历时6个多月,5对夫妇共进行10个治疗周期,获得50个胚胎进行活检,有46个胚胎鉴定成功,其中23个男性和23个女性,5位准妈妈随后多次移植共17个女性胚胎,艾莉丝与另一位妇女持续临床妊娠,均为双胞胎,在妊娠10周时抽取绒毛检查染色体,再次证实每个胎儿均为女性,孕20或22周时,B超证实均为双卵双胎正常女胎。1990年,英国汉迪赛德教授团队报道了世界首例应用单细胞PCR技术,进行胚胎植入前性别诊断的试管婴儿妊娠成功。初期的PGD都是用PCR(检测性别和单基因遗传病)或荧光原位杂交(fluorescence in situ hybridization,FISH,检测性别和染色体病)来检测性别,选择女性胚胎移植,帮助可能生育血友病A、进行性肌营养不良等X连锁隐性遗传病后代的夫妇分娩出正常女婴。

1992年,汉迪赛德教授团队报道PGD在常染色体隐性遗传病纤维囊性变应用成功。之后,建立了α_1-抗胰蛋白酶缺乏症、黑矇性家族性痴呆、色素性视网膜炎等多种单基因遗传病的PGD检测方法,使PGD进入对单基因遗传病检测的预防阶段。1993年,美国蒙恩(Munne)首先报道利用多色FISH探针对胚胎数条染色体行非整倍体检测,即早期植入前遗传学筛查(preimplantation genetic screening,PGS)。随着晚婚晚育,生育年龄推迟,大龄孕妇增多,自然妊娠分娩出18三体和21三体的孩子风险增大,采用FISH检测性别和染色体病风靡一时。后来发展到全染色体的筛查技术,包括微阵列比较基因组杂交(array based comparative genomic hybridization,array-CGH)、单核苷酸多态性微阵列(single nucleotide polymorphisms array,SNP-array)及二代测序技术(next generation sequencing,NGS)。凡是能诊断出的遗传病,都可以通过PGD/PGS避免其传递,现在PGD技术用于诊断单基因遗传病,包括常染色体遗传病、X连锁隐性遗传病及线粒体病等,有上百余种。

把产前诊断提前到胚胎种植于子宫之前,可避免宫内产前诊断异常时孕妇引产的痛苦。夫妇一方或双方患有诊断明确的遗传病,或为致病基因携带者,通过PGD/PGS技术筛选出不含致病基因的胚胎进行移植,可生出正常后代。PGD/PGS作为一种孕前诊断手段,为遗传病生育高风险夫妇提供了另一种选择。

辅助生殖技术与遗传技术珠联璧合,推动人类基因研究不断发展,使PGD/PGS技术日趋完善,为不孕不育夫妇带来福音。

【医学观点】

X连锁隐性遗传病(X-linked recessive,XR)是一组疾病,位于X染色体上某个隐性基因突变,以隐性方式遗传,如果表达在男性(核型46,XY)的X染色体上,只有一条X染色体,男性细胞里只有成对的等位基因中的一个基因,称为半合子,Y染色体上缺少同源节段,所以只要X染色体上有一个隐性致病基因就发病,即表现出临床症状,容易被发现;如果表达在女性(核型46,XX)其中一条X染色体上,这个女性仅为携带者称为杂合子,隐性基因控制的性状或不显示遗传病,这样的女性是表型正常的致病基因携带者,无临床表现,不易被察觉。通常情况下,X连锁隐性遗传病,是通过表型正常但携带致病基因的杂合子女性传递给下一代,传递给其子女可能性为50%。无表型杂合子女性与正常男性结婚,后代若是男孩,1/2可能是正常基因,1/2可能是获得该致病基因,必将患病;若是女孩,1/2可能是正常基因,1/2可能是携带者,与母亲一样成为杂合子,不患病。一个患病男性(半合子)与正常基因女性结婚,会传递致病基因给其所有女儿,使女儿均为携带者,但不会传递给其儿子们。

PGD指对遗传病病人或携带者在胚胎移植前,检测胚胎染色体和/或基因,将正常胚胎植入母体子宫,以获得正常妊娠的技术。PGS是指对没有染色体及基因异常但存在高危因素的夫妇的胚胎进行染色体分析,将整倍体胚胎移植到母体子宫,目的是提高妊娠率、降低流产率。

近年来,为了便于理解和区别,胚胎植入前遗传学检测技术(preimplantation genetic testing,PGT)正逐步替代PGD/PGS这个旧称。PGT技术是辅助生殖技术和现代分子遗传学诊断技术的有机结合体。对体外受精胚胎进行植入前染色体非整倍性或单基因病进行检测,剔除含有已知致病基因胚胎,在同批胚胎中进行最优胚胎筛选,以获得正常子代、提高体外受精治疗妊娠率和活产率。该技术包括针对染色体非整倍体检测的胚胎植入前遗传学检测技术（preimplantation genetic testing for aneuploidy，PGT-A）和针对单基因病检测的胚胎植入前遗传学检测技术（preimplantation genetic testing for monogenic disorders，PGT-M）。PGT-A是指对没有染色体及基因异常但存在高危因素夫妇的胚胎进行染色体分析，将整倍体胚胎移植到女性子宫，提高妊娠率、降低流产率。PGT-A可以选择整倍体胚胎移植或染色体平衡的胚胎进行移植，避免反复自然流产发生。

PGT技术仍存在一定缺陷，比如在嵌合体中，数个细胞检测结果并不代表整个胚胎情况，滋养层细胞检测结果也不能完全代表内细胞团情况，该项技术应用和推广仍备受争议。同时该项技术具有侵入性，其后代的安全性仍未完全明确，需要进一步探索和研究。因此，在临床中应避免非医学指征地使用该项技术。

【伦理讨论】

PGT技术，让辅助生殖技术获得新助力；辅助生殖技术不断发展，必然会对伦理和道德产生新的冲突和挑战。如果没有辅助生殖技术诞生和发展，并不断冲击和挑战伦理原则和道德观念的底线，那么伦理就会永远停留在原地。相辅相成才能发展，求同存异方能共赢，这就是辅助生殖技术发展与伦理的辩证关系。

PGT可帮助部分家庭拥有自己的宝宝，避免了较严重染色体异常/基因疾病儿的出生，减轻了家庭和社会负担，符合辅助生殖技术维护后代利益、维护社会公益的原则。

然而，PGT技术存在一些伦理问题让我们担忧。第一，仍存在某些违规诊所，违反《实施人类辅助生殖技术伦理原则》，利用该项技术进行无医学指征的性别选择。这不符合自然发展规律，将引起男女比例失衡，违背了"严禁技术滥用和严防商业化原则"，也违背了技术发展的初衷。第二，这是一项侵入性操作。目前世界上通过该项技术诞生的婴儿较少，最大的孩子年龄也不大，该项技术的安全性尚未完全明确，仍需进一步随访，所以在当前诊疗中，临床医生应该严格掌握其适应证，并严格遵守知情同意原则。第三，虽然推崇优生优育的口号，但仍有少数人可能会利用该项技术选择胚胎，选择婴儿，演变成"设计婴儿"，自行决定孩子

的外表，甚至性格等，扮演上帝角色。比如2006年英国首家"设计婴儿"诊所，明码标价并成为合法化的商业经营，引发很多争议。人类妊娠原本是自然选择，人为干预对人类将造成什么影响，这该如何审视？同时富人选择生育优良基因的孩子，必然也有失社会公平和生命尊重，违背了公正原则。第四，当PGT婴儿成为"治疗办法"，用于给哥哥姐姐治病时，这些孩子作为"救星同胞"，便成为了被利用的"工具"，由此他们作为人的尊严和权力被剥夺了，那么谁来为他们申辩？谁来保护他们？当一项技术可以达到治疗目的时，在"救"与"不救"之间，又该如何抉择？显然，"自主原则"受到了挑战。第五，PGT技术虽已较成熟，但治疗费用昂贵，成功率却不及常规体外受精胚胎移植术，其检测结果可靠性仍备受争议，那么，如何让平民百姓在需要时享受到这项技术？如何提高技术可靠性以符合最优化原则？这些仍需要我们进一步探索和研究。

PGT技术虽然存在缺陷，但如果能利用好，仍然可造福于人类。这要求掌握该项技术的胚胎学家和检测技术人员有高尚的职业道德，严格遵守相关伦理原则，把握治疗适应证。针对此项技术局限性、可能出现风险及移植胚胎选择，医务人员应详尽告知夫妇其相关利弊，而不能夸大其效果，以指导夫妇作出理智选择。同时，也需要各个国家进一步完善相关法律，规范该项技术正确应用。

【法理讨论】

伴随着PGT技术的显著收益和较大的潜在风险，该技术自应用之始，即面临着法理上的争议，主要集中在：①侵害生命法则的疑虑，核心是体外胚胎的法律地位；②生命法则与健康生育自由的冲突与协调。对此，各国都出台相应的法律法规进行规范。美国、日本等国对PGT技术在法律层面持宽松态度，更多的是对辅助生殖机构的规范和管理。英国、法国等国实行的是法定授权的方式，将PGT全程纳入特定机构的监管，比如英国将PGT纳入人工授精与胚胎管理局监管之下。德国等国家则禁止大部分PGT手段和应用，对PGT技术采取严厉管制，规定只有18岁之前发生严重遗传病，才可以进行基因检测。随着时间推移，技术日趋规范和成熟，大多数国家对PGT技术的政策和法律愈加

开放和完善。

我国于 2003 年出台了《人胚胎干细胞研究伦理指导原则》，允许对 14 天之前胚胎进行科研操作，使 PGT 得以进行。除了保障下一代健康和对家庭负责的重大意义之外，优生优育是我国的基本政策，在我国实施 PGT 带来的社会正面效益尤为明显。在技术管理上，我国已经利用辅助生殖技术审批管理程序，将开展 PGT 的机构纳入国家监管范畴，定期审核其技术能力，保障 PGT 在我国规范实施的基本技术质量。

【情理讨论】

生育一个健康孩子是所有父母的愿望，却成了患有遗传病夫妇的奢望。据报道，我国每年出生的"缺陷儿"约有 100 万~200 万。遗传因素和环境因素是导致新生儿出生缺陷的主要原因，其中遗传因素约占 25%，遗传因素与环境因素共同作用等因素约占 65%。当患遗传病的夫妇在女方妊娠后的产前筛查发现胎儿异常，以往常采用人工流产、引产等方式终止妊娠，给"准妈妈"带来身体和精神的创伤，对家庭造成打击，也给社会带来负担。PGT 技术让患遗传病的夫妇看到了希望，可以在源头上预防一些遗传性疾病患儿出生，提高出生人口质量在情理之中。

【社会舆论】

试管婴儿技术为不孕症夫妇带来了福音、拯救了许多家庭。英国顶尖不孕症专家西蒙·费舍尔曾经说："试管婴儿突破 500 万大关，这足以平息所有法律和道德上的争论，平息所有伦理和社会许可方面的争论。"试管婴儿技术已有 41 年历史，全球出生试管婴儿已超过 800 万，其中，PGT 技术有效地帮助了有遗传性疾病的准父母们，使他们可以有选择地孕育健康后代，因此受到了一些民众的欢迎和青睐；但来自另一方的质疑，PGT 技术是否对胚胎产生特殊的损伤？检测结果可靠性如何？是否会因为错误的诊断而伤及无辜？此项技术的应用是否会因为"设计婴儿"引发人类灾难？诸多问题，仍需在技术实践中不断获取准确答案。

【小结】

自 1990 年世界首例 PGT 婴儿出生以来，PGT 技术给全世界数万个遗传病家庭带来了希望。虽然目前检测技术日新月异、检测疾病种类越来越多、适用范围逐步扩大，但是 PGT 技术的安全性、有效性、成本效益等问题，仍是关注的焦点；同时，PGT 在世界范围内遭遇了各种各样的伦理冲突，也引发了一些额外想借助该技术实现非医疗原因的诉求；各国也因此制定了本国的相关法理性文件，以尽量规避各类风险。医务人员在该技术实施过程中，应遵守人类辅助生殖技术相关的伦理原则，充分知情同意，严格掌握适应证，避免扩大指征，以最大程度保护父母和子代双方利益。深信随着科学发展、技术进步、伦理管理法律法规完善及严格的监督管理，越来越多存在遗传性疾病高风险夫妇，将会从中获益；该技术必将给全人类带来更多的福祉。

（于修成）

参考文献

[1] HANDYSIDE AH, KONTOGIANNI EH, HARDY K, et al. Pregnancies from biopsied human preimplantation embryos sexed by Y-specific DNA amplification. Nature, 1990, 344 (6268): 768-770.

[2] HANDYSIDE AH, LESKO JG, TARKO JJ, et al. Birth of a normal girl after in vitro fertilization and preimplantation diagnostic testing for cystic fibrosis. New England Journal of Medicine, 1992, 327 (13): 905-909.

[3] MUNNE S, LEE A, ROSENWAKS Z, et al. Diagnosis of major chromosome aneuploidies in human preimplantation embryos. Human Reproduction, 1993, 8 (12): 2185-2191.

[4] 于修成. 辅助生殖的伦理与管理. 北京：人民卫生出版社，2014.

[5] CARMICHAEL SL. Birth defects epidemiology. Eur J Med Genet, 2014, 57 (8): 355-358.

第四章
卵胞质内单精子注射婴儿问世

【案例叙述】

一个精子与一个卵子在人体内受精发育成一个胚胎,具体到个体的微观世界,并不是件容易的事。一次受精的过程需要千万个精子甚至上亿个精子的参与,最后,一个精子才能成功到达卵子体内,但是这个获胜的精子不是孤军奋战,需要一个团队前仆后继的同心协力。

男方的精液进到女性体内,随着精液的液化,精子不断从精浆中游出,它们靠尾部的摆动来推动精子直线运动,尾部每摆动 1 000 次,精子前进 1cm。从宫颈至输卵管壶腹部,至少也要 15cm 以上的距离,这对于弱小的精子来说,不亚于长途跋涉。在此过程中,许多体弱精子就会死去。一次射精,精液里有近上亿个精子,但真正能到达目的地——输卵管壶腹部的精子只有几百条。而此时在输卵管壶腹部默默等待的卵子并不是裸露的,它表面有多层的颗粒细胞,好似穿着厚厚的棉衣,精子是进不去的。在输卵管最宽敞的区域——壶腹部是卵子受精的舞台,一批精子游向卵子,依靠精子头部顶体内的各种水解酶来溶解颗粒细胞,体力耗竭后便死亡,一批又一批精子奋不顾身地冲上去,溶解掉一层又一层颗粒细胞,永不放弃。当卵母细胞裸露阶段,可能还有十几个强壮的精子仍在工作,它们把头部紧贴卵母细胞的透明带,尾部拼命地顺时针旋转,此时最重要的顶体酶原被激活成顶体酶并被释放出来,溶解透明带,通过精子的强烈的活动力及楔样作用,协助精子把头部钻进卵母细胞的透明带,当有一个精子的头部细胞膜与卵母细胞的细胞膜结合的瞬间,某种化学信息的传播,导致透明带瞬间变得无比坚硬,阻碍了其他精子的进入,保证了只能有一个精子受精,避免多精受精。随后受精卵不停地分裂成多个细胞,形成胚胎;同时输卵管的蠕动把胚胎送回到子宫腔种植,慢慢发育成胎儿。直到妊娠足月后分娩出一个可爱的小宝贝。这就是人类如何从配子(精子与卵子)形成胚胎来到世上的经历。

大多数男人的精液是正常的,可以轻易地让妻子受孕,但是有少数是重度少、弱、畸形精子症,甚至由于输精管堵塞而精液内没有精子,属于男性不育症范畴。

1978 年,世界上第一个试管婴儿在英国诞生,被称为人类医学史上的奇迹,是 Steptoe 博士和 Edowrds 教授共同研究的成果,缘于解决女性输卵管不通,精子与卵子不能受精的问题,既然体内不能受精,那就把卵子和精子都拿到体外来,让它们在体外人工控制的环境中完成受精过程,然后把早期胚胎移植到女性的子宫中,在子宫中孕育成为孩子。

将众多精子与一个卵细胞放在体外同一个培养基中,让精子们竞争与卵细胞自然结合,即所谓的"常规受精",这种情况下仍需要一定数量的有活力的精子,否则会出现受精失败,自然受精的激烈竞争,选择的是最强壮和最有竞争力的精子。如果精子没有穿过卵母细胞透明带实现精卵结合的能力,体外受精过程仍不能受精或受精率低,因此常规试管婴儿的方法无法解决重度少、弱、畸形精子症,或无精子症的男性不育问题。

1992年，比利时Palermo医生在400倍的显微镜下，挑选出形态和活力较好的一个精子，用一根直径仅为6μm左右的显微注射针将精子吸入后直接穿入卵细胞的胞质内，省略了精子自然穿越卵细胞透明带的过程，再释放出精子，完成注射，达到卵子受精的目的，将受精后的卵子在体外培养到早期胚胎以后，再放回到母体的子宫内，继续进行发育着床。于是，一名精液质量极差的男性不育病人获得了自己的孩子。卵胞质内单精子注射（intracytoplasmic sperm injection，ICSI）技术是在体外受精胚胎移植（in vitro fertilization and embryo transfer，IVF-ET）基础上发展起来的又一个显微受精技术，把单个精子直接注入卵细胞中，协助受精的一种特殊的受精方式，这项技术可以解决常规受精失败的问题，因此提高了IVF的成功率。ICSI对重度少、弱、畸形精子症以及需睾丸取精的男性不育症病人的治疗，具有里程碑的意义。

【医学观点】

1992年，比利时的研究者巴勒莫（Palermo）首创了ICSI技术，这是人类辅助生殖技术方面一个突破性进步。从此，ICSI技术开始引入试管婴儿治疗中，即利用特殊的仪器和显微注射针，人为将精子穿过卵母细胞透明带，直接注射入卵母细胞内，达到受精目的。常规体外受精-胚胎移植术仍是精子自然竞争受精，对精子的浓度和活力有一定要求。少数不育男性的精子无法达到这个要求，如果没有单精子注射技术，他们就只能通过供精治疗，得到的是与自己没有生物学关系的子女。卵胞质内单精子注射技术则圆满解决了这个问题，让这部分不育男性拥有了与自己有遗传关系的孩子。此外，还有极少部分病人存在精卵结合障碍，即使精子浓度和活力都较好，但是也无法受精，此时单精子注射也能发挥一定的治疗作用。

我国卫生部门为了防止滥用ICSI技术，出台了一些相关文件，规定了ICSI的适应证，包括：严重的少、弱、畸形精子症；不可逆的梗阻性无精症，需要经睾丸或附睾取精者；生精功能障碍（排除遗传缺陷疾病所致）；免疫性不育；既往IVF常规受精失败者；精子顶体异常；需行植入前胚胎遗传学检查者。该项技术是对体外受精胚胎移植术的一个补充，是助孕技术的重要组成部分，是生殖

医学领域的创新和进步。

然而，这是一项有创伤性的操作，对后代的影响尚未完全明确。10余年前，哥德堡萨尔格伦斯卡医院专家通过对比研究证实：借助单精子注射技术出生的儿童与自然受孕和常规试管婴儿出生的儿童对比研究，发现单精子注射出生的男孩患尿道下裂的比例高出自然受孕出生儿童的75%，而尿道下裂将引发不育症。虽然不能明确是遗传因素还是ICSI操作技术所致，ICSI后代中的男性患不育症的比例显著升高，这将是一个恶性循环。这种情况下，选择性别为女性的后代，或许可以减少或避免这种不良基因的遗传。尚未可知的是，如果这个女儿又生出的后代为男性时，即外孙的生育力情况是否受到影响。2012年，发表在《新英格兰医学杂志》的一篇文章，对308 974名出生婴儿进行出生缺陷的统计，其中6 163名婴儿由助孕技术出生。在调整各种影响因素后，发现常规IVF助孕出生的婴儿与自然受孕的婴儿出生缺陷无明显差异，而ICSI技术出生的婴儿出生缺陷仍高于自然受孕1.77倍。相比较而言，ICSI技术比IVF技术可能对后代的影响更大，故而，临床医生应该严格把握ICSI技术的适应证，绝不能滥用该项技术。否则，人类社会将出现很多有缺陷的人，这将影响人类以后长久的繁衍生息，最终导致人类社会的倒退和衰弱。最近的一项研究显示，且不论是否采用辅助生殖技术，仅仅单纯的不孕症原因都会增加出生缺陷的风险。因此，究竟是试管婴儿技术还是不孕症的本身原因这两个密切相关的因素，导致了先天畸形风险的增加，还在争论中。但是，辅助生殖技术与这四种罕见的印记病综合征，即贝-维综合征（Beckwith-Wiedemann syndrome）、快乐木偶综合征（Angelman syndrome）、普拉德-威利综合征（Prader-Willi syndrome）、拉塞尔-西尔弗综合征（Silver-Russell syndrome）有着非常密切的关系。

【伦理讨论】

目前卵胞质内单精子注射技术是生殖医学领域较常用的一种治疗手段，特别是对男性不育的治疗具有重大意义。然而，有些伦理问题值得医务工作者进一步讨论。

首先，从微观的角度分析，其一，自然受孕的精子是成千上万的精子通过激烈竞争最终获胜

的"最好的"精子,是自然选择而来的、客观的,而ICSI技术中的精子是人为选择的,带有主观色彩,而且这个选择是受限制的,也不一定是最好的精子。其二,精子穿越透明带,与卵子融合受精是一个自然的、生理的过程,而注射针机械地对精子制动,穿透卵细胞透明带,对精子和卵子都是存在物理损伤的,这种损伤对将来由胚胎发育而来的人体的影响仍然未知。这违反了有利原则和不伤害原则。

从宏观的角度来看,重度或极重度少、弱、畸形精子症的男性无法生育自己的后代,不会将少、弱、畸形精子症遗传给后代,能繁殖出生的后代是精液正常的男性,即达尔文的进化论提到的优胜劣汰。而ICSI治疗则在破坏这个法则,它使不育男性获得后代,并可能将重度或极重度少、弱、畸形精子症遗传给后代,进而削弱了后代的生殖能力。如果反复如此,可能将影响到整个人类的生殖繁衍;其次,ICSI是一项未经动物实验,直接用于临床治疗的辅助生殖技术,应用时间不长,后代健康随访时间较短,安全性尚未完全明确,仍需进一步研究。这违背有利于后代的原则。

试管婴儿技术"分代"的说法曾经风靡一时——将常规IVF称为"第一代试管婴儿",ICSI称为"第二代试管婴儿",PGD(现称PGT)称为"第三代试管婴儿"。这种"分代"的说法不甚妥当,有时会误导部分病人,甚至一部分医生陷入了一个误区:既然ICSI是"第二代试管婴儿",那么理应ICSI技术优于常规IVF技术,不知不觉间导致了该项技术的滥用或不规范使用,同时,这样的思想影响到了不孕夫妇,在选择受精方式时,倾向于选择ICSI技术,或者强烈要求进行ICSI受精,却没有充分了解该技术相比IVF技术所带来的风险,这违反了严禁技术滥用原则、最优化原则和知情同意原则。为了避免这种错误,需要更正专业术语,规范用语,生殖专业临床医生应该进行更规范的培训,同时也应该给病人进行基本的科普教育,以决策最佳的治疗方案。

【法理讨论】

ICSI技术目前作为助孕技术中一项重要的、常规的操作技术,只要其应用符合该技术使用适应证,并不违反相关管理办法或规章制度。

在医生面前,病人的医疗知识是欠缺的,他们是弱者。一旦建立医患关系,医生在为病人治疗时,病人是具有充分的知情选择权的。与其他的医疗措施一样,医务工作者要将选择ICSI治疗的原因、ICSI治疗的风险、ICSI治疗的远期风险充分向病人夫妇告知。而是否同意这种受精方式,则由不孕夫妇自己来选择。然而,在繁忙而紧张的临床工作中,不少临床医生为病人实施ICSI受精方式时,并未及时、充分向病人沟通ICSI技术的潜在风险,及将来后代可能面临的健康问题。在病人没有全面知情的情况下,已经为病人作出了选择。这显然违反了病人的知情选择权。

此外,由于ICSI技术相比自然受孕或常规IVF技术,其出生后代面临更多的健康问题,比如男性后代发生尿道下裂的风险大大增加,是否可以考虑性别筛选是医务工作者需要思考的问题。在国内,人类辅助生殖技术规范明确禁止非医学指征的性别筛选,而从后代健康的角度出发,也是从医疗安全性的角度出发,或许为不孕夫妇移植ICSI受精后的女性胚胎(如果病人夫妇要求)也是合法合理的。

【情理讨论】

对于严重少、弱、畸形精子症,无法通过常规IVF技术生育的家庭而言,ICSI技术无疑是他们绝望中的希望之光。在这项技术出现以前,这部分不孕夫妇只能通过供精治疗获得自己的孩子。供精出生的孩子与不育男性没有遗传学或生物学亲子关系,只有社会学亲子关系,对很多家庭来说,尤其是对中国社会比较传统的家庭来说,是难以接受的。而在某些有宗教信仰的国家,无法进行供精治疗,这意味着不孕夫妇无法通过供精人工授精获得一个孩子。

ICSI技术使得这部分不孕家庭重新看到了生育的希望。即使ICSI技术出生的婴儿出生缺陷风险增加,但是与没有孩子相比,大部分不孕夫妇可能更加希望自己能先拥有一个孩子。至今,大约已有10万名ICSI宝宝出生。

【社会舆论】

很多人都惊叹于医学技术的神奇和不可思议的进展,ICSI技术打破了传统生育的观念,把不可能变为可能,推动了辅助生殖技术的发展壮大,为切实需要这项技术进行治疗的不孕家庭带来欢乐和希望。对于很多不孕夫妇来说,这是他们的福音。然而,也有不少人心怀恐慌,他们意识到人类正在恶意地破坏大自然现有的规律,让原本应该被淘汰的基因仍然存在甚至壮大,这是否会危及整个人类社会的生存和繁衍。人类不知不觉在扮演着上帝和创物者的角色,这种对少数人的善意似乎是对整个人类社会的恶意,如同恶魔般的行为。而心心念念想着依靠助孕技术的某些不孕夫妇,则认为,ICSI 技术比 IVF 技术更加新进,他们一定要选择 ICSI 技术来进行治疗,这是不可取的。

【小结】

ICSI 技术是人类辅助生殖技术的进步,也是其必不可少的一部分。在临床应用时,临床医生应该严格遵从其适应证为病人进行治疗。ICSI 技术有更多的人为操作,ICSI 后代可能存在更多的健康风险,因此临床医生应该充分向病人交代相关风险,让其充分知情同意和自行选择,坚决杜绝 ICSI 技术的滥用问题。

(于修成 邓成艳)

参考文献

［1］PALERMO G, JORIS H, DEVROEY P, et al. Pregnancies after intracytoplasmic injection of single spermatozoon into an oocyte. Lancet, 1992, 340 (8810): 17-18.

［2］PETER N SCHLEGEL. Debate: Is ICSI a Genetic Time Bomb？ No: ICSI Is Safe and Effective. Journal of Andrology, 1999, 20 (I).: 18-21.

［3］DAVIES MJ, MOORE VM, WILLSON KJ, et al. Reproductive technologies and the risk of birth defects. N Engl J Med, 2012, 366 (19): 1803-1813.

［4］LEVI SETTI PE, MOIOLI M, SMERALDI A, et al. Obstetric outcome and incidence of congenital anomalies in 2351 IVF/ICSI babies. J Assist Reprod Genet, 2016, 33 (6): 711-717.

［5］SULLIVAN-PYKE C S, SENAPATI S, MAINIGI M A, et al. In Vitro Fertilization and Adverse Obstetric and Perinatal Outcomes. Semin Perinatol, 2017, 41 (6): 345-353.

［6］CORTESSIS V K, AZADIAN M, BUXBAUM J, et al. Comprehensive meta-analysis reveals association between multiple imprinting disorders and conception by assisted reproductive technology. Journal of Assisted Reproduction and Genetics, 2018, 35: 943-952.

［7］于修成 . 辅助生殖的伦理与管理 . 北京 : 人民卫生出版社 , 2014.

第五章
世界首个定制婴儿诞生的缘由

【案例叙述】

1989 年,英国人借助基因诊断技术开始研究"定制婴儿(making-baby)",但是英国人对这项技术合法化的谨慎态度却让它错失世界首例"定制婴儿"诞生的机会。应用"定制婴儿"技术合法化的美国在 2000 年 8 月诞生了世界上第一个"定制婴儿",而其诞生的使命在于"拯救生命"。

1994 年,纳什夫妇的第一个孩子莫莉·纳什(Molly·Nash)出生了,但不幸的是莫莉出生后不久即被诊断患有范可尼贫血(Fanconi anemia)。这是一种罕见的常染色体隐性遗传性血液系统疾病,属于先天性再生障碍性贫血,这类病人除有典型的再生障碍性贫血表现以外,因缺少 DNA 螺旋的一个关键基因 BRIP1,许多与它相互作用的基因便不能发挥功能,从而引发一系列伴随疾病或症状,如多发性先天畸形,皮肤棕色色素沉着,骨骼畸形、性发育不全、肿瘤等。莫莉除了严重贫血外,还没有两个拇指,没有髋骨臼,心脏有两个孔,一只耳朵失去听觉,1999 年确诊为范可尼综合征(Fanconi syndrome)。

医生遗憾地告知纳什夫妇:莫莉活不过 10 岁,严重贫血时只能输血。想要根治莫莉的病只能通过骨髓移植,而骨髓移植首先要找到和莫莉一致的骨髓配型,以提高移植成功率和降低免疫排斥反应。因为骨髓内的干细胞属于成体干细胞,一旦捐赠者的骨髓无法和受赠者匹配而产生排斥现象,将会造成不可预知的后果。如果在同胞兄弟姐妹中寻找,成功率会高一些。遗憾的是,当时纳什夫妇

还没有其他孩子,而在茫茫人海中寻找配型骨髓谈何容易!如果他们再生育一个孩子的话,一是仍存在生育范可尼贫血患儿的可能性,二是即使出生的是健康孩子,也无法保证与莫利的骨髓类型匹配。

莫莉一直在等待匹配的骨髓"救星",就在快要绝望之际,美国明尼苏达大学的医生约翰.瓦格纳(John Waggoner)设想出一个革命性"拯救生命"的治疗手段,就是让纳什夫妇再生一个孩子,但是这个孩子不是自然妊娠的宝宝,需要定制,从父母身上先取得精子和卵子,体外培养发育成胚胎,再使用胚胎植入前基因诊断技术,剔除带有"范可尼综合征"基因的胚胎,再寻找与莫莉骨髓匹配的胚胎移植,出生后把脐带血干细胞或骨髓移植给莫莉。

"定制婴儿"既能保证夫妇俩再次生育的是一个健康的宝宝,同时这个定制婴儿的脐带血能为莫利提供完全符合条件的干细胞。这种"设计一个生命来拯救另一个生命"的想法,让莫莉父母喜出望外。纳什夫妇于 1999 年通过 IVF 技术获得了 15 枚胚胎,这 15 枚胚胎均进行了种植前遗传学诊断(preimplantation genetic diagnosis,PGD)的检测,排除携带有范科尼贫血基因的胚胎,并挑选与莫利的人类白细胞抗原(human leukocyte antigen,HLA)相匹配的胚胎。幸运的是,胚胎移植一次成功,2000 年 8 月亚当·纳什(Adam·Nash)出生,他的脐带血经过处理,提取的干细胞很快就被移植到莫利体内,3 周后,莫利的血液细胞已经得到显著改善,这表明她的骨髓功能正在慢慢恢复。3 年后,莫利的造血系统和免疫系统一切正常,已经完全康复,

和亚当一起快乐地成长。

【医学观点】

由于自然受孕同胞之间的人类白细胞抗原（human leukocyte antigen，HLA）组织配型完全相同的供者概率仅约为25%。因此，如果没有医务人员的科学指导，在需要接受亲体移植的病人家庭中，以期自然受孕，孕育一个能救治患病同胞的孩子的失败率高达75%。如果能够定制一个HLA组织配型完全相同的婴儿作为供者出生，困难便迎刃而解，故"定制婴儿"的使命就是救治他/她的患病同胞。

在辅助生殖技术的基础上，种植前遗传学诊断技术让这种设想成为可能。1990年PGD技术成功，用于对配子或早期胚胎进行遗传学分析，诊断和筛查配子或胚胎是否有遗传缺陷，选择正常的胚胎植入宫腔。主要应用于单基因病（亨廷顿病、如甲型血友病、地中海贫血、范可尼贫血等）、染色体结构和数目异常、性连锁疾病、特殊位点基因异常疾病的诊断。随着技术不断发展，PGD的应用已经从遗传性疾病诊断扩展到一些其他应用指征，如HLA配型、线粒体DNA遗传病检测、易感基因疾病如家族性结肠腺瘤样息肉，遗传性乳腺癌等易感基因的植入前遗传学筛查植入前筛查等，如此一来，"定制婴儿"应运而生，即通过PGD技术选择出一个HLA配型相同的胚胎植入宫腔发育，直至"救星宝宝"出生后，利用脐带血干细胞或骨髓干细胞去挽救受到遗传疾病威胁的病患。尤其是脐带血干细胞在不伤害新生婴儿的前提下，能够帮助一个病重的病人，这种技术是可行的。但是，任何技术都是一把双刃剑，PGD也不例外，它需要通过活检胚胎的少量细胞进行检测，这是一种有创的操作，可能对胚胎后续生长发育造成未知的影响，同时还要承担因嵌合体、等位基因脱扣等原因导致误诊、漏诊等的风险。而一旦孕育出有问题的胎儿，"定制婴儿"反而会成为需要被救助的对象，其影响更加深远。因此，对于"定制婴儿"的临床应用应该谨慎。

【伦理讨论】

PGD技术用于"定制婴儿"是帮助那些有遗传性疾病的家庭，但胚胎的选择是以他人（患病同胞）的医疗利益为目的的，而不是为了新生儿自身的健康利益，在某种意义上说，是通过孕育"人"来获得移植组织，因而有着巨大的伦理争议；其中最大的当属进行HLA配型的PGD技术。

纳什夫妇决定利用PGD技术，挑选出既健康、又与莫利的HLA相匹配的胚胎进行植入，体现了辅助生殖伦理学中的自主原则（对父母而言），被挑选中的胚胎，被"定制"，最后被动成为"救星宝宝"。

一方面，"救星宝宝"是一种合理、高效地利用资源的行为，符合社会公益原则，既避免了患儿的出生，又在不明显损伤新生儿健康的前提下，拯救了倍受病痛折磨、甚至有生命危险的患病同胞。

然而，PGD技术的操作对象为人类早期胚胎，每一个胚胎都有可能发育成一个人。PGD技术对人类胚胎的检验过程本身就是一种有创性操作，如果是为了给患病同胞提供脐带血干细胞移植，那么就要承受PGD技术的风险，对"救星宝宝"来说是否公平？是否为他人提供脐带血干细胞移植应该是或必须是他/她的使命？这是否是"救星宝宝"本人的真实意愿？父母愿尽一切的努力来救治饱受病痛折磨的孩子，却忽略了"救星宝宝"的感受。采用PGD技术进行HLA配型检测产生"救星宝宝"，其命运和捐赠行为完全被父母主宰，"定制婴儿"的诞生并不是为了自己的美好前程，而是在还没有出生时就肩负着"拯救姐姐莫莉生命"的重任。这就剥夺了"救星宝宝"自主选择的权利，违反了医疗活动中病人有独立的、自愿的决定权和知情权，对"救星宝宝"亚当而言，这项医疗违反了自主原则、尊重原则及知情同意原则。

在合格胚胎植入后发育直至"救星宝宝"出生后，则涉及患病兄姐的健康权与"救星宝宝"健康权之间的冲突与协调。应该分为两方面来讨论，即侵害性与非侵害性的。如果是非侵害性的救助行为，例如在"救星宝宝"出生时即提取其脐带血干细胞，这样的行为对于"救星宝宝"没有造成进一步的侵害，从最优化原则来说，是可以允许的，应以患病孩子的健康权保护为先。如果救助行为是侵害性的，如果是提取"救星宝宝"的骨髓或者摘取器官时，那么就应该个案考虑，需要考虑其救助行为侵害性的大小、"救星宝宝"的自主意见、是否经过严格的心理评估阶段等因素综合考虑。

从本案例来说，大多数伦理专家持赞成态度，这很大程度上是因为此类治疗不需要侵入"救星宝宝"的身体，仅涉及脐带血的提取，而且父母还具有一个令人信服的理由：他们希望拥有另一个不遗传同样致病基因的健康宝宝。

"定制婴儿"仅是对某种遗传病或特征进行定制，不能排除"定制婴儿"的其他异常，胚胎/胎儿的发育受多种因素的影响，遗传、环境、生活方式等均可引起疾病的发生，如果"定制婴儿"是某种出生缺陷或其他遗传学异常的病人，那么是否意味着他/她仅能用于救治他人，而自身生命却得不到保证，这明显违反了不伤害原则。

另一方面，任何技术的诞生都极大地丰富人类征服自然的想象力，基因技术可以将人的欲望插上完美想象的翅膀，其他原因的"定制婴儿"可能涉嫌违反辅助生殖技术严防商业化原则及严禁技术滥用原则。"定制"等于把孩子作为商品，"合适"的胚胎被选择，而"不合适"的胚胎则被无情抛弃。面对技术的飞速发展，"定制婴儿"很容易偏离初衷，有些人会利用它定制婴儿的性别、身高、容貌、智商，甚至出现"无癌宝宝"。"定制婴儿"也可能变成有钱人的专利，使他们有机会选择生育具有优良遗传物质的孩子，这必将导致社会公平和生命公平的失衡，违反了公正原则。

PGD 技术一定要遵循严禁技术滥用的伦理原则，严格掌握适应证，防止有损道德伦理的后果出现。

【法理讨论】

1979 年，美国卫生、教育及福利部伦理咨询委员会首次提出，由于 14 天之前的人类胚胎还未分化出神经等结构，尚不具备人的特征，因此不涉及伦理问题。"定制婴儿"早已在美国合法化。科学界普遍接受这一观点，逐渐被多国监管机构采纳，成为国际准则。受精后 14 天的人类早期胚胎应当受到我们的尊敬，但是尚不具备作为人的独立道德地位，因此，经 PGD 检测诊断为携带遗传性疾病的异常胚胎可以废弃，这大大降低了其在法理上的争议。2005 年英国上议院法律议员（英国最高申诉司法机构）作出裁决，认定利用所谓"定制婴儿"的基因筛选技术来治疗有基因缺陷的病患是合法行为。这一裁决实际上支持了那些具有基因

疾病的夫妇，可以通过"定制婴儿"来拯救患病的孩子，但是每个病例都需要独立经过英国人工授精与胚胎管理局（Human Fertilization and Embryology Authority，HFEA）的批准。

我国《人类辅助生殖技术规范》中，PGD 技术的适应证为："主要用于单基因相关遗传病、染色体病、性连锁遗传病及可能生育异常患儿的高风险人群等"，对能否利用 PGD 技术进行植入前胚胎 HLA 配型的检测没有做出明确规定。

【情理讨论】

纳什夫妇的第一个孩子莫利系因遗传性疾病而承受着疾病的折磨，他们想利用 PGD 技术生育正常婴儿，并同时选择 HLA 配型相同的正常婴儿的脐带血救治病儿的要求是合情合理的。该案例中的"定制婴儿"也确实带来了明显的收效。"定制婴儿"亚当是为了治疗患病的姐姐莫利而出生，一出生便用自己不需要的脐带血拯救了姐姐，何尝不是一种珍贵的精神财富，一家人也因此更其乐融融。

胚胎经过 PGD 的实验室操作后可以植入，虽然它们的生存能力没有被废止，但有可能被减小，大多数文献报道认为 PGD 的妊娠率低于没有使用 PGD 技术的胚胎的妊娠率。那么为提供一个"救星宝宝"胚胎而进行 PGD 技术操作，从而降低了存活率，这样做是否道德？而且，作为一个"救星宝宝"的亚当，一开始就是以这种"拯救者"的形象出现，这多少给幼小的生命一种沉重感。从出生起就肩负着作为"姐姐救世主"的重任，如果脐带血干细胞移植不成功，是否亚当还要捐献骨髓？如果将来姐姐患了肾衰竭，亚当是否还要捐肾？亚当的一生是否都将笼罩在自己的出生是为了姐姐的利益这个阴影之中？他是否觉得自己是为别人而活，在家庭中仅仅是配角？这将给他的一生带来什么样的影响？这一切是否对他太不公平？婴儿作为独立的生命个体，他/她是否有选择自己的自然成长权利？他/她的生命历程是否一定由父母和医生来掌管？

【社会舆论】

"定制婴儿"掀开医学史崭新的一页，登上世界各大报章、杂志头条，但却引起了各界伦理与道

德的争议。反对者质疑:为了救一个孩子的生命而制造另一个生命是否符合道德规范?宗教界人士指出,用这种方法人为地制造一个用来生产"零件"的婴儿,无异于将制造出的婴儿当成"商品",这是向危险的方向迈出的一步。另外,他们对抛弃治疗过程中培育的不合适胚胎表示愤怒,认为这有损生命尊严。

《医学伦理的公告》的主编理查德·尼科尔森认为:"我们没有把制定'救星宝宝'当作一个孩子的意识。我们创造他/她来获取可以捐赠给一个已经存在的孩子的组织来源,所以我不觉得奴隶制和生产设计婴儿之间的任何伦理上的区别,所以我更愿意把这些'救星宝宝'称作'兄弟姐妹的奴隶'"。

英国反堕胎组织发表声明说,政府为"定制婴儿"开绿灯,等于打开"潘多拉魔盒",今后人们完全可以为制造骨髓而将"他"或"她"有意地制造出来。难道人们可以为拯救一个生命而有意地制造并杀死另外一个生命吗?

《泰晤士报》上的一篇评论认为:"以拯救一个孩子性命为名义,理直气壮地从十几个甚至是几十个胚胎中,像挑土豆一样在里面选择一个。而剩下的、原本可以成长为健康婴儿的倒霉蛋,只是因为与他生病的哥哥或姐姐血液不相匹配,就被抛弃或杀死的行为,是不负责任的谋杀。"

而有关专家则认为,只是从体外培养的众多胚胎中进行挑选,并没有改变基因,因此也没有违背传统伦理、道德。帕克中心的英国不孕症专家西蒙·费舍尔医生算了一笔账:除了一个不健康的孩子将为家庭带来的精神上的痛苦外,照顾一个若

患有先天性纯红细胞再生障碍性贫血这类先天基因缺陷的孩子,一生至少要花费100万英镑,而进行一次"定制婴儿"的全套程序,只需花费6 000英镑。

只有感同身受的人才能真正体会患儿父母的心情和处境,他们只想拯救自己濒危的孩子,并且没有损害其他人的利益。"当时莫莉快死了,她骨髓衰竭,还有白血病。"亚当父母在2017年的采访中说,"我们基本上是在用亚当不要的垃圾(脐带血)来拯救莫莉的命,脐带血在出生后都是要被丢弃的。"

【小结】

针对"救星宝宝",产生了各种伦理问题。这是生物技术与经济,法律,伦理以及文化的又一次较量。也许时间会给予答案。无论如何,我们应该坚持尊重生命的原则、知情同意原则,强化伦理观念,加强伦理监督,准确确定适应证和适用人群。

(于修成 俞健梅)

参考文献

[1] VERLINSKY Y, RECHITSKY S, SHARAPOVA T, et al. Preimplantation HLA testing. JAMA, 2004, 291 (17): 2079~2085.

[2] 于修成. 辅助生殖的伦理与管理. 北京:人民卫生出版社,2014.

[3] 中华人民共和国卫生部. 关于修订人类辅助生殖技术与人类精子库相关技术规范、基本标准和伦理原则的通知. 卫科教发〔2003〕176号,2003.

第六章
首例三亲试管婴儿引发争议

【案例叙述】

2016年4月，一位特殊"三亲"男婴在墨西哥悄悄出生了。这位男婴有两位生物学母亲、一位生物学父亲。该男婴母亲是来自约旦的沙班太太，曾经生下2个小孩，但不幸的是，孩子分别于6岁和8月龄时死于亚急性坏死性脑脊髓病（利氏病）。这是一种线粒体病，最常见于婴幼儿，通常在2月龄~6岁发病，患儿会在几周或几个月内便可死去。医生对沙班太太做了基因检测，在她的线粒体中，有1/4携带利氏病基因。这是一种致命的神经系统障碍，会通过线粒体DNA遗传下去。沙班太太后来又经历了四次流产，多年来，一直无法生育一个健康孩子，夫妇俩人一筹莫展。

最后，沙班太太找到了美国华裔生殖学家John Zhang教授医疗团队。该团队对"核移植"技术或"卵胞质置换"技术颇感兴趣，但美国现行法律只允许在实验室内进行胚胎基因修改试验，不允许将人为修改过的胚胎移植到子宫。John Zhang教授团队对沙班太太进行药物刺激卵巢治疗，获得多个成熟卵子，每个卵子提取出细胞核；同时也对卵子捐献者进行药物刺激，获得多个成熟卵子，每个卵子剔除细胞核；然后将沙班太太卵子的细胞核植入到已去核的捐献者卵子中；再将父亲沙班的精子注射入"拼装"后的卵子（由沙班太太的细胞核与第三方的细胞质组成）内。共培养了5个胚胎，但只有一个发育正常的胚胎。John Zhang团队在美国完成"核移植"步骤后，转至没有明确禁令的墨西哥，把这个发育正常的胚胎，植入沙班太太子宫里，

妊娠并分娩一名健康男孩。这个男孩拥有1个父亲与2个母亲的遗传物质。遗传学分析结果显示，男婴绝大多数基因来自他的亲生父母，包括头发、眼睛颜色等基因，只有0.1%的基因（线粒体基因）来自捐献者。这是世界上为了避免线粒体疾病，通过"核移植"技术创造出的首例"三亲试管婴儿"。

这个消息一经曝出，就引起了世界各国专家和媒体的广泛关注，也引起了巨大争议。一些专家认为这开启了生殖医学生命科学新时代，使得更多家庭可拥有自己的健康孩子；一些学者质疑其伦理道德问题；还有一些教授认为，必须加强对相关技术的监督，防止技术滥用造成秩序混乱及其他不良影响。

【医学观点】

人体遗传信息大部分储存在细胞核DNA中，极少部分在卵细胞质线粒体中。成熟卵母细胞里约有12万~35万个线粒体，在胚胎形成和发育过程中，发挥了遗传、代谢营养和发育调节作用，线粒体的DNA（mtDNA）一直被认为完全来自母亲的卵细胞（只有罕见父系mtDNA可能会传递）。随着年龄增长，mtDNA不断发生突变，从而影响细胞功能，影响卵子受精后胚胎发育潜能，这是高龄妇女不孕的一个重要原因。因此，将年轻优质卵子内充满活力的卵胞质注入高龄女性待受精的卵子内，可以提高临床妊娠率。

对于线粒体疾病病人而言，其组织细胞中含有大量突变型线粒体基因组，会发生ATP合成障碍，能量产生不足，难以维持细胞的正常功能，最终导

致一系列复杂且逐渐加重的临床症状。线粒体疾病无法治愈，孩子死亡早，给病人带来极其沉重负担。mtDNA 突变导致的线粒体疾病有着明显母系遗传倾向，即母亲能将其突变的 mtDNA 传递给下一代，然后通过女儿再传播给后代。由于目前线粒体病尚无有效治疗方案，因此，预防更为有意义。近些年来，新兴的"线粒体移植"技术，似乎为线粒体疾病病人打开了一扇窗。为避免母体线粒体本身带有基因缺陷遗传给后代，可更换卵子中线粒体，将缺陷基因和健康基因进行置换，这一技术对 mtDNA 突变引起的线粒体病预防有良好前景。按照这种方式形成的胚胎，拥有父母细胞核主要遗传物质以及来自另一女子健康线粒体基因。

目前，"三亲试管婴儿"技术主要有两种方式：一是"原核移植"方式，即在两枚受精卵之间实现基因替换，剔除缺陷线粒体；二是"主轴移植"的方式，即用赠卵中健康的线粒体替换母体的缺陷线粒体再实施体外受精胚胎移植术，这也是生殖学家 John Zhang 教授医疗团队采用的方式。然而，"三亲试管婴儿"有可能无法完全避免后代发生线粒体疾病的风险。该技术虽然为线粒体疾病病人带来希望，但是它缺乏临床实验结果，仍然面临很多潜在风险：①可能损伤卵的微丝系统，进而影响染色体分离，或改变纺锤体方向；②有将外源性试剂导入卵子的风险；③可能造成卵母细胞表观遗传学改变，使基因或蛋白表达改变。这是否会对后代健康产生长远影响，还需要长期随访。

故从医学观点出发，线粒体移植技术虽然是一项创新技术，其安全性仍需进一步明确，尚不能直接用于临床治疗。

【伦理讨论】

正如人们会担忧第一例试管婴儿降临后带来的安全问题和伦理问题，伦理学家表示很理解人们对"三亲试管婴儿"的态度和议论，但跟试管婴儿一样，这项新技术的安全性也需要时间来证明，伦理观也需要时间去改变，不应该就这样被扼杀在摇篮中。比如英国纳菲尔德生物伦理学理事会的主管休·惠特尔认为，这只是为了治病，也没有进一步地修改基因。如果人们一直被陈旧的伦理和道德所束缚，科学将不会有进步。人们应该为科学创新留有证明其价值的时间，而不能马上否定。"三亲

试管婴儿"虽然解决了线粒体疾病的进一步遗传，其严重的伦理问题也是英国部分学者反对该技术的主要原因。安斯科姆生物伦理中心的沃特认为，当父母就要无条件欢迎子女出生，不能破坏胚胎。

"三亲婴儿"主要涉及辅助生殖伦理学基本原则中的尊重原则、保护后代原则、不伤害原则、严禁技术滥用原则、保密原则等。

1. 违反了尊重原则 在辅助生殖技术中，尊重原则是所有伦理原则中最重要的一个。尊重原则就是对病人自主性的尊重，同时包括尊重配子、尊重胚胎。配子和胚胎是生命的起源，具有一定伦理地位和价值，应该得到人的尊重。在"三亲试管婴儿"技术中，需要获取赠卵线粒体，从而损坏一个卵了，这是不尊重卵子的表现。将一个卵子的线粒体移植到另一个卵子里，更改另一个卵子的遗传物质，也是对卵子的不尊重。实际上，为了得到一个线粒体移植成功的卵子，可能需要牺牲很多卵子，这对赠卵者也是不尊重的。

2. 违反了保护后代原则 保护后代原则中明确规定在尚未解决人卵胞质移植和人卵核移植技术安全性问题之前，医务人员不得实施以治疗不育为目的的人卵胞质移植和人卵核移植技术。而至今为止，尚无相关资料或研究表明，通过该技术可以完全避免线粒体疾病发生及向下一代的进一步遗传。对卵子进行如此大的人为干预，是否会改变卵子原有细胞学生理，是否会对该卵子形成的受精卵或胚胎产生其他异常影响，无法预测。在这么多不确定因素的影响下，进行"三亲婴儿"的制作，对"三亲婴儿"的成长、健康是极其不负责任的。

3. 违反了不伤害原则 不伤害原则是指在病人不孕症治疗过程中，如果出现利弊并存的矛盾现象，在权衡利弊时，应采取"两权相害取其轻"的原则，并尽可能采取措施予以避免。"三亲婴儿"遗传物质来自三位亲代，这与传统家庭比较，孩子多了一位生物学母亲，这使孩子家庭结构、社会角色发生了变化。从血缘角度出发，又使孩子法律上的权利和义务更加复杂化。这对孩子的身心健康和价值观必然产生重大的影响。此外，对于赠卵女性，冒着发生卵巢过度刺激综合征、出血、感染等风险，进行促排卵、取卵等治疗，对其身体是有创伤的。

4. 违反了严禁技术滥用原则 辅助生殖技术

属于限定使用技术,其中包含一些探索使用技术,包括卵核、浆移植技术、线粒体移植技术。人类进化是大自然的手笔,然而随着辅助生殖技术和生命科学的发展和进步,人类已经不自知扮演了"上帝"的角色,违反大自然的发展规律而创造生命。辅助生殖技术确实为广大不孕夫妇带来了新生和希望,然而,对胚胎过分的干预是非常不恰当的。"三亲婴儿"的来源需要损坏一个卵子得来,这已是对生命起源的不尊重,而刻意改变胚胎的遗传物质,其实无异于设计胚胎和婴儿。正如英国生殖伦理评论家约瑟芬·昆塔瓦莱对《连线》杂志说的,如果这项技术因为可能治愈线粒体疾病而得到批准,那么其他的遗传病如果通过改变基因而可能被治愈,我们就去编辑基因吗?线粒体疾病发病率为1/6 500,为了极少数人冒天下之大不韪,就打开基因修饰的大门吗?这扇大门一旦被打开就不可能被关上,"设计婴儿"技术将完全攻破道德底线,冲击伦理底线。而一旦这项技术商业化之后,人类未来社会发展将岌岌可危,后果不堪设想。

5. 违反了保密原则 该项技术出现,因为是世界首例,如同首例试管婴儿一样,难免会得到广泛的关注。对该事件如此大肆宣扬,其实对孩子今后生活和心理都可能产生不良影响。医务人员应该对不孕夫妇及其后代做好保密工作,保护后代不受到外界评论和指点。

【法理讨论】

截至目前,全球只有英国合法允许线粒体捐赠和移植。2012年,英国"人类受精和胚胎学管理局"在英国公众中进行"一父两母"创造携带三人遗传物质婴儿人工辅助生殖技术的民意调查中,得到了民众普遍支持。英国线粒体疾病病人希望采用借助父母的精子和卵子,再加上一位女性捐赠者卵子的细胞质"线粒体替换"疗法,来避免将心脏、肌肉和大脑疾病遗传给下一代。2013年6月,英国政府卫生部门开始制订相关法规。2015年2月3日,英国议会下议院投票通过一项历史性法案,同意以医学方法创造携带三人DNA婴儿。2015年10月29日,英国立法生效,成为合法培育携带具有两个基因母亲和一个基因父亲的婴儿的全球首个国家。将来自父母的基因与一位女性捐献者的健康线粒体结合在一起的辅助生殖技术是一项仅限于防止线粒体疾病遗传给下一代的技术。

近日,澳大利亚政府生殖医学监管委员会批准了一个辅助生殖创新技术应用,旨在推动线粒体捐赠合法化,主要意图是应用更先进的辅助生殖技术。新加坡也在考虑将这项辅助生殖技术合法化。美国原则上是允许实施线粒体移植辅助治疗,但是,需要医疗服务机构伦理委员会审议批准。

我国于2003年8月11日开始实施的关于修订人类辅助生殖技术与人类精子库相关技术规范、基本标准和伦理原则的通知〔2003〕176号(简称176号文件)中明确规定:"在尚未解决人卵胞质移植和人卵核移植技术安全性问题之前,医务人员不得实施以治疗不育为目的的人卵胞质移植及核移植技术"。辅助生殖技术属于限定使用技术,其中包含一些探索使用技术,比如:人的克隆技术、卵核浆移植技术、线粒体移植技术等;禁止使用技术,比如:克隆人的技术、人兽配子混合使用技术、代孕技术、赠胚等。探索使用技术可以经过正规程序审批后进行探索性使用,禁止使用技术则是坚决禁止的。从这里可以看到,线粒体捐赠及移植技术,受约于目前医疗水平,我们无法保证其技术安全性,在我国尚属于探索使用阶段。虽然法律是保守的,但科技是进步的,科技与法律本身特点决定了辅助生殖技术进步与法律冲突不可避免。而且,辅助生殖技术进步最终需要通过法律手段来调控人们对技术的应用以及防止对技术滥用。"三亲婴儿"技术出发点是为治疗疾病,在保障其医疗安全前提下,将其立法、合法,无疑离不开严格的监管制度以及规范的应用体系,这也是我们对生命的尊重。或许在科技的进步下,我们可以期待法律的革新。只是,这些伦理和法律能不能得到有效执行,还难以知晓,取决于从业人员职业道德的自律性。

【情理讨论】

"三亲婴儿"辅助生殖技术能在不改变孩子父母核遗传物质的情况下让其获得更加健康的身体,是线粒体遗传病病人夫妇的福音,患线粒体疾病女性将因此获得更多生育选择和机会。对身患线粒体疾病孩子而言,由于缺乏有效治疗方法,疾病对他们更是一种摧残。对家庭而言,经历过疾病折磨和丧子之痛,新治疗技术出现,对他们来说无疑是希望与信念,我们应该对他们抱有更多同情和关怀之心。我们应充分认识到"三亲婴儿"技术的存在价值,不能因为对该项技术认知不足而否定该项技术,拒绝其发展,这显然是不正确的。虽然该技术的发展和成熟,将给无数的家庭带来福音,但是它存在许多未知风险,或许一个问题得到了解决,新问题又将出现,我们在实践该项技术过程中,要怀有敬畏之心,秉持谨慎的科学态度。

【社会舆论】

自这一技术诞生以来,引起了世界各界媒体、专家的广泛关注,争议不断。一些胚胎学家认为此举是生殖医学创举,为那些携带有罕见遗传疾病家庭带来了生育新生命的希望。美国生殖医学学会主席欧文·戴维斯认为,这项工作是"生殖医学的一个重要进展"。肯特大学遗传学专家达伦·格里芬(Darren Griffin)教授说:"这项研究预示着胚胎植入前遗传学新时代,为具有遗传性疾病风险家庭提供了新的治疗方法。""这类大幅跨越的新治疗方法总会挑战伦理问题。但当考虑到有这类需求的家庭时,我们必须在不实施这种技术的后果和学术伦理间认真权衡。"

但是,也有很多反对者。他们认为,这种线粒体捐赠技术尚不成熟,导致人类胚胎可能存在不可预知的缺陷,而且这种移植技术难免有"设计婴儿"的嫌疑。也有人认为这种行为将使伦理道德"灾难性下滑",并警告将来孩子很难有健康人的同感,并会陷入一个有争议的法律困境里。苏格兰人类生命伦理委员会主管卡鲁姆·迈凯勒声称,这项技术没有充分从伦理角度来考虑,既然捐赠者卵子的细胞质参与了这个婴儿的存在,必将影响孩子与双亲的关系。人类遗传学警报组织(Human Genetics Alert)负责人戴维·金(David King)指责道:那些声称mtDNA"只是块电池",所谓不影响孩子特征或身份等科学语句都是不够严谨的,"回顾过去15年'设计婴儿'市场,人们会把这次合法化当做一个突破了至关重要道德底线的时刻。然而这项技术还需要更多预防性措施和证据,政府也应该继续等待,而不是匆忙进行立法通过。"

虽然自2015年英国首个将"三亲婴儿"辅助

生殖技术立法通过以来,生殖医学界始终存在着两极分化的观点,但正是有着这些争议,生殖学家们才不断地去推动该技术的发展,督促社会的监管。

【小结】

"三亲试管婴儿"虽然有众多伦理争议,但不可忽视的是,该技术为线粒体疾病病人家庭带来了福音,在不改变孩子外貌的情况下让其获得更加健康的身体。但是这项技术和其他所有科学技术一样,都是双刃剑,一旦被非法利用,其危害不仅仅是个人生命健康,更会危害社会和谐稳定。因此,一方面应持谨慎态度,不可冒进而行,相关部门也应该制定严谨的操作规范,严格进行伦理审查,对于线粒体基因缺陷所致的严重线粒体疾病才可考虑实施;另一方面,也不能因为该项技术未知潜在风险就将其完全否决,没有任何风险的技术是不存在的,为探求真理仍应逆风而上,积极鼓励研究人员进行相关研究。

（于修成）

参考文献

[1] ZHANG J, LIU H, LUO S, et al. Live birth derived from oocyte spindle transfer to prevent mitochondrial disease. Reprod Biomed Online, 2017, 34: 361-368.

[2] 王张生,唐增,周韵娇."三亲"体外受精技术治疗线粒体疾病的反思. 中国医学伦理学, 2015, 28 (5): 27-30.

[3] EWEN CALLAWAY. Three-person embryos may fail to vanquish mutant mitochondria. Narure, 2016, 533 (7604): 445-446.

[4] CRAVEN LYNDSEY, TANG MAO-XING. Novel reproductive technologies to prevent mitochondrial disease. Human Reproduction Update, 2017, 23 (5): 501-519.

[5] 于修成. 辅助生殖的伦理与管理. 北京:人民卫生出版社, 2014.

[6] SCHAEFER AM, TAYLOR RW, TURNBULL DM, et al. The epidemiology of mitochondrial disorders-past, present and future. Biochim Biophys Acta, 2004, 1659 (2-3): 115-120.

[7] 中华人民共和国卫生部. 关于修订人类辅助生殖技术与人类精子库相关技术规范、基本标准和伦理原则的通知. 卫科教发〔2003〕176号, 2003.

第七章
日本公公给儿媳供精

【案例叙述】

日本《朝日新闻》于2016年9月17日报道："日本长野县诹访妇产科医院院长根津八纮在日本受精着床学会学术会上演讲：从1996年11月至2016年7月的20年间，该诊所已为160对因无精子症等原因不育夫妻，采用男方亲生父亲精子，供给儿媳实施了体外受精胚胎移植术（IVF-ET）。其中142对怀孕，还有多胎分娩，出生婴儿总计达173人。"根津院长表示："用匿名人士提供的精子实施供精人工授精（AID）2次以上仍没有怀孕的夫妇，建议考虑这种方式。"一石激起千层浪，整个日本社会一片哗然，日本国民担忧和争议这种做法使家族关系发生乱伦，在伦理上已经超乎道德底线！引起了日本社会对不孕症治疗所衍生出生殖伦理问题强烈而普遍的关注。

日本第二次世界大战失败后，人口下降，政府提倡积极治疗不孕不育夫妇，由供精所生孩子超过万人。有血缘关系的供精、供卵会使家族关系复杂化，因此，一直不为日本政府所允许。日本进行供精治疗已有60多年历史，供精者完全匿名，大多数治疗记录也因年代久远而被丢弃。这些孩子长大成人，意外得知自己身世后，有的犹如晴天霹雳，感到人生一开始就充满虚伪，内心充满悲怆；有的虽然很淡定，但好奇自己身世，尽管感谢养父养育之恩，还是想见到自己从未谋面的遗传学父亲；有的因养父和母亲去世，孤独一人，期待在茫茫人海里，还有兄弟姐妹……从此，纷纷踏上寻亲之路。然而，匿名加之治疗记录已销毁，这种期盼犹如大海捞针，无法"父子或父女相认"成为这些供精出生孩子的难言之苦。

根津院长在会上说："丈夫无精症夫妇，只有两种选择，一是收养孩子；二是接受供精。现在一般采用'匿名第三者'的精子。但事实上，相比借用陌生人的精子授孕，有不少女性更希望能用丈夫亲生父亲的精子。当然，最终判断和选择权都在于女性本人。经过反复慎重商谈之后，选择接受供精或供卵的夫妇，也能在原本就有血缘关系的亲人之间建立起友好家族关系，婴儿来路也变得明确。我只希望通过这次公布的结果，能让所有因无精子症而苦恼的夫妇，多一种选择。"

但从女性作为儿媳来说，让公公的精子与自己卵子结合并在体内妊娠，内心是否会很尴尬？心理上如何接受？而对于提供精子男方的父亲、女方的公公来说，儿媳生下的究竟是儿子还是孙子？如何定位这种人伦？无论如何，此事已成事实，从生物学和遗传学上来看，儿媳妇用公公的精子妊娠，生下来的是儿子；从社会学和家庭形式上来看是孙子。结论是亦儿亦孙，儿孙混淆。

【医学观点】

供精治疗适用于男方各种原因导致的不可逆无精子症，严重少、弱、畸形精子症，坚持放弃通过卵细胞质内单精子显微注射技术助孕，男方或男方家族有不适宜生育的严重遗传性疾病等情况。按照医疗诊治流程，如果不孕夫妇符合申请供精治疗条件，生殖医生就可以为病人进行供精治疗，但其供精来源，必须是有资质的人类精子库，而不能由不孕夫妇自行选择提供，因为供授者之间必须互盲。人类精子库坚守对于供精者实施严格的医学和遗传学筛查，同时，实施供精治疗的医疗机构，必须向人类精子库反馈每一份供精治疗后妊娠情况、子代情况，不能有一例失访，且记录档案要永久保存。

日本这个案例是将丈夫生父的精子与妻子卵子结合受精，形成胚胎后，移植到妻子子宫，达到怀孕目的。不是来自人类精子库的精子，当然未经艾滋病、乙型肝炎等传染病检查，也做不到互盲。另外，丈夫生父年龄较大，其精子质量下降，发生染色体异常、基因突变或表观遗传学改变等的风险增加，可能会导致女性流产的风险增加，从医学角度看，并非是正确的医疗途径和供精来源。

【伦理讨论】

在当今的日本，仍然传承着中国汉、唐古代的人文理念和风俗礼仪，在高中教科书中，还保留着《中国古代历史》课程。"伦理"二字，早在中国《尚书》《易经》中就有记载。"伦"字有辈分、顺序和秩序等含义，"理"字有分别、条理和道理的意思。日本高中以上学历者，都应该明白这个道理。人伦二字最早由孟子提出，父子有亲，君臣有义，夫妇有别，长幼有序，朋友有信。"亲、义、别、序、信"是五种最重要的人伦关系和道德准则。现在我们对伦理定义为，在一定社会环境下，人际基本关系及处理这些关系应当遵守的相应道德规范和行为准则。本案例中，不孕夫妇的治疗涉及丈夫生父的精子，这就使家庭各个层次的辈分发生了改变，违反了家庭和社会的道德规范，这种本质上的乱伦，引起了一系列社会伦理问题和人伦混乱是毋庸置疑的。

该案例严重冲击了家庭结构。孩子身份若遭到泄露，得知自己真实身世，可能会使其产生严重的心理障碍，甚至遭受周围同龄人的冷眼、侮辱、质疑和孤立，影响孩子身心健康，不利于孩子成长。这种供精方式，违反有利于后代和社会的生殖伦理原则。

日本妇产科学会也指责这种做法，使日本家族关系或社会人际关系变得更加复杂化，并规定，日本只允许第三者匿名提供精子，不允许公公或兄弟等血缘关系间进行供精。本案例违背了供精者和

授精者之间的互盲和保密原则，同时也违背了如下诸方面生殖伦理原则：尊重原则、保护后代原则、技术滥用原则、不伤害原则、最优化原则和伦理监督原则等。

【法理讨论】

长期以来，供精助孕精子来源都是被关注的焦点，也发生过许多违反法理的事件，所以目前大多数国家都为此颁布了法律法规，来规范供精的严格管理。我国在 2001 年颁布的《人类辅助生殖技术管理办法》和《人类精子库管理办法》中就明确规定：实施供精人工助孕的医疗机构只能从持有原卫生部批准证书的人类精子库获得精子来源，保证了精子流通的单一途径。同时还规定：供精者和受者夫妇应保持互盲，供者和后代应保持互盲，保护了供精者和受者夫妇以及所生后代的权益。

目前日本还没有关于人类辅助生殖技术相关的法律和法规，主要委托日本妇产科学会通过学会公告的形式，对 ART 进行管理。而学会公告仅是一个导向性的文书，会员们自我规范行为，没有任何约束力。2003 年，日本厚生劳动省在相关报告书里规定："允许第三者匿名提供精子，但精子提供者的信息对于当事人夫妇是绝对保密的。考虑到家庭关系复杂化等，不允许兄弟等血缘关系间进行精子提供。"日本妇产科学会只允许日本夫妇接受匿名的第三方所提供的精子进行供精治疗。

【情理讨论】

日本自古也有"不孝有三，无后为大"的说法，可见"亲生"血脉的重要性。无论国家和种族，每对夫妇都渴望生育一个自己的孩子。对于无精子症男性而言，却是个难以实现的奢望。日本这种无精子症男方，由其生父提供精子与儿媳行辅助生殖技术治疗出生的孩子，在这些人看来，似乎在情理之中，但都严重违反了人伦道德、生殖秩序与社会法理。

这种畸形的、复杂的家庭关系，有悖于我们长久以来遵循的人伦。人类辅助生殖技术确实是可以帮助不孕夫妇圆为人父母之梦，但必须建立在不违反道德、伦理和法律基础之上。违背了上述生殖伦理和法理的底线，要圆为人父母之梦，也只能是黄粱一梦。

【社会舆论】

这一报道立即引起了全世界家庭的伦理舆论风波,认为日本这种挑战伦理的助孕方式,可能会导致家庭和社会伦理关系的混乱。

有学者尖锐地指出,上百名儿媳之所以向公公借用精子妊娠,是迫于丈夫家强烈要求和压力所致,缘于"无论如何都要生一个与家里有血缘关系的孩子"。虽然借用公公的精子怀孕,完全不同于与公公发生性关系,但是让公公的精子在儿媳体内孕育,会使儿媳内心尴尬。

其实最大当事人不是孩子的妈妈,也不是孩子的爷爷,而是用这种方式生下来的孩子们本身的感受。口口声声喊着的父亲,其实是哥哥……在法律上,优先考虑的是血缘关系,而不是出生证明,只要DNA鉴定结果显示孩子是来源于爷爷的精子,即便是被社会学父母抚养长大,仍可以和社会学父亲解除父子关系。

【小结】

在日本使用公公的精子给儿媳助孕,虽然帮助无精子症的儿子或丈夫拥有了与自己家族有血缘关系的孩子,但是同时也引发了家庭伦理、社会伦理及法律法理等诸多问题,这样的助孕方式不值得宣传和推广。对于供精的治疗,无论是管理部门,还是从业人员,均应加倍认真对待。日本有关管理部门应制定和完善相关法律法规,建立正规精子库管理流程,对精子库运行和助孕医疗行为等,进行有效监管。医疗从业人员也需要严格掌握供精人工助孕的指征,对要求实施助孕夫妇进行全面的医学、心理和社会学评估,对供精的采集、保存、使用和随访严格按照互盲原则进行,避免对供、受双方造成不应有的伤害,违背生殖伦理原则。

(于修成)

参考文献

［1］中华人民共和国卫生部.关于修订人类辅助生殖技术与人类精子库相关技术规范、基本标准和伦理原则的通知.卫科教发〔2003〕176号,2003.

［2］于修成.辅助生殖的伦理与管理.北京:人民卫生出版社,2014.

［3］中华人民共和国卫生部.人类辅助生殖技术管理办法.2001.

［4］中华人民共和国卫生部.人类精子库管理办法.2001.

第八章
免费供精的英国男子

【案例叙述】

2017年9月，英国BBC三台播出一个纪录片，43岁的英国男子德克兰·鲁尼（Declan Rooney）免费捐精，已让40多个女性怀孕，成为54个孩子的"亲生父亲"。他妻子竟然全力支持，这使英国举国哗然，匪夷所思。

德克兰是英国从事街头涂鸦艺术的一位艺术家，已经跟4个女人以正常的方式生育了8个孩子。德克兰以自己拥有强大的生育力而自豪。由于英国社会对精子需要供不应求，于是，德克兰就通过正规渠道去人类精子库捐精，不料精子库经严格筛查，将他拒之于门外。愤愤不平的德克兰本来就擅长网页设计，随手建立了一个私人网站，介绍自己英俊潇洒、身材高大、无不良嗜好、无吸烟、吸毒历史，富有艺术细胞、幽默感十足等，宣称可以为想要怀上孩子的妇女免费提供精子，同时义正辞严地拒绝通过性方式捐精。自从他建立了"捐精网站"之后，源源不断的不孕夫妻、女同性恋者和单身女性等都找他，希望得到他的精子。德克兰先对需要获取捐赠的人进行简单调查，了解他们是否有能力抚养一个孩子，然后才免费提供自己的精子。他两年免费捐赠了大量精子，还推出自己的社交网站专页和App，用来做那些接受捐赠妇女们的交流平台，以便可以"帮助"更多需要帮助的人。

英国法律规定禁止有偿出售精子，德克兰这种捐精子不要钱的举动，目前还没有有关机构监管。德克兰表示，自己这么做完全是一件助人为乐的好事，自己是一个正直善良的人，问心无愧，只是帮助想怀孕的妇女成功受孕，也算是功德一件，更何况从未和任何一位受者发生性关系。为了与妻子保持正常性关系，捐精次数也从开始时每月40次，减少到每月10次。他妻子毫无怨言地理解并支持丈夫的做法。录制纪录片时，德克兰免费供精已经出生了54个孩子。纪录片中描述的这种私人捐精行为，遭到了诸多批评，即便私人捐精者身体健康，仍不能排除安全上的疑虑和风险。专家们担心，这种私下捐精行为，会成为隐患。

【医学观点】

供精是治疗因无精子症导致不孕的常用方法。在中国发生这种个人捐精的可能性几乎没有，坚守职业道德的医生，肯定会拒绝使用来源不明的精子，在医疗机构内进行人工授精治疗。

对于不孕病人，病急乱投医也是不可取的。在无法确保精子安全性的情况下，病人应该在正规医院就诊，通过合法途径到有资质的机构申请和预约供精。在后续治疗中，由专业医生进行治疗操作，比自己私下操作更加安全。如若遇到私下供精者存在传染病或遗传性疾病，遗传给后代，这将对后代不利。

无论这位英国男子是抱着何种心态无偿捐献精子，他的做法肯定是值得商榷的。他想去人类精子库捐献精子，但是没能通过严格的检查而被拒绝，也许说明该英国大叔可能在身体或心理上存在某些问题，这样的精子私自捐出去，本身就存在某些潜在性风险。另外，他一个人捐献如此多精子,产生这么多后代,发生近亲结婚的风险和概率大大增加,导致罕见遗传性疾病的发病率也可能会增加。

【伦理讨论】

英国男子自认为好心,未必做的就是好事。被精子库管理者拒绝捐精,说明他不符合捐精要求。他又自行做捐精广告,很多不孕夫妇使用了他的精子,未进行传染性及遗传性疾病相关检测则给不孕女性及后代带来诸多风险,这不利于保护后代和严防医源性疾病传播的辅助生殖伦理原则。使用他精子的不孕夫妇,是否知道其曾经被精子库拒绝过,是否知道他可能有携带其他疾病的风险,如果之前并未告知接受精子夫妇,这就侵犯了他们的知情权。在很多国家,使用供精治疗时,实行双盲原则,即不孕夫妇与捐精者互不相识,而本案例中,英国男子与不孕夫妇见面相识,这显然违反了保密原则。综合而言,他这样做,还违反了如下诸多个辅助生殖伦理原则:保护后代原则、技术滥用原则、最优化原则以及伦理监督原则。

【法理讨论】

各个国家的人类精子库在接受志愿者捐精之前,都有严格的身体检查程序,只有所有检查均合格者,其精液才被采用,以此来保证精子的安全性。同时,精子库对每个志愿者提供的供精有严格的使用次数限制,以控制其后代数量,进而减少近亲结婚和遗传病的发生率。例如:在英国,每位捐精者捐献的精子最多允许分配给 10 个家庭;西班牙实行匿名捐赠,最多可以捐给 6 个家庭;丹麦限制捐精者在国内最多可为 12 个家庭捐精;相比之下,中国的限制更加严格,每位捐精者的精子仅能供给 5 名不孕女性妊娠。而荷兰的规定则宽泛得多,捐精者一生最多可有 25 个孩子。该英国大叔通过精子库检查,不符合供精条件,且无限制捐出自己的精子,明显违反了精子库的管理办法和技术规范及基本标准。

【情理讨论】

英国男子免费供出的精子,得到一些不孕家庭的接受,似乎在情理之中;但这是人的生殖细胞,虽然很容易得到,如此随意赠送,未免有些不珍惜和不尊重生命。此外,该事情的起因是英国男子为人类精子库捐精被拒绝之后,让人不得不怀疑,他的做法是否有偏激的成分,都不在情理之中。英国男子于情于理都难以相容的行为导致的后果,也让人议论纷纷,这并不符合人伦常情。

【社会舆论】

新闻报道后,引来强烈的热议和反响。不知道这位英国男子是真的“乐于助人”,还是想要报复社会。他一个月免费捐献这么多精子,如此频繁的捐精,精子质量如何保证?还是他想借此开枝散叶?谁来保证将来不会有近亲结婚的事件发生?他通过精子库的检查不合格,仍然自办网站供精,人们一边质疑英国男子的用意,一边担忧如此捐精子,会给社会带来各种不可预测的后果。

【小结】

英国男子的行为实际上是有悖于免费供精的真正内涵,他表面上是帮助了他人,不求回报,然而带来的社会影响却是持久性的、更加恶劣和难以消除的。作为一名普通民众,精子库管理的规律法规对他来说似乎不具有任何约束力。但作为公民,不能扰乱社会秩序和安定,不要做给他人和社会乃至于后代添乱的事情。

（于修成）

参考文献

［1］于修成.辅助生殖的伦理与管理.北京:人民卫生出版社,2014.
［2］中华人民共和国卫生部.人类精子库管理办法.2001.
［3］中华人民共和国卫生部.关于修订人类辅助生殖技术与人类精子库相关技术规范、基本标准和伦理原则的通知.卫科教发〔2003〕176 号,2003.

第九章
美国医生私下供精出生 43 个孩子

【案例叙述】

唐纳德·克莱因（Donald Cline）是美国印第安纳州一位治疗不孕症医生，他为很多不孕夫妇进行过治疗。唐纳德于 2009 年退休，过着悠闲的生活。随着不孕病人后代的慢慢长大，曾有 2 名接受过唐纳德治疗并成功生下孩子的女性，怀疑孩子跟唐纳德医生有关系，私下做了亲子鉴定，DNA 测试显示，唐纳德是她们孩子的生父，但均不了了之。随着分子生物学技术和互联网的发展，出现了更便捷的 DNA 测试技术和 DNA 信息库，人们可更方便地测试自己的 DNA，并将信息上传至 DNA 信息库网站，在海量的 DNA 库中，可找到与自己有亲缘关系的人。2014 年，一名女子在网站中点开与自己 DNA 信息相关亲缘一栏，没想到跳出来八位与自己有血缘关系的兄弟姐妹，令人诧异。网上讨论后，孩子们对自己血缘产生怀疑，回家私下问母亲，他们的共同点是均在印第安纳州波利斯一家诊所里，由唐纳德医生做供精人工授精而出生。难以置信，他们的母亲在不知情的情况下，接受了唐纳德医生的精液作供精，这完全违反了医生职业操守。孩子们马上将此事上报给医疗委员会。当调查人员最初联系唐纳德时，他予以否认，谎称精子都是来自捐赠者。在 DNA 证据面前，承认了使用自己的精子给病人人工授精。他辩解道：诊所时常没有捐赠精子可用，看到不育病人的痛苦和沮丧，出于好心，时常用自己精子，为病人进行人工授精，大概有 50 多名病人怀孕了，但出生多少并没有计数，也不想知道。作为一名专业医生，深知这是违反伦理道德的，只是一直没有人察觉。时过境迁，害怕和不安慢慢消逝，直到退休，他才彻底松了一口气。本以为神不知鬼不觉，这件事情将变成永久秘密，在他百年之后永远被掩埋，没想到最终还是被挖掘出来了。

2015 年，美国报纸和杂志揭露了唐纳德违反伦理和不法行为，众人哗然。38 岁的雅各布·巴拉德（Jacoba Ballard）在 2016 年无意间看到唐纳德事件情节，发现自己跟这个医生长得有点像，暗自猜疑，几经检测，果不其然，自己就是唐纳德众多子女中的一个。在调查自己身世的过程中，他还认识了两位生理学上的姐妹马特·怀特（Matt White）和朱莉·哈蒙（Julie Harmon）。三个人年龄相仿，这种机缘相识后，相处融洽，并且在他们的共同努力下，又找到了另外 21 名"失散的"兄弟姐妹，他们相聚在一起。调查发现，唐纳德在 20 世纪 70~80 年代期间，用自己的精子 50 多次为女病人进行人工授精。包括唐纳德夫妇自己养的 4 个孩子，他可能总共有 43 个孩子，其中还有两对双胞胎。2017 年 12 月，2 名女病人将唐纳德告上法庭。在审判中唐纳德表示很懊悔，在法庭上为自己行为道歉，承认在 40 年的职业生涯中，用自己的精子进行了人工授精，估计有 50 多次，但具体有多少子女他自己也不清楚。然而印第安纳州没有关于禁止生殖医生使用自己精子给病人受孕的相关法律，79 岁的唐纳德没有受到严重的指控，只因欺骗病人，被裁定妨碍司法公正，被判处 1 年的缓刑，他没有坐牢。

2018 年 8 月 23 日，在听证会上，唐纳德的律师将 80 岁的他已过期的医疗执照，交给印第安纳州医疗许可委员会,该委员会投票决定唐纳德永远不会被允许重新申请医疗执照。听证会上有 10 位唐纳德的后代,随着他们母亲一起参会。这些女病人和她们的孩子努力尝试说服印第安纳州立法者,希望能将生殖医生私自使用精子的行为纳入犯罪。参加听证会的马特·怀特说:"成年以后才知道唐纳德是自己的生父,让我难以接受。我很高兴医疗许可委员会禁止唐纳德再次申请执照,尽管他耄耋之年,不可能再行医,但禁止令仍是一场小小的胜利。"他母亲利兹补充道:"我们的目标始终是保护公众,公众安全和被告知真相的权利是最终目标。"

【医学观点】

对于无精子症病人,供精治疗是他们得到社会学后代的希望。正规人类精子库可以提供经过严格筛选的精子,使用这样的精子,大大减少遗传病、传染病的传播。保密和互盲是供精治疗的指导原则,受者夫妇无权查阅供精者身份信息资料,供精者也无权得知受者资料及妊娠结局和后代的身份信息资料;为尽量避免由于互盲所导致的供精治疗后代近亲结婚问题,正规人类精子库严格控制供精来源和使用次数,在我国,来自正规精子库每位捐精者的精子,只能使 5 名不孕女性生育,并进行密切的随访,一旦出生婴儿达到规定数量,同一来源的供精不再被使用,这样大大减少了同一供精后代亲近结婚的风险。

唐纳德医生在没有经过全面检查及病人知情同意情况下,给病人用自己精子进行治疗,增加病人及其后代患传染性疾病如艾滋病、乙肝、梅毒等风险。他"捐赠精子"次数如此之多,大大增加了其后代亲近结婚概率,可能会增加罕见遗传病的发生。

即使唐纳德医生检查身体完全健康,但捐精份数太多,仍然违反了临床诊疗常规,违反辅助生殖技术相关规定,并且侵犯了病人知情同意权和选择权。唐纳德不仅丧失了医德,还触犯了法律。

【伦理讨论】

医生是一个高尚的职业。作为一名医生,应该具备高尚的职业道德,严格遵守相关的规章制度,能让病人依靠和信赖。唐纳德医生通过隐瞒的方式向病人提供精子,是有违医生职业道德的。病人

可能不了解医疗规章制度,也不了解同一来源供精次数过多带来的严重后果。但是唐纳德作为医生,非常清楚,明知故犯,这绝对不能用他口中的"为了帮助病人""出自好心"来掩盖。面对饱受煎熬的不孕不育病人,医生确实应该怀有一颗怜悯之心,积极地、尽力地为他们治疗,但是前提是要坚守自己的道德底线,遵守医疗制度。

若以中国人的视角来看待这个问题,唐纳德医生在很多方面有违伦理。其一,他对病人隐瞒供精来源,在病人毫不知情的情况下,进行治疗,违反了尊重原则、自主原则和知情同意等原则;其二,他的精液未经检疫即用于治疗,没有经过合法的筛选途径,不排除造成医源性疾病传播的风险,这些疾病可能会影响到接受供精治疗的不孕夫妇及其后代,这违反了有利于供受者原则和严防医源性疾病传播原则;其三,他多次供精,使数十名女性受孕,出生了 43 个孩子,导致近亲结婚可能性大大增加,并且此次新闻的曝出,对这些孩子的心理造成伤害,违反了保护后代原则和社会公益性原则;其四,他明知他的精子都捐献给哪些病人,这次事件曝光后,导致当年前来治疗的不孕家庭隐私泄露,违反了保密原则和伦理监督原则。

【法理讨论】

唐纳德未将实情告知病人,而擅自决定治疗方案,侵犯了病人知情同意权和自主选择权,他严重违反了人类精子库或供精使用管理的规定。

美国政府通过颁布《统一亲子法》(*Uniform Parent-Child Law*)和《人工生殖子女法律地位》(*Legal Status of Artificially Reproduced Children*)对全国所有精子库进行管理,具体由各州在美国生殖医学学会建议下自行规定。法规规定需对捐精者进行严格筛选,包括年龄、外貌、疾病史、家族史、医学检查、性传播疾病等全面检查。对捐精与受精比例没有统一规定,可以是 1∶10 或 1∶25 等。以美国法规,唐纳德没有经过严格检查程序就捐献精子,这是违法的。他捐献精子数量之多,也超过了美国法规规定的上限。

为加强供精者管理,我国最高卫生行政部门颁布了《人类辅助生殖技术和人类精子库管理办法》(以下简称《两个办法》),《两个办法》规定供精者必须通过严格筛选程序方可捐精,每位捐精者的精

子只能使 5 名不孕女性生育,同时,捐赠者和受精者是双盲的。

唐纳德事件警示我们从业医生,一定要严格遵守辅助生殖技术这门学科相关的法律法规,坚守医生职业道德操守,做一个具有高尚品德的医生!

【情理讨论】

唐纳德所作所为严重扰乱了很多家庭生活安定,虽然他自诩"出于好心",然而,他的"好心"却给很多人带来了无法磨灭的尴尬、伤害和灾难。一个正常人,不会做出如此有违伦理和法理及危害社会公益的事情,更不会如此反复做同一件错误的事情。他的做法不合情也不合理,他本人则应该受到整个社会的谴责和惩罚。

【社会舆论】

此新闻公开后,使全社会各界呼声鹊起,最强的便是对唐纳德的强烈责骂。对医生来说,病人本是弱势群体,在治疗过程中,本应该向病人解释治疗过程及治疗相关风险,让病人充分知情同意和选择。

但是唐纳德医生却欺骗病人,如此没有道德修养,失去了做医生的最基本的法理、伦理、道德素质。另一部分人则以看笑话的态度,对此事进行了嘲讽,称唐纳德如此年迈,却也成了"精子提取机"。

【小结】

唐纳德私自使用自己精子,冒充精子库供精,为不孕夫妇实施助孕治疗,违反了多项辅助生殖技术伦理原则,违反了相关法理和规定,是全社会所不能饶恕和宽容的。他丧失了作为一个医生该有的良知和医德。我们应该引以为戒,严格遵守相关规定,守住我们的良知、道德、伦理和法理底线。

(于修成)

参考文献

［1］于修成. 辅助生殖的伦理与管理. 北京:人民卫生出版社,2014.
［2］中华人民共和国卫生部. 人类辅助生殖技术管理办法. 2001.
［3］中华人民共和国卫生部. 人类精子库管理办法. 2001.

第十章
澳大利亚跨国代孕婴儿遗弃案

【案例叙述】

这是世界首例报道的跨国代孕婴儿遗弃案,案例发生在 2014—2015 年的澳大利亚。在这个事件中,澳大利亚夫妇 David Farnell 和 Wendy Li 通过委托代理在泰国进行代孕治疗,具体费用不详。泰国代孕妈妈 Pattaramon Chanbua 为 Farnell 夫妇孕育了一对双胞胎,其中一个胎儿在子宫内被诊断为唐氏综合征。后期的法庭调查显示,在得知双胞胎之一患有唐氏综合征后,Chanbua 被告知 Farnell 夫妇希望她进行流产,但 Farnell 夫妇从未提出过这样的要求。据媒体报道,Farnell 夫妇在婴儿们出生后 6 个月来到泰国,只带走了"健康"的婴儿 Pipah,而放弃了她的双胞胎兄弟——唐氏综合征患儿 Gammy。实际上,代孕婴儿 Gammy 出生时正值泰国发生动乱,澳大利亚大使馆发布指令,Farnell 夫妇不得不离开泰国,婴儿 Gammy 因出生后的并发症需要在泰国住院治疗,为此,他们也只能带走婴儿 Pipah。同时代孕妈妈 Chunbua 则咨询了一位泰国的算命先生,后者建议她留下这个宝宝,因为 Gammy 会给她带来好运。

此事件的报道令世人震惊,而媒体的后续报道更是一波未平一波又起,先是曝出 David Farnell 曾因猥亵儿童坐牢的丑闻,代孕妈妈 Chanbua 为此主张 Pipah 的抚养权,希望 Pipah 回到泰国和她一起生活,澳洲儿童保护部启动了司法程序,最终判定 Farnell 继续保留对 Pipah 的监护权,但是受到严格的条件限制,不允许他单独和 Pipah 在一起。此后又有指控 Farnell 企图染指为婴儿 Gammy 设立的

医疗费用信托基金,而最终法庭调查指出该指控没有证据。

Gammy,这个唐氏综合征又患有先天性心脏病的孩子,牵动着世界民众的爱心,来自世界各地的慈善捐款总额高达 23.5 万美元,这些捐款由澳大利亚一家慈善机构代为管理,用于支付他的医院账单和改善 Chanbua 女士一家的住房。留在代孕妈妈身边的 Gammy,在信托基金的支持下接受医学治疗。在 Gammy 1 岁的时候,由于他的生物学父亲是 Farnell 先生,因此,他获得了澳大利亚国籍和澳大利亚护照,可以享受澳大利亚的医疗保障福利。

如今这对代孕双胞胎已经 5 岁了,姐姐 Pipah 和 Farnell 夫妇共同生活在澳大利亚,弟弟 Gammy 则和 Chanbua 一家生活在泰国,命运使得这对双胞胎生活在两个截然不同的家庭,尽管 Gammy 获得了澳大利亚国籍,但是身处泰国的他,所获得的医疗治疗和人文关怀能和在澳大利亚同样吗? Gammy 能否长大成人,而 Pipah 成年后能否知道自己的身世? 她又将如何面对? 代孕带给出生后代极大的不确定性,如何保障出生后代的权益? 不能不让我们对此保持非常谨慎的态度。

【医学观点】

孕育子女是人类繁衍后代、传承基因的自然属性,但是有些人却因为年龄、疾病,或因同性婚姻而无法孕育后代。由于辅助生殖技术提供了第三方生育的可能性,由此滋生了代孕的市场。所谓的代孕,狭义来讲,就是能孕育的女性接受委托,同意将

他人的胚胎植入自己的子宫,由自己代替他人孕育和分娩新生儿的行为,分娩的婴儿与代孕者没有血缘关系,俗称"借腹生子"。近年来随着辅助生殖技术的迅速发展,世界各国陆续开始有人委托代孕母亲怀孕生子,来完成自己家庭生儿育女的愿望。

在有些国家和地区,代孕已经成为治疗因身体状况或子宫条件丧失生育能力的女性不孕症的一种临床选择,来帮助这些家庭实现生育愿望。从精卵来源和代孕者三方来讲,广义上代孕一般分为四种:一是精子、卵子均来自委托夫妻双方,借用代孕母亲的子宫,也称作"完全代孕";二是精子来自委托夫妇的丈夫,卵子由供卵者提供,经体外受精后,由代孕者怀孕生育;三是精子来自委托夫妇的丈夫,卵子由代孕母亲提供,经体外受精后,由代孕者怀孕生育;四为卵子来自委托夫妇的妻子,精子来源于供精者,通过体外受精胚胎移植术由代孕者妊娠生育。因此,代孕生育的婴儿从遗传血缘对应上述分类依次为:一是与委托夫妇双方有完全亲代血缘关系,与代孕者没有血亲关系;二是与委托夫妇的丈夫有亲代血缘关系,与供卵者有生物遗传关系,而与委托夫妇的妻子以及代孕母亲没有血亲关系;三是与委托夫妇的丈夫有亲代血缘关系,与代孕者也是亲代血缘关系,而与委托夫妇的妻子没有血亲关系;四是与委托夫妇的妻子有亲代血缘关系,与供精者有生物遗传关系,而与委托夫妇的丈夫和代孕者没有血亲关系。

跨国代孕,是一种商业行为,代孕母亲经历十月怀胎分娩后与新生儿分离,身心遭受双重考验,其中辛苦和艰难他人难以想象。无论现代医学如何先进,妊娠过程永远无法确保每一个孕母都平平安安,也难以确保每一个孩子都健健康康。虽然完全代孕子女的遗传物质来源于其委托的血亲,但已有研究发现胚胎基因在宫内发育时期会受宫内环境影响发生表观遗传学修饰,导致基因组的重新编程。一方面适应特定时期的生存环境,另一方面会引起潜在的生命后期疾病,如代谢性疾病等。因此,胎儿的命运与代孕母亲的身体健康、营养状况和生活环境息息相关。如果母体营养不良、营养过剩、接触有毒害物质,比如吸烟、吸毒和酗酒等,承受精神心理压力或身体疾病等,势必对胎儿造成不良影响。由于孕母腹中的胎儿并非自己的亲生子女,难以确保其对胎儿的责任心和爱心能否与亲生

母亲一样,加之很多孕母文化程度低、经济条件不佳,不能完全保证孕期的身心健康。分娩期代孕母亲也必须面对许多不确定的风险,包括难产、产后出血等。此外,血亲本身的疾病或染色体异常也有可能会遗传给胎儿,这些都可能引起代孕婴儿出生缺陷或罹患疾病,一旦遭到委托父母的遗弃,谁来为代孕母亲和弱小的孩子负责?

唐氏综合征是由于染色体异常导致的出生缺陷,临床表现主要为特殊面容、智力低下、发育迟缓、多发畸形,并且常伴先天性心脏病,平均寿命远低于正常人。随母亲年龄的增长,其分娩子代此症的发生率随之升高。此外案例中这名患唐氏综合征和先天性心脏病的男婴,身体和智力发育存在严重的缺陷,需要长期的康复治疗和心脏病手术治疗,医疗费用巨大,假如没有捐赠基金支持,代孕母亲是无法为其进行治疗和康复训练的,其日后的生活质量必将受到严重的影响,甚至存活时间很短。

代孕作为一种临床治疗手段,主要适用于因疾病导致子宫无法正常孕育胎儿的病人,如先天性无子宫、子宫全切术后、严重宫腔粘连无法修复等病人。代孕母亲妊娠期、分娩期以及产后都存在发生各种合并症和并发症的风险,甚至危及生命。因此,我国法律法规明文规定不能实施任何形式的代孕。我国卫生部在 2001 年发布生效的《人类辅助生殖技术管理办法》中明确规定医疗机构和医务人员不得实施任何形式的代孕技术!

在国内外寻求代孕的群体中,因子宫原因不能妊娠者却不是主体,而更多的是不愿承担妊娠风险,但有能力支付代孕费用的家庭。从单纯的医学角度来讲就是无适应证的治疗,有悖于医疗的原则。作为辅助生殖技术工作者,我们理应恪守职业操守,加强自律,合法遵规行医。

【伦理讨论】

代孕带来的伦理问题不容忽视,其导致传统家庭伦理观遭受冲击、亲子伦理关系难以确定,违背人伦道德,破坏社会健康和谐,破坏人类正常的生育秩序,违背公序良俗。代孕违背保护后代原则、不伤害原则、严防商业化原则、严禁技术滥用原则等多项辅助生殖伦理原则,这也是全世界大部分国家命令禁止代孕的重要原因。

此案例引起关注后披露出婴儿 Gammy 的遗传学父亲是 Farnell 先生，卵子则来源于匿名供卵者。Farnell 先生毋庸置疑是双胞胎 Gammy 和 Pipah 的生身父亲，Chanbua 是他们的代孕母亲。在现实生活中，婴儿 Pipah 的父母是 Farnell 夫妇，婴儿 Gammy 的父母则是 Chanbua 和她的丈夫，反映出代孕导致婴儿父母身份界定的困难。

违背保护后代原则：代孕技术最直接的受害者是出生子代。首要问题就是代孕出生婴儿的权益无法保证，代孕中的亲子伦理关系难以确定，后代监护权存在争议。正是因为代孕无法回答"谁是母亲"的问题，当婴儿患有先天性疾病或出生缺陷时，谁来承担孩子的医疗费用和后期抚养？代孕母亲常常来自经济收入低下的家庭，如果孩子遭到委托父母的遗弃，代孕母亲如何负担这些费用来保障孩子的医疗需求？不同国家和地区对代孕持有的不同观点和对代孕出生孩子身份的认定都不尽相同，跨国代孕出生的孩子更是难以得到应有的的医疗资源支持。

本案例婴儿 Gammy 的去留完全是由天时地利而定，而不是按照保护后代的原则决定。在代孕案例中无论是监护权的争夺或放弃，婴儿的利益都得不到切实保护，这对无辜的新生命是不公平的。在判断孩子的归宿问题上，代孕也给法律出了很大的难题。若判给代孕母亲，家庭的稳定和孩子的长远利益并无保障。若判给孩子的遗传学委托父母，又没有合法的孕育和分娩证据，可能失去对孩子的监护权和抚养权。从保护后代的原则出发，代孕有着难以逾越的鸿沟。

违背不伤害原则：代孕技术的另一个受害者是代孕母亲。代孕母亲的安全和权利是无法保障的，代孕母亲的"十月怀胎"并不是简单的子宫出租，整个孕期涉及全身各系统、各器官的变化，可能出现各种妊娠并发症和合并症，对代孕母亲造成身体的伤害甚至危及生命。同时孕育过程中代孕母亲与胎儿产生的感情随分娩结束而无法寄托，身心的双重创伤可能伴随代孕母亲一生。因此，为生育自己的孩子而让他人承担身心伤害，乃至付出生命的风险，因此，代孕违背不伤害原则，难以让世人所接受。

违背知情同意原则和有利于供受者原则：知情同意权是一种人权，是对病人自主权和自我决定权的尊重，在助孕技术过程中，尊重并维护病人的知情同意权，更好地维护病人及下一代的利益。婴儿 Gammy 案例法庭调查显示，在代孕过程中得知双胎妊娠中的一个婴儿为唐氏综合征后，Farnell 夫妇和代孕者 Chanbua 接收到是否进行流产的信息不尽相同，揭示出此案的医疗过程中，由于中介为保障自身既得利益，未能对委托代孕双方提供翔实信息和充分知情同意，未能享有自主抉择的权利，违背有利于供受者原则。

违背严防医源性疾病传播原则：所有涉及第三方助孕技术的项目，均有医源性疾病传播的风险。在严格管理监督辅助生殖技术实施的国家，均有相应的措施来保障将传播风险降到最低。商业性代孕的供受双方及为她们提供医疗服务的中介代理，往往急于得到各自的利益，很难保证提供供受双方全面的筛查和对所得胚胎冷冻足够长的时间，来避免感染性疾病的窗口期问题导致的医源性疾病的传播。

违背严防商业化和技术滥用原则：代孕的另一个明显的问题就是违背严防商业化和技术滥用的原则。商业化代孕涉及金钱等利益的交易，甚至是赤裸裸的买卖，视代孕母亲或胎儿为商品进行买卖，违背人伦道德。代孕市场会根据代孕者的学历、外貌、健康状况等为她们标价，是对女性人格的贬低。把子宫当生育工具，代孕者则沦为生育的机器，贬低了女性尊严。在委托代孕者中不乏新贵女性，并非身体原因，而是不愿生育或无时间去"怀胎十月"，她们有能力负担租用代孕妈妈的巨额费用，而代孕者中也有面对高额报酬不惜将自己作为机器出租的女性。这种靠生孩子赚钱的现象，使代孕母亲变成制造和加工婴儿的机器，将婴儿当商品进行买卖。这不仅是对人类种族延续过程的践踏，也是对母爱的亵渎，是文明向野蛮倒退的行为。代孕是否因滥用而产生新的阶级压迫？跨国代孕，特别是发达国家公民到第三世界国家寻求代孕，是否也是另一种形式的压迫？代孕为新的压迫提供了可能。

违背伦理监督原则：实施辅助生殖技术需要接受生殖医学伦理委员会的指导和监督。跨国代孕涉及不同国家和不同的法律法规，生殖医学伦理委员会无法履行相应职责，代孕技术逃脱伦理监督，为商业利益所驱动，必将对人类的繁衍产生危害。

【法理讨论】

澳大利亚禁止在国内进行商业代孕,而禁止居民在海外进行商业代孕的只有 3 个州。此案例中的澳大利亚夫妇来自禁止海外商业代孕的 3 个州之外,即他们可以向海外寻求代孕服务并支付相关费用。泰国法律没有明确禁止代孕,没有成文的代孕法以及与代孕直接相关的公开案例。该澳大利亚夫妇寻求海外商业代孕的行为本身并没有触犯其所在地区的法律,而他们寻求的代孕行为发生在泰国,应受泰国相关法规监管。

虽然泰国现行的商业代孕规定《行为准则》(2002 年由泰国医务委员修改)中规定了代孕母亲只能由与生物学父母有血缘关系的人担当,且代孕不能有偿。面对商业代孕猖獗的问题,该准则也显得束手无策。此外,泰国曾于 2010 年通过关于辅助生殖技术的法律草案,其中涉及代孕的规定很少,规定了代孕的适用条件,通过授权医疗委员会作出相应规定,主要在经济上保护代孕母亲的利益,试图保护代孕母亲和代孕婴儿,并规范代孕委托方与代孕母亲之间的关系。但该法案仅是具体规定,主要为解决代孕经济冲突而设,还需要医疗委员会出台更多的细则。在这起灾难性事件引发强烈抗议之后,泰国政府通过了相关法律,自 2015 年 2 月起,外籍夫妇聘用泰国代理人代孕成为非法服务,违规者面临长达 10 年的监禁。自此,泰国彻底关闭了对国外客户提供代孕服务的繁荣市场。

目前,世界各国法律对待代孕的态度各有不同,俄罗斯、白俄罗斯、乌克兰、印度、南非及美国加利福尼亚州、伊利诺伊州和内华达州允许所有代孕;加拿大、瑞典、英国、越南、澳大利亚允许无偿代孕,禁止商业代孕;巴西只允许二代血亲以内相互进行代孕;中国、日本、阿富汗、沙特阿拉伯、土耳其、意大利、法国、德国、波兰禁止所有代孕;其他一些国家则对此未作规定。

在法律层面,代孕问题需要规定代孕合同中的法律问题,确定代孕双方的资格及权利义务,明确代孕子女的合法权益。本案例通过中介代理,双方和中介一般会有合同,包括代孕的费用等,目前通过网络中介宣传欧美代孕费用最高,亚洲国家最低,所以世界各地前往亚洲国家代孕者居多也有价

格的原因。

随着跨国商业代孕的增多,争端和纠纷也随之而来。这样的案例屡见不鲜,足以证明跨国的商业代孕对于婴儿及代孕母亲来说都缺乏足够的保护。更有甚者几乎与奴役妇女和贩卖儿童有相似之处。就在 2014 年泰国警方对首都曼谷开展针对非法代孕的突击搜查,发现一位 24 岁日籍男子,在泰国聘请 11 名代母产下至少 16 名婴儿。该男子自 2010 年开始有 40 多次入境泰国记录,期间曾带 4 名婴儿前往柬埔寨,警方正从贩卖人口方向调查。不过,随后婴儿的父亲透过律师表示,聘请代母产子是希望有一个大家族,也试图领回被福利部门代为照顾的 12 名婴儿。这样的案例实在是骇人听闻。

跨国代孕给传统家庭关系造成严重挑战,比如父亲身份、母亲身份、监护权、探视权、儿童的权利等。海牙《关于国际追索儿童抚养费和其他形式家庭扶养的公约》作为确定由家庭关系、亲权、婚姻或姻亲关系而产生的扶养义务的准据法,其适应条款包括无论父母婚姻状况如何对孩子的抚养义务,从法律的角度对非婚生子女的抚养义务做出了规定。国际私法是调整含有涉外因素的民事法律关系,用于解决应当适用何国法律的一系列规范的总称。国际私法如何解决跨国代孕涉及的家庭关系和亲权等问题,以及代孕协议的跨国认可与执行问题,也都悬而未决。

【情理讨论】

因身体状况或子宫条件丧失生育能力的女性和她们的家庭固然令人同情,但是通过代孕的方式来生育孩子说到底情理难容。俗话说,生孩子是道鬼门关,代孕其实是把自己生育孩子的愿望建立在孕母的痛苦及生命的风险之上,应该说是非常自私的一种行为。遗弃代孕出生的有身体疾病或缺陷的孩子,更是绝非在人性情理之中。

【社会舆论】

代孕问题是一个世界性的难题。尽管各国法律对代孕行为有着不尽相同的限制及规定,非法代孕市场依然兴盛不衰,随之而来代孕网站和中介全然不顾法律法规,恣意宣传代孕,为代孕母亲明码标价,在社会上造成了巨大的负面影响。打击非法代孕需要政府出台强有力的执法措施进行根治。

【小结】

代孕虽能为一些特殊家庭的生育带来希望,却会给国家、社会带来一系列伦理、法律等的争议和难题,特别是跨国代孕涉及不同国家地区就更为复杂,使得跨国代孕所生的儿童在法律地位上处于极为不利的状态,秉承保护后代原则、有利于病人、尊重原则、不伤害原则、严防医源性疾病传播、严禁技术滥用原则和伦理监督原则等伦理原则,迫切需要进行国际协调与立法,以防止利用不同国家的法律差异来跨国进行辅助生殖技术的滥用和商业化。

(于修成 耿丽红 叶丽君)

参考文献

[1] 黄偲璇,徐丹,汪晖. 胚胎(胎儿)发育编程中的表观遗传修饰现象. 国际病理科学与临床杂志,2008,28 (4): 291.

[2] 中华人民共和国卫生部. 关于修订人类辅助生殖技术与人类精子库相关技术规范、基本标准和伦理原则的通知. 卫科教发〔2003〕176 号,2003.

[3] 于修成. 辅助生殖的伦理与管理. 北京:人民卫生出版社,2014.

第十一章
供精试管婴儿寻找生物学父亲

【案例叙述】

试管婴儿技术在当今世界早已家喻户晓不足为奇，许多接受助孕技术治疗的夫妇，也不再隐藏她们怀孕的秘密，在孩子们很小的时候就会告诉她/他是试管宝宝。然而其中有少许夫妇的情况却有难言之处，她们很难对他人，甚至连亲密的家人也难以启齿，只是因为她们的孩子是供精试管婴儿，也就是说，精子来源于他人，而不是孩子的爸爸。为人父母的喜悦常常伴随着不安和担心，当这些孩子长大知道自己的出生的秘密时，会怎么想，又会怎么做？

萨拉就是这样一名供精试管婴儿，4年前年满18岁的她从父母那里得知自己是一名供精试管婴儿。在多年前由于父亲没有生育功能，父母亲在生殖医学中心接受了供精试管婴儿治疗，所用精液来自一名匿名捐精者。自从知道了自己的身世，萨拉就产生了强烈的寻找生父的想法，萨拉求助当年的生殖医学中心医师遭到了拒绝。萨拉认为自己有权得知自己血缘父亲的信息，随后将当年为父母治疗的医生告上法庭，就此开始了长达三年的法律诉讼。在当地法院状告无果后，萨拉在德国试管婴儿协会的协助下继续上告到哈姆法院，法院在被告医生缺席的情况下做出了特殊判决——萨拉有权知晓自己的亲生父亲，也就是供精者的信息。这起法律诉讼的判决，无疑是一个先例，冲破了一个禁区，关系到相关法律条款的解释和修订问题，成为德国各方的争论焦点，频频见诸报端。

在哈姆法院的判决中赢得了官司，但是如果医生坚持不肯泄露萨拉生父的信息，必须再次通过法院申请强制执行或者罚款，这一切意味着又要经过一个漫长的诉讼期。2007年，德国人体组织法中规定精子捐献者的资料必须保存30年以上，然而当事医生表示所有萨拉生父的信息早在2007年之前就被销毁了，这就意味着萨拉不可能轻易找到自己的亲生父亲。萨拉在维护自己知晓权的路上举步维艰，她的寻父之路将何去何从呢？人们不禁担心，一旦开了先例，那千千万万个"萨拉"又会有如何的行动呢？如此产生的蝴蝶效应会对辅助生殖技术产生何等的影响？

【医学观点】

随着医学及社会的发展，许多国家都建立了类型不一的人类精子库，为那些患有男性不育症的家庭提供助孕治疗。根据世界卫生组织（Word Health Organization，WHO）的定义，夫妇未采取任何避孕措施同居一年以上，由于男方因素造成女方不孕者称为男性不育症。最常见的引起男性不育症的原因为精液参数异常，包括：少、弱、畸形精子症，隐匿性精子症，无精子症等。少、弱、畸形精子症，隐匿性精子症随程度加重，自然受孕机会逐步降低，需要通过药物治疗后增加获得自然妊娠机会，或者行辅助生殖技术（assisted reproductive technology，ART）助孕治疗。无精子症可分为"梗阻性"和"非梗阻性"。梗阻性无精子症可以通过外科手术治疗治愈后自然妊娠，或睾丸穿刺获得精子行辅助生殖技术治疗。非梗阻性无精子症经过药物治疗，仅有少部分患者可通过显微取精术获得精子，行辅助生殖技术获得妊娠的机会，大部分患者经过治疗后仍无法获得精子,夫妻双方在知情同意的情况下可以选用供精辅助生殖技术获得后代。

德国对人类辅助生殖技术的法律限制非常严格,只允许在婚姻关系内,即夫妻间进行人工授精。如果丈夫不育,可以用捐赠的精子进行体外受精。萨拉的父亲因"无生育能力"而行供精试管,符合德国人类辅助生殖技术规范中供精助孕适应证。在我国因男方不育需要进行供精助孕治疗,妻子至少有一侧输卵管通畅的情况下,需行供精人工授精,3个治疗周期没有妊娠,才可以进行供精试管婴儿。不育夫妇在完全知情同意的情况下,选择供精进行辅助生殖技术获得妊娠,履行法律所支持和保护的父母子女的权利与义务。同时供精者实行匿名捐赠,并对出生的后代没有任何权利,也不承担任何义务。医疗机构应对供、受双方信息进行保密。医疗机构和医务人员对使用人类辅助生殖技术的所有参与者有实行匿名和保密的义务。对于捐精者也有要求,医务人员有义务告知捐赠者不可查询受者及其后代的一切信息,并签署书面知情同意书。该保密原则从尊重供者和受者的角度出发,最大限度地维护彼此的利益。

我国原卫生部文件从保护后代的原则出发,建立完善的供精使用管理体系,精子库有义务在匿名的情况下,为未来供精人工助孕出生的后代提供有关医学信息的婚姻咨询服务。因此,一般情况下在我国供精出生的后代寻找生父身份信息也是行不通的。

【伦理讨论】

长期以来,许多国家都出现了供精的"试管婴儿"寻找父亲的事例,甚至和萨拉一样不得不通过法律途径解决。受体后代在心理和思维逐渐成熟的过程中,可能出于好奇或血缘亲近感,渴望了解真相,去寻找当初的供精者。萨拉想获取生父信息,这是对个人身份的认同,但必须遵循生殖医学伦理原则。

1. 有利于供受者原则　供精者匿名,对于维护供、受者家庭的完整及最小化受者家庭心理创伤有重要意义。首先,匿名可以最大程度保护受者家庭和供者隐私,免受社会舆论压力。其次,匿名可淡化与孩子有生物学关系的第三方存在。受者家庭与普通双方血亲父母家庭相比稳定性较脆弱,供精

者的暴露有可能导致家庭关系紧张,甚至家庭解体。特别是在家庭观念保守地区,若出现家庭之外的"第三者",影响家庭稳定,使供受双方周围原本与供精无关的人受到不必要的影响。最后,匿名还可减少社会学父亲因不育而导致的精神压力。萨拉寻找生物学父亲违背辅助生殖伦理有利于供受者原则。

2. 知情同意以及保密原则　在行供精辅助生殖之前,萨拉的父母、医疗机构和医生以及捐精者均签署了相关的保密协议,即供方与受方夫妇应保持互盲、供方与实施人类辅助生殖技术的医务人员应保持互盲、供方与后代保持互盲。保密及互盲原则一直是许多国家关于供精辅助生殖技术的指导方针,也是促进人类精子库安全、有效、合理地采集、保存和提供精子,并保障供精者和受者个人、家庭、后代权益的最重要的伦理学原则之一。萨拉要求知晓自己的"遗传学父亲",既违背了供受者签订的知情同意书,又与"保密原则"相冲突。

当萨拉寻找到供精者,会对供精者本人及生活带来多大影响很难衡量。供精者知晓萨拉的身份,反过来也可能会影响萨拉父母的生活。本着对供受者有利,对双方采取匿名保密和互盲,可以最大可能避免将来诸多不确定的问题。双方可生活在彼此的家庭中,不受对方干扰。而萨拉的寻父之举已经将其养父的隐私暴露在公众视野中,如果找到遗传学父亲必将暴露供精者的隐私,违背有利于供受者和保密原则。供精后代要求知晓供者信息,可能使社会关系复杂化,让结果很难预估。

3. 保护后代的原则和公正原则　供精助孕治疗前医务人员有义务告知受者通过人类辅助生殖技术出生的孩子负有伦理、道德和法律上的权利和义务。萨拉作为受者后代成年后,知道父亲非生父,产生寻找血缘父亲的想法,其心理调整和生活已经发生了变化。如果应允萨拉知晓供精者身份,她的生活能否维持在正常的轨道上,也让人存疑。当萨拉找到供精者后,又会产生怎样的心理变化,也难以预测。供精出生的后代是否可以知道其生物学父亲一直存在争议,受者后代要履行其知情权是有所限定的,必须遵守相关供受者签订的文书,也要考虑对相关方供受者,即萨拉父亲和供精者的公正,维护他们的尊严和隐私保护,最大可能降低社会影响,才是真正符合辅助生殖伦理学保护后代,有利于供受者及公正原则。

4. 自主原则 自主原则是辅助生殖伦理学中的一个具体原则。萨拉的父母经过慎重考虑，采取接受供精的方式孕育了萨拉，这也是自主选择的体现。自主选择的实现有其必要前提条件，要保证患者自主性的选择和决定不会与他人利益、社会利益发生严重冲突。萨拉寻找真相，则极大可能地损害她的父母、供精者及其家庭等他人利益，为满足萨拉一个人的愿望不惜伤害多人乃至两个家庭的和谐稳定，是不被社会所接受的，这也是自主性原则的相对性。

综上所述，萨拉的诉求渴望找到"生物学父亲"是与辅助生殖伦理学诸多原则相冲突的，因此，萨拉寻找生父之路注定是艰难的。

【法理讨论】

德国基本法规定，每个自然人都有权获得关于自己身世的信息。而德国联邦法院早在 1989 年就宣布了基因属于个人知情权并且受法律保护。根据德国的相关法律，个人隐私不得受侵犯。相关医疗机构和医生按照法律要求必须为捐精者保密。双方为约束彼此，签署了严格的保密协议。法官在陈述判决理由时，特别强调了每个自然人都有权获得关于自己身世的信息，做出被告医生有义务向萨拉告知供精者的有关信息的判决。此判决显然与德国的个人信息保护法条文和辅助生殖技术规范相抵触。

公民享有生育隐私权，即生育主体不愿公开的生育信息。隐私权运用于医疗保健等问题具有 3 个方面：身体的、信息的和判决的。信息的隐私权即保密权和匿名权。早在 1789 年法国《人权和公民权宣言》第 4 条就指出："自由就是指有权从事一切无害于他人的行为。"1948 年 12 月，联合国大会通过的《世界人权宣言》第 29 条规定："人人对社会负有义务。"萨拉所能享受的自由权和知情权，必须要保障无损他人的利益。而萨拉诉诸法律寻找供精者身份信息必将有损于其父母生育隐私权。

英国是辅助生殖技术最早立法的国家之一，在 2004 年 1 月 21 日，英国公共健康部部长梅勒妮·约翰逊宣布一项经过英国议会表决通过的生育立法，其裁定：今后凡是精子捐赠者的孩子有权知道自己的亲生父亲是谁，孩子了解遗传继承的权力应大于捐精者的隐私权。然而，自从此裁定公布之后，英国供精者大为减少。

我国的《人类精子库管理办法》其中第 21 条规定："人类精子库应当建立捐精者档案，对捐精者的资料和精子使用情况进行计算机管理并永久保存。人类精子库应当为捐精者和受精者保密，未经捐精者和受精者同意，不得泄露有关信息。"同时，我国《人类辅助生殖技术管理办法》也明确规定："实施人类辅助生殖技术的医疗机构应当为当事人保密，不得泄露有关信息。""供精人工授精医疗行为方面的医疗技术档案和法律文书应当永久保存。"因此，在我国供精治疗出生的后代也不能得到其生物学父亲的身份信息。

萨拉被授权可以知晓供精者身份信息，而当事医生宣称相关信息已经销毁，此说辞与 2007 年德国人体组织法中规定精子捐献者的资料必须保存 30 年以上的条款不符。萨拉如坚持自己的寻父主张，该医生是否会有违规嫌疑不得而知。

"任何自由都容易被肆无忌惮的个人和群体所滥用，因此，为了社会福利，自由必须受到某些限制……如果自由不加限制，那么都会成为滥用自由的潜在受害者。"法律保护人的合法权利，萨拉寻找生父的愿望终究没在法律上找到明确的依据，却违反了相关保密和匿名规定。公民具有知情权，了解自己身份的权利，但如何综合权衡各方面的利益关系，做出必要的限制，解决知情权和隐私权的冲突值得关注。

【情理讨论】

俗话说"血浓于水"，萨拉希望能解开身世之谜，见到血亲学父亲，源自自然本能的渴望。但是，如果从萨拉的父母来看，这样的家庭，因男性不育接受供精助孕治疗养育后代，从孕育、培养成人，经历着漫长而艰辛的过程，蕴含着父母的心血和企盼。在养育子女的同时，她们又难免会有忧虑，可能出于血缘的自然属性，但更可能的是忧虑子女以及自己的将来是否会受影响。

萨拉作为一名大学生，应具有较稳定的心理状态和较强的逻辑思维能力，对父母应该怀有感恩之心，体谅他们的苦衷，也要预判见到生父可能会出现的问题。同时作为一个成年人，应该能独立判断某些事情的可行性及其产生的后果，所做所为必须考虑他人，包括生养自己的父母的情感需求，合理、理智地看待出身这一问题。

【社会舆论】

《泰晤士报》报道捐精者后代有权知道血亲父亲实施的法案被英国议会表决通过时,在英国引起了强烈的反响,反对声几乎要盖过赞同声。由此可见,社会对于捐精后代知晓血亲父亲的权利颇有争议。现代社会正处在一个信息化的时代,受者后代借助互联网和商业机构 DNA 测试来寻找"生物学父亲"的事件也时有发生。萨拉寻找生物学父亲阻力重重,由此对两个家庭带来很多不确定的"危险问题",也不是萨拉想要看到的。当越来越多的受者后代渴望找到自己的生物学父亲时,极易引发一系列的社会问题,如基因优劣、财产争夺、普通人群相互间的信任危机,以及进一步加重人类精子库精源的缺乏等。

【小结】

德国供精试管婴儿萨拉寻找血亲学父亲的法律诉讼虽然胜出,但与德国个人隐私不受侵犯的法律规定存在冲突。同时,萨拉寻父之举违背有利于供受者、知情同意与保密原则、保护后代原则及自主原则等辅助生殖伦理学的诸多原则。萨拉作为受者后代享有法律规定的地位和权利,但不能违背法律以及辅助生殖伦理学的相关规定。总之,萨拉的寻父与现有的法律和行业规范是有冲突的。因此,萨拉寻父之路终究是漫长而艰辛的。

(于修成　吕兴钰　叶丽君)

参考文献

［1］中华人民共和国卫生部 . 关于修订人类辅助生殖技术与人类精子库相关技术规范、基本标准和伦理原则的通知 . 卫科教发〔2003〕176 号 , 2003.

［2］于修成 . 辅助生殖的伦理与管理 . 北京：人民卫生出版社 , 2014.

［3］E 博登海墨 . 法理学—法哲学及其方法 . 邓正来 , 译 . 北京：华夏出版社 , 1987.

第十二章
直系亲属代孕

【案例叙述】

案例1　婆婆为儿子儿媳代孕

2004 年，人民网报道，53 岁的巴西妇女 Elizabeth Salas 在巴西 Minas Gerais 州一家妇产医院顺利分娩了她的"孙女"，产妇和新生女婴都健康平安。Elizabeth 的儿媳妇 Vale Menezes 天生没有子宫，但有正常的卵巢和排卵，和她的儿子 Fabiano Menezes 结婚后无法生育。在这对夫妇 30 岁的时候，全家人决定由母亲 Elizabeth 为他们代孕生子。医生把爸爸 Fabiano 的精子与妈妈 Vale 的卵子体外受精后，在试管中培育成胚胎，植入奶奶 Elizabeth 的子宫，成功孕育生下了这个特殊的宝宝。

无独有偶，美国阿肯色州的 Kayla 在 17 岁时罹患子宫恶性肿瘤，医生不得不手术摘除了她的子宫，那时候她就知道自己永远无法当妈妈了。成年后 Kayla 得知现代医学的代孕技术可以为她实现做母亲的梦，就开始上网搜索代孕的相关信息，却因为代孕费用太高，做妈妈对她来讲还是一个遥不可及的梦想。2016 年，Kayla 的婆婆 Patty 知道了她的心思，主动提出帮她代孕，全家人都很支持这个决定。为了孕育新的生命，婆媳两个开始了吃药、打针的历程，终于经过近一年的努力，婆婆 Patty 代孕，替 Kayla 生下儿子。

案例2　妈妈为女儿代孕

2017 年 3 月，美国 WGN 电视台报道，美国加利福尼亚州 48 岁的母亲 Megan Barker 送给女儿一份特别珍贵的礼物——她自愿为女儿代孕生了

孩子，也就是说她生下了自己的外孙。Barker 的女儿 Coleman 说："妈妈们总是会送给孩子们各种各样的礼物，但是我的妈妈给我的礼物是无与伦比的。"据悉 Coleman 因患有卵巢肿瘤一直没有怀孕生子，她曾尝试找人代孕，但承担不起高额的代孕费用。妈妈 Barke 得知后，表示她愿意为女儿代孕。事情进展非常顺利，10 个月后小 Coleman 出生了。Barke 分娩后表示，她的确对新生儿出现了感情依恋，但是她非常愿意将这个七磅重的孩子转交给女儿和女婿。Barke 说："不管人们如何评价，对我说来，和新生儿产生依恋之情并非病态。但我们不是孩子的亲生父母，我只是新生命的培养箱而已！"而且，这位 48 岁的外婆说，如果女儿需要，她依然愿意多次替女儿代孕。

案例3　母亲为单身儿子代孕

每日邮报曾报道，墨西哥有一个名叫 Jorge 的单身男人，由母亲为他代孕生育了他的孩子。Jorge 是一个 31 岁的单身商人，一直渴望能有一个自己的孩子，后来他 50 岁的母亲愿意为他代孕生孩子。在当地医生的帮助下，采用匿名捐献的卵子与儿子 Jorge 的精子在实验室结合发育成为胚胎，最后将胚胎移植到妈妈的子宫内孕育。这名婴儿起名 Dario，剖宫产出生，这位"母亲"和新生儿经过 48 小时的观察后被送回了家。"我觉得自己既不像母亲，也不像祖母，无论他对我叫妈妈，还是奶奶，我都觉得有点奇怪。"Jorge 的妈妈在产后接受墨西哥城 Reforma 报社采访时这样说，"我的意思是，他是我的第一个孙子，同时他又是我的第四个儿子。"这个家庭特意完整地记录了 Dario 出生的

情况,会有那么一天,这个特殊的孩子会知道自己的出身。

案例 4 女儿为母亲和继父代孕

2015 年,新闻晨报报道了英国女子为母亲代孕生下弟弟妹妹,一时间引发多方的争论。事件发生在英国伦敦的一个普通家庭,艾伦是一个单亲妈妈,和她 5 岁的女儿曼迪一起生活。她坚持为继父托尼与母亲詹妮代孕,并成功诞下一对龙凤胎,让这个大家庭成员关系变得错综复杂,令常人无法理解。

本案例还得从托尼和詹妮的爱情故事说起。1992 年,31 岁的托尼与 42 岁的詹妮在工作中相识相恋,当时詹妮与前夫已经育有一儿一女。1999 年两人终于决定结婚,此时詹妮已年近 50 岁。女儿艾伦问到他们是否要生孩子,这个问题一下子触动詹妮和托尼对孩子的渴望。直到有一天詹妮告诉艾伦,她在考虑寻求代孕。艾伦马上表态:"不要找陌生人代孕,你们想要孩子,就让我来给你们代孕吧。"托尼和詹妮很开心艾伦的帮助,于是由艾伦为他们代孕的计划提上日程。最初詹妮希望用自己的卵子,但是她已进入围绝经期,卵巢里几乎没有卵泡,于是一家人希望使用艾伦的卵子进行代孕。生殖诊所工作人员认为使用艾伦的卵子代孕后,会使家庭成员身份复杂,只同意用其他人捐赠的卵子。但是詹妮一家却坚持用艾伦的卵子,为此三人坚持不懈地持续申请,2001 年,他们的请求最终获得批准。继父托尼的精子通过人工授精,两次放入艾伦的宫腔内,但是失败了。之后用艾伦的卵子和继父托尼的精子进行体外受精胚胎移植术,艾伦终于怀孕了。2002 年 5 月初,艾伦顺利生下一对龙凤胎——露丝和埃里克斯。当时詹妮和托尼一直陪伴艾伦分娩,孩子生下后,艾伦让医生先把孩子递给詹妮和托尼抱,之后才把孩子抱到自己怀中。詹妮和托尼在一周内完成领养露丝和埃里克斯的程序,成为了他们真正法律意义上的父母,他们开始作为一家人一起生活。

由上可见,在国外,类似的亲属间代孕的案例不胜枚举,频频引发伦理争论,亟待在各国健全代孕相关的法律法规。

【医学观点】

代孕是指将不育夫妇(委托人)的胚胎植入代孕妈妈子宫,由代孕妈妈替委托人完成孕育分娩的过程,因此需要借助辅助生殖技术完成生育。单纯从医学角度出发,尽管代孕为各种不具备孕育条件的夫妇带来了生育子代的希望,但无论出于何种原因,采取何种方式的代孕,对代孕母亲、胎儿以及委托人都可能造成不良的后果。首先,妊娠本来就具有一定的风险,妊娠期会发生全身各系统、器官的变化,可能发生高血压、糖尿病等疾病,无论自然分娩还是手术分娩都有难产、产后大出血、产褥感染、羊水栓塞等风险,这些风险都要由代孕母亲承担,这些无一不是对代孕母亲身体的伤害和危及生命的考验;其次,因代孕母亲身体状况的原因,如不适宜妊娠,或之前没有检测到携带有传染病,胎儿有发生早产、胎死宫内或者宫内垂直感染各种传染性疾病的风险;再次,委托人之所以不能够自己生育,多数是本身不具备生育条件,进行药物刺激卵巢、取卵等措施,有可能诱发或加重其本身具有的某些疾病,也并不是绝对安全的。

本文列举的几个案例中,代孕者多为委托人长辈,高龄女性上述的妊娠和分娩的风险显著增大。同时对胎儿来讲,高龄代孕母亲血管硬化,容易引起胎盘血供不足,导致胎儿生长受限、新生儿低体重等不良结局。其次,亲属间代孕会出现身份认定的混乱,代孕的孩子出生后与亲属们一起生活,必定产生身份认知困难。特别是案例四中,代孕者为其母亲和继父代孕,并且采用自己的卵子与继父的精子体外受精胚胎移植后妊娠,从医学角度来看,代孕出生的孩子,其遗传学母亲和生物学母亲都毫无疑问是代孕者,然而社会学母亲又是代孕者的母亲,代孕者因此又是孩子的姐姐,抚养母亲从血缘关系来讲无疑又是孩子的外婆,代孕造成如此混乱的家庭关系实在难以启口。对这对双胞胎而言,托尼和艾伦是他们的血亲父母,从家庭关系来说,托尼是艾伦的继父,则难逃乱伦之嫌。

【伦理讨论】

人们的生活受到道德和伦理的约束,婚姻和生育被视为神圣而严肃的人生义务。子代通过生理的性行为产生,和父母形成血亲关系。人类出现的第一种社会关系就是血亲关系。从古至今,血亲关系就是人类用于自我识别与规范的最原初依据。因此,不管是古代社会还是现代社会,作为社会关系之一的"血亲关系"仍然占据重要地位。代孕借助辅助生殖技术，涉及第三方，甚至第四方，在生育途径上颠覆了传统的家庭血亲关系，特别是直系亲属之间的代孕，造成血亲身份混乱，甚至有乱伦的嫌疑，是生殖伦理学中复杂而棘手的问题。

首先，亲属间代孕造成最大的危害是不利于后代。突出表现在亲属间代孕的后代长期生活在错综复杂的家庭关系中，自我身份认定困难。在以上案例中，代孕母亲从血缘上来讲大多是孩子的祖母或者外婆，而她们因孕育分娩又应该是孩子们的生身母亲，难免对孩子产生不同于母亲和祖母或外婆的情感和依恋。案例四则非常复杂，代孕母亲为自己的母亲和继父代孕，并且使用自己的卵子，无论从遗传学和孕育过程来讲，她毋庸置疑都是孩子的母亲。孩子的父亲从法律上是她的继父，从孩子的遗传学角度又是她的丈夫，在这一点来讲难道不是乱伦吗？未来难免会出现复杂的抚养、赡养和继承问题等。这样扭曲的家庭关系对孩子的身体、性格、心理等健康生长发育所造成的负面影响是不言而喻的，显然违背了保护后代的伦理原则。实施辅助生殖技术必须遵循保护后代原则，医务人员不得对近亲间及任何不符合伦理、道德原则的精子和卵子实施人类辅助生殖技术。

其次，亲属间代孕的代孕母亲常常是高龄女性，高龄母亲整个孕期身心两方面面临的挑战远远大于适龄女性，出现各种妊娠并发症和合并症的可能性增大，当出现严重妊娠期和分娩期并发症时，有可能会危及生命，代孕母亲和后代都难免受到伤害，同时违背了保护供受者和保护后代的伦理原则。医务人员为高龄女性实施代孕治疗，将高龄女性置于孕期和产褥期严重并发症的高风险中，有悖于不伤害的伦理原则。

再者，实施辅助生殖技术必须遵循最优化原则，在临床诊疗中，医务人员的医疗行为不仅仅包括诊断、治疗、护理等，也包括执行医疗过程中的态度、情感和意志。前者是医疗技术的表现，后者则表现了医务人员的价值观和道德观，及医疗行为的伦理性。最优化原则追求医疗行为中技术性与伦理性的统一。亲属间实施代孕技术虽然可以帮助她们完成家庭的生育愿望，却不是最安全和最小伤害的选择，同时也缺乏伦理监督。

"血亲关系"对社会的和谐、稳定和发展具有

极其重要的作用，亲属间代孕无形之中使得亲属血缘纽带关系发生重要改变导致亲属关系不清的家庭出现。亲属间代孕形成了各种特殊微妙的家庭关系，正如案例四中的情况，代孕母亲在其母亲和继父间有着非常特殊的身份，这种说不清道不明的关系，会不会成为未来其母亲和继父的感情冲突的导火索？对每一个家庭成员，包括孩子都可能产生身心双重的伤害，违背了不伤害的伦理原则。

医疗机构和医务人员对要求实施人类辅助生殖技术的家庭，要严格把握适应证，不能受利益驱动违背生殖医学伦理原则而滥用人类辅助生殖技术。任何形式的代孕，包括亲属间代孕，无一可以逃脱伦理监督原则，实施代孕技术违背保护后代原则、有利于供受者原则、不伤害原则、最优化原则、严禁技术滥用原则及伦理监督原则等，应全面禁止。

【法理讨论】

代孕为为数不多的特殊不孕症患者提供了新的治疗希望，但是更多非医疗原因的代孕需求的迅速上升，由此产生的巨大经济诱惑，吸引了非医疗机构选择违背医疗本质链而走险进行各种形式的代孕服务，由此带来一系列社会问题强烈冲击了传统伦理和法律秩序。截至目前，世界各国对待代孕的法律法规大不相同，有的国家允许所有形式的代孕，有的国家允许无偿代孕，禁止商业代孕；而包括中国在内的其他一些国家禁止所有形式的代孕。仅有巴西对亲属间代孕有相应的规定：只允许二代血亲以内相互进行代孕。一般来说，在已经进行代孕立法的国家，都会采取极为谨慎的立法态度，在充分调研、科学评估的基础上给予合理规制，本文涉及的亲属间代孕均在其所在国家进行，虽然未违反其所在国家法律法规，但是仍然充满争议，尤其是案例四家庭，为实施代孕坚持申请最终获得批准，仍难逃公众舆论的批评。

我国卫生部于2001年发布了《人类辅助生殖技术管理办法》，其中明确规定：严禁医疗机构和医务人员实施任何形式的代孕技术。同时，也明确了医疗机构违法实施代孕承担的法律责任，即：由省、自治区、直辖市人民政府卫生行政部门给予警告，3万元以下罚款，并给予有关责任人行政处分。为了完善相关辅助生殖技术的规定，2003年原卫生部又颁布了"关于修订人类辅助生殖技术与人类精

子库相关技术规范、基本标准和伦理原则的通知"，重新修订的《人类辅助生殖技术规范》的第三条第五项明确指出：禁止实施代孕技术。重新修订的《人类辅助生殖技术和人类精子库伦理原则》关于人类辅助生殖技术伦理原则中，保护后代原则第五条指出：医务人员不得实施代孕技术。因此，无论任何形式的代孕，包括亲属间代孕，在我国都是禁止的。

【情理讨论】

构建完整家庭和延续血脉是每一个普通人的人生目标之一。因医学原因需要代孕的女性，她们艰辛的求子之路常常令众人产生同情之心。本文中列举的国际上亲属代孕案例中，多为委托方妻子身体不能孕育孩子，也无法承担代孕的高额费用，不得不由亲属代孕，也属无奈之举。亲属间代孕虽然可以避免商业代孕高额的费用，但是会产生更加复杂的家庭关系，损害代孕亲人的身心健康，也不利于后代的成长。同时违背社会的人伦常理，即便在其国家和地区法律法规允许的范围内也必须谨慎为之。

【社会舆论】

代孕无疑是现今社会的热门话题，感慨助孕技术高超，也为医疗技术带来的社会冲突担忧。各种形式的商业代孕乱象，已经让人们清晰地认识到代孕的复杂和危害。亲属间代孕引起的最大的社会舆论在于亲属身份的混乱，乃至乱伦的事实，他们对生育的选择与人伦常理背道而驰，因此为普通民众难以接受。

【小结】

代孕是涉及第三方参与的生育形式，形式复杂，危害极大。代孕长达9个月的孕期具有诸多不确定性，对代孕母亲及出生后代带来的巨大风险首当其冲。本案例中亲属间代孕随之俱来的血亲身份混乱和潜在的家庭危机也显而易见。因此，在本着保护后代原则、有利于供受者、不伤害原则、最优化原则、严禁技术滥用原则及伦理监督原则等，禁止包括亲属间代孕在内的一切形式的代孕。

（于修成　耿丽红）

参考文献

［1］于修成. 辅助生殖的伦理与管理. 北京：人民卫生出版社，2014.
［2］马克思，恩格斯. 德意志意识形态. 北京：人民出版社，1966.
［3］中华人民共和国卫生部. 人类精子库管理办法. 卫生部令第15号. 北京：2001.
［4］中华人民共和国卫生部. 关于修订人类辅助生殖技术与人类精子库相关技术规范、基本标准和伦理原则的通知. 卫科教发〔2003〕176号，2003.

第十三章
两陌生女子意外获得同源胚胎妊娠

【案例叙述】

两名卵巢功能衰退的陌生美国女性为解决生育问题,在不同的时期接受了赠卵和供精试管婴儿治疗,却非常巧合地接受了同一供卵者的卵母细胞和同一精子捐赠者的精子,由此获得了全同胞胚胎(full-sibling embryo)并各自妊娠。

患者米歇尔(化名)是一名41岁的已婚妇女,卵巢储备功能衰退,同时合并严重的男性因素不孕。她曾经历过3次分别采用自己丈夫和匿名捐赠者的精子进行卵细胞质内单精子显微注射(intracytoplasmic sperm injection,ICSI)治疗的失败。另一位患者詹娜(化名)是一名47岁的单身女性,因卵巢功能衰退接受试管婴儿助孕治疗,她曾经经历了4次使用匿名捐赠者的精子,以及一次使用与此次不同的供者卵母细胞和精子进行ICSI周期的失败。在2010年的上半年,在各自独立的助孕周期,这两位患者都接受了同一供体的卵母细胞,他们又巧合地从同一精子库选择了同一精子捐赠者的精子用来与供卵受精。两例患者接受了各自的供体-受体周期,并且相隔数月均成功妊娠双胎。

在常规核查生殖中心的数据库中,已完成的病历时,生殖中心的医务人员注意到了这两个毫无关联的助孕周期,都使用了同一个供体的卵母细胞和同一个精子捐献者的精子,由此获得的全同胞胚胎被移植给了这两个素不相识的陌生女性。发现这个问题时,米歇尔已顺利妊娠23周,还有剩余的冷冻胚胎。而詹娜在妊娠9周时,发生了自然流产,还有冷冻胚胎可供再次移植。

发生了如此特殊的事件,下一步该如何做?应如实告诉这两位女性拥有全同胞胚胎的情况吗?如何处理两者的剩余胚胎?特别是詹娜要求再次复苏胚胎移植时,是否能为她进行复苏胚胎治疗?这种情况实属罕见,但随着卵子捐赠和供精技术的广泛开展,同样的情况仍然有可能再次发生,对此,需要进行生殖医学伦理探讨。

【医学观点】

在自然状态下,这种两个无关的陌生女性拥有全同胞胚胎的情况是不可能出现的。但是人类辅助生殖技术的广泛应用使这种情况成为可能。接受一种或两种配子捐赠进行助孕治疗的患者都应该知道存在匿名的半/全同胞兄弟姐妹的可能性。虽然同时接受供卵和供精治疗时,出现全同胞胚胎的概率极低,医务人员应有意识防范其发生。

此案例中两名患者在同一个生殖中心不同的时段进行助孕周期治疗,意外接受了相同的供卵者和供精者的配子捐赠,由此获得了全同胞胚胎,胚胎移植后均成功妊娠。发现问题时米歇尔已达中期妊娠,詹娜则不幸发生了早期妊娠流产,但双方均有冷冻胚胎。此事件也暴露出该生殖中心在供卵供精的管理上存在问题。在我国,供精人工授精和供精试管婴儿只能从持有国家卫生和健康委员会批准证书的人类精子库获得精源,严格控制每一位供精者的冷冻精液最多只能使5名妇女受孕,并用严格的管理制度来保障供精治疗的实施。赠卵是一种人道主义行为,赠卵仅限于人类辅助生殖治疗周期中剩余的卵子,每位赠卵者最多只能使5名妇女妊娠。因此,在我国同时接受供精赠卵时需要向生殖伦理委员提交议题进行伦理讨论,形成决议后方能进行,在临床上往往实施难度极大,因此,两位女性同时接受同一个供精者和同一个赠卵者的助孕周期几乎不可能出现,避免了同源全胚胎移植的可能性,以及未来同胞姊妹兄弟间婚配等风险。

对本案例中的两位女性来讲,都有继续复苏胚胎移植妊娠生育的可能性。但她们两者的胚胎属于同源全同胞胚胎,孕育出生的孩子是同胞兄弟姐妹,属于一级亲属,其亲缘系数(即携带一个相同基因的概率)为1/2,近婚系数(即连续世代中,源于共同祖先的某个基因的传递概率)为1/4。一旦出现婚配,其后代发生多基因遗传病、常染色体隐性遗传病的概率显著增加,早期死亡率和畸形率也明显增加。

在完全知情同意的情况下,两名妇女接受移植这些胚胎所孕育的子女将成为同胞兄弟姐妹,她们的家庭可以建立亲情的纽带。如果两者不能接受这样的结果,米歇尔已经孕中期,詹娜只有放弃现有的冷冻胚胎移植,她的胚胎如何处理?如果两位都能够接受现实,在詹娜所有的胚胎复苏移植仍未能获得活产的时候,米歇尔是否可能将自己的胚胎捐赠给詹娜来帮助她完成生育的愿望?

此外,将实情告知两位受者还有一个潜在的益处,就是在由这些胚胎孕育出生的后代存在严重疾病需要器官捐献的时候,有同胞姊妹就比较容易找到具有特异性HLA配型的供体。因此,从医学角度,主张对两位女性告知事情原委,由她们自己作出选择,这也是符合医学知情告知原则的。

在辅助生殖技术实施过程中如何避免此类特殊事件的发生?首先必须制定严格的供精赠卵管理制度,并借助先进的现代信息化管理技术手段进行程序设置和控制,防患于未然。

【伦理讨论】

此案例出现两名毫无血缘关系的陌生女性接受卵子和精子捐赠获得同源全同胞胚胎的特殊情况,其中詹娜还存在继续复苏移植胚胎的需要。因此,医疗机构必须面对剩余胚胎的处理抉择。

1. 保密及互盲原则　不孕症是一种生理 - 心理 - 社会多成因的非疾病,具有独特的生理、心理及疾病特点。不孕症的辅助生殖治疗涉及患者隐私的敏感区,以及诸多人文社会因素和生殖伦理问题。因此,不孕患者的隐私保护尤为重要。我国辅助生殖技术的保密原则规定供者和受者夫妇应保持互盲,供者和实施辅助生殖技术的医务人员应保持互盲,供者和后代应保持互盲。对人类辅助生殖技术的参与者(捐赠者和受者)有实行匿名和保密的义务。这些规定都是基于对不孕症患者隐私的保护,避免不必要的社会问题。由于每个人对信息的处理存在不确定性,披露实情和泄露隐私可能给进行不孕治疗的接受者带来更多潜在的压力。但是,也要注意不受保密原则限定的例外情形,其中有基于公平正义的时候,患者应放弃信息所有权。本案例既存在冷冻胚胎继续复苏移植的需求,同时也应有效避免未来后代近亲婚配。因此,尽管对两位女性告知实情,存在暴露对方助孕信息的可能,但却是对两者知情权的保障,也是基于公平正义的选择,不违背保密原则。

2. 保护后代原则　保护后代原则是非常重要的辅助生殖伦理原则,此案例中同源全同胞胚胎属于非常特殊的情形,出生的子代间是一级亲属,在不知情的情况下他们以及他们的后代都有婚配的可能性,其后代发生遗传学疾病的可能性增大,对两个家庭的后代均不利。因此,保密的实施可以按例外情形特殊处理。从"保护后代"的伦理原则出发,告知患者双方实情,可以避免全同胞一级血亲的产生或者是避免双盲带来的近亲婚配的风险。

3. 知情同意原则　知情同意原则贯穿在整个辅助生殖技术过程中,包括告知接受助孕治疗的夫妇及其已经出生孩子随访的必要性。本案例中詹娜后续进入复苏胚胎移植,医务人员必须告知她们存在同源胚胎的情况,充分知情的情况下,她们也有权提出终止助孕技术的实施,如进行复苏移植胚胎妊娠后必须做到随访,并为出生后代成年后提供婚育咨询,以确保避免后代近亲婚配。

4. 双重效应原则和最优化原则　实施辅助生殖技术对剩余胚胎未来的应用中,如果出现利弊并存的矛盾,在权衡利弊时,本着"两权相害取其轻,两权相利取其重"的基本原则,遵循"双重效应原则"和"最优化原则"作出更好的选择。詹娜如果要求再次复苏胚胎移植,对其披露实情可能引起她因得知有一个陌生女性和自己一样拥有全同胞胚胎带来的潜在心理压力，以及放弃胚胎再次接受卵子和精子捐献重新进行胚胎移植面对的压力和经济负担，权衡而言后者的负面影响更大。告知的内容依据保密原则和患者意见也可以仅选择性地透露存在同源全同胞胚胎这一事实，而不需要完全泄露患者双方身份的详细信息。

5. 尊重原则和自主原则 两位患者意外获得同源胚胎是既成事实，告知患者实情是尊重患者和患者自主原则的具体体现。在充分知情同意的情况下，告知对方彼此隐去身份信息的其他情况，遵循"尊重原则"和"自主原则"，依照患者意愿决定是否继续移植胚胎妊娠，在伦理审查和监督下进行后续的助孕治疗，才是符合辅助生殖技术伦理原则的。

【法理讨论】

本案例涉及的法律问题主要涉及供精赠卵的管理和立法，以保护患者隐私和避免后代近亲婚配等问题。我国 2003 年卫科委颁布的 176 号文件，即原卫生部《关于修订人类辅助生殖技术与人类精子库相关技术规范、基本标准和伦理原则的通知》，保证人类辅助生殖技术和人类精子库能安全、有效地在我国全面实施，切实保护人民群众的健康权益。同时为防止片面追求经济利益而滥用人类辅助生殖技术和人类精子库技术，维护人的生命伦理尊严，把助孕技术给社会、伦理、道德、法律乃至子孙后代可能带来的负面影响和危害降到最低程度，对包括严禁供精与供卵商业化等诸多方面提出了更高、更规范、更具体的技术和伦理要求。除严格限定同一个供精者或捐卵者最多只能让 5 名妇女受孕等管理要求外，该文件中也明确规定：为保证供精者和受者夫妇及其所出生后代的权益，供者和受者夫妇应保持互盲，供者和实施辅助生殖技术的医务人员应保持互盲，供者和后代应保持互盲。卵子捐赠管理和人类精子库供精管理类似，均实施双盲和保密原则，以避免不必要的纠纷和矛盾。因此，保密和双盲的制度不可回避地带来出生后代的知情权问题。特别是出生后代面临结婚生子的问题时，如何为她／他们提供婚姻咨询，以避免近亲婚配和生育罹患遗传疾病的下一代是非常重要。

法国明文规定孩子出生后不享有知情权，而美国生殖医学会伦理委员会认为向孩子透露捐赠者的事实可能是对孩子最有利的，瑞典也规定子代出生后享有知情权。英国则规定子代在成年后可以获得其遗传学父母的真实信息。但是自从 2005 年此条例颁布以来，英国赠卵者明显减少。我国尚未明确规定赠卵出生后代是否有知情权，但是我国原卫生部《关于修订人类辅助生殖技术与人类精子库相关技术规范、基本标准和伦理原则的通知》中指出：受者夫妇及实施人类辅助生殖技术机构的医务人员均无权查阅供精者真实身份的资料，供精者也无权查阅受者及其后代的一切身份信息资料。因此，医疗机构对实施供卵的知情同意书均比照供精进行告知。此案例发生后，医务人员如果要告知双方实情，可能披露患者彼此的信息，这就需要完善相关法律法规，既保证医务人员不会因此被追究相关责任，又要避免患者信息被无端泄露。

禁止直系血亲间通婚为各国立法通例。而旁系血亲间的禁婚范围，各国法律规定则宽严不一。大多数国家禁止兄弟姐妹、伯叔姑与侄子女之间、舅姨与甥子女之间血亲结婚。我国禁止四亲等以内旁系血亲结婚，即除上述旁系血亲外，还包括堂兄弟姐妹和表兄弟姐妹在内。法律禁止近亲结婚的原因包括：①婚姻的社会属性：从伦理学上讲，近亲结婚违背了社会伦理，造成亲属关系的混乱；②婚姻的自然属性：近亲结婚影响优生优育。因此，在此案例特殊情况下，对两位女性披露同源全同胞胚胎的实情是从"有利于后代的角度"以避免出现近亲婚配出发的，也是符合各国禁止直系血亲间通婚的法律法规的。

【情理讨论】

案例中的两位素不相识的女性在不知情的情况下，接受同一卵子捐赠者和同一精子捐赠者的配子，获得同源全同胞胚胎的情况实属意外，试想经历了多次助孕失败，在继续复苏胚胎前突然得知和另一位女性拥有同源全同胞胚胎，而面临艰难的选择：放弃现有胚胎移植重新再次接受捐赠？还是无奈地接受现实，在征得另一位女性的同意下，才能进行剩余胚胎的复苏移植，处于这样的情景下无论何种选择都会引起心理的压力。然而，如果没有被告知，在不知情的情况下，继续进行复苏胚胎移植，其知情权则得不到保障，也带来后代近亲婚配的风险。权衡利弊，告知她们实情，由她们慎重作出自己的决定,是合情合理的。

【社会舆论】

国内外普通民众关于辅助生殖技术涉及第三方助孕者,是否披露供受双方信息及告知出生子代配子捐赠的事实一直存在争议。在很多国家和地区接受了供精或赠卵生育后代者,对此常常避讳不谈,也是基于个人隐私以及担心暴露实情后,对孩子及双方家庭产生不良影响。本案例同时涉及供精和赠卵,又意外接受同一个供精者和同一个捐卵者,实属罕见,对隐去对方身份信息后的知情告知,充分尊重当事人选择,将伤害最小化是社会舆论所能接受的。

【小结】

辅助生殖技术实施过程中,出现无关联女性全同胞胚胎属于极其个别的事件,本案例发生了两位女性获得同源全同胞胚胎的特殊情况,又面临对剩余胚胎的复苏需求,应该从患者知情同意、自主原则和保护后代原则出发,同时遵循"双重效应原则"和"最优化原则"。告知双方此情况的真实存在,由患者自己决定继续或者放弃复苏胚胎移植。但在告知时可以隐去双方真实身份信息,从而最大可能地保护两位患者的隐私,兼顾保密和互盲原则。由此案例警示加强供精赠卵管理的必要性,借助现代信息技术管理杜绝类似案例再发生。

（于修成　张　益）

参考文献

［1］DICKEN CL, ZAPANTIS A, ILLIONS E, et al. Full-sibling embryos created by anonymous gamete donation in unrelated recipients. Fertil Steril, 2011, 96 (3): 641-642.

［2］于修成. 辅助生殖的伦理与管理. 北京：人民卫生出版社，2014.

［3］中华人民共和国卫生部. 关于修订人类辅助生殖技术与人类精子库相关技术规范、基本标准和伦理原则的通知. 卫科教发〔2003〕176 号，2003.

［4］Ethics Committee of the American Society for Reproductive Medicine. Informing　offspring of their conception by gamete donation. Fertil Steril, 2004, 81 (3): 527-531.

第十四章
青春期女孩生育力保存

【案例叙述】

伊莎贝拉(化名)是一位生活在美国纽约的14岁少女,本是无忧无虑、天真烂漫的年龄,却要面对不是她这个年龄需要考虑的未知的未来,要面对可能影响她未来婚姻和生育的大事,作出痛苦抉择!没有人会想到命运多舛的她,在5岁时被诊断为急性淋巴细胞白血病,那一刻这个家庭宛如被暴风雨夜晚的惊雷击中,几乎击垮她的父母。懵懂无知的她,就此开始接受了长春新碱和环磷酰胺等多种化疗药物的长期治疗。幸运的是,通过规范治疗,经历了恶心、呕吐、脱发、白细胞减少等诸多化疗反应的种种折磨,她的病情终于得到了控制并趋于稳定。

在她12岁即将开始青春期发育的时候,考虑到化疗药物对生殖系统的毒性作用,父母带她前往当地的生殖医学中心进行了卵巢功能的评估和生育力保存咨询。检查发现抗米勒管激素只有0.8ng/ml,而健康的少女应该>2ng/ml。原以为雨过天晴,却不料那朵乌云仍在心头。医生考虑可能是既往的化疗药物影响了她的卵巢储备,由此给她提供了生育力保存的咨询和建议。她和父母思来想去也没有下定决心,忐忑不安的一年过去了,13岁,她的月经初潮带给他们许多的慰藉,然而一年之后,月经周期还是不规则。她和父母为此担心,重新考虑生育力保存的问题。在充分咨询医生后,他们选择进行成熟卵母细胞冷冻保存。医生采用拮抗剂方案刺激卵巢,最终获得21枚卵母细胞,其中有11枚成熟卵母细胞冷冻保存了起来。

【医学观点】

急性淋巴细胞白血病是儿童和青春期最常见的全身性肿瘤,约占30%,在学龄前发病率达到高峰,以后进入平台期。治疗手段以化疗为主,5年生存率可达84%,是所有儿童肿瘤化疗疗效最好的。治疗虽然有效,生存率和治愈率高,但引起的晚期后遗症也是明显的,包括不育,损害心、肾功能,以及引发第二种恶性肿瘤。本案例伊莎贝拉5岁时被诊断为急性淋巴细胞白血病,接受了长春新碱和环磷酰胺等多种化疗药物规范治疗,病情得以缓解。青春期来临后,她和父母因担心化疗对未来生育的影响,咨询医生后,接受建议进行了卵母细胞冷冻以期保存生育力。从医学角度来看其必要性和有效性均值得探讨。

首先,卵巢受损害的程度与药物种类、剂量、患者年龄及个体差异有关。环磷酰胺对卵巢的毒害作用是明确的,损害程度与治疗时患者的年龄和卵巢功能密切相关。在化疗过程中卵巢原始卵泡细胞受伤害的程度低于发育中卵泡。青春期前儿童卵巢尚未启动发育,卵泡均为原始卵泡,对化疗的敏感性较低。患儿治愈后生存至成年期间影响生育的因素诸多,也难以预测。检测卵巢储备指标,AMH低于正常值和月经来潮一年未规律判定卵巢功能减退证据也不充分,且促排卵能够获得21枚卵子,也反证了卵巢功能在正常范围的实际情况。由此说来,对伊莎贝拉实施促排卵行卵母细胞冷冻保存并非十分必要。

其次,女性中生育力的保存方法主要包括三

种：冷冻卵母细胞、卵巢组织或胚胎。适用于青春期女孩的常用方法是单独冷冻卵巢组织或同时从卵巢组织中取出不成熟卵母细胞，在体外培养成熟后，冷冻成熟卵母细胞。要获得卵巢组织就需要进行侵入性的腹腔镜手术。冷冻的卵巢组织中保存了大量原始卵泡，但卵巢组织重新移植后，由于缺血会损失大量卵泡，进行体外受精时的空泡率高达29%~35%。特别要提到的是，肿瘤患儿成年后，将卵巢组织复苏移植回体内，存在肿瘤细胞再次进入体内扩散的风险。所以，肿瘤患者卵巢组织冷冻保存一直都存在争议。

随着玻璃化冷冻技术的进步，冷冻卵母细胞作为保存女性生育力的方法，实现了从实验阶段到临床实践的跨越。自2013年开始，美国生殖医学学会和美国临床肿瘤学学会都将玻璃化冷冻卵母细胞作为女性生育力保存的主要技术。目前，这种方法冷冻卵母细胞的复苏率可达80%~90%，受精率76%~83%。2019年有研究报道，ICSI周期中使用冷冻卵母细胞的临床妊娠率为26.8%，活产率为14.3%。这与利用冻精或冷冻胚胎助孕妊娠婴儿的活产率相比，差距仍然较大，同时，卵母细胞冷冻对出生后代的健康有无长期影响，尚待医学观察。获取卵母细胞的过程并非无创，其促排卵治疗和取卵手术也存在一定的风险，如卵巢过度刺激、穿刺出血、盆腔感染等并发症，并且对于没有性生活的女孩来说，实施卵母细胞冷冻技术需要经数次阴道超声监测卵泡发育，以及经阴道穿刺取卵，会破坏处女膜的完整性，这在性观念保守国家或地区实施也有较大阻力。因此，对冷冻卵母细胞保存生育力的有效性和可行性尚未十分明确。

另外，我们认为在青春期前后和生育年龄发现罹患肿瘤需要化疗的女性，在化疗前进行生育力保存的意义，远大于童年接受过化疗的生存至青春期后的女性，除非她们仍然需要继续化疗。

【伦理讨论】

1. **尊重和自主原则** 尊重原则是对能够自主的患者自主性的尊重，是所有伦理原则中最重要的。具体体现在对患者的知情同意、知情选择、保守秘密和隐私的权利的实现。伊莎贝拉，一个青春年少的孩子，要对关乎自己生殖健康，甚至可能改变一生命运的、有创的医学治疗作出重要的选

择，并非容易之举，能完全了解自己作出的选择的意义则尤为重要。充分告知的内容包括，不限于疾病本身和治疗方法的所有信息，特别是冻卵、卵巢组织冷冻和胚胎冷冻在内的多种生育力保存方式的利弊和治疗过程，以及未来需要使用冷冻卵子和/或卵巢组织复苏时可能发生的问题，而且必须明确告知患者，未来成年后如使用冷冻的卵子和卵巢组织都必须借助辅助生殖技术才可能实现生育愿望，必将再次产生治疗费用，增加了未来生育的成本等。卵母细胞冷冻并不能100%达成未来生育的最终目标。另一方面，也不能完全排除患者成年时，她的卵巢功能尚能自然生育的可能，那么，在青春期保存卵子和卵巢组织的意义何在？无论如何，最终由患儿本人及其父母共同作出治疗决定。自主原则的相对性也体现在患者在知情的基础上真正的自主。尽管青少年处于人生的特定阶段，尚未形成自己成熟的价值观及文化信仰，但如果青少年患者认为生育力保存对其有利或决定不这样做，父母和医生不能无视患者的意见和要求，要尊重患者的选择，患儿自己的意愿必须放在首位。同时医务人员也要承担起自主原则赋予的道德责任，不能应允患者和其父母不合理的要求。我们认为本案例实施卵母细胞冷冻的必要性并不充分。另外，在签署知情同意书时，要体现对患儿及其父母的人性关怀，使其有足够的心理准备，降低对治疗结果的过高期望，促进医患之间的相互理解。

2. **最优化原则** 本案例采用药物刺激卵巢方案进行卵母细胞冷冻保存生育力，在实施该技术时，医务人员有义务在患者充分知情的情况下，提出有医学指征的选择和最有利于患者的治疗方案，包括选择药物刺激卵巢方案、选用药物种类和剂量、取卵手术方案等都应慎重选择，尽可能做到个体化治疗，安全性和有效性兼顾，使患者受益。刺激卵巢药物的用量，也应以获得足够适量卵母细胞为标准，不能一味贪多而过量使用，造成卵巢过度刺激综合征等严重并发症发生。本案例采用拮抗剂方案，获卵21枚，然而接近1/2的卵子不成熟，最终只冷冻保存了11枚卵母细胞，结果并不理想。

3. **双重效应原则和不伤害原则** 本案例在权衡选择卵母细胞冷冻技术或卵巢组织冷冻时，优先选择卵母细胞冷冻，是为了避免后者未来移植可

能引起的肿瘤细胞再输入。实施卵母细胞冷冻技术则较为简单和相对安全。此外，取卵手术也会带来疼痛和不适是间接的、可预见效应，目前，医疗可以采用静脉麻醉的方式缓解。因此，从伦理学角度来讲，要充分评估治疗方式的利是否大于弊，坚持"两害相权取其轻"，详细告知可能出现的结果和操作的必要性，按照患者自己选择治疗方式进行，并且严格遵循医疗原则和规范操作，使风险和伤害最小化。

4. 保护后代原则　冷冻卵子或者卵巢组织的最终目的是生育后代，在患者成年后如何使用冷冻卵子涉及一系列伦理问题，实施过程中必须履行保护后代原则，要充分重视通过冷冻卵子出生的后代的安全性。如果患者成年后未婚，要求通过辅助生殖技术繁衍后代，使用供精，或者由于患者原发疾病的原因不适合妊娠，很可能通过其他方式获得后代，将引发"第三方血亲"、单亲家庭等一系列的血缘关系和家庭伦理问题。甚至患者由于原发疾病恶化死亡，其冷冻的卵子如何处理？都是生殖医学伦理必须面对的问题。

5. 严禁技术滥用原则　辅助生殖技术实施 40 多年造福数百万家庭，但是同时也带来诸多社会伦理问题，就卵子冷冻技术而言，单身女性为推迟生育跨国冷冻卵子的事件比比皆是，冷冻的卵子成为商品进行买卖也是不争的事实。因此，实施卵母细胞冷冻必须严格把握医学指征，不能因患者不切实际的想法和要求就为其实施无医学指征的助孕技术，为已经完成化疗的肿瘤患儿在青春期实施冷冻保存卵子的必要性需要深入探讨。

因此，对罹患肿瘤的未成年女性行生育力保存，必须全面权衡利弊和必要性，应切实按照"尊重和自主原则""最优化原则""双重效应原则和不伤害原则""有利于后代原则"，以及"严禁技术滥用原则"等伦理原则，方能实施辅助生殖技术。

【法理讨论】

1986 年，世界上首名冷冻卵子宝宝诞生标志着卵子冷冻技术的成熟，但目前全世界靠冻卵技术出生的孩子仅有几百例。主要受限于技术本身存在的问题和各国法律约束。美国各州不禁止女性冻卵，英国、法国和加拿大允许单身女性冻卵。2013 年，日本生殖医学会开始同意 40 岁以下健康单身女性申请冷冻保存其卵子。俄罗斯则对于辅助生殖领域目前开展的各项技术均立法保护，包括冷冻卵子。

我国卫生部早在 2001 年颁布的《人类辅助生殖技术管理办法》第三条就规定："人类辅助生殖技术的应用应当在医疗机构中进行，以医疗为目的。"在 2003 年颁布的《人类辅助生殖技术规范》中，更是明确规定："禁止给不符合国家人口和计划生育法规和条例规定的夫妇和单身妇女实施人类辅助生殖技术。"因此，国内不允许未婚女性接受生育治疗，包括卵子冷冻技术。正是考虑到卵母细胞冷冻保存技术的风险及可能出现的社会伦理问题，在我国《人类辅助生殖技术管理办法》等法律法规中，并未明确放开单身女性的卵母细胞冷冻保存，尤其是非医学指征的卵母细胞冷冻保存。

目前，国内各生殖中心开展的冷冻卵子技术，主要是对有不孕病史及助孕指征的夫妇，在取卵日丈夫取精失败并不接受供精的特殊情况下，实施的卵子冷冻。少部分情况是希望保留生育能力的癌症患者，在手术和化疗之前进行的卵子冷冻，同时也是在生殖医学伦理委员会审核同意后实施的。本案例发生在美国纽约，是该国法律法规许可进行的。就我国目前卵子冷冻技术实施状况来讲，罹患肿瘤单身女性是否实施冷冻卵子保存生育力，基于医学指征和实施技术的有效性、必要性等，尚未作出有关规定。

本案例还涉及未成年人权利的申张。《中华人民共和国未成年人保护法》规定：未成年人享有生存权、发展权、受保护权、参与权等权利，国家根据未成年人身心发展特点给予特殊、优先保护，保障未成年人的合法权益不受侵犯。青春期后的女孩属于未成年人，与病魔斗争的她们也有未来生育的权利，应该充分告知她们及其父母有选择保存生育力的权利并保证其实施。作为独立的个体，应充分尊重她们的意愿，保障未成年人权利。

【情理讨论】

生育力保存是生殖医学新的课题，对有医学指征又有意愿者采用适宜技术进行生育力保存，为未来生育提供保障。生育是女性的基本权利，也是维系婚姻家庭关系的关键因素。生育力保存能否真正让需要的人得到她们期望的结果,才能真正实施。伊莎贝拉幼年罹患血液系统恶性肿瘤,化疗药物有可能导致卵巢功能不可逆的减退,生育能力下降,会对成年后生儿育女产生影响。在治疗前,对实施生育力保存的必要性和有效性进行必要的评估,对她们远期生存和生育的要求予以充分考虑,能帮助她们在成年后有生育子代的可能,才是合情合理的。

【社会舆论】

随着医学技术的进步,许多的肿瘤患者生存率和治愈率都大大提高,他们也有了结婚生子的愿望。但是技术的进步和发展难免会带来被滥用的风险,甚至可能带来新的问题和伤害。近几年,女性生育力保存的话题也在社会上闹得沸沸扬扬,在一片反对的声音中,唯有一个声音是共同的,那就是有医学指征的生育力保存,主要是罹患肿瘤等疾病需要放化疗,将导致生育力的减退甚至丧失的人,在化疗前进行生育力保存,以期未来帮助她们实现做母亲的梦想。卵巢组织冷冻和卵母细胞玻璃化冷冻技术的日趋成熟,为保障女性生育权利的实现提供了可能,也会得到社会的认可。

【小结】

综上所述,对罹患肿瘤的女性,包括未成年少女,进行卵母细胞冷冻保存生育力的治疗基于医学指征,必须充分评估技术实施的安全性和有效性,切实保护患者基本的生育权利。应坚持尊重和自主原则、最优化原则、不伤害原则、双重效应原则、保护后代的原则,以及严禁技术滥用等伦理原则。

(于修成　陈　莹)

参考文献

［1］OKTAY K, BEDOSCHI G. Oocyte cryopreservation for fertility preservation in postpubertal female children at risk for premature ovarian failure due to accelerated follicle loss in Turner syndrome or cancer treatments. J Pediatr Adolesc Gynecol, 2014, 27 (6): 342-346.

［2］LIN PY, HUANG CC, CHEN HH, et al. Failed sperm retrieval from severely oligospermic or non-obstructive azoospermic patients on oocyte retrieval day: Emergent oocyte cryopreservation is a feasible strategy. PLoS One, 2019, 14 (11): e0224919.

［3］于修成. 辅助生殖的伦理与管理. 北京:人民卫生出版社, 2014: 25-37.

第十五章
超高龄产妇案例

【案例叙述】

《黄帝内经·素问》是中医论述人体生殖生长发育至衰老最为精辟的理论。很早就对绝经有定论，所言："女子七七任脉虚，太冲脉衰少，天癸竭，地道不通，故形坏而无子也。"意思是女性到了49岁之后，就会进入绝经状态，而不能生育后代。然而，随着辅助生殖技术的发展，让绝经多年的超高龄女性成为母亲的报道时有耳闻。

案例1 印度 Omkari Panwar——70岁

为了完成给丈夫生一个儿子做继承人的使命，印度妇女 Omkari Panwar 在70岁高龄时分娩了一对双胞胎，从而成为了截至目前世界上最年长的产妇。Panwar 和她的丈夫 Charan 早已生育两个女儿，她们也已经成年并有了自己的孩子，但是这对夫妇非常渴望有一个儿子，一直到 Panwar 绝经也没有实现这个愿望。2008年，近70岁高龄的 Panwar 接受了赠卵的体外受精技术怀孕，还是双胎妊娠，妊娠的过程有多艰难不得而知。新闻报道 Panwar 在距离印度首都新德里7小时路程的 Muzaffarnagar 医院早产一男一女，体重都在2磅左右。双胞胎早产儿低体重，养育非常困难，小婴儿也十分痛苦。为了支付助孕技术和早产儿的治疗费用，Panwar 的丈夫不仅卖掉了家里的水牛，花去了毕生的积蓄，还抵押了他的土地办理了信用贷款。

案例2 印度 Rajo Devi Lohan——69岁

Rajo Devi Lohan 和她的丈夫 Balla 是居住在印度希萨尔贫困村庄的农民，Lohan 在69岁的时候，通过接受赠卵的体外受精技术孕育生下了3个低体重的婴儿，他们靠贷款支付体外受精治疗的费用。在一个女性以做母亲为人生目标的文化中，Lohan 因无法生育寻求 Anurag Bishnoi 医生帮助，他愿意为他们提供辅助生殖治疗。不幸的是 Lohan 的怀孕和生产并不顺利，这也许正是预料之中的，她在分娩的时候还发生了子宫破裂导致大出血。Lohan 后来说在怀孕的过程中她非常难受，而之前她身体很健康。她还说她没有被告知可能会出现医疗的并发症，也不知道自己的健康会如此迅速地恶化。就在生下3胞胎18个月后，Lohan 一度身体状况极差，甚至有医生预告 Lohan 将要死亡。然而，她仍然顽强地活着，并渴望活到女儿结婚，这也正是她活下去的力量。

案例3 西班牙 Maria Del Bousada——66岁

Bousada 在西班牙出生和长大，在她66岁时去美国接受了辅助生殖治疗。美国太平洋生育诊所进行辅助生殖治疗的年龄上限是55岁。为了能进行体外受精治疗，她谎报了自己的年龄。Bousada 的母亲活了101岁，于是她觉得自己也可以活足够长的时间来抚养自己的孩子。Bousada 在母亲去世后开始生育治疗，为了支付昂贵的治疗费用，Bousada 卖掉了她的房子。2005年12月，Bousada 通过赠卵的体外受精技术，如愿生下了一对双胞胎男孩，分别取名为 Paul 和 Christian。据吉尼斯世界纪录，这使她成为当时世界上最年长的生育女性。然而，仅仅2年之后，Bousada 在西班牙因不明病因撒手而去，留下了一对刚刚2岁的儿子。当地报纸声称，Bousada 在分娩后不久就发现了肿瘤,但是没有具体的实证。如同当初她的怀孕和分娩一样,她的死亡再次引发了人们关于老年妇女生育治疗的争论。

案例4　印度 Bhateri Devi——66 岁

在印度尚没有关于辅助生殖治疗年龄的法律法规。66 岁的 Devi 和她 70 岁的丈夫,在 Anurag Bishnoi 博士的帮助下,利用捐赠者的卵子和丈夫的精子进行了体外受精治疗。2010 年,助孕成功的 Bhateri Devi 在她所居住村庄附近的一家医院剖宫产生下三胞胎。在印度文化中,妇女经常面临生育压力,因为孩子是家庭财产的继承人。这对夫妇几十年来一直希望有一个完整的家庭,在 Devi 进入更年期后,所有的希望似乎都破灭了,但是通过接受赠卵的体外受精技术,他们在晚年成为了父母。

案例5　德国 Annegret Raunigk——65 岁

德国柏林 65 岁的 Annegret Raunigk 产下四胞胎,这使其成为世界上最年长的四胞胎母亲。Annegret 此前已有 13 个孩子,她是通过接受赠卵的体外受精技术怀上的四胞胎。Annegret 为此声称:“这无关自负和自私,我喜欢孩子,他们让我保持年轻。”四胞胎在德国柏林的沙里泰医院出生,最小的孩子只有 1 磅 7 盎司(约 652g),最大的也不过 2 磅 2 盎司(约 964g)。经过 3 个月左右的治疗和观察,孩子们终于可以出院,而她的医生认为孩子们能够健康地活下去。

各国超高龄妇女助孕产子的报道不时引发世界范围的热议,人们不得不对超高龄妇女接受生殖助孕提出质疑和思考,辅助生殖技术究竟该何去何从?任由其不顾自然规律为所欲为?医学技术带给她们和后代乃至人类的,究竟是福祉,还是灾难?

【医学观点】

本章列举的几个超高龄助孕的案例,有如下特点:①挑战生育年龄极限;②多存在社会习俗带来的生育压力;③多胎妊娠导致更多母婴并发症;④多数家庭因通过接受昂贵的赠卵的体外受精技术,经济状况雪上加霜。

从医学角度看,超高龄女性助孕只能接受卵母细胞捐赠,借助体外受精技术,使得这些原本无生育希望的女性获得妊娠的可能。然而,超高龄女性

在助孕期间及妊娠后,均存在着极大的安全风险。首先,超高龄患者接受赠卵助孕期间,需要接受大剂量雌孕激素,增加肝肾等脏器代谢负担,可能损害脏器功能,甚至危及生命;其次,超高龄女性发生妊娠并发症、难产及新生儿并发症等各种风险均显著增加;再次,超高龄女性必须接受赠卵助孕治疗才有可能完成生育。美国辅助生殖技术数据库分析显示,年龄 >50 岁以后即使接受赠卵治疗,临床妊娠率也会明显下降,活产率也将进一步下降。因此,超高龄女性使用稀缺的卵子资源助孕,可能浪费珍贵的卵子资源。

对于超高龄女性移植胚胎数目的确定,也是一个让医、患双方头痛的难题,对这些超高龄女性实行单胚胎移植的成功妊娠概率很低,但是增加移植胚胎数目的情况下,可能会增加妊娠率,但同时将显著增加多胎妊娠的风险,正如上述超高龄助孕案例均为多胎妊娠,因此,导致更多更为严重的产科并发症及新生儿问题。

从医学角度出发,建议适龄生育,遵循自然规律,保障母婴安全。反对为超高龄女性实施人类辅助生殖技术。

【伦理讨论】

超高龄女性通过接受赠卵的体外受精技术生育是当今辅助生殖和围产医学工作者都十分棘手的难题,需要多学科共同面对和处理,因此,超高龄生育应在实施辅助生殖技术治疗前进行伦理审查。

1. 自主原则　自主原则是辅助生殖伦理的基本原则之一,对超高龄夫妇来说,同样享有合法夫妻自主决定生育或不生育子女的权利。生育权是天赋人权,但不能等同于无限制接受辅助生殖助孕的权利,实现自主原则的前提条件之一是,医务人员要为其提供全面正确的诊疗信息,同时患者夫妇能够完全理解辅助生殖技术可能带来的风险和危害;条件之二是,患者是在完全知情的基础上,真正自愿地、自主地决定和选择。从以上的案例不难看出,为数不少的高龄女性是迫于所处的社会文化习俗的压力之下,同时,对助孕过程自身可能面临的极大风险、预知不足的状态下进行的助孕治疗。因此,在这样的情况下,对高龄女性进行助孕治疗实质上是有悖于自主原则的。同时,自主原则的相对

性要求医务人员承担道德责任,不能抛开伦理原则应允患者不合理的要求。

2. 不伤害原则 不伤害原则是辅助生殖伦理的基本原则之一,超高龄妇女卵巢功能衰竭,获得妊娠必须接受赠卵体外受精胚胎移植术的治疗手段,同时必须使用较长时间和大剂量的激素治疗,子宫才能具备妊娠的基本条件。同时,超高龄女性妊娠期、分娩期及产后都将面临巨大安全风险,甚至死亡的可能。因此,对超高龄女性实施辅助生殖技术助孕违背不伤害原则。

3. 保护后代原则 保护后代原则是实施辅助生殖技术非常重要的伦理学基本原则之一。超高龄女性妊娠、生育,不但其自身安全风险增加,其后代发生胎儿生长受限、早产、剖宫产的概率远高于生育年龄孕妇胎儿。特别是后代出生后的成长教育的过程也不同于适龄夫妇家庭出生的孩子,后代的长期影响也必须加以关注。首先,不可避免的是,超高龄夫妇与所生育的孩子年龄相差悬殊,老年得子容易产生对孩子的溺爱,可能使得孩子的成长环境、身心健康均会受到影响;其次,其孩子可能面临未成年就失去父母的情况,正如案例西班牙66岁的 Maria Del Bousada 生下双胞胎后2年就撒手而去,如此年幼就失去母亲,对孩子的成长非常不利。因此,对超高龄女性进行助孕技术治疗违背保护后代的伦理原则。

4. 社会公益性原则 实施辅助生殖技术必须遵循社会公益性原则,一是从珍贵的赠卵资源合理应用来讲,超高龄助孕,也是勉为其难;同时,超高龄妇女生育意味着危重孕产妇增多,将占用大量医疗资源,包括产前诊断、产科、新生儿急救等,不利于同时期育龄妇女的生殖健康,也有悖于社会公益性原则。同时,遵循辅助生殖技术伦理最优化原则,要综合考虑社会医药资源的消耗。二是上述问题儿童的增多以及未成年前即失去高龄双亲的孤儿必将增加社会的负担,均有损社会公益性。

因此,基于以上伦理学阐述,对超高龄女性实施辅助生殖技术是不符合多项生殖伦理学原则的。依据自主原则、不伤害原则、保护后代原则和保障社会公益性等原则,应综合考虑超高龄女性的生理、心理及社会因素,医务人员有义务充分告知求助者实施辅助生殖技术产生后代的过程中及其后可能出现的全部情况,建议她们放弃不切实际生育

愿望,做好晚年生活的规划。

【法理讨论】

人类生育权是指在法制社会中具有合法婚姻关系的夫妇享有决定是否生育、何时生育和生育子女数量的权利。《中华人民共和国妇女权益保障法》第 47 条对妇女的生育权也作出如下解释:妇女有按照国家有关规定生育子女的权利,也有不生育的自由。因此,生育权不是绝对和无限制的,而是在法律和伦理道德范围内的相对自由权。特别是借助辅助生殖技术实现的生育权,必须符合基本的伦理道德规范,有利于社会的有序发展。

通过接受赠卵的体外受精技术是目前超高龄女性实现生育的唯一有效途径。目前国际大部分国家及我国台湾省对接受助孕技术夫妇并无严格的年龄限制,仅有少部分国家和地区对受卵者年龄的限制有相应的规定。美国 ASRM 伦理委员会指出:高龄女性在接受赠卵前,需进行全面的医疗检查及心理社会评估,对于年龄 >55 岁的女性,原则上不鼓励其进行受卵助孕;法国规定本国生殖中心不得为 ≥ 43 岁的女性实施受卵助孕,但是法国境内的外国生殖中心不受限制;以色列法律允许 18~54 岁的女性受卵助孕;我国香港特别行政区规定受卵者年龄在 55 岁以下,高龄受卵者需要进行较为严格的健康检查,以确保其能承受妊娠负荷以及承担后代抚养的能力。我国生殖医学专家根据目前我国女性健康存活年龄(70 岁)及孩子成人年龄(18 岁)计算,建议受卵者胚胎移植时年龄不应超过 52 岁。这个建议有理有据,同时兼顾了母婴双方的身体健康,是值得提倡的。

显然,案例中所叙述的超高龄产妇年龄远远超过了上述各个国家的年龄限制,不可避免地对母亲和子代产生身体及心理上的负面影响,带来诸多社会问题。

【情理讨论】

从情理角度来讲,老来无人赡养是令人同情的。但是,对超高龄患者实施助孕生育并不能真正让这样的家庭后顾无忧。通过接受赠卵的体外受精技术不菲的经济支出,老年养育幼子的艰辛,进一步加剧家庭经济困难,孩子未能成年可能就丧失双亲,既未能赡养双亲,也不能保障后代的健康成

长。因此,对超高龄女性通过接受赠卵的体外受精技术必须全面权衡利弊,包括经济抚养能力的评估都是非常重要的。

【社会舆论】

社会大众对超高龄助孕成功妊娠分娩事件的关注,首先,表现在对"万能"的辅助生殖技术的惊诧,其次,是对超高龄孕育子代的风险和其后代的健康成长感到担忧。辅助生殖技术已经过了40余年的发展,取得了举世瞩目的成就,除了技术本身的改变和发展之外,关于辅助生殖伦理的争议就一直没有停息过。

【小结】

综上所述,国际频发的超高龄助孕产子案例,从女方助孕过程和妊娠期间的安全、临产时风险,以及其子代的健康成长和社会资源最优化等角度来看,违背自主原则、不伤害原则、保护后代和社会公益等生殖医学伦理学原则。主张对接受赠卵助孕女性的年龄予以限定,充分评估高龄女性助孕风险,包括对家庭经济的承受能力,出现母婴严重并发症的应对能力的评估等。

(于修成　耿丽红)

参考文献

[1] 于修成.辅助生殖的伦理与管理.北京:人民卫生出版社,2014.
[2] 孙赟,黄国宁,孙海翔,等.卵子捐赠与供/受卵相关问题的中国专家共识.生殖医学杂志,2018,27 (10):932-939.

第十六章
澳大利亚女同性恋试管婴儿引发质疑

【案例叙述】

2011年,南澳大利亚州财政部长Penny Wong及其同性恋伴侣Sophie通过试管婴儿技术生育了女儿Alexandra。南澳大利亚州是澳大利亚唯一一个仍未被允许女同性恋者接受试管婴儿的州,Penny Wong及其伴侣跨州借助试管婴儿圆生育之梦,这一事件激发了关于同性恋抚养子女的权利辩论,甚至有人指责Penny Wong是利用新闻来宣扬她的"女同性恋生活方式"。尽管被他人种种指责和质疑,然而3年之后,46岁的Penny Wong在她拥有10万粉丝的微博上宣称,她们又一次通过试管婴儿技术迎来了第二个女儿Hannah的出生,这两次体外受精的精子来源于同一位供精者,所以这两个孩子是同胞姐妹。Penny Wong还秀出了Alexandra抱着妹妹Hannah的暖心照片。Penny Wong对媒体说:"像所有家庭一样,我们不得不考虑是否告诉这个蹒跚学步的孩子,她因出身不同寻常而出名——对她来说什么是秘密?但是我们仍然决定告诉她,我们认为,知道自己的身世对她很重要。"正如Penny Wong所担心的,同性恋伴侣或家庭借助辅助生殖技术生育,对这样的孩子的未来意味着什么?在同性父母家庭的孩子是否受到学校和社会的歧视?

【医学观点】

同性恋是指一个人在性爱、心理、情感上的兴趣对象均为同性别的人,无论这样的兴趣是否从外显行为中表露出来,那些与同性产生爱情、性欲或恋慕的人均被称为同性恋者。同性恋所占人口的比例到目前为止并无确切的统计数据。通常来说,反同性恋与同性恋活跃分子引用的资料分别为1%和10%。由此看来,就按1%的比例来算,同性恋人口的数目也是非常巨大的。截至2017年,超过26个国家同性恋婚姻合法化。那么,这些同性恋家庭如何完成生育愿望?遵循自然规律,同性恋人群不会自然繁衍后代,这也许正是自然淘汰的法则所在。如果借助辅助生殖技术帮助同性恋人群生育后代,突破了人类通过性行为自然繁衍和自然淘汰的法则,需要生殖医学工作者深思。

从医疗技术层面,对女性同性恋家庭可以采用人类精子库精液进行供精人工授精或供精体外受精的方式进行助孕治疗,而对于男性同性恋家庭生育就更为复杂,同时需要供卵体外受精和代孕才能完成。我国卫生部2003年176号文件关于修订人类辅助生殖技术与人类精子库相关技术规范、基本标准和伦理原则的通知中明确规定,人类辅助生殖技术适用对象必须是合法婚姻关系存在的夫妻,单身者、同性恋者不得使用。医疗机构和医务人员不得实施任何形式的代孕技术!因此,从合法合规的角度,目前,在中国不能为同性恋伴侣实施辅助生殖技术进行生育治疗。

【伦理讨论】

虽然澳大利亚社会民众普遍接纳同性恋存在,但同性婚姻和养育子女问题仍然悬而未决,同性恋采用辅助生殖技术生育在不同的洲医疗保险政策各异。该案例在澳大利亚引起讨论的核心在于同性恋抚养子女的权利和享有使用国家资助体外受精的医疗保险系统的权利。人类的自然繁衍需要一个男人和一个女人,现代医疗技术的发展和社会认可的变化使得生育变得相当复杂,借助第三方参与的人类辅助生殖技术可以帮助同性父母生育子代。

在医学领域里,尊重原则就是对能够自主的患者自主性的尊重。尊重患者知情和自主选择、自愿同意的权利。但是生育不仅仅涉及个人和家庭,也涉及社会和谐和人类的繁衍,生育选择必须合法合规,特别在辅助生殖技术领域,生育自主选择一定有其局限性,同性恋伴侣能否借助辅助生殖技术生育后代是在遵循其所在国家的法律法规的基础上,才能谈及是否拥有自主选择辅助生殖技术生育的权利。医务人员在任何时候都应该承担起自主原则所赋予的道德责任,不能应允患者不合法和不符合伦理的要求,自主原则是有相对性的。

在辅助生殖技术中保护后代的原则是重中之重,如有证据表明实施某种人类辅助生殖技术将会对出生后代产生严重的生理、心理和社会损害,医务人员有义务停止该技术的实施。在传统家庭环境中,孩子同时拥有双亲,一个母亲和一个父亲。而同性恋家庭的孩子是否会因为有两个同性"父母"而受到嘲笑,或者随着年龄的增长对自己的身世产生困惑,同时孩子处于"父亲"或"母亲"缺少的环境中,对其成长可能产生不利的影响。此案例中 Alexandra 和妹妹 Hannah 因出生在同性恋家庭,在幼年就暴露在公众的视线和关注中,无疑让她们的成长有别于出生在正常双亲家庭的孩子们,由此带来的负面影响会在多大的程度上有损于她们的健康成长,则不得而知了。

公正原则是辅助生殖伦理学中的具体原则,首先体现在具有同样需求的不孕症患者应该得到同样的医疗服务,不能因医疗以外的其他因素,比如信仰、民族、性取向等而区别对待。此案例争议的另一个焦点是同性恋者是否能享有使用国家资助体外受精医疗保险系统的权利? 此案例中同性恋伴侣 Penny Wong 和 Sophie 在她们所在地州无法进行试管婴儿治疗和享用试管婴儿基金的资助,但可以在其他州进行助孕治疗和使用政府资助。个人和家庭的权利保障在同一个国家不同的州而不同显然有失公正。

辅助生殖技术实施必须遵循社会公益原则和严禁技术滥用原则,辅助生殖技术并非普惠医疗,花费相对昂贵,供精、供卵资源相对紧缺,为同性恋伴侣供精、供卵使其得到后代,必然占用公共医疗资源,有损于正常双亲家庭利用供精或供卵助孕治疗的机会。同时,顺应自然规律,同性恋家庭不能正常繁衍后代,借助第三方辅助生殖技术生育后代,有滥用辅助生殖技术之嫌。因此,在同性婚姻尚未合法的前提下,允许同性恋伴侣通过辅助生殖技术得到后代而无任何限定,则有悖于社会公益性原则和技术滥用原则。

实施人类辅助生殖技术必须履行伦理监督原则,接受伦理委员会指导和监督,本案中同性恋伴侣在她们所在的州不能进行助孕技术治疗,前往其他州接受治疗,显而易见其助孕全过程中缺乏伦理监督,有悖于伦理监督原则。

我国人类辅助生殖技术管理办法中明确技术适用对象必须是合法婚姻关系存在的夫妻,单身者、同性恋者不得使用。辅助生殖技术属于限制性技术,禁止使用的技术必须坚决禁止。如果对婚姻的定义被淡化,允许同性婚姻,从逻辑上来说,是否允许重婚呢? 任其发展而伦理监督缺失,必将对社会最基本的组成部分——家庭产生巨大影响,达到一定程度后又对国家和社会产生什么样的影响就难以想象了。

【法理讨论】

人类辅助生殖技术是否可以应用于同性恋人群,主要取决于同性恋婚姻在该国是否合法。人们对同性恋的认识和接纳经历了相当复杂的发展过程,从"犯罪"到"宽容",再到"接纳"。由于世界各国文化、宗教的差异,至今各国对同性恋人群的认识依然存在争议。2001 年,荷兰通过立法,取消缔结婚姻有关性别的限制,成为第一个允许同性伴侣登记并认可其婚姻有效性的国家。随后比利时、西班牙、加拿大、南非、挪威、瑞典、葡萄牙等多个国家也陆续出台同性恋婚姻合法化的法律条文。2017 年 5 月 24 日,中国台湾省司法院大法官宣布,现行的《民法》未允许同性婚姻违宪,立法院需于 2 年内完成修正和制定,逾期未完成修法则比照现行婚姻自动生效,由此,在 2019 年 5 月 24 日中国台湾省实现了同性婚姻合法,成为亚洲第一个同性婚姻合法的地区。

澳大利亚同性恋合法，但仅有部分地区同性婚姻合法，也就是说有些地区同性婚姻尚不合法。此案例的同性恋伴侣 Penny Wong 和 Sophie 在她们所在区域无法进行试管婴儿治疗和享用试管婴儿基金的资助，前往其他州进行辅助生殖技术治疗，并因此引发公议。对她们而言，只有同性恋在全澳合法化，政府资助在国家范围全面适用才是解决问题的关键所在。

我国现行婚姻法规定，只允许男女双方登记。因此，同性恋婚姻在中国内地不被法律许可。中国的同性恋相关问题虽然有进展，但速度相对缓慢。中国内地同性恋经历了"非刑事化 - 非病理化 - 逐渐人性化"的过程。早在 1957 年中国的有关司法解释明确规定同性恋构成流氓罪，1997 年新刑法删除了用于惩处某些同性性行为的"流氓罪"，是中国同性恋非刑事责任的标志。2001 年的《中国精神障碍分类与诊断标准》第 3 版将同性恋除名，实现了同性恋的去病化。但是，同性恋在民间认同度还是不高，且时有反复，对立情绪严重。同性恋婚姻在中国合法化还有很长的路要走。

目前，欧洲一些承认同性恋婚姻的国家，允许同性恋人群接受辅助生殖助孕技术生育后代，如英国、丹麦、瑞典等。同性恋婚姻在我国尚未合法，我国辅助生殖技术管理办法也明确规定，必须是合法婚姻关系存在的夫妻才能通过助孕技术孕育子女，显然在我国同性恋人群不能使用辅助生殖技术。

【情理讨论】

人人享有生育的权利，延续血脉的观念是全世界人类的共识。如何有效地平衡人们对同性恋家庭生育的合理担忧和同性恋者的生育愿望？Penny Wong 和伴侣跨州借助试管婴儿圆梦，对她们来说人生无憾，但是对两个孩子的人生是否能圆满，则是人们最关注的。正如她们一样，如此规模的同性恋人群中，必定会有其他人也要想方设法去实现生育的愿望，他们或者在自己的国家或地区冒着违法的风险达成生育目标，或者到同性恋婚姻合法和允许同性恋使用助孕技术的国家或地区进行助孕治疗，因此，很难保证在这样的情况下出生的孩子能享有和异性恋家庭出生的孩子同样的权利。

【社会舆论】

随着社会的发展，人们对各种非"常态事件"的宽容度越来越高，同性恋歧视的"冰山"开始融化。Penny Wong 及其伴侣被迫跨州借助试管婴儿圆梦，有人指责 Penny Wong 利用新闻来宣扬她的"女同性恋生活方式"。从另一个角度上反映了澳洲社会对同性恋群体并非完全认同。

2004 年 12 月，中国官方首次向世界公布中国大约有 500 万 ~1 000 万男性同性恋者。2005 年，复旦大学在全国范围内首次为本科生开设有关同性恋的公共课，在此之前专门为研究生开设的《同性恋健康社会科学》课程已经吸引了上千名学生前来听课。在研究生和本科生中，尤其在非医学专业的学生中开设同性恋课程，把性取向和性别研究的课程介绍给更多的学生，让更多的学生投入这个研究领域，对学术是非常有好处的。确认和接纳同性恋群体是社会宽容、进步的表现，在中国同性恋婚姻能否合法化，以及同性恋伴侣借助辅助生殖技术繁衍后代只能交给未来评判。

【小结】

同性恋作为人群中的自然现象，因各国文化和宗教的不同，人们对同性恋的认同和宽容相差甚远。在自然法则之下，同性恋人群必然不能繁衍后代。Penny Wong 及其同性恋伴侣 Sophie 跨州接受试管婴儿技术生育了两个女儿，既违背自然规律，也与她们所在州的法律法规冲突，在辅助生殖技术层面违背保护后代原则、自主原则、社会公益原则及伦理监督原则等。在我国目前法律未允许同性恋婚姻，并且辅助生殖技术管理办法明确规定不能对同性恋患者实施人类辅助生殖技术，这是生殖医学工作者必须恪守的医疗原则。

（于修成 耿丽红 陈 琪）

参考文献

［1］中华人民共和国卫生部 . 关于修订人类辅助生殖技术与人类精子库相关技术规范、基本标准和伦理原则的通知 . 卫科教发〔2003〕176 号 , 2003.
［2］于修成 . 辅助生殖的伦理与管理 . 北京：人民卫生出版社 , 2014.

第十七章
试管婴儿选择宝宝性别

【案例叙述】

2016年7月28日，中新网电转澳洲网新闻报道，在澳大利亚试管婴儿（in vitro fertilization，IVF-ET）法律正在接受大规模评估之际，有医疗机构呼吁允许澳洲家庭自主选择第3个孩子的性别，以保持家庭成员的性别平衡。根据澳洲卫生部拟定的针对IVF诊所的新法律，澳洲家庭被禁止出于文化或种族方面的原因选择胎儿性别。报道称，澳洲生育专家正在游说国家卫生与医学研究委员会（National Health and Medical Research Council，NHMRC），呼吁允许澳洲家庭利用IVF选择胎儿性别，以平衡家庭成员的性别比例。除了生育专家外，很多澳民众也支持允许家庭自主选择胎儿性别。NHMRC审查小组主席奥尔弗（Ian Olver）表示，新的法规可能会禁止澳洲家庭利用IVF选择第一胎的性别，但因某些遗传性疾病选择胎儿性别的案例除外。奥尔弗还透露，NHMRC正在对有关引入以色列式法律的呼吁进行研究，即若某个家庭已拥有相同性别的孩子，那么可允许他们选择下一胎的性别。澳洲医学协会（Australian Medical Association）主席加努恩（Michael Gannon）则表示，为实现家庭性别平衡进行性别筛选并非"对医学科学的合理利用"。此外，澳洲基督教游说团体（Australian Christian Lobby）也于近日提交了意见书，表示强烈反对任何形式的非医学性别筛选行为，并认为这种行为可与堕胎相提并论。

本案例时值澳洲IVF法律接受大规模评估之际，澳洲社会各界对是否允许澳洲家庭利用IVF选择胎儿性别，以平衡家庭成员的性别比例展开了激烈争论。难道人类辅助生殖技术可以用于"定制"宝宝性别？这是科学造福人类，还是灾难的开始？

【医学观点】

世界首例试管婴儿诞生已经43年了，常规IVF-ET技术与自然受精的区别主要有：首先，IVF-ET技术通常需要使用药物刺激卵巢诱导女性多卵泡同时发育，以获得足够数量的卵母细胞用于体外受精，提高受孕机会；其次，IVF-ET技术在生命早期的受精和胚胎早期发育阶段，在体外进行显微操作，对胚胎发育和胎儿生长的影响尚不完全可知；最后，IVF-ET技术为提高妊娠率，通常一次移植2~3枚胚胎到女性子宫腔内，导致多胎妊娠发生率显著增高。由此产生的一系列复杂的社会和伦理问题的争议，也伴随了ART技术实施的始终。

遗传病在人群中的发生率高达20%~25%，其中性连锁遗传病总发生率约为0.3%，大约有300种。随着现代科学技术的发展，出生前胎儿性别鉴定对于控制性连锁遗传病患儿的出生、促进人类健康起到了积极的作用。试管婴儿技术中植入前遗传学检测（preimplantation genetic testing，PGT）技术主要是通过胚胎活检，检测卵裂球的性染色体，判断胚胎性别，进行医学需要的胚胎性别选择，避免伴性遗传病患儿的出生和选择性别的人工流产对女性身体的损伤。许多性连锁疾病非常严重，常常致畸、致残，给家庭和社会带来沉重的精神和经济负担。伴性遗传病最常见的是X连锁隐性遗传病，一般患者为男性，PGT技术大多数时候是选择女性胚胎进行移植,因此,不会增加男性婴儿出生比例。而我国及多数国家性别偏好的文化传统主要表现为男性偏好,社会性别比例也多是男性高于女性,因此,医学需要的性别选择并不会影响社会性别比例平衡。

IVF-ET技术是一项特殊技术,关系人类自身生命质量、社会、法律、经济、伦理等诸多问题。实施IVF-ET技术必须严格把握适应证和禁忌证,如果仅仅为了平衡家庭子代的性别,就放弃自然受孕方式,选择通过试管婴儿技术生育家庭期望的性别的后代,让女性担负药物刺激卵巢的过程、取卵手术和胚胎移植等医疗操作的风险,同时让由此出生的后代承受未知的远期风险,生殖医学工作者对此举措必须保持谨慎的态度。

同时,由于目前的各种产前诊断手段的局限性,以及遗传与环境因素共同作用导致遗传性疾病临床表现的高度不确定性,有些遗传性疾病患儿出生后也能存活,甚至通过后天教育对社会作出贡献。因此,即便是所谓的医学需要的性别选择,仅凭胚胎性别选择、出生前的性别鉴定就作出取舍胚胎或终止妊娠的决定也是不够谨慎的。而对于为了满足所谓家庭成员的性别平衡采用人类辅助生殖技术筛选胚胎性别更是违背医学的本质。

【伦理讨论】

优生优育是保障生殖权利的具体体现,有医学指征的性别选择技术的研究和应用,控制伴性的和受性别影响的遗传性疾病患儿的出生,有助于家庭生育健康后代,减少社会负担。但是,在无医学指征的情况下,仅仅为满足家庭生育期望性别的孩子,就广泛实施体外受精技术必将引起一系列社会伦理问题。

第一,违反了不伤害原则和保护后代原则。本案例所述澳洲家庭并非不孕症家庭,对本身可以自然妊娠的女性,实施IVF-ET技术,进行药物刺激卵巢,可能导致卵巢过度刺激,严重时出现胸腹水、电解质紊乱、肝肾功能损害,甚至危及生命;其次,取卵手术也是创伤性操作,有感染、出血、盆腔器官损伤等风险。再次,利用体外受精技术进行性别订制,实施过程不仅仅涉及对卵子、精子及胚胎的体外操作,也包括胚胎活检获取胚胎遗传物质的过程,这些都可能会对胚胎造成表观遗传的改变,增

加"定制宝宝"的未来健康风险,不利于保护后代原则。

第二,违背尊重原则和公正原则。胚胎作为生命的最初阶段,理应受到尊重和公平公正地对待,每一枚正常发育的胚胎本该有同等的移植机会在子宫中成长发育,胎儿作为一个生命体具有其生存的权利,这是最基本的人权。本案例呼吁政府对澳洲家庭赋予可以使用IVF-ET技术生育期望性别子代,就意味着胚胎移植前会挑选期望性别的胚胎,可以说是最早阶段的性别选择,人为处理和放弃胚胎,是对胚胎的不尊重,剥夺了非期望性别胚胎和其他胚胎一样成为人的权利。因此,利用助孕技术PGS/PGT剥夺了非期望性别胚胎或胎儿的出生权,违背尊重原则和公正原则。

第三,违反严防商业化原则和严防技术滥用原则。IVF-ET技术属于限制性使用技术,医疗机构和医务人员如果为迎合个别家庭的需求,或追求经济利益,为无医学指征的家庭实施IVF-ET技术,并选择家庭期望性别的胚胎进行移植,违反了严防商业化的原则和严防技术滥用原则。

第四,有悖于自主原则和社会公益性原则。应用辅助生殖技术——PGT检测胚胎性别,对于预防伴性遗传病患儿的出生,满足家庭优生优育的需求,提高出生人口素质起到了一定的积极作用。医务人员应该担负起自主原则赋予的道德责任,不能无医学指征只为满足家庭性别偏好进行胚胎性别选择,最终将会导致社会性别比例的严重失衡,对已经出生的后代未来的婚姻家庭都将产生重大的负面影响,有损于社会公益性原则。

【法理讨论】

在人类社会早期,由于相对落后的物质生产条件强化了家庭对男性劳动力的需求,加上几千年重男轻女的封建观念左右着人们的生育行为,男孩偏好实际上是为了满足人们在文化和心理上对儿子功能的预期,即经济功能、文化功能和宗教功能。在现代社会,随着辅助生殖PGT技术的发展,在胚胎植入前,对胚胎性别进行选择的需求能够得以实现。

但是,为了维护社会稳定和人口的健康发展,目前包括我国在内的许多国家的法律法规都明确禁止无医学指征的性别选择。澳大利亚对辅助生

殖技术的立法权属于各州,截至2017年,仅有4个州对辅助生殖技术立法,而其中2个州禁止非医学需要的性别选择。美国联邦政府不直接规范应用PGT进行性别选择的医疗行为。而对于应用PGT技术进行胚胎性别选择,英国法律要严格得多。英国人类受精与胚胎管理局只允许在避免严重的与性别有关的疾病时进行性别选择,禁止医疗机构因为社会原因选择具有特定性别的胚胎。德国《胚胎保护法》第3条规定:"禁止任何原因的孕前性别选择,违反规定的处一年有期徒刑,重大疾病治疗原因的除外。"

我国2001年起实施的《人类辅助生殖技术管理办法》第十七条也明确指出,实施人类辅助生殖技术的医疗机构不得进行性别选择,法律法规另有规定的除外。我国的《产前诊断技术管理办法》第4条规定医疗保健机构和医务人员不得实施任何非医疗目的的产前诊断技术。《中华人民共和国母婴保健法实施办法》第23条规定,严禁采用技术手段对胎儿进行性别鉴定,对怀疑胎儿可能为伴性遗传病,需要进行性别鉴定的,由省、自治区、直辖市人民政府卫生行政部门指定的医疗、保健机构按照国务院卫生行政部门的规定进行鉴定。由此可见,我国法律法规无论是对胚胎还是胎儿,都不允许进行非医学指征的性别鉴定。

【情理讨论】

多子女家庭期盼能拥有不同性别的孩子,儿女双全是家庭生育计划的圆满目标,也是令人羡慕和合情合理的。但是为追求个人和家庭的生育理想状态,不惜践踏法律法规,同时让女性担负身心双重伤害的风险,让后代承受未知的风险,也会带来社会性别比例的失调,对人类的发展产生深远的不良影响,这样的举措一定是不可取的。

【社会舆论】

对于以避免伴性遗传病为目的的医学性别选择体现了医疗技术的进步,在国内外都是受到支持

和肯定的。而非医学需要的性别选择由于其违背了伦理道德原则和影响人口的可持续发展,在大多数国家是禁止的。尽管有人从社会人口学角度认为,对于一个家庭同性别子女较多的时候,进行性别选择可以有计划地维持家庭性别的平衡和社会稳定。虽然保证了单个家庭对子女性别的需求,但整个国家和社会的人口性别比难以控制;别有用心之人也容易钻法律法规的空子,甚至有人以"宝宝性别私人定制"为噱头进行商业化操作,滥用医疗技术,严重破坏社会稳定。

【小结】

医学需要的性别选择其目的是避免严重伴性遗传病患儿的出生,如仅仅为满足儿女双全的家庭生育计划,无论是利用IVF-ET技术进行非医学需要的胚胎性别鉴定,还是利用其他技术手段进行胎儿性别鉴定,都违背了有利于患者的原则和不伤害的原则,也违背了保护后代、社会公益原则以及严防商业化和技术滥用等伦理原则。世界大多数国家法律法规都明确规定禁止无医学指征的性别选择。因此,严格管理可以进行性别选择的相关医疗技术,包括人类辅助生殖技术,禁止一切非医学需要的性别选择,对此类行为要予以严惩。

(于修成　陈　莹)

参考文献

[1] 于修成. 辅助生殖的伦理与管理. 北京:人民卫生出版社,2014.

[2] The National Health and Medical Research Council of Australia. Ethical guidelines on the use of assisted reproductive technology in clinical practice and research. 2017.

[3] 中华人民共和国卫生部. 人类辅助生殖技术管理办法. 2001.

[4] 中华人民共和国卫生部. 产前诊断技术管理办法. 2002.

[5] 中华人民共和国国务院. 中华人民共和国母婴保健法实施办法(2017年修订). 2017.

第十八章
英国赠胚试管婴儿的痛苦

【案例叙述】

2014 年 7 月 1 日，据中国台湾省《联合报》报道，英国一名 16 岁的赠胚试管婴儿——Gracie 首次对外公开表达："我多么希望自己从未出生，你知道一个人不知道自己亲生父母是谁的感觉吗？"此言一出就引起了生殖医学界的广泛热议。

事情的起源要追溯到 1996 年，一对夫妇通过试管婴儿技术成功孕育了一个儿子，另外还有 3 个胚胎冷冻保存。1997 年年初，他们告诉生育服务中心不打算再生孩子了，愿意捐赠胚胎给其他想生孩子的夫妇。后来一对名叫 Nita 和 Dominic 的夫妻接受了她们的胚胎捐赠并顺利孕育，于是 1998 年本案例的主人公 Gracie 出生了。在当时英国法令限定赠胚试管婴儿无权知道自己的亲生父母是谁。

Gracie 一天天长大，她有着一头深黑色长发和棕色皮肤，而母亲 Dominic 却有着橘红发色，父亲 Nita 的肤色也比她淡许多，这让 Gracie 感到格格不入。她在 13 岁时曾经为了"更像爸爸妈妈的孩子"把头发染成橘红色，并努力用浮石刷自己的皮肤，希望可以像爸爸一样白。她不停地问："我到底是谁？"父母只好如实告诉 Gracie，是通过捐赠的胚胎孕育了她。虽然父母无条件地爱她，但自己和父母实在一点都不像，让她觉得自己不属于这个家庭。Gracie 常常希望自己从未出生，"那个感觉几乎和爱我现在的父母一样强烈"。她的父母 Nita 和 Dominic 也很难过，她们对 Gracie 投注全部的关爱和照顾，却无法让她开心。Gracie 说："我长大

以后一定要生孩子，只有这样才能实现我的愿望，拥有自己真正有血缘关系的亲人。"她还表示自己绝对不会通过捐赠胚胎的方式生小孩，不愿意自己的遗憾再次发生。难道捐赠胚胎助孕的方式就不该实施？也或许医务工作者要为捐赠胚胎助孕出生的孩子做些什么？

【医学观点】

胚胎捐赠，是指行辅助生殖技术治疗的夫妇获得孩子后，将自己剩余的冷冻胚胎无偿或者有偿捐赠给其他不孕夫妇，以帮助他们获得后代的技术。在辅助生殖技术治疗中，约 1/3 接受治疗的夫妇有剩余的冷冻胚胎。这些夫妇获得后代后，冷冻的剩余胚胎仍然保留在其接受治疗的生殖中心。剩余胚胎的去向一般有以下几种：一是患者夫妇主动要求医疗机构进行销毁；二是签订知情同意书后，患者夫妇将其捐赠给医疗机构用于科研；三是患者夫妇将其捐赠给其他不孕夫妇以帮助他们获得妊娠。作为胚胎捐赠的接受者，常常是夫妇双方均无产生配子的能力，如男性非梗阻性无精子症，而女方先天性或后天性卵巢功能衰退无法产生卵母细胞，但女方子宫正常，可以孕育胎儿。

接受"胚胎捐赠"与传统"领养"相似，父母与子女之间都无遗传基因的传承，但传统收养的对象是已经出生的儿童，胚胎捐赠是出生前胚胎期的"收养"，后者经过养母的孕育、分娩。两者相比，接受胚胎捐赠出生的孩子和收养夫妇之间有着更接近自然的亲子纽带，更容易形成强烈的亲情关系。此案例中因接受胚胎捐赠而孕育出生的 Gracie，头

发、皮肤等体貌特征与养父母相差甚远，无法产生家庭归属感，产生了希望自己从未出生的念头，并为不知道自己的父母是谁而痛苦。生殖医学工作者为此不得不深入思考，在胚胎捐赠合法合规的情况下，如何实施胚胎捐赠的助孕治疗，尽可能避免出生孩子与养父母体貌特征的巨大差异？是否可以按照人类精子库精液标本的选择原则，备有捐赠夫妻的体貌特征资料，接受胚胎捐赠的家庭能够尽可能选择与他们接近的捐赠者？这其中又可能涉及诸多伦理问题。正是因为剩余胚胎用于捐赠会面临许多伦理、情感及法律上的问题，我国2003年人类辅助生殖技术规范规定，在实施技术人员的行为准则中，明确禁止实施胚胎赠送。

【伦理讨论】

胚胎捐赠首先涉及的问题是关于胚胎的伦理地位。胚胎是人还是物的争论从来都没有停止过。目前，国际医学界和生命与生殖伦理学界普遍认同的观点是：胚胎是介于人和人体生物物质之间的特殊人体物质，也就是说胚胎既有"物"也有"人"的属性。胚胎在14天后，神经发育系统形成，受到刺激有疼痛反应，具有发展为"人"的潜力，可以认定为生命的开始，应具有一定的伦理地位，不能随意用于科研、丢弃或销毁，需要予以尊重和保护，这是对人类尊严和伦理道德的维护。作为医务工作者，应把胚胎作为生命过程中的一个特殊阶段来加以尊重，不能以财产转移或让渡所有权的行为方式进行"胚胎赠予"。正如辅助生殖技术伦理原则所强调的，尊重原则是所有伦理原则中最重要的，包括尊重配子、尊重胚胎。另外，14天后的胚胎开始进入有知觉和感觉的阶段，开始具备人的意识和个性特征，但胚胎没有能力知情或表示意见，胚胎赠予也有违"知情同意原则"。

其次，胚胎捐赠有悖于保护后代的伦理学原则。正如案例所述，通过胚胎捐赠出生的Gracie，由于自己的外貌与养父母明显不同，无法产生家庭归属感、缺乏安全感，甚至否定自己的出生，并因此而痛不欲生。从这一点出发，我们不得不反思胚胎捐赠技术出生的后代要背负着这些负面的情感和心理状态，承受生命之痛，有悖于生殖伦理的"保护后代原则"以及"不伤害原则"。

再次，胚胎捐赠违背严防技术滥用和严防商业化原则。Gracie由于自己的外貌与父母明显不同而质疑自己的身份，难免会让有商业头脑的人产生选择捐赠胚胎的夫妇体貌特征的想法，并付诸于行动，这样就极易滑向另一个方向，有些体貌特征可能被标价，甚至捐赠父母的社会学特征被利用，而演变为商业赚钱的筹码。在美国得克萨斯州就有这样一家"胚胎银行"，经营者把受精卵的精子和卵子捐献者的详细信息，诸如他们的种族、外貌、受教育程度，以及个性、特长等信息罗列出来，供那些想要孩子的单身女性或是不育夫妇选择。虽然经营者宣称他们这样做的目的是为了更好地为不孕夫妇服务，但是他们的行为引起了伦理界强烈的反对和争论，也被各界人士质疑。人们认为，这是将人类繁育后代的过程"商业化"，其结果就是"设计人类的后代"。违背严防商业化原则和严防技术滥用原则。同时，这种行为在生命和金钱之间画上了等号，也有悖于尊重生命的伦理原则。

另外，胚胎捐赠技术同样具有两重性，第一效应是帮助无法产生配子的不孕夫妇，以最小的代价获得最大的诊疗效果，能在较短的时间内生育后代。赠胚同时带来的出生后代与生养父母无血亲关系，人为使出生的子代拥有两对父母，即"遗传学父母"和"社会学父母"，使得传统的血亲观念受到挑战。权衡各方面的价值利弊，赠胚导致的第二效应的不确定性，甚至直接损害接受胚胎捐赠的父母。此例中Gracie渴望知道自己的亲生父母是谁，如果法律赋予胚胎捐赠出生的后代可以查询自己的遗传学父母，必将带来父母身份认证的问题。假如供者夫妇要求索回自己遗传学上的子女，而孩子又愿意回到血亲学父母身边，将如何确定父母身份？给孕育抚养的父母带来怎样的伤害？而且赠胚还容易造成变相代孕的事实。如此种种，势必引起诸多社会问题。从这一层面上来讲，胚胎捐赠后子代的遗传生物属性所带来的子代烦恼、父母身份认证困难以及由此产生的社会法律问题，也不利于"社会公益性原则"。

此外，与卵子捐赠相同的是，胚胎捐赠可能造成医源性疾病传播。我国明确规定"对实施赠卵技术而获得的胚胎必须进行冷冻，对赠卵者应在6个月后进行艾滋病抗体和其他相关疾病检查，获得确定安全的结果后方可解冻相关胚胎"。胚胎捐赠同样存在"医源性疾病传播"的问题，是否应该进行同样的管理？尽管是出于对受卵者权益的保护，但是额外增加的 6 个月等待时间，受者的等待焦虑也是需要关注的伦理问题。

最后，胚胎捐赠还涉及子代知情权与子代婚育的排查问题。在辅助生殖中，保密原则也是伦理学中的基本原则之一。实施配子捐赠过程中坚持双盲与保密原则，这在避免纠纷和矛盾的前提下，也带来了不可回避的问题，即出生后代的知情权。在本案例中，由于受英国法令限制，Gracie 无法知道自己的遗传学父母是谁，从而加重了她的心理负担。另一个随之而来的问题是，如果供、受双方均隐匿个人信息，那么，未来是否会发生近亲婚配的情况？尽管这是小概率事件，但也不能绝对避免。

综上所述，尽管胚胎捐赠的出发点是帮助其他不孕夫妇生育后代，但在该技术实施的过程中，造成的诸如上述的伦理问题，对出生的子代以及受者夫妇都可能造成一定的伤害。在辅助生殖技术的应用中，当出现"双重效应"时，我们医疗行为的目的必须有利于患者，并且保证为患者带来明确的良好效应。如果我们一味追求为患者解决不孕的问题，而忽略上述存在的伦理问题，我们的医疗措施并不是真正对患者有益的、有利的、有好处的。

【法理讨论】

胚胎收养制度，是指胚胎的合法管理人（即送养人）把通过辅助生殖技术体外受精产生的剩余胚胎捐赠给其他不孕夫妇，同时放弃胚胎及未来出生儿童的所有权利及义务的制度，医学上往往把它称为"异源胚胎移植"，也就是"胚胎捐赠"。"胚胎收养"概念源于美国。美国路易斯安那州的立法（Louisiana revised statues，1986）曾规定剩余胚胎的移植只能以"收养性植入"的方式进行，但是，未将胚胎收养与传统收养进行内容和程序的区分，因此，只能算是胚胎收养立法的萌芽。2009 年 5 月，美国佐治亚州通过《胚胎收养法案》（Option of Adoption Act）作为原官方注释的收养法典的增补条款，首次在立法中使用"胚胎收养"一词，正式把胚胎收养作为组建家庭、让渡和设立亲权的一种方式。此法律单独对"胚胎收养"的基础概念、收养主题、收养条件和程序进行

了规范，并且对提出的"胚胎"做了广泛地解释，不区分受精卵和胚胎阶段，即包括了"从单细胞阶段到 8 周的胚胎"。使得胚胎收养从实践领域正式进入了法律规范的范畴，成为与传统收养并列的受法律保护认可的构建家庭、获得亲权的一种方式。

1990 年 11 月 1 日，英国颁布了《人类受精与胚胎法案 1990》并成立了人类受精和胚胎学管理局（Human Fertilisation and Embryology Authority，HFEA），主要负责许可与监督体外受精、捐赠受精和胚胎学研究相关的活动，也负责管理精子、卵子和胚胎存储等。自 1978 年第一例试管婴儿在英国问世后，捐赠配子和胚胎在英国成为可能。关于胚胎是否可以商业化问题，英国处在介于绝对禁止与完全开放之间的中间立场。通过 HFEA1990 的监督，施行了一种道德优先的市场管理体制。此外，2005 年 4 月 1 日，英国废除匿名捐赠配子制度，这意味着供者子女满 18 岁可得知供者身份信息。

在我国，卫生部 2003 年关于修订人类辅助生殖技术与人类精子库相关技术规范、基本标准和伦理原则的通知中明确规定："禁止实施胚胎赠送。"科学技术部、原卫生部《关于印发〈人胚胎干细胞研究伦理指导原则〉的通知》中第 7 条也规定："禁止买卖人类配子、受精卵、胚胎和胎儿组织。"由此可见，在我国现有行业规范下，胚胎是不可以捐赠的，更不可以买卖转移所有权。在世界范围内，关于胚胎是否可以进行收养或捐赠，关键在于对冷冻胚胎民法属性的辨析。

关于冷冻胚胎是"人"或"物"的民法属性有三种说法，其中一种说法（"主体说"）认为冷冻胚胎应看作法律上的"人"，享有一般自然人的民事主体地位。在美国，一些州的立法机关宣布胚胎为"法律上的拟制人"，并因此赋予胚胎与新生婴儿一样的法律权利。所以，在这种保护之下，胚胎不能被恶意地销毁并严禁将其捐赠给科研机构。而另一种说法（"客体说"）认为冷冻胚胎作为脱离人体的器官和组织，它的法律属性为民事法律关系的客体，具有"物"的属性，胚胎仅为精子和卵子捐赠者的财产，应作为民事法律关系中客体对待。但是目前医学界比较认同的说法认为，传统民法理论里坚持的两分法——"非人即物"是狭隘的，在真实世

界里存在着大量介于人与物之间的处于中间状态的实体。医务工作者认为胚胎作为生命单位的生物体,既不是人也不是物,是不同于人的法领域和物的法领域的第三法域的构成要素,现行法将冷冻胚胎作为物对待是不够妥当的。主体说强调胚胎的"人"的属性,既限制了对于备用胚胎的处置方式,又使得某些必要的科学研究难以开展;客体说把胚胎这种生命的种子,视同为"一般的物",贬低了生命的价值。因此,有学者认为,为解决这一难题,可以考虑建立生物体法律制度,将胚胎认为一种特殊的人体物质。这意味着要在主体和客体之间创设第三类民法的基本范畴,颠覆了传统法律,必将带来巨大挑战。

【情理讨论】

对于双方均无获得配子能力的夫妻,"胚胎捐赠"可以为他们带来构建完整家庭的福音,与传统收养比较,接受胚胎捐赠助孕,养母有 10 个月的孕育过程,母子容易产生心理依恋,有利于出生后的养育,更合乎情理。但从子代的角度来看,胚胎捐赠出生的后代,与传统的被遗弃而领养的孤儿,都有可能会产生自卑和不安全感的心理。显然人为地去增加这样的"领养儿",值得社会各界的探讨。

【社会舆论】

胚胎捐赠和传统领养对夫妻双方均丧失产生配子能力的家庭,无疑是抚养后代的可行的两种方式,无论用哪一种方式实现家庭圆满都是令人欣慰的,也是可以被社会大众接纳和理解的。但是,当因赠胚出生的孩子发出期望自己从未出生的公开声明时,民众对这样的孩子无法获得家庭归属而饱受痛苦也感同身受,为此,应该从保护后代的角度重新考量胚胎捐赠辅助生殖技术的利与弊。

【小结】

胚胎捐赠涉及诸多伦理问题,主要违背了尊重原则、保护后代原则以及严防技术滥用和严防商业化原则。美国佐治亚州提出的"胚胎收养制度",虽然从法律规定上,建立了一套科学、严密的收养申请、收养配对、收养协议、亲权申请和认定胚胎收养的程序,但是依旧没有解决出生子代的权益和心理健康问题,并且面临诸多伦理道德的挑战。我国现行法律法规明确禁止胚胎捐赠。在科学技术日益更新的今天,我们往往着重于解决问题,而忘了回头看看我们是否正在制造新的问题,科学技术与法律伦理之间,依然隔着一堵厚重的墙。

(于修成 徐 欢)

参考文献

[1] 于修成.辅助生殖的伦理与管理.北京:人民卫生出版社,2014.
[2] 中华人民共和国卫生部.关于修订人类辅助生殖技术与人类精子库相关技术规范、基本标准和伦理原则的通知.卫科教发〔2003〕176 号,2003.

第十九章
世界首家胚胎银行

【案例叙述】

2007年1月9日，在美国得克萨斯州出现了世界上第一家"胚胎银行"。它是由一家名叫亚伯拉罕生命中心的公司创办的，提供现成胚胎，经营者事先把精子和卵子结合，发育成胚胎，然后把形成胚胎的精子和卵子的捐献者的详细信息，诸如他们的种族、受教育程度、外貌、个性等信息一一罗列出来，供那些想要孩子的单身女性或是不育夫妇选择。对于自己的创意，公司创始人简内琳·赖恩认为自己所做的，不过是为那些想要孩子的人们提供一个理想的宝宝。他们不接受预订，他们是事先把精子和卵子结合，生产出胚胎，由想要孩子的人选择。如果想要孩子的人不喜欢，可以不要。到目前为止，公司生产的胚胎，其精子和卵子的捐献者都是白人，其精子捐献者都是20多岁的年轻人，学历为大学教育及以上。至于那些卵子捐献者，其教育程度更高，甚至有些人具有博士学位。这些捐献者要经过严格的体检，没有犯罪记录，没有家族精神病史。赖恩认为他们最大的优势还在于，这么好的胚胎，他们每个才收2500美元，而一对夫妇为了得到一个孩子，总共花费也不过1万美元。这个费用，比标准的收养程序所花的钱还少。

尽管经营者宣称他们的目的就是为那些想要孩子的人服务，但是此事一经曝出，便受到社会各界的强烈谴责。把"配子和胚胎"当作"物"而商品化，进行买卖交易，甚至将胚胎比喻为物美价廉的"廉价商品"，不仅对生命不尊重、不道德，而且会带来诸多风险、隐患和弊端。这家"胚胎银行"选择白人、高学历等的捐赠者，明显存在着种族歧视与人权的不平等。许多当地民众也不能接受"胚胎银行"的这种行为和做法。英国"基督教之声"组织官员斯蒂芬·格林说："这如同在扮演上帝，这是医务工作者社会失去方向感的又一个例子。"伦理学家认为："胚胎银行"的出现实质上是将人类繁衍后代的过程商业化，其结果就是"设计人类的后代"，胚胎不是商品，不允许胚胎、精子和卵子的买卖。

世界各地科学家、伦理学家、宗教人士、人民大众坚决反对胚胎、配子的买卖和商业化。

【医学观点】

胚胎冷冻保存技术是人类在辅助生殖技术上取得的又一大进步。低温冷冻技术的发展并成功运用，为胚胎储存创造了条件，使人类较长时间地保存有生物活性的胚胎成为了现实。是用于储存胚胎的形式，目前主要分为两种：一种是患者自用胚胎库：指在试管婴儿助孕过程中，为了保证临床妊娠率，将患者移植后剩余的可利用胚胎冷冻储存于实施该项技术的医疗机构，主要供患者自身使用。另一种是供胚库，即本案例所称的"胚胎银行"：指利用正常健康人群捐赠的精子和卵子，进行体外受精，培养成胚胎后冷冻保存，主要供其他不孕不育夫妇领养胚胎所用。供胚接受者主要为夫妇双方均无获得正常配子的能力，但女方子宫正常，能够孕育胎儿，单身女性和同性恋者也是常见的供胚领养者。

从医学角度出发，辅助生殖技术的本意是帮助不孕症患者解决生育问题，"胚胎银行"的做法明显违背了这一本意与初衷！并非高学历、高颜值就都能生出高学历、美丽的子代。遗传与变异是相互作用的，在你选择遗传因素的同时，变异也无时无刻不在发生；传统遗传学也有隐性和显性遗传之分；况且这种助孕彻底把男女性、性爱和性交彻底分离，"胚胎银行"明显违背了达尔文"优胜劣汰，适者生存，不适者被淘汰"的自然选择的繁衍生息规律。

同时，借助辅助生殖技术而产生的"胚胎银行"存在着风险：首先，胚胎与"买方"父母没有血缘关系，出现任何问题，例如出生缺陷婴儿，如何保障其利益？其次，胚胎沦为供人挑选的"商品"，这不符合医学的人道主义原则。医疗机构还难以掌控如此复杂的服务，这不仅突破了生育的限制，也留下了巨大的隐患和漏洞。

【伦理讨论】

自然生殖情形下，对于自然血亲亲子关系的认定，传统法律依据血统真实主义，认为卵子提供者为母亲，精子提供者为父亲。但现代人类辅助生殖技术使得遗传物质的提供、受精、着床、妊娠、分娩出现了时间和空间上的分裂，生育过程的各主要阶段可以由不同的人分工完成，使得探求"血统真实主义"的传统亲子关系认定规则发生了根本的动摇。这种通过"胚胎银行"获取子代的生殖方式使孩子的生物学母亲和社会学母亲发生了分离，谁才是孩子的母亲？谁才具有孩子的监护权？这是对传统家庭伦理观念的巨大冲击。

人类冷冻胚胎具有发展为人的潜在可能性，理应得到不同于普通物的特有的尊重和保护，每个人都应该把胚胎作为生命过程中的一个特殊阶段来加以尊重，不能随意地渎职与买卖，这也体现了辅助生殖技术的"尊重原则"。

"胚胎银行"的行为明显违反了辅助生殖技术严防商业化原则和严禁技术滥用原则。

胚胎是人类生物学生命，"胚胎银行"却把他推向了市场。"胚胎银行"负责收集原材料（精子、卵子），经过加工（体外受精形成胚胎）后将其入库（冻存）储存，买家可以根据自己的意愿随意挑选自己中意的商品（胚胎），与标准的收养程序相比，这种胚胎似乎更廉价，这是对人类生命的绝对商业

化。看到胚胎被如此地对待，真是令人心痛。

"胚胎银行"的做法违反了保护后代及不伤害的原则。

通过"胚胎银行"出生的孩子是最无辜的。他们不是出生于父母的恩爱，而是母亲通过"胚胎银行"，像在市场选购商品一样而被选中的"市场婴儿"，甚至可能是在打折的"廉价商品"。孩子如果知道自己是通过这种方式出生的，会是一种怎样的打击？孩子是否愿意出生在这样的家庭？是否愿意承认自己的存在？是否希望像其他的孩子一样，有一个正常的出生？这些都会对孩子的心理造成伤害，给孩子的成长带来不可磨灭的心灵创伤。

公正原则是辅助生殖伦理学中的一个具体原则。首先体现在具有同样需求的人应该得到同样的医疗待遇。不能因为医疗以外的其他因素，如民族、学历、职业、国籍等条件而亲此疏彼。"胚胎银行"所选的捐赠者均为白人，且具有很高学历，是明显的种族歧视及对不同教育程度人们的不公正。

【法理讨论】

对于"胚胎银行"，包括中国在内的大多数国家的立法精神是杜绝冷冻胚胎转移的商业化，维护人类的尊严。德国法律禁止在 IVF 过程中进行卵子捐赠、胚胎捐赠；法国官方强调精子和卵子不属于商品；新加坡政府严禁生殖中心买卖胚胎/配子；我国原卫生部于 2003 年颁布的《人类辅助生殖技术规范》《人类精子辅助生殖技术和人类精子库伦理原则》和《人类辅助生殖技术管理办法》明确规定："禁止以任何形式买卖配子、合子、胚胎""禁止胚胎赠送"。

但在美国一些州，设立"胚胎银行"是合法的。2009 年 5 月，美国佐治亚州通过《收养选择法案》，此法律首次单独对"胚胎收养"的概念、收养主体、收养条件和收养程序进行了规范，使得胚胎收养从实践领域正式进入了法律规范的范畴，成为与传统收养并列的受法律保护的构建家庭、获得亲权的一种方式。

在辅助生殖技术蓬勃发展的今天，对于是否应该设立"胚胎银行"，执法部门应加强遗传学、伦理学、社会学、法学等多学科之间的合作，促进相关卫生政策的修改与制定，以伦理学维度去分析，有助于人们在尊重生殖自由、公正的前提下，充分发挥

遗传学技术在生殖领域中的作用,并促进个体和群体的健康与福祉,维护人的价值尊严及基本权益。

【情理讨论】

不孕不育患者、单身女性、同性恋人群有生育愿望是可以理解的。但是她们通过"胚胎银行"选择胚胎进行孕育,生育的并非是血亲后代,这与传统的收养有相似之处,只是将收养的时间提前至胚胎阶段。这种通过"胚胎银行"获取胚胎的生殖方式改变了人类历史上传统的自然繁衍规律,使人们的生育行为充满了功利性,必将受到社会现有的公共秩序和公序良俗的限制。

【社会舆论】

对于这个世界上第一个人类"胚胎银行",生命伦理学家和生育专家都提出了强烈的质疑。人类胚胎与人是否具有相等的"地位",目前仍备受争议:有学者认为,胚胎在没有发育成为具有人类特征的独立个体之前仍只能视为生物学上之"物",而另一部分学者认为,胚胎应具备与人同等的"道德和法律地位",因为卵子在受孕形成胚胎的那一刻起就应该是具有生命的个体,具有正当的尊严和生命的基本权利。因此,胚胎不能被随意使用,更不能被商品化。他们认为"胚胎银行"的出现是将人类生育后代过程的"商业化",其本质就是"设计人类的后代"。也有人认为这家公司的做法并没有什么不妥。现在在美国的生育诊所,想要孩子的夫妇们通常都会考察精子或卵子捐献者的情况。虽然"胚胎银行"听起来挺令人震惊,但它所做的事情并没有什么特别的。一位生育专家说:"人们早已开始选择精子和卵子,把它们放在一起选择。"而且相对于传统的收养来说,不仅花费较少,而且受赠的女方还可以体会妊娠及分娩的过程,增加与孩子之间的情感联系,旁人看到怀胎的肚子,怎能猜到胚胎是买来的,比收养孩子更能掩人耳目。

【小结】

美国亚伯拉罕生命中心"胚胎银行"的建立受到了社会各界的强烈谴责,人类不应扮演上帝的角色,为所欲为,也不能无限制地滥用科技的发展,这必将为人类的发展带来巨大的灾难。医务工作者坚决反对配子、胚胎及婴儿的商业化。相关部门也应在正确引导民众对辅助生殖技术认识的同时,及时制止不被当今社会伦理道德所接受的相关技术的运用。

(于修成 刘丽英 俞健梅)

参考文献

[1] 于修成. 辅助生殖的伦理与管理. 北京:人民卫生出版社,2014.
[2] 中华人民共和国卫生部. 关于修订人类辅助生殖技术与人类精子库相关技术规范、基本标准和伦理原则的通知. 卫科教发〔2003〕176号,2003.

第二十章
唤醒沉睡 21 年的精子

【案例叙述】

2007 年 11 月,澳大利亚的一名母亲特蕾莎·基尔斯比利用辅助生殖技术生下了一名"时空宝宝",因为她所使用的精子,是她的丈夫尼克·拉法内利于 1986 年接受肿瘤手术化疗前所冷冻的精子! 这冷冻了 21 年的精子依然能孕育生命,创下了澳大利亚成功受孕冷冻精子的"最长保存时间纪录"。

21 年前尼克发现自己患上了淋巴瘤,医生建议他接受化疗,但化疗可能令他彻底丧失生育能力,医生的诊断和治疗方案对尼克打击很大,因为他一直希望以后能生育小孩。于是尼克决定在治疗开始前就先将自己的精液冷冻保存起来,尼克通过一家生殖科技公司,每年支付一定数额的"托管费",将他的精子冷冻保存。医生告诉他,冷冻精子也不能无限期保存,冷冻过久,日后也可能无法成功令卵子受精,尼克表示理解。经过了长时间的治疗,尼克最终战胜病魔。这时,他打算和特蕾莎生一个小孩,但是却始终没有成功。尼克意识到,他当年的担心终于变成了现实,因为化疗可能已经使自己丧失了生育能力。在多次尝试自然受孕失败后,2007 年,他们决定利用已经冷冻了 21 年的精子进行生育。尼克回忆说:"一开始,医务工作者还有些怀疑这方法是否行得通。医务工作者最担心的就是,那些精子已经冷冻了 21 年,一旦解冻之后它们还会是活的吗? 好在后来的实践证明,这种担心是不必要的,解冻后的精子状况良好。"通过卵细胞质内单精子注射(ICSI)技术助孕,特蕾莎终于成功地怀上了宝宝。2007 年 11 月,这名"时空宝宝"顺利诞下,尼克与特蕾莎望着宝宝天真无邪的眼眸,里面饱含的是这数十年来的等待与期望。

【医学观点】

男性生育力保存是指男性从未来的生育计划考虑,将自身的精子或胚胎冻存于有资质的医疗机构,供未来生育时使用。主要包括以下几种方式:冻存胚胎、冻存精原干细胞、冻存睾丸组织、冻存精子。胚胎冷冻仅限于已婚男士,且需要女方进行药物刺激卵巢、取卵及体外受精,程序复杂;相对于精原干细胞和睾丸组织的冷冻,精子冷冻技术相对成熟,操作简单,在不孕症治疗中效果显著,已经成为临床应用的首选及常规技术。

随着肿瘤诊断与治疗技术的发展,肿瘤患者的治愈率和生存率有了较大的提高,但肿瘤本身可能会影响到男性的生育能力,放疗、化疗等抗肿瘤治疗也会对男性的生育能力造成严重的损伤,甚至导致生育力丧失。因此,对于准备接受肿瘤治疗的有生育要求的男性,大多数学者均建议在治疗前冷冻保存精液以预防未来不测。

自精冷冻保存同样适用于那些出于"生殖保险"目的的男性:如男性在其接受致畸剂量的射线、药品、有毒物质;绝育手术之前;夫妻长期两地分居,需要保存精子准备将来生育等情况下要求保存精液;严重少、弱精症患者,特别是精液数量及质量呈进行性下降趋势者;接受辅助生殖助孕治疗,取精困难者。

临床上将通过手淫射出的精液收集,取少量进行检测,余下的加入冷冻保护剂,冷冻储存在低温环境中,此时细胞内的各种化学反应停止。需要时将该精子解冻复苏。这种方法具有稳定、高效、无创伤、复苏率高等特点,但复苏率并非万无一失,冷冻复苏率可能与耐冻性相关蛋白的表达、DNA损伤的程度、精子的形态等因素有关。总体说来,自精冷冻保存有利于优生优育,降低出生缺陷,可以为适宜人群提供"生殖保险"。

【伦理讨论】

自精保存在生殖保险中已占据非常重要的地位,因此,也带来了一场生殖医学领域中的伦理革命,从伦理角度考虑,冷冻精液保存的时间越长,其引发的伦理问题就越大。这种"时空宝宝",无疑会使人类繁殖的自然性受到冲击,人伦关系会因此受到影响。如果冷冻精子可以保留100年甚至1 000年,按25年一代人算,前者就四代,而后者则四十代,那如果一个人的精子保存了上百年或上千年再拿出来受精,存在着家族代数或辈分的混乱问题;而且这样出生的小孩,父亲早已不在人世,那么在他的成长过程中,完全缺失了父亲这个角色,单亲家庭的孩子更加敏感、脆弱,这样的成长环境会给孩子带来诸多的心理负担和压力;淋巴瘤作为一种多基因遗传病,有将易感基因传递给下一代的风险,这类患者的精液经冷冻保存若干年后,依靠辅助生殖技术会造成人为的不优生潜在风险;如果患者在精液冻存期间不幸病逝,那么孩子出于对自己血缘关系父亲的好奇,追问自己的由来,医务工作者能否将实情告知孩子? 长时间的冷冻可能会加重精子DNA的损伤,继而给孩子带来远期的健康风险。因此稍微具有理性的人都不会考虑用它来孕育后代,因为这样做违反了保护后代的原则和不伤害原则。

本着对后代负责的态度,一般情况下,医生不会建议用这么长时间的冷冻精子来孕育后代。这样保存下来的精子大概也只会用于做研究。但如果保存时间在一定限度内,自精保存没有改变社会学上的父母关系和生物学上的亲缘关系的统一性,考虑到有利于患者原则、不伤害原则,自精保存进行生殖保险还是被广大群众接受。

【法理讨论】

美国临床肿瘤学会(ASCO)强烈建议所有具有生育要求的肿瘤患者都应接受生育力保护咨询,生殖医学的医生应依据患者的年龄、抗癌治疗的紧迫性、抗癌治疗的生殖损伤程度、患者预计的生存期和精液、精子质量等因素来确定精子冷冻即保护生育力的适应证。

由于自精冷冻保存的精子仅用于解决夫妻的生育问题,涉及较少的伦理问题,目前被世界各国所接受。出于对健康及伦理的考虑,我国香港特别行政区《务实手册》规定,因接受化学治疗、放射治疗、外科手术或其他医学治疗而可能导致丧失生育能力的癌症或其他患者,其配子最长储存期为10年,或直至患者年满55岁时为止,以较迟者为准。我国原卫生部关于修订人类辅助生殖技术与人类精子库相关技术规范、基本标准和伦理原则的通知中详细列出了自精保存的适应证及相关流程,但是并未对保存时限进行约定。目前多数国家对于精子保存期限都没有明确限制,特别是进行"生殖保险"的人群,从几个月到数年都可进行保存。那是否需要规定冷冻保存精液的保存期限? 到期后销毁程序如何? 如果在保存期间,自精保存者意外或因病去世,保存的精液如何处理? 是否可以进行死后人工生殖? 精液作为自精冻存者的"私有财产",是否可以转让及捐赠? 如因不可抗拒因素(如地震等)导致保存的精液遗失或出现质量问题,如何处理? 目前医务工作者应该谨遵有利于患者、后代和知情同意的伦理原则来进行临床工作。

【情理讨论】

随着诊疗技术的发展,肿瘤患者存活时间得到了极大的提高,这意味着年轻的男性肿瘤幸存者数量在增加,治疗的重心从仅仅的生存转移到生存以及治疗后的生活质量,对于许多男性及他们的家庭来说,保持生育能力非常重要。而且精子冷冻保护生育力不仅适合于肿瘤患者,也适合其他需要放疗、化疗等辅助治疗的疾病(如各种结缔组织病)。但自精冷冻保存存在个体身份未来的不确定性,如晚期癌症患者的预期生活质量下降、生存时间会显著减少;冷冻过程会加重精子的DNA损伤,继而影响辅助生殖技术助孕治疗的临床结局和后代健康。

【社会舆论】

生殖保险是为了预防男性生精功能可能出现的不可逆损害，预先将精子冷冻保存，精子冻存后处于"冬眠"的状态，当需要时再将精子进行复温，使冻存者在将来能通过辅助生殖技术生育后代。生殖保险适宜人群广泛，且成熟可靠，有着广阔的发展前景，其中给患癌人群提供"生殖保险"，推动了时代的进步。与此同时，精子保存的时间越长，不可预知的因素越多，而费用持续产生，同时并不清楚精子长时间储存是否会对孩子的成长产生不良影响。因此，对于长时限的冷冻精子使用应慎重。

【小结】

随着诊断和治疗技术水平的提高，越来越多的癌症患者经治疗后可以长期存活且情况良好，建议加深肿瘤科与泌尿外科、男科等多领域医务工作者的交流与合作，给予患者保存生育力的选择权，避免耽误生育力保存最佳时机而造成终生遗憾，更好地为育龄男性的生殖健康服务。当然，本着有利于患者、有利于后代和知情同意的原则，自精冷冻保存前应进行充分的咨询，并签署书面知情同意书，对于长时限的冷冻精子使用应更加谨慎。

（于修成　刘丽英　俞健梅）

参考文献

［1］中华人民共和国卫生部. 关于修订人类辅助生殖技术与人类精子库相关技术规范、基本标准和伦理原则的通知. 卫科教发〔2003〕176 号, 2003.

［2］BOTCHAN A1, KARPOL S, LEHAVI O, et al. Preservation of sperm of cancer patients: extent of use and pregnancy outcome in a tertiary infertility center. Asian J Androl, 2013, 15 (3): 382-386.

［3］于修成. 辅助生殖的伦理与管理. 北京：人民卫生出版社, 2014.

［4］OKTAY K, HARVEY BE, PARTRIDGE AH, et al. Fertility Preservation in Patients With Cancer: ASCO Clinical Practice Guideline Update. J Clin Oncol, 2018, 36 (19): 1994-2001.

第二十一章
英国丈夫逝后夫精人工授精

【案例叙述】

20世纪90年代中期,英国发生了一例丈夫于生前取精,逝后行辅助生殖的案例。

布拉德夫妇感情甜蜜,尚未生育,正值青年的布拉德先生突然患上了脑膜炎,陷入了昏迷,布拉德太太忧心忡忡,担心她的丈夫离世,唯恐这世上再也没有她心爱丈夫的痕迹,于是布拉德太太请求医生采集她丈夫的精子,以防不测,还可以留下丈夫的血脉。医生答应了她的请求,帮她采集了布拉德先生的精子并给予冷冻保存。不久,布拉德先生医治无效,永远地离开了爱他的布拉德太太。

布拉德先生离世后不久,悲痛的布拉德太太便申请用布拉德先生生前采集的精液进行辅助生殖技术助孕。英国人类受精与胚胎管理局(HFEA)根据英国的《人类受精与胚胎学法案》(1990),认为布拉德太太的要求是属于单方面的请求,这个请求欠缺被取精者(布拉德先生)的明确同意,不属于夫妻双方共同的治疗要求。因此裁定:在缺乏布拉德先生事先明确书面同意的情况下,不允许使用他的精子进行逝后辅助生殖,而且禁止将布拉德先生的精子带出国。

布拉德太太认为此裁定不合理,于是向英国法院进行上诉,要求驳回HFEA的裁定。法院认为:由于缺乏布拉德先生的书面同意,确实不能在英国进行人工授精;然而精子属于一种"物",归属布拉德先生遗产的一部分,布拉德太太作为布拉德先生遗产的继承人,理所当然继承包括精子在内的遗产,布拉德太太有权处置布拉德先生冷冻保存的

精子。

布拉德太太熟知各欧盟成员国之间有着货品及医疗服务输送自由的约定,可以在逝后辅助生殖合法化的国家进行人类辅助生殖技术。几经波折,布拉德太太辗转来到了比利时,将布拉德先生生前冻存的精液进行了数次人工授精治疗,最后分别在1998年和2002年成功获得妊娠,成为了两个宝宝的母亲。

【医学观点】

1954年,美国Bunge实行首例应用低温储藏精子,复苏后实施人工授精成功分娩,使得"男性生育力保存"成为现实。在自然状态下,生育会随着死亡而终结,有了冻存精子,生育不会因为死亡戛然而止。该案例中,布拉德太太在布拉德先生因脑膜炎陷入昏迷状态时,请医生取出其精液冷冻保存,保存了布拉德先生的生育力。当布拉德先生去世后,将冻存的布拉德先生的精子复苏,进行辅助生殖技术助孕,这样使逝者的血脉得以延续。

【伦理讨论】

英国在得到逝者生前的书面知情同意书的情况下,是允许使用逝者生前精子进行辅助生殖的,这符合知情同意原则,但是本案例中,精液是布拉德先生处于昏迷状态时,布拉德太太主张冷冻的,并没有获得布拉德先生本人的知情同意,布拉德先生生前也没有就此事表达过任何意愿。布拉德先生本人有无生殖意愿,无从考证,布拉德先生本人是否愿意通过这种方式生育子女,无人知晓。那

么，从知情同意的角度考虑，布拉德太太要求进行逝后辅助生殖，并未得到逝者本人的知情同意，明显违反了辅助生殖技术中的知情同意原则。

父亲一方的缺失会导致孩子在成长过程中对男性观察、模仿的缺失，使他们对良好的两性差异认知难以形成，同时缺乏对男性角色行为的模仿机会，男孩子易出现性别角色偏差。那么，对于在父亲逝后行辅助生殖助孕而获得的后代来说，逝后辅助生殖的后代和母亲的关系，可能会由于在出世前父亲就已经缺失而变得更加紧张。单亲家庭的子女容易心理早熟、过分敏感，如果逝世后辅助生殖出生的孩子出于对血缘关系父亲的好奇，是否可以告诉孩子实情？如果孩子知道自己是以这种方式出生，是否会对其成长产生不可磨灭的负面影响？这种方式出生的孩子是否愿意出生在单亲家庭？如果将来单亲妈妈重新组合家庭，这个孩子的利益能否得到保证？让一个孩子一出生就背负这么沉重的负担是否合适？显然，逝后辅助生殖违反了保护后代的原则。

我国要求医务人员不得对单身女性实施辅助生殖技术。由于丈夫死亡，夫妻双方的婚姻关系也就自动解除，妻子一方属于单身女性，不应为其进行辅助生殖助孕。另一方面，如果是为了满足繁衍后代、延续香火的封建思想，女方迫于家庭压力而被迫生育，更为人所不齿了。

因此，本案例在满足布拉德太太自主原则的同时，也需要考虑布拉德先生及其后代的自主原则，同时需要注意保护后代的原则及不伤害的原则，权衡利弊，以最优化原则进行决策。

【法理讨论】

英国将精子解释为"物"，并赋予财产权的概念，可归属于遗产的一部分，是可继承或遗赠的，精子的提供者就是精子的处分权人，当欠缺精子提供者的处分意见时，由他的法定继承人继承并取得处分权。基于对未出生的孩子利益的保护，英国人类受精及胚胎管理局（HFEA）成立于1990年，是英国卫生署旗下一个非政府部门公共行政机构，它负责检查并规范所有提供人工授精、试管婴儿和人类卵子、精子和胚胎存储的英国诊所。它还负责从道德和法律的角度，为公众提供有关受孕和胚胎的咨询建议。其中HFEA还监督体外储存或使用配子

的所有者保留有处置其遗传物质（包括其配子产生的胚胎）的权利。英国规定：在有确定的逝者生前书面同意的情形下，允许使用生前采集的精子进行逝后辅助生殖，该案例中，丈夫取精时正因脑膜炎导致昏迷，无法取得书面知情，因此，无法在英国进行逝后精子辅助生殖。

目前，各个国家对待逝后取精辅助生殖观点不一，很多国家如加拿大、法国、德国、瑞典、澳大利亚等已立法禁止使用逝后精子进行辅助生殖。在以色列，即使没有丈夫的书面同意，也允许妻子从即将离世或已经离世的丈夫体内采集精子，并在其丈夫逝后1年之内利用其逝后精子进行辅助生殖助孕；但不允许丈夫在妻子逝后使用冷冻胚胎。比利时和美国则是持放任自由的态度，即使没有逝者同意，也可以使用逝后精子进行辅助生殖助孕。

我国原卫生部的《人类辅助生殖技术和人类精子库伦理原则》中明确规定，不得为单身妇女实施人类辅助生殖技术；人类辅助生殖技术必须经夫妇双方自愿同意并签署书面知情同意书，方可实施。因此，我国不允许使用逝后夫精进行辅助生殖助孕。

【情理讨论】

使用逝者精子进行辅助生殖技术助孕，技术上已很成熟。因此，一部分人因为"延续香火""不能断后"等观念，会有这样的需求。他们会想尽办法，甚至进行生殖旅游，去一个对逝者辅助生殖无限制的国家进行治疗。对于丧偶女性这样的生育要求，是可以理解的，但方方面面均需要慎重考虑，是否妻子本不愿生育，但是屈于家庭的压力而被迫生育？还是仅仅想缓解失去丈夫的悲伤情绪？使用逝者精子进行辅助生殖技术出生的孩子，还未在母体着床，父亲已然离世，这是否应该被定义为"遗腹子"都有待商榷，单身母亲是否能承担起抚养小孩长大的责任和义务，孩子的身心健康成长、教育等一系列问题都是要被认真思考的。

【社会舆论】

人们对逝世后精子进行辅助生殖技术助孕看法不一，有部分人认为逝后辅助生殖可以满足妻子一方的生育要求，是非常人道的，应该予以支持。但是更多的人对于这种生殖方式持否定态度，逝后辅助生殖会给所生的后代和家庭带来非常巨大的

影响:这是不是意味着逝者也可以生育?孩子可以出生于父亲故去的几年后?孩子将如何面对自己的出生?有学者对异性恋夫妇进行了关于逝后辅助生殖态度的调查研究,研究认为,有 19.2% 的夫妇,其丈夫同意妻子在自己逝后能获取精子,而妻子不同意丈夫在自己逝后获取卵子或没有明确意见;有 6.7% 的夫妇,妻子同意丈夫在自己逝后获取卵子,而丈夫不同意妻子在自己逝后获取精子或没有明确意见。因此,医务工作者应该考虑到逝者的意愿,是否与在世配偶的意见统一,是否应该获取逝者的同意后再慎重地作出决定。

【小结】

随着人类生物科技的蓬勃发展,人和物之间的界限仿佛已变得模糊,无论时代如何改变,逝后夫精辅助生殖仍应慎重。在借鉴其他国家规范逝后辅助生殖立法经验和司法判例的基础上,秉承尊重原则、保护后代原则、严禁技术滥用原则、知情同意原则、自主和公正的伦理原则,规范逝后辅助生殖的条件,以防止该技术的滥用。

(于修成 俞健梅 刘丽英)

参考文献

[1] 于修成.辅助生殖的伦理与管理.北京:人民卫生出版社,2014.

[2] NAKHUDA GS, WANG JG, SAUER MV. Posthumous assisted reduction: a survey of attitudes of couples seeking fertility treatment and the degree of agreement between intimate partners. Fertil Steril, 2011, 96 (6): 1463-1466.

第二十二章
试管婴儿女大学生当选世界小姐

【案例叙述】

2014年12月14日，第64届世界小姐的评选结果揭晓，来自南非的22岁女大学生罗琳·施特劳斯摘得桂冠，成为南非历史上第三位世界小姐。罗琳当时在自由州大学就读医学专业四年级，她与该校还有一份渊源，她是该校首例成功的试管婴儿。罗琳的父母因不孕症行试管婴儿助孕生下了这个可爱美丽的小公主。她从小就是个小美女，而且心地善良，她的理想就是能够做一个白衣天使，治病救人，消弭苦痛。2014年3月，她先参加了南非小姐的比赛，凭借出色的表现成功当选了南非小姐。2014年12月，她又参加了世界小姐的比赛，世界小姐赛事的宗旨是："促进世界和平与交流，树立杰出妇女榜样和帮助饥饿残疾儿童"，参赛者也不再只是身着比基尼出场表演，而在原有竞赛项目基础上增加了才智比赛等内容。在评选过程中，罗琳一直强调的是"3 ving"——"生活，爱和付出"（living，loving and giving）。她认为女性每天一定要身心、情绪健康。她热爱运动，而热爱运动的人一定是对生活充满了热爱，也一定是自我约束力强的人。作为一名医学专业大学生，她学习成绩优秀。因此，才貌双全、充满爱心、积极向上的罗琳打动了包括评委在内的所有的人，最终毫无悬念地加冕了第64届世界小姐，之后便奔走世界各地，探望残疾儿童和进行慈善募捐等活动。

【医学观点】

人类辅助生殖技术（assisted reproductive tech-nology，ART）是指运用医学技术和方法对配子、合子和胚胎进行人工操作，以达到受孕目的的技术，主要包括：体外受精胚胎移植（in vitro fertilization and embryo transfer，IVF-ET）及其衍生技术和人工授精（artificial insemination，AI）两大类。

采用ART技术助孕时，其后代的容貌、智商、性格主要取决于配子的遗传物质，而ART技术的应用没有改变配子的遗传物质，但有部分研究表明ART出生子代会发生表观遗传学变化，但暂不明确这些增加的表观遗传学变化是来自于ART操作还是患者本身，还应该把双亲的不孕原因及健康状况考虑在内，以排除其他因素对子代表观遗传学的潜在影响。表观遗传学是指在不改变DNA序列条件下，通过改变DNA或染色质的分子修饰导致基因表达水平变化，而且这种改变在胚胎发育和细胞增殖过程中能稳定传递，并导致表型的改变，常见的如DNA甲基化、基因印记、组蛋白共价修饰等。

【伦理讨论】

自1978年世界上第一例体外受精试管婴儿在英国诞生以来，人类辅助生殖技术快速发展，已从根本上改变着人类的生殖方式，从而改变着人类的生存方式和生活方式。作为生殖活动基础的两性性行为被"人工"方式替代，从而大大降低了男女双方在新生命创造过程中的传统地位和作用，越来越多的人开始关注这项技术对生育观念、夫妻关系、传统家庭和社会秩序的挑战。

不孕症患者因为无法生育饱受心理与生理上的痛苦，利用ART技术帮助不孕症患者成功妊娠，是以保护患者利益、促进患者健康、增进患者幸福为目的，对患者是有益的，符合有利于患者的原则。

不论现在医学如何现代化、科学化和技术化，临床医学的基本点依然是为患者服务，而服务的基本品质就是对人的尊重，在这里主要就是指对能够自主的患者的自主性的尊重。不孕症患者在选择 ART 技术前，医务人员会就实施该技术的适应证、必要性、过程、医疗费用及可能存在的风险等，进行充分的知情告知。患者有独立的决定权，并充分地考虑 ART 带来的收益，以及可能带来的风险，这是在知情的基础上真正自愿及自主的，符合尊重原则、知情同意原则及自主原则。

通过人类辅助生殖技术出生的后代与自然受孕分娩的后代享有同样的法律权利和义务，包括后代的受教育权、选举权等，当然也可以自由参加选美活动，这也是保护后代原则的最好体现。

【法理讨论】

辅助生殖技术的建立，是生命科学的一次革命性飞跃，具有里程碑意义。目前越来越多的国家通过建立监管机构，颁布法律法规，对 ART 实施规范化管理。如英国的《人类受精及胚胎法案》，德国的《胚胎保护法》，法国的《生命伦理法》，我国的《人类辅助生殖技术管理办法》及《人类精子库管理办法》等。

南非是一个拥有过 5 000 万人口的多种族国家，公民有不同的起源、文化、语言及宗教差异巨大，南非针对人类辅助生殖技术的实施采取了相应的管理措施，针对不孕症可以实施人类辅助生殖技术助孕，通过人类辅助生殖技术出生的后代与自然受孕分娩的后代享有同样的法律权利和义务。

【情理讨论】

ART 的出现为不孕症患者带来了福音，但是很多人可能对 ART 存在误解，认为 ART 的孩子不如自然妊娠的孩子优秀。其实 ART 过程是严格模拟母亲体内的生理环境，对配子进行优选处理后，选择质量最佳的进行移植，而且体外培养的时间很短，所以孩子的容貌、智力及性格主要来源于配子的遗传物质，而非 ART 技术本身。但是，由于人类辅助生殖技术直接应用于临床前，均无充分的实验室基础研究背景，它的出现使得在解决人类不孕症问题的同时，人为地引入了大量非生理性的操作，即在生命形成最关键、最易受外界影响的受精和胚胎早期发育阶段，对生殖过程进行干预，可能会对表观遗传学造成影响。随着通过人类辅助技术出生的子代人数增加，这一特殊人群与自然妊娠获得的后代相比，是否存在更大的健康风险已受到全世界的广泛关注。而拥有"试管婴儿"身份的罗琳·施特劳斯，人美心善且聪慧，凭借不俗的实力获得了"世界小姐"的称号，也足以让公众以平常心来看待这一类特殊人群及这项技术。

【社会舆论】

随着此项技术的不断成熟，全球通过此技术出生的儿童越来越多。因此，通过此技术出生儿童的健康问题受到了关注，ART 的安全性也成为科学家研究的热点。在当前形势下，探讨 ART 子代的健康情况、生存质量具有重要意义，这也是民众所关注的。1978 年世界上第一例试管婴儿路易斯·布朗诞生于英国，2004 年她结婚了，并于 2006 年通过自然怀孕生下了一个男孩。中国第一例试管婴儿郑萌珠诞生于 1988 年，2019 年她成功升级为母亲，生下了"试管婴儿二代宝宝"。随着世界上不断出生的千千万万个试管婴儿，人们发现他们和普通人并没有什么差别，聪明活泼的他们改变了大多数人对"试管婴儿"的观望和反对态度。

【小结】

ART 安全性的研究还需要进一步大样本的观察。ART 日益发展，在解决了不孕夫妇生育问题的同时，也存在着可能的不良后果，但目前为止，大部分研究表明 ART 是治疗不孕的相对安全的手段。当不孕患者求治时，应明确告知 ART 的利弊，予以其自由选择的权利；还应做好遗传咨询及严格的遗传学筛查；开展 PGD 和产前诊断也是优生优育的重要手段之一。

（于修成 俞健梅 刘丽英）

参考文献

[1] SUTCLIFFE AG, PETERS CJ, BOWDIN S, et al. Assisted reproductive therapies and imprinting disorders—a preliminary British survey. Hum Reprod, 2006, 21 (4): 1009-1011.

[2] 于修成. 辅助生殖的伦理与管理. 北京：人民卫生出版社, 2014.

第二十三章
英国女士无偿代孕成瘾

【案例叙述】

40 岁的英国妈妈 Annie Peverelle 已经是 4 个孩子的母亲了，但匪夷所思的是，她与孩子们并没有血缘关系，而且她生育孩子的目的也不是为了拥有他们。现在，Annie 唯一留下的也只有刻有 4 个孩子名字的定制手链而已。

所有的这一切都源于 6 年前她参加的当地公益组织以 "for love, not money" 为宗旨牵头的代孕活动。在英国有三大公益性无偿中介组织，主要负责为各种原因不能够生育产子的合法伴侣（如不孕、同性夫妻等）提供匹配的代孕志愿者。对怀孕充满了好奇的 Annie 由于单身无法体验怀孕的感觉。在她看来，参加公益组织牵头的代孕活动既能满足自己的好奇，还能够无偿地帮助不孕不育家庭实现期盼宝宝的梦想，是两全其美的事情。Annie 很欣喜地表示"怀第一个宝宝的时候我就知道，我真的很爱孕育生命的感觉""我真的太喜欢怀孕了，欲罢不能的感觉。我从来没有孕吐过，分娩的产程都特别短，除了第一次稍长，后面几次愈生愈快，轻而易举。"

2019 年 1 月，Annie 生下了第 4 个孩子，这也是她为 Amanda 和 Jason 夫妇生下的第 2 个孩子。Amanda 和 Jason 夫妇与 Annie 相识于 4 年前的一次公益代孕活动。当 Annie 了解到 Amanda 因子宫内膜癌切除了子宫，从此失去生育能力，不得不寻求代孕时，非常同情，于是主动表示愿意成为她的代孕志愿者。Annie 说："与医务工作者先是成为了朋友，慢慢认识了他们，明白了他们的苦衷后，我才作好了准备。这是金钱买不来的东西。"Amanda 和 Jason 夫妇的第一个孩子随后从 Annie 的肚子里出生。当 Annie 看到自己代孕的孩子给夫妇俩的生活带来巨大改变后，又主动表示愿意为夫妻俩再次代孕一个孩子。

目前，Annie 正计划为一对同性伴侣代孕，将是第 5 次代孕，她说："当看到那些有生育困难的朋友迎接新生命时的喜悦，我觉得幸福至极。"

【医学观点】

Annie 的 4 次代孕形式，均是将不育夫妇（委托人）的胚胎植入代孕妈妈子宫，由代孕妈妈替委托人完成"十月怀胎一朝分娩"的过程。代孕是体外受精胚胎移植技术应用和发展的产物，其胚胎的产生完全由委托人自己经历药物刺激卵巢、取卵、体外受精而获得，即必须通过实施人类辅助生殖技术。自 1978 年世界首例试管婴儿出生至今，代孕技术发展已很成熟。

代孕缘于帮助因某些疾病导致子宫无法正常孕育胎儿的人群，像本案例中 Amanda 因子宫内膜癌切除了子宫，失去孕育能力，不得不寻求代孕；另外，在法律允许同性恋者结婚的国家，男同性伴侣因缺乏子宫，无法完成生育过程，对于此类患者，代孕确实是一种圆其生子愿望的临床选择。

但代孕妈妈为委托人代孕，不仅利用了自己的子宫及生育功能，而且一定程度上会造成其身体及精力的耗损。如整个孕期所涉及的可能是全身各系统、器官的变化，孕期可能出现的妊娠剧吐、妊娠期高血压疾病、前置胎盘、胎盘早剥等妊娠并发症和合并症;分娩可能出现难产、剖宫产、产后大出血、产褥感染等并发症。这些无一不是对代孕者身体的伤害和生命的考验。尽管本案中 Annie 表示代孕过程让她愉快而且分娩过程很顺利,但不能因此认定她以后的每一次孕育都是如此幸运。何况,她目前已经 40 岁高龄,相对妊娠来说,已属高龄。高龄妇女妊娠后,上述的妊娠期合并症和并发症发生率均增加。随年龄增加,多脏器功能趋于衰老,罹患内科疾病的风险进行性增加,比如高血压、糖尿病等慢性疾病均可影响妊娠后母婴的安危。芝加哥大学妇产科医生及伦理学家 David Cohen 博士在 ABC 新闻上说,对于老年妇女来说,一个最大问题就是她们的心血管能否负荷怀孕期间体内额外的血流量。在怀孕期间,孕妇的血容量是平时的 2 倍,由于老年女性的血管弹性变差,发生高血压的风险更大。高龄妇女子宫血管随年龄增长出现弹性差,致血流阻力增加易产生供血不足,致胎儿宫内发育受阻的比例增加,导致成年后代谢性疾病发生率增加。

【伦理讨论】

代孕的需求可分为医学因素和社会学因素两类,其中社会学需求的代孕由于是满足某些人独特的需求而被唾弃和鄙视。而医学因素产生的代孕需求(如:先天性无子宫、子宫腔严重粘连、子宫切除、子宫畸形、子宫内膜严重损伤等)虽然具有部分正面价值意义,但仍然存在着伦理争议。

具体到本案例,主要涉及辅助生殖伦理学基本原则中的知情同意、尊重原则、保护后代原则、保护供者原则等。

Annie 与 Amanda 和 Jason 夫妇是在完全知晓代孕过程的风险与受益的情况下自主选择的,虽然符合知情同意与尊重原则,但是 Annie 的子宫作为"生育器官""借"给了 Amanda,容易导致人伦关系尤其是家庭关系的复杂化,甚至产生混乱。

从保护后代原则出发,代孕难以保障后代的利益。尽管本案中代孕母亲 Annie 不可能与契约母亲争夺婴儿的监护权,但若新生婴儿如果有出生缺陷,也可能会相互推卸责任。无论是争夺还是放弃监护权,这对无辜的新生命来说是极不公平的。

从保护供者原则考虑,代孕母亲所承担的妊娠风险难以得到保障。一旦供者在怀孕过程中发生

危及生命的并发症,或是生出具有缺陷的孩子,容易产生纠纷。

【法理讨论】

Annie 成功进行多次的无偿代孕是与英国的代孕政策息息相关的。英国是试管婴儿的发源地,目前,已形成了较为完备的人工辅助生殖立法。英国率先于 1985 年、1990 年颁布了《代孕协议法》和《人类受精与胚胎学法》,加强了包括代孕在内的人工生殖和胚胎研究的法律规制,现在正在酝酿制定针对代孕的专门法律——《代孕法》。在英国,商业化的代孕服务被严格禁止,但无偿型代孕有法可依,能够在法律允许的范围内实施。在英国,代孕者的选择必须经过权威组织的体检和评估,并且在申请、入选、代孕、产后等环节里,也得遵照一系列的法规,例如是否提供卵子,或是代孕受精卵等。Annie 体验怀孕的愿望并非随意实现的,而是在严格的法律框架下进行的。

【情理讨论】

代孕满足了某些类型的不孕不育夫妻生育后代的愿望,但在这份美好的表面下却潜藏着难以回避的风险。在 Annie 进行无偿代孕的英国,对无偿代孕是允许的,原因在于除了直接配套完善的法律法规外,在国民的需求和接受度上都比较成熟。代孕的出现可能将破坏传统家庭结构完整性,打破这一血缘亲情秩序,另外,不可避免的医疗风险将由谁来承担?代孕的委托人其实是把自己的幸福建立在代孕者的生命风险上,俗语说女人生孩子好比从鬼门关走了一趟,从这个角度来说,委托人是非常自私的。因而,有着独特的传统道德、文化、宗教、习俗的国家往往拒绝代孕。

【社会舆论】

能否为生育力欠佳的女性实施代孕技术,在社会上引发了巨大的争议。一部分人表示理解,他们认为:当今社会,有很多女性由于某些医学原因(如:先天性无子宫、子宫切除、子宫畸形等)无法自身孕育孩子。还有些女性患有不宜怀孕生子的疾病,如心脏病病程较长、子宫内膜癌病史等,如果有代孕者一拍即合,一个愿打,一个愿挨,何乐而不为呢?另一部分人则认为:每个人都有生育的权力,

那是自然生育权,当不能生育时,解决问题的方法是以不能凌驾在别人的痛苦之上或可能有巨大的代价为底线的。代孕,近 10 个月的怀胎,其风险不可预知,尽管孕妇的死亡率已明显降低,如果代孕妈妈因分娩而逝,有良知的委托人会煎熬一生。

【小结】

医源性的代孕解决了极少数特殊家庭的生育问题,即使是在有着完善的法律法规之下的国家里,仍存在严重的伦理问题。

（于修成　郑备红）

参考文献

［1］于修成. 辅助生殖的伦理与管理. 北京：人民卫生出版社, 2014.

第二十四章
罗马尼亚严打非法生殖诊所

【案例叙述】

罗马尼亚打击团伙犯罪和反恐怖调查局日前发布新闻公报说，一家名为萨比克的私人诊所涉嫌无执照非法从事体外受精业务，诊所所长——以色列籍哈利·米罗内斯库、他的儿子以及负责联系客户的秘书，三名主犯一起被拘留。检控方还透露，诊所内另有两名参与实施体外受精相关手术的以色列医生，因涉案而被要求在调查期间不得离境；调查局还对另外20多名涉案人员展开了刑事调查。

该涉案诊所已经开业10年，无开展辅助生殖技术的执照，但实施试管婴儿治疗已经过上千例。调查局某日凌晨搜查这家诊所时发现，当时约有30名妇女正在诊所内接受药物刺激卵巢和取卵手术，搜查人员查封了数周前用违规采集的卵子经体外受精培育的胚胎，同时还查封了两辆豪华轿车和20万欧元现金。

据当地媒体报道，这一团伙涉嫌贩卖卵子，他们通常在国外物色有接受供卵要求的不孕夫妇，并以1万~1.5万欧元的收费，帮助他们在罗马尼亚进行治疗。这家诊所以每人每次约280~370美元极低的酬金，对罗马尼亚18~30岁的青年女性实施药物刺激卵巢和取卵手术，然后高价出售给有卵子需求的外国夫妇，其中大多数客户是以色列人。

罗马尼亚国家器官移植局负责人维克多·佐塔当天对媒体表示，贩卖卵子违反罗马尼亚有关人体器官等无偿捐献的法律。他强调，萨比克诊所设备硬件一流，拥有许多外国医学专家，他们都知道在罗马尼亚贩卖卵子属违法行为，但依然为所欲为。

罗马尼亚监管体外受精的法律规定，实施体外受精技术的诊所必须获得政府授权，除为不孕夫妇实施自卵体外受精的情况外，其他体外受精手术的卵子必须由捐献渠道获得。

非法行医涉案诊所和医务人员必将面临法律的处罚，但被查封的胚胎又将如何处理？

【医学观点】

医务人员进行医疗活动必须严格遵循所在国家和行业的规范要求，此案例中的诊所未获得罗马尼亚国家辅助生殖技术授权，属于无执照非法行医，同时，违规进行卵子买卖，以低酬金对年轻女性进行药物刺激卵巢获得卵子，高价卖给国外有卵子需求的夫妇，从中牟取暴利。无视药物刺激卵巢的风险，把年轻女性当作挣钱的工具，有悖于医者的职业道德，理应受到法律的制裁。

对于被查封的胚胎如何处理，关键在于对胚胎的性质的判断，归根到底也就是关系到胚胎的道德地位和法律地位，实际上这种地位又是不确定的。因此，对于查封的胚胎的处理应慎之又慎，需要和当事人充分知情告知后，在伦理审查和监督下进行相应处理。

【伦理讨论】

人类辅助生殖技术是治疗不孕不育症的一种医疗手段，遵循辅助生殖伦理原则，安全、有效和合理地实施助孕技术，从而真正做到保障个人、家庭以及后代的健康和利益，维护社会公益。诊所非法开展人类辅助生殖技术，进行卵子买卖，与多项辅助生殖技术伦理原则相违背。

1. 尊重原则　辅助生殖技术中尊重原则是所有原则中最重要的。尊重原则就是对能够自主的患者的自主性的尊重,同时包括尊重配子、尊重胚胎。胚胎是人类生物学生命,具有一定的价值,应该得到人的尊重,没有充分理由不能随意操纵和毁掉胚胎。不孕不育夫妇在实施人类辅助生殖技术过程中获得的配子、胚胎拥有其选择处理的权利。技术服务机构必须对此有详细的记录,并获得夫妇一方或双方的书面知情同意。在未征得其知情同意的情况下,不得进行任何处理。因此,对于被查封的胚胎,必须征得助孕夫妇的知情同意后方能进行相应的处理。

2. 保护后代的原则　我国卫生部于2003年修订的人类辅助生殖技术规范中明确规定:同一供者的精子和卵子只能使5名妇女受孕。这也是基于辅助生殖技术的保护后代的原则出发的,尽可能降低后代成年后近亲婚配的概率。该诊所违法进行非法商业供卵已经长达10年,不可避免供卵者多次供卵的可能性,因此,这样的胚胎如果继续进行移植则对出生的孩子存在近亲婚配等风险,有悖于保护后代原则。

3. 严防商业化和技术滥用原则　辅助生殖技术属于限制性技术,罗马尼亚的相关法律规定,包括诊所在内的医疗机构必须取得政府授权才能进行试管婴儿手术,而且卵子必须是来自选择手术的夫妇或是自愿捐赠者。该诊所负责人受经济利益驱动,违法开展辅助生殖技术,非法进行卵子采集和买卖,违背了严防商业化原则,同时也是滥用人类辅助生殖技术。

4. 有利于供受者的原则　实施人类辅助生殖技术在为不孕症家庭带去福音的同时,必须坚持有利于供受者的原则。该诊所无执照非法从事体外受精业务,并且非法进行卵子买卖,以低价给年轻女性药物刺激卵巢,获得卵子后,高价卖给需要的家庭,从中牟利,严重损害了供受者双方的利益,与有利于供受者原则背道而驰。

5. 不伤害原则　实施辅助生殖技术必须履行不伤害原则,该诊所对年轻女性进行商业性药物刺激卵巢、采卵等医疗手段来达到他们买卖卵子谋取暴利的不法行径,全然不顾对这些女性的身体伤害,而把她们当作生产卵子的机器,成为他们赚钱的工具。众所周知,卵子的获得与精子采集对身体的影响截然不同,药物对女性月经周期的干扰、卵巢过度刺激的风险、取卵手术可能出现的感染出血等都不可完全避免,卵子买卖违背不伤害原则。

6. 伦理监督原则　开展人类辅助生殖技术,必须建立生殖医学伦理委员会,并接受其指导和监督。地下诊所非法开展助孕技术,进行卵子买卖,不仅仅违法违规,也无视伦理监督原则,践踏道德底线。

【法理讨论】

人类辅助生殖技术所涉及的除了不孕不育夫妇的利益外,还有他们的家庭、后代及其所处的社会利益,导致其实施比其他医学领域涵盖了更广泛而复杂的法律、伦理、道德等一系列社会问题。在国外,越来越多的国家通过建立监督管理机构、颁布法律和伦理法规对助孕技术的实施进行规范化管理。罗马尼亚的相关法律规定,包括诊所在内的医疗机构,必须取得政府授权才能进行试管婴儿手术,同时,助孕过程中精子和卵子必须是来自选择手术的夫妇或是自愿捐赠者。此案例中的诊所在没有获得政府授权的情况下开展人类辅助生殖技术,已经触犯该国法律条例,进行非法卵子买卖更是对法律法规的挑衅,应得到严惩。对于查封的胚胎如何处理,则是法律面临的难题和困惑。

德国联邦议会于1990年12月公布了《胚胎保护法》,该法律对胚胎进行了定义:原核消失后明显具有发育为人类潜力的受精卵细胞,并且只允许冷冻合子期的受精卵。严禁人类干细胞研究以及克隆干细胞。英国政府为实施辅助生殖技术的管理,专门设立了人类受精及胚胎管理局(HFEA)负责人类受精的监督管理工作,确保胚胎及生殖细胞使用适当与合法。关于胚胎冷冻保持期限,澳大利亚规定,胚胎的保持期限为5年。目前各国法律都没有对非法开展助孕技术获得的胚胎处理的相关法律条款。无论如何处理这样的胚胎,都必须在征得当事人知情同意的情况下,同时对胚胎予以充分尊重的前提下进行处理。

【情理讨论】

人人享有生育的权利,对那些为实现自己的生育愿望,不惜花费重金前往国外进行助孕治疗的夫妇,不幸落入黑诊所的陷阱,千辛万苦得到的胚胎,对他们来讲非常珍贵,如果销毁这些胚胎无疑是沉重的打击。他们这样的遭遇是令人同情的,但是选择在不合法的诊所进行助孕治疗,这就意味着他们必须为之付出一定的代价。如果继续使用这样的胚胎进行助孕治疗,可能使更多诊所不惜以身试法,非法开展助孕技术,也可能使更多的不孕家庭铤而走险,加入非法助孕活动中,这一定不是民心所向。

【社会舆论】

黑诊所事件的曝光一度引起民众的关注,人们对该诊所非法行医,牟取暴利的不法行为表达了谴责,违法违规必将接受法律的制裁。同时,该诊所长达10年时间非法开展人类辅助生殖技术,也暴露了卫生行政部门的监管不力,对辅助生殖技术监督和管理提出了质疑和挑战。如何确保跨国进行助孕治疗的供受者双方利益,加强国际协作势在必行。

【小结】

违法开展人类辅助生殖技术的黑诊所被查封,其负责人和主要参与者被拘留,理应受到法律的惩罚。他们的所作所为触犯了罗马尼亚的法律法规,同时也违背辅助生殖伦理学尊重原则、保护后代原则、严防商业化和滥用技术的原则以及缺乏伦理监督等原则。对查封的胚胎的处理应慎之又慎,需要在相关人员知情同意的情况下,在辅助生殖伦理审查和监督下进行处理。

(于修成　耿丽红)

参考文献

[1] 于修成.辅助生殖的伦理与管理.北京:人民卫生出版社,2014.
[2] 中华人民共和国卫生部.关于修订人类辅助生殖技术与人类精子库相关技术规范、基本标准和伦理原则的通知.卫科教发〔2003〕176号,2003.

第二十五章
离异女士获胚胎处置权的波折

【案例叙述】

以色列 Nachmani 案,叙述的是一对离异夫妇因冷冻胚胎的处理再三对簿公堂,最终前妻获得胚胎处理的权利,有望通过胚胎复苏移植代孕生子。

Nachmani 夫妇早先因女方身体不能妊娠,希望通过体外受精和委托代孕生子。他们与一位加利福尼亚州代孕妇女订立了代孕协议。随后妻子 Ruthi 经过药物刺激卵巢,获得的卵子与丈夫 Danni 的精子在体外结合、受精培育成胚胎后冷冻保存,等待代孕移植。因身体原因所限,这是 Ruthi 能进行的仅有的一次药物刺激卵巢。然而,就在此期间,Nachmani 夫妇分居,丈夫和其他女人同居,并且生育了 2 个孩子。Ruthi 独自请求生殖医疗机构继续进行冷冻胚胎复苏实施代孕,因 Danni 的反对,生殖医疗机构拒绝了 Ruthi 的请求,由此引发争议,于是 Ruthi 向法院提起了诉讼。区法院判定 Ruthi 的诉求成立,法官认定 Danni 违背了夫妻双方此前的协议。Danni 不服,提起上诉,最高法院在上诉庭审中撤销了区法院的裁判,支持 Danni 的请求。因为该法官认为法律必须维护 Danni 不被强迫成为父亲的权利,夫妻间关于生育的协议不具有强制执行效力。后来迫于民间舆论压力,该案后来又进行了再审,最终法院判决冷冻胚胎归 Ruthi 所有,由其处置,理由是因为冷冻胚胎的移植是 Ruthi 成为血缘母亲的最后机会,在衡量利益的轻重后,认为 Ruthi 成为血缘母亲的最后机会的权利,比 Danni 拒绝成为父亲的权利更应受到保护。

Ruthi 获得这些冷冻胚胎的处理权可谓一波三折,最终能不能有自己的孩子还需要时间来告知世人。

【医学观点】

本案例中女主角 Ruthi 在生育方面存在两个问题:一是身体条件不能妊娠,需要代孕生子;二是身体所限,不能继续进行药物刺激卵巢。因此,对于她来讲,现有的冷冻胚胎是她能拥有自己血亲关系孩子的唯一希望。然而,实施辅助生殖技术必须遵循所在国家法律法规和行业规范。以色列是第一个积极准许和管制辅助生殖技术的国家,其管理机构是阿罗尼委员会,对代孕和单身女性治疗都进行了行政立法。Ruthi 因身体原因不能妊娠,离异的她也成为单身女性,从该国行业规范来讲,为她实施冷冻胚胎复苏代孕并不违背医疗原则。但是,为单身女性助孕常规采用的是捐赠精子或人类精子库精子体外受精获得的胚胎,而 Ruthi 现在请求复苏移植的胚胎是她的卵子和前夫 Danni 的精子受精获得的胚胎,Danni 同样有决定是否生育的权利,当两者的诉求发生了冲突,最终只能依据法庭的判定进行。

【伦理讨论】

1. 尊重原则 在辅助生殖技术中,尊重原则是所有原则中最重要的。尊重原则就是对能够自主的患者自主性的尊重,同时包括尊重配子、尊重胚胎。不孕夫妇对实施人类辅助生殖技术过程中获得的配子、胚胎拥有其选择处理方式的权利。Nachmani 夫妇离异后,他们所共同拥有的胚胎,不能按照他们中的任何一方的选择进行处理,必须充分尊重双方的选择。而夫妇背道而驰,尊重了妻子,则不能尊重丈夫。

2. 保护后代的原则 实施辅助生殖技术过程中,必须落实保护后代的原则。如果有证据表明实施辅助生殖技术将会对后代产生严重的生理、心理和社会损害,医务人员有义务终止该技术的实施。Nachmani 夫妇离异,女方坚持继续完成代孕产子,男方拒绝生育与自己有血亲关系的孩子,这意味着未来出生的孩子,将在缺乏亲生父亲的家庭成长,父亲可能不会尽养育之责。同时,从案例叙述中得知,母亲 Ruthi 的身体状况并不乐观,未来孩子可能要过早承担赡养单亲母亲的责任,这样的情形对孩子显然是不公正的。因此,从保护后代的原则,为 Ruthi 复苏冷冻胚胎进行代孕移植是与保护后代的原则相悖的。

3. 自主原则 自主原则是辅助生殖伦理学中的一个具体原则,指在医疗活动中患者有独立的、自愿的决定权。Ruthi 要求复苏与前夫的冷冻胚胎进行代孕治疗,希望获得与自己有血亲关系的孩子,是她作出的独立的决定。但是自主原则是有相对性的,医务人员在任何时候都必须担负起自主原则赋予的道德责任,不能一味应允患者的不合规要求,以色列生殖规范对单身女性助孕是需要使用捐赠精液或精子库精液受精的,能否为她进行复苏代孕移植,必须合法、合规进行。

4. 公正原则 公正原则是辅助生殖伦理中的具体原则。此案例最终法院判决冷冻胚胎归 Ruthi 所有,源于法官权衡了 Ruthi 成为血缘母亲的最后机会的权利和 Danni 拒绝成为父亲的权利,认为冷冻胚胎的移植成功是 Ruthi 成为血缘母亲的最后机会,更加珍贵,而做出的判决。公正的作用是建立在根据差别应用一般原则的基础上,这些差别在特定情况下是恰当和正当的。Nachmani 夫妇离异后胚胎的归属和处置权基于同情和保护弱者的角度做出的判决,似乎是恰当和公正的,但是公正除了考虑对诉讼双方,还应考虑对后代乃至社会的公正,显然对后代有失公正。

【法理讨论】

在试管婴儿技术法律法规方面,以色列辅助生殖技术的管理机构阿罗尼委员会,对代孕和单身女性治疗都进行了行政立法。以色列最初的法律规定仅允许本国公民代孕,本国公民必须是已婚异性恋夫妇,并且有共同的宗教信仰。2014 年起,以色列本国的同性恋夫妇和单身女性也被允许使用代孕方式获得后代。因此,以色列法律代孕不仅仅适用于其本国公民,同样适用于同性恋、异性恋夫妇和单身女性。

Ruthi 离异后成为单身女性,因身体原因不能妊娠,依照她所在国家法律可以行代孕生育。然而,以色列生殖规范为单身女性助孕常规采用的是捐赠精子或人类精子库精子体外受精获得的胚胎,当下 Ruthi 请求复苏移植的胚胎是她的卵子和前夫 Danni 的精子受精获得的胚胎,Danni 背叛婚姻导致离异,并拒绝复苏胚胎,由此引发冲突,两人为此再三进行法律诉讼,最终 Ruthi 赢得了冷冻胚胎的处置权。据此医务人员就可以为她实施冷冻胚胎代孕移植。

值得一提的是,以色列是鼓励生育的国家,生育福利十分健全,涵盖范围非常广。以色列是全球唯一提供试管婴儿手术高额补助的国家,甚至大部分人免费。只要是 45 岁以下的女性,哪怕已经有了一个孩子,只要有生育愿望,政府就可以给予试管婴儿手术的补贴,而且没有次数的限制。因此,Ruthi 进行复苏胚胎代孕治疗不存在经济负担,同时由于以色列鼓励生育的政策,未来她能拥有自己血亲孩子后,即使独自抚养孩子也不需要承担增加的经济和教育的负担,也是令人欣慰的。

【情理讨论】

Nachmani 案中妻子 Ruthi 因身体原因不能妊娠,夫妇达成生育代孕协议,开始辅助生殖技术治疗,在获得胚胎冷冻后,丈夫与他人同居生子,妻子 Ruthi 受到身心双重伤害,令人同情和怜悯。但是在 Danni 反对的情况下,为他们继续进行代孕产子,孩子出生后可能得不到父亲的抚养,身体状况不佳的 Ruthi 和孩子的未来也难免让人担忧。Ruthi 坚持复苏胚胎代孕产子的决定,最终的结局实属难以预料。

【社会舆论】

Nachmani 案一审再审引起了公众广泛关注,大多数民众对妻子 Ruthi 的遭遇表示同情,支持她通过法律捍卫自己生育子代的权利；也有人为她和孩子的未来担心，单亲母亲的付出和单亲家庭孩子的教育都可能面对更多的问题和挑战。当然，也有人强调丈夫 Danni 的生育自主权，对他被动当父亲的无奈表示理解。

【小结】

以色列 Nachmani 案中这对离异夫妇因冷冻胚胎的处理权再三进行法律诉讼，最终前妻获得胚胎的处理权，有望通过胚胎复苏移植代孕生子。此案例与以色列辅助生殖技术管理相关法律法规无冲突，但违背辅助生殖伦理学的尊重原则、保护后代原则和公正原则，有待进一步思考和未来时间的检验。

（于修成　耿丽红）

参考文献

［1］于修成.辅助生殖的伦理与管理.北京：人民卫生出版社,2014.

第二十六章
女囚狱中自行人工授精逃脱死刑

【案例叙述】

2016年2月16日,越南《青年报》报道,越南东北广宁省(Quang Ninh)一名女死囚在狱中花钱向男囚犯购买精子,自行人工授精怀孕,竟然靠这一方法逃脱了死刑。

报道称,现年42岁的阮氏慧于2012年因越南历史上最大毒品案入狱,她与同党从老挝贩运5 000砖(1砖相当于300g)海洛因及数千粒药丸到越南和中国。根据当地法令,拥有超过600g海洛因可判处死刑,2014年她被依法判处死刑。此案也是越南涉及死刑犯数量最多的案件。她曾上诉,但被法院驳回。狡猾的阮氏慧熟知越南刑法禁止对孕妇及子女不满3周岁的女性使用死刑,只能终生监禁。为了免于一死,阮氏慧绞尽脑汁不择手段怀上了孩子。

调查人员发现,阮氏慧为逃避死刑,花费5 000万越南盾(约1.5万元人民币)两次偷偷购买一名27岁男囚犯的精液。男囚犯收钱后,将装有精液的塑胶袋及注射筒放到指定地点,女犯则利用上厕所时带回,再自行注入体内进行自我授精,并最终怀孕。一直到怀孕25周后才被人发现。在此案中有4名狱警因涉嫌玩忽职守而被停职。当地媒体指出,这并不是越南第一个利用怀孕逃避死刑的案例。早在2007年,两名狱警因私下默许一男囚犯与一女犯人发生性关系致其怀孕而被判5年监禁,那名女囚也因怀孕逃过了被枪决的命运。

女死囚犯暗地里购买男囚精液,自行人工授精成功怀孕而侥幸逃过死刑,可谓用现代医学技术在生死关头改变了自己的命运。然而,谁来为即将出生孩子的命运负责?

【医学观点】

人工授精是指通过非性交方式将精液送入女性生殖道内,以达到受孕目的的一种技术。人工授精根据精液来源的不同分为丈夫精液人工授精和供精人工授精;根据是否采用药物刺激卵巢,分为自然周期的人工授精和控制下药物刺激卵巢的人工授精;根据授精部位的不同主要分为宫腔内人工授精、宫颈内人工授精、阴道内人工授精等。人工授精的必备条件是女方至少有一侧输卵管通畅,有排卵,用于授精的精液有一定的精子浓度和活力。

此案例该女囚年过42岁,自行购买年轻男囚的精液,男囚采精后将装有精液的塑料袋放在两人约定的地方,女囚趁上厕所之际拿回,然后自行将精液注入阴道,相当于进行了自然周期供精阴道内人工授精,在没有监测排卵和精液检查情况下,经过两次阴道内直接注射精液居然就怀孕了,即使她有一定的生殖知识也是相当幸运。通常情况下实施人工授精时,精液离体后需要保温,要求在1小时内进行相应处理。此案例发生在越南,因其所处地理位置常年都有较高的气温,对精液的影响较小,不可否认这也是她的计划能侥幸得逞的得天独厚的气候条件。

另外,从医学的角度看,阮氏慧购买男囚犯新鲜精液随即注入自己体内,也是冒着感染性传播疾病和后代出生缺陷风险。人类精子库规定对供精者进行严格的筛查,精液必须经过检疫和冷冻后方可使用,以避免或减少出生缺陷,防止性传播疾病的传播和蔓延。案例中毒贩为逃一死,全然不顾自身感染性病风险,当然也不会考虑所孕育孩子的健康与否。

【伦理讨论】

越南女囚犯下贩毒重罪,理应接受法律的严惩,她为偷生,重金购买男囚精液,自行人工授精怀孕,躲过死刑,但是无论如何,也躲不过道德和伦理的审判。

1. 违背保护后代的原则　辅助生殖技术实施中,保护后代的原则是非常重要的原则,通过辅助生殖技术出生的后代享有和自然受孕分娩的后代同样的法律权利和义务,接受辅助生殖技术的夫妇应知晓他们对通过该技术出生的孩子(包括对有出生缺陷的孩子)负有伦理、道德和法律的权利和责任。此案例中,女囚重罪在身,密谋怀孕,并非对新生命的期盼,而是持腹中胎儿来逃脱死刑,无辜的新生命沦为延续死刑犯生命的工具,以这样的角色被孕育和出生面世,无疑是孩子人生悲剧的开始。出生孩子的生物学父母皆为狱中囚犯,如何保障孩子的权益? 女囚是否会要求男囚承担父亲的责任和义务? 男囚作为精液提供者,得知该女囚妊娠产子后,对出生的后代是否产生父子感情也不可预知,未来是否会为孩子的归属权发生争议? 这些问题都悬而未决,难以预料,并带给孩子未来诸多不确定性,女囚的做法违背保护后代的伦理原则。

2. 违背保密和互盲原则　保密和互盲原则一直是许多国家实施供精人工授精(artificial insemination with donor sperm, AID)的指导原则,即匿名供精来源以及供受双方互盲原则。此案例中,女囚自行购买男囚的精液,何谈保密和供受者双方互盲? 为未来孩子的监护和抚养是否发生纠纷等埋下隐患。

3. 违背严防商业化原则　供精是自愿的人道主义行为,禁止买卖精子。医务工作者认为买卖婴儿是道德的沦陷,也不允许以人类的器官或细胞做交易。精液作为商品买卖一直以来都备受争议,大多数国家都反对精液商品化,禁止出售精液、卵子与胚胎。我国禁止精液、卵子和胚胎商业化,但给捐赠者一些误工、交通和医疗补助也是合情合理的。此案例中,男囚收取阮氏慧的钱后,将采集自己的精液放置在指定的地方,实则是一种精液买卖

行为。本案例能否按供精助孕案例同等对待呢? 两者明显不同,只有交给时间和法庭评判了。

4. 违背严禁技术滥用原则　辅助生殖技术属于限定使用技术,特别在涉及有第三方助孕的时候,必须具备相应的医学指征,符合技术使用的适应证。实施人类辅助生殖技术必须在有技术许可资质的医疗机构进行。女囚购买精液自行注射等同于实施供精人工授精,作为死刑犯,法律已经限制了她的人身自由,她既不是不孕症患者,没有技术适应证,更没有生育的需求,而是钻法律的空子,拿怀孕做挡箭牌,纯属滥用助孕技术。

5. 违背公正原则　公正原则是辅助生殖伦理学中的一个具体原则。公正原则不仅体现在同样需求的不孕症患者,应该得到同样的医疗对待。公正也应考虑对子代、利益相关方乃至社会的公正。大毒枭使用助孕技术怀孕逃脱死刑,对腹中胎儿的未来、缉毒警察所承受的生命风险和因毒品家破人亡的普通百姓也是不公正的。

6. 违背严防医源性疾病传播原则　医源性疾病通常指患者在诊疗过程中,由于医学的原因所引起的疾病,包括感染性传播疾病。女囚自行使用男囚新鲜精液进行阴道内注射,是有较大的感染性传播疾病风险的,对她而言,不顾一切以求苟活,对这样的风险即使想到也不会为此放弃计划的。在我国辅助生殖技术规范中,精子库对捐精者有着严格的筛查程序,同时采集的精液需要冷冻6个月以上,捐精者需再次复查相关感染指标后,其精液才能被使用。制定这些措施都是为了避免医源性疾病传播。

【法理讨论】

死刑的本质在于剥夺生命。死刑是世界上最古老、最残酷的刑罚之一,是以剥夺犯罪分子生命为形式的刑罚方法。全球每个国家都有着不同的死刑历史。从原始社会的血族复仇、血亲复仇,到现代的严格意义上的死刑。死刑的产生、存在与发展几乎与人类历史同步,死刑的存在是基于自然正义的,也是合乎历史发展规律的。

越南自古以来就有死刑,至今也没废止。越南于2011年7月废除了以枪决方式执行死刑,代之以"更具人性化"的药物注射死刑。越南刑法规定,禁止对孕妇以及子女不满3周岁女性使用死

刑。这一规定，主要是出于人道主义考虑，未出生的胎儿是无辜的，不能因其母亲犯罪而剥夺其出生的权利。也充分体现了对新生命的尊重，可以说是一条很有人情味的法规，但却被罪大恶极的死刑犯利用以逃避死刑制裁。如果死囚人人效仿，是否是对社会公正和法律权威的一种亵渎？因此，法律也要不断完善其制度，加强对人的权力的规制，使死刑在自然正义的基础上，合乎社会正义，以防其两者的分离。国际社会一直对是否废止死刑存在争议，尤其是有关毒品犯罪的死刑。医务工作者对此拭目以待。

【情理讨论】

怀孕本是一件非常神圣的事情，它不仅承载着生命的传承，还意味着责任和担当。但是越南女囚阮氏慧竟然拿怀孕来做免死金牌，真的是让人非常愤怒。但是作为越南史上最大毒品案件的罪魁祸首，阮氏慧自然不是等闲之辈。她知道能够通过怀孕来逃避死刑，在求生的本能下精心策划，先后两次向同监狱的男囚购买获得精液，并注射到自己的体内，最终侥幸怀孕，避免了法律的制裁，与死神擦肩而过。与此同时，四名狱警因此案涉嫌玩忽职守而被停职，警示需加强监狱管理，杜绝漏洞。

【社会舆论】

越南贩毒女囚狱中自行人工授精怀孕逃脱死刑的新闻，曾一度引起国际社会对于死刑的存在是否合理的热议，世界上越来越多的国家逐渐舍弃对严重犯罪的囚犯使用死刑的判罚。民众指责其想方设法以怀孕的手段来逃脱死刑的行为，也对其腹中无辜新生命的未来担忧。同时，女囚用怀孕为自己免除死刑，对于冒着生命风险战斗在缉毒一线的警察和因毒品家破人亡的人群是难以接受和原谅的。

【小结】

越南女囚身陷狱中，自知死神将至，绞尽脑汁，暗地里买通男囚获得其精液，自行阴道内人工授精，侥幸怀孕，逃过死刑。但是，她无论如何也逃不过世人的谴责和伦理道德的审判。她以怀孕为手段逃避法律死刑的行为，违背了保护后代原则、保密和供受者互盲的原则、严防商业化和技术滥用原则、严防医源性疾病传播原则以及公正原则等。同时，该事件也引发了国际社会对毒品犯罪豁免死刑的争议。

（于修成　耿丽红）

参考文献

［1］于修成.辅助生殖的伦理与管理.北京：人民卫生出版社,2014.

第二十七章
新加坡错用精液案

【案例叙述】

新加坡首例生殖中心错用精子体外受精妊娠分娩女婴的乌龙案，历时 5 年之久，最终在最高法庭判决和双方律师的多次协调下，就赔偿达成协议，了结了官司。为了保护未成年的女童，可能会暴露她身份的资料，包括她母亲的名字，都未公开。

2010 年，一位华裔妇女与她的德国籍丈夫在新加坡一家生殖医学中心，通过试管婴儿技术，产下一女，出生女婴的肤色与夫妻俩的白皙皮肤不同，血型也不符，令他们起疑。经过脱氧核糖核酸（deoxyribonucleic acid，DNA）的检验，证实女婴只有母亲的 DNA，没有她父亲的 DNA。说明辅助生殖的体外操作过程中出了差错。也就是说，为该名妇女做辅助生殖技术的生殖中心出现失误，使得该妇女的卵子与陌生人的精子受精，发育成胚胎，移植后受孕分娩。

事发后，该生殖中心的两名胚胎学家，承认错把一名印度男子的精子加入了她的卵子培养皿中，形成了胚胎，而且没有察觉。该妇女于 2012 年起诉他们职业疏忽和违反合约，索讨至少 100 万元。2014 年，诉辩双方达成协议，被告方同意承担责任，但就妇女要求他们承担女童生活费未能达成一致，交由法庭定夺。该妇女的律师列出多项与女童生活费有关的开销，包括她所在居住地的学前教育费、当地的德国国际学校求学的支出，以及未来在德国上大学深造的费用、女童经济独立前的日常花费、旅游和度假开销及医药费等。虽然这笔索偿没有具体金额，但一定相当可观。

最高法院声称此案或是历来最棘手的上诉案，经过 1.5 年斟酌及诉辩双方数轮陈词才做出裁决，裁定女童的生活费不能由被告方承担，但认为该妇女确实蒙受"遗传关系的损失"（genetic affinity loss），判她在这方面获得等于女童生活费三成的赔偿。不过，诉辩双方都不愿透露赔偿金额，这也是协议约定的保密条件。

新加坡这起人工助孕的乌龙案缓缓落下了帷幕，但带给世界上每一位生殖医学工作者怎样的警示？值得医务工作者进一步思考。

【医学观点】

辅助生殖技术是关乎不孕症夫妇生育后代的大事，在整个助孕过程中一旦出现卵子、精子或胚胎混淆错误，都是非常严重的事件，引起医疗纠纷和一系列伦理问题，给助孕治疗的家庭、所在医院以及社会大众都带来极大的伤害和负面影响。建立严密的医疗管理制度和严格执行制度是控制和预防潜在风险的关键。制度建设是一个不断完善的过程，不但需要严密的设计，更需要在实践中不断发现问题，完善制度。

实施助孕技术过程中可能产生精液标本混淆的情况有：①患者刻意隐瞒，提供非配偶精液；②治疗过程中因医务人员操作不当或疏忽，患者精液标本与其他患者的精液混淆或交叉污染。另外，也有国外报道，诊所医生恶意使用自己的精液为不孕症夫妇进行助孕治疗。

IVF 实验室如何确保做到零差错，是生殖医学工作持续改进和完善的目标。随着生殖中心信息化和系统管理软硬件的推广应用,IVF 实验室在遵循严格的操作规程与管理制度下,实施人工助孕技术是完全可以做到零差错的。

严格执行"一台一患者"和"一人一管一皿"制度:在精液处理过程中,操作者严格执行"一台一患者"制度,每个操作台只处理一位患者的精液标本,独立操作,防止交叉污染。每一步操作都严格执行电子标签核对加人工双人核对,保证每对夫妇的卵子和精子配对准确无混淆。始终坚持操作过程"一人一管一皿",每一对夫妻的精子、卵子和胚胎都使用严格无菌的试管、吸管、培养皿等专用耗材处理,各个耗材上执行严格标记,所有耗材一次性使用,使用结束即刻丢弃至专用医疗垃圾袋,并有专人监督核查。每个标本都是单独在一个操作台、一个离心机、一套吸管进行处理,规避了潜在的"搞错"风险。

严格履行双人核对制度:双人核对制度就是要求胚胎学家在进行任何操作的每一个过程中,都要有一个助手在旁边核对患者信息,并承担和操作者同样的责任。胚胎室所有接触配子和胚胎的试管、取精杯、培养皿等都标记患者双方的姓名、唯一的病历号等,以便于双人核对。从取卵、取精、精液优化处理、体外受精、胚胎培养、移植到胚胎冷冻和解冻,每个环节都必须执行严格的双人核对制度,以确保准确无误,避免标本混淆。

电子系统芯片标签配合双人核对监督:开展电子系统芯片管理的生殖中心,在精子、卵子处理的每一步都将进行芯片标签扫码(含患者夫妇双方身份信息),随时将芯片信息导入电脑,与电脑存储信息进行比对;在进行 IVF 和 ICSI 受精操作时,同时将精子和卵子标本标签进行扫码,如果两者不匹配,电脑将发出报警声,提示错误,不允许进行下一步操作。在胚胎移植时,移植前扫码胚胎标签,如果与移植患者信息不符,电脑也会发出报警声,提示错误,不允许进行移植操作。在电脑核对系统和人工双核对两套系统的监督下,将错配风险降低为零。

本案例实施的助孕技术相当于变相的供精助孕,而正常的供精助孕,其精液来源为人类精子库冷冻精液标本,供精者进行捐精前体检,6 个月后复查,确定没有性传播疾病等方可进行。此案例因为错配精子,使用了其他男性精液,尽管是已进入到生殖中心的实验室里的精液,仍存在潜在医疗及

感染的风险。

【伦理讨论】

人类辅助生殖技术带来了医学和社会的进步,使得某些不孕症夫妇实现了原本无法实现的为人父母的愿望,然而助孕技术也是一把双刃剑——伴随着不确定性和潜在风险,当发生精子和卵子错配,胚胎移植孕育新的生命,将导致一系列伦理问题。

1. 尊重原则 尊重原则是辅助生殖技术最重要的原则,只有尊重每一个配子,每一个胚胎,每一个患者,才能在辅助生殖技术的每一个环节中做到一丝不苟、谨慎再谨慎,每一个重要环节中,才能都做到"三查七对",杜绝一切可能的医学失误。两位胚胎学家的严重疏忽导致精子与卵子的错配,是对配子的不尊重,更是对患者夫妇的不尊重。

2. 保护后代的原则 通过辅助生殖技术出生的后代与自然受孕分娩的后代享有同样的法律权利和义务,包括后代的继承权、受教育权、赡养父母的义务,父母离异时对孩子监护权的裁定等。本案例出现这样的乌龙事件,导致出生孩子的生父和社会学父亲不是同一个人,特别是这个家庭的特殊情况,肤色就足以让人生疑。孩子在成长的过程中必将追问自己的身世,一旦日后知情,对孩子的心灵未尝不是一种创伤和损害,此与保护后代原则背道而驰。同时,由于与父亲血亲关系的缺失,父亲能否对孩子视同己出,一旦出现父母离异,这个孩子的归属权问题可能产生争论,导致其抚养权、继承权等一系列的社会学问题都随之而出,孩子的权利难以得到保障。

3. 不伤害原则 在助孕过程中,由于胚胎学家的疏忽或者纰漏导致了这一乌龙事件,对这对不孕夫妇造成极大的身心伤害,不仅仅是遗传关系的损失,还要长期蒙受他人异样的眼光,在公共场所难享平常人家的幸福欢乐时光。因此,违反了不伤害原则。

4. 保密原则 在辅助生殖技术实施中,除涉及供受者参与的信息需要保密和双盲外,助孕夫妇的身份和治疗信息也属于保密范畴。本案例因为生殖中心胚胎实验室错配卵子和精子,导致该夫妇不得不走上法庭,他们进行辅助生殖治疗的事实暴露在公众的视野中,则很难做到保密原则。

5. 严防医源性疾病传播原则 本案例实施的助孕技术相当于供精助孕,通常因男方无精子症或遗传因素,进行供精助孕的精液来源为人类精子库

冷冻精液标本，供精者进行捐精前体检，6个月后复查，确定没有性传播疾病等方可进行。此案例因为错配精子，使用了无关男性精液，并未按供精试管婴儿流程进行，存在潜在医源性疾病传播风险。

【法理讨论】

在实施辅助生殖技术时，医务人员有义务告知接受辅助生殖技术治疗的夫妇，他们对通过该技术出生的孩子（包括对有出生缺陷的孩子）负有伦理、道德和法律上的权利和义务。一旦负责体外受精的医院或机构发生了人为疏失错配了精子或卵子，必定会牵扯到法律和道德的问题。如果发生了精子和卵子的错配，在没有进行移植胚胎或移植了错配的胚胎但未妊娠，和移植错配胚胎妊娠乃至分娩活产新生儿，情况就大不相同，后者因涉及出生孩子的抚养和监护权就更为复杂。

2012年，新加坡政府提出《子女身份"辅助生殖技术"法案》，目的是给越来越多通过各种助孕技术出生的孩子明确的法律地位。基本原则是通过助孕技术出生的孩子都应该只有一对父母，母亲的定义较直接，即使卵子或胚胎由别人所捐，孩子在法律上的母亲只能是生他下来的女子。也就是说，生母及其丈夫成为孩子的当然的父母。其他相关者则可以在错误发现后的2年内，向法庭提出父母权申请，然后由法庭酌情判决。这从另一个角度来看，等于是要寻求助孕妊娠的夫妇承担这样的风险和后果，包括对所生孩子承担父母的法律责任，即使他或她是错配精子或卵子的结晶，或是错误胚胎移植妊娠，造成了非意愿性的代孕产子。如果孩子的生母和/或她的配偶不承认或不接受孩子，特别是发生胚胎移植错误，孕育的孩子与孕育的父母完全没有血亲关系的时候，孩子就可能面临被孕育父母遗弃的可能，也会引发道德上的争议。

本案例错配卵子和精子的乌龙事件，依据新加坡《子女身份"辅助生殖技术"法案》，孩子的母亲无论从血亲和孕育都毋庸置疑，作为她的配偶，则无论有无血亲关系，依然是孩子社会学和法律上的父亲。从保护后代来讲，不管孩子是亲生或领养的，父母都有义务抚养孩子。一旦父母接受了家长的角色，他和他的配偶就有责任抚养孩子。此案中该妇女提出辩方承担生活费未得到法庭裁决，但她仍有权利以乌龙案给她造成痛楚要求赔偿。伴随

辅助生殖技术带来的新的法律问题，法律界也希望学者专家和公众人士都能关注这一法案，并积极参与公共咨询的过程，集思广益，提出宝贵的建议。

【情理讨论】

妇女渴望与自己的丈夫生下两人的孩子，这是最基本人性，父母与孩子通过血缘连接起来，这样的亲子关系有着深厚的社会与文化意义。此案例因错配胚胎生女，女童的不同肤色，招来周围人好奇不解的眼光，时常让这一家人欢乐瞬间转为难过和尴尬，这样的情景让大众倍加同情。误解所带来的耻辱和尴尬，让妇女蒙受身心双重伤害，不得不承受着他人的错误给自己造成的痛苦，令生殖医学工作者自责和反思。辩方愿意承担责任，双方就赔偿达成协议，暂且聊以慰藉吧。

【社会舆论】

按照社会常理来说，任何一对夫妻面对这样的事实，必然都会蒙受极大的心灵创伤和社会影响，然而孩子已经出生，对他们而言只能承担抚养孩子的责任，或许痛苦会伴随他们一辈子。健康孩子的出世是生命的延续，把一个健康孩子的诞生当作赔偿之事，即使不是抵触社会道德，也会引发社会舆论。面对助孕技术所带来的新社会伦理、社会法理、社会反应等问题，提出相关法律是必要和及时的，草案所提的各项建议，有些地方仍然值得商榷。

【小结】

新加坡首例错用精子体外受精妊娠分娩的乌龙案，耗时5年之久才了结官司，但是带给这个家庭的伤害却始终伴随着她们。胚胎学家未能严格履行职责，违背尊重原则、保护后代原则、不伤害原则等辅助生殖伦理原则，必须为自己的疏忽导致的后果承担家庭和社会影响与法律责任。在辅助生殖技术实施中，不断完善制度和应用现代先进的技术手段，来确保胚胎实验室零差错，才是最根本之举。

（于修成　耿丽红）

参考文献

［1］于修成.辅助生殖的伦理与管理.北京：人民卫生出版社，2014.

第二十八章
供精助孕出生的遗传病患儿

【案例叙述】

13岁的美国宾夕法尼亚州女孩布丽塔妮·多诺文是其母亲唐娜·多诺文利用精子库的冷冻精子人工受孕出生的"试管婴儿"，出生后不久就确诊她患有一种叫做"脆性X综合征"的遗传病，导致她出现智力低下和精神损害等症状。布丽塔妮以"产品"质量有缺陷为由，将当年向其母亲出售精子的纽约"爱丹特实验室精子库"告上法庭，并要求获得巨额赔偿。据悉，此案是美国历史上第一例"精子库案"。

1994年，唐娜·多诺文试图利用冷冻精子受孕来生一名孩子，经过一番调查之后，她最终决定从纽约的"爱丹特实验室精子库"购买精子。当时"爱丹特实验室精子库"向她保证说，他们的捐精者均通过了最严格的筛选，从而确保银行内的精子都拥有最好的基因。1995年4月，"爱丹特实验室精子库"将唐娜购买的"G738号捐精者"的精子邮寄给了唐娜的医生，通过体外受精技术帮助唐娜成功怀上了一名试管婴儿。满怀着期待，十月怀胎，终于在1996年1月，唐娜如愿生下了可爱的女儿布丽塔妮。然而好景不长，唐娜发现女儿出生不久就出现了智力低下等异常症状。1997年12月，布丽塔妮被确诊患有"脆性X综合征"这一遗传疾病，唐娜悲痛欲绝。然而基因检测表明，唐娜本人并非脆性X基因的携带者，也就是说致病基因来自布丽塔妮的生物学父亲——"G738号捐精者"。尽管如此，"爱丹特实验室精子库"仍一再向唐娜保证，其女儿布丽塔妮所出现的症状和脆性X

综合征无关，而且也不可能是唐娜当年所购买的精子所引起的结果。

直到2008年，当唐娜看到《美国遗传医学期刊》上的一则相关报道之后，她终于明白女儿的疾病肯定与"爱丹特实验室精子库"出售的所谓"优质精子"的遗传缺陷有关。随后，唐娜决定以女儿布丽塔妮的名义，将"爱丹特实验室精子库"告上法庭。然而棘手的是，无论是现有的法律体系还是以往的审理先例，几乎没有哪个法律适用于这一案件。最终，根据购买关系，布丽塔妮以"经销商违反《产品责任法》"为由来控告精子库，并要求获得巨额赔偿。根据《产品责任法》，布丽塔妮无需证明"经销商"（精子库）存在疏忽大意的行为，而只需证明其提供的"产品"（精子）不安全而且造成了顾客损伤即可。布丽塔妮的律师丹尼尔·希斯特称："他们采取了多少保障措施都无关紧要，关键是他们的产品存在缺陷而且令客户受到了伤害。"然而，根据宾夕法尼亚州法律，出售"人体组织"的经销商将不受《产品责任法》制约，而这显然对受害人布丽塔妮非常不利。庆幸的是，纽约州的法律并没有规定这样的"免责条款"，最终，联邦法官决定在纽约州审理此案。

据悉，此案是美国历史上第一例"精子库案"，而"爱丹特实验室精子库"也是美国历史最久、规模最大的一家精子库。许多精子库经营者担心，该起诉讼可能引发此类诉讼的泛滥，而一旦将来其他购买精子的客户都找各种借口起诉精子库，后果将是灾难性的。有媒体戏称："对于精子库来说，客户要求更换产品显然不可能，但售后维修实在不是一件简单的事情。"作为延续生命的配子,精子真的是商品吗?

【医学观点】

脆性 X 综合征(fragile X syndrome,FXS)于 19 世纪 40 年代首次报道,是由位于 X 染色体(Xq27.3)上的 FMR1 脆性 X 智力低下基因 1(fragile X mental retardation gene 1,*FMR1*)5′ 端非编码区的三核苷酸重复序列(CGG)n 过度扩增或者缺失和点突变所引起的遗传性智能低下综合征。脆性 X 综合征呈 X 连锁不完全显性遗传,其外显率受性别影响很大。近年来报道其发病率在男性为 1/7 000~1/4 000,在女性为 1/11 000~1/8 000,其中男性患者约 85% 以上有智力低下,而女性患者 20%~30% 智力低下。女性亲代前突变基因携带者将突变的 *FMR1* 基因传给子代男性和子代女性的概率为 50%,子代发病率为 1/300~1/257,且男性病情较女性重;而男性亲代前突变基因携带者仅将突变基因传给子代女性,其传给子代的发病风险约为 1/850。

脆性 X 综合征发病率高,目前尚无有效的治疗方法。因此,降低脆性 X 综合征发病率的关键是尽早查出双亲致病基因携带者及胎儿,通过遗传咨询、产前诊断避免患儿出生。尽管 FXS 患者表现出诸如智力低下、自闭、多动、癫痫、焦虑和面中部发育不全、大耳、宽鼻根和厚唇等特殊临床症状体征,可为已患疾病者的临床诊断提供一定的诊断线索,但由于有些患者的体征表现并不突出,尤其外貌表现较为轻微,确诊还需要依靠遗传学诊断技术。最初,脆性 X 综合征的实验室诊断主要基于细胞遗传学,即用缺叶酸培养在外周血细胞中检测叶酸敏感性脆性位点,但由于耗时长、解读困难、易漏诊和误诊等原因,被随后相继出现的分子诊断学技术如 PCR、Southern 印迹杂交、甲基化特异性 PCR、高通量基因测序等取代。随着对脆性 X 综合征发病的分子机制的研究进展,新的分子诊断技术的发现,能更快速、安全和准确地检出脆性 X 综合征正常、前突变携带者及全突变患者,将有利于避免脆性 X 综合征患儿的出生,造福家庭与社会。

此案例中供精试管婴儿布丽塔妮·多诺文系脆性 X 综合征患者,母亲未携带该病的致病基因,推测致病基因来自供精者。从以上所知,脆性 X 综合征呈 X 连锁不完全显性遗传,其外显率受性别影响很大,男性患者 85% 以上有智力低下等表现,但仍有少部分患者无症状。这就是说,精子库无法单纯从精子提供者的外貌和临床表现判断是否携带该致病基因。目前,已发现的遗传病超过 3 000 种,因此,精子库也不可能通过现代技术筛查目前已知的所有人类遗传学疾病,当然对现在尚未知的遗传性疾病,就更不可能完全避免了。因此,从医学角度来看,供精者携带致病基因难以完全避免,出生患有遗传疾病的后代也是可能的。

【伦理讨论】

人类精子库和辅助生殖技术的成功应用,为丈夫无精子症或丈夫患有严重遗传性疾病的家庭提供了新的治疗方法,帮助他们实现了传宗接代、享受天伦之乐的愿望。但是供精 ART 治疗技术属于限制性使用技术,使用供精必须慎重,要严格遵守供精治疗的伦理原则。

1. 严防商业化和技术滥用原则　供精是自愿的人道主义行为,精子库的建立是基于社会公益原则,以治疗不育、优生优育、提高民族素质及生殖保险为主要目的。精液的商品化可能使精子库为营利而忽视精液质量,供精者也可能为金钱利益隐瞒自己的遗传缺陷或者家族性疾病,也可能多处供精造成后代近亲婚配的风险增加,甚至产生连锁反应促使其他人体组织或器官商业化。本案例中"爱丹特实验室精子库"向唐娜保证他们的捐精者均通过了最严格的筛选、银行内的精子都拥有最好的基因属于将精液作为商品夸大宣传,实属炒作和涉嫌滥用供精 ART 技术,导致患者错误的理解,以至于当唐娜发现孩子患病后,以"经销商违反《产品责任法》"为由来控告精子库,并要求获得巨额赔偿。

2. 知情同意原则　供精助孕治疗应严格掌握适应证,接受供精治疗的夫妇或单身妇女应充分了解该技术,包括技术可能存在的问题,真正做到完全知情同意。知晓由于目前产前诊断技术的限制和遗传疾病的复杂性,有些遗传性疾病,如常染色体或 X 连锁隐性或者不完全显性遗传病(包括本案例中的脆性 X 综合征),以及多基因遗传病,当供精者为携带者、延迟发病或者轻症患者时,通过临床检查或者常规染色体核型检查时不能诊断,发生漏诊,导致其通过正常流程提供精液。因此,精子库在提供给受者精液时,应充分告知其接受供精可能存在的潜在遗传风险,该风险水平应该与正常生育力人群基本一致,使其自主决定是否有必要采取供精的方式获得子女,或者选择领养健康儿童等其他方式。此案例接受供精治疗的母亲唐娜,在治疗前曾进行了调查,精子库向其保证提供的精子拥有最好的基因,此举显然违背知情告知原则。

3. **有利于供受者原则和保护后代原则** 由于使用的精子来源于第三方,精子库在冻存供精者精液前,应该遵循严格的检验和检查流程,最大限度地避免受者感染精源性的性传播疾病、后代出生缺陷或罹患遗传性疾病。精子库有义务告知和建议受者在妊娠后做好产前诊断,在子代出生后做好检查。本案例中唐娜在女儿出生后1年即发现其患有脆性X综合征,检测推断脆性X基因源于其生物学父亲,当她向精子库反馈后,精子库仍否认此疾病与供精的关系,违反了有利于供受者及保护后代的原则。这一行为误导了唐娜对此病的理解,可能会耽误其女儿布丽塔妮的治疗。同时,如果精子库否认此事实继续提供同一供者的精子,将会导致更多此类患儿的出生,也违反了有利于后代的原则。精子库应该查找供精整个流程中是否存在不规范或者需要健全的技术方法及制度。同时出于对供者及其他受者的保护,应该告知供者其可能携带该致病基因的情况,建议其进一步检查,并停止将该供者的精液提供给其他不孕夫妇,避免类似缺陷患儿的出生。

4. **社会公益性原则** 辅助生殖技术为广大不孕症家庭带来了福音,在技术实施过程中应贯彻社会公益性原则。精子库提供精子进行供精助孕治疗,虽然不能完全防止遗传学疾病的传播,但应努力将风险降到最低。作为专业机构和人员,在得知使用他们提供的精子助孕出生了遗传性疾病的患儿后,精子库应该积极查找供精整个流程中是否存在不规范,以及需要健全的技术方法与管理制度。同时出于对供者及其他受者的保护,应该告知供者其可能携带该致病基因的情况,建议其进一步检查,并停止将该供者的精液提供给其他不孕夫妇,避免类似缺陷患儿的出生。尽可能履行社会公益性原则,而不是否认和推卸责任,一味追求经济利益,疏于承担社会责任。

【法理讨论】

此案例由于没有适用的法律规定,布丽塔妮根据购买关系以"经销商违反《产品责任法》"为由来控告精子库。但是根据其所在的宾夕法尼亚州法律,出售"人体组织"的经销商不受《产品责任法》制约。最终,由于纽约州的法律并没有规定这样的"免责条款",联邦法官决定在纽约州审理此案。

要分析此案例,首先,要明确供精是否属于商品。在美国和墨西哥等国家,精液是允许出售的。支持者认为精液商品化可以解决精液不足的困境,精液和血液一样可以再生,收集适当精液对人体无害。但是总体来说,反对精液商品化的人还是居多,也得到了大多数国家立法支持。英国HFEA就规定"对捐赠者只能支付与医疗有关的花费";澳大利亚政府规定"禁止出售精液、卵与胚胎";我国《人类精子库管理办法》规定任何单位和个人不得以营利为目的进行精子的采集与提供活动。加拿大于2000年颁布严格的法规,禁止生育能力的商品化,2004年将此条款列入刑法。

其次,要看该精子库是否按照规定对供精者进行健康检查和严格筛选。我国2001年2月20日颁布的《人类精子库管理办法》规定:供精者应当是年龄在22~45周岁之间的健康男性。人类精子库应当对供精者进行健康检查和严格筛选,不得采集有遗传病家族史或者患遗传性疾病;精神病患者;传染病患者或者病源携带者;长期接触放射线和有害物质者;精液检查不合格者;其他严重器质性疾病患者的精液。而如果采集精液前,未按规定对供精者进行健康检查,向医疗机构提供未经检验的精子或者经评估机构检查质量不合格的精液,省、自治区、直辖市人民政府卫生行政部门给予警告,1万元以下罚款,并给予有关责任人员行政处分;构成犯罪的,依法追究刑事责任。2001年5月,我国还颁布了《人类精子库基本标准》《人类精子库技术规范》和《实施人类辅助生殖技术的伦理原则》。2003年又重新修订了《人类精子库基本标准和技术规范》《人类辅助生殖技术和人类精子库伦理原则》等。以上法规性文件执行严格的人类精子库申请、评审和准入制度,保证了为人民群众提供安全有效的精子库技术,并将其对社会、伦理、供受者及子代的负面影响和危害程度降到最低限度。另外，根据我国的《侵权责任法》第五十四条规定："患者在诊疗活动中受到损害，医疗机构及其医务人员有过错的，由医疗机构承担赔偿责任。"即无论是医疗事故还是医疗过错，只要医疗机构及其医务人员有过错就得赔偿。但是，如果无法证明医疗机构有过错，医疗机构免责，根据第二十四条"公平责任"的规定：受害人和行为人对损害的发生都没有过错的，可以根据实际情况，由双方分担损失。

因此，按照我国的法律法规，精子库如果未严格筛选供精者造成患者损害的可以追究其责，否则供精 ART 出现的与正常生育相同概率的不可避免的出生缺陷，不应该追究精子库的责任，但是精子库可以根据实际情况和出于人道主义考虑，可以适当给予补偿。

【情理讨论】

精子库为不育夫妻提供冷冻精液，通过 ART 技术帮助他们获得健康子女，有利于家庭幸福和社会和谐，但是如果通过供精助孕出生了有严重遗传缺陷的孩子，确实是一个让常人难以接受的结果。唐娜和她的女儿布丽塔妮的遭遇值得同情。但是我们也要认识到，精子库对捐献的精子即使有最严格的筛选程序，包括已知的遗传疾病的筛查，也会受限于遗传疾病的复杂性及筛查手段的局限性，不可能筛选出所有的遗传性疾病。供精 ART 技术和正常生育一样，都存在出生缺陷的概率，这是无法避免的。医务工作者只有严格筛选供精者，严格掌握供精 ART 技术的适应证，尽可能降低出生缺陷的发生。

【社会舆论】

此案例是美国历史上第一例"精子库案"，引起了社会的广泛关注。许多人同情唐娜的遭遇，谴责精子库出售有遗传缺陷的精子。但是并不了解遗传疾病的特殊性和复杂性。由于无先例及相关适用法律，许多精子库因此也担心该起诉讼可能引发此类诉讼的泛滥，将来其他购买精子的人都找各种借口起诉精子库。毕竟精子不同于一般商品，要求保证其完美无缺本就是不可能的事。

【小结】

供精 ART 治疗技术属于限制性使用技术，精子库采集精液前，必须对供者进行严格的健康检查和遗传病、性传播疾病等的筛查。在使用供精进行 ART 技术前，要严控适应证，充分告知患者相关的风险和其他的治疗选择。供精不是买卖商品，严禁精液的买卖及以"供精都具有优良基因"夸大宣传从而导致过度使用或滥用等。把精子当商品违背了严防商业化原则、知情同意、有利于患者和保护后代等伦理原则。供精成功受孕后也要常规进行产前诊断，尽可能避免出生缺陷患儿的出生。

（于修成　张　益）

参考文献

［1］ JALNAPURKAR I, COCHRAN DM, Frazier JA. New Therapeutic Options for Fragile X Syndrome. Curr Treat Options Neurol, 2019, 21 (3): 12.

［2］ ROVOZZO R, KORZA G, BAKER MW, et al. CGG Repeats in the 5'UTR of FMR1 RNA Regulate Translation of Other RNAs Localized in the Same RNA Granules. PLoS One, 2016, 11 (12): e0168204.

［3］ 于修成 . 辅助生殖的伦理与管理 . 北京：人民卫生出版社 , 2014.

［4］ 中华人民共和国卫生部 . 人类精子库管理办法 . 2001.

第二十九章
胚胎买卖的伦理挑战

【案例叙述】

2010年，一家位于美国加利福尼亚州的生殖中心提供了这样一项服务：仅需9 800美元，保证怀孕，否则全额退款。这在美国相当于其他生殖中心1/2的费用，而且其他中心没有退款保证。但实际上，患者移植的并不是自己的胚胎。这家生殖中心用一名卵子捐赠者和一名精子捐赠者的配子培养出一批胚胎，再将这些胚胎分配给不同的患者进行移植。患者如果购买了这项低价服务，就要接受自己孕育的孩子和自己是没有血缘关系的，而且这些孩子可能会拥有由其他夫妻所孕育的同父同母的兄弟姐妹。

娜塔莎（Natasha）和她的丈夫布拉德（Brad）为了生育自己的孩子，已经花费了10万美元。布拉德是一名油井工人，在经历了8个体外受精胚胎移植（in vitro fertilization-embryo transplantation，IVF-ET）周期之后，他们花光了信用卡的额度，多次搬家以减轻财政负担，但仍未能成功妊娠，他们甚至都不能确认是不是自己的卵子或精子出了什么问题。走投无路之下，娜塔莎通过网络找到了加利福尼亚州这家生殖中心，了解到这项购买胚胎的服务，夫妇二人很快就被它低廉的价格和退款保证吸引。娜塔莎认为这是使她成功妊娠的最佳选择。于是，她向该生殖中心寄了自己和丈夫的照片，要求孩子的人种是白人。2个月后，他们收到了一份可供购买的冷冻胚胎履历：它的捐赠者双方都是白人，都有一双棕色的眼睛，无特殊家族病史。娜塔莎和布拉德对此感到非常满意，随即赶往生殖中心

准备受孕。8个月后，39岁的娜塔莎生下了一名7磅重的健康女婴。

上述案例被美国《洛杉矶时报》报道后，立即激起了社会广泛激烈的讨论，各界对于胚胎买卖的观点不一，尤其是胚胎买卖背后潜藏的生殖伦理问题，更是错综复杂。

【医学观点】

冷冻胚胎捐赠原本是给同时缺乏精子和卵子的"准父母"养育孩子的途径。在案例中，"捐赠"被"买卖"所替代，但是理论上两者的医学适用范围是一致的。案例中娜塔莎和布拉德可产生自己的精子和卵子，实际上无需通过胚胎捐赠或买卖获得胚胎。

娜塔莎和布拉德通过移植购买的胚胎最终获得妊娠，这间接说明其之前辅助生殖治疗的失败结局与女方子宫因素关系不大，更可能与胚胎质量（例如遗传、发育因素导致的问题）、药物刺激卵巢方案、移植技术等有关。由此看来，如果当时娜塔莎和布拉德所在的生殖中心有更好的技术水平，能够及时调整药物刺激卵巢方案，也许无需走到购买胚胎这一步。

此外，通过购买胚胎方式获得妊娠存在潜在的医疗风险。提供胚胎出售服务的医疗机构只将捐精和捐卵者的简要信息提供给顾客，但是相关医学检测是否全面有待考究，这可能涉及艾滋病等传染性疾病感染的风险。另一方面，若配子捐赠者缺少遗传疾病的筛查或检测，还可能导致后代罹患遗传性疾病，追溯起来将十分困难。

【伦理讨论】

对于贩卖胚胎的伦理讨论,很容易让人想起当年人们对于贩卖配子的争议,例如这些被贩卖的胚胎来源于匿名的捐赠者,由此出生的孩子无法知晓自己的亲生父母是谁,这种信息的缺失和剥夺,对于他们的身心健康可能会是一种伤害,有违于有利于后代的伦理原则。

再如,如何对胚胎进行定价也是一个问题。美国生殖医学协会(American Society of Reproductive Medicine,ASRM)指出,对卵子捐赠者的经济补偿应当基于其因卵子捐赠而花费的时间和所承担的风险,而不是基于卵子质量的高低。但实际情况是,具有某些优势特质(如教育程度较高)和有过成功的捐赠经历的捐赠者,确实会得到更多的经济补偿。类似的,有一些患者想要具有某些特征的孩子(如身高、眼睛或头发的颜色等),他们可能会通过挑选具有这些特征的捐赠者来促成特定的胚胎。由此可能会衍生出来这样的情况:在市场需求的推动下,"受赠者"们要对具有更多优势特质的胚胎竞相出价,最终价高者得,而那些"一般"的胚胎可能就要被"打折出售"。富裕的"受赠者"在竞价上更具优势,更可能获得"优质"胚胎,这些胚胎的捐赠者都是经过健康、外貌、运动能力、智力等层层筛选,这就可能导致富人和穷人之间鸿沟进一步扩大,制造了更多的不平等和不公正的新的社会伦理问题。再进一步考虑,由于胚胎具有发展成人的潜能,一旦承认了买卖人类胚胎的正当性,就有可能冲击"反对人口买卖"的普世价值观,导致社会观念的动荡和道德水平的滑坡。

另一方面,在案例中未经售出的胚胎归该生殖中心所有,如果拥有胚胎所有权的医疗机构破产了或者被收购了,胚胎的所有权也可能随之转移,导致捐赠记录丢失或损毁的可能性增加,而目前没有规定捐赠者可以卖出的胚胎数量,因此,同父同母或同父异母的兄弟姐妹可能在完全不知情的情况下相遇、结婚甚至生育后代,对当事人和社会造成无可挽回的伤害,严重违反社会公益性原则。

【法理讨论】

世界卫生组织规定,除非出于对合理开销的补偿(如捐赠者丧失收入),人类细胞和组织应当以无偿的形式进行捐赠。尽管如此,因很多国家尚未制定相应的法律,购买配子、发布销售配子的广告是非常常见的,市场上甚至出现了出售胚胎的服务。

辅助生殖技术产生的母体外胚胎,其法律属性介于"人"和"物"之间的中间体,这也是目前欧美等多国关于胚胎属性的主流观点。1986年,原美国生育协会的一份声明提出:"胚胎较人体组织应获得更高的尊重,但不应比真正的人的更高。"该协会认为胚胎应该受到特殊的尊重,因为它是一种基因上独特的、存活的人类实体,可以发育成人。

由此可见,胚胎在美国主流观点中,不是被看做是可以用于交易的"物",但案例中生殖中心却把胚胎明码标价,当作是可以买卖的商品进行交易。由于胚胎的处于"中间体"的特殊属性,生殖中心医务人员对于这些胚胎是否有所有权,是否拥有胚胎当作商品进行交易的权利,这些都是不明确的。在美国的某些州,配子可作为商品进行销售,但是胚胎是否也与配子一样可进行买卖,仍然处于争议阶段。美国不同州的法律是不同的,例如在新泽西州、佛罗里达州和马萨诸塞州禁止在明知的情形下,出于充分对价(所谓的充分对价是指经济收入或获益,但不包括为了移动、加工、处置、保存、质量控制、存储、移植或植入胚胎或胎儿尸体组织而支付的合理费用)来买卖人类胚胎。在胚胎销售方面也存在较大的法律漏洞,美国的联邦法律并未做出明确规定,除了路易斯安那州、佛罗里达州和纽约州外,其他州也未立法禁止销售人类胚胎。案例中的医疗机构名义上提供"保证怀孕"的服务,从客户中收取的费用也没有明确说明其用途,这披着助孕服务的外壳、实则出售胚胎的"医疗项目"是医疗机构利用法律漏洞、游走在法律法规边缘的危险举措。而被生殖中心的广告吸引的不孕不育夫妇们,由于胚胎不属于"物",因此,他们获得了这些胚胎后,他们是否有这些胚胎的所有权也是不明确的。

此外,美国法律赋予了美国公民有获知自己生物学父母的知情权,但这些在胚胎时期被"出售"的孩子,他们关于生物学父母的知情权也将受到影响。案例中这家提供胚胎买卖的医疗机构,关于配子来源的信息是否真实完整和随访工作是否做到位暂时无法确定。倘若关于胚胎生物学父母的信息不全,那么,来自于该生殖中心的胚胎最终出生并长大成人后,想要通过该生殖中心追根溯源,找到自己的生物学父母,将变得十分困难。

【情理讨论】

在美国,收养孩子是一个漫长的过程,而且聘请律师和找中介的费用是相当高昂的;另一个选项是接受胚胎捐赠,据统计,全美每年只有约几百枚胚胎,而等待捐赠胚胎的夫妻实在是太多了,大多数人根本没有机会由此途径受孕。对于一些夫妻而言,他们无法产生正常的配子,或者像案例中的娜塔莎和布拉德夫妇,长期因为不明原因无法受孕,多年的辅助生殖治疗已经使他们在经济上、心理上不堪重负,选择购买胚胎似乎是一个无可厚非的选择。但是一些夫妻他们可能基于优生学而想要具有某种特质的胚胎(例如捐赠者的身高、学历),这样的选择是否又是公平的、非歧视的呢?

【社会舆论】

该生殖中心提供的购买胚胎服务首先引起了当地媒体的关注,《洛杉矶时报》称,这是一个小规模的生殖中心,为了在竞争激烈的辅助生殖行业夹缝求生,而采取了特殊商业手段。但在医学界,学者们各执己见,一些学者认为这无异于人口贩卖,应该谨慎对待贩卖胚胎,否则会使得这一现象迅速泛滥,对社会、伦理和法理造成冲击;另一些学者则认为,只要患者是知情同意的,就没有什么问题。

【小结】

胚胎具有介于人和物之间特殊的属性,这使其涉及的伦理和法律问题棘手,被买卖的胚胎所有权和处置模式复杂、难以明确,对后代利益以及社会公平、公益都产生极大冲击。

(赵嘉颖 叶丽君 曾 勇)

【参考文献】

［1］于修成.辅助生殖的伦理与管理.北京:人民卫生出版社,2014.

［2］KLITZMAN R, SAUER MV. Creating and Selling Embryos for "Donation": Ethical Challenges. American Journal of Obstetrics & Gynecology, 2015, 212 (2): 167-170.

［3］COHEN IG, ADASHI EY. Made-to-order embryos for sale—a brave new world? New England Journal of Medicine, 2013, 368 (26): 2517.

第三十章
俄罗斯跨国代孕的纷争

【案例叙述】

2017年3月27日，俄罗斯议员安东·别利亚科夫向联邦议会下议院提交了一份要求禁止代孕的提案，他认为俄罗斯现在已经沦为外国人的"生育旅游"中心。据俄罗斯人类生殖协会公布的数据显示，近几年，代孕出生的婴儿每年近10万人。

别利亚科夫说，虽然很多人签了合同，规定了双方的义务和权利，但无法保证各方严格执行。许多规定不够完善，比如出生的婴儿有病或胎儿死亡等问题怎么解决；代孕妈妈把孩子转给"订购"父母时，也没有正规的收养程序。俄罗斯家庭法规定，生物学父母必须经得代孕妈妈同意才能得到婴儿，有些代孕妈妈最后会抬高价钱，勒索"购买者"。

其实，在俄罗斯，是否禁止代孕并不是一个新鲜话题。俄罗斯《消息报》指出，经济危机导致卢布贬值，越来越多的俄罗斯姑娘为生计所迫选择当代孕妈妈，这个数字比前几年增长了50%。据说俄罗斯的代孕妈妈收费并不高，婴儿平安出生后，代孕妈妈能得到80万~100万卢布（1元人民币约合8.5卢布）报酬。代孕妈妈除了年龄有要求——20~34岁之间，还要至少生过一个孩子。

至于外国人涌入俄罗斯找代孕的问题，有数据显示，8 000名外国人2015年来俄寻求"帮助"，较2014年增长16%。当然，俄罗斯不是代孕的唯一选择，美国、泰国和印度等国家允许商业代孕，英国、丹麦等国禁止商业代孕，法国、德国、意大利等则禁止支付代孕妈妈酬劳。此外，价格是一个重要因素，美国代孕至少要10万美元。

【医学观点】

代孕，按照后代和代孕者有无血缘关系，分为遗传性代孕和妊娠性代孕，后者即为狭义的代孕。是指能孕育的女性接受委托，同意将他人的胚胎植入自己的子宫，由自己代替他人孕育和分娩新生儿，完成妊娠过程的行为。代孕只是生殖的一个阶段，其胚胎的产生完全由委托者自己经历药物刺激卵巢过程、取卵、体外受精而获得。当女方由于一些原因不能自身孕育孩子，如先天性无子宫、子宫切除、子宫畸形、子宫腔严重粘连、子宫内膜严重损伤等疾病，寻求代孕治疗。

代孕技术是体外受精与胚胎移植技术应用和发展的产物，随着辅助生殖技术的发展，代孕的成功率逐渐提高。而代孕母亲恰处于适合生育的年龄阶段，子宫环境良好，适合胚胎的生长发育；此外，俄罗斯方面要求"代孕妈妈需已经生过一个孩子"的条件进一步降低代孕的风险。

但是，代孕妇女存在个体风险，最大的莫过于自胚胎种植入其子宫直至分娩完成，而产生的因妊娠对其身体的损害。但凡正常妊娠所产生的一切风险，代孕皆有，如早孕反应、妊娠期高血压疾病、胎位异常、产时疼痛、产后大出血，甚至产妇死亡等。从个体的自身健康风险出发，医学上不支持代孕行为。

【伦理讨论】

跨国代孕是具有涉外因素的代孕，主要是指委托父母与代孕父母来自不同的国家。跨国代孕的开展为社会某些特殊人群带来了利益,诸如不孕症夫妻在本国禁止代孕,却可以在他国求得生子希望;经济贫困的人群可以通过担当代孕妈妈而获利以改善生活水平;不发达的国家可以通过提供跨国代孕服务增加经济收入等。但是,不同国家之间的文化、法律等方面的差异也为跨国代孕带来了隐患。

跨国代孕具有明显的商业化性质,委托父母往往通过中介来寻求代孕母亲。商业化代孕使得子宫商品化,市场会根据代孕者的智商、外貌、健康状况等为这些女性标价,贬低了女性的人格。代孕母亲的行为可以被描述为"出租"子宫,将自己的子宫物化变为制造婴儿换取金钱的机器,导致生育和婴儿商品化。此外,能够使用跨国代孕的多为经济上较富裕的人群,而愿意代孕的往往是经济上处于劣势的人。尤其是在非法交易中,代孕女性最容易成为被剥夺、利用和欺骗的受害者。因此,代孕商业化有可能进一步形成阶级压迫,给社会带来了更多不良影响及伦理问题,严重违背了严防商业化的原则。

跨国代孕难以保障后代的利益。如果生下的婴儿在身体上存在缺陷或分娩过程造成婴儿损伤,双方当事人可能会互相推诿责任。无论是监护权的争夺还是放弃,婴儿的利益都得不到切实保护。从保护后代原则出发,经由代孕分娩的后代与自然受孕分娩的后代享有同样的法律权利和义务,包括后代的继承权、受教育权等。但现实存在的问题是各国间对于代孕的立法不尽相同,甚至是相互违背。因此,经由跨国代孕诞生的后代存在法律身份的不确定性,难以保障其权益,违背了保护后代的原则。

由于贫富差距及社会阶级层次,代孕供者一般从代孕委托者处收取一定经济补偿,但其所承担的妊娠风险、后代健康风险等难以得到完备保障。一旦供者在怀孕过程中发生危及生命的并发症,或是诞下具有缺陷的孩子,容易走向人财两空的结局,而跨国代孕的维权历程更是充满了艰难险阻,违背了保护供者原则。

临床医学实践应该受到伦理监督与指导,对于具有重要意义的辅助生殖医疗行为,应上报医院伦理委员会进行监督审查,对于跨国代孕的行为,超出了本机构伦理委员会的权责范围,因此,需要依

据世界范围内统一的伦理规范,加强多中心伦理监督合作,不让监管存在灰色地带。

【法理讨论】

俄罗斯是全球为数不多的全境合法代孕的国家,《俄罗斯联邦健康保护法》和《俄罗斯联邦家庭法》等法律从民法的角度对代孕做出了明确保障规定。并且第三方辅助生殖法律充分尊重了所有人的人权和生育权,不仅允许本国公民享受第三方辅助生殖服务,还允许外国公民在俄罗斯购买商业第三方辅助生殖服务,适用于已婚、单身及各种性倾向人士。助孕母亲不能获得亲权,捐卵人和捐精人不能获得亲权,亲权将直接交给准父母。准父母的名字将被直接写在第三方辅助生殖出生的孩子的出生证上,无论他们是否是孩子的遗传学父母。

我国对于代孕的态度非常明确,《人类辅助生殖技术与人类精子库相关技术规范、基本准则和伦理原则》明确禁止了代孕技术的实施。

德国、法国、瑞典等国家也禁止各种形式的代孕,甚至以刑罚加以惩罚。但国家的立法管理有时并不能反映该国公民的行为,因此,也导致上述案例中俄罗斯成为"生育旅游"中心的现象。有些国家即便禁止代孕,但允许在他国进行代孕后回国,并认可代孕后代的公民身份。但由此也可能引发利用代孕贩卖婴儿的问题和金融欺诈的问题等。

【情理讨论】

目前由于市场的需求以及高额的利润,使得非法代孕形成产业链,屡禁不止。跨国代孕在一定程度上减少了非法代孕的发生。在他国的法律规范下,不孕夫妇与代孕者充分沟通,达成双方的利益互惠,既非胁迫,也无剥削,又未给他人造成不良影响;但是除了经济利益以外,代孕服务对代孕者没有其他好处,而且代孕妈妈、生育的子女和委托的权益无法得到保障。

【社会舆论】

别利亚科夫禁止代孕的提案在俄罗斯社会引起强烈反响。法律学者认为俄罗斯的《家庭法》可以保障代孕母亲和委托父母的权益;生殖学家认为俄罗斯正面临严峻的人口危机,因身体原因无法

生育孩子的人越来越多,跨国代孕可以帮助很多人享有"天伦之乐",同时也有利于国家的发展;俄罗斯东正教信徒则支持别利亚科夫的主张:"代孕生的孩子和代孕者没有联系吗? 这说不清。而且,代孕把女性当成一个简单的孵化器,用自己的身体赚钱,对女性很不尊重。"再者,还有人指出,有些代孕女性因此改变了自己固有的家庭职责,对丈夫和孩子的关爱减少,引发并升级了家庭的矛盾,破坏了家庭的和谐和社会的稳定。

目前,仅莫斯科就有 56 家生育帮助医疗中心,代孕也获得俄罗斯社会大部分人的支持。全俄社会舆论研究中心曾做过一次民调,结果显示,3/4 的俄罗斯人不排斥代孕,20% 的人反对。

【小结】

跨国代孕技术犹如一把双刃剑,它给一些不孕症家庭与贫困人群带来了希望与收入,但其临床应用也引发一系列复杂的伦理、道德及法律等问题。跨国代孕的商业化引发了人们对于"生育"的重新思考,子宫商品化、婴儿商品化对人伦也发起了挑战。同时,不同国家之间代孕立法的差异难以保障后代、代孕者、委托方的利益,甚至可能引发利用代孕贩卖婴儿的问题和金融欺诈的问题。

(郑备红 叶丽频)

参考文献

[1] 于修成.辅助生殖的伦理与管理.北京:人民卫生出版社,2014.

[2] 中华人民共和国卫生部卫生部,关于修订人类辅助生殖技术与人类精子库相关技术规范、基本标准和伦理原则的通知.卫科教发〔2003〕176 号,2003.

第三十一章
疯狂的精子捐赠者

【案例叙述】

案例1

曾有美国媒体报道，美国男子科克可能是美国最"慷慨"的精子捐赠者之一。为了帮助不孕夫妇，1980—1994年期间，科克几乎每周都要去不孕诊所捐两次精子。多年后当科克不再捐精时，他统计了自己捐赠精子的次数也许有400次。如果按妊娠的概率推算，在他家附近方圆100英里（1英里=1.6km）左右范围内，他可能拥有100个和他儿子同龄的"生物学儿女"。他们具有血缘关系，对此却毫不知情。想到这些，科克便无法安睡，担心自己的那些"生物学"后代有可能会引发"乱伦危机"。他曾试图联系当年他常去捐精的诊所，然而，诊所却拒绝向他透露相关信息。事实上，这家诊所里可能压根就没有科克的大多数"生物学儿女"的详细信息。科克从媒体上读到了哈佛大学教授乔治·丘奇发起的"哈佛私人基因组计划"的报道。科克成了"哈佛私人基因组计划"的最早10名志愿者之一，参加者只需花几百美元到类似"血统网站"这样的公司中接受DNA鉴定和比对，科克寄托希望在人群中找出自己的后代。据悉，科克还和美国"捐精者同胞登记网"进行合作，共同创立了一个非营利数据库，专门收集那些愿意寻找自己生物学后代的"精子捐赠者"，以及"捐精后代"的基因信息。不过到目前为止，除了两个女儿外，科克还没有找到任何其他通过他的"捐赠精子"所生的儿女。

案例2

英国《太阳报》曾有一篇报道，荷兰男子艾德堪称欧洲最多产的精子捐赠者。据报道，艾德数年前开始向无法生育孩子的女性捐赠精子，包括不孕夫妇、同性恋伴侣，甚至单身女性，至少已经有46名生物学意义上的儿女。据悉，由于英国法律规定所有捐精者不得匿名，让许多男子望而却步，导致精子捐献者不足，所以艾德受到欢迎。艾德一开始通过一家人工授精诊所提供义务服务，经常到欧洲各地和渴望得到精子的客户会面，并现场捐出自己的精子样本。他还独自从事义务捐精活动，许多客户都是通过网络或口碑相传与他联系。日前艾德在家中为他46名儿女及家人举办了一个大型派对，让这些孩子有机会和他们的兄弟姐妹见面并增进了解。

案例3

《法律与生活》曾报道了纽约一名连续精子捐赠者纳格尔，截至报道时他已经捐精出生了33个孩子，还有10个孩子即将出生。纳格尔经常在公共厕所捐赠，但也通过性交捐赠。因其著名且频繁的捐赠，纳格尔被媒体戏称为"精子制造者"。纳格尔在英国有很多客户，在以色列也很受欢迎，部分原因是因为他对"共同抚养孩子"的承诺。纳格尔已经与多名妇女签署了打算"和受赠者共同抚养这个孩子"的这类文件。但以色列卫生部表示，纳格尔的捐赠违反了相关的法律和法规，因此，他被禁止在以色列捐精。纳格尔还以拜访他的许多后代，以及和他们的父母参加集体聚会而闻名。

案例4

美国媒体报道，一位居住于华盛顿的名叫戴丽的女性和其伴侣于2004年通过精子捐赠，产下一个男婴,他们希望儿子能结识他的"亲生父亲"和"兄弟姐妹",即通过网络注册寻找,直至现在,戴丽发现这位神秘的精子捐赠者已经有了 150 个孩子,甚至有的寄读于同一所学校,"兄弟姐妹"越来越多。她还曾跟其他家庭相约一同外游。拥有 150 名孩子的精子捐赠者虽然没有公开姓名,但他有特定的个人号码,同父异母的兄弟姐妹可通过这个号码彼此联络。

在国外,类似的案例不胜枚举,令人触目惊心。

【医学观点】

本文列举的几个国际供精案例,有如下特点:①捐精次数多,接受捐精的女性多,产生的生物学后代多;②捐精的场所多样,有的在专门的诊所或精子库进行捐精,也有在公共厕所捐精,更有甚者,进行性交捐精;③有捐赠后直接使用新鲜精子的,也有捐赠后冷冻保存再使用的;④接收精子捐赠的人群多样,不仅有不孕夫妇,也有同性恋伴侣,甚至单身女性等;⑤由于他们"慷慨"的捐赠行为,甚至与接收捐赠的家庭、其他的生物学子女之间有进一步的联系和交流,被媒体大肆报道,成为社会关注的焦点。

上述的国际案例中各位供精者如此"慷慨"的供精行为,不管是出于什么动机,这样的做法从医学角度而言,可能造成的不良后果有:①采精的程序不规范,降低捐赠要求,对捐精者可能没有经过严格的既往史、家族性遗传疾病史的询问和遗传缺陷的筛查,可能影响受者及出生后代的身体健康和素质。②可能没有经过全面的传染病及身体检查,甚至可能携带传染性疾病和性病,有感染受者和子代的风险;而采用性生活方式直接供精更是加大了受者及子代患传染病和性传播疾病的风险。③同一个捐精者没有限制地多次捐精,加大后代近亲婚配甚至乱伦的风险。④可能将标本出售至不正规的医疗机构使用等,危害了供精者、受者和后代以及社会的利益,有可能导致恶劣的社会后果。

【伦理讨论】

精子捐赠是一种被国内外社会所广泛接受且越来越普遍的做法。上述案例中这些捐精者自认为"慷慨"的捐精行为,表面上看为一些有需要的人解决了精液来源困难的问题,满足了他们做父母的愿望,满足了他们生育的权利;实际上,这样的行为可谓之"疯狂",突破了太多伦理道德的底线,带来很多负面的影响。

首先,这种行为造成最大的伦理危害是来自于孩子方面。由于可能没有在正规的机构完成精子捐赠和受赠的法律手续、没有对捐精者进行正规的遗传病和传染病的筛选和检查,没有完全遵循双盲的原则,也没有关注受者夫妇是否身体健康、家庭关系稳定、心智健全,可能将传染病、遗传病带给子代,可能让子代出生在不完整(如单亲或者同性恋)、不健康的家庭,或者面临遗传学父亲与法定父母之间复杂的抚养和赡养问题,甚至因为各种原因被法定家庭遗弃等,影响孩子的身体、性格、心理等生长发育,可能让孩子成长后面临显著增加的近亲婚配风险,严重地危害了子代的合法权利和家庭幸福,违背了保护后代、社会公益、知情同意、公正、自主、保密的伦理原则。

其次,对于接受精子捐赠的夫妇而言,没有经过接受捐赠前的详细的心理和法律咨询,进行不正规的捐精程序,有如下风险:①对女方的身体可能造成危害,甚至可能感染疾病;②一旦出生有缺陷或者有疾病的子代,受者父方极有可能产生心理障碍,不愿行使父亲的责任和义务,使母子遭受不公平待遇,甚至遗弃子代,危害母子双方的利益;③一些更为离谱的捐赠方式如性交捐赠精子,更是可能直接导致疾病传播,甚至可能成为受赠者夫妻感情不和、家庭破裂的导火索,违背了知情同意原则、尊重原则、有利于供受者原则、不伤害的原则。

再次,对于精子捐赠者而言,无论是因为经济利益的驱动,或者真的是为了对不孕家庭提供人道主义的援助,或者是因为别的原因,这种反复多次精子捐赠的疯狂行为造成的后果是相似的。从案例中也看出,这些捐精者也希望自己的"生物学后代"家庭幸福、身心健康,担心他们这么多"生物学后代"的近亲婚配、乱伦等问题,甚至后知后觉地希望采用参加"基因组计划"等方式来弥补,实际上根本不能解决问题;而且还可能面临"生物学子代"的抚养权、财产纠纷等问题,其实对捐赠者自己也是不利的,违背了有利于供受者的原则。

正规的、管理严格的精子捐赠和受赠程序,需要同时保存程序实施过程中产生的相关信息资料,这也是接受供精助孕的家庭和子代最为重要的生命档案。这些资料除了有统计和科研的功能，还能成为未来遗传印迹的证据，在一些特殊的情况下，可以在司法许可的条件下，合法查验供者信息，在知情同意的前提下进行联系，实施援助；在子代成年后，在匿名情况下排除近亲婚配的风险。而本案例中，由于供精程序和接受供精的程序都极不规范，缺乏许多重要的记录或者档案的保存，显然无法获得上述的准确信息，即便是如案例中叙述的有些捐精者因查询不到相关信息，事后感到不安而采取一些补救方法，仍然无法挽回其造成的危害，违背了知情同意、保密和保护后代、有利于供受者的原则。

上述案例中的"疯狂"捐精行为，无异于将"精子"作为可以无限制造、选择、使用和买卖的商品。实际上，各个国家均存在供精标本短缺，严重供需失衡的状况，往往给唯利是图者提供了巨大的利益诱惑，可能导致精子商品化现象。在利益的驱动下，不正规的捐精行为和机构对受用者隐瞒了巨大的医疗及伦理风险，给后代的健康状况及家庭幸福带来隐患，对民族素质、人类生命伦理秩序乃至整个社会秩序的稳定都带来极大的危害。精子商品化容易导致精子质量危机，从而危及民族健康。因此，提供精液应该是一种无偿的人道主义的利他行为，应该被严格地加以管理。

【法理讨论】

出于许多原因，许多国家都还没有监管精子捐献行为的法律。关于如何完善精子捐赠过程，业内还存在很多分歧。在美国，各州的法律也有所不同，大多数州对精子捐赠行为只有基本规定。大多数州支持《统一亲子关系法案》(Uniform Parentage Act)，该法案规定：当一名男子向自愿接受的已婚夫妇捐献精子时，捐献者不是孩子的父母；父权属于怀孕妇女的丈夫。而在没有完全采用同样法律的州，精子捐献者理论上可以声称自己有孩子的监护权，或者被要求支付子女抚养费。2017年，考虑到同性婚姻的合法化，通过《统一亲子关系法案》的两个州颁布了一项更新，只要双方同意，无论男女，精子接受者的配偶都可以成为合法的共同父母。瑞典和挪威分别在1985年和2005年禁止精子匿名捐赠，并允许孩子成年后查阅生物学父亲的情况。2005年4月开始，英国获捐精出生的孩子

有权利得知捐精者的身份信息。德国《明镜》周刊网站曾报道了一个案例：一名男子几年前曾为一对女同性恋者捐精，然而生下了孩子后，由于法律上的漏洞，她们竟要求该捐精男子承担孩子每月的抚养费。在保障供精出生孩子知情权的同时，也潜藏着孩子和家庭关系破裂的危险，并可能破坏生物学父亲的家庭生活，引发抚养、财产纠纷等。

在许多国家，有法律规定每个捐赠者的生育数量必须有上限，但是，也有许多国家目前并没有法律限制利用同一捐献人的精子生育孩子的数量。美国也没有这样的法律，不过"美国生殖医学协会"(American Society of Reproductive Medicine)建议，为降低意外出现乱伦的风险，在80万人口内，每个捐献者最多只能生育25个孩子。就总的趋势来讲，反对精子商品化得到了多数国家立法支持，如英国HFEA规定"对捐赠者只能支付与医疗有关的花费"；澳大利亚政府规定"禁止出售精液、卵子与胚胎"；加拿大在2000年之前供精是近似商品化的，2000年颁布了严格的法规，禁止生育能力的商品化，2004年将此条款列入刑法。

为了规范精子捐赠管理，提高精子来源质量，保护子代权益，国内外都在设置规模较大、管理严格的精子库机构。美国是世界上最早建立人类精子库的国家，1964年建立了人类精子库，其业务扩展至世界各地，但是仍然存在在法律适用上困难重重等问题。我国卫生部于2001年制定了《人类精子库管理办法》，对精子库的设置和技术规范进行了详细界定，原则上每个省设立一个独立于生殖中心的人类精子库，严格规定每个捐精者只能使5名妇女受孕，捐精治疗的子代随访率必须达到100%，规定了查询供精遗传性父亲的法律程序等，这些举措都在最大程度上降低近亲婚配和生殖缺陷的概率，维护捐精子代的基本权益，保护子代健康的成长环境。同时，2003年卫科教发176号文件中对精子库有严格的设置标准和制度化管理，附件中发布的《人类辅助生殖技术规范》中明确指出："实施供精人工授精的机构，必须从持有《人类精子库批准证书》的人类精子库获得精源并签署供精协议，并有义务向供精单位及时提供供精人工授精情况及准确的反馈信息"；《人类辅助生殖技术和人类精子库伦理原则》还提出了七条必须遵守的基本伦理原则和具体的行为指南，促进了人类精子库

安全、有效地采集、保存和提供精子标本,保障供精者和受者个人、家庭及子代的健康和权益,维护社会公益,把该技术给社会、伦理、道德、法律乃至子孙后代可能带来的负面影响和危害降到了最低程度。

【情理讨论】

到底是应该采取保密和供精者匿名来保护不育夫妇和供精者的隐私,还是像上述一些案例中的将相关信息公开,让孩子知道自己的生物学父亲?大多数国家主张对供精出生的孩子保守秘密,主要是为了保护孩子,以免其受到周围环境的歧视,从而产生悲观和扭曲的心理,影响孩子正常生活甚至导致对家庭的信任危机;防止捐精者要求家长权利;同时也保护父母不孕不育的隐私权,防止出现孩子长大后抛弃非遗传学的父母。

有调查结果表明,在过去接受精子捐赠获得孩子的家庭中,大多数的父母没有或不准备告诉他们的后代接受捐赠的事实,他们认为这有助于保持传统家庭生活的稳定。也有研究表明,保守秘密对成年后子女有巨大的心理影响,这些人对家庭失去信任,长期陷于寻找生物学父亲的困惑中,甚至有被抛弃的感觉。有人建议公开供精者信息,这样不仅可以解决这些问题,同时有利于预防潜在的后代近亲结婚风险,但这样做不仅破坏了保密的原则,也损害了供精者的权益,为他们带来不必要的麻烦。因此,供精者匿名或者信息公开与否尚需要家庭伦理与子代知情权的平衡。

【社会舆论】

上述关于供精的国际案例被国内外媒体大肆报道后,舆论的评价多数对这样的行为是持批评态度。有人批评精子银行和生殖诊所为了赚钱,滥用受欢迎的捐赠者的精子。家长、精子捐赠者和保健专家亦非常担心,如此多的孩子有同一个生物学父亲,罕见疾病的基因可能会广泛传播,而且近亲乱伦的风险会增加。因此,他们呼吁对类似的行为加以制止和管理,以免造成更严重的后果。

【小结】

本文中列举的国际案例中几位看似"慷慨",实则"疯狂"的精子捐赠者,因为他们和一些生殖诊所、精子库反复多次不规范的捐精行为,造成了恶劣的社会影响和难以挽回的不良后果,应该受到伦理和道德的谴责,这样的行为应该立即停止并加以规范管理。

（邓华丽　黄国宁）

参考文献

[1] 于修成. 辅助生殖的伦理与管理. 北京：人民卫生出版社, 2014.

[2] 中华人民共和国卫生部. 卫生部令第 15 号《人类精子库管理办法》. 2001.

[3] 中华人民共和国卫生部. 卫生部关于修订人类辅助生殖技术与人类精子库相关技术规范、基本标准和伦理原则的通知. 卫科教发〔2003〕176 号, 2003.

第三十二章
变性人怀孕生子

【案例叙述】

2008 年，变性人托马斯·比迪（Thomas Beatie）在美国同性恋杂志《倡议者》（*The Advocate*）刊登了一篇名为《爱的分娩》（*Labor of Love*）分享其由女人变性为男人，但又怀孕的历程，同时文章配图是托马斯身怀六甲的照片——凸起的肚子上配着一张男性面孔。该文章和配图，使托马斯成为全美乃至全球的舆论焦点，同时也引发了全世界关于"变性人生育""男性怀孕""代孕爸爸"等争议性话题的激烈讨论。

托马斯原名特雷西（Tracy），出生于夏威夷，24 岁时与南希（Nancy）相识相爱。但因当时夏威夷州法律不承认同性婚姻，特雷西决定变性。2000 年，特雷西通过变性手术，切除了乳房，并使用雄激素补充治疗，成功地由"她"变成了"他"，并更名为"托马斯"，成为法律意义上的男性。但当时特雷西实施的是不完全的变性手术，他保留了自己原本完整的由内到外的女性生殖系统。2003 年，托马斯与自己的爱人南希正式登记结婚，并在经济稳定后渴望能够生儿育女。然而，由于南希曾患严重的子宫内膜异位症，于 20 年前切除了子宫，无法实现"母亲梦"。托马斯虽已是法律意义上的男性，但想到自己仍保留完整女性生殖系统，于是他决定自己生育一个孩子。下决定后，托马斯停止了雄激素注射，并在 4 个月后恢复月经，开始与南希寻求当地医院的助孕帮助。

然而托马斯和南希的助孕之路十分坎坷，遭受了来自社会、亲友等各方的压力。因变性人怀孕将引发巨大的法律、伦理等争议，托马斯夫妇寻求助孕的多名生殖医生都未给他们提供有效的帮助，甚至被部分医务人员报以歧视和嘲笑的态度。最终无奈之下，托马斯夫妇只好在精子银行购买精子，服药刺激多个卵泡发育后，在家中实施人工授精，结果托马斯第一次怀孕却因为多胎妊娠，宫内孕同时合并宫外孕而不得不去医院接受手术，同时失去了右侧输卵管。通过数月后，托马斯再次人工授精获得妊娠。幸运的是，这次托马斯并未遭受任何并发症和不良反应，并在怀胎九个月后顺利诞下一名女婴。

【医学观点】

案例中，托马斯因实施变性手术时保留了原本完整的女性生殖系统，从生理学角度来说，具备孕育生命的条件。如果经历了不切除原有的生殖系统的变性手术，停止服用药物后，原有的生殖功能是可以恢复的，其实是两个女同性恋者的生育需要寻求精子，只能借助辅助生殖技术来实现。

而变性人在生育前长期使用激素替代治疗，对其自身及后代都可能造成影响。变性人为了维持变性后的外表，需要长期注射或服用激素（通常为雄激素或雌激素）。长期使用外源性激素可能会引发一系列的医源性风险，例如长期使用外源性大剂量的性激素，对于生殖细胞和 / 或孕育胎儿发育及生产后代未来的生长发育是否有影响，目前尚无定论，较大剂量外源性激素可能引起脂代谢紊乱以及诱发心血管疾病等。

【伦理观点】

案例中的托马斯在寻求助孕过程中屡遭拒绝，甚至受到某些医务工作者歧视和嘲笑，这是严重违背医学伦理中最基本的尊重原则。医务人员走出尊重患者的第一步，患者感受到了被平等地、合理地对待，才会尊重医生，建立真诚的医患关系。

变性人生子引发的人伦问题倘若解决不当，后代将在社会和生物关系上的认识混乱，将对其自我认知、心理健康和成长都造成难以预估的负面影响，有违保护后代原则。案例中怀孕生子的变性人实际上同时具备了社会学的"爸爸"和生物学的"妈妈"的双重角色：在社会关系上，由于托马斯生子后仍以男性身份生活，因此，与孩子形成了父子关系，但是孩子的妊娠和生产又是由具有女性生殖功能的托马斯完成的，相当于"妈妈"的角色。此外，他还提供了卵子用于受精，从生物学上来说他也是"妈妈"。由此特殊孕育过程诞生孩子，其生物学、家庭和社会关系混乱，导致他们尚未出生就背负了一个复杂的社会人伦关系。而后，在父母抚养的过程中，还要面临是否告知孩子关于身世的真相，如何让孩子正确认识自己的出生，同时还要面对来自周围知情人士、社会舆论等压力。此外，外源性激素可能对变性人及其子代的健康都可能产生影响，无论从亲代还是子代角度，都将可能影响后代生存质量，这亦有违保护后代原则。

医务人员必须将变性人生育背后的医学风险和可能引发的伦理问题告知患者，体现和落实知情同意原则。准备生育的变性人和提供助孕治疗的医疗机构，都应该考虑到变性人生育潜在的医学、伦理等问题，并将各种风险告知准备生育的变性人患者。而若变性人成功妊娠，从生命伦理学的角度，都应该一视同仁，给予尊重并提供生育保健的服务，以保障胎儿的生命和健康，否则不仅违背保护后代原则，还违背社会公益原则和公正原则。

此外，由于变性人在现今社会面对的争议仍旧非常多，变性人在一些国家和地区甚至不被社会文化所接受。因此，对于有生育需求的变性人，当他们寻求通过辅助生殖技术来获得妊娠时，相关医疗机构必须遵守保密原则，这也是保护患者和患者后代的重要途径。另外，由于变性人怀孕生子具有一定的特殊性，医疗机构的伦理委员会应履行伦理监督原则，针对变性人生育后代涉及的医学、伦理、法律等多方面进行讨论，对于实施助孕治疗过程中遇到的伦理问题进行审查、咨询、论证和建议。

【法理讨论】

变性手术是现代医学发展的产物之一，其在性别变更权、婚姻权和生育权方面争议颇大。而在此只讨论变性人的生育权问题。如案例中的托马斯，虽法律上已是男性，但仍保留原来性别生育力，其是否能够享受生育权值得商榷。生育权利是一种个人发展权，应当由社会予以保护，提供必要的资源和服务。且该权利是与生俱来的，与其他由法律赋予的选举权等政治权利不同，是任何时候都不能剥夺的。但争议之处是，托马斯法律上性别是男性，其享有的生育权理应与其法律身份相一致，因为他们通过变性手术选择了成为男性，那么原女性所享有的生育权也随之失去。这也许是托马斯当初寻求助孕屡遭拒绝的主要原因之一。

实际上托马斯并没有实现生育权，而是社会保障了其后代的生命健康权。因为对于已获得妊娠的变性人，其孕育的胎儿是独立个体，其享受的权利不应因为孕育者的特殊性而有所不同，例如应为变性人孕育的胎儿提供同等的生育保健服务。因此，从此层面来说，托马斯成功诞下后代看上去是实现了生育权，但实际上该"生育权"并不是其变性后仍然保留的女性生殖系统所带来的女性生育权，而是因为他孕育的小生命具有生命健康权。

在我国，根据公安部《关于公民变性后变更户口登记性别项目有关问题的批复》，变性人允许通过相关程序变更自己的法律性别。虽然《中华人民共和国婚姻法》不允许同性结婚，但婚姻登记机构是根据结婚双方户口本及身份证性别（即法律性别）办理结婚登记的，因此变性人在法律上变更性别后，可与异性结婚。另外据国家原卫生和计划生育委员会《性别重置技术管理规范（2017版）》规定，性别重置技术要求切除性腺和外生殖器。即使我国实施性别重置技术的女性变性者卵巢被切除后保留子宫，但根据我国《人类辅助生殖技术管理办法》和《人类辅助生殖技术规范》禁止代孕的规定，女性变性者不可能生育与自己有血缘关系的后代，更不可能如本案例的托马斯一样以男性身份"生子"。

【情理讨论】

在传统观念中,怀孕生子一直是女性的事情。而案例中的变性人其社会性别为男性,却因为保留女性生殖系统而通过助孕技术怀孕,这一行为极大地冲击了现有的生殖观念。虽然变性人作为具有独立思维的人,他们渴望孕育自己后代的愿望也是可以理解的。但变性人在满足自己生育后代的愿望之前,应从后代利益的角度出发,慎重考虑这种"反传统"的行为对于后代身心健康的影响。

【社会舆论】

"变性人生育"案例被报道后,大众的看法褒贬不一。学界对于变性人怀孕生子一事看法不同,部分学者认为这种行为是反自然的,完全是颠覆了生命的本质意义,是不符合道德的,认为变性人是拿孩子来做实验;有学者认为变性人怀孕生子是家庭的定义随时代而变化、不再拘泥于传统模式的表现;也有学者关心变性人长期服用激素是否会对胎儿和出生后的孩子有不良的影响。

【小结】

作为现代社会出现的新群体,变性人生育面临着更复杂、更特殊的伦理和法律争议。当遇到变性人提出生育需求并寻求助孕帮助时,应首要以保护后代的原则进行处理,同时兼顾保密原则。变性人生育涉及医学、伦理、法律等多方面问题,因此,更要医疗机构将相应的医学风险和可能引发的伦理和法律问题告知有生育需求的变性人患者,落实知情同意原则和伦理监督原则。

(叶丽君 赵嘉颖 曾 勇)

参考文献

[1] Ethics Committee of the American Society for Reproductive Medicine. Access to fertility services by transgender persons: an Ethics Committee opinion. Fertility & Sterility, 2015, 104 (5): 1111-1115.

[2] 于修成. 辅助生殖的伦理与管理. 北京:人民卫生出版社,2014.

[3] 中华人民共和国公安部. 关于公民变性后变更户口登记性别项目有关问题的批复. 公治〔2008〕478号, 2008.

[4] 中华人民共和国卫生部. 人类辅助生殖技术管理办法. 2001.

[5] 中华人民共和国卫生部. 关于修订人类辅助生殖技术与人类精子库相关技术规范、基本标准和伦理原则的通知. 卫科教发〔2003〕176号,2003.

第三十三章
英国同性恋男子借母传代

【案例叙述】

27 岁的凯尔·卡森是英国唐卡斯特一家超市的员工，同时也是一名同性恋取向者。他一直单身，但又渴望当上父亲，于是他多次求助于人工助孕诊所，希望能通过赠卵及代孕技术完成凤愿，但屡遭拒绝。在几乎无望时，他寻求已离异的 45 岁母亲安妮斯的帮助，没想到母亲毫不犹豫一口答应，还获得其前夫、即卡森亲生父亲的同意。最后，凯尔·卡森的精子和匿名女士捐赠的卵子受精后，在卡森母亲安妮斯的子宫中孕育，安妮斯于 2014 年成功剖腹诞下"孙子"迈尔斯。

虽然卡森通过自己的精子诞下迈尔斯，但按照当年英国法律的规定安妮斯与前夫才是迈尔斯的合法父母，最终他们利用领养渠道，获法庭首肯，让"哥哥"卡森领养迈尔斯，卡森才能正式成为迈尔斯的"父亲"。

很多人觉得卡森太年轻，决定太仓促，但他这样解释："我不是选择做同性恋者，而是与生俱来的，我无法生儿育女，因为我实在没兴趣也没法与女人发生性关系。但当爸爸是我生命的重点，现在我总算做到了。"我现在有了自己的儿子，我很开心。只要你能给孩子提供一个家，每个人都有当父母的权利。"

卡森是英国第一个通过代孕生子的未婚男性，也是第一个让自己的妈妈为自己代孕的英国人。媒体披露说，卡森最初曾设想让自己的一位女性亲属帮忙代孕，但没有成功。卡森没想到的是，自己的母亲居然同意为自己代孕。卡森的母亲回忆说：

"当初他来找我的时候，我没有任何犹豫就答应了他的请求。有人觉得不理解，但我觉得没有什么，这个孩子就是我的孙子。"

【医学观点】

从狭义上看，代孕是指能孕育的女性接受委托，同意将他人的胚胎植入自己的子宫，由自己代替他人孕育和分娩新生儿的行为。在医学技术方面，借助赠卵及代孕，通过体外受精 - 胚胎移植技术可以实现安妮斯为卡森代孕的需求，但仅仅有医学技术的可行性并不足以保障当事人的利益。母亲为子女代孕的基础是子女达到一定的年龄并具有生育的需求，此时母亲一般都属于高龄女性，不可规避高龄生育的医学风险。随年龄增加，多脏器功能趋于衰老，罹患内科疾病的风险进行性增加，比如高血压、糖尿病等慢性疾病均可影响妊娠后母婴的安危。因此，虽然母亲为子女实施代孕具有医学技术的可行性，但不容忽视的是需要面临的风险涉及高龄孕妇自身的安全以及胎儿的健康发育与成长。

【伦理讨论】

根据需求可以将代孕分为两种：一是医学因素的代孕需求；二是社会学因素的代孕需求。社会学因素的代孕（如：不愿承担生育后的肥胖或身材的改变等后果的代孕）由于其风险大于收益，从伦理学原则上看是不被允许的。但由于医学因素而产生的代孕需求（如：子宫缺如、畸形等），在一些国家获得批准。

成年期个体的性取向受到胎儿期性激素的影响。卡森的同性恋取向是与生俱来的，可以将其判断为由于医学因素而导致的无法正常生育。从公正原则出发，具有同样需求的不孕者，应该得到同样的医疗待遇、同样的服务态度和医疗水平。同时，为安妮斯母子实施代孕是对他们甚至是安妮斯的前夫的自主意愿的尊重。安妮斯母子在完全知晓该技术过程的风险与受益的情况下进行自主选择，符合辅助生殖伦理学的知情同意和尊重原则。

但是除了需要对就医患者保持尊重和公正以外，还要考虑对子代、利益相关方乃至社会的公正。亲属之间代孕涉及突出的生殖伦理困境——"同宫异代"。这一行为在一定程度上导致家庭关系的混乱，扰乱了传统的人伦秩序，对于人类社会发展的影响是不可估量的。同时，"同宫异代"的实施存在对于母体及后代的伤害性。在该案例中，安妮斯承担了其所本无需承担的高龄生育的风险，对其生命健康产生影响。而从保护后代的原则出发，不论卡森未来是否会娶妻生子，迈尔斯应该享有与自然受孕分娩的孩子同样的法律权利与义务，例如继承权、受教育权、赡养父母的义务等。

此外，"同宫异代"也可能使孩子因为身份问题产生较大心理负担。单亲家庭的成长环境对迈尔斯的心理发展的影响、迈尔斯长大后是否应该知情自身的诞生经历、迈尔斯能否接受自己的身份都未可知，如何保障迈尔斯的身心健康及知情同意权有待商榷。

为规范辅助生殖技术的使用，还应该遵循严禁技术滥用和严防商业化原则。实施辅助生殖技术要严格掌握适应证，不能受经济利益驱动而滥用人类辅助生殖技术。特别是代孕技术在许多国家属于严禁使用技术，"同宫异代"的例子更是少之又少。如果完全抛开血缘，将女性的子宫视为"生育器皿"，甚至"租借"女性的子宫，将会造成严重的社会危害。

【法理讨论】

1985 年，英国政府出台《代孕协议法》，严禁商业性代孕和代孕中介，而自愿性的代孕和酬金给付得以合法化，但未明确代孕当事人和子女的法律关系以及代孕协议的法律地位。1987 年，英国政府出台《人类受精与胚胎学法》进一步重申了《代孕协议法》的立场，并加以补充和修正。

《人类受精与胚胎学法》坚持"分娩者为母"的定义，并进一步规定委托夫妻可以在孩子出生后的 6 个月内向法院申请亲权令，即取得父母身份的条件和程序。

根据《人类受精与胚胎学法》，迈尔斯虽然是卡森的精子与供卵的结合，但却是经由安妮斯分娩，根据"分娩者为母"的法律，安妮斯与迈尔斯的母子关系受到法律保护。卡森进一步通过收养的方式正式成为迈尔斯的"父亲"，虽然这一程序已经获得法庭批准，但仍存在一点问题：卡森为同性恋者，目前仍为单身，并不符合《人类受精与胚胎学》中关于"委托夫妻"的描述。英国最新有关代孕的法律还补充规定，代孕的女性产子后只能把孩子过继给有两个成员的稳定家庭，比如夫妻俩。然而英国法院最终裁定，尽管卡森是单身男性，但可以申请"领养"，迈尔斯获得"领养"批准，因为卡森和米尔斯从法律上看是兄弟关系，领养并未违法。

虽然世界范围内关于代孕的立法逐渐从禁止到适度开放，但事实上真正需要代孕的群体非常小，而代孕将会引发大量的伦理、法律问题。从我国国情以及代孕风险与收益的权衡出发，原卫生部制定的《人类辅助生殖技术管理办法》明确规定："医疗机构和医务人员不得实施任何形式的代孕"。

【情理讨论】

同性恋者同样具有生育的需求和权利，卡森多次向人工助孕诊所求助，均遭到拒绝，无奈之下向自己的母亲求助。安妮斯自愿同意的动机可能是出于作为母亲的无私奉献的精神，或是自己对于子孙的渴望。总之，在亲情的"契约"下，安妮斯顺利帮助自己的儿子卡森生下一个孩子。这样看来似乎这次的代孕合情合理，但其中存在的对于人伦秩序的违背问题是情理所难以辩护的。人类的繁衍从来都是"传宗接代"的形式，而迈尔斯在其"奶奶"的孕育下诞生，这可不仅是一个小家庭的改变，而是人类繁衍规律的人为突变。

【社会舆论】

作为英国第一例母亲代孕，卡森和安妮斯的做法在英国社会引发了极高的关注。有人说卡森还太年轻,无法承担起作为单亲爸爸的责任;有人难以理解安妮斯为何愿意为自己的儿子"生"孩子,该如何清晰分辨"孙子"与"儿子"的区别。许多人由此发出"怎么能这样做呢?""简直太离谱了!"的感叹。所幸英国已经具备相关的法律法规得以清晰定位当事人的关系,并保障各方权利。而另一方面,英国更是鼓励亲友之间提供代孕服务以保障代孕的稳定性和可靠性。

【小结】

人类辅助生殖技术的发展除了需要攻克许多医学难题,更不可回避社会伦理问题。"同宫异代"的特殊代孕模式显然是对于人类繁衍规律的极大挑战。"同宫异代"虽然在医学技术上具有可行性,但其中涉及的高龄生育的医学风险、后代利益保护问题、社会人伦秩序问题等都需要经过深刻思考。

（郑备红　叶丽频）

参考文献

[1] 于修成. 辅助生殖的伦理与管理. 北京：人民卫生出版社, 2014.
[2] PARLIAMENT G B. Surrogacy Arrangements Act 1985. Statute Law Database, 1985.
[3] STERN K. Human Fertilisation and Embryology Act 1990.. Bulletin of Medical Ethics, 1990, No. 63 (6741): 13.
[4] 中华人民共和国卫生部. 人类辅助生殖技术管理办法. 卫生部令第 14 号, 2001.

第三十四章
单身女赴美冻卵

【案例叙述】

2014 年，34 岁的周女士在网上看到了一则赴美国"冻卵"的广告，在仔细考虑之后她决定冷冻自己的卵子。在外人看来，周女士是一位典型的都市女强人，目前在上海一家广告公司任职高管，年收入过百万元。

虽然事业颇为成功，周女士难免也为结婚生子而烦恼。由于忙于工作，34 岁的她还是孑然一身，身边的同龄人却一个个结婚生子，甚至很多都有了二胎，看着他们周女士也憧憬着能有自己的孩子。据周女士了解，女性的最佳生育年龄是 25~35 岁，但随着年龄渐长，她担心自己可能会失去生育健康宝宝的机会，为此感到非常焦虑。因此，当周女士看到网上的一则"冻卵"广告时，顿时有些动心。周女士拨打了这家公司的咨询电话，对方介绍，做一次卵子冷冻需要 1.6 万美元，之后每年还要交纳600 多美元的"保管费"用于卵子的冷冻保存。

卵子冷冻的价格不菲，对于高收入的周女士来说，这笔钱在她的承受范围之内，只是还是会担心手术风险。经过近 1 个月的考虑，周女士最终决定赴美"冻卵"。周女士来到美国，在当地医院接受了药物刺激卵巢药物和取卵手术，最终获得了 10枚卵子冷冻保存。

【医学观点】

卵子冷冻技术一开始是为两类人群而服务的，一是因患有癌症需要进行放疗、化疗等治疗的女性，出于保存生育力的目的而进行卵子冷冻；二是

在试管婴儿过程中，一般男方患者应该在女方患者行取卵手术当天取精，如果因为突发事件男方患者无法当天取精，则需要在取卵手术后进行卵子冷冻，以用于日后男方取精后的试管婴儿治疗。但随着卵子冷冻技术的不断成熟和单身女性对于生育权的诉求增加，在欧美等国家和地区，卵子冷冻技术由原来的医疗救济技术逐渐向一种医疗福利手段演变，越来越多健康的单身女性寻求卵子冷冻，以期在理论最佳生育年龄之后，仍有生育健康后代的可能性。目前，已有大量的数据和文献报道表明，当女性年龄过 35 岁，卵巢储备功能下降，其生育力随着年龄的增加而显著下降，同时卵子染色体非整倍体率增加，造成胚胎染色体异常概率增加，而及早冷冻卵子可以避免这种情况的发生。

但是冷冻卵子与妊娠之间还有很长的一段路要走，很多时候也不是一帆风顺的。将冷冻的卵子解冻、受精和移植，在每一个环节都有失败的风险。而且高龄产妇随着年龄的增高，妊娠合并症、并发症及不良妊娠结局的发生率亦会明显上升，尤其是流产、早产及胎儿发育异常等风险，这些问题都危及母婴双方的生命健康。在实施卵子冷冻技术前，女性需要接受药物刺激卵巢和取卵手术，两者均有一定的医疗风险。刺激卵巢药物的使用可能引发情绪波动、腹胀肠鸣、卵巢区域肿胀，更严重的还会引起卵巢过度刺激综合征；而取卵手术虽然无需开腹，只在 B 超引导下经阴道取卵，但手术过程中，子宫、膀胱、肠管、血管及其他卵巢周围的盆腔结构还是可能被损伤，也会有出血、感染的可能性。

因此，像案例中的周女士将未来的生育梦想寄

托于年轻时冷冻的卵子这一行为，本身并不是一种零风险的保障，不能忽视卵子冷冻本身的局限性和相关的医疗风险。

【伦理讨论】

卵子冷冻技术发展的初衷是为了保存女性癌症患者的生育能力，本质上是一种医学救济手段，本是从"有利于患者"的角度出发，但如今在大部分的西方国家，"冻卵"俨然成为了一种具有商业噱头的、轻松随意的技术。实际上，卵子冷冻技术虽然已经比较成熟，但并不意味着要鼓励健康女性去使用"冻卵"技术，美国生殖医学协会于2013年发布的关于卵子冷冻的指南提出："目前暂无有效数据支持和推荐健康女性仅因规避生育力随年龄衰退而选择冷冻卵子，因为目前尚无数据支持这种卵子冷冻行为的安全性、有效性、伦理、情绪风险和成本效益。"此外，选择赴海外冷冻卵子的单身女性往往是为了其日后高龄生育提供多一份"保障"，但是这份"保障"却忽略了年轻时冷冻的相对健康的卵子即使受精成功形成胚胎，但是高龄妇女妊娠本身亦会承受很多与高龄妊娠相关的风险，而且高龄还会影响夫妇更好地履行抚养子代的义务。从这个角度来说，海外医疗机构宣传健康单身女性可通过冷冻卵子来保存生育力，其实并不符合有利于供受者原则及有利于后代原则。

我国卫生部于2003年颁发的《人类辅助生殖技术和人类精子库伦理原则》中的社会公益原则明确指出："医务人员必须严格贯彻国家人口和计划生育法律法规，不得对不符合国家人口和计划生育法规和条例规定的夫妇和单身妇女实施人类辅助生殖技术。"这主要是因为卵子冷冻需要面对的医学、伦理和法律等各个方面的问题，比精子冷冻要复杂得多。而且，无论是我国还是美国，辅助生殖专业领域都提出卵子冷冻对健康单身女性的身体造成的不良影响很大，并不提倡这种非医学需要的卵子冷冻行为。此外，打着为女性生育免受年龄困扰这种噱头，来吸引健康单身女性购买卵子冷冻服务，是一种滥用辅助生殖技术的行为，有违严禁技术滥用原则。

【法理讨论】

国家卫生部于2001年颁布的《人类辅助生殖管理办法》和2003年颁布的《人类辅助生殖技术规范》均规定："禁止给不符合人口和计划生育法规和条例规定的夫妇和单身妇女实施人类辅助生殖技术。"

尽管单身女性要求冷冻卵子是她们的权利，但是由于卵子冷冻涉及的取卵、卵子冷冻等属于辅助生殖技术范畴（体外受精胚胎移植术及其衍生技术），因此，这种权利受现行规范性文件的限制而无法得到国内正规医疗机构的支持。目前，国内有"冻卵"需求的人群选择到海外实现她们的保存生育力的愿望。但是赴海外购买冷冻卵子的服务，一旦出现纠纷或者医疗事故，因两地法律法规的差异等因素，维权将十分困难。

【情理讨论】

随着辅助生殖技术的发展，"冻卵"一词也开始进入了大众的视野，近年来类似案例越来越多，关于单身女性卵子冷冻的新闻也被各家媒体报道。

当今社会，女性在职场中投入的时间和精力比过去要多，她们对于事业与婚姻的看法发生了重大的变化。但是女性的生育力会随着其年龄的增加而减退，这是困扰了许多尚未结婚生育的女性的难题。近年来，越来越多单身女性选择远赴外国"冻卵"，这些女性大多年龄稍长、受过良好教育、属于大都市白领或金领，没有在当前社会看来"合适"的时间结婚生子，受到了来自家中长辈、同侪和社会舆论的压力；一部分有较好的经济基础、个性独立的女性，可能产生"我可以不结婚，但我想要一个孩子"的想法。

但是女性在决定"冻卵"前，需要清楚知道刺激卵巢药物的副作用、取卵手术的风险和冷冻卵子受精率等事项，在充分理智思考下（而非迫于压力），再做出医疗决策。

【社会舆论】

目前，各国在辅助生殖治疗的伦理规范是存在较大差异的，能否"冻卵"、能否代孕、能否选择性别等议题，反映的是伦理背后的关于文化价值、宗教信仰、公正平等的思考与权衡。与婚育观念开放的欧美国家相比，目前，中国国内的主流观念还是认为结婚是生育的伦理道德的前提，单身女性生育并不被社会舆论所广泛接受。单身女性在作出

"冻卵"的选择时,除了需要考虑其医疗风险之外,还需要评估由此带来的社会压力。

【小结】

单身女性赴美"冻卵"的背后,是一系列复杂的社会、伦理、法律和医学问题。单身妇女实施卵子冷冻技术是我国现行法律法规所不允许的,从事辅助生殖治疗的医务工作者,应充分告知单身妇女实施卵子冷冻相关的医疗、伦理和法律风险,最终协助患者作出知情的、理智的医疗决策。

(赵嘉颖 叶丽君 曾 勇)

参考文献

[1] Practice Committees of American Society for Reproductive Medicine. Mature oocyte cryopreservation: a guideline. Fertility & Sterility, 2013, 99 (1): 37-43.

[2] 中华人民共和国卫生部. 关于修订人类辅助生殖技术与人类精子库相关技术规范、基本标准和伦理原则的通知. 卫科教发〔2003〕176号, 2003.

[3] 于修成. 辅助生殖的伦理与管理. 北京: 人民卫生出版社, 2014.

第三十五章
美国公司报销冻卵费事件

【案例叙述】

据美国全国广播公司报道，从 2015 年 1 月始，苹果公司将给予公司全职和临时女员工因生育力保存而进行卵子冷冻保存产生的费用报销。而 Facebook 公司已开始向其女员工提供高达 2 万美元(约合人民币 12.25 万元)的冷冻卵子费用，以助其推迟生产时间。

目前，这两家是美国首批出于非医疗目的而提供冷冻卵子报销的公司，苹果公司将此笔费用归类为生育津贴，Facebook 公司则归类于代孕津贴。媒体报道"迄今为止，冷冻卵子作为一项非成熟的医疗技术，主要应用于治疗不孕不育等疾病中，以及那些晚期癌症患者在治疗前保存自己的卵子。这种技术不仅成功率低，而且费用极其昂贵。在美国，进行卵子冷冻需要一次性支付 10 000 美元的费用，而且每年还需支付 500 美元的保管费。

【医学观点】

卵子冷冻(卵母细胞冷冻)是指对经过手术方式取出母体的卵母细胞(一般建议药物刺激卵巢以增加获卵数)进行慢速或玻璃化冷冻，待准备生育时，复苏冷冻的卵母细胞经体外受精后行胚胎移植。从卵子冷冻技术的角度来看，冷冻卵子的程序就是让女性提前提取并存储卵子，让这些女性在未来可能丧失生育能力的情况之下，获得怀孕的机会。

生殖专家表明如果需要冷冻保存生殖能力，越早冷冻卵子，成功受精的可能就越大，25~30 岁的

女性卵子最适合进行冷冻保存，过 30 岁再进行卵子冷冻，质量就会下降 25%。为了增加未来成功受精的机会，医生们常常会要求取卵对象冷冻至少 20 枚卵子，在此过程中，所使用的药物刺激卵巢和经阴道取卵等干预性和创伤性操作存在一定的风险。药物刺激卵巢容易引起卵巢过度刺激综合征，而取卵的操作可能引起出血、脏器损伤、卵巢扭转、感染等不良后果。即便科技变得越来越发达，冷冻卵子也并不能完全保证受孕。卵子冷冻面临着复苏存活率、体外受精率偏低等问题。

有些人因为有了冷冻卵子作为保险而推迟生育年龄，殊不知高龄孕产妇自身与胎儿的疾病风险都会随之增加。高龄孕妇并发妊娠糖尿病和先兆子痫的风险增加。而目前经由冷冻卵子出生的孩子年龄太小，美国生殖医学会并没有对冷冻卵子诞生的孩子做详细的随访统计，缺乏远期健康状况的大样本数据。事实上，生殖医学会对通过冷冻卵子延长生育期的做法一直持观望甚至审慎态度。

因此，从技术上的非完备性和远期效益的不确定性来看，卵子冷冻需要有条件地开展。在临床实践中，医务人员必须向患者强调卵子冷冻的风险，让患者权衡利弊，谨慎选择。

【伦理讨论】

卵子冷冻技术涉及多方面伦理问题。

第一，卵子冷冻技术的安全性。在冷冻和复苏过程中，对卵母细胞的微结构、纺锤体等都有可能造成损伤，影响减数分裂而导致染色体数目或结构异常。因此，经由卵子冷冻技术诞生的孩子的健康

无法得到保障,可能直接影响后代利益。

第二,卵母细胞的冷冻期限。卵母细胞的长期冷冻储存需要消耗大量的社会资源;并且,女性在使用冷冻卵子进行生育时大都偏于高龄,如果经由卵子冷冻技术延长生育力期限成为普遍的做法,将会影响人口质量和加剧社会人口老龄化问题,因此,长期的卵子冷冻不符合社会公益原则。同时,卵子冷冻期限越长,女性生育年龄越高,妊娠的风险随之增加。为了女性自身健康考虑,对于卵子冷冻的期限应该有所限制。

第三,委托人信息保密。医疗机构和医务人员对使用人类辅助生殖技术的所有参与者都有实行匿名和保密的义务。但苹果公司和Facebook公司报销费用的做法显然是直接将参与卵子冷冻的女员工的消息公之于众,不符合保密原则。

第四,评估风险与受益。在辅助生殖技术实施过程中,要综合考患者的病理、生理、心理及社会因素。在知情同意原则的要求下,医务人员有义务提供给患者充分的信息,包括目前可供选择的治疗手段、各种治疗手段的利弊及其所承担的风险。在评估卵子冷冻的风险与受益时,主要涉及双重和最优化原则。实现卵子冷冻以保存生育力是女性的最终目标,但在此过程中,药物刺激卵巢的操作是获取卵子最直接、最有益的效应,而手术带来的不适、疼痛是间接的、可预见的效应。医务人员和患者需要权衡各方面的价值利弊,评估获取卵子的效应是否高过药物刺激卵巢过程的痛苦效应,以做出有利于患者的临床决策。

还有许多医学专家认为,胚胎冷冻技术相对于卵子冷冻技术更成熟,而且胚胎冷冻的安全性得到大样本数据的支持,所以推荐以胚胎冷冻技术代替卵子冷冻更符合最优化原则。但是胚胎冷冻在女性生育力保存时存在的弊端是"胚胎所有权"问题。而卵母细胞与胚胎相比,更具"专属"性,完全可以认定为女性独有资源,女性一方即可对其拥有所有支配权。

第五,到期或无主(被遗忘)卵子的管理。冻存卵子需要消耗大量的人力、物力,同时需要处理大量的信息。因此,医疗机构关于卵子冷冻保存的知情同意书中一般会指明患者需要定期缴纳冷冻保存费用,并规定一定的保存期限,医疗机构有权自行处置未按期缴费的卵子。但首先应该明确的是,禁止对这些到期或无主的卵子进行贩卖,否则将违背辅助生殖技术中严防商业化的原则;其次,可以有条件地应用到临床研究中,前提是在签署冻存知情同意书时征得患者的同意并签字;最后,要有规范化的销毁机制,并加强监督与信息管理。

【法理讨论】

生育权是女性的基本人权,受到法律的保护。对于单身女性群体而言,结婚与否,建立家庭与否是其自主选择。因此,从权利保护的角度,单身女性冷冻卵子这一实现其生育权的行为,不具有法理上的正当性和合法性,其所谓的"合理的诉求"不应该得到法律的认可与保护。

对于独身女性能否通过辅助生殖技术实现生育权,各国对此态度不一。绝大多数国家都没有以法律形式确立或保护独身人士的生育权,但美国有的州判例中,允许独身女性通过辅助生殖技术生育子女。我国原卫生部发布的《人类辅助生殖技术和人类精子库伦理原则》中提出:"不得对不符合国家人口和计划生育法规和条例规定的夫妇和单身妇女实施人类辅助生殖技术。"

【情理讨论】

在社会角色分化的影响下,许多人认为女性的职场发展受到家庭、生育的限制,而男性的优势在信息科技行业里尤其凸显。对于那些希望寻求职业生涯有所发展的女性而言,冷冻卵子时,可能恰是她们生育能力下降期,但却是职业生涯的黄金时期。因此,冷冻卵子技术不仅可以让她们不错失事业上升期,又可以保障她们未来的家庭。

鉴于硅谷科技行业在重要岗位任职的女性数量严重不足,因此,为女性员工提供冷冻卵子所需的昂贵费用将有助于科技巨头们来吸引优秀的女性人才。苹果公司和Facebook公司此举目的在于为女员工提供未来生育的保障,实则在于留住女员工的资源,同时将加强企业自身及内部的竞争力。

因此,冷冻卵子被称作是"平衡男性主导的科技行业男女比例"的关键,也可能因此改写以往的游戏规则,那么,处于事业上升期的女性无需在事业和家庭之间只能选择一个,也有可能做到两者兼得。

【社会舆论】

2013 年,美国期刊《生育与不孕》的一项调查显示,接受了卵子冷冻的大多数女性表示她们感觉"自己的权利得到了保障"。美国"卵保"论坛的创始人布里吉特·亚当斯告诉 NBC 的记者:"身居要职和当一个好妈妈目前仍不能两全,公司的这一福利是在为女员工投资,也是支持她们去追寻自己想要的生活。"可见,冻卵计划的拥护者认为,新福利将可以让女性自由寻求职场晋升,而无需担心未来的家庭计划。

然而哈佛大学法学院的学者格伦·科恩却对此表示了质疑:"不知道女性员工们对此会有何看法;她们会赞成现在拼命工作,然后晚点儿再生宝宝,还是会据此认定企业仍然觉得工作和怀孕不能兼顾?"

【小结】

卵子冷冻技术是辅助生殖技术领域中的一项新兴技术,但目前还不够完善,无法确保未来的受孕成功率以及后代的健康。同时,该技术还涉及冻存期限、隐私保密、风险与受益等伦理问题。在立法方面,个体的生育权得到法律保障,但对于单身女性是否允许实施非医学因素的卵子冷冻,各国的法律迥异。苹果公司与 Facebook 公司为员工报销冻卵费,用意在企业与员工双赢,获得了女性员工的支持。但其引发的社会效应也不可忽略,苹果公司与 Facebook 公司的这一做法实质上是否定了女性兼顾事业和生育的可能性,进一步凸显出科技行业的性别差异。

(郑备红　叶丽频)

参考文献

[1] 于修成. 辅助生殖的伦理与管理. 北京:人民卫生出版社,2014.

[2] 中华人民共和国卫生部. 关于修订人类辅助生殖技术与人类精子库相关技术规范,基本标准和伦理原则的通知. 卫科教发〔2003〕176 号,2003.

第三十六章
澳洲单身女与供精者的幸福婚姻

【案例叙述】

42岁的澳大利亚女子安娜（化名）因患有罕见的遗传性疾病肌管性肌病，导致她和前夫相继出生的两个孩子都不幸夭折，前夫也随之离她而去。单身的安娜非常渴望拥有一个孩子，于是她决定通过精子库采用辅助生殖技术（assisted reproductive technology，ART）来实现自己当妈妈的梦想。澳大利亚相关机构为她提供了三名捐精者的资料，其中一人对自己的描述是"快乐并且健康"，安娜立刻认定这就是她要寻找的"精子源"。借助供精人工授精技术，安娜于一年后幸运地生下了健康的女儿珍妮（化名）。随着孩子一天天长大，安娜也有了一些烦恼，虽然孩子在她的呵护下非常健康，但孩子始终有一个问题"我的爸爸是谁？"每当孩子问起这个问题，安娜就很心痛，于是她萌生了让女儿去见见她爸爸的想法。

经过一番努力，安娜终于带着珍妮找到了她的爸爸——亚历克斯（化名）。亚历克斯与前妻已经生育了4个孩子，即使这样，他见到由自己捐精而出生的孩子珍妮时还是很开心。亚历克斯与安娜母女经常互动，相处很愉快。不久，亚历克斯和安娜就坠入爱河并正式订婚，成为夫妻。幸福的安娜说："这种充满巧合又浪漫的爱情很奇妙，简直令人难以置信。"

安娜的这番求子过程以及她与亚历克斯的逆向爱情令人羡慕。但是要知道，不同的国家在不同的时期，对于辅助生殖的制度可能不尽相同。目前，在我国，单身女性是不能通过供精人工授精获得生育，即使是正规的医疗原因而实施供精人工授精时，对于受精者和供精者的资料均需采取保密措施以保护双方的隐私权。

【医学观点】

人类精子库又名精子银行，是利用低温冷冻技术将精液冻存以备将来生育后代所需。1964年美国建立了世界首个人类精子库，1972年澳大利亚建立了本国人类精子库，1981年我国建立了人类精子库。

目前，我国精子库提供的冻存精液主要用于：①治疗不育症，提供给因男性因素所致的不育夫妇行辅助生殖助孕，以解决生育问题；②预防遗传性疾病、性传播疾病等；③为有特殊情况（从事特殊职业或患有特殊疾病）的男性提供生殖保险，进行自我精子保存；④科学研究。

澳大利亚精子库冷冻的精子除了上述这些用途之外，还可为那些无法自然怀孕的单身女性或同性恋夫妻提供实现生育孩子梦想的机会。

对于单身女性或同性恋夫妻，在传统的生殖方式中，是无法单纯通过自身努力孕育生命的，ART打破了传统观念的束缚。澳大利亚的人类精子库为接受供精者提供捐精者的身体特征、兴趣爱好、教育和职业背景等非身份识别细节、个人生活史、家系调查和精液分析参数等，以及使用同一供精者的精液标本受孕人数和出生婴儿性别等信息，以利于受精者进行选择。

但在我国由于冷冻精子的使用涉及伦理、法律、道德等问题，因此，对于那些渴望为人母、却未找到伴侣或同性恋的中国单身女性来说，目前，想通过精子库生育后代的途径是不被国家原卫生部颁发的《人类辅助生殖技术规范》和《人类精子库基本标准和技术规范》所允许，是不合法的。

【伦理讨论】

单身女性是无法通过传统自然生殖方式进行受孕的，从传统意义上来说，单身女性若想实现其生育权则必须依赖婚姻关系的确立，通过组建家庭来获取生育的可能，但 ART 改变了原始生育的模式。基于人类社会发展和各国自身发展的特点，对于单身女性能否通过 ART 实现生育的问题，各国对此态度不一。目前，在我国为单身女性实施 ART 是不符合国家法律法规的。

但单身女性生育是社会发展过程中必然要面临的一个现实问题，为了保障个人、后代的权益和维护社会公益，本案例涉及辅助生殖伦理学的以下伦理学原则：

尊重原则是对能够自主的患者的自主性的尊重。自主性是行为主体按照自己的意愿行事的动机、能力或特性。自主原则是指在医疗活动中患者有独立的、自愿的决定权。按照尊重原则和自主原则，单身的安娜可以按照自己的意愿来决定是否生育后代，因为生育权包含了生育的自由和不生育的自由。

从有利于供受者原则和知情同意原则分析，亚历克斯为了帮助那些无法自然怀孕的女性或夫妻，实现他们拥有孩子的梦想，自愿提供了自己的精子。单身的安娜为了获得自己的孩子，在充分知情可供选择的最有利于自己的治疗方案后，从供精者的资料中选取了满足自己要求的"精子源"，知情同意原则始终贯彻其中。

从保护后代的原则和保密原则分析，澳大利亚政府颁布的部分法案与我国现行的 ART 制度存在较大不同。2005 年，澳大利亚政府宣布禁止匿名捐赠精子；对于 ART 出生的孩子，供精者仅仅是生物学的父亲，对出生的后代无任何权利和义务，但供精者可以从诊所得到出生后代的有关信息；同时，也规定通过精子捐赠出生的孩子到 18 岁之后有权获得赋予其遗传基因的父亲的信息，如果在这之前想联系的话则需要得到供精者的同意。本案例由于亚历克斯在捐赠精子表格上对此表示了同意，安娜通过官方注册记录才能与其取得联系。此外，按照澳大利亚法律，同一供精者的精子最多只能适用于 10 个家庭，且当这些出生的孩子成长至 18 岁时，需接受政府的识别和记录。对于到底是应该采取保密和供精者匿名的方式来保护供、受双方的秘密和隐私，还是在 ART 治疗过程中进行信息公开让出生的孩子知道自己的生物学父亲，这是一对矛盾的统一体，在不同的国家还是存在争议的。

从"社会公益性原则"出发，每个人都是社会的一部分，都应对社会负责，在一些国家供精被看作类似于捐献血液和骨髓的人道主义行为，供精者是不能将精液当商品出售的。而且，为单身女性实施 ART 助孕还应该遵循严防商业化和严禁技术滥用的原则。

【法理讨论】

不同的国家对于人类精子库冻存精子的适用人群有着不同的规定。法国、瑞士精子库冻存精子的使用仅限于已婚夫妇或处于同居状态的情侣；德国规定 ART 需在婚姻关系存续中实施；英国、澳大利亚、芬兰允许为单身女性实施 ART；美国认为每个公民依据宪法都有生育权，因此，对于希望通过 ART 生育的女性不加限制。

【情理讨论】

本案中单身的安娜之所以选择采用 ART 助孕的原因令人同情，但值得庆幸的是安娜不仅获得了健康的女儿珍妮，而且收获了爱情。许多选择单身生育的女性是因为婚姻失败或对婚姻信任感的缺失等原因导致不愿结婚，但仍愿意抚养后代，这在个人情理之中。

目前，ART 可以帮助单身女性不用通过与男性的结合完成生育，改变了传统生育的模式，但这会引起单身女性生育权同原有生育权原则发生了冲突。此外，单身女性生育的孩子在法律上应认定为非婚生子，并且仅有法定母亲。从人性角度来说，由于孩子出生后没有完整的双亲，在家庭里不能享受到正常家庭的教育，父亲的缺失可能会不利于孩子的身心健康，容易导致孩子存在性格缺陷。而且，也存在当孩子长大后，知道自己是通过 ART 来到人间并面临周围环境的歧视，从而产生悲观和扭曲的心理。因此,单身女性的生育权不应被扩大,要加以约束。

【社会舆论】

单身与生育在人们固有的思维模式中,要相提并论似乎不可思议。在传统的道德观念里,生育应是一男一女遵照社会风俗或法律所建立的关系,将各自的基因直接遗传给子代。随着 ART 的日新月异,已将医务工作者传统的观念彻底颠覆。但医务工作者必须意识到该技术的实施在造福人类的同时对现有的伦理观念也形成了重大的冲击。

安娜作为单身女性,在澳大利亚法规中可以要求借助 ART 获得后代。并且,幸运的是安娜为自己的女儿珍妮找到了生物学父亲亚历克斯,并最终组成了幸福的家庭。但是,需要提醒的是,安娜通过 ART 助孕得到了自己的后代,但如果生育的后代一直处于单亲家庭,这可能会对后代带来伤害,影响其健康成长。因此,对于单身女性还是应慎重考虑行 ART 助孕的利弊。

同时,在澳大利亚,对于生殖医学的医生来说,有义务认真考虑申请行 ART 助孕的单身女性在医学上是否合适,仔细评价可能的风险和收益,努力将风险最小化和收益最大化,将真实的、全面的信息告知她们,使她们在理解这些信息后自主、自愿地作出决定。

【小结】

随着社会发展,单身女性的生育在不同的国家对此所持态度不一,对其通过供精人工授精助孕引发的伦理问题的处理方式也不尽相同。

(孙 艳 郑备红)

参考文献

[1] 于修成.辅助生殖的伦理与管理.北京:人民卫生出版社,2014.

[2] 中华人民共和国卫生部.关于修订人类辅助生殖技术与人类精子库相关技术规范、基本标准和伦理原则的通知.卫科教发〔2003〕176 号,2003.

第三十七章
供卵者状告美国生殖医学协会

【案例叙述】

2007 年，美国生殖医学协会（American Society for Reproductive Medicine，ASRM）发布了一篇名为"供卵经济补偿"的推荐指南，其中要求：对供卵者支付过 5 000 美元补偿时需要正当理由，而总额超过 10 000 美元则是不恰当的。这就等于给供卵补偿的最高额度做出明确限制。虽然这一规定不具备法律效应，但是鉴于 ASRM 在生殖医学领域中的权威性，很多生殖中心会参照这一规定执行。2011 年 4 月，一名为 Lindsay Kamakahi 的年轻亚裔美国妇女，为自己及其他供卵者的利益，一纸诉状将 ASRM 告上法庭，认为其伦理委员会规定供卵者补偿金额上限的做法，违背了谢尔曼反托拉斯法（Sherman anti-trust act）。2013 年，美国加利福尼亚州法院驳回被告 ASRM 提出的罢免动议，这就意味着原告的初步胜利。Kamakahi 和 ASRM 的对峙，会是法律战胜医学伦理的又一案例吗？

【医学观点】

因多种因素作用导致自身无卵可用或卵子质量差，越来越多女性不孕患者不得不走上"求卵"之路，但卵子的资源总是缺乏是不争的事实。在美国，虽然供卵处在食品药品监督管理局（food and drug administration，FDA）严密监管之下，受者仍然可以比较从容选择供者。主要原因在于允许对供卵者的努力进行补偿，获得允许的情况下，可以公开供者的病史及相片。从供卵一开始，美国这方面的专业工作者一直认为支付给供卵者的款项是对供卵者"时间和努力的公平补偿"，一直反对把这种公平补偿变成对卵子的买卖。因此，ASRM 伦理委员会为卵子捐赠补偿做出推荐指南，应该说是无可厚非。而现在 ASRM 的败诉无疑会给生殖机构今后供卵体外受精（in vitro fertilization，IVF）的经济补偿环节带来很多困扰。

【伦理讨论】

过高的补偿可能会过度诱导女性将自己投身供卵的风险与不适之中，而当补偿金的额度相对较低时，可以使低收入的女性不受补偿金的过度诱导三思而后行。更何况有些女性为了获得丰厚经济补偿，可能会对自己不适合进行供卵的健康状况有所隐瞒，这相当于供卵 IVF 过程中的定时炸弹。从经济角度考虑，在美国，不孕症治疗的大部分费用是不被医疗保险所覆盖的，只有 15 个州的生育治疗是被强制纳入医保范围内的。但是在这些州中，多数的保险并不包含 IVF 治疗。不孕症夫妇平均每个 IVF 新鲜周期都要自掏腰包支付过 12 000 美元（包括药费）。供卵增加了治疗费用，高昂的辅助生殖治疗费用使不孕症夫妇获得一个孩子力不从心。如果给供卵补偿提供一种自由市场环境，额外支出的费用将由不孕症夫妇负担，这将使更多的不孕症夫妇难以负担治疗费用。在中国，不孕症的治疗目前完全自费，若没有一个补偿上限的约束，接受供卵的不孕症夫妇的经济压力会更大。如果取消补偿金额上限，供卵市场将会变成什么样？供卵者获得的补偿将会增加，且区分广泛。对于特定族系或者外形的供卵者，他们获得的补偿金额将会不成比例地增高,这将涉及"优生"问题。卵子价格可能会像大多数外购物品一样,在很大范围内变动,并被视为商品化产物。这也违反了辅助生殖伦理的严禁商业化原则。卵子的遗传特性不是供卵的医学风险,决定着对供卵者的补偿金额多少。

从另一方面来说,人类卵子应该受到道德上的尊重,虽然卵子(或胚胎)并不等同于人类,但他们应该被特殊考虑,因为他们具备发育为人类生命的潜能,并且与工厂所生产的商品不同,它们是有道德地位的。虽然有人甚至极端地认为,只要向供卵者支付费用,就是把卵子捐赠商品化,但规定供卵者的补偿上限,在一定程度上也是对这种观点有所抵消。

作为医生,也并不希望将供卵补偿投入自由市场环境中,因为生殖医学正在不断拉大"穷人"和"富人"之间的差距,恐将成为只为富有群体服务的技术,这显然是违背医疗原则的。

还有一个有趣发现,在设定补偿金额上限的前提下,所吸引的供卵者很可能是从自由市场中,有资格获得更高补偿的个体,即那些受到过良好教育和有一定社会经济地位的人。这部分个体被认为能更好地评估供卵风险与经济利益,这使得她们比较不容易受到经济补偿这些"强制性"作用的影响,因为他们很可能有其他的经济来源,注意力也就不会在此。

基于以上观点,制定供卵补偿金额上限是十分有必要的。

但是,为什么ASRM会"败诉"呢?制定供卵补偿金额上限显然也存在很多不妥当之处。有学者对2011年9月~2012年6月来自11个欧洲国家(比利时、捷克、芬兰、法国、希腊、波兰、葡萄牙、俄罗斯、西班牙、英国、乌克兰)的63家生殖中心的1 118位供卵者进行供卵动机调查研究,结果发现47.8%的人供卵动机为单纯的无私助人,33.9%为助人+经济补偿,10.8%为经济补偿,5.9%为无私助人+自己治疗,2%为自己治疗。以上数据显示,单纯被经济利益驱使而进行供卵的个体实属少数,因此,并不能认为经济补偿的高低是供卵行为的主导因素,上限的设定更无从谈起。当然,补偿款会是一些女性进行卵子捐赠的原因之一,但并没有证据表明这将抑制女性的自愿性,并影响自主判断力而过度诱导女性进行供卵。虽然ASRM认为

指导方针的存在,是为了保证生育诊所的收费保持在较低水平,是符合进行生育治疗病人的利益的。但卵源短缺,将会使众多等待生育治疗的病人失去治疗机会。而只有在自由市场中,他们才有机会获得这些珍贵卵子,这将驱使"消费者"愿意付大价钱去购买产品,而服务机构很可能成为胚胎的制造商。由于卵子的价格被划定了上限,消费者愿意为此而支付的额外费用将会被生育机构获得。在这一过程中,消费者无疑是受害者,他们并没有从定价协议中获得帮助,而获益增加的也不是供卵者,而是医疗机构。此外,ASRM声称制定补偿上限保证了大多数不孕症夫妇的经济利益,可以使进行供卵IVF的不孕症患者的治疗费用不会过于高昂,从而使供卵IVF更易实施。但得出这一结论起码需要收集等待进行供卵IVF的患者的大致经济状况数据,而不是统一制定5 000美元或10 000美元的上限。

供卵作为辅助生殖技术的一项重要衍生技术,无疑为很多不孕症夫妇解决了生育难题,但是供卵的实施,一定意味着在一方获益的情况下而另一方利益受损吗?理想状况下,供卵并不是一场博弈。使供卵补偿走向一个更加公正的模式,第一步就是要摒弃一个概念,即供卵是一种完全无私的行为,供卵者只应该获得少量的经济补偿。很多供卵者进行供卵的动机是要帮助他人获得一个孩子,不能因为一部分供卵者的主要动机是经济补偿而制定补偿限额。如果对供卵进行更多的保险覆盖,或者由于受卵者按比例支付费用,那么供卵者将会获得更多的补偿,并且供卵IVF的费用不会大幅度增加。如果由保险公司而不是受卵者来承担额外费用,供卵者可以获得更接近市场化的补偿金额,并且不限制供卵IVF的进行,供、受双方的利益都得到了保护,也避免了众多伦理争议。

【法理讨论】

谢尔曼反托拉斯法第一部分规定,竞争者之间的定价协议是不合法的,这对竞争产生了消极影响。如果卵子捐赠受谢尔曼反托拉斯法保护,那么,ASRM制定的这一指导方针则是一种赤裸裸的定价协议,是不合法的。但法律和伦理之间往往是存在冲突的。如果法律反对优生的存在,那么,法院可能会以此为由支持ASRM。法律应该体现和

反映文化共识,但事实往往并不是这样。

另外,这桩诉讼案件突出了新技术与18及19世纪议会立法之间的紧张关系。谢尔曼反托拉斯法是1890年通过的用以打击强大国有公司(比如石油和铁路)垄断行为的法案,这比体外受精技术要早几十年。将新技术"套"在旧法律上是否恰当?法律更新和科技发展的同步性很难达成,怎样使两者并驾齐驱给政府管理部门及法律制定机构提出了挑战。

【情理讨论】

国外纯粹的公益性供卵最可能在亲姐妹之间存在,其次是很好的同事或者朋友之间,这在实际生活中都有很多成功的案例。而在卵子分享模式中,不孕患者在自己取卵多的情况下,冻存一部分卵子,在自己完全完成生育目的后,真的出于爱心,也是可以无偿地进行公益性捐卵,或者仅收取少量的保存卵子的费用(卵子保存是要向卵子储藏机构交纳冻存费的)。其他情况下的卵子捐赠,恐怕或多或少都涉及商业性的捐卵。鉴于卵子相对于其他器官组织和细胞的特殊性,纯粹的市场化的卵子交易确实容易招致人们在情理上的反感,对其进行一定程度的限制应该是个明智的做法。但是,如何限制?限制什么?限制到什么程度等,这些问题恐怕很难有统一的说法和做法。

【社会舆论】

法院宣判后,*American Medical Association Journal of Ethics*,*American Journal of Obstetrics & Gynecology*等杂志相继刊登文章对此案件进行评述分析,从各方面阐述供卵补偿金额高低的利与弊。

纽约时报也迅速给出社论,认为供卵不是在自由市场条件下进行的,这样做对供卵者是不公平的,若不是ASRM推荐指南的约束,供卵者可从这一市场中赚到更多的钱。但也有很多人认为,卵子很难被认为是谢尔曼反垄断法保护下的普通物品,申请联邦反垄断法的保护也许并不合适。

该案件对辅助生殖技术及其衍生技术发展和管理的影响可见一斑。

【小结】

这一案件所体现的伦理冲突影响到了临床实践中的具体操作。评论家已经在寻找加强的行业监管。

(杨 琨　张云山)

参考文献

[1] Ethics Committee of the American Society for Reproductive Medicine. Financial compensation of oocyte donors. Fertil Steril, 2007, 88 (2): 305.

[2] KLITZMAN RL, SAUER MV. Kamakahi vs ASRM and the future of compensation for human eggs. Am J Obstet Gynecol, 2015, 213 (2): 186.

[3] BAYEFSKY MJ, DECHERNEY AH, BERKMAN BE. Compensation for egg donation: a zero-sum game. Fertil Steril, 2016, 105 (5): 1153.

[4] 于修成. 辅助生殖的伦理与管理. 北京:人民卫生出版社, 2014.

[5] KRAWIEC KD. Egg-donor price fixing and Kamakahi v. American Society for Reproductive Medicine. Virtual Mentor, 2014, 16 (1): 57.

[6] PENNINGS G, DE MOUZON J, SHENFIELD F, et al. Socio-demographic and fertility-related characteristics and motivations of oocyte donors in eleven European countries. Hum Reprod, 2014, 29 (5): 1076.

第三十八章
九胞胎三次减胎分娩双胎

【案例叙述】

案例发生于荷兰。荷兰是欧洲的花园、鲜花之国，郁金香是荷兰的国花。在荷兰观赏郁金香最有名的是库肯霍夫郁金香公园，该公园附近有一家夫妻二人经营多年的家庭旅馆，旅馆的老板娘安娜是一位热情好客的女主人，她与丈夫威廉一起精心装饰旅馆四周，使来往的游客不仅感受到郁金香的芬芳，更能感受到浪漫与爱的味道。夫妻二人唯一的遗憾是婚后多年一直没有孩子。这一年的春天，旅馆里迎来了一位医生游客，听说了两人的故事后，热心地为他们联系了荷兰有名的生殖中心，经过详细的检查，医生诊断安娜得了一种较常见的生殖内分泌疾病：多囊卵巢综合征。引起这种不孕症的主要原因为卵巢排卵功能障碍，医生建议安娜可通过采用药物刺激卵巢排卵来治疗，安娜按照医生的建议口服诱导排卵的药物，第一个周期用药后未孕，来了月经。安娜觉得自己胖，私自加大用药量，也没有不适的感觉。因工作繁忙，安娜一直未抽出时间定期复诊。而一个月后，月经迟迟未来，安娜惊讶地发现自己怀孕了，夫妻二人满怀喜悦地来到诊所检查，超声检查结果提示安娜为多胎妊娠，宫内竟然同时存在9个孕囊，均为活胎。这一消息让夫妻二人不知所措。通过医生的详细解说，在医生的建议下，二人最后决定通过减胎手术来补救。因为减胎数目较多，术后发生流产、感染等并发症的风险极高。经过全面的评估和充分的术前准备，这次极具挑战性的减胎分3次进行，通过阴式超声引导下经阴道穿刺注射氯化钾，依次减掉2/3/2个胚胎，

最终宫内留有2个存活胚胎。减胎术后安娜经历了先兆流产、发热等并发症，好在发现及时，处理得当，最终转危为安。夫妻二人小心翼翼地守护着这两个来之不易的胎儿，在妊娠31周时，安娜发生了胎膜早破，住院治疗，在妊娠32周时分娩了2个婴儿，出生体重分别为1 235g和1 515g，经过新生儿科的及时救治，两个孩子最终健康活了下来。这是一个患者自行过度使用药物刺激卵巢超多胎妊娠案例，医生成功地减掉多个胚胎的案例。

【医学观点】

诱导排卵是辅助生殖技术的重要内容之一，是指对排卵障碍患者应用药物或手术方法诱发排卵，一般以诱导单卵泡或少数卵泡发育为目的。诱导排卵的适应证包括：有生育要求但持续性无排卵和稀发排卵的不孕患者，常见为多囊卵巢综合征及下丘脑性排卵障碍；黄体功能不足；因排卵障碍（卵泡发育不良）导致的不孕和反复性流产；控制下的药物刺激多卵泡发育，常常配合宫腔内人工授精治疗时、不明原因不孕症、轻型子宫内膜异位症等。按照《辅助生殖技术与精子库临床诊疗指南》的要求，当药物刺激卵巢有3个以上的卵泡直径>16mm时，为避免多胎妊娠的发生，建议取消治疗周期。

严格掌握诱导排卵药物的使用是减少多胎妊娠的有效预防措施，多胎妊娠减胎术则是多胎妊娠的补救措施，在多胎妊娠早期妊娠或中期妊娠过程中减灭一个或多个胎儿，改善多胎妊娠结局。2003年，我国卫生部修订实施的《人类辅助生殖技术规

范》中，明确规定"对于多胎妊娠必须实施减胎术，避免双胎，严禁三胎和三胎以上的妊娠分娩"。虽然选择性多胎减胎术是目前降低多胎发生的重要手段，但减胎术仍旧有出血、感染、流产及早产、凝血功能障碍等风险，该技术的应用还面临许多问题，对母婴双方仍构成医疗安全隐患。本案例中九胞胎三次减胎的情况，尽管结局尚圆满，但减胎及早产过程中，安娜夫妇所承受的身体伤害以及心理所受的压力是值得反思的。

【伦理讨论】

本案例所述安娜经药物刺激卵巢获得九胎妊娠，继而为了母儿安全不得不接受三次减胎手术减掉其中七胎，存活的双胎还经历了未足月胎膜早破和早产，虽然结局看似完美，但这个案例涉及的诸多伦理问题值得讨论。

1. **最优化原则**　亦称"最佳方案原则"，它是辅助生殖技术实施过程中必须遵循的一个伦理原则，即在选择诊疗方案时，要以最小的代价获得最大的诊疗效果。在保证诊疗效果的前提下，要尽可能地减轻对患者的损害，减轻患者的痛苦。对于本案例中，虽然因为患者的擅自增加药物用量使得多个卵泡发育，并且未按要求复诊，但从药物刺激卵巢治疗前医生、患者能共同关注最优化原则，或许可能避免这一事件的发生。

2. **知情同意原则**　生殖伦理学的基本原则为不伤害、有利、尊重和公正原则，体现这些原则的基本前提就是充分的知情同意，即在对患者的疾病进行诊治的过程中，如实详尽地告知治疗的风险、利弊及最佳方案、替代方案等决定，尊重患者的理性决定，并对整个治疗过程及其后代进行关怀，如近远期并发症的发生、新生儿的出生体质等一系列问题。在本案例中医生有责任让患者明白规范药物刺激卵巢的重要性及意义，多胎妊娠的危害，在进行药物刺激卵巢之前，应充分告知多胎妊娠的风险和危害，向其强调多胎妊娠所致早产儿、低体重出生儿的风险，并告知发生医源性多胎后采用选择性减胎术的可能性和风险。

3. **生殖伦理的双重效应原则**　是指某一医疗行为可能会不可避免地给患者造成伤害，但是这种医疗行为的有利效应必须大于其危害。选择性多胎妊娠减胎手术是以降低医源性多胎妊娠的母胎危害

和风险为目的，在妊娠早期对三胞胎或三胞胎以上的多胎妊娠妇女实施的减少妊娠胎儿数的手术。该手术虽然以牺牲部分胎儿为代价，但是减少了并发症，保护了母亲，也为其他胎儿的生存创造了更好的条件和机会，这是生殖伦理有利原则的特例。选择性多胎妊娠减胎手术是生殖伦理双重效应原则的实在体现，是改善多胎妊娠结局和预后的重要手段和安全有效的方法。它在保证母体安全和部分胎儿生存的基本前提下，使医源性多胎妊娠风险最小化，同时又减少了卫生资源的浪费，维护了社会公益性。

【法理讨论】

我国目前的管理主要依据 2003 年原卫生部重新修订的《人类辅助生殖技术规范》《人类精子库基本标准和技术规范》《人类辅助生殖技术和人类精子库伦理原则》等相关文件。其中《人类辅助生殖技术规范》明确规定：对于多胎妊娠必须实施减胎术，避免双胎，严禁三胎和三胎以上的妊娠分娩，任何从事常规体外受精 - 胚胎移植助孕技术的医疗机构必须具备减胎的技术。在中国香港，规定不可仅为有关夫妇要求怀少孩子而进行减胎术；在新加坡，法律也规定不允许无医学指征仅因经济或社会因素而要求的减胎，但是规定因医学因素而实施的减胎术是合法的；在生殖医学的发源地——英国，认为因社会因素要求多胎减至一胎是符合法律及生殖伦理原则的。

【情理讨论】

随着辅助生殖技术的进步和发展高龄孕妇明显增多，药物刺激卵巢及辅助生殖技术得以更广泛的应用，使得多胎妊娠发生率显著增加。但是因女性个体存在差异，并非每位女性都可以承受多胎妊娠，辅助助孕过程会出现多胎需要减胎的情况，多数夫妻面对减胎手术都有焦虑、不安的心理，如上述案例中提到的安娜夫妇，面对 3 次减胎，每一次都是胆战心惊，唯恐伤害到保留下来的孩子，他们是幸运的，最终还是成功地分娩了一对婴儿。并不是每一对夫妻都有这样的运气，也有减胎术后发生感染、流产等案例。

【社会舆论】

辅助生殖技术造成多胎的原因与胚胎移植数

目和应用药物刺激卵巢相关。虽然随着妊娠期保健技术的提高,新生儿抢救及护理技术的发展,分娩周数及早产儿的预后都有了很大的进步,使许多患者对保留双胎甚至多胎持赞同意见。但是多胎妊娠的患者除可能承受更多的紧张、焦虑等心理问题外,其经济负担、出生婴儿的体质、并发症的处理及今后的抚养、教育等问题都凸显出来,给家庭和社会带来道德、伦理、经济等方面的影响。相信随着时代的变化,绝大多数就诊患者会理解单胎妊娠的好处。

【小结】

在日常不孕治疗中,存在保障妊娠率与防止医源性多胎的矛盾,公众和医务工作者已经认识到了多胎妊娠的风险,尽可能地降低医源性多胎妊娠。

（李 丹 魏 晗 邵小光）

参考文献

［1］于修成.辅助生殖的伦理与管理.北京:人民卫生出版社,2014.

第三十九章
接受赠卵女性年龄的上限

【案例叙述】

荷兰的艾玛女士(化名)曾经有一个幸福美满的家庭,丈夫体贴入微,孩子聪慧听话。然而天有不测风云,孩子在参加校园户外活动攀岩时不幸落崖身亡。悲伤笼罩了整个家庭,艾玛陷入痛苦、孤独、抑郁中,度日如年,看到周围朋友在节假日享受的儿女天伦之乐,看到街头孩子们的张张笑脸,艾玛决定尝试再生育一个孩子,重新找回属于自己的幸福。然而,在荷兰,赠卵只针对45岁以下的妇女适用,艾玛已经49岁,并且绝经2年,在本国无法接受这种助孕,于是选择了通过出国赠卵来实现自己的梦想。艾玛来到印度接受了赠卵手术,并成功双胎妊娠。医生反复交代高龄双胎妊娠的风险,强烈建议其减胎,但遭到艾玛拒绝。在妊娠32周时,产检发现妊娠期高血压,尿常规提示:尿蛋白(+++),住院治疗后剖宫产分娩两个健康的宝宝,但不幸的是术后6天艾玛突发肺栓塞,抢救无效死亡,留下两个嗷嗷待哺的婴儿。

【医学观点】

从女性的生理规律来说,生育能力最强是在20岁,过了32岁以后就开始缓慢下降,35岁以后迅速下降,44岁以后有87%的女性已经失去了生育能力。本案例中女性已经49岁,错过了适宜生育的年龄,并且绝经2年,卵巢功能衰退,自身已无卵子,如果想再次妊娠只能通过卵子捐赠助孕。卵子捐赠技术涉及子代与第三方母亲的血缘关系。由符合条件的女性提供卵母细胞,通过体外受精技术,与接受卵

子捐赠妇女的丈夫提供的精子结合,形成胚胎后植入到受者的子宫,在人工激素准备的子宫内膜上着床、发育和成长、完成孕育和分娩过程。当一对夫妇中女方由于卵巢衰竭、遗传性疾病、母婴血型不合等情况,不能自然受孕,或不能提供卵母细胞接受体外受精治疗时,卵子捐赠是唯一的生育途径。

高龄女性超重、肥胖比例升高,更易发生妊娠合并症和并发症,包括妊娠期高血压疾病、妊娠糖尿病、产后出血、剖宫产、医源性或自发性早产、羊水栓塞、子宫破裂、产后血栓等,这些合并症和并发症会增加妊娠后的高龄孕妇的母胎不良结局。

女性平均绝经年龄50岁,女性围绝经期面临着不同程度的潮热、多汗、失眠、情绪易波动甚至心慌、胸闷、头晕等躯体不适及精神压力;绝经后性器官萎缩,并且易出现骨质疏松及心血管、泌尿生殖系统等疾病,对其本身的身体和心理压力均是较大的挑战,故从女性生理的角度考虑,不建议已自然绝经女性接受供卵助孕。

上述案例中的女性已经49岁,妊娠风险高,所以不建议其妊娠。但是,如果高龄女性坚持要求妊娠,医生必须在助孕之前详细交代妊娠期间可能发生的风险,使其充分知情同意,而且不建议高龄女性双胎妊娠。2016年有文献报道:在单胎及双胎妊娠中,供卵周期的妊娠期高血压疾病、子痫前期的发生率增高,早产、低出生体重儿发生率增加,且双胎妊娠更为明显。近期法国的单中心回顾性研究中,比较了2006年1月~2015年1月间受卵者,年龄≥50岁和45~49岁两组的产科、新生儿结局,双胎妊娠与单胎妊娠比较,妊娠期高血压疾病及胎

儿生长受限发生风险均增高。因此，为尽可能减少孕期并发症及潜在风险，建议对高龄受卵者助孕采取选择性单胚胎移植。

Jeve 等在供卵与自卵周期中，进行了年龄匹配的回顾性队列研究，接受供卵受孕的女性的胎盘病理研究发现，受卵者的慢性绒毛膜炎、不明原因绒毛膜炎发生率增加，绒毛周围缺血性改变、坏死和绒毛血栓比例升高。这些现象可能与供卵妊娠中的异源性胚胎引起的母胎界面免疫活性增加有关。

美国生殖医学会（ASRM）指出，卵子捐赠已经成为治疗高龄不孕的一种可行方法，且有较高妊娠率，已有多项研究显示供卵周期的妊娠期高血压疾病发生风险显著升高，建议将供卵作为妊娠期高血压疾病的独立危险因素，加强孕前及孕期监护与管理。严格监测孕妇血尿常规、血压、体重等指标，及早发现高危因素。合理安排孕妇饮食，加强孕妇营养宣教，适当延长孕周，积极预防和治疗并发症，必要时可以使用抗凝药物预防血栓发生。

【伦理讨论】

是否应该设置卵子受赠者的年龄上限？是否任何年龄的妇女都可以接受赠卵？要从辅助生殖伦理学的保护后代原则、有利于患者原则和知情同意原则几个方面来考虑。

1. 应当遵守保护后代的原则　高龄妇女接近退休年龄，自身很快将属于需要社会赡养的对象，同时抚养孩子长大成人，需要父母的时间、精力、财力的持续投入，能够陪伴和呵护孩子的成长才是最重要的。高龄的妈妈与年轻的妈妈相比，在时间、精力、财力上虽然各有优劣，但孩子可能还在读高中或者大学的成长时期，父母患病甚至去世的风险较大，可能会产生孩子能否像普通学生一样继续接受教育、能否在将来健康地面对社会和生活的担忧。因此，应对高龄女性的年龄设定一个上限，同时还需要结合夫妻双方的健康状况、心理、家庭环境、经济能力等因素进行综合评估。

2. 应当遵守有利于患者的原则　正如医学观点中所述，大量研究提示年龄 >50 岁妇女，不论是接受赠卵者还是偶发自然妊娠者，其产科与内科并发症的发生率均明显增高，不单高龄的孕产妇处于高风险状态，而且对胎儿生长发育极其不利。所以在荷兰，接受捐赠卵的女性年龄被限制在 45 岁以

下。而在印度没有年龄限制，这就是为何发生这位荷兰女性悲剧的原因。考虑到高龄女性本身的风险，应该设定一个年龄上限，可以是一个宽泛的年龄段，结合一个标准化的健康评估体系，在临床上具体确定。

3. 应当遵守知情同意的原则　如果高龄女性要求接受赠卵，医务人员有义务针对上述有利于后代的原则和有利于患者的原则，充分说明相关子代风险、权益和女性风险、权益，并且突出子代优先的伦理观点，在征得知情同意后方可实施。

【法理讨论】

人类生育权是指在法制社会中具有合法婚姻关系的夫妇享有决定是否生育、何时生育和生育子女数量的权利。生育权是一项基本人格权，包括生育知情权、决定权和健康权。中国的《婚姻法》与《计划生育法》没有规定高龄女性禁止生育，并且原卫生部发布 176 号文件附件中的《人类辅助生殖技术规范》与《人类辅助生殖技术与人类精子库伦理原则》也没有对不孕女性的助孕年龄进行限制。我国《妇女权益保护法》第 47 条对妇女的生育权也做出解释：妇女有按照国家规定生育子女的权利，也有不生育的自由。因此，高龄妇女与其他育龄期妇女一样享有生育权。虽然高龄妇女是行使生育权的主体，可以按照自己的意愿决定何时生育，但人类的生育与动物生育有着本质的不同。人类的生育活动是在特定伦理指导和制约下的繁衍生殖活动，它体现着人的尊严、权利、自由和希望。因此，高龄妇女的生育权既受到法律的保护，也要受到人类生殖伦理的制约。

【情理讨论】

由于现代医学的发展，辅助生殖技术越来越成熟，生育的界限一步一步被突破，越来越多超高龄夫妇渴望拥有孩子的梦想成真。随着年龄的增大，女性的卵细胞逐渐衰老，一些遗传疾病发生的概率也会增加，为了避免这种情况的发生，一些卵巢早衰或者绝经之后的高龄女性，选择卵子捐赠的方式受孕。高龄女性渴望孩子的心情是可以理解的，但也不能因为对孩子的渴望，就不顾及高龄妊娠风险及其伴随的并发症，就如上述案例中艾玛发生的不幸，即使侥幸妊娠成功顺利分娩，从长远角度考虑对孩子身心发育也是不利的。

【社会舆论】

"失独老人"在我国是个很庞大的群体,有很多失独老人选择"试管婴儿"以期待能够实现自己再次成为一个母亲的梦想。据资料显示,目前我国最高龄产妇为64岁,也是一名失独老人,通过辅助生殖技术几经波折才平安产子。其成功的背后是其医疗团队为此付出的巨大努力。这个例子说明辅助生殖技术快速发展的同时,也带来了新的困扰,年迈的母亲需要不分昼夜照顾刚出生的婴儿,对其身心都是一个很大的挑战。还有一个国外的例子,西班牙的一位66岁的妈妈成功生下一对双胞胎儿子,但是却在3年后因癌症去世,留下一对懵懂无知的孩子无人照顾。上述例子都给医务工作者留下了深深的遗憾和思考。有关部门应该对高龄女性进行宣传教育,引导高龄女性在享有自由选择生育权利的同时,也需要考虑对孩子、社会应该承担的责任。这些"失独家庭"更需要来自政府的关怀和养老方面的保障,来自社会的温情,需要精神慰藉和亲情温暖。

【小结】

对50岁以上的接受赠卵女性,即使没有潜在的自身疾病,基于女性安全及对子代长远影响的考虑,也应当进行劝阻,不鼓励提供赠卵助孕。

(李　丹　王美仙　邵小光)

参考文献

[1] MARIA S V, LUCA M, ARIANNA L, et al. Maternal and fetal outcomes in oocyte donation pregnancies. Hum Reprod Update, 2016, 22 (5): 620-633.

[2] GUESDON E, VINCENT-ROHFRITSCH A, BYDLOWSKI S, et al, Oocyte donation recipients of very advanced age: perinatal complications for singletons and twins. Fertil Steril, 2016: 89-96.

[3] JEVE YB, POTDAR N, OPOKU A, et al. Three-arm age-matched retrospective cohort study of obstetric outcomes of donor oocyte pregnancies. Int J Gynaecol Obstet, 2016, 133 (2): 156-158.

[4] Ethics Committee of the American Society for Reproductive Medicine address, A. a. o. and M. Ethics Committee of the American Society for Reproductive, Oocyte or embryo donation to women of advanced reproductive age: an Ethics Committee opinion. Fertil Steril, 2016, 106 (5): 40-42.

[5] 于修成. 辅助生殖的伦理与管理. 北京:人民卫生出版社, 2014.

ART ETHICAL CASE ANALYSIS

第二篇

国内案例

第一章
真假证件与资料的伦理案例

第一节　与本人形象差异较大的证件照

【案例叙述】

刘燕(化名)和王刚(化名)两个年轻人同在外地打工,于2004年开始同居,同居期间虽有避孕措施,但计划外妊娠2次,均行人工流产手术。2012年两人领取了结婚证,同时停用了一切避孕措施,积极努力地备孕,却一直没能怀上孩子,四处求医也始终无果。2013年7月,两人带着外院的子宫输卵管碘油造影检查片来生殖医学中心就诊,医生阅片后诊断刘燕双侧输卵管梗阻。丈夫王刚近期的精液检查未见明显异常。综合评估检查后建议他们因"盆腔-输卵管因素"接受体外受精胚胎移植术治疗。

生殖中心专职护士在审核证件的过程中,发现王刚现在的面貌与他提供的身份证、结婚证、生育证照片差异较大,为此,护士在按照流程录入指纹并实时拍照存档时向患者提出质疑。王刚自述因患重病(具体不详),在后续治疗康复过程中,本人明显消瘦,与近几年的照片相比,变化巨大,几乎判若两人。

护士及时将这一问题上报其主管医师,医师告知刘燕夫妇反复核实身份的必要性,并告知其后续可能出现的问题与处理方案,获得了刘燕夫妇的理解。病人双方书写承诺书,并联系双方多位家属作证,申明所有证件属实,如出现法律纠纷自行负责。

在经过科室讨论及医院生殖伦理委员会讨论备案后,刘燕和王刚按照生殖中心的流程录入双方指纹,照相、签字留档,随后接受后续助孕治疗。

【医学观点】

此案例夫妇确有进行体外受精胚胎移植术治疗的适应证(盆腔输卵管因素),且无禁忌证,生殖中心应当按照流程及规范给予适当的医学干预,以帮助其妊娠。如果因身份问题产生质疑,需要时间去查证时,可以采用全胚冷冻技术,待身份问题妥善解决后,进行冻融胚胎移植,无论是妊娠率、流产率和活产率均与新鲜移植周期相当,医学技术上是可行的。本案例中证件审核在进周期降调之前进行,可及时发现问题并调整方案,甚至暂时取消进周期,以避免出现医疗隐患;若类似事件发生在已进入药物刺激卵巢周期的夫妇中,从医学角度出发,卵子冷冻也是较为可行的办法之一。

【伦理讨论】

1. **有利于病人的原则**　医务人员有义务告诉病人目前可供选择的方案。在助孕治疗过程审核证件环节中,医务人员对于证件照片与本人差异产生的疑问,是本着对病人负责的义务,符合伦理要求,有利于病人权利维护。此外,针对这一特殊情况,需要及时确认身份问题,生殖中心也随后提出了有效解决办法,必要时可根据现有医学技术提供卵子冷冻、胚胎冷冻等处理,亦符合有利于病人的原则。

2. **知情同意原则**　实施助孕治疗的任何环节

发现问题或有质疑时,及时与病人沟通,获得其理解与配合,根据特殊情况告知可选择的解决方案,充分交代利益与风险、消除顾虑、消灭质疑的过程就是知情同意原则的实践过程。知情同意原则贯穿在整个辅助生殖助孕技术中。

3. 尊重原则 在辅助生殖技术中,尊重原则就是对能够自主的病人自主性的尊重,同时包括尊重配子,尊重胚胎。按照规范、统一的流程进行不孕症夫妇的身份确认及核对是生殖中心工作开展的必要环节,这既保证了配子来源的可靠性与唯一性,是对配子与胚胎的尊重,也是保障病人权利和对病人自主性的尊重。

4. 社会公益性原则 生殖中心必须贯彻落实国家人口和计划生育相关法律法规,不得对不符合国家人口和计划生育法规和条例规定的夫妇和单身妇女实施人类辅助生殖技术。所以认真负责地核查不孕症夫妇身份,避免别有用心之人"钻空子",成为其损害社会公益的"帮凶"。

5. 伦理监督的原则 在辅助生殖技术中,生殖医学伦理委员会对人类辅助生殖技术的全过程进行监督。当值护士对寻求助孕的王刚身份存在质疑,了解情况后将问题及时反馈给上级医师并进行科室讨论,在医院生殖伦理委员会讨论备案,有了应对措施后再给予后续治疗,这个过程符合伦理监督原则。

【法理讨论】

原卫生部颁布的《关于修订人类辅助生殖技术与人类精子库相关技术规范、基本标准和伦理原则的通知》和《人类辅助生殖技术管理办法》明确规定禁止给不符合国家人口和计划生育法规和条例规定的夫妇和单身妇女实施人类辅助生殖技术;在同一助孕治疗周期中,配子和合子必须来自同一男性和同一女性。如果男方证件存在问题,即有单身或者第三人的隐患,生殖医学中心存在违背相关规定的风险。如进行了辅助生殖技术助孕,日后生育的孩子有非婚生纠纷的可能。经过咨询专业律师,建议留取此夫妇的当前合影照与身份证的复印件,并附上夫妇二人的承诺书,条件允许可系统录入指纹,留档保存,以减小生殖医学中心所承担的风险。

本案例中身份核对操作是基于法律制度及辅助生殖技术规范的相关内容而进行的非常有必要

的环节。这一过程不仅是生殖中心的日常工作流程,也是落实人类辅助生殖技术规范的举措。如果是有目的的非法代孕,通过不正当途径借助他人配子来生育,那就触犯了我国现行的法律法规。对于生殖医学中心而言,最好建议病人在进入周期前,重新补办合法身份证、结婚证,通过相关部门证实身份真实性。遵守国家法律法规,通过正当途径生育子女。如病人担心影响治疗,可充分告知目前胚胎冷冻技术非常成熟等,消除病人顾虑,将需承担的风险降到最低。

【情理讨论】

这对夫妻有明确的不孕原因,适时就诊于生殖中心寻求解决办法是合情合理的,毕竟"生儿育女""传宗接代"的概念在每一个传统的家庭成员心中已根深蒂固。辅助生殖技术的出现使许多这样的不孕家庭达成所愿,在本案例中医务工作者关注的是这两人是否是符合国家人口和计划生育法规和条例规定的夫妇。因为只有确定两人的身份,才能保证精子与卵子的来源,进而确保借助辅助生殖技术途径出生的后代确为该夫妻的后代,避免了可能存在的纠纷和安全隐患。

【社会舆论】

随着社会及生活压力的增加,不健康生活方式在各类人群中普遍存在,再加上环境、社会等因素的影响,已婚适龄人群中不孕不育的比例逐渐增加。人类辅助生殖技术的出现与快速发展给不孕症夫妇带来了希望,被越来越多的人接受并认同,讳疾忌医的情况变少了。但随着这一技术的迅速发展,随之也产生了许多伦理与法律问题,在社会舆论中引起很大的关注,比如"试管婴儿""代孕母亲""性别选择"等词语都成为了大家讨论的常规话题。如果忽略身份核对这一重要环节,让"别有用心"的人借助助孕技术获得妊娠,通过这一途径出生子女的个人权利与利益无法得到保障,会给个人、家庭与社会带来负担与舆论冲击。为有效防止此类事情的发生,需引导病人树立正确的社会道德与伦理观念。

【小结】

从医学角度评估,本案例的不孕夫妇有明确的助孕治疗指征,生殖中心应当按照人类辅助生殖技术规范进行有效的医学干预,以帮助其获得妊娠。从伦理角度来看,必要的核查与排疑流程是符合有利于病人、知情同意、尊重、社会公益性原则与伦理监督原则的。总之,从法律角度约束辅助生殖技术的滥用,通过社会舆论的有效监管,再加上辅助生殖技术医疗机构专业咨询、伦理宣教等服务,向不孕症病人及家属宣教正确的伦理观念、相关法规和基本医疗知识等,引导病人正确选择就医机构与途径,提高自我保护意识。

(胡 泊 祁 静 腊晓琳)

参考文献

［1］于修成.辅助生殖的伦理与管理.北京:人民卫生出版社,2014.
［2］中华人民共和国卫生部.关于修订人类辅助生殖技术与人类精子库相关技术规范、基本标准和伦理原则的通知.卫科教发〔2003〕176号,2003.
［3］中华人民共和国卫生部.人类辅助生殖技术管理办法.2001.

第二节 病人口述资料并非医疗指征

【案例叙述】

2017年2月,一对夫妻带着一个健康可爱的女孩来到某医院辅助生殖中心的诊室。据了解,女方孙小丽(化名),28岁,平素月经规律。2011年自然妊娠,孕38周剖宫产一名健康女婴。2013年因左侧输卵管妊娠于外院行腹腔镜下左侧输卵管切除术。2015年因右侧输卵管妊娠于外院行腹腔镜下右侧输卵管切除术。男方张爱民,精液常规正常。现因宫外孕输卵管切除术后2年未孕,要求行体外受精胚胎移植术(in vitro fertilization-embryo transplantation,IVF-ET)治疗。病人声称之前的手术记录、出院小结、费用清单均已遗失。生殖中心要求病人做输卵管造影检查以明确双侧输卵管情况,遭到了病人夫妻双方的拒绝。病人认为双侧输卵管均已切除,故而没有做输卵管造影的必要,且

出于经济原因考虑,希望在无法提供双侧输卵管已被切除的明确证据的情况下,请医师减免此项检查。

【医学观点】

按照原卫生部辅助生殖技术规范要求,体外受精胚胎移植术要求有明确的医疗指征,适合行IVF-ET的适应证中包括女方因各种因素而导致的配子运输障碍。现病人自诉已行双侧输卵管切除术,但却没有明确证据来证明双侧输卵管已被切除,同时病人又拒绝行输卵管造影检查。临床上有证据及指征才能进行相应的诊断及治疗,口述资料不可作为医学治疗的指征,故生殖中心当时并没有立即予以该病人辅助生殖治疗,并告知病人如果能提供2年前的手术记录或手术医院的证明,证明病人双侧输卵管切除,可不做输卵管造影检查,立即予以辅助生殖治疗。

【伦理讨论】

我国《辅助生殖的伦理与管理》明确规定了辅助生殖技术伦理原则:尊重原则、自主原则、有利于病人的原则、知情同意的原则、社会公益原则等。基于有利于病人的原则,本案例中,病人孙小丽已遗失过往的就医资料,如果为了提供病史资料,再跑去外地医院复印当年的手术记录和出院小结,则会给病人带来经济上的负担和时间上的损失。如果在病人已切除双侧输卵管的情况下,还要求病人行输卵管造影这类有创性的检查,也会给病人造成生理以及经济上的痛苦和伤害,这些做法都是和有利于病人的原则相违背的。

基于尊重、自主原则以及知情同意原则,在不违反医疗原则的前提下,病人在医疗活动中有独立、自主的决定权。但无论口述或纸质资料,都应该在告知病人实施辅助生殖相关法律法规,检查和治疗的过程、费用及可能出现的各种并发症的前提下,与病人签署相关知情同意书之后,充分尊重和满足病人的医疗期待和要求,予以实施辅助生殖助孕治疗。

医务人员必须遵循社会公益原则,严格贯彻国家人口和计划生育法律法规,不得对不符合国家人口和计划生育法规和条例规定的夫妇实施人类辅助生殖技术。本案例中,孙小丽夫妇目前只有一

个孩子,生育二胎符合国家人口和计划生育法律法规,可以为其实施辅助生殖技术治疗。

【法理讨论】

根据《中华人民共和国妇女权益保障法》中规定,生育权是一种基本人权,合法夫妻享有决定是否生育及如何生育的权利。2015 年《全国人民代表大会常务委员会关于修改〈中华人民共和国人口与计划生育法〉的决定》中规定,生育二胎是每对合法夫妻应享有的基本权利。《卫生部关于修订人类辅助生殖技术与人类精子库相关技术规范、基本标准和伦理原则的通知》:已经审批开展人类辅助生殖技术的各机构,应严格掌握适应证,避免上述技术的扩大实施和滥用。生育权是一种基本人权,合法夫妻享有决定是否生育及如何生育的权利,也享有在适应证范围内求助辅助生殖的权利。如病人真实情况为双侧输卵管切除,无法自然妊娠。而且病人在合法的情况下有权选择自己治疗方案。医院应在病人签署相关知情同意书前提下,予以行体外受精胚胎移植术。

【情理讨论】

在沟通中,医务工作者能强烈地感受到,病人非常急于想要马上生育二胎。目前并不排除病人希望再次生育,而故意编造病情的可能,但也有可能病人所述属实。病人认为自己输卵管已切除,没必要行输卵管造影。一则病人家境贫寒,没有必要做不必要的检查,浪费钱财;二则病人担心输卵管造影为有创检查,而排斥检查。目前应建议病人到做输卵管切除的医院复印手术记录或诊疗证明后,再进行相关治疗,如果病人实在不方便去外地,那就充分告知知情风险后,签署相关知情同意后再进行辅助生殖治疗。

【社会舆论】

目前的医疗服务改革,在不影响病人诊断和治疗的前提下,应该尽量简化病人的看病流程以及减轻病人的经济负担。本案例中,由于病人过往的病历资料可以准确并且快速地进行病情诊断,医生要求病人出示过往病历资料的做法是完全正确的。现在的问题在于病人明确表示已经遗失资料,并且不愿意劳师动众去外地医院复印病史资料,同时因

为输卵管造影是有创性的检查,又涉及检查费用的问题,表示不愿意接受该项检查。这确实给医生的诊断带来了不便。医生担心口述病史的准确性无可厚非,在充分告知诊断和治疗风险的前提下,如果病人坚持其口述病史的准确性,并且愿意签署相关知情同意之后,医生应该尊重病人的意愿,进行诊断并且尽快安排进一步的检查和治疗。

【小结】

本案例病人在试孕二胎的过程中,连续两次宫外孕,已分别切除双侧输卵管。原始病历资料已经丢失后,再去外地复印病历资料,会给病人带来经济上的负担和时间上的损失。输卵管造影是一项需要收费的有创性的检查,接诊医生可以建议病人到行输卵管切除术的医院复印手术记录或开取诊疗证明后,再进行诊断及相关治疗。

(蒋欢欢　魏兆莲)

参考文献

［1］于修成.辅助生殖的伦理与管理.北京:人民卫生出版社,2014.
［2］中华人民共和国卫生部.关于修订人类辅助生殖技术与人类精子库相关技术规范、基本标准和伦理原则的通知.卫科教发〔2003〕176 号,2003.

第三节 伪造签字涉及伦理与法律

【案例叙述】

2015 年 10 月,某院生殖医学中心迎来了一对年轻的夫妇:妻子李莉(化名)26 岁,丈夫李荣(化名)27 岁,结婚 4 年余,为了生育宝宝,四处求医,吃了不少苦,而且家中老人迫切地希望抱上孙子(孙女),无形中给小夫妻带来极大的压力。李莉平时月经不规律,经常长达 6 个月不来月经,用药后才会月经来潮。既往在其他医院诱导排卵 10 余次,均以没有优势卵泡发育或优势卵泡不排而以失败告终。夫妻二人几近绝望,来到生殖中心寻求治疗。

医务人员详细询问病史，完善相关检查后，李莉诊断为"原发性不孕、多囊卵巢综合征"，因排卵障碍，遂行 IVF 治疗。第一周期获得优质胚胎8 枚，进行冷冻保存，2016 年 1 月移植冷冻胚胎 2枚，可惜未能怀孕，夫妻二人非常失望。后续就诊中，主诊医生耐心地告诉他们辅助生殖治疗的失败因素很多，需发现问题及时解决，并鼓励他们一定要保持积极乐观的心态。治疗期间，夫妻二人矛盾重重，经常吵架，丈夫对于治疗的态度比较消极。

2016 年 6 月拟再次冷冻胚胎移植，术前，中心工作人员检查档案，发现男方签字笔迹与之前不同，经过认真对比，确定并非同一人笔迹。遂联系李莉及其丈夫李荣，令人惊讶的是李荣表示并不知晓其妻子近期拟行胚胎移植，李莉支支吾吾地承认，男方签字是她自作主张找他人代签。说到这里，李莉伤心得不能自已，多年的求子路让他们的感情濒临破裂边缘，丈夫不愿意来医院接受后续治疗，并且多次提出离婚。于是医生和李莉及其丈夫进行了一次深入沟通，安慰李莉，告诉其丈夫，生孩子并不是一个人的事情，一定要双方积极配合，并且李莉的情况并不糟糕，目前仍有数枚优质胚胎冻存在生殖中心，再次移植成功的希望很大。夫妻双方认识到所犯错误的严重性，表示会继续积极地接受助孕治疗。考虑其态度诚恳，并未铸成大错，生殖中心工作人员核对双方身份证及结婚证后重新签订了知情同意书，销毁伪造签字的知情同意书。

【医学观点】

辅助生殖治疗流程中，移植冻胚前，病人夫妻双方需携带身份证及结婚证进行身份信息核查，共同签署胚胎复苏及移植知情同意书，医生需详细告知病人术中相关风险，所有环节均需夫妻双方本人共同完成。

本案的妻子李莉找他人伪造丈夫签字，侵犯了其丈夫的知情同意权，沟通后夫妇认识到所犯的错误，愿意继续维系夫妻关系，希望继续于本中心进行助孕治疗。由于此事并未造成严重的不良后果，考虑一切从病人利益出发，所以生殖中心没有追究其法律责任，并同意李莉夫妇继续行冷冻胚胎复苏及移植。

【伦理讨论】

伪造签字，即当事人模仿或直接在相关文件上，在他人不知情的情况下签署其姓名，以达到某种目的的行为。知情同意原则作为医学伦理基本原则之一，贯穿在整个辅助生殖技术（ART）过程中；遵照尊重原则及自主原则，所有手术实施之前，医务人员必须对要求实施 ART 且符合适应证的夫妇了解实施技术的程序、成功的可能性和风险以及接受随访的必要性等事宜，病人有独立、自愿的决定权，医务人员必须尊重其作出的决定。在进行知情同意过程中，病人夫妇必须同时在场，在夫妻双方充分了解相关信息并理解后，在自愿基础上做出选择并签署知情同意书。如有特殊情况，一方无法签字者，可签订授权同意书，将签字权授予对方，公证后有效。

知情同意原则不仅可用来约束医方，同时对病人也具有约束力。配偶的同意和支持是 ART 知情同意实行的必要条件，家庭对病人的临床治疗有着重要影响。尤其对 ART 病人来说，治疗目的是为了获得自己的后代，夫妻共同参与十分重要。夫妇双方必须自愿同意并签署书面知情同意书，如果夫妻一方未知情同意，则无法实施。其目的是确保人类 ART 可以安全、有效、合理地实施，以及保障个人、家庭以及后代的健康和利益，维护社会公益。

本案中，女方李莉在夫妻感情不和的情况下，未征得丈夫的同意，擅作主张找他人伪造丈夫签字，进行冻胚移植，违反了 ART 的知情同意原则和保护后代的原则，同时侵犯了其丈夫的知情同意权，如果未及时发现，甚至会损害医方的合法权益以及对其子代产生不良影响。考虑到夫妇二人及时认识错误，未产生严重不良后果，所以生殖中心没有追究其法律责任，继续后续的治疗。

【法理讨论】

知情同意实际包含了知情和同意，两部分密切相关。我国法律对病人知情同意权作了一系列保护性规定，知情同意以书面方式最为普遍重要，它从客观上记录了履行知情同意权的过程，也是医患双方维护自身利益、进行法律诉讼的重要依据，实际上是一种授权行为。知情同意权是一种人权，是对病人自主权和自我决定权的尊重。医生应尊重并维护病人的知情同意权，让病人获得同等医疗信息的权利得以实现，从而更好地维护自身及下一代利益,而病人也应尊重医务人员的权利。

本案中,妻子李莉找他人伪造丈夫签字,损害到了医方与其丈夫的合法权益,触犯法律。因为发现及时,并未造成严重不良后果,可以进行批评教育,暂不追究其法律责任。

【情理讨论】

妻子李莉迫切想要孩子,完成做母亲的心情可以理解。但是丈夫李荣的同意和支持,是 ART 知情同意实行的必要条件,家庭对病人疾病的临床治疗有着重要的影响。尤其对于女方来说,治疗目的是为了获得自己的后代,孩子也是夫妻共有的。在接受 ART 相关信息的告知时,夫妻共同参与非常重要。他们通过接受有关 ART 的充分信息和如实告知,共同研讨、决定治疗方案,有利于出生子代的身心健康及后续抚养问题。

【社会舆论】

由于辅助生殖与一般医疗技术服务不同,它不仅涉及夫妇双方的权益,更重要的还会涉及将来出生孩子的权益和福利。为了确保子代的权益,以及其能在一个和睦幸福的家庭环境下健康成长,必须要求在夫妇双方都愿意的基础上实施此项技术,因此在进行知情同意过程中,夫妇双方必须同时在场,在充分了解相关信息并理解后,在自愿的基础上做出选择并共同签署知情同意。

【小结】

在实施 ART 技术前,取得有正当手续、符合病人真实意愿的知情同意是最基本的原则,是伦理原则落到实处的体现。这也是为了最大限度地保护 ATR 主体不受伤害,保护社会中所有人的利益,包括医务人员、ART 主体、后代及家系亲属,以防范不可测的医疗纠纷及潜在的对利益人的伤害。

(戴雪　钱云)

参考文献

[1] 于修成.辅助生殖的伦理与管理.北京:人民卫生出版社,2014.
[2] 中华人民共和国卫生部.关于修订人类辅助生殖技术与人类精子库相关技术规范、基本标准和伦理原则的通知.卫科教发〔2003〕176 号,2003.

第四节　证件审核规避冒名顶替

【案例叙述】

张玲(化名),女,28 岁,继发不育 2 年。因"双侧输卵管梗阻"于某生殖中心行体外受精胚胎移植术助孕。经术前检查,病人符合辅助生殖技术适应证,且无禁忌证,结合卵巢功能评估,给予长方案药物刺激卵巢,获胚 8 枚,移植 2 枚,冷冻 6 枚。新鲜周期移植未怀孕,建议休养 3 个月后复苏胚胎移植。张玲在 3 个月后按照人工周期安排冻胚复苏,在夫妻双方签署相关知情同意书,审核身份证时,工作人员发现男方本人与身份证上的相片略有差异,调出档案中的身份证复印件核对,脸型相同,但五官确有不同,再核对签字,完全不同。这时,当事者张玲情绪激动,指责接待人员是故意找茬,说自己不可能和不是自己丈夫的人来做胚胎移植,要求接待人必须给安排签字,预约移植,否则将向医院领导投诉。接待人员不为所动,她就开始哭闹,想引起周围病人的同情。接待人员及时叫主治医生前往,主治医师确认此男性不是张玲的丈夫。张玲才说出实情:自己丈夫精液检查是正常的,因为自己一直没有生育,便经常指责、疏远自己。取卵周期移植失败后,丈夫拒绝前来做冻胚复苏。据她观察和周围朋友反映,男方可能有了婚外情。为了尽快怀孕,挽回婚姻,张玲找到了和丈夫身高、体重、脸型相仿的朋友前来顶替丈夫签字,没想到被认真负责的工作人员识破。真相大白后,在主治医生的劝导下,张玲决定重新考虑自己的婚姻和生育问题。

【医学观点】

病人夫妇因女方"双侧输卵管梗阻"行体外受精胚胎移植术助孕。经术前检查,病人符合辅助生殖技术适应证,且无禁忌证,病人 28 岁,属年轻病人,卵巢功能无异常,给予长方案药物刺激卵巢,获胚 8 枚,移植 2 枚,冷冻 6 枚。新鲜胚胎移植后,为了提高累计妊娠率,使病人获得更好的妊娠结局,所以将剩余胚胎冷冻。病人新鲜周期未怀孕,建议休养 3 个月后行冻融胚胎移植术。诊疗方案及流程无异议。本案例中问题出现在冻融胚胎移植前的证件审核环节,属于法律监管范围。

【伦理讨论】

有利于病人原则是人类辅助生殖技术伦理原则的重要内容,其中明确规定不孕夫妇对实施人类辅助生殖技术过程中获得的配子、胚胎拥有其选择处理的权利,技术服务机构必须对此有详细的记录,并获得夫、妇或双方的书面知情同意,所以冻胚移植需取得夫妇双方的书面知情同意,医疗机构严格核实结婚证书,确定双方夫妻关系,符合有利于病人的原则。

医疗机构严格审核结婚证书的行为也避免了部分病人通过假冒他人进行胚胎买卖的行为,符合严防商业化的原则。如未发现证件造假问题,会损害医方的合法权益以及对其子代产生不良影响,进而违反保护后代原则。

公正原则要求在医疗服务的政策和行为中公平、正直地对待每位病人,医疗机构按照辅助生殖技术管理规范要求,在辅助生殖技术实施之前严格审查病人证件。本案例中护士严格按照规定实施,坚守原则,没有因为病人的威胁而放弃原则,体现了公正原则,也避免技术滥用的风险。

知情同意原则是辅助生殖技术伦理原则的重要内容,胚胎作为夫妇双方的共有财产,行冻胚移植时必须遵守知情同意的原则,夫妇双方自愿签字后,才可进行冻融胚胎复苏移植。本案例中妻子在丈夫明确拒绝的情况下,自己采用找人顶替的方式,试图逃过工作人员的审核,辅助生殖技术执行机构在不能完成知情同意的情况下,自然不能实施后续措施。

医务人员在进行辅助生殖技术操作过程中必须遵守社会公益原则。要严格贯彻国家人口和计划生育法,不得对不符合国家人口和计划生育法规和条例规定的夫妇和单身妇女实施人类辅助生殖技术,本案例中医务人员认真审证的做法符合社会公益原则。

【法理讨论】

原卫生部 2003 年印发的《关于修订人类辅助生殖技术与人类精子库相关技术规范、基本标准和

伦理原则的通知》(卫科教发〔2003〕176 号)规定"开展人类辅助生殖技术的医疗机构在为不育夫妇治疗时,必须预先查验不育夫妇的身份证、结婚证和符合国家人口和计划生育法规和条例规定的生育证明原件,并保留其复印件备案"。该病人采用冒名顶替的方式,避开自己的合法丈夫,接受辅助生殖技术,是违法的行为,作为实施辅助生殖技术的医疗机构,如果没有及时地发现冒名顶替行为,也会有连带责任。所以,作为实施辅助生殖技术的医疗机构,在严格按照相关法律法规及技术操作规程对病人实施辅助生殖技术时,要在保护病人隐私的同时,严格审核必须提供的相关证件,以避免带来不必要的法律纠纷。

【情理讨论】

在农村,28 岁还未生育,已经是大龄女性。该女性病人结婚 3 年,因为自己身体的原因未能生育,又经过近 3 年的治疗仍未果,进一步加大了心理压力。在最终只能选择试管婴儿时,该病人就像抓住了救命稻草一样,可是,第一次胚胎移植失败,男方的歧视、社会和家庭的压力,使积聚多年的夫妻矛盾彻底激化。随后男方的不配合,也证明了这一点。该病人在此时如果能得到心理疏导,及时调节好自己的情绪,先稳定家庭关系,维护好夫妻感情,再考虑后续的治疗,就很可能不会出现男方不配合的情况。该病人不但没有这样做,还避开自己的合法丈夫,想采用他人冒名顶替的方式独自进行后续治疗,是一种失去理智,违背道德甚至违法的行为。建议该病人接受心理疏导,平和情绪,和谐家庭,避免再次发生这样的行为。走极端,不惜以违背伦理、违法的行为来达到稳定家庭的目的,只能适得其反,是不可取的。

从另一角度看,男方的行为也是引起这个案例的导火索。生育问题本身不是一个人的事。男方仿佛事不关己,一味地责怪、嫌弃,这样的行为也不可取。

【社会舆论】

近年来,尽管辅助生殖技术飞速发展,但是每次助孕的结局也仅仅能够帮助 1/2 以上的不孕夫妇成功受孕。不孕不育本身或者治疗过程都会造成病人夫妇一系列的心理压力。不孕不育虽不是一种致命性疾病,但由于生殖缺陷以及传统思想的影响,病人

特别是女性病人承受着极大的痛苦和压力,再加上不孕不育治疗过程复杂、漫长且充满不确定性,容易形成恶性循环,造成不孕不育病人严重的心理压力,使其生活质量下降。失败后,女性承受更大压力,对急性应激更敏感。不断推进社会精神文明的发展,转变人们的传统观念,减轻不孕女性负罪感才是避免这类悲剧发生的根本措施。

另一方面,不论是什么理由,在生育孩子这个问题上冒名顶替始终是对自己、对婚姻、对子代均为不利、不负责的行为。因而生殖医学工作者、伦理学工作者更应当完善预防工作,除了审查校对外,更应当把关口前移,让病人自己能有正确的伦理意识和观点,尽量避免这样的问题出现。

【小结】

生育困难是夫妇双方共同面对的挑战,案例中男方只知一味指责,女方忍辱负重的态度是不可取的。任何行为都有道德、伦理甚至法律的约束。无论出发点是为了挽救婚姻还是拯救自我,违背伦理和法律的行为都应受到谴责和追责。

(张斌 孙伟)

参考文献

[1] 于修成.辅助生殖的伦理与管理.北京:人民卫生出版社,2014.
[2] 中华人民共和国卫生部.关于修订人类辅助生殖技术与人类精子库相关技术规范、基本标准和伦理原则的通知.卫科教发〔2003〕176号,2003.

第五节　男子伪造假身份证、结婚证、准生证

【案例叙述】

谢小兰(化名),37岁,与男友龚成(化名)备孕2年未能怀孕,故求助于医院。经过子宫输卵管碘油造影检查后发现谢小兰"双侧输卵管阻塞",两人商量后决定接受体外受精胚胎移植术治疗。因为接受这项治疗需要提供夫妻双方的结婚证、身份证及准生证,龚成伪造了假身份证、假结婚证和

假准生证。医院进行了相关检查后,在签署相关知情同意书时,工作人员未能辨别出证件的真假。根据女方的情况,采用标准黄体期长方案药物刺激卵巢,取卵后3天行胚胎移植。胚胎移植日龚成害怕自己的假身份证被发现,不肯来医院,无奈之下谢小兰花钱请了另外的男性陪同移植。行胚胎移植之前,工作人员在核对双方身份证时发现男方相貌与提供的身份证上的相片差异较大,且移植日出现的男性与签署知情同意书和取精日的男性非同一人,遂拿两人身份证去医院警务室核对,发现男方身份证上的姓名及身份证号码均为虚构,当时未予移植,全胚冷冻。在工作人员的劝说下,女方讲出了其男友的真实姓名和身份证号码。经医院警务室查实,龚成目前离异,与谢小兰为男女朋友,并未结婚,所提供的结婚证、准生证及男方身份证均为假证,但谢小兰自述治疗过程中的精液肯定是由龚成提供。

咨询医院医务科及医院伦理委员会的律师后,与病人双方签署了事件申明,事件处理如下:①目前胚胎予以冻存,病人交付胚胎冻存费;②建议病人办好结婚证、准生证、真实身份证,如6个月内未携带上述真实证件来院冻胚移植,胚胎将按知情同意书上的条款予以销毁;③下次冻胚移植前进行取精日冻存的精子与男方精子鉴定,证明受精的精液标本来源系同一人,才允许冻胚移植,鉴定费用由患方承担。该事件申明由警务室、院方律师及相关医务人员共同见证下签署。

2个月后病人双方去当地民政部门领取了结婚证明,再次来院拟行冻胚移植,提供了真实有效的相关证件,经鉴定精液属于龚成本人后,予以冻胚移植,成功妊娠。

【医学观点】

医学上有大量证据表明年龄≥35岁的女性,卵泡数量及卵母细胞质量已开始下降,生育能力逐渐降低。本案例中的病人在医院就诊时,已同居2年,有正常性生活,但一直未孕,HSG检查结果提示:双侧输卵管堵塞,且女方年龄已37岁,实施辅助生殖助孕的指征明确。

【伦理讨论】

人类辅助生殖技术(assisted reproductive technology, ART)能够造福人类,其伦理价值是值得充分肯定的。不孕症诊疗中的伦理原则,是 ART 领域医务人员进行不孕症诊疗过程中的行为依据。此案列涉及未婚女性接受 ART 治疗的伦理问题。

虽然在医疗过程中尊重病人的自我决定权是医学伦理的一个重要方面,医务人员必须在病人充分知情同意的前提下才能提供医疗治疗技术,在进入辅助生殖治疗周期前医务人员必须告知病人,助孕夫妇必须为法定夫妻,要提供双方的身份证或护照、结婚证书及符合我国计划生育要求的生育证明。本案例中病人双方为男女朋友,在中国现有的法制框架下,两人不属于法律意义上的夫妻关系。在不孕诊疗过程中,医务人员对病人双方进行了充分知情同意并且签订了进行辅助生殖治疗的相关知情同意,患方仍然提供了伪造的身份证、结婚证及生育证明。医务人员无证件真伪专业鉴别知识,难以完全辨别病人提供的证件的真实性,因此工作中不可避免出现案例中出现的情况,如何有效避免类似情况的发生,是医务工作者面临的一个问题。

在实施辅助生殖技术治疗过程中,必须遵循有利于病人的原则。本案例中,病人已经进入治疗周期,胚胎已经形成,移植胚胎时发现证件造假,经过医务人员、伦理委员会中的律师及警务部门的协调,在病人充分知情、同意的情况下,将形成的胚胎暂时进行全胚胎冷冻,待病人双方完善相关资料后再进行胚胎移植,充分保障了病人的权益。

辅助生殖技术医疗的结果是新生命的诞生,因此,本着保护后代的伦理原则,孩子的权利和幸福不能忽视。该案列中接受助孕的两人为同居的男女朋友,一旦将来两人感情破裂,其后代可能面临生活在单亲家庭,不利于其心理和生理的正常发育。生殖医学伦理所保护的不仅仅是女方或男方的权利和幸福,同时也是保护包括后代在内的所有成员的权利和幸福。人类生殖技术虽然可以满足女性不结婚也能生育的愿望,但是相比婚生子女,单亲后代的生理和心理发育可能出现异常,也不利于社会发展的稳定,从整体上而言是弊大于利的。如果事先知道两人不是夫妻关系,应拒绝提供人工辅助生殖技术。

本案例提示:接受辅助生殖助孕的病人必须提供真实有效的证件,一旦发现证件造假,应不予治疗;医务人员在完成自己本职工作的基础上还需耗费大量时间来处理类似事件,而鉴别病人提供的证件的真实性非医务工作人员的专项,如何更好地完善病人的身份识别系统,以避免类似事件的发生,也为临床工作提出了一个挑战。

【法理讨论】

在我国,依据《人类辅助生殖技术管理办法》的有关规定,实施体外受精胚胎移植术及衍生技术的医疗机构,需同"不育夫妇"签署相关技术治疗的知情同意书,并且按照《人类辅助生殖技术和人类精子库伦理原则》中的要求:医务人员必须严格贯彻国家人口和计划生育法律法规,不得对不符合国家人口和计划生育法规和条例规定的夫妇和单身妇女实施人类辅助生殖技术。民政部《婚姻登记管理条例》规定,男女双方以夫妻名义共同生活,符合结婚实质的条件,只能算是同居。所有从事辅助生殖技术医疗工作的医务工作者都必须遵守国家部委的规章制度。该案列中两人属于同居,即女方为单身女性,已经不符合相关规章制度。女方虽然有自己的生育权利,但目前状况不符合法理要求,同时根据《中华人民共和国居民身份证法》及《全国人民代表大会常务委员会关于修改〈中华人民共和国治安管理处罚法〉的决定》修正中的相关规定:购买、出售、使用伪造变造的居民身份证属于违法行为,因此暂时不能进行胚胎移植。

【情理讨论】

本案例中,病人男女双方为同居关系,女方双侧输卵管阻塞,不具备自然受孕的能力,双方有做辅助生殖技术助孕的依据,同时已经药物刺激卵巢、取卵并形成了胚胎,并且两人的行为也没有对他人和社会造成危害,站在病人的角度应该可以考虑进行胚胎移植,但是该角度不是基于法理的考虑。道德伦理与法律有着密不可分的关系,但法律具有相对于道德伦理的独立性和能动性,如果单从情理方面去考量该案例,有其局限性。

【社会舆论】

病人的未婚男友故意伪造假身份证和假结婚证,属于违法行为,即使没有从事犯罪活动,也应该受到警告或处罚。

【小结】

在实施辅助生殖技术治疗的过程中,必须对患方进行充分的知情同意,应加强宣教,通过宣教增加病人的相关法律意识;同时在临床工作中,可以通过生殖医学中心伦理委员会讨论后制定一份关于证件真实性的承诺保证书,在充分知情同意的情况下与病人签署该知情同意书后再实施相关治疗,以尽量保障病人的权益。

(李玉梅)

参考文献

[1] 于修成.辅助生殖的伦理与管理.北京:人民卫生出版社,2014.
[2] 中华人民共和国卫生部.卫生部关于修订人类辅助生殖技术与人类精子库相关技术规范、基本标准和伦理原则的通知.卫科教发〔2003〕176号,2003.

第六节 男子请朋友代替自己取精

【案例叙述】

2016年8月,生殖中心的医生遇到了一对正在接受药物刺激卵巢过程中的夫妻,女方张海丽(化名)反复咨询如果精子不好是否会对体外受精胚胎移植(in vitro fertilization-embryo transplantation,IVF-ET)结局产生影响,但是病历提示男方精液常规正常,这个不寻常的现象引起接诊医生的怀疑。追问病史后病人终于说出真相:张海丽33岁,丈夫李云华(化名)36岁。因结婚10年未孕到医院检查。女方输卵管检查提示:右侧输卵管梗阻,左侧输卵管通畅。男方外院精液检查提示隐匿精子症,但染色体检查正常。外院生殖中心咨询后,建议行试管婴儿的单精子卵细胞质内注射(intracytoplasmic sperm injection,ICSI)治疗。李云华有一个朋友杨小强(化名)的精液检查正常,但杨小强妻子卵巢功能减退,一直未生育。因担心精液质量太差而影响单精子卵细胞质内注射治疗的妊娠率,李云华打算让杨小强冒充自己取精治疗以提

高妊娠率,并私下商议如为双胎,则每家分别抚养一个孩子。在生殖中心就诊时隐瞒男方隐匿精子症的病史,行精液常规检查时让杨小强取精送检,检查结果提示正常。随后双方以"原发性不孕症,卵管因素",拟行IVF-ET治疗。最终,一场有可能发生的医疗事故消弭于无形,在取卵日严格核对身份后由李云华本人取精,完成单精子卵细胞质内注射的治疗,胚胎质量很好,虽新鲜周期未孕,尚有多枚冷冻胚胎待移植。

【医学观点】

男方诊断为隐匿精子症,经处理后可获得精子,遗传学筛查后可以行ICSI术治疗有获得妊娠的可能。如果经过数个周期治疗考虑精子质量很差或胚胎质量很差,可以根据卫生部关于供精体外受精胚胎移植治疗的相关规定进行治疗。"供精体外受精胚胎移植"的精子为人类精子库的精子,绝对不允许用亲戚或者朋友的精子。目前,严格进行建档日身份核对以及取卵日的取精核对工作,可及时发现问题,就算本案例中的李云华夫妇没有被医生发现体检过程中更换了标本,在取卵日,双重核对的情况下,李云华的朋友也难以取精,引发医疗事故。

【伦理讨论】

根据人类辅助生殖技术伦理原则中"有利于病人原则",该病人夫妇有机会拥有真正属于两个人自己的孩子,夫精单精子卵细胞质内注射才是最有利于这对夫妇的方案。如果该病人利用男方朋友的精子完成治疗,他们对来自第三方的捐赠配子,并无充分的心理准备。一旦孩子出生后的情形和想象中的不同,加上家庭的介入,既有可能使原本已经脆弱的婚姻瓦解,甚至危及两个家庭的幸福,也将影响孩子的成长。因此该病人的行为违背了此项伦理原则,而医务人员及时发现并阻止了病人的行为,避免了不良后果的发生。

根据保护后代的原则,相关机构不得对近亲及任何不符合伦理、法律、法规规定的病人夫妇实施人类辅助生殖技术的助孕治疗。该病人夫妇的行为一旦产生后果,其子代的生物学父母则为该病人夫妇的女方及病人男方的朋友,由于彼此较为熟悉,在子代成长的过程中,可能影响子代的抚养、教

育等很多问题,不利于保护子代的原则,因此也是必须予以阻止的行为。

根据最优化原则,医生在接诊不孕病人时,需要正确评估病人的病因和治疗方案,并且同时给病人正确解释、消除病人从朋友或传媒中得到的错误消息。从根源上消除病人隐瞒病史、更换标本的行为。

根据严禁技术滥用原则、保密原则,对于捐赠或接受配子,应经过伦理委员会相关讨论,符合规定方可进行相关操作。但凡用捐赠配子实施的人类辅助生殖技术,供方与受方夫妇应保持互盲、供方与后代保持互盲。对于不符合捐赠或接受配子治疗规定的病人坚决不予相关治疗。

【法理讨论】

最高人民法院《关于夫妻关系存续期间以人工授精所生子女的法律地位的复函》[(1991)民他字第 12 号]规定:"在夫妻关系存续期间,双方一致同意进行人工授精,所生子女应视为夫妻双方的婚生子女,父母子女之间的权利义务关系适用婚姻法的有关规定。"据此,指定捐赠和(夫妻)互赠并不能产生当事人约定的效果,受者夫妻视为后代的法律父母,捐精者与孩子不产生法律上的权利义务关系。本案中,当事人一方或双方将来一旦毁约,必将陷入困扰,也可能使得医院陷于被动。

【情理讨论】

李云华、张海丽夫妇碰巧有一朋友夫妇也无法生育,其男方精液检查正常,而妻子卵巢功能减退,设想让朋友冒充自己取精以提高妊娠率,再妊娠 2 个孩子,每家分别抚养一个孩子,似乎两全其美,然而却不曾考虑其后患。更何况李云华夫妇病情并不需要供精,即使需要,也应该从正规的精子库寻求捐赠者。不育症夫妇来到生殖中心求助生育时,他们对来自第三方的捐赠配子并无充分的心理准备。医生有责任在提供医疗服务的时候,让病人充分知情并且引导其做出合法并有利于病人的选择,隐匿精子症经处理后可获得精子,完成单精子卵细胞质内注射的治疗,是有妊娠的可能。同时医院的核对制度在此时显得极为重要,这从技术层面在根源上杜绝了因为病人的无知所造成的无法预计的严重后果。

【社会舆论】

对于这对夫妇及男方的朋友夫妇,彼此均知道具体治疗过程,因为胎儿涉及较为复杂的伦理关系,故在妊娠、分娩甚至日后的养育过程中,会牵涉很多矛盾,这些矛盾如果激化则可能扩大社会舆论的影响,使这个原本应该是一个秘密的治疗过程被公开,而这些社会舆论势必会影响到两对夫妇的婚姻以及孩子在成长过程中的身心发育健康问题,对当事人及孩子均造成不可逆的伤害。因此应该从各个环节积极阻止这类事件的再次发生。

【小结】

为避免此类事件的再次发生,医生在接诊病人病史采集的过程中,务必要做到细致及警觉。大部分病人是没有医学背景的,伪造病史时,绝大多数细心的医生都会有所察觉,这需要医生丰富的临床经验和采集病史的技巧。医生必须严格核对病人的身份证、结婚证、指纹系统,而不能仅仅流于形式。病人因为受到本身的受教育水平以及迫切想要孩子的愿望所影响,无法考虑得更多更远,但是作为医生,不应只从病人的眼前利益考虑,还应遵循有利于病人的原则及保护后代的原则,为通过辅助生殖技术助孕出生的孩子负责。

(曹云霞 徐玉萍)

参考文献

[1] 中华人民共和国卫生部.关于修订人类辅助生殖技术与人类精子库相关技术规范、基本标准和伦理原则的通知.卫科教发〔2003〕176 号,2003.
[2] 于修成.辅助生殖的伦理与管理.北京:人民卫生出版社,2014.

第七节 孪生弟弟替哥哥提供精子

【案例叙述】

付兰(化名,39 岁)与丈夫周杨(化名,39 岁)均出生在贵州省一个小村庄,两人婚后 14 年未孕,

2013 年到某医院进行了不孕的检查,结果发现付兰的输卵管造影存在"双侧输卵管梗阻"。为了治疗,他们来到生殖中心就诊,B 超发现付兰双侧卵巢的窦卵泡数量很少,只有 1~3 个,基础性激素检查也提示卵巢储备功能减退。周杨既往无生育史,多次精液检查结果正常。考虑到付兰已 39 岁高龄,又存在卵巢储备功能减退,医院告知他们辅助生殖助孕成功率较低,他们仍然表示接受,要求助孕。于 2013 年行第一周期试管婴儿治疗,因卵巢无反应取消周期。2014 年再次治疗,获卵 1 枚,却因周杨在取卵当日未来院取精,终止周期,并要求放弃冷冻卵子。

2015 年他们再次到生殖中心就诊,在取卵日,护士无意间听到男方称女方为嫂子。护士大吃一惊,觉得此事非同小可,立即告知医生。后医生再次询问病人得知,周杨与其弟周松(化名)是双胞胎,长相一模一样。周杨结婚 14 年没有小孩,夫妻关系逐渐疏远,争吵不断,而经外院检查,周杨为无精子症,行睾丸穿刺检查偶见几个不活动的精子。周松育有 1 子,身体健康。为了挽救即将破裂的家庭,家人想出了弟弟代替哥哥提供精子行辅助生殖治疗的主意。在医院行助孕治疗过程中,全程是弟弟拿哥哥身份证挂号,代替其行检查并治疗。

由于是同卵双生兄弟,一般人根本无法辨别,所以导致在精液检查及之前的试管婴儿过程中医生护士均未发现异常,而本周期已经进入取卵阶段,生殖中心反复做病人思想工作后,于取卵当日行卵子冷冻。

【医学观点】

该"夫妇"结婚 14 年未孕,最初检查不孕的原因为女方的输卵管梗阻,具有接受人类辅助生殖技术治疗的适应证,可以进行助孕治疗。其丈夫为梗阻性无精子症,仍然有机会可以通过卵细胞质内单精子注射(ICSI)获得有血缘关系的后代。如果夫妇双方仍坚持放弃通过 ICSI 助孕的权益,则可在签署相关知情同意书后,接受供精助孕技术生育后代。

在辅助生殖助孕的程序中,多处环节会涉及病人的身份核对。如果生殖中心仍然采取传统的照片核对方法,容易出现错误,特别是像本案例中同卵双生的兄弟之间仅通过外貌更是无法辨别。因此,身份核对应该采取更准确的指纹核对或虹膜核

对等方式,避免中途换人等事件的发生。

【伦理讨论】

在传统的家庭环境中,生儿育女必然在夫妻之间、婚姻以内进行。但随着辅助生殖技术的发展,若男方无法提供可用的精子,可以通过正规精子库获得精子。精子赠送打破了传统的双血亲的家庭,对传统的道德观念产生了强烈的冲击。"遗传学父亲"具有血缘的权力,但社会及道德只承认"社会父母"的权力。血缘关系的矛盾不可避免地给家庭带来了影响。供精助孕切断了传统的性交,受精,等同于切断了一条维系夫妻长期维持稳定关系的纽带。如本案例中夫妻双方可能心理都有"疙瘩",丈夫可能觉得家庭地位受损,自尊心荡然无存,觉得孩子不是自己亲生的,妻子可能会认为丈夫可有可无,认为孩子不是自己与丈夫爱情的结晶。甚至,有社会舆论将其扭曲为妻子不忠,从而破坏夫妻关系,孩子的归属问题难以解决,而孩子长大后心理也有阴影,觉得自己与其他人不同,不利于孩子的健康。

《人类辅助生殖技术管理办法》规定,供精的精液必须来自精子库。《人类辅助生殖技术和人类精子库伦理原则》提出:为保护供精者和受者夫妇及所出生后代的权益,供者与受者夫妇应保持互盲、供者与实施人类辅助生殖技术的医务人员应保持互盲、供者与后代保持互盲。因此,供精者不应该与受者相识和接触,也不赞成由受者的家庭成员或朋友作为供精者,主要是考虑到供精者与孩子、受者夫妇之间的纠缠不清的情感问题,可能危及供者或受者夫妇家庭的稳定,以及以后赡养问题及财产继承问题等。而且当子代出现畸形、缺陷或智力障碍时,孩子的归属也难以解决。因此有血缘关系的供精在我国目前是不提倡的。

本案例中的付兰和周杨两夫妻其实完全有机会通过辅助生殖技术获得双方自己的孩子。根据有利于病人、知情同意、有利于后代的原则,与夫妇双方进行充分的知情沟通,让其对用睾丸精子 ICSI 助孕有充分的了解并接受,相信可以使他们放弃弟弟代哥哥取精助孕这种荒唐的做法。

【法理讨论】

我国卫生部 2003 年颁布的 176 号文件附件中《人类辅助生殖技术规范》和 2001 年颁布的《人类

辅助生殖技术管理办法》均要求,接受助孕治疗的男女双方必须是夫妻关系,该案例中术前检查的男女却为叔嫂关系,与所提供证件的人身份不符,违背了国家关于辅助生殖技术的相关规定。辅助生殖技术必须遵循国家的相关法律法规,做到有法可依,执法必严。本案例里供、受者是兄弟,造成了亲子关系复杂,容易引发财产继承、抚养与赡养执行等社会问题。所以,目前亲兄弟供精不合法,不宜实施。

【情理讨论】

因女方年龄较大,卵巢储备功能减退,病人已经不愿意等待,想尽快怀孕;而且家庭比较贫困,长期的求医已经使得这个一贫如洗的家庭更加雪上加霜;另一方面,使用的是男方亲弟弟的精子,双方知根知底,出生的孩子也是自家的血脉,有亲缘关系,亲情更浓。长期的就医已经使精神处于崩溃的边缘,把一切的希望寄予用弟弟的精子行辅助生殖技术,从情理方面,似乎可以理解。

【社会舆论】

付兰及周杨均为偏远山村人士,长期在"不孝有三,无后为大"的思想影响下,到了一定年龄还没有小孩,来自家庭、社会的压力,迫切需要一个小孩来缓解这种压力,于是出现弟弟精子赠送情况发生。当然,如果这种嫂子与弟弟助孕生子的事情被人们所知,也必然会引起大多数人的议论,甚至从舆论上扭曲这家人的家庭关系,更是不利于孩子的成长。

【小结】

通过加强公众对辅助生殖技术的医学常识,伦理问题及相关的法律法规等问题的宣传及教育,使不孕人群对此有理性的认识及正确的价值取向,为ART助孕营造良好的环境。医务人员对接受供精的夫妻应客观地告诉他们其中的各种关系、权利及义务以及技术或伦理方面等可能出现的问题,使夫妻双方对此有全面的认识。医疗机构应严格遵循国家相关的法律及国务院法令,根据本单位已开展的辅助生殖技术,做到有法可依,执法必严,同时建议采取指纹或虹膜核对等方法代替传统的照片核对身份。

(钱正利 罗克燕)

参考文献

[1] 中华人民共和国卫生部.卫生部关于修订人类辅助生殖技术与人类精子库相关技术规范、基本标准和伦理原则的通知.卫科教发〔2003〕176号,2003.
[2] 中华人民共和国卫生部.人类辅助生殖技术管理办法.第14号,2001.
[3] 于修成.辅助生殖的伦理与管理.北京:人民卫生出版社,2014.

第八节 Y染色体微缺失病人借弟弟精子做试管婴儿

【案例叙述】

王秀兰(化名)和李浩(化名)是大学同学,相似的家庭背景,共同的兴趣爱好使他们最终走到了一起。由于早年忙于创业,生孩子的事情就耽误了。等公司业务初具规模,王秀兰35岁时开始备孕,2年后怀孕,孕2个月时诊断为葡萄胎,接受了2次清宫手术,术后2年未孕,王秀兰和李浩遂决定到医院做检查。检查结果显示李浩精子质量极差,Y染色体还有微小的缺失。医生告诉他们,自然怀孕的概率极低,如果是男孩可能遗传男方的生精缺陷,如果做试管婴儿,可以通过胚胎植入前遗传学诊断(PGD)技术选择生女孩,避免生育力缺陷遗传。由于事业颇具规模,王秀兰夫妇仍希望能由男孩继承家业,而且李浩弟弟已经生了女儿,家族里更希望李浩可以生育一个男孩。此外,王秀兰夫妇听病友说之前的葡萄胎可能和男方精子异常有关,他们又担心精子质量差再次引起胎儿异常,于是在家里老人的主持下,决定采用李浩弟弟李明的精子进行试管婴儿助孕。

李浩因为工作,也为了避免尴尬,在取卵那天到国外出差,试管婴儿当天由弟弟李明取精。由于兄弟长相相似,起初一切顺利,到了核对指纹环节,指纹验证一直不能通过,起初王秀兰不承认找人代替,强调建病历时由于李浩在国外,找其他人代替,现在是李浩本人来取精,后来经过政策讲解和伦理风险的分析,王秀兰和李明最终意识到行为的严重性,后悔不已。由于李浩不能赶来,最终经病人知情同意,冷冻了全部卵子。

【医学观点】

目前主流的观点认为 Y 染色体微缺失的精子(主要为 AZFc 区或 AZFd 区缺失)具有受精和发育成胚胎的能力,受精率、优质胚胎率可能会低一些,但是仍可以达到一定的临床妊娠率和活产率。大多数病人能够通过辅助生殖技术获得后代,但男性子代会遗传 Y 染色体缺陷,导致该后代也会患有不育症;是否会新增突变,使不育情况变得更严重,目前并不确定;严重的精子异常是否增加其他遗传疾病的风险,就国内外现有资料看,可能有增加趋势,但尚无定论;智力和行为异常没有发现明显升高。是否采用植入前遗传学诊断技术,选择女性胚胎移植,以避免遗传缺陷的垂直传播,但是仍存在伦理学争议。一般告知病人遗传学风险,尊重病人意愿。Y 染色体微缺失病人,反复的试管婴儿不能获得妊娠,或者反复的胚胎质量差,也可以考虑采用供精人工授精。

王秀兰第一次妊娠的葡萄胎与李浩精子异常是否有必然联系并不确定,而葡萄胎病史并不需要供精助孕;并且临床上可以通过胚胎植入前遗传学筛查来降低不良妊娠的风险。

【伦理讨论】

根据我国已颁发的《人类辅助生殖技术规范》《人类精子库技术标准》《人类辅助生殖技术和人类精子库伦理原则》,允许有适应证的情况下使用正规精子库来源精子进行供精治疗,禁止使用亲属精子供精,这是基于充分的伦理考量制定的规范。

案例中涉及伦理原则包括:尊重原则、自主原则、知情同意原则、保密原则、保护后代原则、最优化原则和有利于病人原则。

首先,从自主原则和尊重原则讨论:自主原则指在医疗活动中病人有独立的、自愿的决定权。尊重原则就是对能够自主的病人的自主性的尊重,还包括对尊重胚胎和尊重配子。本案例夫妻双方有强烈辅助生殖意愿,并且符合医学伦理及医疗安全的基本原则,应给予帮助。

其次,从知情同意原则考虑,在对其实施人工助孕时,医务人员需要将知情同意原则贯穿在整个辅助生殖技术实施的过程中,人类辅助生殖技术必须在夫妻双方知情、自愿同意并签署书面知情同意书后方可实施。男方精子质量极差,Y 染色体还有微缺失,但是也有许多同类情况的病人通过 ICSI 助孕成功妊娠的先例。妻子之前怀过葡萄胎,但是这并不一定是由男方精子引起。所以医生可以建议其尝试 ICSI 助孕。

从保密原则和有利于供受者原则考虑,亲属供精行为,违反了供精助孕的“保密和互盲原则”。保密和互盲原则一直是许多国家关于供精助孕实施的指导方针。国家原卫生部 2003 年出台的 176 号文件和 177 号文件规定:为保护供精者和受精者夫妇及所出生后代的权益,供者和受者夫妇应保持互盲,供者和实施人类辅助生殖技术的医务人员应该保持互盲,供者和后代应保持互盲。亲属供精虽然实现供者和医务人员互盲,但供者和受者、供者和后代是知情的,这样可能会引发许多伦理风险。设想一下,如果多年后李明反悔,或者想通过孩子来争夺李浩的家产,到时李浩该如何处理,法律又该如何判定,孩子究竟该判给谁,是否有继承李浩遗产的权利。此外,同在屋檐下,王秀兰与李明该如何相处,李浩夫妇和李明夫妇四人之间的关系如何维持平衡,李浩内心感受是否会随着时间推移发生改变,夫妻关系能否稳固,如果离婚,孩子如何归属,这些都是违反了互盲原则引发的问题。这些问题显示,亲属间的供精,对供者、受者和后代都是不利的,因此该案例也违反了“有利于供受者原则”。

从保护后代原则考虑,医务人员不得对近亲间及任何不符合伦理、道德原则的精子和卵子实施人类辅助生殖技术。该案例的孩子如果知道了这样的复杂家庭关系,必将影响其健康成长。孩子随时存在被遗弃的风险,这种阴影将伴随其一生,甚至有可能发生崩溃性家庭悲剧。因此,从保护后代原则考虑,不应该为其实施人工助孕。

最优化原则和有利于病人原则考虑,在临床诊疗实践活动中,医务人员的医疗行为包括诊断、治疗、护理、康复以及执行过程的态度、情感和意志。最优化原则要求医务人员在进行临床思维和实施诊治方案时,追求医疗行为中的技术性和伦理性的统一。从有利于病人角度考虑,医务人员有义务告诉病人目前可供选择的治疗手段、利弊及其所承担的风险，在病人充分知情的情况下，提出有医学指征的选择和最有利于病人的治疗方案。本案例中，医生建议其实施人工助孕，并采用性别选择的方法阻断遗传病，是目前最佳的解决途径。

【法理讨论】

公民的生育权是一项基本的人权，公民的生育权是与生俱来的，作为人的基本权利，生育权与其他由宪法、法律赋予的选举权、结社权等政治权利不同，是任何人都不能剥夺的。从法律角度看，病人夫妇双方均同意使用亲属精子授精，也是行使生育权的一种表现，但是这种实现形式会产生诸多的社会和法律问题。由于精子来源人与使用精子夫妇均知晓，日后难以避免各种情况所致的子权关系纠纷。生育权的享有不等于生育权的实现。生育权的实现必须以符合国家法律、政策为前提条件。我国对于异源性的人工授精（供精）生育权的实现方式只承认采用国家正规精子库来源的匿名精子，在有资质的辅助生殖机构进行的人工授精是合法途径，其他的地下供精和私下供精的行为均是非法的。

【情理讨论】

现代人工助孕技术，使性与生殖分离，亲属供精似乎不存在传统意义上的乱伦障碍，表面上看解决了不孕症夫妇的生育问题，满足了家族内部传宗接代的需求，而且只涉及病人和第三者的个体利益，对整个社会似乎没有什么伤害，但是其违反供精的互盲原则，使家庭成员之间的关系变得微妙复杂，其中涉及许多医疗和伦理风险，极易产生法律纠纷，造成各种悲剧，对出生的子代也是极其不利的。虽然一些西方国家的文化和法律对此报以宽容的态度，但我国对此明令禁止。

【社会舆论】

亲人间的捐精行为，在国内外都发生过。有人站在不孕症夫妻想要孩子而不得的立场上支持这一做法，不过持反对立场的人总体上更多一些。

赞成派认为："家庭成员之间捐赠精子、卵子或代孕之类的事虽然不是很常见，但不算是违法的事。""这样做的原因也各种各样，有人还是想让孩子有自己的家庭血脉，有人则想通过'近水楼台'省去寻找捐精者所需的时间和金钱。"

反对派认为："这样做不但会给孩子带来不好的心理影响，而且会使家庭关系变得复杂。""生孩子是天赐的，但不是权利。希望女性能接受，有时候就是做不了母亲的事实。虽然可以做试管婴儿，但这并不代表是一个必须主张的权利。"

【小结】

在供精使用的流程和法理依据上我国相关法律法规是明确的。但是在这个案例当中，如果夫妻俩使用的是精子库供精也不会存在如此争论。求子心切的病人夫妇只是想到了医学风险问题，而且还有一定的偏倚，选择隐瞒事实，借兄弟精子做试管婴儿，没深入思考后续的伦理及法律问题。经深入讨论讲解，最终使病人认识到其中诸多社会及法律问题，及时制止不良辅助生殖伦理事件发生。

（刘 芸 黄吴键）

参考文献

［1］中华人民共和国卫生部.关于修订人类辅助生殖技术与人类精子库相关技术规范、基本标准和伦理原则的通知.卫科教发〔2003〕176号,2003.
［2］于修成.辅助生殖的伦理与管理.北京:人民卫生出版社,2014.

第九节 结婚证造假病人的胚胎处置

【案例叙述】

段佳（化名），女，2008年与陈刚（化名）结婚，婚后夫妇性生活正常，于2009年、2011年自然妊娠2次，但B超均未见到孕囊。两人去医院做了全面的检查。结果显示段佳输卵管正常，有宫腔粘连，遂行宫腔粘连分离术。但是一年后依然没有怀孕。男方精液检查提示：中度少精症。生殖专科的医生建议行体外受精胚胎移植（in vitro fertilization-embryo transplantation，IVF-ET）助孕。

在经过一系列的准备及用药后,取了 22 枚卵子,获得了 18 枚胚胎。由于取卵较多,新鲜周期未行移植,将 18 枚胚胎全部冷冻。于 3 个月后行冷冻胚胎解冻,解冻胚胎 2 枚,移植 2 枚。移植后 13 天检查提示未孕。再次行冻融胚胎移植的过程中,女方却发现男方有婚外恋,于是段佳起诉离婚。在起诉离婚的过程中,律师发现陈刚与段佳结婚前已经与一女子结婚,且未办理离婚,与段佳的结婚证全部是假证。段佳这时才想起结婚证为陈刚一人自行办理知道自己上当受骗,于是要求废弃剩余 16 枚冷冻胚胎,但生殖中心的医师告诉她,按中心废弃胚胎的程序,夫妻双方需拿结婚证或离婚证原件、身份证原件,并签署知情同意书,才能废弃胚胎。目前段佳与陈刚的婚姻无国家法定认可,无法办理离婚证。段佳要求书写事情经过后废弃胚胎。

【医学观点】

辅助生殖技术(assisted reproductive technology,ART)实施的对象,在我国必须是具有合法婚姻关系的夫妇。病人行 ART 需要出示男女双方的身份证、结婚证等重要的证件。该案例中,由于医院为非公安机构,无权也无能力对夫妻双方提供的证件做实质检查,无法鉴别病人所提供的证件的真伪,因此在病人提供了相应的证件后,医院不能拒绝为其行 ART 助孕。

案例中不孕夫妇在行 IVF-ET 过程中,由于病人取卵较多,为了防止其发生卵巢过度刺激综合征(ovarian hyperstimulation syndrome,OHSS)的风险,新鲜周期未行胚胎移植,而是实施胚胎冷冻保存,实施胚胎冷冻保存指征明确,待病人自身条件允许时实施复苏胚胎移植。

胚胎有男女双方的基因,所有权仍归男女双方所共有,医院在处理剩余胚胎时,仍需双方共同决定才能进行处理。在男女双方无法达成一致的情况下,单方面不能擅自处置胚胎,包括解冻、移植和废弃胚胎等。如二人不能达成一致意见,则任何一方不具有胚胎的处置权。

按照胚胎所有权归男女双方所有,男女双方需持身份证原件,写清事情的经过,并签署知情同意书后方可将剩余胚胎废弃。而女方单方面要求废弃胚胎,不能代表男方的意愿,暂时不予办理。

【伦理讨论】

辅助生殖医学是面临最多伦理挑战的学科,我国《人类辅助生殖技术和人类精子库伦理原则》中规定,ART 是治疗不育症的一种医疗手段。为安全、有效、合理地实施 ART,保障个人、家庭以及后代的健康和利益,维护社会公益,特制定一些伦理原则。

首先尊重原则是辅助生殖伦理原则中最重要的,贯穿于辅助生殖的全过程,对病人自主性的尊重,包括尊重胚胎,没有充分理由不能随意操纵和毁掉胚胎。不育夫妇对实施 ART 过程中获得的配子、胚胎拥有其选择处理方式的权利,技术服务机构必须对此有详细的记录,并获得夫妇双方的书面知情同意。病人的配子和胚胎在未征得其同意情况下,不得进行任何处理,更不得进行买卖。因此,在处理胚胎时,不孕夫妇拥有选择处理方式的权利,但仅仅只有一方在场,并不能体现对另外一方的尊重,故不能对配子、胚胎作任何处理。人类 ART 是夫妻双方充分知情同意的情形下行使生育权的方式,所产生胚胎的处置权作为生育权的延伸,应该具有人身专属性,也必须由夫妻双方共同行使。通常情况下,ART 中的胚胎处置权由夫妻双方共同行使,胚胎应归属男女双方共有。因此,如需做出任何处理,应双方共同决定才可执行。

其次是知情同意的原则,其贯穿在整个 ART 过程中。ART 对胚胎的任何操作,必须在夫妻双方自愿同意并签署书面知情同意书后方可实施。接受人类 ART 的夫妇在任何时候都有权提出中止该技术的实施。但仅有一方要求废弃胚胎,另一方无法确定是否知情,并未签署书面的知情同意书,不能满足知情同意原则,故无法决定胚胎的废弃。

最后是自主原则。即在医疗活动中,病人有独立的、自愿的决定权。但是要保证病人情绪正常,经过深思熟虑并与家属讨论过的。要保证病人的自主性的选择和决定不会与他人利益发生严重冲突,因此自主原则具有相对性。案例中的一方决定废弃胚胎,并不能代表另外一方的意愿,故不能实施胚胎的废弃。

案例中的男方使用欺骗手段,利用假结婚证与女方共同接受辅助生殖治疗,其行为不仅应受到道德的谴责,更是触犯了我国的法律。案例中的双方并不构成夫妻关系,尽管如此,男方提供了1/2的遗传基因,所以需要双方均知情同意的情况下,医院才能对胚胎进行相应处理。

【法理讨论】

我国《人类辅助生殖技术管理办法》明确指出,禁止以任何形式买卖配子、合子、胚胎。从根本上否定了冷冻胚胎的财产属性,冷冻胚胎既不属于人也不属于物。胚胎虽然可以发育成孩子,但他的属性并不是孩子,虽然孩子在婚姻破裂时可以选择跟随父亲或者母亲一方,但是胚胎承载着男女双方基因,归夫妻双方所有。胚胎的处置权共同归属于夫妻双方,未经一方知情同意并签署知情同意书的情形下,夫妻另一方启动冷冻胚胎,实施胚胎移植手术,违背了不知情方的意愿,可视不知情方为一个单纯的精/卵捐献者,不知情方与出生的后代不构成法律上的父母与子女的关系,也不承担任何责任。如果按照此观点,医疗机构作为第三方,如果对他人共有标本作出处置,则需要共有人共同作出一致的决定方可执行之。

使用假的结婚证涉嫌伪造、变造、买卖国家机关公文、证件、印章罪、重婚罪。《中华人民共和国治安管理处罚法》第五十二条规定,买卖或者使用伪造、变造的国家机关、人民团体、企业、事业单位或者其他组织的公文、证件、证明文件的,处十日以上十五日以下拘留,可以并处一千元以下罚款;情节较轻的,处五日以上十日以下拘留,可以并处五百元以下罚款。《中华人民共和国刑法》第二百八十条规定,伪造、变造、买卖或者盗窃、抢夺、毁灭国家机关的公文、证件、印章的,处三年以下有期徒刑、拘役、管制或者剥夺政治权利;情节严重的,处三年以上十年以下有期徒刑。第二百五十八条规定,有配偶而重婚的,或者明知他人有配偶而与之结婚的,处二年以下有期徒刑或者拘役。案例中陈刚使用不被国家认可的结婚证,其行为已经违反了我国法律法规。但是胚胎有着男方的基因,因此需双方均知情同意的情况下才可实施相应处理。

【情理讨论】

结婚是人生大事之一,历来备受人们重视。案例中的陈刚已婚,但是却使用无国家认定的结婚证欺骗女方,伤害了女方感情,更是破坏了原有的家庭关系,是对两个家庭的不负责任,应该受到社会的严厉谴责。陈刚利用无国家认定的结婚证行辅助生殖治疗,更是违法的行为。但胚胎承载着男方的基因,没有双方一致同意,医院也不能对剩余胚胎进行任何处置。从情理上考虑,女方作为不知情受害者,被男方欺骗,这些胚胎的存在对于女方以后的生活造成了困扰,其希望废弃与男方的胚胎,符合情理。医务工作者也希望能够满足其愿望,废弃其剩余胚胎。这需要双方应该积极沟通,才能顺利解决。

【社会舆论】

在科技信息飞速发展的今天,"假证交易"的猖獗泛滥进而衍生出规模巨大的"假证产业"。这给社会带来了极大的困扰。特别是利用无国家法定的结婚证来骗取对方感情的,造成了"两个"家庭的不幸,虽然我国并没有有关婚外恋的法律条文,但这对爱情、对人生都是极大的不负责任。尽管如此,案例中的男方与女方的胚胎仍是双方共有,按照现有规定,即便女方是在被骗的情况下与男方共有胚胎,二人的夫妻关系不被法律认可,但是女方单方面也无法将剩余胚胎废弃。男方的行为无疑造成了不良的社会影响。生殖医学作为一个正在飞速发展的领域,面临了众多的伦理和社会问题,相关规范和条例也应不断完善。

【小结】

综上所述,从医学角度,尽管案例中两人的夫妻关系不被我国法律认可,但是借助ART所形成的胚胎来源于双方的卵子和精液,因此剩余胚胎处置权仍应属于双方所共有;从法律角度,陈刚利用造假的结婚证欺骗段佳,其行为应受到道德谴责,并且已经触犯了我国法律,应受到处罚。尽管双方并不是合法夫妻,但是,医院在只有一方的情况下,不能够对剩余胚胎做任何处理,应在双方均知情同意的情况下,再做相应的处理。

（金海霞 胡琳莉 孙莹璞）

参考文献

[1] 中华人民共和国卫生部.关于修订人类辅助生殖技术与人类精子库相关技术规范、基本标准和伦理原则的

通知.卫科教发〔2003〕176号文,2003.

［2］于修成.辅助生殖的伦理与管理.北京:人民卫生出版社,2014.

［3］中华人民共和国卫生部.人类辅助生殖技术管理办法.卫生部令第14号,2001.

第十节　医疗机构无照违规开展辅助生殖技术

【案例叙述】

许多寻求辅助生殖技术帮助的病人盲目听从广告或者网络的宣传,却未必得到规范的诊疗。"黑中介""地下诊所"以及各种受骗上当的经历也时常被媒体曝光。除了这些比较容易识别的机构外,还有一些经过地方卫生部门审批的医疗机构,在不具备辅助生殖技术执业许可情况下,聘请具有资格的医生多点执业或指导,并实施辅助生殖技术的相关项目。

2012年3月,卫生行政部门接到实名举报:"某机构擅自违规开展体外受精胚胎移植术(in vitro fertilization-embryo tranplantation,IVF-ET)",立即组织卫生监督所进行现场监督检查。

现场监督检查时该机构正在执业中,该机构有《医疗机构执业许可证》,核准的诊疗科目有内科、外科、妇科专业等。现场监督检查发现在手术室区域标识为"器械清洗室"房间内有传递窗口并查见B超机和手术床;在"污物通道"标识房间内放置了显微操作台、倒置显微镜、体视镜、生物显微镜、试剂培养箱、胚胎培养箱和液氮罐;冰箱中可见注射用重组人促卵泡激素、人类胚胎培养液等药物和试剂;还查到不同编号病历,内见"取卵手术记录单""体外受精胚胎移植术知情同意书"等开展人类辅助生殖技术的相关病史记录。

之后卫生监督员对该医疗机构擅自开展辅助生殖技术违规收费情况进一步调查,现场查阅病史发现涉及IVF的病历,另有部分病例的收费清单。最后查实,该医疗机构违规实施IVF,共接受21个病例,共收取人民币超过80万元。从事IVF的临床医师为多点执业的临床医师。胚胎实验室主要人员由聘请的临床医师自带,实验室部分辅助人员

及护理人员由该机构配备。

针对该医疗机构的违法行医行为,卫生行政部门当场责令其立即停止辅助生殖技术诊疗项目,并于当月下发书面的《责令改正通知书》,要求其妥善处理病人的相关事宜,维护病人的合法权益。同时给予该机构处以3 000元罚款,但考虑吊销执照可能会引发一些社会影响,故根据该医疗机构的整改情况,再考虑吊销其妇产科诊疗科目。该机构负责人的违法执业行为承担刑事责任,对违规执业的个人予以警告处罚。

【医学观点】

1988年3月10日,我国内地的首例试管婴儿于北京诞生,距今已33年。作为前沿技术发展迅速,但在学术层面尚存在诸多未知。因此,依照我国原卫生部规定,只有取得相关执业资格的单位经专项审批通过方可实施辅助生殖技术项目,每2年由卫生管理部门对实施辅助生殖技术的中心进行校验。具备人类辅助生殖《卫生部岗位培训合格证》的人员,在无《人类辅助生殖技术批准证书》的医疗机构进行人类辅助生殖技术操作,是违规行为。

IVF技术实施流程需进行必要的术前诊断和筛查,详细记录控制性药物刺激卵巢、取卵、实验室配子处理、受精、胚胎冷冻、囊胚培养以及胚胎/囊胚移植等过程;这些步骤均需要经过专门培训合格的辅助生殖技术专业人员操作;场所设备须达到符合辅助生殖技术临床、胚胎实验室及手术室要求方能实行。

即使在该医疗机构执业的医师符合辅助生殖技术的要求,但机构配套的实验室人员、护理人员均不符合条件。目前,对IVF实验室的设计是根据国家原卫生部《人类辅助生殖技术规范》中的规定,即胚胎培养室不小于$30m^2$,取卵室面积不小于$25m^2$,胚胎移植室不小于$15m^2$,精液处理室不小于$10m^2$,生殖医学医疗活动的总使用面积不小于$260m^2$,按此面积要求和规定只适用于年周期数有限的中心(年周期数<1 000)。生殖中心与辅助生殖技术(assisted reproductive techniques,ART)实验室除了主要的功能室,包括取卵室、精液制备室、胚胎移植室、胚胎培养室、胚胎冷冻室外,还应包括另一些辅助功能室,如取精室、准备室、风淋室、资料

保存室、储藏室、气瓶室及显微操作室等,各功能室均有布局及洁净度的要求。因此从本案例中看,该医疗机构的实验室和取卵室均不符合辅助生殖技术的要求,这样的手术环境和实验室环境,其安全性堪忧。

IVF 除了医疗流程外,还应有专门的文档管理及随访机制,显然该医疗机构只保留了手术病人的病史,缺乏必要的登记,也未完成对病人及子代随访的要求。

【伦理讨论】

随着人类辅助生殖技术的迅速发展,在给众多不孕不育家庭带来希望和幸福的同时,其本身也不可避免地对人类原有的社会伦理观念产生了巨大的冲击。在促进这一先进技术应用的同时,应当在法律和伦理的监督下,使其向正确的方向有序发展。

从本案例来看,该医疗机构有多项违背伦理原则之处。首先该医疗机构未建立专项伦理委员会,缺乏必要论证与监督,如涉及性别选择、供卵或者代孕行为更无从监控,违背伦理监督的原则。

违规开展执业许可外的技术违背了尊重原则和有利于病人的原则。表面挂着"污物通道""器械清洗室"的牌子,实则为胚胎实验室,甚至不能满足医疗基本需要的仪器设备,这种医疗场所无法保障服务病人;非正规的胚胎实验室条件和客串的实验室人员更不能保证精/卵/胚胎的评估操作符合规范。不论在硬件还是在软件上,该机构不具备开展 IVF 技术的条件和要求,并明显存在欺骗行为。

该机构的违规行为违背了知情同意原则。虽然在病历中存有几张知情同意书,但实质是不存在法律效应的。也未告知病人该机构辅助生殖技术水平的实际状况,更没有给予病人充分的考虑和选择的权利,而是堂而皇之地对病人执行有创的诊疗,违背了伦理学自主原则。

该机构违规执业、违规收费违背了"严防商业化的原则"。况且这家非正规的"生殖中心"在收费上尚过了平均水平。其具体收费的款项、项目的定价、医疗的合理性都应当受到质疑。

该医疗机构的执业行为同样也违背了保护子代原则。在 IVF 术前,未按照《人类辅助生殖技术规范》的规定,对病人夫妇双方进行了术前必要检查,存在各种传染性疾病、遗传性疾病对子代不良影响的风险。该医疗机构必须停止违规执业,其后剩余的冷冻胚胎更存在棘手的伦理问题。胚胎既非人又有生命的趋向,即使为了行业规范将其销毁也有悖"有利/不伤害病人"的伦理原则。对这些胚胎的处置难以判定由谁来进一步负责实施,是否进行胚胎移植,故引起诸多医疗和伦理学争议。多数人认为,寻找到这些病人,充分告知情况与使用的风险后,根据其实际需求,制定适合的个体化策略,由派遣的生殖与伦理专家监督下完成处置,也成为唯一的解决办法。不论是废弃已有的胚胎,还是经其他有辅助生殖技术资质的单位衔接进一步诊疗,都应当严格遵从最优化原则、自主原则和双重效应原则。

除了讨论违规执业的伦理问题,涉及这个案例的医务人员也应当深思,医护人员应承担更多的道德责任。从事辅助生殖技术的医务工作者不但要学习生殖医学的专业知识,还应当加强伦理学习,提高道德修养,规范个人行为,履行道德义务。

【法理讨论】

按照《人类辅助生殖技术管理办法》,人类辅助生殖技术操作,必须由具有人类辅助生殖《卫生部岗位培训合格证》的人员,在《人类辅助生殖技术批准证书》的医疗机构进行。即二证具备。对于该医疗机构的执业行为可以定性其是违法的,但不构成非法行医,非法行医罪主要指未取得医师资格的人擅自从事医疗活动,且情节严重。因此,对"非法行医罪"的认定和程度上是模糊的,但都涉及一点,即主体未取得资格而在行医。由于本案中心是通过医师多点执业实行,而医师本身具有行医资格,因此,不能认定为非法行医罪。由于该医疗机构的实际诊疗活动超出了医院的《医疗机构执业许可证》登记的内容,故应按《医疗机构管理条例》第四十七条和《医疗机构管理条例实施细则》第八十条处理:除急诊和急救外,医疗机构诊疗活动超出登记的诊疗科目范围,情节轻微的,处以警告;有下列情形之一的,责令其限期改正,并可处以三千元以下罚款:①出登记的诊疗科目范围的诊疗活动累计收入在三千元以下;②给病人造成伤害。有下列情形之一的,处以三千元罚款,并吊销《医疗机构执业许可证》：①超出登记的诊疗科目范围的诊疗活动累计收入在三千元以上；②给病人造成伤害；③省、自治区、直辖市卫生行政部门规定的其他情形。"

卫生行政部门对这一案例处理的反应速度和严厉程度体现出了整治违规开展辅助生殖技术的重视，也警示相关从业人员必须合规合法从事辅助生殖技术工作。

【情理讨论】

法不容情，无论以方便病人为由还是强调技术资源过关，操作规范，违规开展未批准的业务必定是不合情理的。

对于这个案例，更关心的是已经在该中心做了辅助生殖技术，尤其是有冷冻胚胎冷冻保存的病人。这些病人是无辜的，因为做试管婴儿的中心有资质问题而使这些胚胎无法移植，只能冷冻或者丢弃不合情理。在当地卫生行政部门的处理意见中也提到这一点，仍允许病人使用这些冻存胚胎，但实施移植的中心必须做好知情同意工作。

【社会舆论】

这一事件引起了较大的舆论反响。有人认为最后还是从轻处理，而更多的声音是在问如何杜绝这样的事件再发生，真正保障医疗安全。卫生行政管理部门在卫生系统内通报该医疗机构的违法执业行为，要求其他医疗机构引以为戒，同时向社会公布经审批可以开展 IVF 技术服务的合法医疗机构名单。从另一方面，对 IVF 从业人员的强制性伦理培训刻不容缓。所有从事辅助生殖领域的医、技、护及管理人员须定期（年度）进行伦理培训，自查并结合各方面监督以保障每一个行为都不违背辅助生殖的伦理原则。

【小结】

任何医疗机构在执业许可外擅自开展辅助生殖技术都是违法的，从这一层面不需要伦理讨论。但如何避免这样的案例再次发生则需要在伦理、法律上对辅助生殖技术的从业人员培训并定期审核，杜绝从业人员参与这样的违规操作。同时，卫生行政部门的严格管理、严厉打击也是必要的外部手段。只有临床、伦理和法律形成坚不可破的体系，

才能使辅助生殖技术在正确的路线上发展。

（滕晓明　范宇平）

参考文献

［1］中华人民共和国卫生部，关于修订人类辅助生殖技术与人类精子库相关技术规范、基本标准和伦理原则的通知．卫科教发〔2003〕176 号，2003.
［2］于修成．辅助生殖的伦理与管理．北京：人民卫生出版社，2014.
［3］中华人民共和国卫生部．医疗机构管理条例实施细则．35 号令，1994.

第十一节　离异后无证冷冻胚胎移植

【案例叙述】

2016 年 10 月 3 日，正值国庆假期，王晓华（化名）和"丈夫"李明志（化名）携带身份证和结婚证复印件拟在某生殖医学中心进行冷冻胚胎移植。当验证结婚证原件时，双方焦急地表明已经丢失，院方向其说明补办后才能移植，双方才表示已经离婚，并道出背后的故事。

2006 年 12 月 12 日，王晓华与李明志结婚，婚后五年未能怀孕。在家人的催促下，王晓华夫妻于 2012 年 2 月至某院生殖医学中心就诊，诊断为女方双侧输卵管阻塞，并接受了试管婴儿助孕治疗。此次助孕获得卵裂期胚胎 2 枚，囊胚期胚胎 8 枚。王晓华先后经历 1 次新鲜胚胎移植和 2 次冷冻胚胎移植，均未能成功受孕。剩余的 4 枚囊胚仍继续冷冻保存，对于农村家庭来说，辅助生殖技术相关费用是昂贵的，花费了但未能成功对于公公婆婆来讲更是不能容忍。因不孕因素在于女方，在公婆的多次劝说甚至威逼利诱下丈夫李明志最终选择与王晓华离婚。

离异的王晓华和现任丈夫张守家（化名）于 2016 年结婚，但男方患有无精子症也无生育功能，从医院得知可以供精助孕治疗，但王晓华认为自己仍有冷冻胚胎可用，不愿接受供精助孕。然而，冷冻胚胎移植需要出示和查验身份证和结婚证，这让

她明白这 4 枚冷冻胚胎并不属于她一个人。

王晓华与现任丈夫商量后决定与前夫李明志谈判。起初李明志并不同意，经多次谈判，王晓华夫妇决定付费给李明志一万元，加之李明志对王晓华有愧，最终也同意配合王晓华移植。虽然结婚证已变成离婚证，但以前的结婚证的复印件还在，李明志亲自陪着王晓华移植，认为国庆放假期间坐诊医生少，容易蒙混过关，于是就有了第一段的事件。

【医学观点】

该案例中女方和前夫具有试管助孕的明确指征，即女方输卵管阻塞，在双方仍为合法夫妻的情况下将剩余胚胎保存无疑是最佳选择。然而，不幸的是，女方和前夫还未移植完所有冷冻胚胎就离异，再婚丈夫又诊断为无精子症，需要供精助孕。从辅助生殖临床诊疗程序看，病人要求冷冻胚胎移植或要求丢弃胚胎时均必须提供《人类辅助生殖技术规范》中规定的相关手续和证件。生殖医学中心冷冻胚胎移植常规诊疗程序为：医生验证身份证、结婚证和生育证是否真实有效，以及是否与进行试管助孕周期启动时登录的信息一致，移植当日护理人员、胚胎学家和手术医生会再次核对相关信息并进行双方指纹验证。该案例冷冻胚胎时女方与前夫同来，所有其他信息验证通过，唯独出示结婚证时只有复印件而没有原件，院方拒绝为王晓华进行冷冻胚胎移植，堵住了这个漏洞。

【伦理讨论】

本案例中，4 枚冷冻胚胎来之不易，病人有独立、自愿的决定权，其拥有胚胎处置权的双方协商一致，均同意移植胚胎，院方若尊重双方意愿给予移植是情理和尊重病人的充分体现。然而为此生育的子代产生的伦理和道德问题更为复杂，比如子代生父、赡养义务、财产继承等纠纷目前还没有完善的解决途径，可能会对后代产生严重的生理、心理和社会损害，违反了辅助生殖伦理学保护后代的原则。

辅助生殖伦理学的基本原则还包括保密原则，即凡使用供精实施的人类辅助生殖技术，供方与受方夫妇应保持互盲、供方与实施人类辅助生殖技术的医务人员应保持互盲，供方与后代保持互盲。而本案例的冷冻胚胎并非供精助孕产生的胚胎，更不可能做到互盲和保密的原则。

根据维护公序良俗原则，离婚后的双方对冷冻胚胎的处置，其协商也是有限制的。医务工作者在尊重生命和有利于病人的原则进行治疗时，同时应严格遵守社会道德指向和法律规定，不能仅以病人的要求为方向，需遵从自身职责进行胚胎移植。医务人员只有具备尊重生命和以人为本的道德品质，要以同时保障病人和子代的权利和幸福为目的，冷冻胚胎才能真正成为造福人类的辅助生殖技术。因此，本案例中女方与前夫已经离婚，与现丈夫已经办理合法的婚姻手续，无论前夫是否同意都不能实施与前夫的冷冻胚胎移植。

【法理讨论】

本案例主要涉及《人类辅助生殖技术规范》及《人类辅助生殖技术管理办法》，《中华人民共和国民法通则》具体存在以下法理问题：①李明志最初是因为前妻付费才同意前妻移植冷冻胚胎，违背了《人类辅助生殖技术管理办法》中禁止以任何形式买卖配子、合子、胚胎的规定。即使男方无偿同意女方移植，也违背了《人类辅助生殖技术规范》中禁止实施胚胎赠送的规定；但此案例不同之处在于女方也拥有胚胎的处置权，因此不能完全等同于赠送。②从另一法律层面讲，医疗机构被赋予的只能是监管权，处置权仍然完全归冷冻胚胎的所有者。

【情理讨论】

对于本案例女方的遭遇令人同情，从病人角度考虑，女方冷冻移植来源于自己卵子的胚胎无疑是最捷径的治疗途径。从院方角度考虑，女方与前夫已离婚，于情于理都不应该进行冷冻胚胎移植。从子代角度考虑，女方仅仅考虑了自己拥有儿女的幸福，并没有考虑孩子将来的处境，若将来前夫争夺孩子的抚养权，那孩子的父亲究竟是谁，孩子长大后，难以向孩子解释，为此给孩子带来的心里阴影将不利于健康成长。综合考虑，女方与前夫共同签字放弃原先冷冻的胚胎，然后与现任丈夫选择精子库精子进行供精助孕是最佳治疗方案。

【社会舆论】

针对该案例中情况进行网络调研，调研前说明该案例相关的医疗、伦理和法律问题。结果发现，大多数人认为不应该实施冷冻胚胎移植,原因大概有以下几点:事先已签订具有法律效力的协议;孩子一出生就多了一个父亲,容易产生纠纷等。仅有少部分人支持女方进行冷冻胚胎移植,原因主要是从情理方面考虑,觉得女方实属不易。这些结果说明,在当今的中国,对进行辅助生殖技术的不孕症人群在治疗前若充分说明辅助生殖技术的医疗、伦理和法律原则,大部分人都可理解和遵守相关准则。

【小结】

综上所述,本案例中女方想要移植与前夫助孕形成的冷冻胚胎是违反现行法律法规和伦理原则的,不能进行。女方生育能力尚存,现任丈夫患无

精子症,双方选择精子库精子进行供精助孕无疑是最佳治疗手段,既符合医学诊疗规范,也保障病人和子代的权利和幸福。

(马艳萍　胥琴)

参考文献

[1] 中华人民共和国卫生部.卫生部关于修订人类辅助生殖技术与人类精子库相关技术规范、基本标准和伦理原则的通知.卫科教发〔2003〕176号,2003.
[2] 于修成.辅助生殖的伦理与管理.北京:人民卫生出版社,2014.
[3] 中华人民共和国卫生部.人类辅助生殖技术管理办法.2001.

第二章
病人隐私和信息的伦理案例

第一节　双胎两父亲

【案例叙述】

女方，王小丽（化名），29岁。婚后未避孕1年未孕，输卵管造影提示"双侧输卵管阻塞"，被诊断为"原发性不孕症、双侧输卵管阻塞"，到某医院进行体外受精胚胎移植术（in vitro fertilization-embryo transplantation，IVF-ET）助孕。医生采用长方案IVF（in vitro fertilization，IVF）为其助孕，新鲜周期移植一个囊胚，移植后13天，王小丽的血液检查结果显示HCG 967U/L。移植后30天B超显示宫内双绒毛膜双活胎。

妊娠24周时，王小丽在外院私下B超检查结果：宫内双绒毛膜双活胎，一个男胎、一个女胎。病人丈夫肖建（化名）打电话到生殖科提出疑问：为何移植一个囊胚，却有双绒毛膜、不同性别双活胎现象。根据该院生殖科临床、实验室、护理各部门的常规核对及操作流程，确定当时仅为王小丽移植一个胚胎。经过生殖科各部门商议，一致认为需要联系王小丽本人，以了解以下情况：①其提供的外院输卵管造影结果是否真实；②是否在取卵前后有性生活，而且当时未采取避孕措施。随后，生殖科医师主动给王小丽本人打电话，王小丽提出："为何移植一个胚胎，现在是不同性别的双绒毛膜双胎？"生殖科的解释：可能输卵管造影是假阳性，可能一个是移植的胚胎，另一个是自然妊娠的胚胎，建议亲子鉴定。王小丽称已经在外院做亲子鉴

定并等待结果。王小丽在获得亲子鉴定结果后，再次到生殖科：两胎均为女方后代，男胎为其丈夫后代，女胎非丈夫后代。经过进一步的交流，王小丽承认取卵前后曾经与其男友（非丈夫）有性交行为。王小丽要求医院协助减掉女胎，同时要求仅以双胎妊娠高风险作为减胎理由，并以此理由要求丈夫同意减胎，拒绝告知丈夫女胎为其男友的后代。由于减胎需要夫妇双方签知情同意书，说明减胎原因，若不告知丈夫减女胎是由于非婚生后代，就有性别选择的嫌疑。产科医师认为，必须在知情同意书里说明减女胎是因为非婚生，不是做性别选择，否则，拒绝为其减胎。王小丽遂取消减胎计划，继续妊娠。

王小丽要求到当地医院产检及分娩，并要求医院人员不再过问其生活。该院工作人员得知随后的产检正常，正常分娩，两个新生儿正常。

【医学观点】

从医学角度分析，移植一个囊胚，不可能发生双绒毛膜、不同性别双活胎。而根据生殖科临床、实验室、护理各部门的常规核对及操作流程，确定当时仅移植一个胚胎，发生这种情况通常需排除病人是否在取卵前后有性生活。病人亲子鉴定的结果证实两胎均为女方后代，但一胎（男胎）为其丈夫后代，另一胎（女胎）非丈夫后代。输卵管造影提示"双侧输卵管阻塞"有百分之十几的假阳性概率，即由于输卵管间质部痉挛所致。IVF取卵时可能会有卵子遗留在体内，如果有性行为，则有妊娠的可能。女方于取卵前后与其男友（非丈夫）有性交

行为,导致怀孕,而减胎是需要医学指征的,尤其是减掉女胎(非丈夫的后代)。生殖科医师只能详细记录事情经过,顺其自然,不介入其夫妇各自的计划和想法,由其自行解决。

【伦理观点】

《辅助生殖的伦理与管理》中明确指出,医务人员在实施辅助生殖助孕技术时须遵循保密原则和尊重原则。根据保密原则、尊重病人利益原则,作为医护人员,需要为病人及其家属保密,不泄露隐私,同时尊重自主病人的自主性决定。在不了解其具体事件的情况下,不便妄加评论,即使知道事情原委,也不应评论。女方在取卵前后自愿与男友发生性关系,没有违反法律。从保护女性身心健康及隐私权的角度出发,避免孕期或产后抑郁症,不应过多渲染此事,只能顺其自然,由该夫妇双方自行协商解决。从男方的利益角度而言,男方已经对此双胎提出疑问,而未得到明确的解释或回答,对男方是不公平的。但由于女方始终未就性伴侣的情况给医院明确答复,医院在没有确切证据时,也就不能回答男方提出的问题。《辅助生殖的伦理与管理》中明确指出,医务人员在实施辅助生殖助孕技术时须遵循保护后代原则和不伤害原则,医务人员在诊治过程中出现临床决定利弊并存的矛盾时,应采取“两害相权取其轻”的原则,尽可能采取措施以避免伤害发生。从保护后代原则和不伤害原则,此事不应过多渲染,以免对孩子出生后造成身心伤害。从家庭将来和谐相处的角度出发,如果夫妇双方要求减掉非丈夫(男友)的后代,可以尊重病人夫妇双方的意愿实行减胎。在此案例中,医务工作者也尽量遵守双重效益原则,医务工作者希望有一个对病人夫妇最好的结局方案,如果减胎,就要知情同意,男方将获悉胎儿的生物学父亲;如果考虑不伤害原则,尊重保护女方,就不减胎。但是,由于女方不同意告诉其丈夫实情,而签知情同意书必然泄露隐私,未来可能造成家庭矛盾。从保护后代的原则而言,不应过多渲染此事,以使孩子身心健康地成长。

【法理观点】

尽管女胎不是夫妇男方的遗传学后代,如果丈夫同意继续妊娠,则没有减胎的必要。如果丈夫不

知实情,主动权掌握在女方,只能由其夫妇双方日后决定。是否有必要告诉其男友,由女方决定。按照《人类辅助生殖技术规范》和《人类辅助生殖技术管理办法》的规定,医院不应涉及医疗行为以外的行为,而且应保护病人隐私。若女胎被生下来,不必担心病人控告医院搞错精液标本,因为有其男友的血液 DNA 与女胎的 DNA 可以匹配,必要时,可要求其男友与女胎做亲子鉴定。而且,倘若将来丈夫知情或由于男友欲争夺孩子抚养权等一系列情况发生法律纠纷,医院可以根据掌握的具体证据情况,向该病人及其男友展示相应医学证据,避免纠纷。值得关注的是,关于胎儿(出生后的孩子)的归属问题,夫妻双方是孩子的法定父母,无论是丈夫血源的后代还是男友血源的后代,从保护后代的角度出发,该夫妇都有义务和责任抚养,不得遗弃。

【情理讨论】

目前,婚外性行为是比较多见的现象,涉及的社会因素较复杂,与男女双方的价值观、情感寄托、经济条件、人生阅历等有关,可能仅受到道德观念上的约束。而道德标准受到宗教、民俗、历史的影响,不同的人有不同的认知。从人情道理的角度,女方本人为了将来家庭不出现太多矛盾,也为了公平对待即将出生的两个孩子,不希望丈夫知道其中一孩不是其丈夫本人的。这一想法希望得到医务人员及社会的理解。孩子是“被出生”的,应该得到同样的爱。而且,孩子出生后,父母、孩子之间会逐渐发生更深的感情,即使丈夫在将来的生活中,可能会得知孩子不是其本人的,但也许其丈夫能够逐渐接受。

【社会舆论】

社会各阶层对此类事件的观点和意识见解不一致,在社会各媒体和民间也有各种的看法或说法,尽管目前没有见到此类事件的具体报道,但是,不同的人群层次、人生经历都从不同的方面表达各自的观点,但是,有一点是共通的:保护孩子免受伤害。因此,舆论不应也不会太长时间地重点关注此事,多数做法是让事情逐渐平息,让此夫妇继续正常生活。

【小结】

此事件没有违反法律,婚外性行为涉及的是伦

理、道德、情感,应充分尊重夫妻双方的选择。此类事件,有可能将来还会发生,医护人员在这一过程中需要注意的是:一方面要有完善的助孕过程的核对制度,并坚决执行核对制度。留下助孕过程的标本记录,保证助孕过程的配子来源的准确性。另一方面与病人沟通需要有较好的技巧,及时发现问题,既要保护病人隐私,又要兼顾保护出生后代的身心健康。

(王文军 李轶)

参考文献

[1] 于修成.辅助生殖的伦理与管理.北京:人民卫生出版社,2014.
[2] 中华人民共和国卫生部.关于修订人类辅助生殖技术与人类精子库相关技术规范、基本标准和伦理原则的通知.卫科教发〔2003〕176 号,2003.
[3] 中华人民共和国卫生部.人类辅助生殖技术管理办法.卫生部令第 14 号,2001.

第二节 女方婚前隐私言语泄露

【案例叙述】

女方吴玥(化名)27 岁,因结婚 3 年未孕到医院检查。夫妇俩在生殖中心门诊接受住院医师的病史询问时,诉既往无任何孕史。经检查证实女方输卵管梗阻积水,男方李强(化名)精液常规检查正常。诊断为原发性不孕症,输卵管梗阻。在医师与女方单独相处行妇科检查时,女方怀有一丝忐忑,悄悄地告诉医师,婚前曾与前男友怀孕并行人工流产 3 次,但未让丈夫知道,并要求医院保密。医生随即在门诊病历的孕产史上做了记号,该记号为生殖中心科室内部标记,表明非婚妊娠,并避免向其丈夫提及。

2 个月后,病人在妇科住院行腹腔镜手术时,由于管床医师不明白那个标记的意义,在丈夫李强面前无意提及了既往的流产史,李强勃然大怒,觉得妻子毫无羞耻之心,自己无法接受妻子的过去。仅一句话,便引起夫妇双方的不和。女方向医院投诉妇科和生殖中心未能履行保护其隐私的承诺,造成夫妻反目,要求给予补偿。

【医学观点】

在不孕症的病史采集中,男女方的婚育史是一个非常重要的元素。如果女方既往有非丈夫的孕史,或男方与他人有育史,都可能对不孕症病因的诊断和分析形成依据。但是对非婚育史,有的夫妇之间是互相隐瞒的。在医师询问时,一般都采取否认态度。生殖中心的医师通常会找时间单独向女方或男方采集病史,以期获得准确的临床资料。

出于保护患方隐私的目的,生殖中心在保持病史真实的前提下,通过隐蔽的方法,标记出既往孕史,以便部门内部识别和参考。但是这标识也有一定的私密性,在科室之外因缺乏有效沟通而没有形成共识。吴玥在其他科室进行治疗时,遭遇到一个缺乏经验的医师,不小心将这个隐私随意暴露给丈夫。有的不孕症夫妇双方的婚育史很复杂,医师在采集病史的时候,既要保证病史的真实和完整性,也要兼顾病人隐私的保护,常常出现困难处理的局面。对两者之间的关系,很难掌握。

【伦理讨论】

病人隐私,是指病人个人不受社会、他人干涉的私人有关信息的控制部分,即个人在不同程度上不愿让他人知晓,特别要求保护和控制的信息,其内容包括病情隐私和生理隐私。而不孕症是一种特殊的生殖健康缺陷,它不同于临床上其他疾病,诊治中涉及夫妇双方的隐私,需要对其进行保护。

作为医务工作者,应该树立正确的医学伦理观。医学伦理学规范中包含了一些针对病人隐私保护的内容,如我国原卫生部 1988 年公布的《医务人员医德规范及实施办法》的第三条规定"为病人保守医密,实行保护性医疗,不泄露病人隐私及秘密"。在医学伦理学的范畴中包括"审慎与保密",保密也是医生的义务,而要求医方保护隐私则是病人的权利,为病人保护隐私还可以提高医务人员的道德品质。我国原卫生部颁布的《人类辅助生殖技术管理办法》有关"实施技术人员的行为准则"也明确指出"必须尊重病人隐私权"。需要注意的是,病人隐私权必须服从公共利益,我国辅助生殖技术伦理原则要求：必须落实社会公益原则，医务人员必须严格贯彻国家人口和计划生育法律法规，不得对不符合国家人口和计划生育法规和条例规定的夫妇和单身妇女实施人类辅助生殖技术。

同时，根据辅助生殖伦理原则中的尊重原则，医务人员必须尊重病人在医疗过程中作出的自主性决定，本案吴玥出于对家庭稳定的考虑，要求医务人员配合隐瞒流产史，情有可原。医生在不违规、不违法的情况下应该尊重病人的决定，给予配合。

本案中，当为病人诊疗的医护人员出现变更，由于事先未做好沟通，导致女方病人对其配偶隐瞒的某些隐私不经意被暴露，可能会造成家庭矛盾的加深。

【法理讨论】

根据我国现行相关法律，如果行为人侵害隐私利益，必须承担侵权民事责任。"泄露公民的个人材料或公诸于众或扩大公开范围"属侵犯隐私权的侵权行为，如果没有造成一定的后果，侵权人应当承担赔偿责任，包括精神损害赔偿，但不构成刑事责任。

由于辅助生殖技术治疗对象的特殊性，需要对业内人员行为进行规范，为此我国颁布了《人类辅助生殖技术管理办法》：对开展人类辅助生殖技术的机构实行严格的审批准入管理。另外，在进行辅助生殖技术治疗中，有关医务人员还应执行《侵权责任法》规定："医疗机构及其医务人员应当对病人的隐私保密。泄露病人隐私或未经病人同意公开其病例资料，造成病人损害的，应当承担侵权责任"，以及《执业医师法》规定：医师必须保护病人隐私权。

【情理讨论】

不孕症是一种生理-心理-社会多重因素的非健康威胁性疾病，大部分病人的病因与不良生活方式或婚前流产史等隐私问题相关，在诊疗中是涉及隐私最密集的领域，加上传统后代延续观念的影响，这对病人心理的影响远远大于生理影响。

作为夫妻，妻子应该告知其丈夫曾经流产的事实，不应隐瞒，最终的夫妻反目，女方有一定责任；

而男方并未给予充分理解，不能宽容女方隐瞒曾经流产的"过失"，有失男子汉的风度。当然，医务人员在诊疗过程中不仅要关注病人的生理健康，还应关注心理因素及其家属和后代，要充分了解病人心理需求，对于不愿让家属知情的病史，若不影响诊疗效果，医方有义务保护患方的隐私，以防止隐私泄露对病人及其家庭造成的伤害。

【社会舆论】

随着社会法制体系的完善以及国民维权意识的提高，保护病人隐私既符合病人普遍的心理需求。病历，尤其是辅助生殖治疗专用病历，详细地记录着病人的一般信息、病情及治疗，包括婚姻史、孕产史、性生活史、治疗史、检验结果等隐私情况。如果病案保管不善或医务人员内部对医疗内容未达成共识，可能造成病人隐私不可控的对外泄露，严重影响病人的声誉。因此，医生在诊疗过程中对于病人的隐私，包括病情隐私及生理隐私都必须尊重和保护，这是维系良好医患关系的基础，是家庭稳定幸福的前提，也是社会的客观要求。伴随医疗信息化系统的与时俱进，应大力提倡对病患资料的规范化管理，以降低病人隐私泄露的风险。

【小结】

在辅助生殖诊疗活动中，对病人隐私保护涉及诸多环节。加大力度保护病人的隐私有利于病人自身利益的保障，更有利于维护医患关系的和谐。医院应在完善管理制度、加强人员思想教育的基础上，从可能暴露病人隐私的细节入手，充分注意病人隐私的保护。同时，正确处理隐私权与知情权的矛盾，真正维护病人的权益，避免伦理侵权纠纷的发生。

（刘嘉茵　王婵　冒韵东）

参考文献

[1] 中华人民共和国卫生部.医务人员医德规范及实施办法.1988.

[2] 中华人民共和国卫生部.关于修订人类辅助生殖技术与人类精子库相关技术规范、基本标准和伦理原则的通知.卫科教发〔2003〕176号,2003.

[3] 于修成.辅助生殖的伦理与管理.北京:人民卫生出版社,2014.

第三节 女方向配偶隐瞒子宫畸形

【案例叙述】

陈美美(化名),29岁,因无法怀孕有过一次离婚史。这样的打击对她造成了非常沉重的伤害。离婚2年后,陈美美与现任丈夫孙明(化名)结婚,婚后未采取避孕措施1年依然没有怀孕,遂前往当地医院就诊。医生通过月经规律初步判断陈美美有自然排卵,同时陈美美告诉医生,她在18岁时曾行"阑尾切除术"。遂行子宫输卵管造影,结果显示:单角子宫;左侧输卵管通畅。丈夫孙明的精液检查结果提示轻度弱精子症。综合陈美美和孙明的检查结果,医生建议他们行夫精人工授精(artificial insemination by husband semen,IH)助孕治疗,夫妇二人同意。但是因害怕家庭破裂,在签署手术协议书时陈美美不同意就诊医院方将子宫畸形伴随的一些问题(如:胚胎不易着床、易流产、易早产等)告知丈夫孙明。后经过负责医生耐心细致的讲解,女方同意将病情告知男方,男方了解后同意行人工授精。行人工授精2周期后,女方成功怀孕,于孕34周时,因"胎膜早破"行剖宫产,产下一女婴。

【医学观点】

单角子宫是子宫发育异常的一种,宫腔形态异常虽然会影响怀孕,但不代表病人没有怀孕机会。怀孕后因单角子宫发育不良,宫腔相对狭小,肌层伸展不良,易发生晚期流产或早产;单角子宫其形态是正常子宫的1/2,易导致胎儿活动受限,胎位异常发生率高,甚至还会影响到胎儿的生长发育;单角子宫在生产过程中也可能因为宫颈、宫体肌层发育不良,神经分布不均匀引起子宫不协调收缩,出现胎膜早破、早产、产程停滞、产后出血等产科并发症。但实际上,绝大多数的单角子宫能够完成足月妊娠。

【伦理讨论】

单角子宫行人工授精妊娠后所生育的孩子无论出现任何情况,病人夫妇均有知情权。那么具体

到本案例,主要涉及辅助生殖伦理学基本原则中的尊重原则、保密原则、知情同意原则及自主原则。

不论医学如何现代化、科学化和技术化,临床医学的基本点依然是为病人服务,而服务的基本品质是对人的尊重。只有尊重病人,病人才会尊重医生,才可能建立真诚的医患关系,进而维护正常的医疗活动,避免各种性质医疗纠纷的发生。在医学领域里,尊重原则就是对能够自主的病人的自主性的尊重。没有比为病人保守秘密更能反映尊重原则的重要性了。在一定意义上,疾病也是一种隐私。病人对亲人都不愿启齿的事情,却必须毫无保留地提供给医生。保密原则是职业道德的要求,医疗职业的特点决定了医生有责任保护夫妇双方的隐私权,病人有要求医生保守个人秘密的道德权利。同时也应认识到隐私权在内容和范围上受到法律和专业伦理规范的保护和约束。本案例中,保密原则主要涉及医院和医生对夫妇双方有实行保密的义务,子宫畸形属于病人隐私,但是怀孕是夫妻双方的事情,对于夫妇双方来说都有知情权,在本案例中医生检查出单角子宫,是否应将女方情况详细告知男方?如果不告知男方,那么男方的知情同意权便会受到损害。知情同意原则贯穿在整个辅助生殖技术(assisted reproductive technology,ART)过程中,若夫妇双方非自愿同意或未签署知情同意书,则医疗机构和医务人员不可实施。医务人员应充分告知有ART适应证的夫妇相关技术的必要性、实施程序和风险。医生需让病人在权衡利弊后,对医生所拟订的诊疗方案作出同意或否定的决定的原则,从而维护病人的利益。本案中女方的保密原则和男方的知情同意原则相互对立,负责医生出于有利于病人的原则,应当使病人夫妇充分了解自己的相关病情。适当解除夫妇双方的顾虑,以便病人选择适合自己的治疗方案。

在医疗活动中病人有独立的、自愿的决定权。医生要让病人夫妇充分了解辅助生殖的收益和可能带来的风险,经过深思熟虑作出自主的决定,即在知情的基础上真正自愿和自主。具体到本案例中医生应该和病人做好沟通,把该病人人工授精术前、术后可能出现的情况及因子宫畸形孕后可能出现的情况讲清楚、说明白,使病人真正了解并理解自己的病情,打消病人的顾虑,本着自愿自主原则让病人选择治疗方案。

【法理讨论】

根据卫科教发〔2003〕176 号文附件 3《人类辅助生殖技术和人类精子库伦理原则》：人类辅助生殖技术必须在夫妇双方自愿同意并签署书面知情同意书后方可实施；医务人员对人类辅助生殖技术适应证的夫妇，须使其了解：实施该技术的必要性、实施程序、可能承受的风险以及为降低这些风险所采取的措施等与病人作出合理选择相关的实质性信息。所以，必须将女方的具体病情与男方做必要的讲解和沟通，不可隐瞒病情。

【情理讨论】

站在女方的立场上，在经历过一次失败的婚姻之后能够再次步入婚姻殿堂实属不易，担心自己的子宫畸形会影响生育和婚姻是可以理解的。面对这样的顾虑，生殖医生应该予以充分的理解和尊重，不能强迫病人以免引起医疗纠纷。由于 ART 的应用需要夫妻双方知情同意，因此医生应耐心向女方解释单角子宫的相关知识以及行 AIH 的必要性，得到女方的理解和双方知情同意后再行 ART 相关程序。

【社会舆论】

对于没有专业医疗知识的普通大众来说，单角子宫或者子宫畸形这样的诊断可能意味着重大缺陷。本案例中女方不愿透露自己单角子宫的事实，是怕背负起不孕的责任，也怕外人的有色眼光。

【小结】

虽然女性在生育过程中起决定性作用，但孕育下一代是夫妇双方的事情。具体到本案例，医院既要保护女方的隐私权，又要尊重男方的知情权和自主选择权。当两者出现对立时，医生应该和病人做好沟通和讲解，使病人真正了解并理解自己的病情及可能出现的情况，打消其顾虑，本着自愿自主原则让病人选择治疗方案。

（常兴隆）

参考文献

［1］于修成. 辅助生殖的伦理与管理. 北京：人民卫生出版社，2014.

［2］中华人民共和国卫生部. 卫生部关于修订人类辅助生殖技术与人类精子库相关技术规范、基本标准和伦理原则的通知. 卫科教发〔2003〕176 号文，2003.

第四节　辅助生殖技术与资源信息公开化

【案例叙述】

男方郭亮（化名），35 岁，女方郁晴（化名），30 岁，因为男方患有梗阻性无精症，经药物治疗无效，于 2015 年到某生殖中心就诊，要求进行卵细胞质内单精子显微注射（intracytoplasmic sperm injection，ICSI）助孕治疗。6 个月过去了，已经完成了助孕前检查的夫妻俩却迟迟不愿开始治疗周期，总是以各种理由推迟。在与医生的交谈过程中，尤其是签署知情同意书的时候，他们不断追问中心的成功率具体是多少，是否真实，甚至私下去计算自己知道的一些病友中怀孕的比例。经过医护人员耐心的沟通，郭亮道出了原委：来这里之前，夫妇俩已经在其他两家中心做了三次试管，都是在商业广告或者"熟人"口中所谓"成功率极高"的中心，但是亲身体验后觉得管理水平和业务能力都不满意。面对一次又一次的失败，金钱、时间和精力的巨大耗费，夫妇二人觉得一个中心的技术到底好不好，网络上或其他渠道都不可能获得，普通人只能得到道听途说的只言片语，因此，夫妇二人再也不相信"熟人"的推荐和网上的传言，坚持要找到一个自己能确定的成功率高、技术好的中心才行。

这个案例涉及的主要问题，是目前我国 ART 机构相关质量控制和评判指标是否科学、客观？这些指标是否应该向社会公开？以及怎样公开？

【医学观点】

"成功率"是最受关注的辅助生殖技术（assisted reproductive technology，ART）指标，目前我国生殖中心大多采用临床妊娠率来定义成功率。临床妊娠以超声可见孕囊为标准，包括正常宫内妊娠、异位妊娠、宫内外同时妊娠，若仅见孕囊未见胎心或多个孕囊,均计为 1 例临床妊娠。尽管临床妊娠率是胚胎培养和临床药物刺激卵巢的重要质控指标,能反映病人评估、药物刺激卵巢方案选择、临床操作技能等各环节的质量情况,但是它不能涵盖 ART 水平的全部,评判 ART 质量的指标还包括获卵率、MⅡ卵率、受精率、正常受精率、正常卵裂率、胚胎着床率、早期流产率、异位妊娠率、卵巢过度刺激综合征(ovarian hyperstimulation syndrome, OHSS)发生率、多胎妊娠率、分娩率、活产率和累积活产率等。

那么,号称"综合性参考指标"的临床妊娠率能简单地和一个中心真实的技术水准和全面的服务能力完全画上等号吗?宣称高成功率的中心就一定是高水平的吗?

首先,成功率/临床妊娠率的计算与纳入人群的数量和质量有关。每移植周期临床妊娠率有很多种计算方法,我国目前绝大多数中心采用的方法是:新鲜(或冻融)移植周期临床妊娠率 = 临床妊娠周期数 / 新鲜(或冻融)移植周期数 × 100%。其他计算方法有:每起始周期临床妊娠率 = 临床妊娠病人数 / 起始周期病人数 × 100%,每取卵周期临床妊娠率 = 临床妊娠病人数 / 取卵周期病人数 × 100%。人为的条件下,任何一种添加阳性选择或减少阴性选择的做法,比如选择反应好的病人、打击或拒绝低反应的病人、重新分类周期等,都可以轻易改变数字结果;客观的条件下,规模大、名气大的中心病人来源复杂、疑难病例多,临床妊娠率不一定高,但这些中心由于见多识广、经验丰富,治疗不同的病人更加驾轻就熟。

其次,成功率/临床妊娠率是一个统计学概念,是对一群人做出的总的概率的计算。基本上医务工作者能够写在知情同意书上的成功率,是涵盖一个中心至少 1 年里的所有至少 1 千个不同助孕年龄、不孕类型、不孕病因、卵巢储备、内膜容受、免疫因素和精液质量等诸多可能影响成功率的因素之后得出的一个大约的水平。这样一个非常笼统的数值,对于有不同情况的每一个病人的参考意义非常有限,因为每个病人有其独特的(社会和病理生理)环境,这使得他们拥有各自的特异性的妊娠概率。

再次,群体多次活动的成功概率与个体单次活动的成功概率的关系并不是完全平行。与所有的

统计学方法一样,医学统计所获得的"成功率"是一个来源于多个个体、多次医疗活动效果的分析数据,而病人最关注的,也是与其自身利益最相关的,是他们在单次助孕治疗后可能得到的成功概率。例如:在一个年平均成功率 60% 以上的经验非常丰富的生殖中心,如果某位病人的一次助孕失败了,则是在这 60% 之外,对于她个体而言此次助孕的成功率为 0%;又比如在一个年平均成功率不到 40% 左右的技术相对较弱的中心,某位病人的某一次成功了,则是在 40% 之内,对于她个体而言此次助孕的成功率为 100%。

Joseph D.Schulman 教授早在很多年前就曾经说过:在美国,公众普遍对成功率缺乏正确理解。即将进行 IVF 周期治疗的病人,问得最多的问题仍然是"你们中心的成功率是多少?"最诚实的答案是:在医务工作者了解你的不孕问题的类型、持续时间和严重程度之后,大概会在 1%~50%。当然,医务工作者不能向病人和社会提供这样的答案,但真正科学的成功率就应该是基于病人本身特性的。实际上对于这一点,中国众多的 IVF 学术带头人和管理者也是已经达成共识的。

因此,怎样科学、客观地计算成功率/临床妊娠率,怎样引导病人正确认识成功率及其与自身助孕成功概率之间的关系,怎样帮助社会公众获得并理解 ART 相关技术指标和信息资源?这些不仅仅是医学、统计学的问题,也包含了伦理学、社会学甚至法律、人权等诸多方面的诉求。

【伦理观点】

从医学伦理学的角度,本案例主要涉及的伦理原则包括尊重原则、知情同意原则、自主原则和有利原则。

随着我国生殖医学领域的信息化应用,各生殖中心可及时统计、获取该机构的妊娠率、活产率等信息,医务人员应充分尊重就诊病人的知情同意权和自主权。对于不孕症病人,妊娠率是衡量生殖中心水平的重要指标,只有在充分了解医疗机构的医疗水平情况下,才能自主做出最有利的判断。知情同意原则贯穿在整个 ART 过程中,病人就诊过程中,医务人员需充分尊重其知情同意权,明确告知病人该机构稳定的成功率、每周期大概费用以及其他病人询问的真实信息,不得隐瞒、捏造数据。诚

实地、耐心地告知病人本中心真实客观的成功率，并针对病人本人的独特身体情况做出相应的助孕成功概率的预判，才是对医患关系中的"以人为本"、诚信、平等、反馈和共同参与这几条基本原则的切实遵循和践行。

有利原则是指医务人员的诊治行为是以保护病人利益、促进病人健康、增进病人幸福为目的。若各生殖中心不能公开医疗行为相关信息，造成行业指标不透明，病人无法客观评价和选择医疗机构，只能从不正规渠道获得虚假信息，延误治疗时机，增加无效医疗和经济、心理负担。生殖中心医务人员有责任向病人解释人类每周期自然受孕的概率，客观告知目前国内外相关助孕技术的妊娠率以及本中心的情况，使夫妇对助孕结局怀有合理的期望值，作好充分心理准备，保持良好的心理状态，这也有利于生殖医学行业的发展。

【法理观点】

在法律上，接受 ART 的病人享有哪些权利？ART 质量标准和信息资源这些相对专业的数据可以让病人知道吗？

国际相应约定和我国法律法规规定，病人的权利包括 9 个方面的内容，其中与本论题相关的是第二条：病人有获得全部实情的知情权。病人有权获知有关自己的诊断、治疗和预后的最新信息。在医疗活动中，医疗机构及其医务人员应当将病人的病情、医疗措施、医疗风险等如实告知病人，及时解答其咨询；但是，应当避免对病人产生不利后果。从这一条来理解，辅助生殖技术从业人员非常有必要如实统计各种相关的辅助生殖技术数据尤其是成功率，对病人公开，并进行如实的解释和宣教。

与此相关的还有第六条：病人有服务的选择权、监督权。病人有比较和选择医疗机构、检查项目、治疗方案的权利。医务人员应力求较为全面细致地介绍治疗方案，帮助病人了解和作出正确的判断和选择。病人同时还有权利对医疗机构的医疗、护理、管理、后勤、医德医风等方面进行监督。因为病人从到医疗机构就医开始即已行使监督权。基于这一条，病人不仅应该知道所在中心的质量情况，还有做出判断、进行监督。换言之，卫生行政管理部门或者学术团体不仅应该向社会公开医疗服

务数据，还应该提供病人投票或者投诉的平台，使他们的监督权利得以彰显。

【情理讨论】

病人是弱势群体，社会道德认为应该给予特别的关注和帮助。而不孕不育问题给病人家庭带来各种精神压力和负面情绪，较其他疾病更加影响夫妻感情、家庭关系，甚至个人的生活目标和自我意象。不孕症病人常见的心理表现是抑郁、焦虑、沮丧和内疚等。尤其在经历过漫长的求医之路之后，常年服药、反复操作和手术以及 ART 开展后的多次药物刺激卵巢、取卵，还有人工授精或胚胎移植等，由于实施过程和环节繁琐，每一次失败都会使他们之前的精神压力和负性情绪进一步积蓄，让人变得脆弱、多疑、自卑和孤独。在这种心理状态和情绪背景下，不孕夫妇特别需要真诚的关爱、坦诚的信息分享、耐心的解释和个体化的评估。而严谨、客观地计算本机构的临床妊娠率以及其他重要的数据指标，并动态告知接受助孕的夫妇，针对其自身特点科学估计个体化的成功概率，是良好的医患沟通与配合的开始，也有利于病人自己准确定位，调整心态。

从另一个方面来说，ART 直接关系到人类繁衍、社会发展和家庭稳定，社会关注度较高，实施不当容易引发一连串的社会、家庭、道德、伦理问题。如果社会各界对实施 ART 的医疗机构的设备、人员情况、实施该项技术的数量以及成功率、定期校验的结果等基本情况一无所知，那么不仅是准备或已经采用此技术的不孕症夫妇会感觉被"蒙在鼓里"，社会公众也会缺乏普遍理解和接纳的基础，这容易加深社会对 ART 这一个限制性的特殊诊疗技术的某些误解甚至排斥，一旦出现问题还可能导致"井喷式"的谴责和质疑。

【社会舆论】

放眼世界，国际生殖学界的行业自律行为早有许多可圈可点的典范之举。早在 2002 年，德国的生殖专业委员会就开始实行 ART 全国登记制度，在他们的专门的网站上及时发布全国 ART 技术的实施情况，供病人查询。网站信息主要是各个国家授权开展辅助生殖技术的中心技术开展情况，包括周期数、临床妊娠率、植入率、抱婴回家率等技

指标,都一一在线。经过十几年的坚持,德国国家专业委员会特别发文总结了登记制度推行以来的种种益处,盛赞它对于在为病人提供医疗信息资源共享、为医务人员提供助孕技术数据共享、促进行业自律、提高医疗服务质量等方面的巨大作用。而美国,更是早在1996年就开始了全国ART实施的数据搜集和整理工作,建立了辐射全国的ART监测系统,涵盖了美国50个洲,以及哥伦比亚地区和波多黎各地区的详尽资料。更可贵的是,这些详尽的数据大部分都向公众公开,普通老百姓可以上网搜索自己想要的信息。通过该网站上关于助孕双胎之并发症以及妊娠结局的情况公布,他们成功地对群众进行了相关医学知识的普及,使得单胚胎移植得以广泛接受。而比利时,则是在2003年7月就开始推行单胚胎移植法律,使得单胚胎移植率从12.5%提高到52.7%,双胎发生率由29.9%下降到11.4%,而冻胚率上升了22%。

中国内地极具特色的ART规范化管理和行政管理制度,一直致力于推行严格的准入、评审和校验制度,为ART技术的蓬勃、健康、有序、高效发展起到了指南针和方向盘的作用。自中华医学会生殖医学分会建立生殖中心数据上报系统和数据分析系统后,行政监管、行业自律和伦理监督三匹马车并驾齐驱,我国ART的行业自律和社会公开工作必将进一步健全和完善。

【小结】

ART是个很复杂的工作,包含很多环节的质量控制,也需要对很多环节进行精细的动态的不间断的数据分析。及时自查并向社会公开相关质量数据和信息资源,既是遵循保护病人的伦理原则,也是维护病人知情和监督的合法权益,同时体现了医疗服务应该具备的人文关怀,并且有利于行业自律、伦理监督、行政管理"三管齐下",共同促进ART的健康发展。

（罗 曼）

参考文献

[1] SCHULMAN JD. Further comment on the House of Common's report Human Reproductive Technologies and the Law. 2005. Reprod Biomed online, 2005, 11 (2): 158-160.
[2] 于修成.辅助生殖的伦理与管理.北京:人民卫生出版社,2014.

第三章
非法代孕的伦理案例

第一节　冷冻胚胎继承权诉讼案

【案例叙述】

一场惨烈的车祸夺去了一对夫妻年轻的生命，4位老人失去了他们唯一的子女，遇难夫妻遗留的冷冻胚胎成为两个失独家庭最后的希望。然而，冷冻胚胎能否被继承成为难题。给予，可能涉嫌代孕，违反我国法律；不予继承，又似乎不合情理，如何定夺？情理与法理，法律和人情，孰轻孰重？本案例为我国首例已故夫妻冷冻胚胎继承权诉讼案，跌宕起伏，引发了社会的广泛关注以及各界对于冷冻胚胎的法律性质和合理处置的探讨。

张明(化名)、李梅(化名)于2011年结婚，未避孕却一直未能生育，2012年6月，因女方排卵障碍，经历多次诱导排卵后未孕，27岁的张明和26岁的李梅在一家生殖医学中心实施了"试管婴儿"治疗，取卵、受精和胚胎培养，获卵15枚，受精13枚；为预防"卵巢过度刺激综合征"，未进行新鲜周期移植，最终共有4枚胚胎冷冻保存，等待李梅身体恢复正常后可以进行胚胎解冻和移植。

6个月后，夫妻俩满心欢喜准备进行复苏胚胎移植。移植前夜，李梅在岳母陪同下从医院回到母亲家中，当晚小夫妇两人驾车回自己小家，在距家不到一公里时发生车祸，轿车失控侧翻，车头撞在路边树上，李梅当场离世，张明被送往医院抢救，终未能挽回生命，于5天后离世。这场惨烈的车祸无情地夺走了一对年轻夫妻的生命，也使胚胎移植手术戛然而止。

夫妻二人皆为家中独生子女，飞来横祸一下击垮了原本幸福、平静的生活，三个和睦的家庭顿时只剩下4位可怜的失独父母，白发人送黑发人，犹如万箭穿心，肝肠寸断。沧桑的白天，悲伤的夜晚，茕茕孑立，形影相吊，公公婆婆一提起儿子儿媳，就泪如雨下，曾经其乐融融的家里如今空空荡荡，只剩下在黑暗中无休止地哭泣；岳父岳母在孩子们出事后很少出门，整日以泪洗面。

4位老人均50岁出头，至少还有几十年岁月要在煎熬中度过，若不是执念着孩子们储存在医院的冷冻胚胎，似乎没有了生活的希望，如果胚胎得以解冻和孕育成功，就是儿子、女儿生命的延续，遗留的胚胎成为老人们心灵的慰藉，也是继承两个家族血脉的唯一希望。于是，两家老人一同前往生殖中心，要求取回子女留下的冷冻胚胎。医院对此十分慎重，上报伦理委员会，讨论这一特殊情况，最后达成统一结论：因为国家对辅助生殖技术及胚胎处置有明文规定，虽然这两家人的遭遇非常值得同情，但胚胎的最主要作用是生育，由于这对夫妻已去世，从医院取出胚胎，唯一能使其存活的方式就是代孕，然而鉴于其引发的伦理、社会、法律等系列问题，代孕在我国是明令禁止的。于是院方婉拒了老人的要求。

怎样能取走胚胎呢？经律师指点，一出"项庄舞剑，意在沛公"的诉讼案出炉了，男方父母为原告，女方父母为被告，以继承胚胎发生纠纷而诉至人民法院，要求继承儿子儿媳遗留的冷冻胚胎，即把胚胎从医院取出，由原告自行保管；女方父母则

167

辩称,胚胎系他们的女儿留下的唯一东西,要求处置权归女方父母所有。果然不出所料,法院追加存放管理胚胎的生殖中心为第三方(人)。

6个月后,市人民法院一审,以冷冻胚胎所享有的受限制权利不能继承为由,驳回原告诉讼请求,对于原告提出的应由原告监管处置胚胎的诉请不予支持。判决书如下:"体外受精胚胎移植术过程中产生的受精胚胎具有发展为生命的潜能,是含有未来生命特征的特殊之物,不能像一般之物一样任意转让或继承,故其不能成为继承的标的。同时,夫妻双方对其权利的行使应受到限制,即必须符合我国人口和计划生育法律法规,不违背社会伦理和道德,并且必须以生育为目的,不能捐赠、买卖胚胎等。本案中的夫妻均已离世,通过手术达到生育的目的已无法实现,故其夫妻二人对手术过程中留下的胚胎所享有的受限制的权利不能被继承"[1]。

一审驳回了原告诉求,而代理律师认为一审法院的判决依据是在胚胎取出后实施代孕的基础上,此为"有罪推定",如果取回胚胎只是拥有,并不实施代孕呢,此判决依据则不成立。于是原告不服,不承认自己讨要这些冷冻胚胎,是为了要找人代孕或自己来实施代孕,而是要另找医疗机构来妥善保管,遂以"有罪推定"的依据不存在,提起上诉,由中级人民法院进行二审审理。

3个月后,中级人民法院对此案做出二审判决:撤销原判,4枚冷冻胚胎由原告和被告共同监管和处置。判决书中写道:"在我国现行法律对胚胎的法律属性没有明确规定的情况下,应考虑几个因素确定胚胎的权利归属:一是伦理,受精胚胎具有潜在的生命特质,含有两个家族的遗传信息,双方父母与涉案胚胎具有生命伦理上的密切关联性。二是情感,遗留下来的胚胎成为双方家族血脉的唯一载体,由双方父母监管和处置,既合乎人伦,又可适度减轻其丧失子女之痛。三是特殊利益保护,胚胎是介于人与物之间的过渡存在,比非生命体具有更高的道德地位,应受到特殊尊重与保护。上诉人的诉求合情、合理,且不违反法律禁止性规定,应予支持。当然,权利主体在行使监管权和处置权时,应当遵守法律且不得违背公序良俗和损害他人之

利益。根据卫生部相关规定,胚胎不能买卖、赠送,并禁止实施代孕,这些规定并未否定权利人对胚胎享有的相关权利,且这些规定是卫生行政管理部门对医疗机构和人员的管理规定,医院不得以部门规章的规定对抗当事人基于法律所享有的正当权利"[2]。

4位老人获得已故孩子们遗留的冷冻胚胎的处置权,但是4个胚胎是被冷冻在 -196℃的液氮罐里,从安全角度来说,胚胎不能取回家放在冰箱里,只能由医院转给医院,不能转给个人。在有条件取走之前,胚胎暂且由生殖中心继续保管。

判决冷冻胚胎处置权和监管权归属于4名老人,是否意味着等于在某种程度上,去帮助这家人实现代孕?主审法官说:"至于胚胎今后怎么处置,这超出了法院判决的范畴,是老人自身的事情。"其实所有人都知道,老人打官司,把冷冻胚胎取出来没有别的用途,只能用来代孕,张明父亲也坦承,想办法拿回胚胎,就是为了代孕,为家里保留"香火"。

但是在中国,代孕已被明确禁止。早在2001年,我国国务院最高卫生行政部门颁发《人类辅助生殖技术管理办法》规定:"人类辅助生殖技术的应用应当在医疗机构中进行,以医疗为目的,并符合国家计划生育政策、伦理原则和有关法律规定"、"医疗机构和医务人员不得实施任何形式的代孕技术"。

2013年3月,卫生部妇社司有关负责人回应社会关注的"借腹生子"问题时说,代孕会带来很多严重的法律、伦理和社会问题,卫生部禁止实施任何形式的代孕技术。

2015年,第十二届全国人大常委会上,国家卫生计生委法制司司长强调,我国今后仍将按照国务院关于人类辅助生殖技术和精子库行政许可方面的规定,严禁医疗机构和医务人员实施任何形式的代孕技术,严禁买卖精子、卵子、受精卵和胚胎。

2015年4月至12月底,国务院最高卫生行政部门等12个部门曾联合制定方案,在全国范围内开展打击代孕专项行动。

老人申请能否给特殊的家庭一个特殊的照顾,

[1] 江苏省宜兴市人民法院民事判决书 2013. 宜民初字第 2729 号 .
[2] 江苏省无锡市中级人民法院民事判决书 2014. 锡民终字第 01235 号 .

即由亲属志愿代孕。但上海市卫生法学研究会副秘书长表示："为了保护后代原则，不允许代孕，不允许这个情况出现。"

国内不允许代孕，于是视角投向国外，世界上多国出台禁止商业代孕的法令，仅有几个国家允许商业代孕。可是，冷冻胚胎如何出境？根据《中华人民共和国人类遗传资源管理条例》，凡涉及我国人类遗传资源的出口、出境等活动，必须经中国人类遗传资源管理办公室审批；即使获准，装有胚胎的液氮罐是无法由个人私下带出国境的，火车、飞机、轮船一般等都不允许液氮罐运输；《出入境特殊物品卫生检疫管理规定》规定，特殊物品出入境应当经卫生检疫审批，其中特殊物品是指"适用于入境、出境的微生物、人体组织、生物制品、血液及其制品等特殊物品"。因此，国外代孕同样很难成行。但据了解，涉案的冷冻胚胎，最终还是由张明和李梅的父母找人成功代孕产子。

"可怜的孩子来到世上，他也伤心的，人家都有爸爸妈妈，他没有爸爸妈妈。将来肯定要告诉他的，不告诉他怎么办呢？"张明父亲抱着小家伙，高兴又心酸，暂且告诉小孙子，爸爸妈妈出国了，计划等他长大再告诉他自己身世的真相。

【医学观点】

张明和李梅夫妇婚后超过一年以上，未避孕未孕，因女方排卵障碍，经历多次诱导排卵后未孕，要求在生殖医学中心实施体外受精的辅助生殖技术，有非常明确的医疗指征。由于李梅的获卵数偏多，为预防"卵巢过度刺激综合征"，未进行新鲜周期移植，是从母亲的健康是第一位的角度出发的。随后计划进行的冷冻胚胎复苏移植既可以避免母亲出现药物刺激卵巢的风险，又可以获得妊娠的机会。

通过体外受精培养得到的胚胎，可以存置于 $-196℃$ 的液氮环境中长时间保存，称之为冷冻胚胎，需要特殊的监管，经常补充不断挥发掉的液氮，待以后自然周期或人工周期解冻后植入子宫内。冷冻胚胎复苏后置入健康机体的子宫，是非常成熟的技术，妊娠率甚至超过新鲜周期移植的成功率。根据《人类辅助生殖技术管理办法》等文件的要求，"人类辅助生殖技术的应用应当在医疗机构中进行，以医疗为目的，并符合国家计划生育政

策、伦理原则和有关法律规定""处置和监管冷冻胚胎要有相应的医疗资质、人员、场所、设备等条件，医疗机构和医务人员不得实施任何形式的代孕技术"。

在医学上，通常认为受精之后的胚胎还不是胎儿，只有在其发育到具有初步的人形才可以称之为胎儿，至其出生后才能成为一个人，享有民事权利能力，具有人格。

【伦理讨论】

美国纽约东北部的撒拉纳克湖畔，镌刻医生特鲁多的铭言："有时，去治愈；常常，去帮助；总是，去安慰。"这段铭言越过时空，久久流传在人间，至今仍熠熠闪光。从古至今，一切医学技术都是去帮助身处困境的人。然而治愈、帮助、安慰，对于医学和医生来说，只有安慰是永恒的！张明和李梅夫妇的不幸离世，留下两对白发苍苍的老人和4枚冷冻胚胎，从技术上，医生完全可以去帮助，但是，除了安慰，不能去实施，因为代孕会带来相应的法律、伦理、道德、人伦和社会问题，在我国禁止任何形式的代孕，代孕是不合法的。医务人员必须严格遵守国家的法律法规，不得对违反法律法规的病人实施辅助生殖技术，否则不仅违法，同时还违背了辅助生殖伦理学中的社会公益原则。

本案例的争论点表面上是当事人对子女遗留的冷冻胚胎的继承权或者支配权，但在深层次的目的上，是在获得对该冷冻胚胎的支配权后，继而在适当时候进行代孕，使双方家庭的血缘关系得以延续。如果孩子能够出生，从伦理学上，符合有利于病人（这里也包括了双方父母）原则，因为病人夫妻及双方老人原本都是期盼孩子问世的，更何况逝去的夫妻是在准备复苏移植的前一天发生了车祸意外。

病人夫妻已离世，留下4枚胚胎孤儿处于冷冻之中，双方老人要把胚胎取走，唯一能使胚胎出生的方式就是代孕，所以取走胚胎的目的就是去代孕。

代孕，即所谓的借腹生子，代孕者不是新生儿遗传学上的母亲，代孕的起点是胚胎植入，终点是胎儿娩出。临床上，代孕是为极少数人解决不孕的一种方法，在技术上已经相当成熟，但是在给他们带来福音的同时，同样也带来了一系列的法律、伦

理难题。

代孕，必须在受到所在国家法律许可和保护的前提下才能进行。全球 37 个国家对商业代孕进行了法律规定，28 个国家禁止商业代孕，只有 9 个允许商业代孕。这一立法趋势，不仅是社会伦理道德法则的必然反映，也是法律制度的客观要求，根据我国当代历史客观现实，在我国现行的法律法规下，任何形式的代孕是禁止的，之所以禁止，是因为代孕可能引发一些伦理问题。

1. 不利于代孕出生的子女权利保护　代孕母亲在代孕过程中，出于人之本能，可能会对腹中的胎儿产生母爱，这足以促使她与契约母亲争夺婴儿的监护权，但如果生出来的胎儿在身体上存在缺陷，双方当事人又会互相推卸责任，无论是监护权的争夺还是放弃，婴儿的利益都得不到切实保护，这对无辜的新生命来说，是极不公平，因此，各国司法实践均倾向于从保护婴儿的利益出发来确定监护权的归宿。

2. 女性物化　代孕母亲出于对金钱的迫切要求，将自己作为机器出租，商业化代孕更是把子宫商品化、市场化，根据代孕者的智商、外貌、健康状况等对这些女性进行标价，贬低了女性人格。代孕机构会与代孕志愿者提前商议好补偿费，并且实行集约化管理，防止代孕者生出的孩子不是委托人的后代。不仅代孕者而且其所生的婴儿在这里也有着一些商品的意味，人的尊严和价值被贬低了。自贱人格尊严这不仅是对人类种族延续这一神圣过程的践踏，也是对伟大母爱的亵渎。

3. 婴儿物化　代孕过程中双方当事人之间、中介之间的金钱交易无异于将婴儿当物品进行买卖，绝大多数代孕母亲是出自经济利益考虑，她们大多数是穷人，目的是为了赚钱，这种靠生孩子赚钱的现象，使代孕母亲变成了制造和加工婴儿的机器，使婴儿变成了商品是从文明向野蛮的倒退。

4. 代孕母亲身体和情感的伤害　代孕母亲的"十月怀胎"，并不是一种简单的"子宫出租或出售"，整个孕期所涉及的是全身各系统各器官随怀孕而产生的变化，在孕期中可能出现的妊娠剧吐、妊娠期高血压疾病、妊娠糖尿病、前置胎盘等妊娠合并症，分娩时可能出现的难产、剖宫产、产后出血和产褥期感染等分娩期并发症，无不是对代孕母亲

身体的伤害和生命的考验，这只是身体上的，而感情上的伤害更是避免不了，胎儿在腹中的每一个动作都是母子感情的一种对话和联络，在怀孕过程中所培养的感情却随着分娩时从母亲身体和感情的永久分离而无法寄托，这种感情的伤痛可能会伴随代孕母亲一生。

5. 扰乱家庭伦理关系　亲属之间代孕，如母亲替女儿代孕、姐姐替妹妹代孕等，会造成家庭关系混乱。婴儿家庭地位的不确定性，容易造成孩子归属纠纷，出现"遗传母亲""孕育母亲""抚养母亲"等，导致婴儿和家庭成员之间的关系难以确定，严重扰乱家庭中的伦理关系。

6. 导致伦理与法律纠纷　委托者、代孕妈妈和胎儿三方在健康、利益不一致时，如代孕母亲私下终止妊娠；妊娠期间非自愿流产，代孕母亲出现健康问题甚至死亡，胎儿畸形或其他健康问题；胎儿出生后发现有（与代孕母亲相关的）健康问题；分娩后，代孕母亲发生因妊娠带来的健康问题甚至严重的后遗症；妊娠后到孩子出生，委托人夫妇放弃婴儿等，均会导致难以调和的伦理与法律纠纷。

代孕带了许多问题，之所以医院婉拒了老人将胚胎取走的要求，就是为了遵守我国的规章制度，禁止代孕。但是法院二审撤销了一审判决，判决 4 枚冷冻胚胎由双方父母共同处置，可以理解为对之后进行的代孕行为的默许，时至今日，本案例通过商业化代孕的孩子已呱呱落地，案件的"主观臆测"已是切实依据。

4 位老人让一个明知道没有父母，本不该出生的孩子经历了一波三折，来到人间，老人的心灵得到慰藉苦尽甘来，但是没有人问过孩子愿不愿意以天生孤儿的身份降临人间，一生享受不到父爱与母爱，承受孤苦伶仃的痛苦。尽管年迈的祖父母们作为监护人，经济上富有，但无法替代亲生父母给予婴幼儿和未成年人的关爱和照料。成长过程中缺乏父爱和母爱的孩子，内心可能有些自卑，有些孤独，会十分羡慕那些有父母疼爱的孩子，心灵的创伤可能会伴随一生。按照平均寿命八十岁来计算，在他二十多岁时，祖父母们可能相继离去，成为孤单一人。

综上所述，涉案的代孕结果，在某种程度上违背了人类辅助生殖技术伦理原则中"保护后代原则""社会公益性原则""不伤害原则""严防商业化原则"。

【法理讨论】

一个生命是否诞生在这个世界上,应当只有他/她的父母有决定权。冷冻胚胎不是法律意义上的人,也不是法律意义上的胎儿,因为它要成为胎儿还需借助非自然的外力。胚胎含有生命潜质,不能简单作为民法意义上的"物"进行继承,关于冷冻胚胎的属性,法学界(民法)有"主体说"——把胚胎看做法律上的人,可像一般自然人一样成为法律关系的主体,享有民事权利,承担民事义务;"客体说"——把胚胎视为物,是法律关系的客体,即民事权利和义务所指的对象,又称为"标的",不具备自然人享有的民事权利和行为能力;"折中说"——认为胚胎处于人和物之间的中间状态,胚胎来源于人体,在特定条件下可发育为个体的人,但胚胎阶段时尚未成为人,可又不是简单的物,胚胎具有在以后成为个体的人的可能性,因此,胚胎兼具人格主体与物权客体的双重属性。

我国原卫生部颁布的《人类辅助生殖技术管理办法》作出了"折中说"的选择,即冷冻胚胎既不属于人也不属于物。《人类辅助生殖技术管理办法》中明确表示"禁止以任何形式买卖胚胎",从根本上否定了冷冻胚胎的财产属性,故本案中冷冻胚胎不能作为遗产继承。

一审法院否定了冷冻胚胎上"客体说",判决不能走继承和转让程序,而体外胚胎发育成人,只有我国明令禁止的代孕一条路可以走,于是从起因和预测后果都双重驳回了老人的诉求。然而对当事人的"预想犯罪"——认为胚胎就算能被继承,当事人对胚胎的处置很可能走违法的道路,是一个法理漏洞。

二审法院采取的概念是"胚胎是介于人与物之间的过渡存在"即"折中说",把案由从"继承纠纷"修订为"监管权与处置权纠纷",并从"伦理""情感""特殊利益保护"等角度说理,绕过继承权,将胚胎的处置权和监管权判决归属于4名老人。"根据卫生部相关规定,胚胎不能买卖、赠送,并禁止实施代孕,这些规定并未否定权利人对胚胎享有的相关权利。""我们应该充分尊重当事人的权利,而不是主观判定他可能做什么。"

之所以这样判决和论述,猜想深层次的原因:一是我国现行法律对胚胎的法律属性没有明确规定;二是法官不能对手头的案件拒绝裁判;三是从伦理和情感等角度同情老人也能被普通民众接受。但是,这样判决所引发的后续发展,可能使《人类辅助生殖技术管理办法》规定的"禁止代孕"将会受到一定程度的冲击,需要深思。

处置权的实际使用,不仅涉及代孕,更涉及遗留胚胎代孕出生子女的法律地位。胚胎"应受到特殊尊重与保护"的判决理由,缺少考虑涉及具有生命潜质的胚胎的重要利益。试问,如何解决比代孕更为重要的社会、伦理、道德问题,即代孕出生孩子今后对自己身份的认知问题和法律对孩子的亲子关系的认定问题。

尽管法院在判决时已要求权利人不得违法、不得违背公序良俗和损害他人之利益;《中华人民共和国民法通则》第6条规定,"民事活动必须遵守法律,法律没有规定的,应当遵守国家政策,应当尊重社会公德,不得损害社会公共利益,扰乱社会经济秩序"。然而,判决后的冷冻胚胎被实施了商业化代孕,违背了公序良俗,也在一定程度上损害了人的尊严和价值。

2021年1月1日开始,我国进入《民法典》时代,为加强对人格权的保护,人格权独立成编;同时,《民法典》明确规定,自然人的人身自由、人格尊严受法律保护。遗憾的是,尽管《民法典》规定了器官移植的有关内容,但是就胚胎的法律属性并无作出规定。鉴于胚胎问题的重要性,将来制定的专门法应当对此有明确规定。

【情理讨论】

一对身为独生子女的夫妻二人,因为车祸殒命,白发人送黑发人,乃人生至悲之事,"失独"之痛,非常人所能体味,在这样一个无法回避的情感伤痛面前,4名老人要求医院返还他们子女冷冻在医院的胚胎,不仅有着情感慰藉上的需求,也有道义上的继承和承接子女"遗物"的现实需要,这一心理和诉求可以理解,也值得同情。

但是代孕妈妈的本身的生命风险也是要考虑,不能要钱不要命。而委托代孕者不能把自身的幸福建立在别人的痛苦之上。

【社会舆论】

同样一个事实,在两家法院中得出的是截然

相反的判决。小夫妻的意愿原本是通过试管婴儿得到孩子,4 位老人更是渴望含饴弄孙,小夫妻的意愿没有完成,那么通过有继承权的人来帮助实现的想法,得到社会人士的普遍共鸣与同情。法律和人情孰轻孰重,法官应该是冷冰冰的铁面无私,还是应当充满人情味,二审法官以情代法:"这对年轻夫妻留下来的胚胎,已成为双方家族血脉的唯一载体,承载着哀思寄托、精神慰藉、情感抚慰等人格利益。涉案胚胎由双方父母监管和处置,既合乎人伦,亦可适度减轻其丧子失女之痛楚。"一段温情的话,取得了人们情感上的认同。

二审判决之后,对此判决叫"好"的多是媒体和律师界以及普通大众,而大部分法官或者相关法律学者对此持保留态度,甚至批判态度,判决选择以情避法,阐述的"伦理"和"情感"非常感人,让舆论欢呼不已,但判决需要的是依据法律而非情感。

无论是判决书还是老人们在获得冷冻胚胎后的所作所为,涉及到很多非常值得思考的法律问题、伦理原则、社会影响和值得玩味的细节。虽然理性上,并非认同之后的代孕行为,但是在感性上,真心祝贺他们如愿以偿。而小孙儿,不管他是否愿不愿意以天生孤儿的身份降临人间,体力尚健的祖父母们及良好的经济条件应该会给他幸福的生长环境,谁会忍心再去添堵,剥夺 4 位失独老人脸上重现的笑容呢。

【小结】

通过辅助生殖技术形成的胚胎具有孕育生命的潜质的功能,不能简单地用情理方式和方法来处理,目前应遵循我国最高卫生行政部门颁布的《人类辅助生殖技术管理办法》实施细则的"行政许可法和行政处罚法"去判决。各级政府对其监管应严格,处置应慎重。真正做到依法行政和行政执法的责任和担当。

在我国,代孕是不被允许的,因为代孕扰乱了家庭和社会伦理道德关系,侵犯了妇女权益,造成女性身体和情感伤害;引发伦理道德和法律及人身权利的纠纷,违背公序良俗等诸多问题,作为生殖医务工作者必须严格执行相关规定,对极少数个人和家庭发生的不幸情况,深表同情,但合情不一定合理,合理也未必合法,随着生殖医学的发展与人

类辅助生殖需求的增加,产生的相关问题会愈来愈多、愈加复杂,我国是社会主义法治国家,必须依法行政、依法司法,保障各方面的合法权益。

参考文献

[1] 中华人民共和国卫生部.人类辅助生殖技术管理办法,2001.
[2] 国务院.中华人民共和国人类遗传资源管理条例.国令第 717 号,2019.
[3] 国家质量监督检验检疫总局.出入境特殊物品卫生检疫管理规定.国家质检总局令第 160 号,2015.
[4] 于修成.辅助生殖的伦理与管理.北京:人民卫生出版社,2014.

第二节 "八胞胎"案例的伦理问题与分析思考

【案例叙述】

2011 年 11 月 19 日,广州日报以《试管婴 + 代孕 富商生下"八胞胎"》为标题报道了广州一家儿童摄影连锁机构为富商夫妇的"八胞胎"出生的孩子拍照留念,并将其用于代言广告。因"八胞胎"实属罕见,此消息随即被多家媒体转载报道,在社会各界掀起轩然大波。

媒体报道本案例中富商夫妇婚后多年未育,出于传统观念在 2010 年寻求体外受精胚胎移植(俗称"试管婴儿")和代孕,将药物刺激卵巢促进多个卵泡同步生长所获的 8 枚胚胎,按"3∶3∶2"的配比,分别移植到富商妻子和两名代孕妇女的子宫中。意想不到的是,富商妻子和两名代孕妇女均获得妊娠,富商妻子和一名代孕妇女为三胎妊娠,另一名代孕妇女为双胎妊娠。更令人不可思议的是三名妇女多胎妊娠后均未施行减胎术,生出 4 男 4 女共 8 个孩子。本案例曝光后,广东省迅速成立卫生、公安、计生等部门联合调查组,对省内的各级医疗机构进行地毯式排查,重点排查取得开展人类辅助生殖技术(ART)服务行政许可的 39 所医疗机构是否存在违规买卖配子、胚胎以及违规开展代孕技术的行为。广东省联合调查组经过缜密、细致的调查,于 2012 年 12 月 13 日公布调查结果:未在 39

所开展 ART 的医疗机构的就诊电子信息系统和医疗档案中发现当事人的相关诊疗信息,也未发现上述 39 所医疗机构存在违法违规开展 ART 的行为,同时证实本案例中富商妻子在中国香港某医院生出 3 个孩子,两名代孕妇女在国内不同医院分别生出 3 个、2 个孩子,并认定"八胞胎"系国内的"地下代孕机构"所为。

广州的"八胞胎"案例与随后发生在深圳的"地下供卵"案例经媒体曝光后,引发了广大民众对 ART 所引发的伦理、法律问题的关注、不解与担忧,同时引起国家原卫生部领导的高度重视。2013 年 2 月 5 日,国家原卫生部和解放军总后勤部卫生部在京联合召开电视电话会议,宣布启动"人类辅助生殖技术管理专项整治行动",严厉打击非法买卖精子、卵子和实施代孕,以及非法销售和滥用刺激卵巢药物等违法违规行为,要求各级卫生行政部门加强对开展 ART 的医疗机构进行管理和督导检查,强调从事 ART 的医疗机构和人员必须严格依法执业、严守法律法规、严以律己,既不能触碰法律法规的红线,也不能突破伦理道德的底线。

【医学观点】

"八胞胎"的发生涉及代孕,代孕主要适用于子宫有问题无法生育的女性,如先天性无子宫或子宫发育不良、严重宫腔粘连或因病切除子宫的病人。这类病人既不能自然受孕,也无法通过常规试管婴儿技术生育,只能寄希望于"代孕"来获得与自己有血缘关系(即遗传关系)的后代。而本案例中富商妻子的子宫发育正常,未患严重的子宫疾病,可通过常规试管婴儿受孕、分娩,不具备代孕的医学指征,本案结局也证明了这一点。因此,富商夫妇即使到法律法规允许代孕的国家或地区寻求代孕,也会因其无代孕的医学指征而被拒绝。本案例之所以发生,系"地下代孕机构"将"金钱"作为代孕的医学指征,严重违背基本医疗原则为富商夫妇实施代孕。

多胎妊娠是 ART 的常见并发症之一,其发生率与移植胚胎数目密切相关。我国原卫生部颁布的《人类辅助生殖技术规范》对移植胚胎数目有具体规定,国内外的指南或专家共识都强调控制移植胚胎数目、提倡选择性单胚胎移植,其目的是降低多胎妊娠率及母婴围产期的风险,实现优生优育。本案例中"地下代孕机构"应富商夫妇的要求,给其妻子和两名代孕妇女分别移植多个胚胎,导致三名妇女均多胎妊娠,暴露了"地下代孕机构"在经济利益的驱动下,毫无顾忌地增加多胎妊娠发生率,其行为严重违背 ART 中控制移植胚胎数目,降低多胎妊娠发生率的医疗原则。此外,多胎妊娠可使孕产妇发生妊娠期高血压疾病、糖尿病、前置胎盘、羊水栓塞、产后出血等妊娠期疾病和并发症的风险明显增高,甚至危及生命;多胎妊娠还可使胎儿处于高风险状态,如胎儿生长受限、早产、低出生体重儿、脑瘫等。因此,《人类辅助生殖技术规范》规定:"人类辅助生殖技术助孕治疗中应避免双胎,严禁三胎和三胎以上的妊娠分娩"。在本案例中三名妇女均为多胎妊娠,其中两名妇女为围产风险极高的三胎妊娠,且最终多胎分娩。若到正规医院产检,医生通常会建议行减胎术。显然"地下代孕机构"未履行多胎妊娠风险知情告知,违背了多胎妊娠处理的医疗原则。

鉴于本案例中三名妇女移植 8 个胚胎均着床,并生育 8 个孩子,提示移植的胚胎质量、发育潜能非常好。首先,即使按胚胎形态学评估的优质囊胚着床率 60%~70% 来计算,移植 8 个囊胚均着床、妊娠的概率非常低,生出 4 男 4 女的概率则极低。更难以想象的是富商妻子经历多次胚胎移植未孕,而此次移植 3 个胚胎却生育 3 个孩子,为何如此幸运?从医学角度来考量上述情况,不免让人产生疑问:获得 8 个优质胚胎需要多少个卵子?如何能使移植 8 个胚胎生出 4 男 4 女?以目前最好胚胎实验室的技术来计算,受精率 70%~80%、胚胎转化率 70%~80%、囊胚形成率 60%~70%、优质囊胚率 50%~60%,本案中若是一次药物刺激卵巢后获 8 个优质胚胎,至少需要 30 个卵子以上,增加发生卵巢过度刺激综合征(OHSS)的风险;其次,本案例 8 胞胎的性别比为 4 男 4 女,若按随机的概率较难实现,只有通过 PGT 技术对所移植的囊胚进行性别选择方可提高实现的概率,而进行性别选择必须有伴性遗传病的医学指征,本案例富商夫妇没有伴性遗传病的家族史,故本案例很可能违背了"禁止非医学指征的性别选择"之医学原则。

总之,本案例系"地下代孕机构"违法滥用 ART 技术,违背医疗原则实施代孕和性别选择技术所致。

【伦理讨论】

ART 因其改变了人类自然生育的模式与规律，在给人类带来福音的同时，也引发了诸多的伦理问题与争议，且 ART 的每一次改进与创新，都对伦理原则及道德底线产生巨大的冲击。因此，ART 的发展离不开伦理监督与管理，其应用必须恪守伦理原则，不能触碰伦理道德底线。本案例是"地下代孕机构"滥用 ART 的典型事件，轰动国内外，有必要对其从伦理学角度进行深度思考与分层剖析。

在我国，真正因为子宫疾病等原因需要代孕来生育的妇女仅占育龄期妇女的 0.5%~1%，出于人道主义情怀帮人代孕的妇女也极为少有。目前，到"地下代孕机构"寻求代孕的妇女多为富裕阶层，且多数不具备代孕的医学指征，而是另有企图；代孕妇女多为经济上处于劣势的弱势群体，并非出于人道主义自愿帮助别人，而是为了金钱，不惜自贬人格，丧失尊严。本案例中，富商妻子能够自己生育孩子，还通过"地下代孕机构"雇佣代孕妇女生育孩子，将自己的幸福建立在损害代孕妇女的人格与尊严之上，此行为丝毫没有考虑对代孕妇女的尊重。尤其是在给代孕妇女移植胚胎时，"地下代孕机构"没有履行知情同意、知情选择，更未尊重代孕妇女的自主决定权，结果导致多胎妊娠发生。由此可见，本案例违背了尊重原则。

代孕分为利他性代孕（无偿代孕）和商业化代孕，前者是指代孕者不以营利为目的，出于人道主义自愿为他人提供代孕，如自愿无偿为贫困的不孕症病人代孕；后者是指代孕者为委托人提供有偿的代孕服务，委托人根据约定，向代孕者支付费用，如本案例系商业化代孕的典型案例。本案例富商夫妇借助"商业化"方式让代孕妇女为自己生儿育女，还自认为其所作所为是在帮助代孕妇女或在做"善事"；另外，当代孕成为赚钱的手段，且利益丰厚时，有些妇女不愿意通过自己的智慧、技术与劳动去实现自我价值，而愿意替人代孕获取高额报酬。届时，社会伦理道德底线在哪里？社会风尚和良俗将走向何方？显然严重违背了严防商业化原则。

各种临床技术的应用均有明确的适应证，应严格遵循，不可滥用。在我国 ART 属于限定使用技术，而代孕则属于禁止使用技术。本案例中"地下代孕机构"明知富商夫妇没有代孕的适应证及无伴有遗传病的家族史，公然为富商夫妇实施代孕技术和对移植胚胎进行性别选择，属于典型的滥用技术与检查范例，践踏了辅助生殖伦理学中严禁技术滥用的原则和辅助检查伦理原则。本案例不禁引发人们对伦理道德的深思，ART 是技术含量较高的临床与实验室相结合的技术，"地下代孕机构"之所以有能力开展代孕及进行性别选择，并将其滥用，其背后离不开少数利令智昏、知法违法、缺乏伦理与道德底线的专业技术人员参与。

ART 的规范化、合理应用离不开伦理监督。为此，卫生行政部门要求批准的开展人类 ART 的医疗机构设立生殖医学伦理委员会，对从业技术人员进行伦理方面的培训，对开展 ART 项目及过程实施全链条的监督管理，对工作中遇到的伦理问题进行审查、讨论和形成决议，指导伦理问题的妥善解决。本案例系"地下代孕机构"所为，因其无生殖医学伦理委员会，使伦理监督与管理缺位，导致"八胞胎"案例发生，违背了伦理监督的原则。

在不孕症诊疗过程中，医务人员有义务对病人知情告知，在签署知情同意书后方可实施 ART。本案例中难以知晓"地下代孕机构"是否对代孕妇女进行充分的知情告知，是否与代孕妇女签署知情同意书，更无法获悉代孕妇女发生多胎妊娠后，是否将多胎妊娠的风险详细告知代孕妇女，是否告知多胎妊娠后行减胎术可以降低围产期风险。然而，本案例的结局表明代孕妇女在毫不知情的情况下承担多胎妊娠的巨大风险直至分娩。因此，本案例的发生与代孕妇女对多胎妊娠的风险不知情有关，严重违背了知情同意的原则。

在 ART 助孕治疗过程中，病人应在充分知情的前提下，自主作出选择或决定。自主原则的 3 个必要前提：①要保证医务人员为病人提供适量、正确并且病人能够理解的诊疗信息；②要保证病人有正常的自主能力，情绪是正常的，决定是经过深思熟虑并与家属讨论过的；③要保证病人自主的选择和决定不会与他人利益、社会利益发生严重的冲突。基于上述 3 个必要前提对本案例进行分析，不难发现"地下代孕机构"未将移植多个胚胎、发生多胎妊娠及其风险如实、充分告知代孕妇女，代孕妇女也未与家属讨论多胎妊娠的风险，再作出自主的选择。若让代孕妇女在充分告知的情况下作出自主选择的话，通常会选择风险较小的单胚胎移植，避免多胎妊娠的风险，即使代孕妇女选择移植多个胚胎并发生多胎妊娠后，也会按医生的建议选择减胎，降低自己围产期的风险。其次，"地下代孕机构"本不该应允富商夫妇移植多个胚胎的不合理要求，因为自主原则是相对性的。然而，本案例中却为富商妻子和两名代孕妇女移植多个胚胎，既损害了他人利益（代孕妇女），又与社会利益（超生）发生了冲突。因此，本案例违背了自主原则。

在 ART 助孕治疗中，保护病人及其子代的隐私极为重要。本案例发生后经媒体报道，以及随后政府有关部门组成的联合调查组进行详细调查，使富商夫妇、孩子及代孕妇女及隐私的部分泄露及曝光。富商夫妇若到正规生殖医学中心做试管婴儿，而不去"地下代孕机构"做试管婴儿和代孕，就不会发生"八胞胎"事件，也不会引起媒体的关注与报道，更不会使自己家庭与孩子的隐私部分泄露或曝光。因此，本案例违背了保密原则。

ART 助孕易导致多胎妊娠，增加多种产科并发症（妊娠期高血压疾病、胎盘早剥、羊水栓塞、早产等）的发生率，严重危及母婴生命安全。本案例的结局显示：①"地下代孕机构"为了多获得卵子和胚胎，选择大剂量药物刺激卵巢，增加发生卵巢过度刺激综合征（OHSS）的风险；②分别给富商妻子（供者、受者）和两名代孕妇女（受者）移植多个胚胎，导致三名妇女均发生医源性多胎妊娠，且未行减胎术，增加母婴围产期的风险，易造成母婴健康的伤害。由此可见，本案例严重违背辅助生殖伦理学中用药伦理原则、严防医源性疾病原则、不伤害原则和有利于供受者的原则。

代孕的出现造成了家庭伦理和亲子伦理关系的混乱，并对传统的母亲的定义提出了挑战。代孕出生的孩子可出现"社会学母亲""遗传学母亲"和"孕育母亲"，其影响代孕孩子的自我认同感的形成及心理的健康。本案例中涉及的 8 个孩子具有同一个父亲和"遗传学母亲"，以及 3 个"孕育母亲"，引发的亲子关系较一般的代孕更为混乱，严重扰乱了家庭伦理关系，并为今后家庭矛盾的爆发埋下了重大隐患。一旦 8 个孩子获知自己的特殊身世背景，将影响父母与孩子、孩子之间的亲情与感情，并对孩子的成长及身心健康造成伤害。另外，若代孕母亲因某种原因以"寻亲"的名义来找自己代孕所生的孩子，将引发孩子监护权的法律纠纷，使得家庭伦理关系更加混乱，并对孩子的心理、精神造成创伤。基于上述情况，本案例违背了保护后代的原则。

ART 中提倡单胎足月活产，减少或避免多胎妊娠发生，发现多胎妊娠后建议行减胎术，其目的是安全与优生。然而，本案例中"地下代孕机构"不顾医疗原则和伦理道德的约束，未控制移植胚胎数目，使三名代孕妇女均多胎妊娠，特别是发现三胎妊娠后未行减胎术，导致"八胞胎"分娩（其中两名妇女三胎分娩），将三名孕妇和 8 名孩子置于高危状态，违背了辅助生殖伦理学中最优化原则。此外，本案例通过代孕实现超生，肆意侵占了社会公共资源，造成新的社会不公，加之其实施非医学指征的性别选择，若任其泛滥，易引发严重的社会问题，违背了公正原则和社会公益性原则。

任何医疗技术均具有双重效应，ART 也不例外，在帮助不孕症病人受孕（第一效应）的同时，也难免有时会引起 OHSS、多胎妊娠等（第二效应）。因此，ART 中必须权衡利弊，使得第一效应大于第二效应，达到对病人有利、有益和风险最低。而在本案例中，大剂量药物刺激卵巢及移植多枚胚胎，对提高获卵数、妊娠率（第一效应）有益，但对降低 OHSS、多胎妊娠发生率（第二效应）不利。本案例中若严格掌握刺激卵巢药物的用药指征以及选择性单胚胎移植，既可以降低 OHSS 的发生，又可避免多胎妊娠，从而实现第一效应最大化，第二效应最小化，可见本案例违背了双重效应原则。

总之，本案例涉及的伦理问题错综复杂，从伦理上对其进行深入细致的讨论、分层剖析，不难发现其违背了辅助生殖伦理学中十七条基本原则。

【法理讨论】

ART 诞生以来，其引发的伦理、法律问题及法律纠纷从未停息，特别是代孕技术的应用困扰了社会各界。从法理上对本案例进行深入细致的分析讨论，可以发现本案在多个层面违反我国现行的法律法规。

首先，本案例中"地下代孕机构"违法行医，非法开展 ART 和实施代孕。我国《医疗机构管理条例》规定:"医疗机构执业必须进行登记,并领取《医疗机构执业许可证》方可从事医疗活动"。"地下代孕机构"未经卫生行政部门批准、注册,不具备开展医疗服务的资质,其从事医疗活动属于非法行医。"地下代孕机构"有关人员行医资质同样无从考量,即使有执业医师证和医师资格证,根据《中华人民共和国执业医师法》的要求,有执业医师证和医师资格证的医师必须在医疗机构注册,否则不得从事医师执业活动。本案中有关人员在没有资质的"地下代孕机构"从事医疗活动,违反了《中华人民共和国执业医师法》的规定,属于非法执业和行医。原卫生部颁布的《人类辅助生殖技术管理办法》第十二条规定:"人类辅助生殖技术必须在经过批准并登记的医疗机构中实施,未经卫生行政部门批准,任何单位和个人不得实施人类辅助生殖技术";第3条规定:"医疗机构和医务人员不得实施任何形式的代孕技术"。2003年原卫生部的《人类辅助生殖技术规范》第三章实施技术人员行为准则第五条中再次强调"禁止实施代孕技术"。由此可见,我国现行的相关法律法规明令禁止代孕,即任何开展ART的医疗机构不能实施代孕技术。到目前为止,全球有39个国家对ART立法,其中27个禁止代孕(如法国、德国、日本等),若在法国违法施行代孕的医生将面临3年监禁和4.5万欧元的罚款,12个允许代孕(如英国、印度),可见大多数国家与我国一样禁止代孕。本案中"地下代孕机构"既不具备医疗机构资质,更未获得开展ART的准入,有关人员在该机构为富商夫妇做试管婴儿及实施代孕,严重违反《人类辅助生殖技术管理办法》和《人类辅助生殖技术规范》的相关规定,属于非法开展ART和实施代孕。值得重视的是,本案例乃"地下代孕"的冰山一角,由于涉事的富商夫妇极不配合卫生、执法等部门对"地下代孕机构"调查、取证,加之"地下代孕机构"极为隐匿,联合调查组只发现涉事的富商夫妇和代孕妇女,未查处到相关违法的"地下代孕机构"及有关人员,使得法律惩处"缺席",导致"地下代孕"屡禁不止。"地下代孕机构"之所以能够实施代孕技术,毋庸置疑其背后离不开丧失职业道德操守、不顾法律法规约束的医务和实验室技术人员参与,也与卫生管理和监督部门对"地下代孕"产业链查处、打击力度不够有关。

其次,本案例导致多胎妊娠和生育8个孩子,违反多项相关法律法规。"地下代孕机构"用金钱来雇佣代孕妇女为富商夫妇生育孩子,所致的医源性多胎妊娠及分娩,使代孕妇女及其胎儿处于高危状态,增加了代孕妇女围产期并发症和妊娠期疾病的发生率及人身伤害的风险;同时增加早产的发生率,影响婴儿生长发育和儿童的健康,既违反了《中华人民共和国母婴保健法》中"保护妇女儿童健康及权益的精神",也违反了《中华人民共和国民法通则》第119条"不得侵害公民身体及造成伤害"的规定;尤其是代孕妇女一旦妊娠后,通常被"地下代孕机构"限制人身自由,违反了《中华人民共和国宪法》第37条"中华人民共和国公民的人身自由不受侵犯"的规定。本案例发生时,我国计划生育政策与法规尚未调整,从法理上讲具有城镇户口的富商夫妇只能生育一胎。《中华人民共和国人口与计划生育法》第17条规定:"公民有生育的权利,也有依法实行计划生育的义务"。《社会抚养费征收管理办法》第2条明确规定:"公民享有依法生育的权利,同时应当依法履行计划生育的义务,其生育行为应当符合人口与计划生育法的规定"。此外,《中华人民共和国婚姻法》第2条规定:"实行婚姻自由、一夫一妻、男女平等的婚姻制度。保护妇女、儿童和老人的合法权益,实行计划生育"。本案例中富商夫妇本可到正规医疗机构生殖中心寻求ART助孕,但为了多生孩子,却到"地下代孕机构"去做试管婴儿和代孕,共出生8个孩子,严重违反了《中华人民共和国人口与计划生育法》。本案例调查结束后,有关部门依照《中华人民共和国人口与计划生育法》和《社会抚养费征收管理办法》对涉事的富商夫妇进行处罚,警示和告诫广大群众。

第三,本案例涉及代孕,引发诸多复杂的法律问题。如何依法确定代孕出生的孩子的父母亲?各国的法律对此的规定并非一致,主要有以下三种:一是孕育孩子的妇女即代孕妇女为婴儿的法定母亲,任何将孩子的监护权转给他人的代孕合同都属无效,如澳大利亚和瑞典,其父亲的确定也是个问题;二是以遗传学为依据确定亲子关系,即提供精子和卵子的夫妇为孩子的法定父母,如英国;三是按照代孕前委托方与被委托方签订的合同或契约确定亲子关系,即合同的委托方为孩子的法定父母,如美国。由于我国禁止代孕,故对此尚无相关法律规定,引发诸多法律问题,如何给代孕出生的孩子办理出生证? 按惯例出生证母亲一栏只能填孕育母亲——产妇的名字(代孕妇女),若填孩子的遗传学母亲(委托方妻子)的名字,需要办理哪些法律手续? 如何办理? 至于出生证父亲一栏如何填写更加复杂,按惯例是填产妇(代孕妇女)的丈夫之名字,其子女是否属于婚生子女? 若产妇(代孕妇女)未婚,那出生证父亲一栏只能空缺,这势必又造成非婚生子女,若填孩子的遗传学父亲(委托方丈夫),如何办理相关法律手续? 本案例确实给医疗机构妇产科出了个法律难题。此外,本案例通过代孕出生的孩子是否依据其提供的出生证办理户籍? 是否需要走司法程序进行亲子鉴定? 同样给公安、司法部门如何确定公民的子女关系、家庭关系带来新的法律问题。代孕还可引发更为棘手的法律问题,如委托方离婚或发生意外,或代孕妇女生出有缺陷的孩子,委托方不接受代孕妇女所生的孩子,代孕妇女该不该抚养其所生的孩子? 所生孩子是否可以送社会福利院? 所生孩子的合法权益如何保障? 在一定程度上危害代孕妇女的婚姻及家庭稳定,泰国曾有相关案例报道。此外,本案中委托方(富商夫妇)与被委托方(代孕妇女)签署的合同或协议是否有法律效力? 一旦发生流产、早产、胎儿畸形,或发生妊娠期高血压疾病、胎盘植入或将来不能生育(产后大出血切除子宫)或死亡(羊水栓塞),委托方和“地下代孕机构”拒不认账,代孕妇女的权益如何维护或保障? 难免不引起医疗安全上的法律纠纷,应引起社会的关注及法律部门的重视。

总之,本案例多层面违反了我国现行法律法规,给社会、家庭带来诸多新的法律问题,留下严重的法律纠纷隐患。

【情理讨论】

不孕症病人若有医学指征做“试管婴儿”生育儿女无可厚非,生殖中心的医务人员也乐于助他们早日为人父母。由于子宫原因不能生育的妇女值得同情,其寻求做“试管婴儿”和代孕来实现为人父母的愿望,构筑一个和谐完美的家庭也合乎情理。从情理观点出发,人人都享有生育孩子的权利,如同人人都有生存权和生命权一样,这是一种

自然的权利。美国(大部分州)、以色列、英国、加拿大等极少数几个国家不限制代孕,但制定了非常严格、完善的法律、法规来监管。强调在严格伦理审查和监管的前提下,允许对有医学指征的病人实施代孕技术,正是出于情理的角度来考量的。就本案例而言,富商妻子子宫发育及功能正常,不具备代孕的医学指征,他们本可到合法的生殖医学中心做“试管婴儿”,却到非法的“地下代孕机构”做“试管婴儿”和代孕,这种做法不为寻常百姓所接受和理解,即使到代孕合法的国家也会遭拒绝,因为生儿育女要有感情与责任担当,孩子是爱情的结晶,代孕生儿育女既没有感情、爱情,更无责任担当,其有违人之常情。

传宗接代和多子多福是我国传统的生育观念,许多人受其影响较深,在情理上是可以理解的。然而,本案例中富商夫妇以金钱开路,寻求“地下代孕机构”违法代孕多生孩子,让代孕妇女承担多胎妊娠的风险以及孕育的艰辛与生孩子的痛苦,这种将本该自己承受风险、艰辛与痛苦转嫁给他人的做法,属于极度自私的行为,有损社会公序良俗。从另外角度加以考量,本案中代孕妇女并非出于无私助人的情怀替人代孕,而是置自己的人格、尊严与健康而不顾,通过出租自己的“子宫”,沦为他人的“生育机器”来赚钱,其行为不合情理,有伤风化,难以让人理解与接受,从而引起社会诸多非议。

“十月怀胎”通常会激发母亲对胎儿产生难以割舍的情感,此乃母亲的天性和人之常情。国外曾有报道代孕妇女对所怀孩子产生情感,分娩后违背协议,放弃报酬,不愿意将孩子交给委托方,引发情感及法律纠纷。“地下代孕机构”实施代孕过程中,富商夫妇与代孕妇女很可能未采取匿名双盲保密,若多年之后,代孕母亲有可能因经济困难“寻亲”,以寻求富商夫妇的帮助,一旦找到富商夫妇及其代孕所生的孩子,难免影响富商夫妇的正常生活,以及引发两个家庭间、父母与孩子间棘手的情感问题,导致复杂的情感纠纷与不可估量的情感伤害,对无辜的孩子心灵、感情世界造成难以消除的阴影。

综上所述,本案例有违情理,为家庭矛盾、亲子关系等的暴发埋下了隐患,给家庭、社会带来极大的负面影响。

【社会舆论】

人类的器官是神圣的，而代孕妇女是在出租自己的内生殖器官——子宫，为他人生育，这与传统价值观、生育观相悖。本案例中，富商夫妇通过"地下代孕机构"雇人代孕导致"八胞胎"出生，践踏我国的法律法规，引爆媒体及社会舆论。由于代孕委托方属于富裕阶层，而代孕妇女一般为社会、经济地位低下的弱势群体，后者多因经济原因出租自己的"子宫"为富人代孕，由此可见，代孕加剧了由贫富差距导致的社会不公平，为"富裕阶层压迫贫困阶层"提供了可能，也带来了生育权的不平等，不利于社会的和谐与稳定。本案例经媒体的广泛传播，给大众及实施 ART 助孕治疗的病人造成代孕、多胎妊娠（特别是三胎妊娠）没有什么医疗风险的错觉和误解，为推行选择性单胚胎移植添置了障碍，易增加 ART 的多胎妊娠的发生率，影响多胎妊娠病人接受选择性减胎术，增加母婴的并发症及围产期风险，干扰生殖医学中心规范化开展 ART，也给产科和新生儿科带来极大的医疗安全隐患，不利于优生优育。

自然的生儿育女包含爱情、责任、义务与担当，孕育过程有利于增加母婴、夫妻间的感情，彰显母爱的伟大。本案例中涉及的"地下代孕"，颠覆了人类自然繁衍生息之传统的生育模式，枉顾了人伦道德之约束，践踏了法律法规之红线，割裂了孕育母亲与孩子间的情感，扰乱了传统家庭之关系，挑战了人类本真的生命价值观。本案例曝光后，由于大众对代孕的态度、观点和认识各异，导致社会舆论哗然，可能带来以下负面效应：一些经济条件好有生育能力的夫妇，为了免受怀孕和分娩的痛苦，寻求代孕妇女替自己生孩子；个别经济条件较好的女性也希望有人替自己怀孕生子，以免影响自己的事业和身材；导致"辅助生殖技术滥用，给钱便可得孩子"。此外，一旦"出租子宫"替人代孕能获高额报酬，极有可能诱惑一些妇女自愿代孕，成为变相的"生育机器"，而不愿通过劳动或凭借自己的技术专长去赚钱，有损社会公序良俗，应引起社会各界的高度关注及深度思考。

本案例发生已过去几年，其造成的不良社会影响仍未消除，代孕小广告泛滥，散发或张贴于正规医疗机构生殖医学中心的各个角落，"地下代孕"引发社会各界的争议从未停息过。尽管我国明令禁止代孕，为何地下代孕仍然存在？究其原因是传统的生育观念、一定的社会需求及巨大的利益空间催生了"地下代孕"产业链的形成，且呈愈演愈烈的趋势。由于现行的法律法规尚不能完全禁止代孕网站和"代孕中介机构"，对违法开展"地下代孕"产业链的法律惩处力度不大，"地下代孕"的违法成本低，共同期待符合我国国情、制度、文化和传统的法律法规早日出台，为"地下代孕"设置一道不能逾越的法律红线，为打击"代孕中介"网站和严厉查处"地下代孕机构"提供法律依据，形成遏制"地下代孕"的高压态势，减少或避免类似案例发生。

【小结】

人类辅助生殖技术能够为不孕症妇女带来希望，但不容忽视其引发的诸多伦理、法律、情感和社会问题等。本案例的核心是"地下代孕机构"滥用 ART 和实施代孕所致的诸多伦理、法律、情理和社会问题，其违背了医学伦理学、辅助生殖伦理学的基本原则，违反了《中华人民共和国宪法》《中华人民共和国民法通则》《中华人民共和国人口与计划生育法》《中华人民共和国母婴保健法》《中华人民共和国婚姻法》《人类辅助生殖技术规范》《人类辅助生殖技术管理办法》等多部法律法规，造成严重的社会负面影响。严厉打击和遏制"地下代孕"，弘扬伦理道德观念，强化遵纪守法意识，使 ART 运行在伦理原则、法律法规框架内，提倡自然、科学、健康的生育繁衍模式，维系和谐的家庭与亲子关系，实现中华民族的伟大复兴之梦想。

（全 松 王 哲 史 潇）

参考文献

[1] 刘显仁，卢迎新. 试管婴+代孕 富商生下"8 胞胎". 广州日报，2011-12-19 (A6).

[2] 中华人民共和国卫生部. 人类辅助生殖技术规范. 卫科教发〔2003〕176 号，2003.

[3] 于修成. 辅助生殖的伦理与管理. 北京：人民卫生出版社，2014.

[4] 国务院. 医疗机构管理条例 (2016 修订)，2016.

[5] 中华人民共和国卫生部. 人类辅助生殖技术管理办法. 卫生部令第 14 号，2001.

[6] 中华人民共和国国务院. 社会抚养费征收管理办法，2002.

第三节 企业行贿高官助其买卵代孕生子

【案例叙述】

2016年1月,一起单位行贿案中,披露了一个"企业为了表达感谢、花钱帮高官代孕生子"的行贿事件。案件中的高官,原副部级官员林某,已因受贿罪被判处无期徒刑,没收个人全部财产。林某本来有着成功的事业,但是,禁不住金钱的诱惑,触犯了法律,为了弥补没儿子的"遗憾",还制造了"收礼收儿子"的闹剧。

林某30岁开始给领导当助理,节节升迁,曾在多个部门担任领导职务,50岁出头已升到副部级,仕途可谓一帆风顺。妻子是政府部门公务员,女儿乖巧懂事,已经上了大学,家庭也是幸福美满。可是,林某心中一直隐藏着一个"没儿子"的遗憾。林某出生在农村,家里三代单传,重男轻女思想严重,仕途得意后,想生个儿子的想法愈加强烈,但妻子一直不同意。看到代孕生子的广告,林某动了心思,觉得代孕生子是个"靠谱"的事儿。郑某是一家企业的负责人,与林某相识多年,在林某的"关照"下,郑某的企业承揽了多个利润可观的项目,并多次给林某送钱送物表示感谢。交往中,林某曾提起心中的"遗憾",郑某心领神会。2012年1月起,郑某开始操办帮林某"代孕生儿子"这件事。郑某联系了一家代孕中介公司,签了代理合同。2012年3月,中介公司安排林某到一家"地下"诊所取精,同时"面试"了十几个愿意供卵的女孩,林某选中了一个22岁的大学生。

郑某为了尽快把事情办好,在中介的安排下,很快开始了供卵的流程。从供卵女孩那里取得了28个卵子,受精后形成了16枚胚胎,经过检测,7枚胚胎为"男宝宝"。由于取卵过多,供卵的女孩因卵巢过度刺激综合征住院治疗,郑某为此支付了6万元医疗费。此后两年间,通过多次代孕,经历了着床失败、自然流产,终于在2014年6月剖宫产生下了一个男孩,代孕妈妈因前置胎盘、产后出血险些切除子宫。"造儿子"的过程风险重重,郑某

帮林某弥补"遗憾"共计花费了200多万元。

林某欣然笑纳了"重金定制的儿子",可是,麻烦也来了。妻子坚决不同意抚养这个孩子,为了维护林某的领导形象,虽未提出离婚,但夫妻感情已破裂,女儿也不原谅父亲。心心念念的儿子只能由郑某出钱雇人抚养,儿子的到来并没有想象中的喜悦和满足,反而让林某感到了从未有过的忧虑和孤独。妻子和女儿不接受,自己和儿子的未来会怎样,林某不敢想象,更为"不幸"的是,儿子出生2个月后,林某落马。随后,郑某也在单位行贿案中被判刑2年。

【医学观点】

案例中涉及卵子买卖、胚胎性别鉴定和有偿代孕几方面的违法违规问题,这些行为多发生在非法的医疗机构甚至简陋的"地下"诊所中,缺乏规范和监管,会带来很多的健康隐患。

商业化供卵本身存在着巨大的健康风险,提供卵子需要经历药物刺激卵巢及手术取卵,这个过程中存在卵巢过度刺激及出血、感染、副损伤的风险。为了获得更多的卵子、利益最大化,如超大剂量应用刺激卵巢的药物,或者短时间内反复药物刺激卵巢,会给供卵者带来身体的伤害,处理不当可能会影响供卵者的健康,甚至对其远期生育造成影响,如果发生严重的卵巢过度刺激还可能危及生命。另外,商业化供卵缺乏全面的医学检测,还可能带来遗传性及传染性疾病的传播。代孕,同样要承担较大的风险。从胚胎植入子宫内至足月分娩,大约经历38周左右的时间。在这个漫长的过程中,除了身体上的不适,严重的妊娠和分娩期并发症也会损害"代孕母亲"的健康甚至危及生命。如果行手术分娩,会对代孕者身体造成一定的损伤。人为操纵的胚胎性别选择,无指征的胚胎活检,存在胚胎损伤的风险,还可能给未来孩子的发育带来一些未知的影响。

人类辅助生殖技术是治疗不孕不育症的一种医疗手段,应在指征明确、保障安全的前提下实施,不应成为满足个人私欲的工具。

【伦理讨论】

这个案例不仅仅是违法事件,更重要的是,"造儿子"的过程中滥用辅助生殖技术,违背了实

施人类辅助生殖技术应遵循的伦理原则,带来了诸多的伦理问题。

无医学指征的胚胎检测,胚胎被当成可以交易的商品,违背了辅助生殖伦理中的尊重原则。人类辅助生殖技术实施的过程中,尊重原则要求除了对人的尊重,同时也包括对配子、胚胎的尊重。胚胎是人类生物学生命,具有发展成人的潜能,应当受到尊重,没有充分理由不得随意操纵和销毁。案例中,为了生儿子对胚胎进行性别鉴定,选出"男宝宝","不符合要求"的胚胎将被丢弃,完全丧失了对胚胎应有的尊重。

实施人类辅助生殖技术还应符合保护后代的原则,避免对后代产生严重的生理、心理和社会损害。案例中,花费重金造出的儿子好似一件商品,是高官父亲受贿的"礼物",不被家庭接受,抚养已陷入困境,同时,"不光彩"的身世对孩子未来的成长也会产生不利的影响。作为权钱交易、重男轻女思想的"产物",孩子成为最大的受害者,未来的生活、教育、成长都没有保障,身心健康将受到很大的影响,完全违背了保护后代的伦理原则。

实施人类辅助生殖技术应有严格的适应证,不能因利益驱使而滥用。建立在金钱、利益基础上的商业化供卵、代孕及胚胎性别选择,有悖于辅助生殖技术中严防商业化和严禁技术滥用原则,对社会的伦理道德造成了极大的冲击;另外,根据《母婴保健法》,非医学需要的性别选择也违背了辅助生殖技术应用中的维护社会公益性原则,均应予以治理。

辅助生殖伦理要求遵循知情同意和不伤害原则,但是,在非法的辅助生殖活动中,以赚钱为目的,以利益为核心,不可能做到真正的知情同意,也很难做到不伤害。一些年轻的女孩,在金钱的诱惑下,糊里糊涂地加入了出卖卵子的行列,甚至发生严重的并发症,给身体造成损害,代孕母亲遭遇风险的案例也时有发生。同时,"未来的孩子"变成了商品,会不可避免地受到不同程度的伤害。本案例中,"造儿子"的过程也是险象环生,孩子受到的伤害更是不可估量的。出卖卵子、出租子宫的女性们,如果真正了解其中的风险和代价,是否愿意为了金钱付出损害健康的代价呢?

非法卵子买卖、地下代孕、胚胎性别选择等行为的背后离不开医务人员的参与,对人类辅助生殖技术进行规范和管理,还应充分落实伦理监督原则。加强监督管理,规范医疗机构及医务人员的执业行为,提升行业自律;建立多方人士组成的医学伦理委员会,对实施中遇到的伦理问题进行审查、咨询、论证和建议。人类自身的生物性和社会性及其在自然与社会中的地位和作用,要求人类辅助生殖技术在实践中,应技术和伦理两方面并驾齐驱,促进辅助生殖技术健康有序地发展。

【法理讨论】

"高官贪腐、行贿受贿"迟早会受到法律的严惩,而将卵子、子宫"物"化,将孩子作为可交易的商品,不但有违公序良俗和社会公德,也违反国家的多项法律法规。

《人类辅助生殖技术管理办法》和《人类辅助生殖技术和人类精子库伦理原则》规定:实施人类辅助生殖技术的医疗机构不得进行性别选择,禁止以任何形式买卖配子、合子、胚胎;医疗机构和医务人员不得实施任何形式的代孕技术;人类辅助生殖技术应在获得审批的医疗机构中进行,以医疗为目的,并符合国家计划生育政策、伦理原则和有关法律规定。加强医务人员对相关法律法规、技术规范、基本标准和伦理原则的认识,增强医疗机构和医务人员依法依规执业的自觉性。同时,卫生行政部门要加强对人类辅助生殖技术的管理和监督,严肃查处违法违规案件,惩戒滥用辅助生殖技术牟利的医疗机构和个人。对于发现的非法利用辅助生殖技术进行交易的行为,必要时可以借助公安机关进行坚决的打击。按照《医疗机构管理条例》《中华人民共和国执业医师法》,对非法从业的医疗场所,应予取缔;对非法从业的医务人员,应吊销医师执照,造成严重后果时,依法追究刑事责任。

地下代孕、卵子交易、胚胎性别选择等非法辅助生殖活动的"地下产业链"已悄然兴起。行政规章对从业医疗机构和医务人员进行了规范,禁止医疗机构、医务人员参与非法的辅助生殖活动,打破利益链,是避免技术滥用的关键,但是,如果不能"因禁而止",会催生更多的、复杂的社会问题,辅助生殖技术的商业化倾向容易引起价值观的扭曲。通过中介机构,参与卵子买卖、有偿代孕的女性,以及寻求非法途径生子者,与非法机构签订的合同,按照《中华人民共和国合同法》第52条的规定,违反法律、行政法规,损害社会公共利益,属于无效合同,如果发生人身损害或纠纷,则无法获得赔偿和保护,滥用辅助生殖技术,造成了越来越多的伦理关系、继承关系、抚养关系的混乱,给代孕所生的孩子带来了诸多的不利影响。本案中,高官林某为了个人私欲,通过中介买卵子、找代孕,生了儿子,按照《中华人民共和国婚姻法》,林某的妻子对这个孩子是没有抚养义务的,林某入狱后,这个非婚生子将面临无家可归的境地。

面对目前的现实,法律作为维护社会秩序和基本行为的规范体系,应当适应社会发展的需要,对其背后的非法行为进行根治,纯洁社会风气,确保社会价值体系健康,维护传统人伦道德观念,对新技术运用带来的问题有所作为。

【情理讨论】

借助辅助生殖技术,精卵受精后发育成胚胎的过程在体外人工控制的环境中完成,胚胎可以通过冷冻技术长期保存,孕育生命的过程可以分步完成。如果这个过程中,卵子、精子可以任意买卖,生男生女可以"定制",子宫可以租用,那么,人的生命就成了可以被任意操纵、随意买卖的商品了。人是具备生命、人格、情感的综合体,不能被当成商品来交易。本案例中,高官一厢情愿"造儿子",金钱、权力操纵生育的过程,违背伦理道德,让孩子的未来面临着各种"窘境",情理上不能接受。

【社会舆论】

随着媒体的宣传和信息来源的便利性,"试管婴儿"逐渐走入公众视线,买卖卵子、代孕、"包生儿子"的违法广告也随处可见,一些非法中介机构抓住一部分人重男轻女或者盼望儿女双全的心理,"定制婴儿"成了宣传噱头。太过理想化的虚假宣传让不了解辅助生殖技术的普通民众产生错觉,花钱可以买卵子、租子宫,还可以选择性别,让生育这件严肃的事变成随心所欲的事了。

媒体报道发现,很多年轻女孩根本不了解出卖卵子会有怎样的风险,很多代孕妈妈也不知道妊娠分娩可能会面对生死考验,还有婴儿出生后可能面临的抚养争议、出生缺陷、"退货"等问题。滥用辅助生殖技术所带来的健康风险和伦理问题已成为不容忽视的社会问题。

有权、有钱不能随心所"育",应当借助媒体的力量进行健康教育和舆论监督。让公众了解参与非法辅助生殖活动的风险和代价,引导公众对辅助生殖技术的正确认识。

【小结】

商业化供卵、地下代孕及非法胚胎鉴定存在着很大的健康风险和诸多的伦理问题。滥用辅助生殖技术不仅践踏人格、尊严,还会造成社会秩序的混乱。权力、金钱不能操纵生育,应当健全法律法规,取缔非法中介机构。加强宣传教育,严格监督监管,让辅助生殖技术安全合理地实施,健康地发展,才能维护社会公益,保障个人、家庭以及后代的健康和利益。

(于　淼)

参考文献

[1] 中华人民共和国卫生部.人类辅助生殖技术管理办法.2001.

[2] 于修成.辅助生殖的伦理与管理.北京:人民卫生出版社,2014.

[3] 中华人民共和国卫生部.人类辅助生殖技术和人类精子库伦理原则.2003.

[4] 中华人民共和国国务院.医疗机构管理条例.1994.

第四节　代孕引发的费用和抚养权问题

【案例叙述】

案例1

赵强(化名)夫妇婚后多年未孕,妻子李玲(化名)畸形的子宫注定将夫妻二人置于老无所依的境地。李玲承受着巨大的精神压力。然而,无意间在网上看到的"借腹生子"使夫妻二人在黑暗的世界里又见到了一丝光明。在一家地下生殖中心,几经辗转,赵强夫妇与各方面条件颇好的周倩(化名)签订了"代孕协议"。如果一切顺利,赵强夫妇盼望已久的求子美梦将通过"借腹"与"试管婴儿"的组合得以实现,而周倩不需负担任何相关费用并将获得20万元代孕费。一切看似圆满,但赵强夫妇明白,多年求医问路导致入不敷出,难以拼凑如此庞大的费用,而同时更无法舍弃对求子的渴望。抱着走一步算一步的心态终于如愿以偿地圆了求子梦,但却未能履行协议的费用。周倩不仅得不到经济上的补偿,又对孩子产生了深厚的感情,最终将带着未满月的孩子失踪了的赵强夫妇告上了法庭。

案例 2

赵刚(化名)与妻子李颖(化名)结婚多年依然未能怀孕,这让他们心急如焚。几年来,二人从积极试孕到试管婴儿都试了个遍,均以失败告终。祸不单行,李颖患上了系统性红斑狼疮,在这样的状态下妊娠,可致狼疮病情加重和胎儿异常率升高,这让夫妻二人陷入了绝望。2012 年,朋友不经意地提到了代孕母亲这一隐形职业给二人带来了希望,经过一番努力,终于找到一位刚刚名校毕业的白静(化名),各方面均符合夫妻二人的需求。双方在签订了"完善"的协议后,在国外一家生殖中心开始了体外受精胚胎移植的代孕过程。成功怀孕后,白静对小孩的感情从无到有,渐渐加深,内心的"天平"也从金钱慢慢地转向了孩子,最终选择了抚养。双方几经沟通未果,就孩子的归属问题闹到了法院。

案例 3

白桦(化名)夫妇的小女儿还未成年便因病夭折,生活被完全打乱。随着时间推移,悲痛的情绪逐渐转化成了对孩子的渴望,而迟迟不来的怀孕又将夫妻拖入了绝望。就在夫妻二人已经放弃的时候,辛妍(化名)为了改善生活条件,愿意以人工授精的方式有偿为白桦夫妇代孕。在私立的生殖中心,辛妍生下孩子,白桦夫妇在欣喜之余却发现难以依照口头约定支付全部费用,但却无法放弃即将实现的求子梦。而辛妍也因为初次生育的痛苦和喜悦,再加身材变形和未来婚育的太多不确定性,决心抚养小孩,而经济状况却是最大的苦恼。双方对簿公堂,异口同声地表达了对抚养权和经济问题的诉求。

【医学观点】

代孕是将人工授精或体外受精与胚胎移植技术应用和发展的产物,是指在女方完全丧失生育能力的前提下将其卵子(或代孕母亲的卵子)与丈夫的精子结合成胚胎,在代孕母亲子宫内完成整个孕期,分娩后将新生儿交给不育夫妇的过程。主要适用于因某些疾病导致子宫无法正常孕育胎儿的一类人群,如子宫腔粘连、子宫内膜严重损伤、先天性子宫发育异常等。然而为了避免技术的滥用,我国有关法律对人类辅助生殖技术的实施做了严格的规定,《卫生部关于修订人类辅助生殖技术与人类精子库相关技术规范、基本标准和伦理原则的通知》明确指出:"人类辅助生殖技术的应用应当在医疗机构中进行,以医疗为目的,并符合国家计划生育政策、伦理原则和有关法律规定。禁止以任何形式买卖配子、合子、胚胎。医疗机构和医务人员不得实施任何形式的代孕技术"。而没有医疗资格的机构和个人是不能从事医疗活动的,当然更不能实施任何与代孕有关的手术,总之代孕行为目前在我国是不可行的。

帮助病人解除疾病困扰是每个医务人员的天职,帮助每一位渴望成为母亲而又不能自然怀孕的妇女怀孕生子更是生殖医生的奋斗目标,因而作为医务工作者有责任和义务尽可能地探寻更有利于病人的医疗手段。与此同时,还要时刻保持警惕,遵循国家计划生育政策、伦理原则和有关法律规定,避免技术的过度发展而引发不良的影响。

【伦理讨论】

代孕能使得极少数特殊的不育家庭实现生子愿望,但是,代孕引发的伦理学问题是复杂的。

代孕使得生物学母亲、分娩的母亲和抚养的母亲可能发生分离,究竟谁是孩子法律上的母亲?"血缘说"认为母亲的认定不应以孕育而应以血缘为依据,因为子宫仅是胚胎发育需要的"土壤"环境,不决定胎儿的遗传基因,因此,提供卵子和精子的人才能获得子女的监护权。"契约说"认为代孕契约是双方当事人自由、平等缔结的,法律应当尊重代孕协议双方当事人的最初意愿,即委托方夫妇为孩子法律上的父母,女方委托人无论与婴儿有无血缘关系都不影响母子关系的成立。以上这两种学说明显倾向于委托方夫妇。"子女最佳利益学说"强调亲子关系的确认应从婴儿的最佳利益出发,是从代孕子女利益的角度考虑,将监护权交由最有利于子女成长的一方抚养。"分娩说"依据传统民法对亲子关系的界定以分娩者为母。认为妊娠是母爱的基础,经过"十月怀胎",最终完成生产的过程对孩子是至关重要的,因此分娩者即代孕母亲具有孩子的监护权。

在案例一和二中，委托方的妻子由于生理或疾病的原因而无法完成妊娠过程，转而考虑寻找代孕母亲，这本身就是违法的。而代孕方出于对金钱的追求，将自己的子宫出租更有违伦理和道德。违背法律及伦理的代孕合同使孩子沦为了商品，显然与公序良俗、社会公德相违背，注定会给双方及孩子带来极其深远的影响，埋下极大的隐患。案例三则更加复杂，代孕者不仅提供了子宫，还提供了卵子，属于"局部代孕"，即精子来源于委托方丈夫，卵子来源于代孕母亲。此时代孕母亲与孩子存在血缘关系，这使代孕母亲和男方成为了"非婚生子女"的父母，进一步混乱了伦理关系，加大了维护法律、伦理及各方权益等问题的难度。

【法理讨论】

我国的法律法规严格禁止代孕行为，商业性的代孕机构和代孕行为更是法律所不容。2003年中华人民共和国原卫生部颁布了《关于修订人类辅助生殖技术与人类精子库相关技术规范、基本标准和伦理原则的通知》。规范要求医疗机构和医务人员不得实施任何形式的代孕技术。根据这一禁止性法律规范的规定，人类辅助生殖技术只能在医疗机构依法实施，只能是合法夫妻、合法生育的情况下进行，请人代孕显然是违法的，即使签订了"代孕合同"也毫无法律效力。生育权是人类的基本权利，当然也包括不孕不育者，理论上可以通过人类辅助生殖技术来实现。但是由代孕途径实现的生育权不符合《中华人民共和国民法通则》第98条规定"公民享有健康权"，代孕行为侵犯了代孕妇女的身体权，损害了代孕母亲的利益，属于伪生育权，是不受法律保护的。此外，在《医疗机构管理条例》中还明确地规定了违反相应法律法规所给予的惩罚，任何机构都不能冲破法律的界限来满足生育愿望。而已经通过代孕出生的婴儿，应根据案例的特点慎重综合考虑各方面因素，充分保障婴儿的利益。

三个案例显然都不符合我国现有的法律约束，进而引发了强烈的矛盾，尤其在案例三中，代孕者辛妍不仅提供了子宫，还提供了卵子，所生育子女在法律上属于"非婚生子女"。《中华人民共和国婚姻法》第二十五条对非婚生子女的法律地位做

了明确规定：即"非婚生子女享有与婚生子女同等的权利，任何人不得加以危害和歧视"，这就使得当事人的社会身份混乱，责任和权益难以清晰划分。案例反映出了代孕的多样性和复杂性。

【情理讨论】

三个案例中委托方均是为了能够生育后代而选择了代孕这一违法途径，但原因略有不同，分别为子宫畸形、系统性红斑狼疮以及高龄。从委托方角度看，想要得到血亲后代只能通过人类辅助生殖技术和代孕来实现，否则只能接受无遗传学后代的现实。这也使得委托方夫妇不惜重金铤而走险，寻找愿意代为妊娠的女性，抓住最后的希望，这种心理和心情是可以理解的。然而，也许很多人觉得她们过于执着此事，认为她们的生育需求完全可以通过收养来满足。但是代孕所生的子女毕竟是她们的血亲后代，比领养的孩子更亲，更不同于非婚生子。而代孕者大多出于金钱的需求，"出借"专属于自己的子宫，但在"怀胎十月"与孩子的长期相处中，产生感情在所难免，甚至最终战胜金钱的需求转而争夺抚养权。就情理角度考虑，似乎双方都是受害者，但毕竟这是建立在违法的基础上，并不能因情理上的考虑而受到法律的支持。

三个案例中，导致最终对簿公堂的原因各不相同，但双方争夺的焦点一致，即抚养权和金钱。就此可以看出，代孕行为极易引发尖锐的情感和利益上的冲突，同时也难以保障各方的利益，引发不良的社会影响，极易突破伦理和道德的束缚。代孕行为还极易使代孕者产生重大的生理和心理变化，而这种变化所产生的结果是事先难以预料的，因而我国当前禁止一切代孕行为有利于维护代孕者身心不受到代孕行为的摧残。

【社会舆论】

中国是个有着千百年文化的传统大国，自古就有"不孝有三，无后为大"的传统观念，"多子多福""传宗接代"等字眼在人的心中已是根深蒂固，生育自己的血亲后代是每个家庭的责任与希望。大量的由于各种原因无法生育的夫妇，同样对生育有着强烈的渴望。他们是特殊的社会群体，是当下急需解决的社会问题，需要社会的关注、组织的关心，以抚慰无子之痛。

【小结】

代孕违反了我国的法律,不可避免地产生各种纠纷。代孕行为与社会的进步背道而驰,容易引起社会伦理关系、继承关系、抚养关系的混乱,不利于代孕所生儿童的健康成长。

(刘丽英 郭 毅)

参考文献

［1］中华人民共和国卫生部.人类辅助生殖技术管理办法.2001.

［2］中华人民共和国卫生部.关于修订人类辅助生殖技术与人类精子库相关技术规范、基本标准和伦理原则的通知.卫科教发〔2003〕176号,2003.

［3］于修成.辅助生殖的伦理与管理.北京:人民卫生出版社,2014.

第五节 代孕妈妈遭遇的身体伤害

【案例叙述】

胡纯(化名)出生于湘西一贫困家庭,作为家里唯一的大学生,虽然父母无比骄傲,但是每年的学费和生活费让这个本就贫困的家庭雪上加霜。懂事的小胡也希望能减轻父母的负担。她无意中在网上看到某"大型公益机构"正在进行一个"招募天使妈妈"的活动,宣称"目前大量夫妇因自身疾病无法获得后代,因此需要'有爱心的天使妈妈'帮忙满足他们的愿望,一旦成功还有丰厚的报酬"。想到既能够帮助他人,又可以赚取报酬让自己能完成学业并改善家里的环境,单纯的小胡拨通了网站上的联系电话。

通过与一位叫作"红姐"的联系人接触后,小胡才知道,所谓的"天使妈妈活动"实际上是帮助有生育要求但无法自己妊娠的女性实施代孕术。她被告知"只需要吃一段时间激素,打几天针,做个小手术把胚胎放进体内,怀孕期间全程有专人照顾生活,孩子生下来后就可以得到10万~15万的报酬"。不谙世事的小胡虽然对"试管婴儿""代

孕术"等名词云里雾里,但想到事成后的报酬足以保证自己完成学业并改善家里的经济情况,便答应下来。

一段时间后,经"红姐"的介绍,小胡与一对30多岁夫妇见面了。小胡得知这对夫妇男方姓江,女方姓李(化名),李女士两年前因前置胎盘大出血切除子宫,未能保住胎儿,也从此失去了生育的机会。经过协商,以"红姐"作为中介方,小胡和这对夫妇签署了代孕协议,商定小胡为李先生夫妇体外受精的胚胎实施代孕术,婴儿出生后给予10万元报酬,但协议中并未规定出现相关意外的处理与赔偿条款。一个月后的一天,小胡被蒙眼带到一栋神秘建筑内,内部手术室、胚胎培养室等一应俱全,在这里小胡接受了胚胎移植术,术后她被告知移植了江先生和李女士的胚胎两枚,并被专人接到一个偏僻的小区内静养。

半个月后,小胡查血提示妊娠,江先生夫妇万分高兴,继续安排专人照顾小胡的生活起居,等待进一步的结果。好景不长,又过了半个月,小胡到医院检查提示子宫内未见胚胎,而右附件区可见孕囊及胚芽回声,立即住院,于移植后32天进行了腹腔镜探查术,术中提示右侧输卵管妊娠,遂行该侧输卵管切除术,术后于医院治疗5天后出院,出院结账单示住院费用共2万余元,除却住院时江先生为其垫资一万元,小胡尚欠医院一万余元,但此时小胡却再无法联系到江先生和"红姐"。

向亲友借款后小胡还清了医疗费用,出院后小胡携所签署的代孕协议求助于当地卫生管理部门,相关部门立即进行调查,但发现该中介网站已无法进入,"红姐"的电话也再无法联系上,而小胡亦因无法提供该地下中心的准确位置而无法取证。几经周折,小胡联系到了江先生夫妇,也求助于律师的帮助,却被告知代孕在中国是违法的,不受法律保护,最终未得到任何赔偿。

一场"天使妈妈"的骗局,不仅让预想中的10万元报酬打了水漂并负债,还让小胡失去了一侧的输卵管,她呆坐着,震惊和懊悔都无法结束这一场伴随一生的噩梦。

【医学观点】

从医学技术的角度来讲,开展代孕操作并不存在技术上的障碍,但由于代孕行为涉及复杂的法律

及伦理问题,我国法律法规明令禁止开展代孕。任何一种医疗手段都具有双重效应,即在治疗疾病的同时,也存在一定的风险和并发症。如本例中胚胎移植后异位妊娠的发生,有文献报道可达2%~5%,也可能出现多胎妊娠、盆腔出血、感染等,以上并发症均可能造成严重的后果,甚至危及生命。因此,该类技术只能在有资质的专业机构中进行,而其实施对象也只能为有严格医学指征的不孕症夫妇。在非法的医疗机构中实施的辅助生殖技术,往往由于其设备条件不达标(如缺乏严格的消毒灭菌措施以及必要的抢救设备),技术能力有限,对不良事件的预见性以及应急处理能力较差,导致各种严重的并发症的发生率远高于正常水平。

【伦理讨论】

近年来以营利为目的的代孕现象与日俱增,由此带来的安全和伦理问题值得高度的重视。《辅助生殖的伦理与管理》中明确提出了实施辅助生殖技术需要严格遵守的伦理原则,本案例中,作为代孕技术的环境提供者和直接促成者,该地下医疗机构违反了以下伦理原则:

严防商业化的伦理原则中指出:任何医疗机构和医务人员不能受经济利益的驱动滥用人类辅助生殖技术。医生是一个神圣的职业,医护人员之所以被称为"白衣天使",是因为医疗行为应该以解决病人的疾苦作为首要目的,而一旦陷入"唯利是图"的商业化模式,则难免会损害病人的利益,甚至伤害病人的身心健康,有违医生"治病救人"的初心。辅助生殖技术作为特殊的医疗技术,更应该严格规范其商业化行为。本案例中,该地下医疗机构以营利为目的,招募单身女性为不孕夫妇实施代孕术,并且导致了严重并发症的发生,代孕者也因此遭受伤害,且可能危害到其本身的生育能力,因此,该代孕行为已明显违背了"严防商业化"的伦理原则。

严禁技术滥用原则中明确提出"辅助生殖技术属于限定使用技术","禁止使用技术则是坚决禁止的",而由代孕技术产生的子代在伦理上尚无法严格界定,因此代孕技术目前即为严格禁止的助孕技术之一。在本例中,代孕的子代并未出生,如若出生,即可能会引发亲子伦理关系问题,对传统的"母亲"定义带来了挑战。而以营利为目的的非

法代孕的横行,也将进一步为以金钱为标杆的不良社会风气提供滋生的土壤。

另外,该机构仅以高额回报利诱受者实施代孕术,但对该技术对人体可能产生的伤害和相关并发症却未提前告知,这违背了知情同意原则;该机构让寻求代孕的夫妇和代孕者见面,则违反了保密原则;在本案例中,造成代孕者发生了不良医疗后果(代孕者因异位妊娠切除输卵管),产生了严重的社会不良影响。

【法理讨论】

从法理的角度,本案中胡姓女大学生在地下商业代孕机构介绍下参加了所谓"天使妈妈活动",与江姓夫妇签订有偿代孕协议,后因宫外孕进行了终止妊娠并切除右侧输卵管的手术,由此引发进行相关手术所产生的医药费及赔偿纠纷案件。

原卫生部《人类辅助生殖技术管理办法》第三条和第十二条规定:人类辅助生殖技术应由具有相关资质的医疗机构以医疗为目的提供且在助孕过程中不能违背国家的相关生育政策、伦理原则和法律规定。目前我国禁止任何形式的配子、合子和胚胎买卖。任何形式的代孕技术都被明令禁止。本案中江姓夫妇因女方切除子宫无法怀孕,通过非法地下商业性代孕机构与胡姓大学生签订有偿代孕协议,按照《中华人民共和国合同法》第七条的规定:当事人订立、履行的合同只有在遵守法律法规、尊重社会公德、不扰乱社会经济秩序、不损害社会公共利益的前提下才具有法律效益。因此,江姓夫妇与胡姓大学生签订的合同为无效合同,不受法律所保护。同时,第五十八条又规定,因无效或被撤销的合同取得的财产,应当予以返还;存在不能返还或者没有必要返还的情况时,应当折价补偿。过错方应赔偿受害方所受的损失,双方均有过错时,应当各自承担相应的责任。因此,尽管该代孕协议为无效合同,"受害者"(小胡)若能提出充分证据证实代孕行为的发生以及由此造成的不良后果,如:实际产生的医疗费或因身体受到伤害的后期治疗费等实际支付的费用,可以据此提出民事赔偿。

【情理讨论】

从情理上,本例中的女大学生小胡,为完成学业、减轻家里的经济负担,在被半哄半骗的情况下

走上了代孕的道路。不谙世事的她也许根本不知道在我国代孕是法律明令禁止的违法行为，也根本没有想过代孕技术的相关风险。为此她不但没有得到想象中的报酬，还因宫外孕负债累累，更失去了一侧的输卵管影响自己的生育。小胡的遭遇让医务工作者不免唏嘘同情，但是非法机构往往就是利用年轻人经济上的困难和社会经历上的缺乏实施非法活动，如何引以为鉴，避免这样的悲剧再次发生，需要社会各方包括每个公民的努力。

【社会舆论】

事情发生后，当地媒体以《"天使妈妈"的悲剧》为题报道了小胡的遭遇，一时间引起了社会对此事的热议。有人认为：地下机构只为了赚钱，江姓夫妇也只顾一己私利，不顾人死活，出了问题又袖手不管，于情于法都无法让人接受，理应得到严惩；但也有人在谴责地下机构的违法行为的同时，也对江姓夫妇的遭遇予以同情，女方被切除子宫以后无法生育后代，而现有的管理法规禁止代孕，这样的女性将永远失去成为一位母亲的希望。群众呼吁相关部门监管的加强，让非法代孕机构无处藏身。同时对于江姓夫妇这样的人群，也希望有更完善的法规为其提供出路。

【小结】

由于严重的子宫疾患（如子宫切除、严重宫腔粘连等原因）导致不孕的病人，在目前的技术手段下代孕是一出路，但由于该项技术在我国被严令禁止，由于代孕本身不合法，代孕求助者和代孕妈妈的利益均不能得到保障。因此，无论是实施代孕的机构、希望代孕的病人夫妇，还是代孕妈妈，都不应无视国家法律法规，铤而走险，最终招致无法挽回的严重后果。

（靳镭　李舟　杨殊琳）

参考文献

［1］于修成．辅助生殖的伦理与管理．北京：人民卫生出版社，2014.

［2］中华人民共和国卫生部．关于修订人类辅助生殖技术与人类精子库相关技术规范、基本标准和伦理原则的通知．卫科教发〔2003〕176号，2003.

第六节　失独夫妻的代孕请求

【案例叙述】

刘源（化名），女，35岁，6个月前独生子因患抑郁症自杀身亡。虽然刘源尚在育龄期，但不幸的是她在上次分娩时因为产后大出血切除了子宫，所以无法再生育。夫妻二人痛不欲生，好心的朋友介绍通过现代的医学技术可以借腹生子，在亲朋好友的鼓励和帮助下，刘源燃起了再生育的希望，她找到一位愿意代孕的女士，带着她，兴高采烈地来到了医院，却被当头一盆冷水。医生坚定地告诉她，在我国不能实施代孕行为。

【医学观点】

刘源夫妇的案例中，病人要求具备生育能力的女性接受委托，将她们的胚胎植入其他女性的子宫内，从医学技术讲是已经非常成熟的技术，并且本着救死扶伤的原则，刘源夫妇在没有生育能力的情况下失子却是饱受巨大痛苦，医生可以借用医学技术为病人解除病痛是符合医学伦理的，并且该病人子宫切除后具有医学代孕指征。

【伦理讨论】

目前我国《人类辅助生殖技术管理办法》中规定："医疗机构和医务人员不得实施任何形式的代孕"，也就是说我国现行法律规范禁止代孕行为的发生，不管有偿或无偿。因此在我国，辅助生殖技术操作人员实施代孕即是违法，不存在讨价还价的空间。

首先，代孕推翻了自然情况下的传统生育模式，使子代具有生物学和遗传学上两位母亲，对传统母亲的定义提出了挑战。母亲的身份不应以孕育而应以血缘为依据，但是"十月怀胎"对于母子关系和其具备的家庭社会意义却不容忽视；对于代理孕母，不能简单将其视为"孕育箱""出租子宫"，其对胎儿产生的母爱也同样值得尊重，要肯定其作为一个"人"的价值、尊严和感情。从伦理角度讲，代孕对于遗传学上的母亲是有利的，如果医院以其作为病人或者讨论主体的话不会违反有利病人的原则，但对于孩子的生物学上的母亲，即使出于自愿，也有悖公正原则。对于孩子首先通过一种交易手段获得生命，孩子不知情的情况下成为了一种交易品，未来面临生物学母亲与遗传学母亲博弈的风险，无论最终由哪一方抚养，对孩子都是不公平的；其次，如果孕育过程中或产后孩子存在缺陷，双方往往会推卸责任，甚至最后会发生弃婴，这样使得后代的权益得不到切实的保护，对同样作为"人"的子代，有悖保护子代原则和尊重生命的伦理原则。而针对失去生育能力的病人理所当然地拥有生育权利，遵循自主和知情的原则，病人有权咨询代孕问题，也有权利选择就医的场所，而医务人员本着知情同意的原则应该详细告知目前代孕的不合法性以及代孕后所发生一切不受法律保护。

许多非法和海外的代孕机构为了其商业目的，导致了许多纠纷和伤害的产生。一方面操作者的专业水平、从业经验等根本无法保证，这就大大增加了手术的风险；另一方面，代孕母亲的权益也难以得到保障。因此，产后国内外已发生多起代孕者产后携带婴儿逃匿的案例纠纷，给病人夫妇带来了情感和金钱损失。所以这种代孕行为，不仅违反了公正原则，同时也违背了严禁商业化的伦理原则。

当然，不论代孕的实际价值和最终是否被允许，母亲代替女儿怀孕，或者姐姐代替妹妹怀孕，这样的代孕行为打乱了婴儿在家庭中的归属和地位，导致婴儿和家庭成员之间的关系难以确定，严重地扰乱了家庭中的伦理关系，是要禁止的。

【法理讨论】

卫生部在2001年就曾颁布实施了《人类辅助生殖技术管理办法》和《人类精子库管理办法》两个法律文件，文件明确提出严禁任何个人以任何形式买卖精子、卵子和胚胎，严格禁止各种代孕行为。但代孕的行为并没有因为法律的出台而得到遏制，而是转入地下黑市。目前更有部分中介旅游机构开展海外"代孕旅游"，许多夫妇不惜重金踏上了海外寻子的路程。这些社会现象的产生也侧面说明了代孕的旺盛需求。国家原卫生部有明文规定禁止代孕，国务院各部委颁布部门规章，是国家法规的重要组成部分，该夫妇虽具有生育权利，至于如何生育是医学上的问题，原则上讲代孕的实施属于违法犯罪，不仅违反规定，需受到行政处罚，也不受法律保护。代孕过程中所发生的诸多问题不容忽视。

代孕过程中的契约为多方契约，权利义务关系复杂，这样的契约是无效的。目前并无主管部门对其进行监督管理，此时病人选择代孕意味着更大的风险。

代孕某种程度上侵犯了代孕妇女的身体权，《中华人民共和国民法通则》中规定，公民的身体权不得抛弃或让渡。实施代孕技术，从根本上是将生育的责任和风险转嫁到他人身上，侵犯了他人的生育权和身体权。更何况牵扯到金钱交易，更容易滋生出强迫、欺骗等纠纷和犯罪行为。

【情理讨论】

刘源夫妇的要求似乎合情合理，但刘源自身已经行子宫切除，夫妇要求在本院实施体外受精后植入代孕女士子宫体内，似乎合情合理，但在"代孕"得到"合法"之前，他们的要求就是不合法，因此，要向病人耐心解释。

【社会舆论】

根据案例分析讲解，医学专家观点、法律法规和医学伦理等多方面问题征集社会舆论，发放同意、不同意和不了解也不关心三类问卷调查，结果令人担忧，25%的生育年龄妇女同意代孕放开，12%的丈夫同意代孕放开，仅有10%的夫妇表示严禁代孕，52%的夫妇不了解也不关心。持赞成票的妇女和丈夫们的理由多样化：①现在社会压力大，妊娠分娩一次要2年时间无精力投入工作，好的工作职位就会丢失，如果有人代孕，只需要支付1年的收入，还可以免去分娩的痛苦，持这种观点的夫妇多是白领阶层的独生子女；②怀孕是非常辛苦的事，代孕可以通过支付报酬免除妊娠反应、分娩、哺乳等各环节的痛苦，这属于商业代孕观点；③我们需要孩子，但没有生育的能力，希望能有机会让别人给生育一个，持此观点的人多数是70后患有疾患的人。反对意见的理由如下：代孕出生的孩子如何归属？亲属代孕后双方的关系如何处理？孩子生出来就身份复杂，不符合中国传统国情。不关心和不了解的人群多数是年轻夫妇，或文化层次较低，他们只知道生孩子是天经地义自己的事，不了解代孕是什么。虽然对代孕的问题看法意见不统一，但支持的回答率让人担忧非法的商业代孕会继续拥有市场。

【小结】

通过该案例的讨论，医务工作者应该明确，代孕目前在我国是明令禁止的，国务院各部委颁布部门规章，是国家法规的重要组成部分，因此，作为医务工作者必须严格遵守。

（高　磊　邹淑花）

参考文献

［1］中华人民共和国卫生部. 关于修订人类辅助生殖技术与人类精子库相关技术规范、基本标准和伦理原则的通知. 卫科教发〔2003〕176 号，2003.
［2］于修成. 辅助生殖的伦理与管理. 北京：人民卫生出版社，2014.
［3］中华人民共和国原卫生部. 辅助生殖技术管理办法. 2001.

第七节　代孕引发抚养权纠纷

【案例叙述】

王娟（化名）由于年龄过高及子宫因素丧失生育能力，并有过一段失败的婚姻，而现任丈夫李响（化名）则与前妻育有一子一女，已托付给前妻抚养。他们再婚后决定通过找人取卵和代孕来拥有一个孩子。李响通过网络联系到地下代孕中介机构，完成了卵子提供到她人代孕。2011 年 2 月，夫妻俩从代孕机构人员手中接过一对龙凤胎宝宝，以及由医院开具了所谓的"出生证明"和一份"亲子鉴定书"。王娟将两个孩子视如己出。但不幸的是，3 年后李响因急性重症胰腺炎突发离世。李响个人资产高达 2 800 万元，两个孩子面临继承高额遗产，由于李响离世突然，未留下遗嘱，而这个大家族都心知肚明两个孩子在遗传方面与王娟并无关联，也非王娟孕育所生，随即公婆出面将儿媳王娟

告上法庭，以上事态曝光并开始争夺龙凤胎的监护权和遗产。

2015 年 7 月 29 日，人民法院一审判决，李响父母作为祖父母，与儿子及两个孙辈具有遗传学关联，应享有对两个孩子的监护权，预示老人连带两个孩子会获得更多份额的遗产。王娟对一审判决不服，上诉至中级人民法院，提出李响父母达 80 多岁高龄，自身已没有养育孩子的能力，尚有打算将孩子送往美国姑姑家照看，使已经 4 岁的孩子与抚养母亲分离，极为不利于孩子们的情感和成长。当年 11 月 16 日，本案二审在某中级法院开庭，将孩子重新判给王娟抚养，财产依据法律另行分配。

【医学观点】

代孕即指代他人怀孕生育，代理孕母是指代他人妊娠的妇女，代孕技术始用于妇女因全身或子宫因素不能受孕或分娩而引起的生育问题。广义的代孕甚至包括由代孕者提供卵子，代孕者既是新生儿的生母，又是遗传学的母亲。狭义的代孕严格地讲，指由委托夫妇双方精卵形成的胚胎移植到代理孕母体内，由代孕母亲代替委托方孕育和分娩新生儿的行为，这是体外受精胚胎移植术应用和发展的产物，主要适用于因某些疾病导致子宫无法正常孕育胎儿的一类人群，但是此类技术缺乏监管的滥用导致潜在的多重风险，卵巢过度刺激综合征与多胎妊娠给供卵者和代孕母亲都可能带来严重伤害。

本案例中王娟由于年龄过高及子宫因素丧失生育能力，通过她人供卵与自己丈夫精子体外受精，形成的胚胎又移植入另一位代孕母亲子宫内，直至受孕分娩，形成十分特殊的一类代孕。由此可见这对龙凤胎具有三位母亲：卵子提供者是遗传学的母亲，子宫提供者为孕生母亲，而王娟只是他们的抚养母亲。此案例首先是"代孕中介"及"地下助孕"机构违反了我国辅助生殖技术法规，属于违法行医。也由此引发王娟与大家族间的法律纠纷，尚给两个孩子造成与遗传和孕生母亲的分离。

【伦理讨论】

基于生命伦理学的三项基本原则：尊重、不伤害 / 有利和公正，目前关于代孕问题的伦理学争论主要集中在几个方面：①代孕使得代孕母亲身体

工具化,仅仅将孕母看做是生育子女的"孵育箱",继而商品化,忽略了其作为一个"人"的价值、尊严与情感,从而贬低人性,违反不伤害原则和严防商业化原则。②代孕母亲所生子女的归属存在问题:代孕母亲十月怀胎,会与腹内胎儿形成难以割舍的心理联系,开始建立情感上的母子关系,孕母可能产生对自己孩子同样的母爱,如果孕母生育后不愿意将所生子女交给委托夫妇,极易给双方甚至是子女带来伤害;另一方面,胎儿在遗传学上与孕母没有关系,并且生育后不属于孕母,孕母在孕期如果没有有效监督,其行为有伤害胎儿的可能,如果出生婴儿有先天残疾,由于委托方夫妇并没有十月怀胎和分娩的经历,而轻易地放弃对子代的收养和抚养,双方当事人可能会互相推卸责任。这两种情况下,无论是监护权的争夺还是放弃,孩子的利益都得不到切实保护,这对无辜的新生命来说是不公平的,对代孕母亲和子代造成极为不利的伤害,违背不伤害原则和保护后代的原则。③代孕母亲将第三方引入家庭,以这种非传统的生殖方式冲击了传统家庭的家庭观、伦理观,对传统的母亲定义提出了挑战,有可能削弱婚姻关系,有悖于社会公德。④代孕的滥用有可能会超出医学指征,导致某些没有生育困难的人,尤其是富裕人群为了避免怀孕带来的不便寻求代孕,由此形成了对于代孕母亲的奴役和剥削,违反伦理学的公平原则。⑤由于多重代理/委托角色的出现,例如本案例,即有多位母亲存在,父母与子代的社会角色和称谓难以确定,造成混乱。

在我国目前不允许代孕,缺乏法律保护的情况下,代孕的实施不能给委托夫妇、代孕母亲和胎儿提供必要的保障,有悖伦理尊重、不伤害/有利和公正的基本原则。

这对夫妇盲目地寻求不明的助孕机构,抚养了一对与王娟毫无遗传和孕产关联的孩子,但由于王娟抚养孩子4年的母子关系事实存在,从伦理学"保护后代的原则"角度考量,特别充分考虑到孩子与养母形成的感情,他们的权益和未来的生活环境,对于孩子来说,无论是跟随年迈的祖父母生活,还是远渡重洋投奔姑姑,失去父亲的同时再缺失母爱,对于幼小的心灵都是巨大的伤害,显然已懂事态的孩子们跟随抚养的母亲王娟生活较利于成长。

【法理讨论】

代孕这一行为必须在受到所在国家法律许可和保护的前提下才能进行,代孕母亲所生子女的归属困境也常常引起复杂的伦理学和法律纠纷,国内外对于子女归属的判定大概分为三种方法,一是以分娩者为母,如瑞典、法国和澳大利亚的统一法令;二是以血缘关联为根据确立父母和子女的关系;三是按照契约确定代生子女的父母,即订立合同的委托夫妇为代生子女的法律父母。目前代孕在绝大多数国家遭到禁止,少数国家在法律上对代孕做出特殊严格规定,以使委托夫妇能合法成为代孕出生孩子的父母。

在我国现行法规下,代孕是被禁止的。实际需要代孕的群体是非常有限的,而其伦理和法律问题繁多又较为复杂,在一个家庭中可出现多个父母和子女,使管理和认定更为困难。目前我国法律上对于母亲的认定有两种方式:一是自然血亲的关系,是基于血缘关系形成的;二是拟制血亲关系,也就是基于法律的规定,确定其地位与血亲相同,主要指收养关系。在这种法律框架体系下,代孕契约不被承认,在委托者、代孕母亲和胎儿三方权益冲突时,会出现难以调和的伦理法律纠纷。本案例中级人民法院将孩子抚养权判给王娟,并不是承认代孕具有合法性,代孕本身的任何一方都不能受到法律的保护。二审宣判主要是认为双胞胎子女属于王娟与丈夫的非婚生子女,出生后跟随王娟生活了4年,期间王娟将孩子视为己出,对孩子履行了一名母亲的养育、保护等义务,双方已形成了有抚养关系的继父母与继子女的关系状态,拟制血亲关系是存在的。本案要解决的是孩子的监护抚养权,应以孩子的利益最大化为原则,故二审判给了王娟继续抚养两个孩子。

【情理讨论】

王娟高龄,又因子宫因素丧失了生育能力,并有过一段失败的婚姻,在这段婚姻中迫切希望能有属于自己的孩子的心情可以理解,然而通过代孕的方式会将自己置身于各种未知风险中。李响的突然去世使两个孩子成为争夺对象,李响父母80多岁高龄,为了获得更多遗产而争夺孩子抚养权,使孩子失去父爱后又将失去母爱,更有在未成年的时候失去监护人的可能,这种做法是不合情理的。王娟视一双儿女如己出,有能力给孩子一个幸福的成长环境。

【社会舆论】

原卫生部《关于修订人类辅助生殖技术与人类精子库相关技术规范、基本标准和伦理原则的通知》中禁止了任何形式的代孕。然而地下代孕市场屡禁不止,各种代孕网站和中介无视监管,在我国地下代孕事件与纠纷也屡屡发生,其中蕴含巨大的技术风险、母亲风险、委托方风险、子代风险,甚至伪造出生证明、亲子鉴定等违法违规行为,面对这些乱象,有关监管机构亦应加强督察和处罚。

这是一例因意外情况被曝光的地下代孕案件,对簿公堂使一家人的生活曝光在公众视线下,带着孩子的王娟精神和生活压力相继增大,孩子成长受到周围舆论的影响。毫无疑问,王娟夫妇找人借卵及代孕的行为是极为错误的。公众在此案件中进一步认识到地下代孕给家庭、社会带来的不安定因素,给当事各方包括无辜的孩子带来伤害。同时法院从既定事实出发,根据孩子利益最大化的原则将抚养权判给陈女士的做法也得到大众认可。

【小结】

非法的地下代孕的实施不能给委托夫妇、代孕母亲和胎儿提供必要的保障,并且有悖伦理尊重、不伤害/有利和公正的基本原则。代孕母亲所生子女的归属困境也常常引起复杂的伦理学和法律纠纷,给家庭、社会带来不安定的因素,给当事各方包括无辜的孩子带来伤害。此案例提醒那些迫切希望生育又难以获得孩子的夫妇,不可盲目听信违法违规的宣传,不可做不利于社会和家庭,更不利于子代健康成长的事情。特别在涉及生育和生命的事件上要学法、知法和遵法。

(孙贻娟 孙晓溪)

参考文献

[1] 于修成.辅助生殖的伦理与管理.北京:人民卫生出版社,2014.

[2] 中华人民共和国卫生部.关于修订人类辅助生殖技术与人类精子库相关技术规范、基本标准和伦理原则的通知.卫科教发〔2003〕176号,2003.

第八节 谎称整容以欺代孕

【案例叙述】

2014年10月张君(化名)拟于某生殖中心行取卵术,术前护士进行病人身份核对时,发现张君本人与其所提供的身份证上的照片差异较大,对其询问,她声称自己已经做了整容手术,又没有办理新的身份证。手术室几个护士均对照片和本人进行分析,大家讨论后认为整形的理由不充分,要求其提供整容的手术记录或整容医院出具的整容证明,并将此事上报护士长及医生。

经护士长与张君反复沟通,明确告诉其既然医务工作者已经怀疑她的身份,这个事就必须弄个水落石出,不可能蒙混过关,如果有必要,医务工作者会报警处理。"张君"最终不得不承认,她不是张君,与"丈夫"曹能(化名)的"婚姻关系"也并不存在法律效力,她真实的身份是曹能的婚外情人。因为曹能一直想要一个孩子,但因精子活力较差,结婚多年与妻子张君一直无子女,张君现年龄偏大,做试管婴儿的成功率不高,而且担心风险不愿做取卵手术。曹能不愿与妻子离婚,在征得妻子张君同意后,决定让自己的婚外情人冒用张君的名字,持有张君的全部有效证件,至生殖中心行试管婴儿辅助治疗,以满足曹能多年的求子愿望。

在取卵前再次核对身份时,发现了端倪,鉴于目前这种情况,经中心主要人员紧急讨论,并报医院相关部门备案后,决定马上终止这对"夫妻"的辅助生殖治疗。

【医学观点】

因高龄及卵巢储备功能明显下降甚至衰竭导致的不孕,最有效的治疗办法就是供卵治疗,一般是35岁以下女性供卵,质量较好,成功率取决于供者卵子质量。供卵与丈夫精子结合后形成胚胎再植入妻子子宫内着床。但是,如果妻子子宫不适合胚胎移植或者子宫不能承受妊娠,这时就只能考虑代孕处理,目前,这在我国是禁止的,如果只是因为个人不愿怀孕,没有医疗因素,则失去了代孕的医疗适应证了。

以目前曹能和张君夫妻的情况,可行的处理是检查妻子张君的卵巢储备和子宫情况,如果卵巢储备真的因为年龄因素明显下降,存在明显影响卵子数量和质量的因素,则可以考虑在现有规定下等待供卵,如果子宫状态可以适合及承受妊娠,则供卵的胚胎植入张君体内怀孕,这是目前可以行得通的办法。

【伦理讨论】

辅助生殖技术的实施要符合社会公益性原则,医务人员不得进行各种违反伦理、道德原则的临床工作。上述案例曹能和两个女性的关系明显有违基本的道德观念,有违基本的社会公序良俗,医务人员有基本的义务发现并做出正确的处理,否则,如果进行辅助生殖特别是成功妊娠生产,其可能的社会后果完全无法预料。

严防商业化原则要求供卵只能是以捐助人为目的,禁止买卖。虽然医务工作者不知道(这涉及当事各方隐私,没有追问)曹能和张君与那个冒充张君的女性达成了何种默契,但是,这个冒名顶替者出卖自己的卵子和子宫为别人生育一个孩子从而从经济上获益应该是大概率事件。及时发现并停止治疗,就使非法供卵和代孕没有实施。

根据保密原则,为保护供受双方和出生后子代的权益,实施赠卵技术,供者和受者夫妇应保持双盲。这可以有效地避免关系复杂化,不需要供卵者认领子女并承担母亲的责任。如果供受者互相知情,就可能产生伦理和法律纠结的问题。

保护后代原则要求医务人员不得对任何不符合伦理道德原则的精子和卵子实施人类辅助生殖技术。显然,如果实施且怀孕生产,一旦三人间产生矛盾,且完全可能是大概率事件,这时,孩子就可能成为争夺利益的筹码,这对孩子的身心成长显然是不利的。

【法理讨论】

医务人员在辅助生殖治疗前有义务认真查阅其提供的身份证和结婚证。但是,他们不可能、也没有能力,深入调查每对夫妻的实际婚姻状况。只要双方携带有效证件(但是证件,特别是结婚证的真假,目前如果要靠生殖中心的人员去判断,也是不现实的事,除非是明显的假证),进行身份和照片

的辨认查对无误,便可进行辅助生殖治疗。此案例中的三人抱着侥幸心理,主观认为证件查证只是个形式,不会太认真。让冒名顶替者拿着曹能与原配妻子的全部有效证件,来做试管婴儿,企图蒙混过关。而在生殖中心人员看出结婚证照片和本人不一致后,又谎称自己整容。生殖中心在取卵日、取卵前是要求夫妻双方必须到场,极其严格核对身份证及结婚证和本人的一致性,只有核对无误,才进行下一步的取卵和取精。以这三人的上述做法,要想蒙混过去是基本不可能的。假如手术当日核对护士未及时发现异常情况,导致取卵和授精正常进行,则后续情况就变得明显复杂。一是使医院涉及进行"代孕";二是假设后续胚胎移植环节仍未发现异常,导致婚外情人胚胎移植后怀孕分娩,如果引起纠纷更是后患无穷。当然,从客观上说,此例中三人的行为涉嫌欺诈,必须根据结果的严重程度承担一定的责任甚至法律责任。

《人类辅助生殖技术规范》中"体外受精胚胎移植及其衍生技术规范""管理"项下第2条规定:机构必须预先认真查验不育夫妇的身份证、结婚证……,并保留其复印件备案。这其中的"预先",究竟预先到什么程度?在没有核对照片及指纹的网络信息系统应用之前,最佳的预先只能是在取卵前,这也是本例做的。在使用信息系统之后,只要确认拟行试管治疗的夫妇,即进行拍照、录入身份证和结婚证、按指纹并录入。这样,在一开始就确保了夫妻双方身份的真实性,就不会发生本例,直到取卵前才发现异常的情况,给处理带来了一定的复杂性和难度。这也是技术进步在辅助生殖技术中的另一种应用。

【情理讨论】

妻子高龄且身体条件差,因此进行辅助生殖不但成功率极低,就是怀孕,整个孕期和分娩所承受的风险也是十分巨大的。但是,这完全不是找人进行供卵并同时代孕生子的原因和理由。特别是把有无孩子甚至是否生出儿子和婚姻捆绑在一起,这是对女性尊严的严重侵犯,应该受到情理和道德上的谴责。

【社会舆论】

这三人的做法,婚外情人既提供卵子,又是代

孕者,这样,试管婴儿技术就是代替了性交的过程,从本质上讲,这和过去的借腹生子没有本质区别;如果真的实施成功,无论从遗传学还是生物学意义上讲,出生孩子都是婚外情人的孩子,在这种情况下,只要婚外情人愿意,孩子的社会学母亲就只能是她,而曹能和张君的"美好设想",在现实的利益和母子的血缘亲情面前,基本就是不可能实现的目标,这也显示出他们的可悲、可怜、无知和可叹!

按一些学者的说法,代孕可分为两类:局部代孕和完全代孕,前者由代孕母亲提供卵子和子宫,由委托方丈夫提供精子;后者代孕母亲仅提供子宫,由委托方夫妻提供精子和卵子。此例曹能等三人的行为应为局部代孕。显然,局部代孕,由于遗传学和生物学母亲均是一人,更易发生对孩子所有权的争议,且按照现行法律及保护后代的伦理原则,几乎无一例外孩子的抚养权归于代孕方。

【小结】

任何形式的代孕在我国都是禁止的。本例中,病人采取欺骗手段想诱使医务人员在不知情的情况下进行非法代孕,不但有违道德,甚至涉嫌欺诈,可能付出法律代价。医务人员核对工作认真,及时发现异常情况,终止了非法代孕实施。带有身份和指纹核对的信息网络系统在辅助生殖病历系统中的应用,为预先查验核对身份带来了极大的方便。

(牛 琳 陈 璐)

参考文献

[1] 于修成.辅助生殖的伦理与管理.北京:人民卫生出版社,2014.

第九节 宫腔重度损伤的生育难题

【案例叙述】

田某,35岁,企业白领,大学毕业后一心扑在工作上,10年前与丈夫意外怀孕2次,因追求事业,不顾丈夫反对,独自决定行人工流产,流产后自觉月经量极少,但并未重视。现如今事业有成,夫妻二人开始试孕,但试孕1年未能怀孕。去当地医院就诊,检查发现一侧输卵管堵塞,同时因为月经量极少,B超监测排卵期子宫内膜厚度约4.0mm。当地医生告知其子宫内膜厚度过薄,可能无法生育。后辗转各大医院治疗,宫腔镜检查提示宫腔重度粘连,行宫腔镜下子宫内膜粘连分离术,术后效果欠佳。经过各种方法治疗,子宫内膜最厚约4.7mm。田某坚持通过IVF助孕,前后移植胚胎3个周期,共移植6枚优质囊胚,均未着床。田某后悔年轻时人工流产的决定,对丈夫充满愧疚之情。夫妻二人通过网络得知有"代孕"这样的方式助孕,现为求生育来生殖中心咨询代孕,但我国明令禁止医疗机构实施代孕。

【医学观点】

宫腔粘连是由于子宫受到创伤,导致子宫内膜基底层受损,使宫腔部分或全部闭塞,其本质是内膜纤维化。目前对于宫腔粘连的治疗主要为宫腔镜手术治疗,术后辅助避孕环及雌激素防止术后再次粘连。宫腔粘连所导致的临床表现包括:月经量减少甚至闭经、痛经、不孕或者反复流产等。因输卵管因素导致的不孕可以通过行IVF助孕,但是,因宫腔粘连子宫内膜薄而胚胎反复着床失败。目前主要的治疗手段包括:手术治疗、物理治疗以及干细胞治疗等。手术治疗是通过宫腔镜下电切手术恢复正常宫腔形态,但50%~70%重度粘连病人术后仍有再次粘连的复发风险。物理治疗是通过改善盆腔血液循环,有助于组织生长。干细胞治疗是目前研究比较前沿的方法,通过注入具有分化能力的子宫内膜干细胞,从而恢复损毁子宫内膜的再生能力,但仍处于探索研究阶段,疗效不确切。子宫移植是将正常人的子宫移植给没有子宫或者宫腔重度粘连无法妊娠的妇女,子宫移植病人已有诞下健康宝宝。

目前因子宫因素,最便捷有效的方法是代孕,代孕是将人工授精或体外受精技术应用到代孕妈妈身上的一种辅助生殖技术。

从医学角度而言,代孕可能造成的后果有:①第三方遗传物质传递给下一代,胚胎在代孕妈妈的子宫内生长,从代孕妈妈的身体汲取养分,这样的过程不可避免地发生遗传物质的转移以及相关的表观遗传学改变,导致胎儿的某些遗传改变来自于代孕妈妈,这样的胎儿就受到其母亲、父亲以及代孕妈妈三个人的遗传因素影响;②代孕者可能没有经过全面的遗传病、传染病及身体检查,甚至可能携带传染性疾病和性病,有感染受者和子代的风险。

【伦理讨论】

代孕,是将人工授精或体外受精技术应用到代孕妈妈身上的一种辅助生殖技术。从医学角度而言,代孕并无技术难度。但若应用于临床将会给现实社会带来了一系列的伦理难题。

首先,代孕这种治疗手段主要涉及代孕的委托方及受托方,首要面临的问题是谁来当代孕者,这个"工作"似乎并不容易,将胚胎放进受托方的子宫,妊娠的10个月中可能会出现很多风险,受托者只是"代孕工具",孕期检查可能不够系统完善,孕期出现比较严重的妊娠期并发症时,可能存在无法及时有效地治疗,导致受托者存在生命危险,对于受托者来说是不利的,这违反了有利于供受者的原则;受托方若有传染性疾病,有可能传染给子代,这违反严防医源性疾病传播的原则。

其次,谁负责去统筹安排代孕者:医院?第三方机构?协调过程中必然导致利益冲突,违反了社会公益性原则,同时必然会催生一些不法中介进行金钱引诱而从中牟利,这存在违反严防商业化原则的隐患。

再次,哪些人可以委托别人代孕,是因医学原因还是非医学原因,在实施的过程中该怎样去监督把握,很容易因利益驱使导致技术的滥用。

最后,如果代孕出生的婴儿有问题,引起纠纷,婴儿受到不公平待遇,则违背了保护后代原则。

【法理讨论】

法律是维护社会大多数人正当利益的基本绳索和准则,也是规范人类伦理道德的底线。在现实社会中,真正需要代孕技术实现生育的仅极小部分人群,而若将代孕应用于文化层次、经济地位等参差不齐混杂的现实社会,代孕可能引发一系列无法估量的伦理及法律问题。这也是全世界仅有少数几个国家将代孕合法化,而大多数受国家法律的严格限制,明令禁止任何商业化的代孕行为的关键所

在。我国在2001年卫生部颁布的《人类辅助生殖技术管理办法》就明确指出绝对禁止代孕,该"办法"第3条也明确规定:任何医疗机构及医务人员不得实施任何形式的代孕。因此,该病人想要通过代孕实现生育目前我国法律是不允许的。

【情理讨论】

赞成者认为如果从无生育能力的女性或因某种疾病而不适宜生育的那些女性的角度出发,认为满足那些在生育上存在障碍的女性,生育一个跟自己有血缘关系的孩子,是出于人道主义的道德观念支配,在道德上是无可非议的,而给予代孕妇女一定的经济补偿也是合理的。但是从代孕妈妈的可能的风险来看,如果因此而付出极大的代价,是得不偿失的,而委托人也是把自己的幸福建立在他人的痛苦之上,是不道德的行为。

【小结】

在现实社会中,代孕的需求客观存在。但是代孕行为不仅有可能对代孕母亲和婴儿的身心带来不利影响,也有可能造成婚姻、生育的分离、亲子关系复杂化及人伦道德等社会秩序的混乱。

(李为玉)

参考文献

[1] 中华人民共和国卫生部.卫生部关于修订人类辅助生殖技术与人类精子库相关技术规范、基本标准和伦理原则的通知.卫科教发〔2003〕176号文,2003.
[2] 于修成.辅助生殖的伦理与管理.北京:人民卫生出版社,2014.
[3] 中华人民共和国卫生部.人类辅助生殖技术管理办法.卫生部令第14号,2001.

第十节 以生育缺陷为代孕找托辞

【案例叙述】

2016年2月的一天上午,万医生刚刚诊治完最后一名病人,一位女性走进诊室,请求帮助。该

女性提供的检查单显示：无子宫，双侧附件未见异常。通过交流得知：病人 27 岁，已婚，原发闭经，先天性无子宫，无阴道，2 年前在外院做的阴道成形术，染色体核型 46,XX，基础性激素正常范围，无其他系统疾病史。已经通过中介约好到国外做代孕治疗，大部分检查已经完成，但因为国外路途太远，有些检查不方便，希望万医生帮助其在生殖中心监测卵泡发育，确定取卵时间，并做部分化验检查。万医生仔细向她解释，在中国，医务人员不得实施任何形式的代孕技术，包括为代孕而进行的临床的药物刺激卵巢过程。

【医学观点】

辅助生殖技术治疗流程是药物刺激卵巢、取卵、取精、体外受精、胚胎培养及胚胎移植入子宫。如果一个女性先天性无子宫，她的染色体多数正常，是由于胚胎发育过程中两侧副中肾管中段及尾段未发育和会合所致，常合并无阴道，但卵巢发育正常，第二性征不受影响，发病率 1/5 000。无论病人的染色体核型是否正常，临床治疗多数是无阴道者行阴道成形术，可以做外阴皮瓣代阴道术、腹膜代阴道术、结肠代阴道术及羊膜代阴道术等，目的是让病人能够完成性生活，生育问题可以通过领养抚育孩子。随着体外受精胚胎移植术的发展，对于部分卵巢功能及染色体核型正常的病人，可以通过代孕技术获得遗传学上自己的孩子。但是为了防止技术滥用，我国《人类辅助生殖技术管理办法》明确规定：医疗机构和医务人员不得实施任何形式的代孕技术，包括为代孕而进行的临床的药物刺激卵巢过程。

【伦理讨论】

广义的代孕包括代孕者提供卵子，代孕者成为新生儿遗传上的母亲。狭义的代孕是指能孕育的女性接受委托，同意将他人的胚胎植入自己子宫，由自己代替他人孕育和分娩新生儿的行为。当前，我国的伦理研究学者及法律人士从不同的角度争论着对于代孕的开放与禁止。基于我国国情及目前的法律层面，国家原卫生部《人类辅助生殖技术管理办法》明确禁止代孕。

代孕涉及较为复杂的对现行伦理道德底线的冲击。

第一，代孕母亲常会被看作"孵育箱"，而其作为人的价值、尊严与情感会被忽略，何况代孕绝不仅仅是出借子宫那么简单。十月怀胎与一朝分娩是复杂的生理过程，充满危险和不确定性，从某种程度上说，代孕母亲冒着生命危险和身体伤害的巨大风险。如果代孕母亲由于生育过程中出现并发症影响今后的生育或因为某种原因影响今后的婚姻，可能存在代孕母亲不愿意交付孩子给对方或回头要求探望或抚养孩子，孩子的利益得不到切实的保护或造成法律纠纷。

第二，健康孩子的出生可谓皆大欢喜，但如果出生的孩子有残疾和先天缺陷或分娩过程中造成婴儿损伤，双方当事人可能会互相推诿责任，出现委托代孕方拒绝认领而代孕母亲也不想要的局面，则置孩子于何种境地？这是对新生命的极大不公。

第三，十月怀胎，母亲和她的子宫绝不仅仅提供一个养育胎儿的地方，从着床那一刻起，母体和胎儿就存在情感交流，这绝不是以人的意志为转移的必然发生的事情，而一朝分娩的痛苦更是加深母亲和新生儿感情的催化剂，这种感情也不是一纸约定或合同就能了结的，所以才会不时发生代孕者分娩后反悔，自己要做孩子的母亲而和委托代孕者对簿公堂，而法院多以现行法律规定及目前有利于孩子抚养为首先考虑，多判孩子由代孕母亲抚养，而委托代孕方必须支付抚养费，至于是否有探视孩子的权利都不一定争取得到。

第四，代孕还可能成为一些有生育能力却不愿意生育的富裕阶层完成生育的途径，这就是商业代孕必须面对的局面。上述问题在金钱的作用下更会放大而呈现出人性极为丑陋的一面。如果代孕母亲发生不测，多少钱可为无价的生命买单；代孕母亲分娩后不交出新生儿并以此为要挟要求委托代孕方支付更高报酬，这是拿新生婴儿做钱的人质；而对出生的先天畸形新生儿的遗弃，更是突破了人类道德的底线，虽然也有自然分娩新生儿被遗弃的情况，但是这种代孕畸形儿的被遗弃更能扯动人们脆弱的神经，刺激人们敏感的心灵。此外，商业代孕还会导致阶级压迫。往往委托代孕者是富裕阶层而受委托的代孕者是穷困者，穷困者出租自己的子宫换取金钱，这实际可能导致富裕阶层对贫困阶层的压迫，使代孕母亲沦为生育机器。

【法理讨论】

原卫生部发布的《人类辅助生殖技术和人类精子库技术规范、基本原则及伦理原则》禁止代孕，也填补了代孕行为的规章制度在我国法律法规中的空白，之所以完全禁止，是因为代孕技术涉及法律、伦理、道德问题，远比其他形式的辅助生殖技术复杂得多。中国卫生法学会常务理事说，代孕行为具有一系列法律风险。例如：认定婴儿双亲身份存在困难，在司法实践中已经出现代孕母亲怀胎10个月，难舍子女而发生的纠纷。代孕还破坏了社会秩序。以代孕者身体作为交易，代孕不仅侵犯代孕者的人格尊严，也会降低孩子的社会评价，侵犯孩子的人格尊严。尤其在代孕过程中还会出现胎儿流产、新生儿残疾、协议方撕毁协议不把孩子交还等问题，因此我国现阶段禁止一切形式的代孕行为。目前正规医疗机构严格遵守规范，但受利益驱使地下代孕中介行为还是屡禁不止。针对国内地下代孕行为严重干扰了我国合法的人类辅助生殖技术服务工作，扰乱了正常的生育秩序，损害了人民群众的身体健康，2015年4月起至12月底，国家卫生和计划生育委员会等12个部门联合制定方案，在全国范围内开展打击代孕专项行动。重点查处了开展代孕行为的医疗机构和医护人员；查处开展代孕行为的社会中介机构等；清理和查处开展代孕宣传和服务的互联网络、电视广播、报纸、杂志等；对人类辅助生殖技术服务的应用和医疗器械、药品的流通、销售情况进行监管。

【情理讨论】

先天性无子宫这样的生育缺陷女性虽然可以通过代孕完成生育，但由于生育缺陷需要通过代孕完成生育的是极少的人群。为了维护正常的生育秩序，鉴于我国目前社会伦理道德观念及必需的社会建制尚不足以支撑代孕，贸然开放代孕带来的诸多负面问题，应当坚决禁止任何类型的代孕。对于医学临床上的确存在的代孕需求，应当鼓励收养以及完善我国社会保障机制等方式来予以应对。

【小结】

代孕不是简单的十月怀胎，涉及医疗、伦理、心理及法律各方面的问题。代孕行为不可避免地引发各种情感和利益上的冲突，给社会带来更多负面影响，在一定程度上阻碍辅助生殖技术的健康发展。医疗从业人员应该遵守国家的法律法规及规章制度，遵守辅助生殖技术伦理原则，规范职业道德行为，规范开展人类辅助生殖技术。

（陈秀娟 赵杰）

参考文献

［1］于修成.辅助生殖的伦理与管理.北京：人民卫生出版社，2014：65.
［2］中华人民共和国卫生部.卫生部关于修订人类辅助生殖技术与人类精子库相关技术规范、基本标准和伦理原则的通知.卫科教发〔2003〕176号，2003.
［3］甘贝贝.我国现阶段代孕不宜合法化.决策参考，2017，06：106.

第十一节 国外代孕不是中国照搬的依据

【案例叙述】

数年前，程红（化名）和杨雄（化名）夫妇多次来到某生殖与遗传中心，咨询代孕治疗。28岁的程红刚刚手术剔除了3枚子宫壁间肌瘤，担心自己妊娠分娩有子宫破裂的风险，因此希望代孕。医生向他们解释，原卫生部已颁发规定，禁止代孕，请她放弃这种想法，希望她们听一下生殖外科医生的指导，确定何时能够开始自己要孩子，并去产科咨询风险和治疗。

大约过了2年多，他俩又来了，并高高兴兴地拿出一则来自美国的记事，大意是：一位妈妈在不断感受到自己的女儿因胎盘植入切除子宫而无法生育的痛苦之后，主动提出用自己的子宫为女儿生育孩子。随后接受了来自女儿女婿的新鲜胚胎移植，顺利妊娠40周，成功分娩了一名男婴，她们全家非常幸福。程红夫妇表示，2年多来，他们一直避孕，近期了解到程红有位小姨愿意帮她们代孕，所以来医院就诊。医生再次解释，美国可以代孕，中国却不允许。同时劝告她们，程红手术后已两年多，应该做一下孕前检查，尝试自己要孩子。医生解释了许久，程红夫妇悻悻离去。

又过了 2 年，程红夫妇再次来到生殖中心，并拿出另一则来自美国的记事，大意是：有一对姐妹，姐姐因早期宫颈癌切除了子宫，保留了一侧卵巢。她的妹妹不忍心看到姐姐没有后代，主动要求为姐姐代孕产子。随后接受了姐姐、姐夫的冷冻胚胎，剖宫产分娩了一个健康女婴。程红夫妇表示，联系过的中介机构都积极表示要尽快为他俩提供代孕服务，但是他们不敢贸然前往国外。现在有一位程红的远房姐姐愿意帮他们代孕。医生再三解释，建议他们尽快解除避孕，早早试孕，必要时进行生殖功能评估。这次更是费了好多口舌，她们才一脸茫然地离去。

没过多久，程红夫妇又来到了生殖中心，这次是接受相关检查。除发现输卵管阻塞、卵巢储备功能下降之外，子宫、内膜、精液分析等均正常。期间，他们也多次到其他城市就医咨询。随着在各个生殖中心内不断接触形形色色的人员，了解到中国的地下代孕和国外旅行代孕中介已经俨然形成了一个产业。那么，为什么地下代孕和国外旅行代孕中介可以存在呢？能给他们什么样的保障呢？为什么国外的女儿、姐姐可以通过亲人代孕获得自己的孩子，而在他们身上就无法实现呢？自己的权利是否被剥夺了？程红夫妇陷入难解的困惑之中，每次见医生都会自然而然地提出这些问题。解开他们的心结成为医生必须完成的任务。

【医学观点】

欧洲人类生殖与胚胎学学会（European Society of Human Reproduction and Embryology，ESHRE）定义：没有子宫的女性是代孕的绝对适应证，与之相对应，一些有子宫的但是也被认为有代孕指征的妇女是代孕的相对适应证。有子宫的相对适应证还可分为三类，一类是预测几乎很难妊娠的女性，例如宫腔严重而广泛粘连、用尽所有不孕治疗手段仍然不能妊娠等；再一类是可以妊娠但是预测妊娠后母体或 / 和胎儿极可能导致生命受到威胁，例如严重心脏病、复杂子宫手术难以耐受妊娠等；还有一类是排除配子、胚胎异常的原因不明性的反复流产且其他治疗无效的女性。一项大型研究共纳入 256 名代孕委托夫妇（intending parents，IPs），其代孕的原因包括：反复种植失败（57 例，22.3%），反复妊娠丢失（30 例，11.7%），先前不良妊娠结局（9 例，3.5%），子宫畸形 /Asherm 综合征（34 例，13.3%），女方医学因素（41 例，16%），男性同性恋（52 例，20.3%），子宫发育不全 /MRKH 综合征（33 例，12.9%）。在 ESHRE Task Force 报告中明确指出，对于相对适应证人群要慎重实施代孕，也就是说，在临床上只能依靠医生本人的判断了。

程红夫妇虽然是多枚子宫肌瘤剔除，但都是壁间肌瘤，手术也没有进入宫腔，一般在手术 6~12 个月以后，如果超声没有提示子宫明显手术瘢痕，创伤部基层连续即可以妊娠，不论是初次就诊还是现在，他俩没有代孕的相对适应证，即便是在允许代孕的国家，也属无医学指征的范畴。

同时在首次接诊时医生就告知他们，暂没有导致不孕症的因素，建议先放下烦恼，尝试自己妊娠。当他俩避孕多年、再次就诊时则建议进行生殖功能评估，为后续治疗留出充分空间。然而他俩又避孕多年，虽然最后终于接受生殖功能评估，发现双侧输卵管梗阻，由于此时年龄较大，且卵巢储备功能不良，体外受精胚胎移植（in vitro fertilization and transfer，IVF-ET）助孕则成为首选的推荐方案。

【伦理讨论】

在程红夫妇第一次提出诉求时，接待医务人员就向他们耐心地讲解了世界各国对代孕管理的现状。纵观全球，从全面禁止代孕的国度到全面放开的国度，再到一个国家内地区自治，因国家而异，不一而论。

大多数国家和地区是不允许代孕的，例如美国的亚利桑那州和哥伦比亚特区，澳大利亚，以及冰岛、德国、瑞士、意大利、日本、中国等都以法律等形式禁止代孕；还有瑞典、挪威、芬兰、奥地利、匈牙利、爱沙尼亚等通过限制 ART 服务对象和禁止供胚等多款条文造成不能够实施代孕的事实；也有美国的印第安纳州、路易安那州、密歇根州、纽约州、北达科他州、澳大利亚的新威尔士州、南澳大利亚州、塔斯尼亚州，以及丹麦、法国、西班牙、葡萄牙等判定代孕契约无效。同时，接待的医务人员也不偏不倚地明确表明世界上确实有相当一部分国家和地区允许代孕，但是即便允许代孕，在发达国家多以有条件的监管为主，例如美国佛罗里达州、肯塔基州、内布拉斯加州、内华达州、新罕布什尔州、华盛顿州,澳大利亚的维多利亚州、首都特区,以及加拿大、中国香港等国家和地区是限制和禁止商业行为代孕的;英国在事实上也只允许无偿的代孕。只有美国的阿肯色州、伊利诺伊州、田纳西州、得克萨斯州、犹他州、西弗吉尼亚州,以及以色列等不论营利与否均允许代孕。作为经济产业而允许代孕的更少,只有印度、泰国、秘鲁等,且由于问题多多,已经出现整治动向。各国所有不同的选择都是与各自国家的人口状态、国家法制、社会理念、宗教信仰、民族习惯、经济条件密切相关,任何国家和地区都应该慎重对待代孕。在禁止代孕的国家进行代孕则违背了禁止技术滥用的原则。

程红夫妇既没有代孕的绝对适应证,也没有代孕的相对适应证,但是地下代孕与商业中介机构却招揽他俩,欲为之实施代孕,其中缘由众所周知。“代孕技术”初衷是帮助不孕夫妇克服生理缺陷实现为人父母的凤愿,但当它被置于市场情境中,代理孕母便成了赚钱机器和生育工具。既然孩子是被“买”回来的,那么骨肉亲情则可以用金钱来衡量了,这是对人伦的极大冒犯。地下代孕与商业中介机构的目的是赚取金钱,违背了伦理的严防商业化的原则。当代孕母亲改变主意拒不交付新生儿时,当委托人改变主意拒不接受新生儿时,当新生儿发生某种意外时,那些机构能提供什么保障呢?我国卫生部在2001年发布生效的《人类辅助生殖技术管理办法》中明确规定:医疗机构和医务人员不得实施任何形式的代孕技术。在我国法律法规下,代孕是被禁止的,国家与社会难以提供法律外的保障,因此,当今在国内必须以我国的法律规定实施医疗服务并展开讨论,那些不符合生殖伦理与中国法律要求的地下代孕与商业中介也就成为一种畸形的存在了。如果不对其进行抵制、干预、禁止,就必定会带来伤害,依法治国也成为空谈。程红夫妇对地下代孕和国外代孕中介充满了担忧和不安,代表了绝大多数病人们的心声,说明她们内心深处是反对商业代孕的。这是这个时代带来的不安和风险,广大病人们只能靠自己防范、把关。程红夫妇最终没有接受地下代孕和商业中介的服务,是明智的选择。

代孕违背了保护后代的原则。与以恢复健康为目的的其他医疗行为不同,辅助生殖技术是以新生命诞生为目的,最受恩惠的是将会出生的孩子们,但是他们还不能表达自己的意愿,因此保护“将会出生的孩子们”亦即成为辅助生殖技术的责任所在,必须同等地尊重不孕夫妇与将会出生的孩子们。在此抛开法律问题与特殊事例不谈,代孕过程本身究竟是否影响孩子仍然不明确,其关键在于:将会出生的孩子不是由需要孩子的女性妊娠与分娩,而是由代孕女性完成的。世界上的所有夫妻不仅仅想要一个健康的孩子而已,而是将以此建立更丰富的母子情、父子情,加之亲密的夫妻情,最终实现家庭、家族的和谐美满。恐怕没有人会否认,亲子之情最初就建立于妊娠、分娩和哺乳之上,然而代孕却使之产生了混乱。同时,代孕女性随着妊娠、分娩的身体与精神变化,与胎儿、新生儿建立了全新的情感;在分娩后,新生儿即被迅速地从代孕女性身边带离,粗暴地截断了新生儿与代孕母亲之间的早期抚触、乳头吸吮、母乳喂养等必需的序贯亲子接触,这就是对新生儿的一种伤害;代孕母亲等同于突然丧失了子女,很难说不会把痛苦传感到新生儿身上。不论代孕女性是否是委托人的母亲或妹妹,这些母子间的接续桥梁是子代今后快速精神发育和成长的必要条件(特别是对早产儿而言尤其重要),有的接续已经形成却被隔断,有的接续应该形成而不能形成,更重要的是所有接续都建立在错位的基础之上,最终是否能对相互间构成长期的微妙影响,是否会形成子代与委托人、代孕女性之间永远的遗憾或悔恨,目前尚不知晓。因此,子代优先的原则难以预期,代孕女性的人格也将会被长期忽视。这是那些有医学代孕指征的夫妇们必须面对的现实问题,更是像程红夫妇这样,没有医学代孕指征而被错误招揽的夫妇们必须避免的风险。

由于有了IVF-ET技术,世界上确实有需要通过第三者帮助这条非生殖生理学路径才能够获得自己后代的病人,其中的第三者包括病人母亲、妹妹和更多女性们(以及她人的配子、胚胎,在此不以论述),确实有一些国家和地区按照自己的宗教信仰、国民思想、法律精神开放代孕,但是,并不是说可以只关注辅助生殖技术的结果,而不管不问路径。因为归根结底,代孕议题是如何调和个人意愿与整体秩序之间关系的大问题。由于代孕与其他辅助生殖技术相比,过于偏离了人类生物学秩序,因此无法让全社会接受。同时,也许只是少数,由于代孕的结局与不孕夫妇的期望可能极端不一致,造成了非常严重的社会伤害。所以在代孕的个人意愿与社会整体发展(如法律的完善、管理的精准等)形成一定的统一之前,即便在发达国家也没有大面积开放代孕,不论代孕者是母亲或妹妹还是其他女性。

【法理讨论】

原卫生部在 2001 年就已经发布生效的《人类辅助生殖技术管理办法》(以下简称《办法》)明确规定:禁止以任何形式买卖配子、合子、胚胎,医疗机构和医务人员不得实施任何形式的代孕技术。《办法》是目前唯一一直被遵循的法律规定,所以代孕不是法律没有明文禁止,更不允许视为允许。

【情理讨论】

辅助生殖技术的诞生,给很多生育障碍的病人带来了希望,同时也衍生出"代孕"这个行业以及其快速蔓延发展。"借腹生子"在传统的观念中,一直是违背人伦道德的行为,其主要的问题是父母的身份确认,混淆了传统思想中父母的定义。如今网络及新闻到处可见代孕案件纷纷对簿公堂,其中大多是因为"代孕妈妈"怀胎十月生下孩子,内心是把孩子当成自己的亲生骨肉,尽管代孕合同中明确规定,孩子出生后,"代孕妈妈"将与孩子永不相见,但是人都是有感情的,这种骨肉亲情很难割舍,这就为现代的道德伦理纠纷埋下了隐患,导致如今代孕纠纷案件频发,使很多家庭陷入道德困境,影响了社会稳定。我国法律明确规定:"禁止以任何形式实施代孕",希望大家不要踏越法律的警戒线,遵守和守护社会公序良俗,远离代孕服务。

【社会舆论】

反对代孕的伦理理由是:有新生儿交接的风险(双方),有对子代成长干扰的风险,有人体商业性买卖或者生育价值榨取的嫌疑,代孕女性的尊严与安全无法保证。赞成代孕的伦理理由是:任何人都有生育权,孩子因生活在非常渴望生育的家庭中而有幸福保障,是孩子生物学父母而强化了传统家庭的和谐观念,代孕女性出于相互扶持之意代理妊娠分娩,因馈赠了最高级礼物——新生命而倍感自豪和充实。前者主要考虑个体伤害风险,后者主要主张个人权利,前者主要顾虑社会共识,后者主要彰显家庭幸福与互助精神,两者未能形成伦理的一致意见,但前者是目前大多数国家和地区遵循的伦理观点。

【小结】

代孕技术利用了第三方这一非生殖生理学"路径",形成了全新的亲子关系等社会问题,但是在实施辅助生殖技术的时点,"将会出生的孩子"还没有存在,难以预测其未来在家庭和社会中的风险,任何轻率的建议和决定都可能给子代带来灾难,因此必须为这些"将会出生的孩子"提供明确的法律保障,这是人类对自己后代所承担的责任,严格遵守《办法》,禁止代孕,才是负责任的行为。

(李 丹 房圣梓 邵小光)

参考文献

[1] Shenfield F, Pennings G, Cohen J, et al. ESHRE Task Force on Ethics and Law. ESHRE Task Force on Ethics and Law 10: surrogacy. Hum Reprod, 2005, 20 (10): 2705-2707.

[2] Dar S, Lazer T, Swanson S, et al. Assisted reproduction involving gestational surrogacy: an analysis of the medical, psychosocial and legal issues: experience from a large surrogacy program. Hum Reprod, 2015, 30 (2): 345-352.

[3] 于修成. 辅助生殖的伦理与管理. 北京: 人民卫生出版社, 2014.

[4] 中华人民共和国卫生部. 人类辅助生殖技术管理办法. 2001.

第四章
非医学指征的性别鉴定伦理案例

第一节　境外行胎儿性别鉴定

【案例叙述】

受到"养儿防老""传宗接代"等传统重男轻女思想观念的影响,性别鉴定和性别选择在中国屡禁不止。许多家庭都想拥有一儿一女凑个"好"字,部分父母希望选择胎儿性别来圆这个"好"梦。于是近年发展成熟的胚胎植入前遗传学诊断/筛选(PGD/PGS)技术和母亲外周血胎儿 DNA 检测技术,被利用进行胎儿性别选择和鉴定。由于深圳地处南方沿海地区,地理位置毗邻中国香港、中国澳门,且往返东南亚国家交通便利,所以产生了很多非医学指征的胎儿性别选择或鉴定的非法中介公司,一是转介和安排未妊娠妇女赴境外通过 PGD/PGS 进行性别选择;二是在境外对妊娠期达 7~8 周或以上的内地孕妇进行胎儿性别鉴定。

1. 境外"定制"指定性别的试管婴儿　自 2013 年起,国内《现代快报》《羊城晚报》《南方都市报》等多家媒体先后调查和披露了境外"定制试管婴儿"的现象,并发现在深圳、广州等多个城市都有提供这类跨境辅助生殖服务的地下中介,而且尤以深圳最多。这些非法中介提供赴泰国、印尼巴厘岛、美国等国家或地区实施辅助生殖的服务,且都宣称"可选择性别",即通过胚胎植入前遗传学诊断(preimplantation genetic diagnosis,PGD)或胚胎植入前遗传学筛查(preimplantation genetic

screening,PGS)选择指定性别的胚胎植入母体。2014 年 12 月 25 日,深圳市卫计委通报了关于深圳市爱心健康管理有限公司涉嫌存在介绍他人赴泰国进行非法胎儿性别选择的初步调查的情况。经检查,现场未发现正在开展非法胎儿性别鉴定的行为,但在其公司电脑里检查发现"赴泰国做试管婴儿"等电子资料。根据现场检查情况,向该公司发出《卫生监督意见书》及《法律责任告知书》,告知不得开展或组织非医学需要的胎儿性别鉴定及选择性别的人工终止妊娠,同时责令该公司法定代表人协助配合调查。2015 年 9 月 15 日,《晶报》披露了深圳地下代孕公司深圳市曦蕾国际健康顾问有限公司除了涉嫌无资质运用人类辅助生殖技术和涉及国家明令禁止的代孕业务,亦涉嫌非法为国内夫妇提供赴泰国、美国、波兰等多个国家的医疗机构做 PGD/PGS 及性别选择的业务。次日深圳市卫监局联合公安等部门突击对曦蕾公司进行调查,并于当天带走了 5 名包括高管在内的相关人员,此后确认该公司在其网站上发布违法医疗广告和非法行医。

2. 境外"采血验子"或"寄血验子"　自 2011 年起,《南方都市报》《长沙晚报》等国内媒体及《大公报》《华尔街日报》等境外媒体先后报道了深圳非法中介介绍内地孕妇赴港进行胎儿性别鉴定,或者孕妇通过非法中介采血寄往中国香港检测胎儿性别的现象。自 2013 年起至今,深圳罗湖海关多次在罗湖口岸的中国香港出境旅客中截获孕妇血液及性别鉴定相关报告,其中不乏通过人类辅助生殖技术妊娠的孕妇。

【医学观点】

PGS/PGD 技术主要用于检查胚胎是否携带有遗传缺陷。目前该技术被广泛应用于部分遗传疾病的诊断，是在基因水平上预防遗传性疾病、避免缺陷儿出生的优生优育手段，适用于单基因相关遗传病、染色体病、性连锁遗传病及可能生育异常患儿的高风险人群等。但是该技术属于有创操作，理论上对胚胎有损伤风险；近年已有相关的研究表明，胚胎植入前的遗传学鉴定涉及胚胎组织活检的过程可能对胚胎造成损伤，由于胚胎植入前遗传学诊断技术发展时间不长，今后个体的生长中是否存在缺陷尚未知，此其一。其二，通过该技术进行胎儿性别筛选的女性必然要接受辅助生殖技术治疗的用药和相关操作，如接受药物刺激卵巢药物注射、进行取卵操作等，将给这些妇女带来不必要的潜在风险和并发症可能；其三，通过医学手段人为选择胎儿性别，将人为影响新生儿出生性别比，医学、社会、伦理等学界并不赞同。而通过检验孕妇血液中是否存在 Y 染色体的 DNA 来鉴定胎儿性别，虽然可避免辅助生殖技术对母亲的影响，但由于其最早在孕 7~8 周方可进行诊断，理论上将造成 50% 的孕妇必须通过早期人工流产终止妊娠，将损害妇女的身心健康。此外，该技术并不能达到 100% 的准确性。如果孕妇一年内有妊娠记录，且胎儿性别为男性，或接受辅助生殖技术时植入两枚胚胎且其中一枚停止发育的胚胎为男性，可能会出现"假阳性"的结果；而孕妇血液中所含的胎儿 DNA 浓度不足，则可能出现"假阴性"的结果。

【伦理讨论】

"定制胎儿性别"必然要从多个胚胎中选择合适的胚胎，其余胚胎都将被销毁，违背了多项生殖伦理原则。目前在中国，性别选择或者鉴定主要体现于筛选男性胚胎进行移植或男性胎儿继续妊娠，使一些女性胚胎被人为淘汰，从个体角度而言，女性胚胎被人为终止生命，是剥夺其生存权的行为，有违保护后代原则；从社会角度而言，这会造成出生性别比的进一步失衡，可能引发后续一系列的社会问题，违背了社会公益原则。另外，性别选择或鉴定的行为使得孕妇不得不经受更多的孕产风险，既遭受身体伤害，又遭到心理创伤，违背了不伤害

原则。而将 PGD 或 PGS 技术应用于胎儿性别鉴定，将有限的医疗资源应用于非医学需要的检测中，违背滥用技术的原则。

更值得注意的是，通过 PGD 或 PGS 技术选择孩子性别不仅对后代、妇女及社会带来消极影响，且其隐含的"定制胎儿性别""设计后代"等问题，亦产生沉重的伦理争议。不管夫妇选择哪种性别，对另一种性别来说都是一种歧视，这样选择性别可能会成为 21 世纪的一种性别歧视。而且性别选择很可能是"定制婴儿""完美下一代"等观念产生的基础，因为通过 PGD 或 PGS 的推广，可以选择特定的性别就意味着同样可以选择指定胎儿的其他特征（比如身高、容貌等）。另外，"定制婴儿"出生后，其一生都将笼罩在自己的出生不过是为了满足别人的利益这个阴影之中。

孩子是独立的、有尊严的个体，其父母亦没有资格成为定制者。每个孩子是独特的，这体现在其诞生的偶然性和不确定性，如果"定制性别"发展到"定制完美宝宝"并成为常规，这些"定制婴儿"群体对自然受孕的婴儿将会造成不公平，彼此在智力、身体功能甚至外观上有较大的差距，那更是违反"人人平等"的基本人权观念。

【法理讨论】

通过基因筛选进行非医学的胎儿性别鉴定或选择是我国法律禁止的，也是全世界大部分国家和地区的法律明文禁止的。我国《人类辅助生殖技术规范》及《人类辅助生殖技术和人类精子库伦理原则》明确规定："禁止非医学需要的胎儿性别鉴定和选择"。且《中华人民共和国人口与计划生育法》《中华人民共和国母婴保健法》均明文规定："严禁采用技术手段对胎儿进行性别鉴定"。对于需要实施医学需要的胎儿性别鉴定，应由实施机构三人以上的专家组集体审核。经诊断，确需终止妊娠的，由实施机构为其出具医学诊断结果，并通报县级人民政府计划生育行政部门。

虽然性别选择这一医学行为发生在境外，但中介公司所在地是中国，其行为应受国内相关法律条款的监管。若中介的行为本身违反了国家法律法规，如帮助一些人躲避或逃过国家监管，这显然也是违法行为，应受到处罚。此外，境外行辅助生殖助孕一旦出现纠纷或医疗事故，维权十分困难。

内地中介采集孕妇血液送境外行胎儿性别鉴定属于非法行医,其中涉及血样运输未根据《人类遗传资源管理暂行办法》如实向海关申报,并涉嫌采集、供应血液、制作供应血液制品事故罪和妨碍国际检疫罪。另外,根据《广东省人口与计划生育条例》第四十九条规定,直接参与操作和组织操作"两非"行为(非医学需要的胎儿性别鉴定、非医学需要的人工终止妊娠行为)均属违法。

目前国家对于医疗机构提供的基因检测服务有严格的监管,但提供"采血验子"或"寄血验子"这类服务的中介公司将含基因信息的样本送至境外检测,是利用了境内外法律不同而产生的监管上的漏洞。而为了加强打击防控这种境外"采血验子""寄血验子"这类非医学需要胎儿性别鉴定行为愈演愈烈,落实国务院关于加大打击防控采血鉴定胎儿性别行为力度的有关精神,国家原卫生计生委会同相关部门研究提出了一系列打击防控措施,并于 2015 年出台《关于加强打击防控采血鉴定胎儿性别行为的通知》。该通知在内容上不仅明确广告、中介、采血、检测、运输、出境等关键环节的打击防控任务,还明确卫生计生、公安、民政、交通、海关、工商、质检、食药监、邮政等 14 个部门的职责,以此建立综合治理的工作机制和工作要求,确保打击防控措施落到实处。此外,我国还将加强采血监管,禁止任何机构、人员实施与性别鉴定相关行为,包括采血、推荐采血、泄露孕妇信息、应用产前诊断技术进行非医学需要的胎儿性别鉴定等;同时加大血样出境检查力度,禁止私自携带、邮寄、运输血样出境。

【情理讨论】

夫妇渴望通过性别选择实现自己儿女双全的"好"梦,从一定层面上说是追求个人幸福的表现。但是这种个人追求却忽视后代利益、侵害女性权益,亦是性别歧视的一种表现。经胎儿性别鉴定决定胎儿未来的去留,以及由于性别鉴定造成孕妇终止妊娠,不但有悖人伦,违反国家法律法规,还会导致男女出生比例失调,造成更大和更长远的问题。

【社会舆论】

自 20 世纪 80 年代以来,我国出生人口性别比持续攀升。非法进行性别鉴定和选择,将进一步加剧我国出生人口性别结构的失衡。通过 PGD 或 PGS 技术"定制婴儿性别"或者通过采集孕妇血液来鉴别胎儿性别,其最大的争议在于该行为是非医学需要的。对社会而言,公众不知 PGD 或 PGS 技术做性别鉴定是非法行为,甚至误认为干预或选择后代出生性别是被允许的,不仅造成了两性比例失衡,更冲击了性别平等、尊重生命的主流观念,有违人伦道德,亦与弘扬"正能量"的文化思潮相违背。

【小结】

PGD 或 PGS 以及通过孕妇血检测胎儿基因的技术,都是出于医学救济目的而发展、应用于临床新技术,却因受到落后的文化观念的影响,被错误地应用于非医学需要的性别选择或鉴定。这种行为不仅违反国家法律、违背伦理,而且对母亲和孩子的身心都会造成不同程度的影响,造成国家人口性别比例失衡,不利于社会和谐发展。

(叶丽君　赵嘉颖　曾　勇)

参考文献

[1] 于修成.辅助生殖的伦理与管理.北京:人民卫生出版社,2014.

[2] 中华人民共和国卫生部.关于修订人类辅助生殖技术与人类精子库相关技术规范、基本标准和伦理原则的通知.卫科教发〔2003〕176 号,2003.

[3] 中华人民共和国国务院办公厅.国务院办公厅转发科学技术部卫生部《人类遗传资源管理暂行办法》的通知.国办发〔1998〕36 号,1998.

第二节　重男轻女后悔莫及

【案例叙述】

39 岁的刘文静(化名)原本有一个非常幸福的家庭,夫妻和睦,女儿乖巧懂事、儿子聪明伶俐。然而这一切的美好从三年前儿子车祸身亡之后被粉碎。悲痛之后,已行输卵管结扎的刘文静在当地医院做了输卵管复通术,势必要再生一个儿子。而输卵管复通术后,试孕 3 年的刘文静始终没有如愿怀孕。夫妻二人于2016年7月来到某医院辅助生殖中心寻求体外受精胚胎移植术（in vitro fertilization-embryo transplantation，IVF-ET）助孕。经过药物刺激卵巢、取卵、胚胎体外培养、移植，刘文静幸运地以39岁的高龄获得了两枚优质胚胎并移植成功，怀上双胞胎，无冷冻胚胎保存。因高龄，双胎妊娠的风险可能更加增大，医生建议可以减灭一胎，夫妻丝毫不为所动，毫不犹豫签下拒绝减胎的知情同意书后便回了老家。转眼间过了刘文静的预产期，辅助生殖中心工作人员电话随访询问其孕期及生产情况时，却得知刘文静在孕24周时做了引产手术。面对某辅助生殖中心随访护士的一再追问引产原因时，刘文静终于说出事情真相：因为担心双胞胎都是女孩，迫切想要生儿子的刘文静夫妻经人介绍，在农村找到一个专门给孕妇做B超鉴定胎儿性别的地下诊所。诊所鉴定腹中双胞胎是两个女婴，于是刘文静当即在当地医院做了引产手术。当看到引产出来的胎儿一个是女婴，一个是男婴时，夫妻俩捶胸顿足，回头去找那个地下诊所，早已不知踪影。

6个月后，不甘心的刘文静夫妻再次来到某辅助生殖中心，要求再次进行体外受精胚胎移植术助孕治疗。医生反复解释不允许性别选择，而且女方年龄已40岁，妊娠率低，即使妊娠，也不能保证不出现妊娠合并症。医生反复劝说无果，刘文静夫妻仍坚持要求尝试。

【医学观点】

该案例中，病人完全符合体外受精胚胎移植术助孕治疗的医疗指征：输卵管结扎复通术后未避孕三年未孕；且符合当时的国家计划生育政策：夫妇双方只有一个孩子可以生育二孩，病人本人也有极强的生育意愿。理论上是可以为其进行体外受精胚胎移植术助孕治疗。但是多次的妊娠、分娩以及试管婴儿治疗的过程，对女性的身心健康都将造成一定的负面影响，且该病人年龄已经40岁，属高危妊娠，应在充分检查其身体健康状况后，确认她是否适合再次怀孕分娩，再决定是否为她进行助孕治疗。至于如何避免他们再次因为怀女胎就引产的行为，这就需要当地相关部门做好监督管理工作，严厉打击非法鉴定胎儿性别的人员及行为。

【伦理讨论】

中国农村传统的重男轻女思想已在这对夫妻心中根深蒂固，且又经历了丧子之痛，他们想要再次生育男孩的心情医务工作者可以理解。虽然病人有自主原则和尊重原则，但是医务人员在任何时候都应该承担起自主原则赋予的道德责任，医生不能应允病人要求的"生男孩"等不合理要求，因为自主原则是有相对性的。根据辅助生殖伦理学原则中的社会公益性原则，医务人员必须明确告知病人：医务人员不得实施非医学需要的性别选择。根据有利于病人的原则，接诊医生必须从医学层面详细告知刘文静夫妇大月份引产对于孕妇的损害以及可能对女性未来生育力的破坏和影响程度，让没有医学常识的刘文静夫妇深刻了解到他们的错误行为可能会对自己造成的极大伤害，以避免下一次悲剧的发生。

以上所有内容，医务人员需根据知情同意原则，让病人充分知情同意并签字。同时，建议辅助生殖中心配备心理咨询门诊，关注这类病人的心理健康，从根源上杜绝"留男不留女"的情况再次发生。待夫妇二人能真正认识到自己行为的错误，再考虑为其实行辅助生殖技术助孕治疗。

【法理讨论】

根据《中华人民共和国母婴保健法》规定，我国明令禁止非医学需要的胎儿性别鉴定。各医院B超室应专人管理，操作人员应依法取得相应资格，实行持证上岗。同时应加强对有关人员的法制道德教育。操作人员应当遵纪守法，依法拒绝任何公民提出的非医学需要的胎儿性别鉴定和以选择性别为目的的人工终止妊娠手术要求。任何公民不得以任何方式指使或强迫操作人员进行违规医疗操作。

在本案例中，刘文静夫妇因为其求子心切以及重男轻女的愚昧思想作祟，失去了一对双胞胎孩子。但是从法律角度上，他们符合国家的生育政策，也不违背接受辅助生殖治疗的临床指征，医务人员在法律上没有拒绝其接受辅助生殖技术助孕的理由。

【情理讨论】

本案例中，刘文静夫妻想要再次"儿女双全"

的想法可以理解,但是为了实现"儿女双全"这个愿望,就如此轻易地引产那么艰难得到的双胞胎,也实在是让医务工作者无法认可他们的做法和行为。这对夫妻为了"生儿子"已经陷入了一个可怕的执念之中,这个执念已经严重影响了他们的心态和行为模式。建议本案例的刘文静夫妻先去进行心理咨询和心理疏导,让他们从观念中彻底意识到儿女都一样,这样不仅可以尽快地从失去儿子的悲痛中走出来,也可以为后续的检查和治疗做好心理评估。等到其真正可以接受"生儿生女都一样",然后再来进行进一步的辅助生殖治疗。

【社会舆论】

该夫妇深受中国传统重男轻女思想的荼毒,且让两个无辜幼小生命沦为夫妇俩愚昧思想的牺牲品。再次妊娠时,不能避免他们仍然会去引产女胎的行为。因此,严厉打击非法鉴定胎儿性别的人员及行为是持之以恒的措施。让这类只想生儿子的夫妻,没有得知腹中胎儿性别的渠道。这才能从路径上阻断这类病人引产女胎的行为。同时必须坚持不懈地提高农村人口的素质和观念,只有从观念上接受生儿生女都一样,才能从根源上彻底消除引产女胎的行为。需要接受辅助生殖技术助孕的夫妻还只是很小一部分人群,只有观念得到了改变,才能真正改变这类人群的做法和行为。

【小结】

本案例中病人夫妻符合体外受精胚胎移植术助孕治疗的医疗指征,并且符合国家计划生育政策,也没有妊娠的禁忌证,无论是从医学上还是从国家政策上都不能拒绝给病人提供辅助生殖助孕治疗。但是,为了避免病人因为胎儿性别引产事件的再次发生,需要关注这类病人的心理健康,提高农村人口的素质和观念,从观念上认为生儿生女一样,国家层面解决贫困人口的生活困境。

(罗桂英　魏兆莲)

参考文献

[1] 于修成.辅助生殖的伦理与管理.北京:人民卫生出版社,2014.

第三节　非医学指征的性别鉴定

【案例叙述】

病人 33 岁,孕 4 产 1。2005 年 4 月足月顺产一女孩,体健;2006 年 4 月孕 50 余天行人工流产后带节育器避孕至 2013 年初取出节育器。自述 2013 年 7 月孕 4 个月因摔倒自然流产并行清宫术。2013 年 9 月起未避孕一直没有怀孕。平素月经规律,输卵管检查双侧不通,丈夫精液未见异常,病人年龄逐渐增加,卵巢储备检查有下降趋势,夫妇双方强烈要求试管婴儿技术治疗,遂于 2015 年 9 月行辅助生殖技术治疗,获卵 13 枚,受精后移植第三天胚胎 2 枚,冷冻胚胎 3 枚。新鲜周期移植后顺利单胎怀孕,持续妊娠。病人在生殖中心仅检查至孕 8 周,便要求回当地医院进行产检。孕 3 个月电话随访时病人述所有产检均未显示异常。

2016 年 2 月,该病人返回生殖中心,称其孕 15 周因在家中浴室再次摔倒后,又发生自然流产,于当地医院行清宫术。起初医生未觉得异常,一直在考虑为该病人做进一步检查,例如是否宫颈松弛,是否存在其他流产因素等,因而查阅该病人病历,并未发现至妊娠中期流产的因素。但医生注意到,加上这次,病人已经有两次中期妊娠因摔倒而流产,高度怀疑其是否为要一个男孩,而进行选择性人工流产。医生向科室负责人汇报了这种情况发生的可能性。于是,在医生多次严肃认真地问询和要求下,病人夫妻承认两次中期妊娠超声检查是女胎,为了要男孩因而做了人工流产,怕医生知道真相不再给予治疗所以说了谎话。现在病人夫妻要求将剩余胚胎做性别鉴定,如果都是女性胚胎,即要求不再进行移植。

【医学观点】

从自然怀孕生育及人群角度来说,生男生女基本各是一半机会,由于自然界男性平均寿命短于女性,因而整个人类男孩出生比例稍高一点。随着辅助生殖技术迅速发展,特别是植入前胚胎遗传学诊断技术的不断成熟和发展,从纯粹的技术理论上讲,胚胎植入前的性别是可以鉴定出来的。但是,这显然属于非医学需要的性别鉴定。

病人两次人流对下一步生殖的影响,非常重要的一点是对子宫内膜的不利作用,轻者可能造成内膜菲薄,重者导致内膜发生粘连,内膜瘢痕化,使内膜对胚胎的容受能力几乎彻底丧失。

【伦理讨论】

这对夫妻连续两次发现是女胎后进行人工流产,且在医生发现这个问题后明确要求医生对剩余胚胎进行性别鉴定的做法,明显违背了社会公益性原则、保护后代原则和不伤害原则。

男女性别平衡是自然进化的结果,这个结果与绝大多数国家法律规定实施的一夫一妻制是匹配的。任何导致男性胎儿增加、女性胎儿减少的行为,都是对这种匹配的破坏,也是对人类社会公益性的破坏,更重要的是,如果全民族显示出重男轻女,就会导致男女性别比严重失衡,这是对人类社会后代整体不负责任的表现。

不同于亚洲一些国家(包括中国),在西方发达国家,全社会及全民族并没有偏好男孩和女孩的社会习俗,且因为宗教因素,流产是一件十分忌讳的事,所以也基本不存在所谓选择性别的人工流产术。只是由于辅助生殖尤其植入前胚胎遗传学诊断技术的发展和成熟,从个体家庭的角度上讲,当家里有多个女孩时自然希望再生育一个男孩,反之亦然。这是希望在家庭内达到男孩和女孩的相对平衡。因此希望性别的选择既可能是男孩也可能是女孩,并没有偏好。主流的观点,从伦理学角度说,是没有不合适的。主要是要考虑技术的安全,包括辅助生殖技术的安全(毕竟药物刺激卵巢可能发生卵巢过度刺激综合征,取卵是有创操作,可能发生出血感染等相应并发症等)和胚胎种植前遗传学诊断(preimplantation genetic diagnosis,PGD)技术安全,尤其是远期安全(世界上首例PGD婴儿到目前仅31岁,该技术的远期安全性仍缺乏定论)。因而对这种非医学需要的性别选择,前提首先是安全性,这需要给"病人"(这时候实际不是病人)充分交代清楚:就是为了生一个女孩或者男孩愿意冒这种风险是否值得,且要花费不小的一笔金钱。对那些很有经济能力的夫妻做这样的事情是不费力的。但这又会体现出技术的服务对于有钱人和没

有钱的人是不同的,有人认为是合理的,因为这不是基本医疗,是锦上添花不是雪中送炭的事;有人认为是不合理的,如果连生育都可以体现出人与人的不平等,这个世界就更残酷了。这似乎又会产生新的伦理争议。

然而在亚洲包括中国在内的很多国家,喜欢生男孩是一种社会习俗和现象且历史悠久。但从现代社会的角度看,对男孩的偏好究竟算一种习俗,还是一种落后要淘汰的陋习,值得探讨。过去,中国是传统农业国,养儿防老和男孩是劳力的现实深刻影响人们的观念。随着社会发展,社会保健的逐步发展落实和完善,农业现代化的巨大进步,上述两个要男孩的理由大大弱化,剩下的,是人们观念中传统存在的重男轻女、传男不传女、儿子是自己的女儿是别人的等思想的影响,应该说,这是陋习,需要摒弃。

因为是女孩就选择做人工流产,不论是女性自己愿意的,还是被迫这么做,都是对不伤害原则的违背。人工流产是一种侵入性手术,有一定的手术并发症,甚至可能危及生命,更可能的是对再生育能力的伤害是十分常见的,所以,它只是在特定条件下对避孕失败的一种补救措施,除此之外,都是需要坚决反对的。

【法理讨论】

亚洲一些国家(包括中国在内),有偏好生男孩的文化和习俗,在没有技术进步的过去,有很多情况下,生了女孩,要么送人,要么丢弃,甚至扼杀。后来,随着超声技术的出现和快速进步,使得在孕期通过超声鉴别胎儿性别进而选择性流产女胎的事件明显增多,为此还进行过专项治理。

出生人口性别比就是婴儿性别比,正常情况下,每出生100个女孩,相应会出生103~107个男孩。由于男孩死亡率高于女孩,到了婚育年龄,男女数量趋于均等。从20世纪80年代中期开始,由于上述原因,中国出生人口性别比持续偏高,最高时达到121.2,个别省份甚至高达130。出生人口性别比高,最终会反映到男女性别比的失调上。国家统计局发布数据显示,2015年末,中国内地出生人口性别比为113.51,总人口性别比为105.02,男性比女性多出3 366万人。

出生人口性别比过高,造成的最大社会问题是

"剩男危机",且"剩男"更主要沉积在低文化、低收入的贫困阶层,这必然加剧经济与社会的不平等,同时威胁国家人口生态安全。

正是因为考虑到上述问题,早在2002年11月。国家计生委、卫生部、国家药品监管局就公布了《关于禁止非医学需要的胎儿性别鉴定和选择性别的人工终止妊娠的规定》。14年后,医学技术的进步和相关问题的情形都发生了很大变化,因此,2016年5月,国家以国家卫生和计划生育委员会令第9号的形式发布了新的《禁止非医学需要的胎儿性别鉴定和选择性别人工终止妊娠的规定》。该规定亦经国家原工商行政管理总局、国家原食品药品监督管理总局同意,同时废止前述2002年的相应规定。本规定的第一条就明确说明了制定本规定的初衷和根据:促进出生人口性别结构平衡,促进人口均衡发展,根据《中华人民共和国人口与计划生育法》《中华人民共和国母婴保健法》等法律法规,制定本规定。第三条是禁止任何单位或个人实施非医学需要的胎儿性别鉴定和选择性别人工终止妊娠。从第三条的理解看,就是孕妇本人也没有随意进行选择性别的人工流产的权利。

【情理讨论】

刻意地流产女婴,是对后代现在和长远权益的侵犯,是对女性身体的侵害,即便女性同意这么做也是这样的结论。这种做法没有丝毫的可以原谅的理由和情理。

【社会舆论】

随着社会富裕和文明程度的进步,过去重男轻女的社会因素已经大大降低,因而封建传宗接代思想逐渐成为主要因素。目前社会对这一思想和行为上的陋习的容忍度越来越低,全社会男女平等的思想越来越深入人心。因此,寻找各种理由流产女婴的做法遭到越来越多的坚决反对。在这种背景下,作为生殖医学的医生,更应该守好自己的职责,用实际称职的工作消除社会的偏见。

【小结】

在我国,非医学需要的性别选择和对女胎进行选择性人工流产是法律和规定严格禁止的。本案

例中,病人夫妇进行了两次女胎的人工流产,并假借"摔倒"致流产进行掩饰,在医生查明真相后,又要求对剩余胚胎进行性别鉴定,医生当然根据相关规定拒绝了其无理要求,但又非常耐心细致地做了病人夫妇的思想工作,最终还是使其转变了观念,表示回去认真考虑,不再追求一定要男孩的结果,顺其自然。

(齐　凤)

参考文献

[1]　于修成.辅助生殖的伦理与管理.北京:人民卫生出版社,2014.
[2]　国家卫生和计划生育委员会.关于禁止非医学需要的胎儿性别鉴定和选择性别的人工终止妊娠的规定.2016.

第四节　胚胎性别不鉴定丈夫移植不签字

【案例叙述】

女方李玉(化名)与丈夫马林(化名)于2000年结婚,2001年顺利孕育了健康活泼的大女儿马胜男(化名)。马林作为家庭的独子,希望有个儿子来继承家庭"香火"。故夫妻二人于2015年起打算孕育二胎,之后试孕两年未孕,遂于生殖中心就诊,检查发现李玉的双侧输卵管阻塞,医生建议行试管婴儿助孕。夫妻双方携带有效证件一起就诊,共同签署了试管婴儿助孕知情同意书,顺利进入试管周期。正常取卵受精,女方条件适合移植新鲜胚胎,故拟进行新鲜胚胎移植。但在胚胎移植前,夫妇双方找到主治医生,向医生提出选择男婴的要求,并将提前包好的红包递给医生,被医生严厉拒绝并批评,告知试管婴儿技术不能用于非医学原因的性别选择。被拒后,丈夫马林言语激动,表示如果无法保证其生育男孩,则拒绝后续助孕治疗,但女方李玉却强烈要求移植。经过医生的反复沟通和夫妇双方协商后决定,取消新鲜周期移植,将全部胚胎冷冻。此后丈夫马林一直拒绝签署解冻移植知情同意书。一个月后李玉单独再次来诊,她声泪俱

下，丈夫已有婚外情，但还没有怀孕，如果她先怀孕，万一是个男孩，还可能挽回丈夫。祈求医院为她行解冻移植，并表示如果出生的是女孩，便与女儿相依为命。

【医学观点】

病人继发不孕、双侧输卵管阻塞，符合我国《人类辅助生殖技术规范》中体外受精胚胎移植术（in vitro fertilization and transfer，IVF-ET）指征。医院应为其提供常规 IVF-ET 助孕。

植入前遗传学诊断（preimplantation genetic diagnosis，PGD）是在辅助生殖技术（assisted reproductive technology，ART）基础上，对配子或早期胚胎进行遗传学分析，诊断和筛查配子或胚胎是否有遗传缺陷，选择检测信号正常的胚胎植入子宫的技术。PGD 的应用范围主要包括亨廷顿病、血友病、囊性纤维病等 100 余种单基因疾病、染色体结构和数目异常、性连锁疾病、特殊位点基因异常疾病诊断。随着技术不断发展，PGD 的应用已经从遗传性疾病诊断扩展到一些其他应用指征，如人类白细胞抗原（human leukocyte antigen，HLA）配型、线粒体 DNA 遗传病的检测、易感基因疾病如家族性结肠腺瘤样息肉病、遗传性乳腺癌或卵巢癌等易感基因的植入前筛查等。本案例中，李玉夫妇双方染色体正常、一胎体健、无家族遗传疾病史，所以其无医学性别选择指征，故不能为他们提供 PGD 技术进行性别选择。

此外，现胚胎冻存，冷冻胚胎的去向一般有四种：复苏后移植、捐赠科研、用医学方法废弃及捐赠他人。本案例中，女方是强烈要求复苏后移植的，但男方拒绝签署解冻移植知情同意书；按照辅助生殖技术规范要求，必须在夫妻双方自愿同意并签署知情同意文书后方可实施，可为其提供解冻移植。所以，医院在未取得李玉丈夫自愿同意并签署知情同意书前，不能为李玉提供解冻移植。

【伦理讨论】

医院必须拒绝李玉夫妇要求行 PGD 选择男婴的要求，因为非医疗指征的 PGD 违背了严禁技术滥用原则和社会公益原则。

PGD 技术主要是通过检测卵裂期胚胎的性染色体，判断胚胎性别，进而预防性连锁遗传病患儿

出生。许多性连锁遗传病非常严重，常常致畸或致残，给患儿家庭及社会带来沉重的经济和精神负担。对于性别选择，争议的焦点主要是其目的是出于医学需要还是非医学需要。有学者认为在严格掌握医学指征的情况下，应用 PGD 进行性别选择并不会造成人口性别失衡，因为真正有医学指征需要性别选择的人并不多。另外，PGD 出生后代的安全性问题也需考虑，PGD 技术本身是一种有创性的操作，对于将来出生的后代是否有影响还缺乏相应的循证依据。目前，多数国家已经普遍认为 PGD 用于染色体异常和严重遗传性疾病的检测是符合伦理和法律的。包括我国在内，美国、英国、法国、西班牙、荷兰、加拿大、印度等很多国家已经不同程度地开展了 PGD 技术。毋庸置疑，通过 PGD 技术性别选择的目的是避免性连锁遗传疾病患儿的出生，而不是剥夺掉正常女性胚胎的生命权利。

辅助生殖技术为广大不孕症病人带去了福音，在其实施过程中，应贯彻社会公益性原则，医务人员不得实施非医学需要的性别选择。另外，如果用 PGD 技术行非医学需要的性别选择，其带来的危害也是必然的，在一些男权主义的地区，人们设计男婴出生的行为泛滥将会造成人口结构失衡，影响后代繁衍。

本案例中李玉单方面要求移植，但丈夫不同意解冻移植，根据知情同意原则和保护后代原则，医院不能为李玉进行解冻移植。

知情同意原则贯穿在整个辅助生殖技术过程中：一，人类辅助生殖技术必须在夫妇双方自愿同意并签署书面知情同意书后方可实施；二，接受人类辅助生殖技术的夫妇在任何时候都有权提出中止该技术的实施，并且不会影响对其今后的治疗。对于人类胚胎的属性目前还没有明确的定义，在对胚胎进行处置时应充分考虑到它的特殊性，体外胚胎为其提供配子的夫妻双方共有，任何一方不可单独处置。在未取得其丈夫的同意的情况下，仅女方一方要求，医院是不可以为她提供解冻移植的。

子代的权力和幸福也是生殖医学伦理要维护的。本案例中，现在其夫妇感情不和，在感情修复之前，仅考虑女方一方的要求进行胚胎移植，一旦孕育女孩，之后夫妻双方感情可能彻底破裂，孩子在不被父亲期许下出生，生后还可能被父亲抛弃。

【法理讨论】

《人类辅助生殖技术管理办法》明确指出：实施人类辅助生殖技术的医疗机构不得进行性别选择，法律法规另有规定的除外。根据《母婴保健法》的规定，医务人员禁止实施非医学需要的性别选择。我们国家法律法规是明确规定禁止无医学指征的性别选择。中国始终坚持男女平等的宪法原则。本案例中，该夫妇没有医学性别选择指征，应禁止为其提供 PGD 设计男婴出生。

【情理讨论】

从李玉的角度来看，她深爱自己的丈夫，想要生育爱情的结晶是可以理解的。但对这个尚未出生的孩子来说，李玉的想法是对孩子的不公平，孩子的性别如果是女性，她不被父亲喜爱，甚至是抛弃。爱情和婚姻是不需要捆绑的。

在马林的观念里，生育男孩才算给家族完成传宗接代的任务，他也有来自原生家庭及社会的压力。但现在是男女平等的时代，生儿生女都一样。

因此，从情理上出发，医院也不应该为李玉夫妇提供 PGD 选择男婴。

【社会舆论】

在一些男权主义的地区，无儿出的家族压力有可能导致夫妻婚姻的微妙变化，女方因未生育男性后代而导致家庭地位低下，往往需忍受男方父母和社会的歧视及非议，甚至可能遭受丈夫抛弃。在这些畸形传统观念里，生命平等于性别面前往往被践踏。对于一对夫妇而言，生育本是个人的事情，但他们又不得不背负着沉重的家庭负担。如"不孝有三，无后为大""重男轻女"等世俗观念，给传统家庭里的子代繁衍仍存在一些不良影响。

医务工作者对李玉夫妇同情和理解，但坚决反对其要求设计男婴出生的想法；医院也必须遵守国家法律法规及医学伦理学基本原则，不能满足其非医学指征性别选择的无理要求。李玉夫妇应该尽早真正认识到男女平等，摒弃重男轻女的偏颇观念。

【小结】

本案例中李玉夫妇没有性别选择的医学指征，

医院不可为其提供 PGD 技术进行性别选择；李玉单方面要求解冻移植，但未取得丈夫的同意，医院不能为其行解冻移植。在保证人类辅助生殖技术健康发展，规范人类辅助生殖技术的应用和管理的同时，医务工作者再次呼吁男女平等。

（谷晓鸿　黄　珍　邵小光）

参考文献

［1］中华人民共和国卫生部.关于修订人类辅助生殖技术与人类精子库相关技术规范、基本标准和伦理原则的通知.卫科教发〔2003〕176 号,2003.

［2］于修成.辅助生殖的伦理与管理.北京：人民卫生出版社,2014.

第五节　线粒体遗传性耳聋病人要求选择胚胎性别

【案例叙述】

34 岁的莫刚（化名）和 32 岁的王玉（化名）已经结婚 2 年了，婚后的生活非常幸福，唯一的遗憾就是一直没能怀孕。夫妻双方商量了一下，决定去医院里咨询一下。到了医院以后，医生详细询问了他们的情况，询问家族史的时候，小玉告诉医生，她的外婆 39 岁的时候因为肌内注射"链霉素"后出现"药物性耳聋"，而小玉的大舅在 9 岁时也因为注射药物后引发了耳聋，但是由于时间过去比较久远，家里人已经记不清注射了什么药物了。小玉的妈妈、两位姨妈及小舅舅听力目前为止都是正常的。根据小玉家族的这一情况，医生建议小玉除了常规需要检查的项目外，她的直系的亲人最好能够去做相关的耳聋基因检测，以排除家族性的耳聋基因遗传。小玉的大部分常规检查是正常的，只有子宫输卵管造影提示："双侧输卵管未显影。"经过小玉与家人的商量后，小玉的外婆、小玉的妈妈及小玉本人前往深圳某临床检测中心，在那里进行了耳聋基因的相关检查，结果均提示她们存在"线粒体 12S rRNA A1555G 线合突变"。医生说，根据小玉的情况，后代有很大的概率会遗传这一耳聋基因，最好进行辅助生殖技术助孕筛选健康的胚胎。小玉辗转各地就医后,最终夫妻双方拿着检验报告来到某医院生殖科就诊要求辅助生殖技术助孕并要求选择男性胚胎移植。

【医学观点】

耳聋是人类最常见的遗传病之一,50%以上的耳聋都与遗传因素有关。在我国散发性耳聋病人线粒体 DNA(mtDNA)12S rRNA A1555G 突变是造成母系遗传性耳聋的一个重要的分子基础。mtDNA 来源于卵母细胞,母亲携带少量的突变 mtDNA 在其后代中会被放大。线粒体基因组遗传可表现为同质性和异质性遗传。即所有 mtDNA 为突变型则称为同质性突变,都发病,而且遗传给子代;部分为野生型部分为突变型的则称为异质性,根据突变线粒体的占比临床表现不一致,可以不发病。

胚胎性别选择需要胚胎移植前基因诊断(preimplantation genetic diagnosis,PGD)技术,是指在体外受精过程中,对具有遗传病风险病人的胚胎进行种植前活检和遗传学分析,以选择无遗传学疾病的胚胎植入宫腔,从而获得正常胎儿的诊断方法。目的是阻断相关遗传病在家系中的进一步传递。但对线粒体遗传病,单靠筛选性别是否能够规避遗传风险?胚胎的线粒体主要来源于母亲,无论病人生育男孩还是女孩都会遗传到来自母亲的线粒体,因而都会存在线粒体 12S rRNA A1555G 突变,并存在一定的耳聋概率。但对于病人第二代而言,病人生育男性子代的后代将不再携带,即病人的儿子的子女可以规避这一风险。但病人所生育的女性的后代仍携带来自母亲的线粒体,即病人的女儿的子女仍可能携带这个突变基因并有一定概率发生耳聋。因此,性别选择无法规避下一代的遗传问题,仅能规避一部分第二代的遗传问题。因此,线粒体遗传疾病不是胚胎性别筛选的明确医学指征。

【伦理讨论】

PGD 技术的出现,解决大多数的遗传病病人的生育问题,达到了优生优育的目的,但同时也带来了很多伦理问题。PGD 技术的应用,尤其是胎儿性别诊断的存在,使得一些伴性染色体遗传病的筛查更加简单,但也使得某些病人对辅助生殖助孕过程中的胚胎性别选择这一技术的应用认知存在

误区,总想通过辅助生殖技术达到自己的私人目的。例如某些人受传统重男轻女思想的影响,一定要求移植男性胚胎;或是追求儿女双全,而要求移植特定性别的胚胎,加之不法机构的恶意宣传,使得性别歧视、性别选择这一现象进一步加重。而这一技术的滥用,势必会造成男女比例严重失调从而进一步引发其他社会问题。因此性别选择指征应严格掌握,同时各级医院应从保护后代原则和社会公益性原则角度出发,严格遵从相关规定。

本案例中,即使对病人实施性别选择,在理论上对其第一代子代也无法规避线粒体突变疾病的遗传,而仅能对其第二代子代中部分规避遗传风险。因而本着遵守严禁技术滥用原则,应拒绝病人提出的性别选择的要求。

女方有着耳聋的家族遗传病,而出生一个耳聋的孩子不仅给孩子本身带来深重的痛苦,而且会给家庭带来沉重的经济负担和精神压力。但单纯地进行性别选择,即使选择男性后代,其本身也携带耳聋基因,并有可能发病,未能达到 PGD 的初衷,另一方面也带来了治疗费用以及 PGD 的相关安全风险,对病人并无显著益处。因此,根据最优化原则,PGD 性别选择并不是最佳方案。

医务工作者尊重病人理性的选择,同时医务工作者也应向病人解释实施某项技术的必要性及实施过程中病人的合理选择的相关性的信息,让双方做到充分知情同意。由于我国目前尚未解决核移植和卵胞质移植的安全性,本着有利于病人及保护后代的原则,暂不能实施该项技术。医务工作者应当开展相关教育工作,并对实施辅助生殖过程中遇到的问题提出合理的建议,本着社会公益以及伦理监督的原则,不能实施非医学需要的性别选择。

【法理讨论】

在我国,根据 2001 年开始实施的《人类辅助生殖技术管理办法》十七条明确指出,"实施人类辅助生殖技术的医疗机构不得进行性别选择,法律法规另有规定的除外。"而在原卫生部《关于修订人类辅助生殖技术与人类精子库相关技术规范、基本标准和伦理原则的通知》中进一步规定:"禁止无医学指征的性别选择",但哪些疾病是医学需要的性别选择没有明确规定。耳聋是我国比较常见的一种遗传病,其发病的机制比较复杂而多样。而

且根据这一家族耳聋基因的遗传特点，其生男生女都有可能遗传到这一致病基因并且发病，因此性别选择并不能解决下一代耳聋发病这一问题。因此，医务工作者应严格遵守避免违反技术滥用原则，不允许其进行男性胚胎的选择性移植。

【情理讨论】

随着时代的发展，科技的进步，越来越多的致病基因被发现。与此同时，各种基因技术的应用也越来越广泛。科学地运用辅助生殖技术可以帮助更多人拥有一个美好的家庭，体验为人父、为人母的乐趣。此案例中，女方的外婆跟大舅都是药物性耳聋，且女方外婆、妈妈及本人的耳聋基因检测都存在着异常，而且已经明确是女方线粒体遗传病。考虑到这个疾病的遗传特点，虽然病人的子女都有可能携带这一突变基因，但病人所生育的男性的后代就可以不再携带，而病人所生育的女性的子女仍可能携带这个突变基因并有一定概率发生耳聋。选择男性胚胎可以减少一部分患病下代和下下代的出生，这也是病人要求 PGD 并要求移植男性胚胎的原因，可以理解为在情理之中，并非完全无理。

【社会舆论】

胚胎基因检测技术的出现及应用，是辅助生殖技术的重大进步。在移植前就对胚胎进行基因测序，避免了一部分存在遗传问题的胚胎妊娠后再流产对于母体的伤害，同时也能阻断一部分遗传性疾病的传递。但同时，这一技术也成为了非法生殖机构的营利手段，"50 万包生龙凤胎""不生男孩包退款"等诸如此类的非法广告充斥在医务工作者的生活中。不少人为了"生个儿子传宗接代""养儿防老"等封建落后的思想而选择在这些非法机构做性别选择后的胚胎移植，不光耗费大量的时间与金钱，还因为过量药物刺激卵巢药物的应用、不恰当的取卵方式而对身体造成了极大的影响。即

便是在公立生殖中心，对性别选择这一指征控制不严格，也会造成社会性别比的变动，从而影响社会的稳定性。因此，此类技术的应用必须进行严格的控制，要绝对禁止因病人个人偏好而对后代性别的自由选择，同时也要警惕个别人群以遗传性疾病为借口达到生男或者生女的目的。杜绝技术的滥用，为稳定社会发展提供帮助。

【小结】

线粒体遗传的耳聋即使行 PGD 筛选男女也无法完全避免有耳聋的男性后代出生，也不排除无临床症状的异质性女性后代的出生。所以应严格把控性别筛选指征。经伦理委员会讨论，根据我国法律等规定，本着严禁技术滥用的原则（principle of prohibiting ART technology abuse），不同意病人夫妇行 PGD 筛选男女。

（朱依敏　孟　夏）

参考文献

[1] YING Z, ZHENG J. Mitochondrial haplogroup B increases the risk for hearing loss among the Eastern Asian pedigrees carrying 12S rRNA 1555A>G mutation. Protein Cell, 2015, 6 (11) 844-848.

[2] CHEN C, CHEN Y, GUAN MX. A peep into mitochondrial disorder: multifaceted from mitochondrial DNA mutations to nuclear gene modulation. Protein Cell, 2015, 6 (12): 862-870.

[3] WOLF DP, MITALIPOV N, MITALIPOV S. Mitochondrial replacement therapy in reproductive medicine. Trends Mol Med, 2015, 21 (2): 68-76.

[4] 于修成. 辅助生殖的伦理与管理. 北京：人民卫生出版社, 2014.

[5] 中华人民共和国卫生部. 人类辅助生殖技术管理办法. 2001.

[6] 中华人民共和国卫生部. 关于修订人类辅助生殖技术与人类精子库相关技术规范、基本标准和伦理原则的通知. 卫科教发〔2003〕176 号, 2003.

第五章
母婴安全的伦理案例

第一节　基因编辑试管婴儿出生

【案例叙述】

2012年6月，基因"剪刀"CRISPR-Cas9技术问世，全球的研究人员在老鼠、斑马鱼、细菌、果蝇、酵母、线虫和农作物细胞上，尝试利用它准确地敲除目标基因，插入新的基因，并一一得到验证。最终，人类体细胞的基因修改或抑制各种目标基因也成功了。CRISPR-Cas9不但可以在体外切割任何DNA链，在活细胞中也具有修改基因的能力，根据指令，到达应该被切除的位置，剪掉致病基因，或者添加正常基因进行修补，达到治愈疾病的目的。这个过程称为基因编辑。尽管这项技术准确性很高，但也有失误的可能：其一，如基因敲除的位置出现错误，称之为"脱靶"效应，会敲除本该保留的基因，造成人体伤害；其二，生物体内众多基因组成复杂网络，改变一个点就可能造成"蝴蝶效应"，往往会造成意料之外的影响；其三，一个基因可能同时具备好的、坏的多种功能，例如某个基因不能抵抗人类免疫缺陷病毒（human immunodeficiency virus, HIV）的侵袭，但可以阻止感冒病毒或西尼罗河病毒的入侵，敲除了这个基因的人，可能不会患艾滋病，但大大增加西尼罗河病毒和流感病毒感染的机会。还有，常见的 *SLC39A8* 基因变异可以降低一个人患高血压和帕金森病的风险，但会增加患精神分裂症、克罗恩病和肥胖的风险，而且尚不清楚它对许多其他疾病的影响，以及它与其他基因和环境的相互作用。

因此，基因剪刀是不能随意使用的，目前科学家们谨慎地把基因编辑用于三种对象：①在细胞中进行，剪辑某种基因后，观察细胞的改变；②在动物体内，改变了基因后，观察动物的生理、外观、行为的变化；③在患有重大疾病的人身上，可以在没有其他的医疗方案被选择，而且确认获利远远高于弊端的前提下使用。将基因编辑技术应用于复杂疾病的治疗尝试，无论是学术界还是监管层面，都是积极的态度。

基因治疗的基因改变只会使病人个体受益，没有遗传给下一代的风险。现在人类有约7 000种罕见病，科学界尝试用基因编辑去解决罕见病的难题。这项新技术有助治疗疾病，比如脊髓性肌肉萎缩症，病人的全身肌肉萎缩，之前没有有效的治疗方法，现在通过基因治疗方法，可以"关掉"缺陷基因。

但是，编辑胚胎基因与已经被法律允许的编辑病人个体基因来治疗疾病的基因治疗有着本质的不同。对于基因编辑婴儿（指通过基因编辑技术修改人体胚胎、精子或卵细胞细胞核中的DNA后生下的婴儿），目前有着难以预料的风险和伦理道德障碍：基因编辑过的孩子生理与心理上的影响；"新人类"在道德上令人不安；获得不平等基因改造可能加剧不平等；将基因改造引入后代可能对物种产生永久性的甚至可能是有害的影响，而且这些突变不能从基因库中移除，除非所有的携带者都同意放弃生育，或者使用遗传学方法来确保他们不会将突变遗传给他们的孩子。

在基因编辑婴儿出生之前，斯蒂芬·霍金曾预言：未来将出现被改动基因的"超级人类"，他们对疾病的抵抗力都会增强，甚至将提高智力和寿命；一旦"超级人类"普遍存在，没有改善基因的普通人将被淘汰。

所以，全球的科学家反对将生殖细胞系的基因编辑应用于临床。目前在多个国家仍然是法律层面明令严禁基因编辑技术用于人类生殖，基因编辑婴儿是一道万万不能逾越的红线。

然而，2018年11月，《麻省理工科技评论》独家披露中国南方科技大学贺建奎教授，已经开始在深圳进行一项大胆且极具伦理争议的实验，目标是创造出全球首个基因编辑婴儿。随后，2018年11月26日，贺建奎宣称："一对 CCR5 基因编辑的双胞胎试管婴儿于11月在中国健康诞生，基因编辑使她们将来可能具有天然抵抗艾滋病的能力。这是世界首例免疫艾滋病的基因编辑婴儿，也意味着中国在基因编辑技术用于疾病预防领域实现历史性突破。"

贺建奎教授轻率地闯入这个被视为"禁区"的领域，在不明真相的瞬间欢呼和喝彩之后，其背后的伦理正当性和事件的真实性引起了科学家群体乃至普通民众的普遍质疑，受到了来自全世界的谴责，违背人伦、无视相关科研规范等批评如潮水般涌来。但事实上，贺建奎并没有对其研究项目完全保密，而是将他的研究与来自美国的科学家和伦理学家们广泛分享，并希望得到他们的支持、建议，甚至希望他们能帮自己刊发论文，斯坦福大学的三名高级教职人员涉嫌参与其中而被斯坦福大学进行调查。

先了解一下 CCR5 基因。因艾滋病而大名鼎鼎的 CCR5 自1996年被首次发现以来，科学家们意识到 CCR5 是一个与免疫有关的基因，在人类免疫缺陷病毒感染过程中发挥"帮凶"的作用，CCR5 作为蛋白质受体，是为 HIV 病毒开辟道路进入到免疫细胞的打手。然而，当 CCR5 基因的32个碱基对缺失突变（CCR5Δ32）则阻断某些 HIV 亚型病毒进入体内。人群调查和实验研究结果表明，10% 的欧洲人体内存在 CCR5Δ32，几乎不会感染人类免疫缺陷病毒，但是仍然拥有正常的免疫功能和炎症反应。

治愈艾滋病一直是医学难题之一。尽管对艾滋病的临床治疗已有了很大进展，但是仍无有效治愈手段。HIV 可分为 HIV-1 和 HIV-2 两种亚型，HIV-1 是引起 AIDS 的主要病原体。

迄今为止，只有一位 HIV-1 感染者被公认成功治愈。2007年，同时患有艾滋病和白血病的 Timothy Ray Brown 在德国柏林接受了来自携带 CCR5Δ32 基因突变捐赠者的骨髓干细胞移植治疗。一年后因为白血病复发，Timothy Ray Brown 再一次接受了来自同一个捐赠者的骨髓移植。此后，两种疾病均从他体内消失，至今未复发。2016年5月，伦敦一名男子在接受了类似的干细胞捐献者的骨髓移植后，从2017年9月开始停止使用抗反转录病毒药物，他在近3年接受的广泛测试均无法检测出其体内含有导致艾滋病的 HIV-1 病毒，至今病情不断缓解，但尚不足以确认痊愈。柏林病人和伦敦病人的"意外"结果表明，移植这些天然具有艾滋病抵抗能力的人的干细胞，可以实现艾滋病病人体内 HIV 病毒的完全清除甚至治愈。

雀跃之余，艾滋病专家却警告说，在骨髓移植时，需要杀死所有的骨髓细胞和相关的免疫细胞，这个过程就有很高的风险。其他6位类似的病人用类似的方法治疗均以失败而告终。柏林病人和伦敦病人艾滋病的治愈，并不仅仅是一个巧合。虽然两位病人进行骨髓移植的主要目的都是为了血液病治疗，但医生们在治疗时"特别"选择了本身拥有 CCR5Δ32 基因突变的骨髓捐献者。

每一个艾滋病病人身上实施 CCR5Δ32 基因突变的骨髓移植纯属幻想，那么是否可以通过基因编辑技术来修改一个人的基因。具有 CCR5 突变的北欧人可以健康地生活，以及柏林病人和伦敦病人的结局，已经为艾滋病的预防和治疗带来了曙光，以 CCR5 为目标的基因治疗备受关注。

HIV 入侵必须通过与 CD4+T 细胞结合感染宿主细胞，同时还需要一种或几种辅助受体如 CCR5 或 CXCR4，及若干个次要受体。尽管 CCR5 比较重要，但是，另外的几个辅助受体还是可能会使人体感染 HIV。换言之，把 CCR5 基因编辑掉也不能完全保证不感染 HIV。此外，CXCR4 是中国 HIV 主要流行毒株的受体，因此敲除 CCR5 基因并不能预防中国的艾滋病，在中国人群当中，纯合突变至今也还没被检测到。理论上，对于 HIV 感染的父亲,和健康的母亲,100%可以生下健康的孩子,无需进行 CCR5 编辑。

2017 年开始,贺建奎就已经在各种场合宣扬其对基因编辑婴儿的兴趣,2017 年 3 月以后,贺建奎通过他人伪造伦理审查书,招募 8 对夫妇志愿者(HIV 抗体男方阳性、女方阴性)参与实验。为规避不允许对 HIV 携带者实施辅助生殖技术的相关规定,策划他人顶替志愿者验血,指使个别从业人员违规在人类胚胎上进行基因编辑,利用 CRISPR-Cas9 技术修改了 CCR5 基因,并植入两位母体中,2018 年 11 宣布已生下双胞胎女婴并分别取名露露和娜娜,还有一位妇女继续妊娠中。

从风险收益比、安全性和医学伦理等多维度来看,这个科研是个名副其实的败笔:第一,贺建奎选择的靶点从科学上不能完全阻断被 HIV 感染,尤其是针对中国的 HIV 感染;第二,他选择的对象完全没有必要采取这种极端手段,HIV 感染的父亲与健康的母亲可以完全做到生育健康的下一代;第三,这个技术本身存在着巨大的风险——脱靶效应和细胞嵌合,尽管概率不大,但是发生在人身上还是难以想象的,万一产生残疾婴儿,伦理道德上无法容忍;第四,目前还没有发现任何中国人的 CCR5 是可以完全缺失的,因此,被基因编辑的婴儿未来在发育、成熟、成长等任何一个环节都有可能出现问题。

从进化上讲,每一个基因都有它的作用。对于被基因编辑的个体而言,脱靶效应有可能产生负面影响或者很严重的不利影响;对于人类而言,被改变的基因会一代一代地遗传下去。

科学上此项技术早就可以做,但是全球的生物医学科学家们不去做、不能做,就是因为脱靶的不确定性、不能确保无嵌合的单细胞期完成精确基因编辑,不能全面检测潜在脱靶位点等其他巨大风险以及更重要的伦理及其长远而深刻的社会影响。

基因编辑婴儿的出生严重违背伦理道德和科研诚信,严重违反国家有关规定,在国内外造成恶劣影响。贺建奎已被南方科技大学开除,并承担相应的一切后果,《科学》杂志发布 2018 年三项科学崩坏事件,世界首例"基因编辑婴儿"事件被列为其一;《自然》发布了年度十大人物,贺建奎以反面人物形象入选,标题为《CRISPR 流氓》(*CRISPR rogue*)。

2019 年医学杂志《自然·医学》(*Nature Medicine*)上发表了一篇论文,认为 CCR5-Δ32 可能是有害的,基因编辑婴儿的寿命或许会变短。

霍金曾经表示,法律能够禁止人类进行基因编辑,但是,人性却无法抵抗来自基因编辑的种种诱惑。

2019 年 12 月 3 日,《麻省理工科技评论》(*MIT Technology Review*)首次公开了贺建奎投给国际顶尖期刊 *Nature* 和 *JAMA* 的部分论文手稿。MIT 科技评论邀请法律学者、试管婴儿医生、胚胎学家和基因编辑专家共四位专家解读了这些未发表的论文手稿,这份手稿显示了贺建奎在制造露露和娜娜时忽略了伦理规范和科学规范。四位专家在读完手稿后,认为贺建奎的研究读起来更像是一个寻找目的的实验,试图不惜一切代价,找到在人类胚胎中使用 CRISPR/Cas9 基因编辑技术的合理理由,是"故意的造假",而且"严重违反道德基本准则甚至是犯罪"。鉴于贺建奎团队汇报的双胞胎出生日期,和许多消息人士透露的不一致:手稿歪曲了婴儿的出生时间,这对双胞胎出生于 10 月,而不是11 月。如果日期是伪造的,那么今后外界想要追踪这对双胞胎的健康情况,就更加困难了。

MIT 科技评论说,用技术改变人类的遗传基因,这是有史以来最重要的公共利益问题之一。所以,这项在科学上和注册流程上都有严重缺陷的研究,也引发了各界的谴责和担忧。

2019 年 12 月 30 日,"基因编辑婴儿"案在深圳市南山区人民法院一审公开宣判。贺建奎等 3 名被告人因共同非法实施以生殖为目的的人类胚胎基因编辑和生殖医疗活动,致使 2 人怀孕,先后生下 3 名基因编辑婴儿,构成非法行医罪,分别被依法追究刑事责任。

【医学观点】

2012 年,CRISPR/Cas9 基因编辑技术问世。CRISPR-Cas9 系统有 2 个组件:一种是称为 Cas9 的 DNA 切割蛋白(即一种核酸酶)和一种称为指导 RNA(sgRNA)的 RNA 分子。如果将 Cas9 以及与目标基因配对的 sgRNA 一起递送进入细胞,那么 sgRNA 就会自动与表达的 Cas9 组装为核酸蛋白复合体,在整个基因组寻找靶向基因,并切割而使之失活。这个操作过程非常简单,以至于任何一间分子生物学实验室都可以迅速掌握。露露和娜娜的出生是试管婴儿技术和 CRISPR-Cas9 组合的结果：采用辅助生殖技术让卵细胞和精子在体外受精；然后通过 CRISPR/Cas9 基因编辑技术把 Cas9 蛋白和特定的引导序列，用 5μm 的针注射到还处于单细胞的受精卵里，对 CCR5 基因进行修改；接下来是早期胚胎发育，随后移植到母体子宫内着床并发育成胎儿。

但是 CRISPR-Cas9 在技术层面还有两大短板，脱靶效应和细胞嵌合难以避免。脱靶效应即 CRISPR-Cas9 在对目标基因进行编辑时，想修剪的基因没有按计划被修剪，反而击中了目标之外的其他靶点，把不在计划中的基因给修剪了，从而可能诱发另外的基因突变；意外的脱靶，轻则导致预期的结果无法实现，重则引发细胞丧失功能，甚至癌变。贺建奎基因编辑的双胞胎女婴露露和娜娜中有一个脱靶。细胞嵌合是另一个大难题，基因编辑工具进入受精卵后，不会马上工作，要经过一段时间的准备，当基因编辑正式启动时，胚胎可能进入四细胞期甚至分裂为更多细胞，这就造成有些细胞可能躲过"剪刀"，而得到编辑的细胞也可能存在多种编辑结果，从而形成细胞水平的嵌合体。结果仍然可能会出现病变细胞，导致不可预测的后果。胚胎基因编辑后的临床风险评估复杂且困难。比如，内细胞团中可能存在的细胞嵌合，难以检测出来，可能无法百分之百防止某些遗传疾病在后代发生。以至于基因编辑婴儿出生后，在儿童期甚至成年期后，可能仍然受到遗传疾病的影响，由于在胚胎中基因编辑，会被世世代代地遗传下去，可能会对下一代产生无法预计的影响。

贺建奎团队共敲掉了 CCR5 基因的 32 个碱基对（CCR5Δ32 是指 CCR5 基因的 32 个碱基缺失的突变，即在 CCR5 等位基因编码区域第 185 位氨基酸密码子以后发生了 32 个碱基缺失，导致读码框架错位，缺失了与 G 蛋白信号通路相关的胞外第三环结构，从而使 CCR5 蛋白无法正常穿膜表达于细胞膜上，进而使 HIV-1 的 gp120 不能与 CCR5Δ32 有效结合，使 HIV-1 病毒不能进入宿主细胞）。即便排除脱靶造成的影响，也无法保证其安全性。CCR5 在人体免疫细胞行使功能过程中起着关键作用。CCR5 的存在能够抵御一些严重传染病。比如，CCR5 蛋白能调动关键免疫细胞对抗肺部病毒，如果没有这个基因，这一防御系统就会溃败，从而使 CCR5 缺失的个体死于流感的风险是普通人的 4 倍。此外，CCR5 基因公认对西尼罗病毒、蜱传病毒、登革热和黄热病病毒等具有防护作用。目前无法确保引入的 CCR5 突变在受体胚胎的遗传背景下有良好的效果而没有其他严重副作用。这一对双胞胎，其中一个明确知道编辑没有成功，没有从中获得任何好处，而却承担了一样的风险。

至今为止，在我国人体内的 CCR5 基因是完整的，没有发现类似欧洲人种中的天然缺失突变。虽然已有团队在研究 CCR5 与 HIV 的关系。但是目前这两者之间的关系不是绝对的，HIV 高度变异，感染细胞所需要的辅助受体也存在多样性，CCR5 只是 HIV 感染细胞的辅助受体之一，还有其他的受体可以辅助感染。阻断了 CCR5 受体，能降低 >50% 的感染概率，但还不能做到刀枪不入。世界上已有多次病例报告显示：即使两条染色体上 CCR5 基因都有突变的病人仍然被 HIV 感染。

2016 年加利福尼亚大学洛杉矶分校神经生物学家 Alcino J.Silva 发现从小鼠身上去除 CCR5 基因会显著改善它们的记忆力，使它们更聪明；CCR5 起到了抑制记忆和突触连接的作用。但是尚没有发现本身拥有一种 CCR5Δ32 基因突变的人群具有更高的智商。

贺建奎的基因编辑目标不是治愈或预防一种遗传性疾病，而是试图赋予一种抵抗未来可能感染 HIV 的能力。目前，中国的 HIV 感染率为 9/万，并不是威胁整个人类生存的感染率，更何况并不是每个人一生中 HIV 的风险都那么大，为了预防艾滋病这种小概率事件，就让婴儿天生失去一项正常生理功能，匪夷所思；更何况在防止新生儿被 HIV 感染方面，有多种有效的医学干预手段，其中高效抗病毒药物、安全助产和科学喂养等策略的综合实施，可以有效降低母婴传播概率到 1% 以下。

这个"基因编辑婴儿"案例的父亲是 HIV 阳性，母亲是 HIV 阴性。人类基因的完整性和纯洁性受到进化机制的保护，外来病毒病菌是无法进入精子和卵子中的。只要对父亲的精液进行必要的清除病毒的处理，使其在受孕过程不感染母亲，就可以完全做到生出一个百分之百健康的婴儿，同时避免母亲感染 HIV，无需进行 CCR5 基因编辑。艾滋病是通过特殊途径（血液和母婴）和高危性行为

(婚外多性伴、男同性性行为和卖淫嫖娼)才能传播的疾病,完全不需要冒着改变人类基因稳定性这么大的风险去预防。为了使婴儿未来拥有抵抗HIV的能力的基因编辑,则是更没有必要,同时会增加他们在之后生命中患上其他疾病的风险。

2019年12月3日,《麻省理工科技评论》揭示贺建奎研究团队实际上并没有完全成功地编辑基因;编辑完基因后,实验也没有验证细胞是否具有HIV抵抗性;而且之前动物试验存在问题,依旧在婴儿上测试。即不仅未复制已知的突变,相反,他们制造了新的突变,而新突变是否能抵抗HIV,这是存疑的。并且在论文里,研究团队也从来没检查过这一点。论文只报告了一处目标之外的基因突变,但不代表其他位置没有突变。双胞胎的成长很有可能受到基因突变的负面影响。

在我国,HIV感染与艾滋病病人是被禁止进行辅助生殖技术治疗的,对胚胎的基因操作也是被禁止的。此次基因编辑婴儿的出生,如果没有生殖专家和生殖中心人员的参与,仅靠贺建奎个人是难以实现的。

总之,在学术与技术上,该项"研究"没有先进性,并且对技术的应用严重失当。

现在全球多个实验室将基因编辑研究主要放在两个方向:"基因修正"和"基因增强"。所谓基因修正,是指编辑一种罕见的突变,这种突变具有很高的概率会导致一种严重的单基因疾病,基因修正的目的是将突变的基因转变成大多数正常人携带的DNA序列。假设可以在没有错误或脱靶效应的情况下完成这项工作,基因修正可能会产生可预测的有益效果。已经发现过600个由于单基因突变导致的遗传病,而这些遗传缺陷无法通过现有医疗手段避免甚至治疗,但是可以通过基因编辑手段,更改调整突变的基因,达到治疗目的。用基因编辑技术去编辑血液细胞中的CCR5,用来治疗艾滋病,目前处于临床二期。

争议比较大的是基因增强,其目的是为了"改善"个体和物种,是非医学必要的、改善非病理性性状的基因编辑。例如预防性基因编辑,通过对胚胎进行基因编辑,消除未来患某一种病的可能。然而这种医疗方法的论证不充分,在与药物手段对比、必要性论证以及可遗传的改变合理性论证等方面证据不足。目前而言,通过替换基因来改变疾病风险依然充满了挑战,因为降低某些疾病风险的突变往往会增加其他疾病的风险。科学狂人已开始在一个人的基因组中添加新的"遗传指令",用以增强个体的记忆或者肌肉等,甚至带来新的生物功能,例如能让人看到红外线或分解某些毒素,发展到定制级婴儿,重塑物种,是非常令人担忧的,因为无法预测全新的"遗传指令"的效果。

【伦理观点】

编辑基因研究技术发展以来,基因编辑的伦理讨论就没有平息过,编辑成体细胞内的基因称体细胞基因编辑,编辑生殖细胞的基因称生殖细胞基因编辑,后者会将基因传递给后代。随着技术的日趋成熟,希望将这一技术应用到人类生殖的呼声也越来越高。那么,人类的命运是有赖自然进化,还是借助基因改造?基因编辑技术用于人类生殖,本身可能将对人类未来产生深远影响的同时,带来对人类社会的伦理挑战,目前在多个国家仍然是法律层面明令严禁的。在2015年12月的人类基因编辑国际峰会中,来自世界各国的科学家们在华盛顿发表声明,明确划出了一道不得逾越的"红线":禁止出于生殖目的而使用基因编辑技术改变人类胚胎或生殖细胞。CRISPR作为基因编辑工具,还并不成熟。

科学界逐渐达成的共识是,应允许开展相关基础研究,但还不能扩展到生殖领域的临床应用;未来在严格监管的条件下可批准早期胚胎的基因编辑临床试验,但也只限于防治严重疾病。

从科学伦理层面上,在安全性和有效性未得到证实的前提下,不能开展任何形式针对人类健康受精卵和胚胎的基因修饰和编辑研究。即使是出于治疗目的的生殖细胞的基因编辑,着眼于解决病人严重遗传疾病的创新性治疗时,也必须首先进行严格的科学和伦理学评估,治疗方法要与疾病的严重程度加以权衡,确保受益风险比合理。要用人的胚胎进行研究,目前必须要有国家级的政府伦理机构批准,且一般限于14天的胚胎,即胚胎发育到14天后必须销毁,不允许经过基因修改的婴儿出生。

贺建奎蓄意绕开伦理审查或造假伦理审查报告,直接进行人体实验,基因编辑婴儿的出生公然刻意地违反生殖伦理学的伦理监督原则和严禁技术滥用原则。生殖医学与其他医学不同,治疗的目的是诞生一个健康的子代,当后代接受了基因编辑后,可能会造成永久性的负面影响。如具有遗传差异的个体很可能会受到污蔑和歧视,DNA编辑过的儿童可能心理上受到负面影响,所以违背了生殖伦理学的保护后代的原则和不伤害的原则以及尊重原则;在靶向性和特异性方面的诸多不确定因素和脱靶效应,将基因改造引入后代可能对物种产生永久性的甚至可能是有害的影响,则违背了社会公益性原则和双重效应原则以及最优化原则。

在胚胎基因操作方面,绝大多数国家都在禁止之中。中国在2003年8月,就以卫科教发176号文件重新修订和颁布了《卫生部关于修订人类辅助生殖技术和人类精子库相关技术规范、基本标准和伦理原则的通知》。关于"实施人类辅助生殖技术人员的行为准则"之第九条里明文规定:"禁止以生殖为目的,对人类的配子、合子和胚胎进行基因操作"的严格要求。

贺建奎的基因编辑婴儿,并不存在"有对某种严重疾病或严重残疾进行令人信服的治疗或预防的目标",虽然艾滋病病人病情已被广泛控制,但是确实目前不是一个可以治愈的疾病,属于严重的慢性的残疾性疾病,但是在丈夫HIV单阳性夫妇间的生育问题并不属于此范畴,因为现有治疗手段,可以基本保证妻子及胎儿零感染。贺建奎蓄意逃避监管,伪造伦理审批文件,违规指使他人进行操作,完全违背了"能够在严格的监管体系下将应用局限于特殊规范之内"的原则和"任何生殖基因编辑应该在充分的持续反复评估和公众参与条件下进行"的要求。相对于"具有全面的、尊重个人自主性的长期多代的随访计划",贺建奎宣称对基因编辑婴儿18年的随访是远远不够的,"我会用下半辈子对两个婴儿负责"之说更是苍白无力,远远背离了生殖医学伦理的初衷。在伦理与道德上,在严重缺乏科学评估验证,安全性存在不可预知风险的情况下,贸然开展以生殖为目的的人类生殖细胞基因编辑临床操作,严重违背了基本伦理规范和科学道德。

关于这次基因编辑婴儿的出生事件,社会和科学界已经达成共识:第一,目前CRISPR技术用于人体仍有巨大风险;第二,男方HIV病毒在体外受精过程中,已经通过洗涤精液去除,再做基因编辑无必要;第三,基因编辑婴儿的知情同意情况并不明确(知情同意书上未说明,为了避免这对夫妇的

孩子感染HIV,编辑基因是否是唯一的选择)。基因编辑婴儿从实验设计和科学目标上,追求的是新闻性,而不是实验总体的完整性;突破的不是科学前沿,而是伦理学的底线。弘扬学术道德和科研伦理,这是科技工作者的安身之本。无治理则无伦理,让科技趋利避害,除了寄希望于科学家的道德自觉,更须立法跟进。

【法理讨论】

针对人类受精卵和胚胎的基因修饰和编辑,在欧洲和美国有严格的监管条例和规范及严格的审查和评估程序,至今没有任何有关针对人类受精卵和胚胎基因编译研究的报道。我国《人胚胎干细胞研究伦理指导原则》规定:不得将前期中获得的已用于研究的人囊胚植入人或任何其他动物的生殖系统。《人类辅助生殖技术管理办法》规定:禁止以生殖为目的对人类配子、合子及胚胎进行基因操作。《涉及人的生物医学研究伦理审查办法》相关规定:如未经过伦理审查,擅自开展涉及人的生物医学研究,应追究其行政责任。《医疗机构管理条例》规定:医疗机构执业,必须遵守有关法律、法规和医疗技术规范。《医疗技术临床应用管理办法》规定:未经临床研究论证的医疗新技术禁止应用于临床。

贺建奎的基因编辑婴儿涉及医疗技术的临床应用与人类生物医学研究,违反了国家相关部门出台的关于基因相关研究的系列政策、法规和管理办法,实施了明令禁止的技术操作,情节恶劣,贺建奎等未取得医生执业资格,追名逐利,故意违反国家有关科研和医疗管理规定,逾越科研和医学伦理道德底线,贸然将基因编辑技术应用于人类辅助生殖医疗,扰乱医疗管理秩序,情节严重,其行为已构成非法行医罪,贺建奎被判处有期徒刑3年,并处罚金人民币300万元。

【情理讨论】

基因编辑确实有助人类解决疾病问题,但是否会成为悬在人类命运之上的"达摩克利斯之剑"?如果有一天,医务工作者开始修改基因让自己更健康、更聪明、更长寿,人类社会可能会进入一种高度定制化、比较危险的状态。人类要非常审慎地对待基因编辑,参差多态才是人类的本源。人类

一旦打开了这个潘多拉魔盒,谁来收场? 技术无罪,但失控的技术可能带来灾难,对基因编辑技术的应用不加控制,人类基因的稳定性就无法保证,贻害无穷。至少,目前全世界得出这样的结论:生殖系基因编辑的临床应用是一条无论如何都不应该跨越的界线。"基因编辑婴儿"实验涉及受精卵,动了可遗传的人类基因库。

贺建奎团队在出生前就预测这两个婴儿长大后会成为艾滋病高风险人群,所以才需要进行基因和编辑治疗,显然这种牵强的预测是武断和不科学的。最好的生物医学预防是疫苗,艾滋病疫苗正在进行大规模Ⅲ期临床试验。绝大多数社会成员只要了解预防知识、采取正确的性观念和健康的性行为就能有效预防艾滋病。即使有高危性行为的艾滋病高风险人群,也可以使用既安全,价格又可以承受,许多是国家免费提供的,如安全套降低风险,或使用抗病毒药物预防感染等众多预防方法。所以,完全没有必要使用基因编辑这种高风险的极端手段来进行艾滋病的预防。一个具有重要生理功能的绝大多数人都具有的正常基因不能因为是病原体攻击的靶点就要把它改掉,岂能为了预防艾滋病这种小概率事件,就让婴儿天生失去一项正常生理功能。一旦研制出一种有效的HIV疫苗,这种基因编辑对艾滋病不仅不会带来任何好处,还会增加其他感染并发症的风险。基因编辑作为一种在人群中使用的艾滋病预防措施,风险远远高于效益,没有任何实用性。这一严重违背伦理的科研事件受到中国工程院、中国医学科学院、中国科学院学部,以及122位学者、140名艾滋病研究专家等严词厉色的痛斥。

这项实验,究竟是科技的进步,还是哗众取宠? 这样的实验该不该进行下去? 掌握了尖端知识和技术的科学家,不仅需要探索未知的好奇心,更要有对生命的敬畏心、对社会发展的责任心,才能造福人类。

【社会舆论】

影视作品中曾大胆预测可遗传基因编辑技术可能给人类社会造成灾难,许多宗教团体也发现,重新设计人类的想法在道德上令人不安。哪些人的后代有权利接受基因改良? 技术获取的不平等可能会加剧社会的不平等。可遗传基因改良甚至可以把整个人类分成优良与非优良两类群体。

一些人反对基因编辑是因为基因编辑可能使"人类繁衍"成为"人类制造"。一些人不仅希望用基因编辑治疗疾病,还希望用它来增强人类的能力。尽管科幻电影《机械之心》已经展示了基因编辑后变得优秀的人类,但现实中,全球的科学家目前都难以评估,被改变基因后会对人类产生什么影响?

公众对人类基因编辑的伦理、安全担忧。科学界最关心是谁给了研究者这一权利,如何防范类似研究的冒险行为重现?

2019年3月14日,学术期刊《自然》(Nature)在线发表了一篇评论文章,来自7个国家的18名科学家和伦理学家呼吁:全球暂停所有人类生殖细胞系基因编辑的临床应用(可遗传性基因编辑,在精子、卵子或者胚胎上改造后并让其在子宫内正常发育),并认真反思、广泛讨论,共同建立一个国际框架。在这个框架中,各国在保留自己作决定的权利的同时,自愿承诺在除非满足某些特定的条件之下,不批准任何生殖系临床编辑的应用。但是允许人类体细胞(非生殖系)中的基因组编辑(用于治疗疾病DNA修饰)和以研究为目的的生殖系基因编辑(不能将编辑过的胚胎移植到人的子宫内)。

2019年4月16日,斯坦福大学发表声明:虽然斯坦福大学的研究人员并没有参与贺建奎关于人类胚胎基因编辑的研究,也没有财务和组织关系,但是鉴于三名研究人员对该项研究进行了积极的互动和极大的关切,而被斯坦福大学解聘;同时再次重申:斯坦福大学致力于提供医疗和开展医学研究时将一如既往地遵循道德规范。

MIT科技评论强调:贺建奎团队的实验并不像他所宣传的那样成功:提出的关键主张得不到数据的支持;这对双胞胎婴儿的父母迫于压力才勉强同意参加这项基因编辑实验;所谓的临床益处实在令人怀疑;这些研究人员在完全了解自己进行基因编辑的效果之前就着手制造了基因编辑婴儿。

【小结】

科学技术的进步有时是把双刃剑,如何规范基因编辑是今天人类社会面临的严峻考验之一,缺乏监管的人类生殖细胞基因编辑可能带来对人类社会安全危害,缺乏法律法规和伦理规范可能带来国家之间的基因竞赛。基因编辑用于人类辅助生殖是科学界的禁区,这条不可随意逾越的科学伦理红线,被贺建奎轻飘飘跨过,把有关生命的诸多难题抛向世人。科学探索永无止境,鼓励大胆创新、勇闯科学无人区,但不意味着纵容违反科学道德、无视伦理法规。法律和伦理的底线不容突破,研究人员应敬畏生命、遵守规则,守护好前沿科技领域的一方净土,让创新成果更好地造福人类。

（于修成　邓成艳　邵小光）

参考文献

[1] WEI X, NIELSEN R. CCR5-Δ32 is deleterious in the homozygous state in humans. Nat Med, 2019, 25 (6): 909-910.

[2] ZHOU M, GREENHILL S, ALCINO J SILVA, et al. CCR5 is a suppressor for cortical plasticity and hippocampal learning and memory. Elife, 2016, 5: e20985.

[3] MARY T JOY, EINOR BEN ASSAYAG, ALCINO J SILVA, et al. CCR5 is a Therapeutic Target for Recovery after Stroke and Traumatic Brain Injury. Cell, 2019, 176 (5): 1143-1157.

[4] 于修成. 辅助生殖的伦理与管理. 北京：人民卫生出版社, 2014.

第二节　地下诊所试管婴儿的黑色交易

【案例叙述】

随着国家生育政策的放开,国民对辅助生殖技术的需求进一步增加。目前全国有近500家由卫生行政部门批准的医疗机构可以实施体外受精胚胎移植术,每年出生的试管婴儿高达数万。但是,有些不孕不育夫妇却怀揣着不合法的要求,走进了地下试管婴儿操作的诊所。

某报社记者联系了一家南方的试管婴儿代孕公司,该公司宣称"包胎心、包出生、包性别",并提供了8万~65万价格不等的"套餐"。只要有钱,病人有求,他们必应:可以选择胎儿性别、可以代孕,可以使用别人的精子和卵子。甚至可以选择精子和卵子的来源。尽管国家一直在严厉打击各种

地下试管婴儿诊所,但仍无法断绝这种黑色交易。

【医学观点】

地下试管婴儿市场以金钱利益至上,而对医疗安全性的重视远远不够。一是没有严格把握治疗指征。很多就诊夫妇,可能并非真正的不孕症,而是带着明确的不合法需求前去的。二是无法确保治疗的安全性。地下诊所往往忽视对病人夫妇进行最基本的检查,不能及时发现药物刺激卵巢、取卵手术等的禁忌证。没有严格的核对制度,不除外胚胎培养室出错而导致将来"抱错孩子"。三是没有能力应对随之而来的并发症。试管婴儿治疗过程中可能会出现各种各样的并发症,比如卵巢过度刺激综合征、腹腔内出血、盆腹腔感染、卵巢附件扭转等。一旦出现这种情况,那些条件简陋的诊所,无法及时对病人进行医治,这将威胁病人的生命。四是卵子、精子来源没有经过严格筛选,不能保证没有携带传染病、遗传病,这可能会增加病人及其后代患这些疾病的风险。

代孕母亲同样面临较严重的安全问题。对女性来说,孕产期各种并发症如妊娠期高血压疾病、妊娠期糖尿病、前置胎盘、胎盘早剥等,都是相当凶险的。有时不孕夫妇为了追求多胞胎,代孕母亲不得不同时怀几个孩子,这使得代孕母亲患上述并发症的风险大大增加,严重时可能危及生命。

盲目地进行性别选择,长此以往将会导致社会男女比例失衡。

地下诊所因为隐藏较深,逃离了卫生部门的监督和管理,在治疗过程中,即使违反伦理原则、出现治疗失误,也不会轻易被发现,这将使病人的利益受到损害。地下诊所也不会对不孕夫妇和新生儿进行随访,这不利于国家对辅助生殖技术的管理和出生婴儿的相关统计。

卵子、精子买卖、非医学指征的性别选择及代孕在我国是明令禁止的。

【伦理讨论】

卵子、精子虽然只是细胞,不具有"生命"或"人"的定义,但它将来形成受精卵,发育成胚胎,进而能生长发育成人,这就是生命的来源,故胚胎、卵子、精子也具有一定的伦理地位和法律地位。随意买卖卵子和精子,将金钱利益的交易凌驾于生命

的尊严之上,便是对生命的亵渎,违反尊重原则和严防商业化原则。不但如此,通过金钱交易,对卵子、精子进行所谓"好坏"选择,这是对优生优育的误解,并违反了严禁技术滥用原则。

在我国,赠卵者只能是接受人类辅助生殖治疗周期中的取卵女性,在保证其自身有 15 枚卵子,仍有剩余卵子且自己愿意才能捐给他人。这样的机会可遇不可求。而供精只能来源于人类精子库。地下诊所则完全忽略了这个规定,一切以经济利益为重,不明来源的卵子和精子的质量没有保证。如此混乱的买卖,对数量不加控制,可能导致将来近亲结婚,使伦理关系混乱。另一方面,亲子关系及子宫知情权问题也需进一步讨论。遗传学父亲或母亲与社会学父亲或母亲不是同一个人,传统的亲子关系受到了挑战,知道真相后可能使后代的心灵受到创伤,此时是否应该剥夺后代的知情权呢?这显然违反了保护后代原则。

代孕还涉及亲子关系问题,如果再加上赠卵或供精,亲子关系将愈加复杂混乱,子代的归属更难定论。想象一下,一对 50 岁的夫妇痛失爱子,无奈之下选择了供精、赠卵及代孕,如愿以偿有了一个孩子。可是当他们的孩子知道,自己的基因不是来源于自己的父母,自己也不是在母亲肚子里长大的,他该如何定义自己的身份,又该如何自处。胚胎买卖其实是另一种形式的买卖孩子。同样将导致血亲关系混乱,进而导致抚养问题、子代健康问题的纠纷。这也违反了保护后代原则。

性别选择则体现了中国人传统思想的禁锢,很多人仍"重男轻女",这可能导致将来社会严重的男女比例失衡,进而影响社会的可持续发展。

【法理讨论】

该地下诊所没有被原卫生部批准即开展辅助生殖技术相关治疗,无证从医,是严重违反国家卫生法规的。我国卫生部门颁布的《人类辅助生殖技术管理办法》明确提出,禁止买卖配子、合子和胚胎,禁止非医疗指征的性别选择,医疗机构和医务人员不得实施任何形式的代孕技术。该地下诊所无疑违反了该管理办法的规定。该南方城市的原省卫计委回应该报道,将进一步严厉打击非法辅助生殖技术服务,加强监督和管理。

另一方面,在国家明令禁止的情况下,仍有不法分子进行这种地下交易,而且有愈演愈烈的趋势,说明监督部门的监管力度有待加强。

【情理讨论】

对于当事人,他们可能觉得花钱买需要,没有强迫和不公平,为了金钱利益,提供精子和卵子的人也是自愿的,大家都得到了自己想要的东西。整个事情看似合情合理,却会产生多个受害者。廉价出卖卵子和精子的人可能会面临亲朋好友的责难,面临复杂的亲子关系;代孕母亲可能面临各种妊娠并发症的风险,甚至生命危险,还要在孩子出生后忍受和孩子分离的情感痛苦,而且整个过程都不受法律保护;不孕症夫妇花钱挑选着自己的后代,内心始终忐忑,生怕将来孩子知道事情原委,心灵受到伤害。开展地下诊所的不法商人以及违背了医生职业道德的个别医务人员,他们的行为是违法的,也给社会制造了麻烦。

【社会舆论】

社会上主要有两种呼声,一种表示极力反对,一种表示很支持。反对的声音认为,结婚生子是很自然的事情,孩子是夫妇爱情的结晶,"怀胎十月"得来的孩子是非常珍贵的。对于不孕不育夫妇,不能生育是非常不幸的,当通过医学治疗能够得到一个孩子时,应该心怀感激,而不是得寸进尺地去选择孩子的性别、卵子和精子来源或进行代孕。这股歪风邪气一旦盛行,可能导致将来亲子关系复杂,近亲通婚,男女比例失衡,最终将导致社会的不安定、不和谐。国家政府应该严厉打击这种有违伦理道德的行为。支持的声音则认为,人家有钱,愿意花钱买需求,同时,一些人非常需要钱,并心甘情愿满足这种需求,各取利益所需,没有什么不可以的。

【小结】

地下诊所试管婴儿的黑心套餐不仅违反了辅助生殖技术的多项伦理原则,包括尊重原则、保护后代原则、严防商业化原则、严禁技术滥用原则等,而且违反了《人类辅助生殖技术管理办法》的规定,即禁止买卖配子、合子和胚胎,禁止非医疗指征的性别选择,医疗机构和医务人员不得实施任何形式的代孕技术。该套餐不合情、不合理、不合法,给家庭和社会带来不安定,监管部门应该加强监管力度和打击力度,医务工作者应当坚决抵制这种黑心套餐,坚决打击这类犯罪行为,坚决守护道德和伦理的底线。

(马　帅　李　媛)

参考文献

[1] 朱晓枫,曹斯.地下诊所藏身医院家属楼,非法供卵供精鉴定性别.南方都市报.2016-10-12.
[2] 中华人民共和国卫生部.人类辅助生殖技术管理办法.卫生部令第14号,2001.
[3] 于修成.辅助生殖的伦理与管理.北京:人民卫生出版社,2014.
[4] 中华人民共和国卫生部.关于修订人类辅助生殖技术与人类精子库相关技术规范、基本标准和伦理原则的通知.卫科教发〔2003〕176号,2003.

第三节　非法地下人卵交易

【案例叙述】

2012年10月16日,广东省深圳市卫生监督局、龙华新区公共事业局、民治街道办、民治派出所等7个部门联合出动,一举捣毁了一个名为"安得颐养堂"的从事非法人卵交易的处所。这是继北京、武汉等地之后的又一起卵子非法交易案件。经核实,深圳安得颐养堂在未取得《医疗机构执业许可证》的情况下,以养老院的名义非法开展人类辅助生殖诊疗活动。

无独有偶,一家名为"安胜达"的"黑中介",通过网络招揽卵子买家和卖家,非法进行人卵交易,并借养老院的外壳,建造地下手术室和胚胎培养室,秘密开展药物刺激卵巢、取卵、取精、胚胎培养、性别鉴定和胚胎移植等一系列辅助生殖技术,从中牟取暴利。这是深圳首例非法人卵交易案件,牵涉面广,广东少部分医院生殖中心的医生涉及其中,在国内辅助生殖领域引起广泛关注。2013年2月5日,国家卫生和计划生育委员会和解放军总后勤部卫生部联合举行电视电话会议,宣布启动人类辅助生殖技术管理专项整治行动,严厉打击非法买卖配子、实施代孕以及非法销售、滥用药物刺激卵巢药物等违法行为。

【医学观点】

药物刺激卵巢过程及取卵手术都会产生一定的创伤,处理不当可能影响被取卵者的身体健康。药物刺激卵巢期间,刺激卵巢药物的使用可能引发情绪波动、腹胀、肠鸣、卵巢区域肿胀,更严重的还会引起卵巢过度刺激综合征(ovarian hyperstimulation syndrome,OHSS)。另外,取卵手术还可能造成卵巢急性损伤、出血、感染等。尽管取卵并发症的发生率很低,但一旦发生则可产生严重后果。而这类事件往往更容易发生在非法人卵交易过程中。因为这些非法机构往往缺乏正规的手术场所和经过正规训练的有资质的医护人员,这很可能给供卵者带来创伤,甚至会导致生殖系统感染、卵巢功能严重损伤等并发症,影响以后的生育及生理健康。非法人卵交易机构,往往为了在更短时间内获得尽可能多的卵子而罔顾供卵者身体承受能力,大剂量的药物刺激卵巢,或者缩短取卵间隔时间以进行持续性且时间间隔短的药物刺激卵巢及取卵,且在取卵后不会提供专业的术后护理,给供者的身体带来极大的伤害。

此外,非法供卵由于医学检测不全面,致使受者可能涉及艾滋病等传染性疾病感染的风险;若缺少遗传疾病的筛查或检测,还可能导致后代罹患遗传性疾病。

【伦理讨论】

非法人卵交易严重违背了尊重原则、知情同意原则、有利于供受者原则和保护后代原则。非法人卵交易的劣根性决定了供卵者的权益是得不到保护的,供卵者最基本的生命健康权尚且被轻视,更毋论其知情决策权。供卵者可能在药物刺激卵巢和取卵术前后的各个环节都未被明确告知所需承受的风险及可能发生的并发症,在懵懵懂懂的情况下接受了取卵手术。而受者也可能因非法机构缺乏相关医疗检测且未被告知相关风险,受卵时"被暴露"于医疗风险中而不自知。再者,非法机构因缺乏供受者、配子、胚胎相关的详细信息记录,配子和胚胎的处理无法实现供受者的充分知情同意,受者也无法追溯相关资料,置子代于风险之中。

非法人卵交易、非法开展人类辅助生殖技术是违反严防商业化原则和严禁技术滥用原则的行为。

医务人员实施辅助生殖技术应严格掌握适应证，而供精、供卵只能捐赠助人，禁止买卖。但非法机构受经济利益驱使而枉顾适应证，滥用辅助生殖技术，将配子、胚胎当作商品被交易，理应予以治理。

此外，非法人卵交易、非法开展人类辅助生殖技术的场所被查处后，非法机构的存续终止，必然存在这些机构中的配子和胚胎处理问题。这些保存在非法辅助生殖医疗机构的配子和胚胎，由于是非法获得的，其处置权归属难以界定。胚胎具有发展成人的潜能，应受到尊重，没有充分理由不得随意操纵和销毁，因此在非法机构获得的胚胎，其处置权归属问题会引发胚胎继续冻存还是废弃的伦理争议。

对于非法人卵交易引发的伦理问题，监管和宣教尤为重要，需各实施辅助生殖技术的机构强化内部管理，发挥行业自律的作用，落实辅助生殖中的伦理监督原则。人类辅助生殖技术应用于临床的时间尚短，生殖医学工作者既是辅助生殖技术的实施者，也是辅助生殖伦理的监督者，这一双重角色使得生殖医务工作者的伦理工作变得重要且复杂。在各种利益的诱惑之下，仅仅靠医生的良知可能难以保证技术的规范应用。为此，设置生殖医学伦理委员会，并充分发挥其监督审查、咨询决策、研究协调、定期教育培训的功能，有助于进一步提升行业自律，更有利于规范医疗机构及医务工作者的执业行为。

【法理讨论】

非法开展辅助生殖技术和人卵交易事件涉嫌违反多项国家法律法规。若医生在地下诊所从事非法取卵行为，按照《中华人民共和国执业医师法》第三十九条：若没有造成严重后果，将处以吊销执照等处罚；若造成了严重后果，则应该以刑法中的非法行医罪进行刑事处罚。"安得颐养堂"在未取得行辅助生殖技术资质的条件下，以养老院的名义开展辅助生殖技术，存在超出批准范围开展辅助生殖技术及非法行医的重大嫌疑。据我国《医疗机构管理条例》第十五条和第十六条和《人类辅助生殖技术管理办法》第十二条规定，所有医疗行为包括辅助生殖，只有获得许可证的正规医疗机构才能开展；根据我国《人类辅助生殖技术和人类精子库伦理原则》规定：禁止以任何形式买卖配子、合子、胚胎。因此，对于涉嫌非法买卖卵子和开展

辅助生殖行为的无证行医场所，卫生部门应进行取缔，在证据确凿的情况下，进行行政处罚。且非法机构私下取卵和移植手术属违规操作，一旦发生事故，供受卵者很难维权。且后代未来健康究竟如何不得而知，一旦发现问题，孩子早已出生，又是非法交易，供受者和非法机构签署的合同属无效合同，受者很难获得赔偿。

2013年3月，国家卫生和计划生育委员会发布了《人类辅助生殖技术管理专项整治行动方案》及相关解读文件以加强非法人卵交易的监管。其重点包括：①严肃查处医疗机构超出批准范围开展辅助生殖技术的行为；②非法买卖配子、合子、胚胎的行为等违法违规行为；③宣传违法违规辅助生殖技术的严重危害，组织媒体及时宣传报道专项整治行动进展，暗访、曝光重大案件，向社会通报重大案件查处情况等。该方案补充了国家原卫生部《人类辅助生殖技术管理办法》对于非法人卵交易这类违法违规行为的相关规定，为执法部门处理非法买卖卵子提供依据。这些规章和方案的颁发和监查行动的实施，有助于打击和监管上述非法人卵交易违规行为，切实维护人民群众的健康权益和医疗安全。

非法人卵交易之所以能发生，其背后离不开无视法律的医务人员违法支持与协助。就此而言，加强对人类辅助生殖技术尤其是取卵术的管理，禁止医务人员和医疗机构从事非法的辅助生殖活动；同时加强医务人员对相关法律法规、技术规范、基本标准和伦理原则等的认识，增强医疗机构和医务人员依法依规执业的自觉性。多数国家和地区甚至动用刑罚手段严惩敢于逾规犯戒的医务人员。对开展人类辅助生殖技术的医疗机构，卫生行政部门应予以抽查、抽检，加强监管，杜绝隐患；尤其需加强对违法违规开展辅助生殖相关技术的非资质机构的监管，保证该技术合理规范合法合规地应用，减少伦理争议。

【情理讨论】

辅助生殖技术满足了很多人做父母的愿望，但仍有一些人由于身体原因，无法得到合格的卵子，只能寄希望于他人捐赠。而因卵子来源稀少，不少病人为了尽快获得妊娠而不惜代价求助于非法人卵交易机构。病人的愿望是可以理解的，但这种需求不应该成为人卵交易被认同的借口。非法人卵

交易中供卵者的利益得不到任何保护甚至被践踏，供受卵者及后代的利益因术前检查不完整也得不到保障，其危害不亚于非法器官买卖。而在地下诊所之所以实施辅助生殖技术及其衍生技术，背后离不开熟悉该学科的医务人员的暗中支持。这些服务于地下诊所的医生的所作所为不仅是违反法律法规和违背其职业道德的罪行，更是只顾利益而枉顾供受者及后代利益、有违良心的可耻行为。

【社会舆论】

地下辅助生殖诊疗和非法人卵交易的新闻引起了社会民众的广泛关注及担忧，尤其是社会伦理、买卖卵子对供卵者健康的影响以及医务人员的监管教育问题。多家媒体报道发现，大部分供卵者根本不了解药物刺激卵巢及取卵可能存在的风险。在现今的信息时代，可利用社会舆论导向具有不可忽视的影响力媒体进行舆论监督。通过大众传播媒体对辅助生殖技术相关违法行为进行的揭露、报道，监督具有隐蔽性的非法医疗机构、中介机构及个人，引导不孕不育病人到正规辅助生殖技术机构就诊。再者，媒体能够引导公众对辅助生殖技术的正确认识，向民众科普非法人卵交易隐藏的危害和风险。如某公益科学传播网站就非法人卵交易报道发表了多篇相关科普文章，表示"卵子不可当副业"，提醒被诱惑或忽悠去卖卵子的年轻女性"保护自己，远离卵子黑市"。

【小结】

非法人卵交易不仅给供者身心带来痛苦，还有可能损害供者健康，潜藏着巨大的健康风险。非法人卵交易从根本上破坏了人类辅助生殖的合理性与合法性，不仅亵渎了人性尊严，而且造成社会伦理秩序的紊乱。严禁医务人员和医疗机构从事非法的辅助生殖活动，是杜绝非法人卵交易的关键；加强监管、执法力度及深化落实对医务人员相关法律法规的宣教，严惩逾规犯戒的医务人员，则是防范非法人卵交易的必要条件。

（万才云　赵嘉颖　曾　勇）

参考文献

［1］PEARSON H. Health effects of egg donation may take decades to emerge. Nature, 2006, 442 (7103): 607-608.

［2］于修成. 辅助生殖的伦理与管理. 北京：人民卫生出版社，2014.

［3］中华人民共和国国务院. 医疗机构管理条例. 国务院令第149号，1994.

［4］中华人民共和国卫生部. 人类辅助生殖技术管理办法. 卫生部令第14号，2001.

［5］中华人民共和国卫生部. 关于修订人类辅助生殖技术与人类精子库相关技术规范、基本标准和伦理原则的通知. 卫科教发〔2003〕176号，2003.

第四节　十四岁少女被骗供卵

【案例叙述】

一位14岁的少女辍学后到广州打工，有网友向她介绍，卖卵可以快速赚钱，而且对于身体几乎没有什么损伤。在巨额报酬的诱惑下，这名少女进行了大剂量药物刺激卵巢来获得多个卵泡发育和取卵手术。在这一过程中，少女几度想要退出，都被恐吓"一旦中止供卵将要承受巨额赔偿"，因此，少女不得不硬着头皮完成整个过程。而这一切的发生，居然是在私人诊所甚至出租屋内进行的。取卵后不久，少女就出现了脸色发黄、腹胀等不适。到医院检查才发现已经出现了胸腔积液和腹腔积液，是因为取卵导致了严重的卵巢过度刺激综合征。这种并发症严重时会出现危及生命的可能。

这一事件被媒体曝光后，记者们顺藤摸瓜才发现，这名少女只是诸多"卖卵"女孩中的一个。虽然我国相关法规明确规定，禁止任何形式的买卖精子、卵子和胚胎的行为，但是，在市场巨大需求的推动下，在巨额报酬的诱惑下，还是有不少人铤而走险，甚至在地下形成了非法买卖卵子、精子、代孕的产业链。而为这些产业链提供卵子的，有不少都是20多岁的女大学生，卵子的价格甚至会根据女生的长相和学历而定。

【医学观点】

卵子对于女性而言是无比珍贵的财富，而且，女性一生拥有的卵子数目是有限的、不可再生的。有一部分不孕病人由于缺乏卵子的问题，需要求助于供卵方能实现生育。供卵技术主要适用于由于各种原因所致的卵巢功能衰竭的病人。Lutjen 等在国际上首次报道了卵巢功能早衰的妇女接受卵子捐赠、采用辅助生殖技术成功生产出健康的新生儿。从医学角度而言，需要接受供卵的卵巢功能衰竭的女性大概分为以下几种：①患有肿瘤等疾病：近年来，肿瘤发病出现低龄化趋势，罹患肿瘤的女性，在接受手术治疗或者放疗、化疗之后，卵巢功能严重受损，生育功能下降或丧失；②高龄：越来越多的女性选择晚婚晚育，随着年龄增长，衰老和生育功能下降都是不可避免的，当女性出现卵巢储备功能严重下降、"无卵可用"时，供卵为其提供了一条实现生育的可能途径。

而供卵的来源，各国的政策不一样，可能是志愿者、家庭成员或者朋友捐赠，也可能是接受 ART 治疗的病人。无论是在国内还是国外，卵子的来源都是非常有限的。不论卵子来源于哪里，供卵者在赠卵时都会面临着药物刺激卵巢和取卵手术带来的风险，比如药物刺激大量的卵泡生长后出现的卵巢过度刺激综合征就是此类最常见的并发症，此外还有手术时麻醉的风险，取卵时出血、感染、损伤盆腔脏器等风险。

【伦理讨论】

当媒体将"14 岁少女被骗供卵"这一事件报道后，引起了人们极度不适甚至愤怒。这一事件非法买卖卵子，已经严重违反了我国的法律规定，更重要的是，非法机构居然忍心对 14 岁少女下手，完全突破了人们道德的底线。从生殖医学伦理角度而言，这一事件严重违反了"不伤害原则""有利于供受者原则""严防商业化原则""知情同意原则"和"自主原则"。

取卵过程需要经历数十天的药物刺激卵巢和监测卵泡的过程，这个过程根据方案的不同以及每个人的个体差异而长短不一，一般都需要至少十几天的药物注射、频繁的抽血化验和 B 超下卵泡监测。这个过程会耗费供卵者大量的时间和精力，对其造成肉体和精神上的双重不适。而取卵后，有可能出现卵巢过度刺激、出血、感染等。本案例中，整个过程都是在私人诊所和出租房中进行的，无疑加大了出现以上意外的风险。而以商业性供卵为目的的药物刺激卵巢方案，往往会使用更多的刺激卵泡生长的药物，卵巢过度刺激的风险增加，严重

危害供卵者身心健康，违反了"不伤害原则"。对于接受供卵的人而言，供卵者是否有相关疾病，比如传染病、遗传性疾病都是无法得知的，也违反了"有利于供受者原则"。

本案例中，进行这些操作的中介，在地下形成了供卵、供精、代孕的整个完整的产业链，完全以牟取暴利为目的，视国家法律、道德伦理于不顾，甚至不惜对 14 岁少女下手。对于卵子的不同来源，根据供卵者的容貌、学历等进行明码标价，完全把卵子当作商品来买卖，已经完全商业化。而对于 14 岁少女而言，也是为了获得巨额报酬，并非以捐赠助人为目的，把自己的卵子当作"商品"进行售卖，给自己的身体也造成了严重伤害。严重违反了"严防商业化原则"。

知情同意原则应该贯穿整个辅助生殖技术全程，必须在自愿同意的情况下实行。需要告知的内容主要包括：该技术实施的必要性、实施程序、可能承受的风险、降低这些风险所采取的措施等。自主原则是指在医疗活动中病人对自己有关的诊疗问题，有经过深思熟虑做出合乎理性的决定并据此采取行动的权力。而本案例中，在药物刺激卵巢过程中和取卵前后，医生并没有对少女进行充分的告知，对于 14 岁已经辍学的孩子而言，她对于可能的相关风险几乎是一无所知的。当她感觉到这个过程可能会对自己造成伤害时，她想过要退出，但是却被中介机构恐吓，完全失去了自己独立选择的权力，违背了自主原则。

【法理讨论】

我国原卫生部颁布的《人类辅助生殖技术规范》中明确规定以下人员可接受供卵：①卵子生成障碍（包括卵巢功能早衰、卵巢功能减退、卵巢功能衰竭）；②女方携带严重遗传性疾病者；③具有明显卵子质量问题（基因突变导致无成熟卵子或卵子畸形）。同时对卵子捐赠做出如下规定：①禁止任何组织和个人以任何商业形式的供卵行为；②供卵只限于人类辅助生殖治疗周期中剩余的卵子，且每位赠卵者最多只能使 5 名妇女妊娠；③供卵者对所赠卵子的用途、权利和义务应完全知情并签定知情同意书。并补充规定：① IVF 每周期获取成熟卵子 ≥ 20 个，并保留 ≥ 15 个的基础上方可进行供卵；②对接受供卵技术的胚胎必须进行冷冻，并在 6 个

月后对供卵者进行艾滋病抗体和其他相关传染病的检查，正常后可解冻移植胚胎。

本案例中，无良中介利用 14 岁少女的无知和急切求利的心态，欺骗其进行了卖卵行为，完全属于不合法的商业行为，对小女孩造成伤害的同时，严重违反了国家相关规定。同时，这些卵子将要去向何方也不得而知，接受供卵的人是否符合《人类辅助生殖技术规范》中规定的人群都是未知的。严重违反了我国相关法律规定，应该受到法律的严厉制裁和惩罚。

同时，由于在供卵过程中，供卵者与受卵者信息是相互保密的，但是当孩子成年后面对婚配问题时，有可能发生供卵者与受卵者的后代以及接受同一供卵者卵子的受卵者的后代之间在不知情的情况下婚配的可能，即近亲结婚。这一案例中，实施供卵的并非正规医疗机构，也不会对其后代进行严格的登记和随访，其后代成年后，婚配时可能会出现近亲结婚的问题，不得不说是一个隐患。因此，在实施供卵的过程中需建立严格的供卵及受卵登记制度，定期随访孩子的成长，从而最大限度地防止近亲婚配的发生。

目前各国关于供卵者或者接受供卵者的年龄似乎并没有严格的限制。但是，相信没有一个国家的法律会允许 14 岁少女进行供卵。供卵对身体造成的损伤是不容忽视的。与此同时，随着 ART 技术的发展，即使绝经的女性，接受供卵后也有可能怀孕。国内外不乏高龄女性接受供卵后再次生育的例子。无良中介从小女孩身上获得的卵子将供给什么样的人更是无从得知。

【情理讨论】

从情理角度而言，对于有此遭遇的 14 岁少女，不觉衍生出一种"哀其不幸、怒其不争"的心绪。在 14 岁的如花似玉的年纪里，很多女孩还在上中学，饱受父母亲友的疼爱。本案例中的女孩却早早辍学，或许有家长的原因、社会的原因，迫使她走到外出打工的这一步。但是家长应该为孩子想到她独自一人外出的种种风险，毕竟 14 岁孩子的心智尚不够成熟，难免为金钱所诱。从这个角度而言，其父母又有不可推卸的责任。

反观女孩自己，为了一时的利益，不惜危害自己的身体、出卖自己的卵子，说明她小小年纪竟存了不少侥幸心理，把自己的身体看得远轻于一时的钱财。这也不能不说是医务工作者、当今社会和家庭教育的失败。学校和老师不应该只教授给孩子书本上的基础知识，更应该以社会上常发生的类似事件为例，对孩子进行正确的教育和引导，让孩子从小学会爱惜自己，学会自我保护，学会永远都要通过自己的努力和正当途径去创造财富。

【社会舆论】

此次事件一经披露，社会上对于黑中介的批判声便不绝于耳。这些中介完全以牟利为目的，置法律、人情于不顾。他们完全被金钱蒙蔽了双眼，在金钱的诱惑下，是非不分，胡作非为。14 岁的少女被取卵后，出现严重的并发症，让人心痛。

也有一部分人呼吁，让不孕夫妇有合法的渠道去获取到卵子。但是，目前根据中国的国情，是绝对不可以实施商业化供卵合法化的。如果一旦合法化，相信会有更多年轻女性会选择以卖卵为职业。这些人只看眼前利益，不看长远发展，存在侥幸心理，认为一两次供卵不会对身体造成严重损伤，这对于那些急功近利又懵懂无知的年轻女性将是无穷无尽的祸害。

【小结】

14 岁少女被骗供卵，这一事件的发生，反映出诸多问题。加强完善的监督制度，严厉打击地下非法卖卵的机构和行为，杜绝此类事件的再次发生。

（于修成　程延飞）

参考文献

[1] LUTJEN P, TROUNSON A, LEETON J, et al. The establishment and maintenance of pregnancy using in vitro fertilization and embryo donation in patient with primary ovarian failure. Nature, 1984, 307 (5947): 174-175.
[2] 于修成. 辅助生殖的伦理与管理. 北京：人民卫生出版社, 2014.
[3] 中华人民共和国卫生部. 卫生部关于修订人类辅助生殖技术与人类精子库相关技术规范、基本标准和伦理原则的通知. 卫科教发〔2003〕176 号, 2003.

第五节 病人要求保留唇腭裂胎儿

【案例叙述】

28 岁王娟(化名)和 30 岁张新(化名)结婚 5 年未怀孕,多次求医也未能成功。王娟 2013 年做腹腔镜手术的过程中发现输卵管粘连严重,术后医生建议行体外受精助孕。由于经济条件较为困难,夫妻俩选择放弃,又四处奔走寻求偏方试孕。后经朋友介绍,王娟至某院生殖中心就诊,1 个周期便成功怀孕,并在医院定期产检。孕 25⁺ 周时三维 B 超提示胎儿唇腭裂,并至当地产前诊断中心获得确诊。

生殖中心医生和产科医生告知王娟夫妻:严重的唇腭裂的新生儿喂养很困难,以后也面临高额的整形矫正手术费用,在成长过程可能发生严重心理问题。夫妻俩尚年轻,王某卵巢功能好,以后仍有怀孕机会,因此建议他们放弃本次妊娠。但病人夫妻及双方父母都是虔诚的基督信徒,遵教义坚决拒绝引产,他们认为自己和家人、教友一起,能够面对接下来的种种困难。

【医学观点】

胎儿唇腭裂发生的原因尚不完全清楚,通常原因为:①遗传因素:直系亲属有唇腭裂者,后代发生比率为 4% 左右,第一胎唇腭裂者,第二胎概率也会增加;②环境因素:如怀孕期间接触 X 射线、烟酒刺激等,都可能造成遗传基因的突变等一系列畸变;③营养因素:怀孕期间呕吐,厌食,偏食,会导致维生素 D、叶酸、铁、钙等缺乏,提高胎儿唇裂的概率;④病毒感染:在妊娠早期,如上呼吸道感染、风疹病毒等感染,可能成为婴儿唇腭裂的原因;⑤药物因素:有些药物能通过胎盘屏障影响胚胎发育,如安眠药、抗过敏药、苯妥英钠、肾上腺皮质激素、环磷酰胺均可导致胎儿畸形;⑥内分泌因素:怀孕早期,精神紧张及外伤等原因,可使体内的肾上腺皮质激素分泌增加,从而导致婴儿先天畸形。

唇腭裂是一种常见的出生缺陷,发病率约为 1/1 000~1/600。唇裂有损患儿的容貌,腭裂会影响患儿的发音,唇腭裂病人可能出现上颌骨的发育不良,出现上颌后缩、面中部凹陷、反殆畸形,牙槽嵴裂的病人由于牙弓的连续性受到破坏,可能存在牙列不齐、咬合异常、牙齿萌出障碍等。唇、腭裂患儿有吸吮困难,有的容易发生上呼吸道感染,有些还容易罹患耳朵的疾病。由于容貌的缺陷、发音的障碍,随着年龄的增长,这些孩子往往出现严重的心理问题。患有唇腭裂的胎儿可以经过产前检查发现,及时终止妊娠,避免畸形儿出生;也可以出生后接受手术治疗。唇腭裂的治疗是一个系统的工程,它需要由包括整形外科医生在内的多学科医师参与的团队互相协作、分步骤进行。团队的组成包括整形外科医生、儿科医生、口腔正畸科医生、正颌外科医生、耳鼻喉科医生、语音治疗师、心理医生等成员。严重的唇腭裂的病人需要多次手术治疗才能最终达到满意的效果。

王娟产前 B 超提示胎儿唇腭裂,胎儿唇腭裂诊断明确。如继续妊娠和出生,将面临新生儿异常容貌、吸乳、发音、吞咽等功能异常而致喂养困难可能,将来的整形修复手术也有可能不能完全矫正。严重的唇腭裂患儿不仅需要父母大量的时间精力去照顾,而且多次手术花费巨大。两人的经济状况和生活条件根本无法负担。此外,唇腭裂胎儿还可能并发其他神经管畸形。再者,王娟今年 28 岁,卵巢功能良好,日后仍有机会行辅助生殖技术助孕。因此,从医学角度,可以建议王娟终止此次妊娠。若王娟夫妇执意拒绝此建议,医务人员要充分告知其后续可能面临的各种困难。

【伦理讨论】

生殖医学伦理的基本原则之一是保护后代原则(principle for the protection of future generation),医务人员需告知病人,其对将出生的孩子负有伦理、道德和法律上的权利和义务,若辅助生殖技术对后代产生严重的生理、心理和社会损害,医务人员有义务终止。

轻微唇腭裂患儿不影响正常的日常生活,目前有相当成熟的修复整形手术技术,但严重的唇腭裂患儿不但吸乳、发音、吞咽等功能异常而致喂养困难,容貌也会有异常,从婴幼儿开始将面临数次精细的矫形手术(有专家认为,婴幼儿时期首次接受全麻手术带来的痛苦和刺激可直接造成患儿的精神心理负担,术后未能达到其期望效果则表现为情绪低落)。即使矫正后也会有明显的异常,从而对其成长、学习和生活产生不利影响,唇腭裂患儿和家长均有不同程度的躯体不适、强迫症状、抑郁、焦虑、敌对、恐怖和偏执。不同年龄阶段唇腭裂病人心理问题有着不同的关联因素,随着年龄增长,逐步具备自尊和比较的能力,加之与社会环境交流面的扩大,唇腭裂患儿在比较中认为自己"不正常""不如他人",容易扭曲人格发育,心理问题不断产生。因此从保护后代的原则出发,应告知王娟夫妇,继续妊娠并出生唇腭裂患儿有损其子代利益,应考虑终止本次妊娠。

由于病人缺乏相关医学知识以及宗教信仰原因,无法完全理解出生严重唇腭裂后代的医学后果,医务人员需要遵循知情同意原则、有利于病人和最优化原则,详细通俗地向病人解释哪些胎儿畸形必须终止、哪些畸形非必需终止以及日后将面临的各种医疗和社会问题。医务人员同时应告知王娟目前属于中期妊娠,终止妊娠(termination of pregnancy)亦有引产后出血、子宫破裂等风险。但在上述充分知情告知后,如王娟一家仍坚持保留胎儿,则应根据尊重原则和自主原则,医务工作者也应该尊重其选择。

【法理讨论】

《中华人民共和国母婴保健法》第十八条规定,经产前诊断,胎儿有严重缺陷的,鼓励在畸形胎儿父母的知情同意的前提下终止妊娠,避免畸形胎儿出生。《中华人民共和国人口与计划生育法》第三十条规定:国家建立婚前保健、孕产期保健制度,防止或者减少出生缺陷,提高出生婴儿健康水平,提高人口质量。由此,面对王娟夫妻,医务工作者应建议他们主动承担公民的法律义务,终止妊娠。但《中华人民共和国宪法》中规定,宗教信仰自由是公民的一项基本权利。王娟一家基于宗教信仰做出的保留胎儿的选择应予尊重。法律不能强制他们终止妊娠,不管他们出于宗教或其他原因保留畸形胎儿。

【情理讨论】

在农村,结婚5年未怀孕的夫妻,必定承受了极大的心理压力。病人夫妻多处就医,耗费了大量的时间和金钱,故对此次妊娠甚是珍视,要做到轻易放弃的确不太容易。同时,社会上也有很多唇腭裂人群,大部分病人接受矫正手术后并不影响日常生活,唇腭裂并不是一种致命的疾病,这也是病人夫妻认为胎儿可以保留下来的原因之一。病人夫妻信仰基督教,他们认为引产等于杀生,引产必将给夫妻俩带来不小的心理内疚和自责。虽然对于该胎儿来讲,出生后即面临该天生缺陷,有些小孩会从小有自卑心理,但如父母家长正确引导,也可能不影响其身心健康成长。

【社会舆论】

不同人群对于妊娠的需求是有差别的。一些人会理性认为有孩子,而且是健康的孩子最重要。然而对于很多长年不孕夫妻来讲,艰难的求子经历使得他们有厚重的心理阴影,对孩子的渴求成了生活的动力,而对孩子本身的质量要求是其次考虑的问题。本案例主人公王娟就认为"我宁愿有个唇腭裂的孩子,也比没有小孩幸福,我信仰基督,我和我的家庭会努力抚养和迎接这个孩子的到来。"终止这次妊娠,会使他们认为违背了自己一直以来的信仰,失去精神寄托,甚至失去生活的勇气。他们也已经四处打探好唇腭裂小孩的治疗步骤和流程,已经为唇腭裂孩子的到来作了充分的准备。目前国家对先天性唇腭裂病人有相关慈善项目可以免费手术,比如"微笑列车""中国红十字基金会""嫣然天使基金"等,均可以在相关官网办理申请。社会对唇腭裂孩子甚至其他畸形孩子的出生越来越持宽容的态度。何况,随着医学科学的不断发展,也许将来唇腭裂可以得到更有效和充分的治疗校正,达到与正常孩子一样的健康水平。

【小结】

我国提倡优生优育,健全孕产保健制度,建议有严重缺陷的胎儿予以引产。但这种建议是基于我国普遍的医疗水平和经济水平决定的。可能对不同的地区或人群而言,对于严重缺陷的定义也会不尽相同。唇腭裂患儿并非一定严重影响生命,而且唇腭裂的治疗技术已经逐渐相对成熟,医务工作者尊重病人夫妻的意愿和信仰,告知其利弊,充分尊重其知情选择。

(金玲丽　施月春)

参考文献

[1] 于修成.辅助生殖的伦理与管理.北京：人民卫生出版,2014.

第六节 宫角妊娠的风险

【案例叙述】

孙香(化名)今年33岁。8年前结婚,婚后6个月怀孕,妊娠1个月余发现是宫外孕,在当地医院切除右侧输卵管。之后孙香再也没有怀孕,于是在家人的陪同下到医院就医。经历了术前检测、药物刺激卵巢治疗,取卵和体外受精等治疗过程,2014年8月行胚胎移植术,共移植2枚胚胎,并成功怀孕。30天后B超检查显示,孕囊位于右侧宫角,考虑为宫角妊娠,不排除间质部妊娠。医生建议1周后进行复查,根据复查情况再做医疗决策。

1周后复查结果仍然提示为宫角妊娠。考虑到孙香入院时没有腹痛和阴道流血等不适症状,医生再次向孙香及家属解释,在临床工作中,绝大多数的期待治疗可以取得较好的效果。一部分胚胎虽然停止发育但避免了有创手术,一部分胚胎发育正常直至出生。不过,期待治疗中仍有破裂的风险。孙香今年已经33岁了,不孕的历史长达8年,这次怀孕对她来说特别"珍贵",所以孙香还是接受了医生的意见,决定予以期待治疗,继续观察1周。但1周后的B超结果与上一次相比仍没有太大的变化。面对同样的结果,孙香的情绪已经难以自控,心理防线完全崩溃。即便想要宝宝的愿望那么强烈,但想到自己随时有子宫破裂风险,也不知道需要观察到哪一天,孙香最终含泪要求终止妊娠。医生向病人及家属交代病情及风险后,在病人的坚持要求下进行了人工流产术。

【医学观点】

宫角妊娠曾被认为是发生率很低的一种疾病,在异位妊娠中仅占2%~4%。其危险因素包括:①前次宫外孕史;②输卵管手术史;③输卵管感染及盆腔炎病史;④宫内节育器;⑤通过辅助生殖技术怀孕;⑥吸烟;⑦使用己烯雌酚。这些危险因素在不孕妇女中十分常见,因此,宫角妊娠在不孕妇女中的发生率并不是人们以往所认为的那样"稀有"。尽管宫角妊娠并不罕见,目前却缺乏针对宫角妊娠治疗的权威"指南"。目前公认的观点是,一旦考虑为输卵管间质部妊娠,应立即手术以防止破裂危及生命。如考虑为宫角妊娠,则可以选择期待治疗,但是子宫破裂的风险并不能排除。

进行辅助生殖助孕的夫妻中,相当大一部分病人几经挫折,腹中的胎儿来之不易,容易作出一些不够稳妥的决定,在对其进行沟通和诊疗的过程需要格外的小心和照顾。在我国心理咨询起步较晚,民众接受度不高,但并不意味着发生不良心理事件的概率下降,因此从事辅助生殖医学的医生需要具备识别负面情绪的能力和相应的基本调节能力,掌握沟通技巧。在本例中,由于期待治疗所带来的不确定性使得病人在整个治疗期间承受较大的心理痛苦,自觉无法负荷,但临床医生并无法予以专业的心理支持,不孕不育领域心理咨询师的培养迫在眉睫,亟须他们同临床医师共同构建起辅助生殖的安全网。

【伦理讨论】

本案例中,医务人员正确遵守了医学伦理学中"知情同意原则"和"自主原则"。

根据《辅助生殖的伦理与管理》的规定,知情同意原则应当贯穿在整个辅助生殖技术的全过程。医务人员应当对拟实施辅助生殖技术的夫妇告知实施辅助生殖技术的必要性、辅助生殖实施程序、可能存在的并发症及为降低并发症风险所采取的应对措施等。在本案例中,宫角妊娠病人采用期待治疗的预后是较好的,医生希望能够帮助病人尽量保住胎儿,但是由于期待治疗所带来的不确定性使病人在整个治疗期间承受巨大的心理压力,出于知情同意原则,医生应对病人充分说明期待治疗和终止妊娠的利弊;另一方面,自主原则是辅助生殖伦理学中另一个重要原则。病人享有对有关自己诊疗问题独立的、自愿的决定权。在病人对诊疗过程及风险充分了解前提下,病人有权力选择对自身拟实施的诊疗方案,无论结果好坏、抑或不可预期,病人有权利选择一些有伤害性的诊疗措施。本案例中的医务工作者在病人作出选择后,出于尊重自主原则,为病人终止妊娠。

【法理讨论】

知情同意原则是临床诊疗工作中基本原则之一，也是自主权的具体表现。

根据《中华人民共和国执业医师法》《中华人民共和国侵权责任法》，病人享有知情同意权，包括了解权、被告知权、选择权、拒绝权和同意权等。除了进行保护性医疗之外，特殊检查、特殊治疗、手术等，应当由病人本人签署同意书。本案例中医生向病人充分履行了告知病情及可能出现的风险、治疗策略等义务，病人及家属在充分理解的情况下作出选择，并签署了知情同意和手术同意书。这一做法符合相关法律法规。

【情理讨论】

从病人角度来说，多年不孕"求子心切"，对"试管婴儿"寄予厚望，却陷入"宫角妊娠的困境"。从医生的角度来看，现代医学仍不能解决所有的医学问题，他们尽其所能地向病人解释和安慰，也不能保证病人走出"宫角妊娠的困境"。然而，希望病人能够顺利生育健康的孩子，是医生和病人的一致目标。为此，医生和病人需携手前行。

【社会舆论】

本案例折射出当今社会最为突出的问题之一——医患关系。医生和病人之间应是平等的关系，医生尊重病人的医疗权力，以防病治病为己任；病人尊重和信任医生的工作，与医生充分协商，共同制定治疗策略，行使维护健康的权力。医患关系从来不是医生或者病人单方面的事，需要医患双方共同努力。营造良好的医患关系将有助战胜疾病和社会稳定。因此，医生和病人都应换位思考、信任彼此，共同战胜疾病。

【小结】

本案例中，无论是医生还是病人都在"坚持"还是"放弃"中做艰难的选择。任何一个医疗行为都有可能会为病人带来益处的同时存在一定的风险。很多医患纠纷来源于医患双方的无效沟通或者沟通欠缺。因此在医疗活动中履行向病人知情告知的义务，尊重病人的人权和知情同意权，显得尤为重要。医疗知情同意的过程也是医患双方对医疗行为的理解和约束，既保障了病人的权益，也可促使医疗活动顺利开展。

（靳镭　聂睿）

参考文献

[1] 于修成.辅助生殖的伦理与管理.北京：人民卫生出版社，2014.

第七节　子宫肌瘤剔除术后助孕的风险

【案例叙述】

王芳（化名），41岁，10年前发现患有多发性子宫肌瘤，进行了子宫肌瘤剔除术。之后又因双侧输卵管梗阻在外院行体外受精胚胎移植术，一次新鲜胚胎移植和5次冷冻胚胎移植均未成功，其中有2次早孕自然流产。之后王芳夫妇决定选择来某生殖中心再次助孕。检查发现子宫肌瘤复发，彩超显示子宫满布肌瘤，直径0.2~4.0cm不等，考虑到病人有2次自然流产史可能与肌瘤有关，医生建议先取卵储备胚胎，处理子宫肌瘤后再移植冻胚，并告知2次多发性子宫肌瘤剔除术后妊娠风险明显增加，今后只能行单胚胎移植。病人及家属表示同意并签字。

2014年5月，王芳在本院行体外受精后有5枚胚胎冷冻。同年9月在本院行"经腹子宫肌瘤剔除术"，共剔除肌瘤16枚。经过1.5年的等待，2016年2月，王芳再次回到本中心，也许是多年来的精神折磨，王芳此次来院后非常焦虑，多次情绪失控，当她再次被告知只能移植一枚胚胎后，冲突情绪到达了顶点，一度坚决要求进行双胚胎移植。经医务人员与其耐心解释沟通、分析利弊，王芳最终同意移植一枚胚胎。

【医学观点】

该病人已行两次多发性子宫肌瘤剔除术，子宫损伤较大，最近一次手术未满2年。瘢痕子宫妊娠后前置胎盘、先兆子宫破裂、胎盘粘连、产后出血等风险增加,若移植两枚胚胎后双胎妊娠,上述风险显著增加。双胎妊娠已属于高危妊娠,妊娠期母婴并发症发生率高、病情重,流产率、早产率、新生儿患病率均增加,加之"瘢痕子宫"可谓双重打击。从安全角度出发,医生建议病人行单胚胎移植。近年来,随着 IVF 技术的进步,胚胎冻融技术的提高,胚胎着床率和妊娠率明显提升,病人胚胎均为单枚胚胎冷冻,两枚胚胎分次移植的累计妊娠率不低于同时移植的妊娠率。因此,建议病人单胚胎移植。

病人表示如双胎妊娠愿意减胎,但减胎本身也有风险。据报道减胎失败率约 3%,流产率 5%~15%,因此不建议病人再次冒险。另外,病人能否遵守承诺来医院减胎,医院无从掌控。

【伦理讨论】

随着女性生育年龄延后,国家生育政策放开,辅助生殖治疗的病人合并各类妇科疾病的概率显著增多,如子宫肌瘤、子宫腺肌病、卵巢良性囊肿、瘢痕子宫等,不仅使其受孕概率降低,也必将影响妊娠安全。本案涉及尊重原则、自主原则、有利于病人原则、双重原则、最优化的原则、知情同意原则及伦理监督等一系列辅助生殖伦理原则。

根据尊重、自主原则和知情同意原则,医务人员需尊重病人在医疗活动中独立、自愿的决定权。尽管医学道德的核心是医务人员应对病人尽其义务,此义务的宗旨是有利和不伤害,但一切诊疗措施和结果最终要落实到病人身上,无论结果怎样,病人应有权选择对自身所实施的诊治方案。虽说"久病成医",但病人毕竟不是医生,并没有全面、前沿的医学知识,更对医疗风险了解不充分,医务人员必须为病人提供正确的能够被病人理解的信息。这不仅是让病人签署知情同意书,更要让病人明白实施治疗的必要性、实施程序、可能承担的风险及为降低这些风险所采取的措施等,真正做到让病人"知情"而后"同意"。本案病人王芳有反复多发性子宫肌瘤剔除术的病史,若行双胚胎移植,妊娠风险急剧增加;实行减胎,也会有一定风险。医务人员应尊重病人的选择,更有义务将双胚胎移植的风险告知病人,使其充分知情同意。

有利于病人的原则是医学伦理的基本原则,医务人员在诊疗过程中应时刻想到保护病人的利益、促进其健康与幸福。辅助生殖医生治疗时不仅要考

虑妊娠结局,更要注意病人妊娠安全及胎儿健康。

辅助生殖行为不仅单纯给病人带来益处,也增加多胎妊娠的风险。根据双重原则和最优化原则,要求医务人员权衡利弊,使病人得到最大限度益处的同时也要最大限度地减小危害。本案病人符合 IVF 治疗指征,尊重病人的意愿可给予辅助生殖,但具体治疗细节,如药物刺激卵巢方式、移植胚胎时机及数量等还需结合病人自身情况进一步研究决定。病人要求一次移植两枚胚胎,有利于提高单次妊娠率,但如果双胎妊娠,相应风险也成倍增加。而分次移植的累计妊娠率并未降低且有效减少双胎妊娠风险,显然更有利于病人,依此原则也应该选择单胚胎移植。

按照伦理监督的原则,医院应成立伦理委员会对医务人员的医疗行为进行指导与监督。很多时候这种监督只能对医务人员实施,而对病人却缺乏约束力。如曾有瘢痕子宫双胎妊娠后不愿减胎的情况,虽然病人在移植前签署了保证书,但发生违约情况后却难以监管,这就使伦理委员会更加明确了"瘢痕子宫只能单胚胎移植"的决议。对于本例病人:一是减胎有流产风险且可增加并发症;二是无法有效监管;三是伦理委员会已有明确单胚胎移植规定,且总体来说无损该病人利益,应当严格执行。

【法理讨论】

生育权是公民最基本的权利之一。《中华人民共和国宪法》第四十九条:婚姻、家庭、母亲和儿童受国家的保护。《中华人民共和国人口与计划生育法》第十七条:公民有生育的权利。第十八条:国家提倡一对夫妻生育两个子女。符合法律、法规规定条件的,可以要求安排再生育子女。本案例王芳夫妇双方均为初婚未孕,按上诉规定,该病人不仅享有生育子女的权利,还拥有生育两个孩子的权利。

但如何生育,何时生育,及妊娠可能带来的风险,病人及家属往往并不了解。《中华人民共和国母婴保健法》第十五条中提到:如果妊娠可能危及孕妇生命安全或严重影响孕妇及胎儿健康时,医疗机构应当予医学指导。虽然我国原卫生部颁布的《人类辅助生殖技术规范》和《人类辅助生殖技术管理办法》并未对瘢痕子宫是否可双胎移植提出明确的规定,但应以病人自身生命安全及健康为第一位,尽量减少安全隐患。国务院颁布的《医疗事

故处理条例》也规定：医务人员应在医疗活动中将病人的病情、医疗措施、医疗风险等如实告知，再由病人自主选择。

根据相关法律条例，医务工作者可以实施辅助生殖技术帮助该病人妊娠，但双胎妊娠风险可能直接威胁病人及胎儿生命，医务工作者既尊重病人权利，同时给予病人相应的医学指导使其充分知情，选择单胚胎移植。

【情理讨论】

大多数辅助生殖病人处于心理应激状态，主要表现为抑郁和焦虑，且这些症状随着不孕年限的延长逐渐加剧。本案病人王芳多次辅助生殖后又自然流产，现年41岁仍无子女，心理压力之大可想而知。尽管其充分知晓多发性子宫肌瘤剔除术后双胎妊娠风险显著增加，移植一枚胚胎更有利于保障自己和孩子的安全，并签署单胚胎移植同意书的前提下，仍言行反复，要求移植两枚胚胎以尽可能地保证怀孕。其迫切希望妊娠的心情可以理解，医务人员应给予病人更多的人文关怀及心理疏导，使她们更好地理解并接受医生提出的诊疗计划，获得更好的治疗效果。

【社会舆论】

2015年，国家调整了生育政策，全面施行"两孩"政策。但这并不是希望大家都去怀双胎，或是让那些有妊娠风险的女性在不做任何防范措施的情况下妊娠。近年来有多篇报道提到：瘢痕子宫病人妊娠中晚期发生子宫破裂等严重并发症。这给现有家庭，特别是子女带来了巨大影响。因此，辅助生殖医生一定要在治疗前全面评估病人情况，尽量避免不良妊娠事件带来的社会问题。对于第一胎剖宫产准备二胎的病人，或如本案中有过子宫手术史的病人，更应全面评估子宫情况，不可盲目追求妊娠率，而是要将母婴安全放在首位，提出更为合理的助孕方式。

【小结】

综上所述，从医学角度出发，该病人因输卵管梗阻可以进行辅助生殖治疗；从法律角度出发，该家庭在2016年尚无子女，可以再抚育2个孩子。但助孕过程要符合医学伦理原则，整个医疗活动

要充分与病人沟通，告知医疗措施的必要性及其风险，使其在合乎医学伦理的范围内选择，真正做到知情同意。要有利于病人，重点关注病人妊娠安全及胎儿健康。医务人员在治疗的同时需从情感角度出发，交流时要注意方式方法，给予病人更多的人文关怀。基于上述因素权衡考虑，移植一枚胚胎更为妥当。

（宋天然　王珊珊）

参考文献

［1］于修成．辅助生殖的伦理与管理．北京：人民卫生出版社，2014.
［2］中华人民共和国国务院．医疗事故处理条例．2002.

第八节　慎重选择移植嵌合体胚胎

【案例叙述】

熊女士与李先生31岁时结婚。婚后3个月，熊女士的月经没有按时来，验孕试纸显示阳性，当地妇产科医院行早孕检查，血hCG结果表明熊女士已怀孕，其他检查结果也均正常。但20天后的超声检查结果未见胎芽和胎心搏动，医生判断胚胎停止发育。3个月后，熊女士夫妻决定行全面的孕前检查，故到当地生殖医学中心就诊，检查结果发现熊女士是染色体平衡易位携带者，染色体核型为：46，XX，t(10；13)(p12；q21)。

染色体平衡易位易引起子代染色体异常而导致流产或子代畸形。医生告诉熊女士夫妇可以继续选择自然受孕但有再次流产的风险，而如能继续妊娠也必须做产前诊断以排除胎儿染色体异常所致的胎儿畸形；另一种方法就是行胚胎植入前遗传学诊断助孕治疗，即在胚胎移植入母亲子宫之前将胚胎进行遗传物质检测，挑选遗传物质正常的胚胎进行植入。熊女士夫妇经慎重考虑后要求行胚胎植入前遗传学诊断。分别于2016年3月和7月取卵2次，第一次获卵2枚，2枚成熟卵子，形成1枚囊胚，检测结果为：-16(嵌合)，-21(嵌合)

的异常的胚胎,故未进行胚胎移植;第二次获卵 4 枚,2 枚成熟卵子,形成囊胚 1 枚,检测结果显示该胚胎为嵌合体胚胎,其染色体核型为:46,XN,-2q(q31.1 → qter,~70M,×1,mos*,~40%)。虽然病人在选择胚胎植入前遗传学诊断技术时,已签署放弃嵌合体移植,但是熊女士自己上网查询发现有移植嵌合体胚胎生育正常子代的病例报道,于是要求生殖中心移植第二次取卵形成的嵌合体胚胎,不再继续进行药物刺激卵巢治疗。

【医学观点】

平衡易位携带者一般没有任何临床症状,常规体检项目也不包括核型分析。这种平衡易位携带者会产生 18 种配子,其中 16 种是不平衡配子,与正常精子(或卵子)受精后,会导致不孕、流产、死胎或先天愚型。另外 2 种配子:1 种仍然为平衡易位,1 种为完全正常。在胚胎植入前遗传学诊断技术出现之前,大部分病人会经历反复流产,若妊娠持续到 16~20 周,则可以通过产前诊断进行检测,减少先天畸形儿的出生,但仍有部分患儿在出生前未得到有效诊断。胚胎植入前遗传学诊断技术的准确性达 95% 以上,该项技术为平衡易位病人带来了福音,极大地减少了流产和引产带来的身心折磨。但该技术也存在一定的问题,该项技术实施的前提是必须接受体外受精胚胎移植术治疗,治疗过程需要花费大量的时间、医疗费用并承担相应的医疗风险;由于胚胎自身的嵌合问题及检测技术的限制,诊断技术的准确性不能达到 100%;每个取卵周期能够获得正常胚胎并获得妊娠的成功率仅在50% 左右,成功率也会因为病人之间的个体差异而有所不同。正如该病人已进行两次药物刺激卵巢,尚未获得 1 枚正常胚胎。但是那些诊断为嵌合体的胚胎就一定异常吗?近期,医学领域的权威期刊《新英格兰医学杂志》(*The New England Journal of Medicine*)上发表了部分嵌合体胚胎移植后活产分娩的案例,引起了巨大的轰动,该病人也是查询到了此报道,决定要移植自己的嵌合体胚胎。虽然目前已有移植嵌合体胚胎生育正常胎儿的文章发表,且该病人要求移植的胚胎有相似之处,但大部分移植嵌合体胚胎的病人还是无法获得活产的,所以其不能为该病人移植嵌合体胚胎提供充足的依据。该病人虽然获卵数比较少,但仍能形成囊胚,有获

得正常胚胎的可能,因此建议病人继续药物刺激卵巢治疗,如果病人不同意继续药物刺激卵巢助孕治疗并坚决要求移植该枚嵌合体胚胎,应向病人交代移植嵌合体胚胎面临着不可预测的风险,一定要加强孕期管理和产前诊断,需要上交伦理委员会进行充分的讨论。

【伦理讨论】

1990 年,Handyside 等首先报道第一例植入前遗传学诊断试管婴儿出生后,胚胎植入前遗传学诊断 / 筛查(preimplantation genetic diagnosis/preimplantation genetic screening,PGD/PGS) 技 术成为在基因及染色体水平有效预防遗传性疾病的一种手段,PGD/PGS 技术是在辅助生殖技术基础上对配子或胚胎进行早期遗传学分析,诊断和筛查配子或胚胎是否有遗传缺陷,选择检测信号正常的胚胎植入子宫的技术,与传统的产前诊断等手段相比,PGD/PGS 诊断时间更早,从而避免了孕期反复自然流产或发现异常胎儿后,选择性流产,减少了对孕妇的伤害。随着新一代测序技术的发展,PGD/PGS 技术诊断的准确性不断提高,应用范围不断扩大,但在 PGD/PGS 的开展过程中,仍有一些伦理道德问题存在争议,值得思考。

在本案例中,本着最优化原则,该病人应用PGD 技术进行胚胎筛选可以使病人最大限度地降低流产的风险,降低对病人造成的身心伤害。但是PGD/PGS 分析技术的准确性和可靠性一直是争议热点。目前的研究显示 PGD/PGS 的准确性可以达到 90% 以上,但鉴于嵌合体、等位基因脱扣、污染等原因,仍然存在误诊的可能性。本案例中的病人在没有检测正常的胚胎可用于植入的情况下,要求植入嵌合体胚胎,依据有利于病人和保护后代的伦理原则,虽然已有文献报道移植嵌合体胚胎得到了正常婴儿,但毕竟还是少数个例,不能将移植嵌合体胚胎作为常规治疗方案进行。而且,胚胎的遗传物质组成很复杂,每个嵌合体胚胎的遗传物质组成都不一样,因此移植这样的胚胎多数是面临着失败,并且流产、胎儿畸形所致的引产以及子代发育缺陷等风险明显增加,增加了病人的身心伤害,同时也给社会带来了巨大的负担。在临床实践依据尚不充分的情况下,不能因为有成功案例的报道,就贸然同意病人移植嵌合体胚胎。

随着临床实践的发展,已不断有嵌合胚胎植入分娩正常婴儿的报道,对于本案例中的病人而言,是否能够实现生育梦想至关重要,虽然有风险,但如果有一丝希望,也不愿意放弃。依据自主原则,一切诊疗措施和结果最终要落实到病人身上,无论结果怎样、或好或坏、或利弊均等、或不可预测,病人应该有权选择对自身所实施的诊疗护理方案,尤其是有权选择同意一些有伤害性的诊疗措施。医务工作者也应充分尊重病人的自主选择权。

最后,遵从知情同意原则,医生应让病人充分知情和理解移植嵌合体胚胎的较大风险和代价,以及移植正常胚胎的希望,尽可能说服病人,积极尝试获取正常胚胎,以利于病人和子代的健康。如果病人坚决要求移植嵌合体胚胎,在充分告知病人及其配偶嵌合体胚胎移植存在的风险,并给予他们足够的思考讨论时间后应尊重病人的意愿。

上述案例已上交某辅助生殖技术伦理委员会,决议如下:嵌合体胚胎移植面临不可预知的风险,在《新英格兰医学杂志》发表嵌合体胚胎移植成功案例报道之前,我国辅助生殖技术伦理禁止嵌合体胚胎移植。所以移植嵌合体胚胎一定要慎重,尽量说服病人不移植该嵌合体胚胎,如果病人坚决要求移植,一定要明确告知风险并签署知情同意。

【法理讨论】

知情同意权是病人的一项基本权利。医务人员应在医疗活动中对病人的病情、医疗措施和医疗风险等认真履行告知义务,并由病人及家属签字,不仅是对医务人员的自我保护,也是对病人认真负责的体现,更是确保临床医疗安全的重要环节,必须引起每一个医务人员高度重视。关于医疗告知在《侵权责任法》第55条,医务人员在诊疗活动中应当向病人说明病情和医疗措施。需要实施手术、特殊检查、特殊治疗的,医务人员应当及时向病人说明医疗风险、替代医疗方案等情况,并取得其书面同意;不宜向病人说明的,应当向病人的近亲说明,并取得其书面同意。本案例中医务人员必须向病人完整、客观、通俗地向病人说明检测结果的临床意义,由病人决定最后的选择。

【情理讨论】

胚胎植入前遗传学诊断/筛查技术是在植入前通过胚胎的细胞活检,对胚胎的遗传学信息进行检测,选择正常的胚胎进行植入。其目的是降低流产率、促进母婴健康,对于符合适应证的病人来讲,这项技术的使用是利大于弊的。但是因胚胎嵌合和检测技术的发展,使得检测结果出现了除胚胎正常与异常之外的第三种情况——"胚胎嵌合",在过去的30年里,把嵌合胚胎列为异常胚胎范畴,随着医学认识的不断进步及嵌合体胚胎移植可获得正常妊娠的报道,嵌合体胚胎与其后胎儿发育的关系引起了新的思考与挑战。对于很难获得胚胎的人群来讲,每一个胚胎都是弥足珍贵的,很可能是获取妊娠的唯一机会。对于本案例病人面对没有可移植胚胎的情况,医学现有证据还提示这枚胚胎移植后有生育正常胎儿的可能性,需要酌情进行个体化分析,综合考虑医学、心理、经济等因素,尊重病人的个人意愿进行决策,并充分告知病人产前检查的重要性。

【社会舆论】

胚胎植入前遗传学诊断/筛查技术有利于优生优育,可以降低流产,减少孕中期因为胎儿问题进行引产的可能性。也了解任何一项检测技术也不是100%准确,所以这项技术可能会造成胚胎的浪费。对于专业的学术解释,也可以理解。但对于病人来说,只希望尽最大努力生育一个健康的胎儿,任何诊疗都是有风险的,病人希望医生能够依靠自己的专业知识给出最有利于病人的方案,并告知如何将风险降至最低。

【小结】

胚胎植入前遗传学诊断技术的建立和发展,给染色体平衡易位病人带来了福音,减少了其发生流产和孕中期引产的风险,减轻了病人的身心负担。目前,该项技术仍无法达到100%的准确性,所以对于胚胎检测结果的解读一直是生殖领域的热点和难点之一,如何评估嵌合体胚胎的发育潜能,需要更多数据的积累。虽然有部分嵌合体胚胎报道有活产分娩的可能性,但是这种个案报道尚不能为嵌合体胚胎的移植提供充足的证据,对于有获得正常胚胎可能性的病人,仍然不推荐移植。从医学的角度考虑,如果保存的嵌合体胚胎是病人生育自己生物学子代的唯一希望时,从有利于病人、有利于后代、有利于社会的基点出发,尊重病人的知情权、自主权,在充分评估病人的身体、心理、经济以及责任承担能力等前提下,对病人做到充分的知情同意,病人仍坚决要求移植,可以结合胚胎的嵌合情况,决定是否移植。

（王秀霞 焦娇）

参考文献

[1] GRECO E, MINASI MG, FIORENTINO F, et al. Healthy babies after intrauterine transfer of mosaic aneuploid blastocysts. N Engl J Med, 2015, 373 (21): 2089-2090.

[2] SACHDEV NM, MAXWELL SM, BESSER AG, et al. Diagnosis and clinical management of embryonic mosaicism. Fertil Steril, 2017, 107 (1): 6-11.

[3] 于修成. 辅助生殖的伦理与管理. 北京：人民卫生出版社, 2014.

第九节 嵌合胚胎移植的取舍

【案例叙述】

王丽(化名)和大学同学李强(化名)结婚 10 年,在结婚前 2 年曾 2 次自然怀孕后流产,之后避孕数年。4 年前解除避孕措施但未能怀孕,故到生殖中心就诊。检查显示夫妻双方染色体正常,男方精液正常,女方双侧输卵管阻塞,于是拟行体外受精胚胎移植术(IVF-ET)治疗。由于既往有 2 次早孕自然流产病史,且女方已经 39 岁,医生建议王丽夫妻进行胚胎植入前遗传学筛查(PGS)。王丽夫妇接受了医生的建议,共进行了 2 个取卵周期的治疗,形成胚胎 10 枚。经检测其中 9 枚存在染色体数目异常,不能移植。另有 1 枚胚胎(6 号胚胎) 22 号染色体存在三体嵌合 (50%),不能确定胚胎内细胞团是否存在染色体异常,医生表示可以选择不移植,重新进行取卵,得到正常的胚胎后再行移植。但经过长期的治疗以及筛查结果的打击,王丽缺乏继续治疗的信心,与丈夫商量后,强烈要求移植 6 号胚胎,做最后的尝试。医生与病人及家属反复沟通,并告知移植后可能再次造成自然流产或生育先天缺陷的婴儿等风险,王丽夫妇依然

要求移植 6 号胚胎。

【医学观点】

病人是反复流产史的高龄病人,符合胚胎植入前遗传学筛查(PGS)的适应证。因 PGS 取材的限制,所取细胞的染色体结构与余下继续发育的内细胞团的染色体结构并非绝对完全相同,可能出现筛查结果与真实情况不符的情况。本例病人形成的 10 枚胚胎经检测,9 枚均存在染色体数目异常,不能移植。剩余 1 枚胚胎 (6 号胚胎) 为 22 号染色体三体嵌合 (50%),目前不能确定胚胎内细胞团是否存在染色体异常,虽然有文献报道 PGS 结果提示"嵌合现象"的胚胎移植后生育了正常的子代,但仍然高度怀疑该类胚胎也存在染色体异常,所以在临床上非常慎重地决定是否移植。然而病人为高龄女性,在建议放弃移植的同时也应告知病人,由于卵巢储备功能随着年龄的增长逐渐衰退,获卵的难度逐渐增加,而胚胎异常的概率随着年龄的增长也逐渐增加,所以病人再次取卵并行 PGS 筛查,也不能保证一定能够获得正常的胚胎。

嵌合体(mosaicism)是胚胎的组成细胞中具有 2 种或以上含有不同染色体组成的细胞系,在人类辅助生殖技术的早期胚胎中非常常见,虽然目前 NGS 技术的应用可以检测到 20% 以上的异常嵌合状态,但是局部取材部位的偏差也可能引起诊断的错误。PGS 技术对胚胎嵌合体诊断上的不足,可能导致一些具有发育潜能的低嵌合体比例的胚胎被丢弃。NGS 等先进技术的出现使我们得以检测到嵌合体胚胎,但是目前我们对嵌合胚胎与后续妊娠结局之间的关系知之甚少,临床如何对检出的嵌合体做出决策仍然亟待研究去证明。

【伦理讨论】

PGS 技术能够筛查出胚胎染色体数目及结构是否存在异常,选择检查结果为正常染色体的胚胎进行移植,可以有效地避免因染色体异常导致的自然流产,并降低生育异常子代的概率。该项技术有效地帮助了因染色体异常而反复妊娠丢失及高龄的病人,符合辅助生殖伦理学中的有利于病人原则。

但是,由于 PGS 技术取材方法的局限性,当胚胎检测结果存在"嵌合现象"时,不能直接作为"异常胚胎"的诊断依据,文献报道 PGS 结果提示

"嵌合现象"的胚胎移植后生育了正常的子代。对于这样的胚胎，不予移植是为病人规避了可能孕育异常子代的风险。但是根据辅助生殖伦理学基本原则中的尊重原则，在临床工作中应尊重病人的自主愿望，同时胚胎是人类生物学生命，具有一定的价值，应该得到人的尊重，没有充分的理由不能随意操纵和毁掉胚胎。根据自主原则，病人有经过深思熟虑做出合乎理性的决定并据此采取行动的权利，也就是在医疗活动中病人具有独立的、自愿的决定权。自主原则的实现前提条件，是医务人员为病人提供适量、正确并且能够理解的诊疗信息，病人有正常的自主能力以及病人自主性的选择和决定，不会与他人利益和社会利益发生严重的冲突，所以应将该枚胚胎可能的情况向病人充分说明，若进行了移植，子代可能会发生的结果也应详细告知，让病人自主选择。若病人移植意愿强烈，经过深思熟虑并与家属讨论后作出移植的决定，且该决定没有违背自主原则赋予医务人员的道德责任，则无法拒绝其移植的要求。根据不伤害原则，医务人员在诊疗护理过程中，不使病人的身心受到损害，包括主观的不伤害意图和客观的低伤害结果。如果给病人移植了嵌合胚胎，其结果可能为出现四种情况：胚胎不着床、着床后流产、着床后发育为异常的胎儿需引产以及发育为健康胎儿。医务人员的诊治行为以保护病人的利益、促进病人健康、增进其幸福为目的，如果移植嵌合胚胎发育为正常的胎儿，不仅实现了病人的生育愿望，也促进了其家庭幸福。根据辅助生殖伦理中有利于供受者和知情同意原则，需充分知情告知移植后可能出现的各种结局以及相关风险，在夫妻双方自愿同意并签署书面知情同意书，并确保能行产前诊断的情况下，给予移植。移植后若能成功妊娠，必须及时进行产前诊断，尽早发现潜在的胎儿异常并给予干预。病人夫妇经过2个周期的治疗，耗费精力、财力，在仅有嵌合胚胎的情况下，退而求其次，选择移植嵌合胚胎也符合了辅助生殖伦理的最优化原则。

【法理讨论】

我国现行的《人类辅助生殖技术规范》中，植入前胚胎遗传学诊断的适应证为"凡是能够被诊断的遗传性疾病"，主要用于X连锁遗传病、单基因相关遗传病、染色体病及可能生育以上患儿的高风险人群等。而近年来高通量基因测序技术的迅猛发展，极大地拓宽了人类胚胎植入前遗传学诊断/筛查（PGD/PGS）实用范畴，为此，中华医学会生殖医学分会制定了《高通量基因测序植入前胚胎遗传学诊断和筛查技术规范（试行）》，将高通量测序PGS的适应证定义为：自然流产≥3次，或2次自然流产且其中至少1次流产物检查证实存在病理意义的染色体或基因异常的病人，反复种植失败（移植优质胚胎3次及以上，或移植不少于10个可移植胚胎）的病人，也可用于>38岁的高龄且需要采用辅助生殖技术的病人。本病人年龄39岁，且有2次胚胎停育史，符合IVF-PGS治疗的指征。在医疗机构制定的"在可用胚胎中选择移植胚胎的标准及其操作程序"之外，病人要求移植"异常胚胎"，目前缺乏相关的明确规定予以允许或者拒绝，且对于嵌合胚胎是否能够移植也存在很大的争议。"技术规范"中明确指出"机构应告知病人本项技术通常能够达到的检出率、误诊率及其可能的原因等，应强调经本项技术后的妊娠须适时进行介入性产前诊断以进一步确诊，避免误诊的危害"。因而需要对病人进行充分的知情告知，充分履行医疗机构的告知义务。除此之外，"选择移植胚胎的结论须由除遗传检测相关人员以外的临床正高职称一名和胚胎培养室副高职称以上的一名专业人员共同签署相同的意见。"这也要求针对本病人类似情况，生殖医学中心必须谨慎对待。除了签署《高通量测序技术进行PGD/PGS知情同意书》和《高通量测序技术进行PGD／PGS妊娠后随访和接受产前诊断知情同意书》之外，还需签署移植嵌合胚胎的知情同意书。

嵌合体胚胎转归正常的机制推测可能有：正常细胞的优势生长、异常细胞自我纠正等，但是其确切机制目前还不清楚。胚胎植入前遗传学诊断国际学会（Preimplantation Genetic Diagnosis International Society，PGDIS）关于胚胎非整倍体嵌合问题也曾发布指南性意见。

【情理讨论】

对于王丽这样反复性流产的病人常常具有紧张、焦虑、抑郁、悲观、容易应激等心理问题，这些问题的产生与生育需求的压力、社会关系、家庭经济压力以及自身的抗压能力等有关。如果能够生育一个健康的后代，对家庭和个人而言都是非常重要的，哪怕只有一线希望都不愿意放弃。在经历了两次体外受精胚胎移植术以及令人失望的胚胎检测结果后，病人再次进入周期治疗的信心必然受到很大的挫折，也许这是他们最后一次尝试辅助生殖助孕，嵌合胚胎移植后生育健康子代的案例，给他们燃起了一线希望，而在产前诊断技术严密的检测下，移植嵌合的胚胎对母体不会造成严重的损害，在情理上也可以给予移植嵌合胚胎的支持。

【社会舆论】

快速发展的胚胎活检及全基因检测技术为携带有遗传疾病和高龄反复性流产的家庭带来了福音，但是这距离真正解析生命的奥秘还有很远的路要走。如何向病人夫妻解释各胚胎的检测结果，如果根据检测结果明确胚胎的处置方式并根据具体情况为病人提供专业建议是医务人员需要履行的义务，而这些结果的解读受到检测技术局限性的影响。嵌合胚胎的放弃势必导致一些具有发育潜能的胚胎被丢弃。随着越来越多的文章报道嵌合体胚胎即便种植率降低，流产风险增加，但是仍然有一定比率的健康活产率，随着高通量基因测序技术的进一步发展，对嵌合胚胎移植的争议最终或许能落下帷幕。

【小结】

在反复告知并充分的知情同意下，病人仍强烈要求移植 6 号胚胎。故生殖中心予以病人 6 号胚胎解冻移植。移植后 14 天妊娠试验阳性，但于孕 6^+ 周自然流产，未再行胚胎绒毛染色体检查。技术在发展，对技术的认识也在深入，由技术带来的伦理问题逐渐出现，也将一一获得解决。

（赵 勇 商 微）

参考文献

［1］GRECO E, MINASI MG, FIORENTINO F. Healthy Babies after Intrauterine Transfer of Mosaic Aneuploid Blastocysts. New England Journal of Medicine, 2015, 373 (21) :2089-2090.

［2］于修成. 辅助生殖的伦理与管理. 北京 : 人民卫生出版社 ,2014.

［3］中华人民共和国卫生部. 人类辅助生殖技术规范. 卫科教发〔2003〕176 号 ,2003.

［4］中华医学会生殖医学分会. 高通量基因测序植入前胚胎遗传学诊断和筛查技术规范（试行）. 生殖医学杂志 ,2017,26 (5): 391-398.

第十节 移植非常态胚胎的伦理案例

【案例叙述】

案例 1

病人张芳（化名）在 5 年前结婚,3 年前月经周期缩短，后突发闭经。夫妻双方就诊于某生殖中心，诊断为卵巢功能严重衰退、男方严重少弱精子症。1 年内经多次尝试，只获得 1 枚卵冠丘复合物，剥除颗粒细胞后，发现是透明带已碎裂的裸露卵母细胞，经卵细胞质内单精子显微注射（intracytoplasmic sperm injection, ICSI）后受精，并形成一枚 D6 的 3BB 囊胚，冷冻保存。在之后的一段时间，张芳又多次药物刺激卵巢和尝试取卵，但均未获得成熟卵子。张芳想要做妈妈的心情急切，要求解冻移植无透明带的胚胎。

案例 2

病人王欣（化名）夫妇俩来到某生殖中心，诊断为卵巢储备功能严重下降、双侧输卵管峡部堵塞，男方严重少、弱精子症。经过两年的 6 次取卵，累计仅获得 5 枚卵子，体外受精（in vitro fertilization, IVF）进而 ICSI 受精均为多原核受精，其中仅有一枚 IVF 的单原核（1PN）受精卵培养成了 4BC 囊胚，冷冻保存，此外再没有其他胚胎。王欣夫妻之后历经数年，一直没有再获得胚胎。在王欣 42 岁时，二人提出了解冻移植这枚单原核胚胎的请求。

案例 3

病人李楠（化名）29 岁，两侧输卵管均因异位妊娠切除，于是夫妻俩到某生殖中心接受体外受精胚胎移植技术（in vitro fertilization and embryo transfer, IVF-ET）助孕治疗，并成功怀孕。但不幸的是，超声提示胎儿颈部透明带厚度为 5mm，在孕 20 周的羊水染色体检查中发现胎儿患有 21 三体综合征，故终止妊娠。夫妻二人于 1 年后，又来到生殖中心，这次李楠坚决要求直接做胚胎植入前遗传学筛查（preimplantation genetic screening，PGS）。

【医学观点】

在辅助生殖技术（assisted reproductive technology，ART）周期中，这种无透明带的卵子并不少见。产生的原因可能是卵子本身质量的原因使其难以承受取卵过程中的负压或拆卵时拆卵针过细等，从而导致卵子透明带碎裂，使卵胞质脱离透明带的束缚。在1999年，科学家首次提出无透明带卵子体外可以通过ICSI技术受精，并可以发育到囊胚阶段。2010年Shu等首次报道无透明带卵子ICSI后成功受精、妊娠并活产健康婴儿。日本科学家在2014年做了一项回顾性对比研究，结果显示无透明带卵子组与正常对照组相比，解冻移植的活产率、出生天数和体重同样无统计学差异。但是这种缺乏透明带支持的胚胎会增加胚胎融合前部分卵裂球分离退化的风险，同时其也失去了正常胚胎拥有的空间立体结构。这会不会造成新生儿表观遗传学上的改变，尚需进一步的研究及随访。

案例1中病人因卵巢储备功能严重下降，因此每一枚采出的卵子都显得尤为珍贵，没有放弃无透明带卵子的理由，既然已经培养成囊胚并冻存，应该解冻移植，但需申请医院伦理委员会批准。

目前国内外辅助生殖专家对这种单原核形成的胚胎是否具有利用价值尚存争议。单原核受精（1PN）而获得的胚胎多为染色体异常的胚胎，因此大多数实验室将此类胚胎与多原核受精卵、发育停滞的正常受精（2PN）胚胎一同作为废弃胚胎被销毁。但一些细胞和分子生物学研究已经表明，某些在光学显微镜下判断为单原核受精的胚胎，实际上是正常的二倍体胚胎，体外受精而来的1PN受精卵大约50%以上是二倍体，也就是说体外受精的原核数目观察可能对胚胎移植的价值做出错误判断。从理论上看，在1PN而来的胚胎中，那些只含有单倍体遗传物质的胚胎一般不会继续发育；而那些可能为正常受精的二倍体胚胎则具备继续发育的条件。因此可尝试通过囊胚培养来筛选具有发育潜能的正常染色体的1PN胚胎，从而提高卵母细胞利用率，改善病人周期结局。当然，对于来源于单原核受精的胚胎染色体组成正常与否，无法简单地依靠形态学特征或囊胚形成进行区分，严格地

产前诊断是及早发现染色体异常胎儿的唯一手段。

案例2中病人在无正常受精胚胎可利用时，将其移植也是一种无奈之下的临床选择，应提请医院伦理委员会批准。

IVF-ET婴儿的出生缺陷率与自然妊娠相比并无统计学差异，说明其不能规避胎儿出生缺陷的风险。从某种角度上看，似乎有将PGS与胚胎植入前遗传学诊断（preimplantation genetic diagnosis，PGD）也看成是IVF-ET保障性措施的倾向。其实不然，PGS与PGD的适应证完全不同，PGS是为了检出妨碍妊娠的遗传学异常胚胎，对象是不育症病人，如反复性流产、反复着床失败、女方高龄和严重男方因素等不孕症病人，针对夫妇均没有特定的遗传学异常者实施胚胎染色体异常的筛查；PGD对象是子代具有高概率遗传学异常可能的生育力正常病人，针对染色体异常携带者夫妇进行胚胎的目标染色体异常检测，应该严格遵守两项技术的适应证。对于PGD、PGS出生儿的表观遗传学异常增加、单绒毛膜双胎发生率增加等担忧则一直没有排除，因此，应避免在非常态时使用。

案例3既不是PGS的适应证，也不是PGD的适应证，因此不支持其PGS的请求，同意继续为其提供IVF-ET服务，无需向医院伦理委员会报告。

【伦理观点】

ART通常被分成3个层级，伦理问题也随之不同。一是促进生殖功能的技术，是指正常人也可发生（如排卵、受精）的现象，应要求使用到需要医疗介入的女性体内，如药物刺激卵巢及人工授精，一般而言，伦理争议不大。二是改变生殖功能的技术，此类技术是将本来在正常人体内不发生的过程应用于人体的医疗介入技术，例如尽量模拟人体功能级别的：将卵子取出体外在光照下IVF，ICSI时按压精子尾部制动和卵子穿刺，培养箱环境下人造培养液内配子、胚胎培养，胚胎移植；还有创造级别的：胚胎活检、胚胎冷冻解冻等，这些过程都不是人体本身所应该发生的过程，伦理争议主要在保护后代安全上，此三案例即属此项。三是利用人工生殖功能的医疗介入技术，针对的是伦理严禁技术滥用原则，如赠精、赠卵、赠胚、代孕，伦理争议相当广泛。

一直以来，不孕夫妇对繁衍后代的感性需求与ART对子代安全风险的理性思考之间存在巨大

的距离。一般来说,在获得后代和子代风险的权衡中,绝大多数父母还是选择了维护自己的生育权利,而子代权益的考虑常常被放到了最末的位置。此三例伦理案例中的伦理难题纠结都在于不能够确定胚胎与子代安全性的问题,显而易见,三个案例的处理需要处处遵循保护后代的生殖医学伦理原则。特别是无透明带胚胎与单原核胚胎移植,属非常态技术,甚至没有适应证一词可言,仅仅是无奈的选择,风险更加难以预测,充分的知情同意是唯一可行的伦理要求。而目前PGS的有效性和安全性尚待远期的随访研究,因此适应证的把握是伦理管理的唯一手段。

综上所述,围绕非常态情况下实施ART必须遵循如下伦理原则:

1. 有利于供受者原则 综合考虑病人病理、生理、心理及社会因素,医务人员有义务告诉病人目前可供选择的治疗手段、利弊及其所承担风险,在病人充分知情的情况下,提出有医学指征的选择和最有利于病人的治疗方案。

2. 保护后代的原则 医务人员有义务告知接受人类辅助生殖技术治疗的夫妇,他们对通过该技术出生的孩子负有伦理、道德和法律上的权利和义务。如果有证据表明实施人类辅助生殖技术将会对后代产生严重的生理、心理和社会损害,医务人员有义务停止该技术的实施。

3. 知情同意原则 医务人员对人类辅助生殖技术适应证的夫妇,须使其了解:实施该技术的必要性,实施程序、可能承受的风险以及降低这些风险所采取的措施等与病人作出合理选择相关的实质性信息。医务人员必须告知接受人类辅助生殖技术的夫妇及其已出生的孩子随访的必要性。

4. 自主原则 在医疗活动中病人有独立的、自愿的决定权。因为一切诊疗措施和结果最终要落实到病人身上,无论结果怎样、或是好坏、或利弊均等、或不可预测,病人应该有权选择对自身所实施的诊治护理方案,尤其是有权选择同意一些有伤害性的诊疗措施。

【法理讨论】

辅助生殖技术管理的目的就是通过建立合理、可行的技术体系及管理体系,将临床医生、护士和实验室技术人员进行合理组合,制定科学有效的工作规程,实施辅助生殖技术,同时对各环节控制进行监测,达到安全、有效生育的目的。医疗机构自身、伦理委员会和医院职能部门应定期与不定期对该技术开展情况进行检查监督,以确保无滥用和违反伦理原则实施该技术的情况。

【情理讨论】

案例中三位病人对生育的渴望使她们做出向医院提出非常态使用ART助孕。在医生充分知情交代后,病人已经了解风险,但是求子路上的坎坷似乎让她们不愿意放弃任何希望,为了生育甘愿冒险一试。她们的心情和决定,在情理上可以理解。但是非常态使用ART助孕最主要面临的问题是子代的安全性。虽然人类辅助生殖技术已经经历了40多年的发展,可非常态使用ART助孕相对较少,子代的出生更少,无法提供可靠的依据让病人安心。

【社会舆论】

案例1和案例2中病人所面临的是是否应该移植非常态情况下所获得的胚胎。同意移植的人认为,对此类病人来说,生育意愿迫切,每一枚胚胎都尤为珍贵。如果能够把这部分胚胎加以利用,对病人来说意义重大。作为医生,应该在移植前告知病人移植这样的胚胎所带来的风险。在病人充分了解的情况下,尊重病人的意愿;反对者则认为这种无透明带的胚胎安全性缺乏长期的随访,而1PN胚胎相对正常受精胚胎染色体异常的概率增高,若移植并成功妊娠,将来孩子一旦出现问题,对孩子、对家庭都是沉重的打击。因此,为了避免对病人身体和精神造成伤害,应该放弃移植。

针对案例3中病人的情况,一部分人认为PGS避免了以往产前诊断方式中治疗性引产给母体带来精神上和身体上的创伤。通过PGS可以提高辅助生殖技术的成功率,降低流产率和多胎率。但是这项技术本身的安全性仍然存在争议,并且其也存在一定的误诊率。在病人咨询时,医生需要全面说明该技术的优势以及存在的问题,交代PGS过程及结果,而不是夸大其成功的结局,同时,也建议夫妇如果成功妊娠,应该进一步做常规产前诊断,然后尊重病人的选择。另一部分反对者则认为医生应该严格掌握医疗指征,不得实施无医学指征的治疗。PGS 作为一项先进的医疗技术,它的应用与实施应该严格遵循其适应证与流程进行。

【小结】

ART 临床应用的路径与医疗新技术、新药物的临床应用截然不同,没有经过从实验动物的成功,到临床试验多重验证,再到临床应用的过程,ART 治疗的成效需要终其子代整个一生进行观察,人类正在用自己子孙的未来去验证 ART 的安全性。有全世界每年成百万个 ART 周期作证,完全可以说明这种说法并不过分,同时也说明生殖医学与其他临床医学是多么的不同。严格把握适应证、充分知情同意似乎是伦理监督的唯一途径。

(蒋树艳　马　超　邵小光)

参考文献

［1］DING J, RANA N, DMOWSKI. Intracytoplasmic sperm injection into zona-free human oocytes results in normal fertilization and blastocyst development. Human Reproduction, 1999, 14 (2): 476.

［2］SHU Y, PENG W, ZHANG J. Pregnancy and live birth following the transfer of vitrified-warmed blastocysts derived from zona-and corona-cell-free oocytes. Reproductive Biomedicine Online, 2010, 21 (4): 527.

［3］UENO S, BODRI D, UCHIYAMA K, et al. Developmentalpotential of zona pellucida-free oocytes obtained following mild in vitro fertilization. Fertility & Sterility, 2014, 102(6): 1602.

［4］于修成. 辅助生殖的伦理与管理. 北京：人民卫生出版社, 2014.

第十一节　遗传物质异常的胚胎

【案例叙述】

王花(化名),37 岁,2015 年 6 月因 4 次自然流产史和 2 次生化妊娠史和丈夫一同到某医院就诊。在排除解剖因素、宫颈功能、内分泌功能、感染因素、免疫因素、凝血功能以及子宫内膜异位症等之

后,初步诊断为不明原因的反复性流产。

2015 年 9 月,王花夫妻进行了第一个辅助生殖治疗周期,获卵 3 枚,受精 1 枚并最终发育至囊胚期,活检后进行植入前遗传学检测,结果显示该囊胚存在遗传物质多处异常,第一周期终止。

2016 年 2 月,夫妻两人再次来院寻求助孕帮助,本周期获卵 4 枚,受精 3 枚,且均发育至囊胚期,进行植入前遗传学检测,结果显示：第一枚,14 号染色体单体;第二枚,遗传物质多处异常;第三枚,遗传物质存在小片段的重复,进一步对该重复片段进行数据库分析和文献查询,均未检索到该小片段重复的相关致病性报道。在进行充分的知情告知后,夫妻二人决定先将第三枚囊胚冷冻,考虑后再决定是否移植。

【医学讨论】

胚胎植入前遗传学筛查(preimplantation genetic screening, PGS),是指在体外受精过程中,在胚胎发育第三天或第五天进行活检获得少量细胞,采用高通量测序(next generation sequencing, NGS)、染色体基因芯片分析(chromosomal microarray analysis, CMA)等方法进行遗传学分析,选择染色体数目、结构正常的胚胎进行移植,从而提高着床率和临床妊娠率。其适应证为：不明原因反复胚胎种植失败、不明原因的反复性流产、高龄、严重畸形精子症等。本案例中王花夫妻就属于不明原因的反复性流产,同时女方已进入高龄状态。

高通量基因测序技术的出现,从技术角度彻底解放了人们对遗传物质完整性检测的束缚,可以随机、自由地对全基因组进行巡视。理论上可以对染色体任何位置进行精准判断。然而这项强大技术带来的结果远远超越了人们对基因组目前的认知水平。在对胚胎进行植入前遗传学筛查过程中出现了很多无法解释的结果。而对于这些结构存在异常,但是临床意义并不明确的胚胎去向成了一个值得医务工作者深思的问题。尤其是那些自身条件(包括身体条件和经济条件)不太好的病人,很难反复进行辅助生殖技术操作,对于他们来说,这些致病性不明确胚胎的使用问题就显得尤为重要了。

目前在选择胚胎移植时,首先排除已知明确致病的染色体异常型胚胎,对分辨率以上染色体完全正常和已知的良性变异的胚胎可进行移植。然

而,根据美国医学遗传学与基因组学学会新版指南(ACMG),存在很多疑似致病、疑似良性、临床意义不明的突变。对于这些结构存在异常,但是表型意义不明确的胚胎,临床持保守态度,需严格谨慎对待。

随着思维和认知方法不断的完善和改进,目前对于这些临床意义不明确的基因异常已有了初步的分析方法,包括实验室分析和生物信息学分析及预测。人类基因组计划完成,互联网的高度发达,大数据的共享和发生,也为医务工作者判断个体异常基因的临床效应提供更准确的标准和更多的循证依据。

【伦理讨论】

在此案例中,依据尊重原则,应该尊重王花夫妻的知情同意和知情选择权利以及他们对实施人类辅助生殖技术过程中获得的配子、胚胎选择处理的权利。依此原则,需要充分告知该夫妻这些结构存在异常的胚胎,其表型意义并不明确。最终由病人夫妻共同决定该胚胎是否使用。依据自主原则,该夫妻在医疗活动中有独立的、自愿的决定权,一切的诊疗措施和结果最终要落实在他们身上,其拥有对胚胎经过深思熟虑做出合乎理性的使用的权利。该夫妻结合自己身体条件和经济条件,最终有权选择该枚胚胎的移植。依据最优化原则,医务人员在进行临床思路和实施诊治方案时,需遵守疗效最好、安全无害等原则,为该夫妻提供最佳的移植建议。

除了上述对病人的伦理保护外,对胚胎的伦理讨论同样值得医务工作者重视。根据尊重原则,胚胎是人类生物学的生命,应该得到人的尊重,没有充分理由不得随意操纵和毁掉。其次,根据公正原则,人人均有生命和健康的权利。何种胚胎可以被植入需要结合正规、严谨的医学科学态度和社会、文化、伦理道德、价值取向来综合衡量和判断。它不是绝对、线性的思维方式,而是一个系统性问题。即使看似健康的胚胎在之后的发育及个体生命过程中都存在着不可避免的风险,何况对本案例中临床意义不明的胚胎没有证据说明其存在生理缺陷。所以,不可随意妄断,不可随意放弃。

【法理讨论】

1. 国家相关法律保护合法夫妻的生育权 根据《人口与计划生育法》第 17 条规定,公民有生育的权利。而辅助生殖技术日新月异的发展更好地保障公民生育的权利。随之而发生的生物医学迅猛发展却在极大地改写着医务工作者原有的运行管理秩序和道德伦理标准。

2. 胚胎层面相关指南尚需完善 在对临床意义不明胚胎的使用问题上,尚无明确的指南进行规范,亟须完善。由于这个时代科学、医学发展水平所限,而所处这个阶段的胚胎却必须面临这种不公正的被选择,很多胚胎或被以莫须有的罪名判处死刑。况且用缺陷与健康对胚胎进行区分思路传达了贬损残障生命之尊严的观点。

【情理讨论】

对于那些由于经济、年龄、身体条件等客观条件限制无法进行再次辅助生殖助孕的家庭,这些结构异常但致病性未知的胚胎可能就是一次非常珍贵的机会,对于他们来说这种胚胎的使用问题就变得特别有意义,如果失去这个机会,他们可能再也不能拥有自己的孩子。

所以,对于一些特殊病人,在完全无遗传学检测正常的胚胎,并且病人无法或者无意再次进行辅助生殖技术助孕情况时,对其进行充分的知情告知,最终由病人决定是否选择使用该胚胎。

【社会舆论】

针对这些临床意义不明但存在结构异常的胚胎是否使用存在不同的声音,一部分人认为随着人类对自身遗传密码的了解,会出现越来越多的人为选择的基因干预。人类在挑选自以为完美后代的同时,也在不断地影响着人类基因的多样性。遗传多样性是进化的本质,也是人类社会生存和发展的物质基础。另一部分人认为需要进行对胚胎遗传物质筛选的夫妻毕竟属于少数,不会明显影响群体的多样性。而且帮助那些不能生育的夫妻完成做父母的心愿,弥补那些破碎的家庭,对社会稳定也有一定的作用,何况此案例中的这些临床意义不明的胚胎并没有明确的致病性,而这种不确定性存在于正常生命的每一个阶段,这是自然法则客观存在的,即生命的偶然性。

医学本身就是帮助弱者,减少疾病与痛苦。在严格把控技术的使用规范,适用指征的前提下尽可能地帮助病人实现救治诉求,这符合医学的人文精神。

【小结】

由于基因组学认识和发展的客观局限性,测序技术会带来很多难以解释的基因变化及其功能影响。在不能确定染色体微小的结构异常是否会造成明确的疾病或者出生缺陷时,本着尊重生命的态度,谨慎对待此类胚胎。如本文案例中王花夫妻,在没有完全正常胚胎,且由于客观条件无法再次进行 IVF 治疗时,需进行充分的知情告知后,可尝试移植此枚胚胎。

生命本身就是一场冒险的旅程,物种的进化也是在一次次的变革中薪火相传,越走越远。新的技术进入我们的生活,我们需要思考如何使用,用什么样的态度对待和管理技术的应用发展,使之更好地造福人类。

(苟兴庆　王晓红)

参考文献

[1]　于修成.辅助生殖的伦理与管理.北京:人民卫生出版社,2014.

第十二节　三代以内近亲婚配寻求助孕

【案例叙述】

女方孙利(化名),男方张江(化名),双方母亲为亲姐妹,二人从小青梅竹马,于 1998 年结婚。2003 年意外怀孕后行人工流产。2009 孙利因"左侧输卵管异位妊娠"接受了腹腔镜下保守手术治疗,术后未避孕,却未能怀孕。2016 年 2 月孙利在当地医院做了子宫输卵管造影(HSG)检查,结果提示:"双侧输卵管梗阻"。此时,夫妻二人考虑到自身年龄较大(女方 40 岁,男方 43 岁),又是近亲结婚,于是进行了进一步的遗传学检查,结果二人染色体正常,男方基因检测结果未见异常,但是女方基因检测结果提示为:眼皮肤白化病 I 型基因

携带者。经过多方了解,孙利夫妻到某生殖中心就诊,希望医院进行胚胎种植前遗传学检测(PGT),帮助他们得到一个完全健康的孩子。

【医学观点】

从医学角度来讲,近亲结婚与遗传病的发生和延续有着非常密切的关系。这是由于近亲结婚的夫妻双方很容易从共同的祖先处获得相同的遗传基因,原本是隐性遗传的基因会因为近亲结婚后出现纯合突变而导致遗传病的发生。因此,近亲婚配往往会导致常染色体隐性遗传病、多基因病的发病风险显著增加。直系亲属以及三代以内的旁系亲属,近亲结婚后生育遗传病患儿的风险非常大。有统计数据显示,三级近亲结婚,先天性出生缺陷发生率比非近亲人群升高 1.7%~2.8%;生育年龄前死亡率达到 4.4%。从遗传学角度看,三代以外的旁系亲属结婚依然存在风险。如二级表亲,常染色体隐性遗传病患病风险为 1/128。由于四代、五代以后,风险已降至更低,因此,《中华人民共和国婚姻法》将近亲结婚规定为三代以内的旁系血亲是有科学依据的。

如果该不育夫妻为三代以外的近亲结婚,按照既往病史描述,他们是具备接受 IVF 助孕的指征,同时女方 40 岁高龄,也可以考虑接受 PGT 助孕,但是并不能满足他们选择基因完全正常胚胎植入的愿望。人类有数万个基因,无法确定每个人究竟携带哪些致病基因,因此目前对于某些基因异常导致的具体的生育风险其实还无法确定,即使病人检查了 7 000 种单基因遗传病,也远远不能涵盖所有的基因,无法进行准确的筛查。

【伦理讨论】

首先,2003 年卫生部发布的 176 号文件附件中《人类辅助生殖技术和精子库伦理原则》明确指出:如果有证据表明实施人类辅助生殖技术将会对后代产生严重的生理、心理和社会损害,医务人员有义务停止该技术的实施。近亲结婚主要违背的是保护后代的伦理原则。近亲结婚的夫妻有生育的权利,他们可以满足自己的愿望生育子代;但是子代并没有选择的权利,出生的子代一旦患上遗传病,无论从生理上还是心理上都无法摆脱这个阴影,一生如影随形,终生痛苦,等于在出

生前已经被剥夺了幸福和健康生活的权利。近亲结婚遗传病的出现不仅给家庭和社会带来沉重负担,贻害子孙,还最终影响我国的人口质量,禁止三代内的近亲结婚,禁止给三代以内近亲结婚的夫妻进行辅助生殖助孕也是符合保护后代的伦理原则的。

其次,社会公益性原则指出,医务人员必须严格贯彻国家人口和计划生育法律法规,不得对不符合国家人口和计划生育法规和条例的夫妻实施人类辅助生殖技术。该夫妻如果为三代以内的近亲结婚,一旦院方为其助孕,显然是违背了社会公益性的原则。

最后,对于某些有助孕指征且合法结婚的三代以外的近亲结婚夫妻,也不能完全一刀切地拒绝为其助孕。本着尊重病人、有利于病人、知情同意、保护后代及严禁技术滥用的原则,根据病人夫妻的具体情况给出适当的治疗方案,充分告知近亲结婚的危害,充分告知目前辅助生殖技术的局限,使不孕夫妻有正确的认识而接受助孕,以免存在不必要的思想包袱或者不切实际的想象,对生殖中心和病人而言都是非常重要的。

综上所述,由于本案例中该夫妻是三代以内的近亲结婚,目前无法进行辅助生殖助孕。

【法理讨论】

我国在 1981 年颁布的《中华人民共和国婚姻法》中已明确规定,直系血亲和三代以内的旁系血亲禁止通婚。无效婚姻是指男女两性虽经登记结婚但由于违反结婚的法定条件而不发生婚姻效力,应当被宣告为无效的婚姻。病人夫妻如果为三代以内的近亲结婚,即便是有结婚证,该婚姻仍属无效婚姻。

近亲结婚仍是在遗传咨询门诊中经常遇到的情况。按照我国《最高人民法院关于适用〈中华人民共和国婚姻法〉若干问题的解释》,血亲主要指出于同一祖先、有血缘关系的亲属,即自然血亲;也包括法律拟制的血亲,即虽无血缘关系,但法律确认有与自然血亲同等权利和义务的亲属。后者主要是伦理的禁忌;而前者更有优生的要求。虽然婚姻法禁止三代以内近亲结婚,但是,民族的风俗习惯、老年人的保守思想和青年人炽热的恋情等因素都在阻碍着婚姻法的实施。因此,开展宣传教育仍是重要而且是有效的措施。

【情理讨论】

在过去,由于知识缺乏,人们并不了解近亲结婚对于生育后代的风险,而且当时社会对于近亲结婚也是宽容的,并没有从法律上加以限制和禁止。甚至,在以往的许多小说里,亲上加亲的婚姻被认为可以保全家族的财产,更增进亲属间的感情,是值得称道的一桩美事,比如在古典名著《红楼梦》里的宝玉不管是同黛玉还是宝钗结婚实际上都属于近亲结婚。本案例中的夫妻双方也是自由恋爱结合,从他们双方及家人的角度而言,希望生育自己的健康后代也是情理之中的事。

【社会舆论】

随着社会的发展和进步,人们文化水平的提高,对近亲结婚危害的了解增多,现在的社会舆论逐渐会对近亲结婚产生负面的看法和议论。这也可能增加近亲结婚者的忧虑心理,担心后代的健康问题。有的人还有羞愧心理,认为被当今社会所不能接受,如果生育了有遗传病的异常子女,则更加内疚,觉得这段婚姻是个错误。从社会舆论的角度而言,对近亲结婚不再像以前那样单纯地认为是好事一桩,更关注后代的健康问题。

【小结】

对于属于近亲的尚在恋爱中的男女双方,需要从伦理、法律和遗传与优生知识的角度,强调近亲结婚的风险,尽量避免近亲结婚,尤其是三代以内的近亲结婚。并且,由于三代以内的近亲结婚法律上属无效婚姻,因此该夫妻不能接受辅助生殖助孕。对于有指征接受辅助生殖技术助孕的有三代以外近亲关系的夫妻,也需要就子代的遗传病风险进行充分的知情沟通。

(邓华丽　黄国宁)

参考文献

[1] 中华人民共和国卫生部.关于修订人类辅助生殖技术与人类精子库相关技术规范、基本标准和伦理原则的通知.卫科教发〔2003〕176 号,2003.

[2] 于修成.辅助生殖的伦理与管理.北京:人民卫生出版社,2014.

第六章
助孕多胎妊娠的伦理案例

第一节　瘢痕子宫双胎妊娠

【案例叙述】

陈红(化名),36 岁。2010 年自然妊娠足月剖宫产一女孩,之后离婚,女儿由男方抚养。2014 年再婚,男方无子女,因此迫切想要自己的孩子,但婚后 2 年未能怀孕,故来医院就诊。B 超及磁共振检查发现子宫瘢痕处肌层不连续,考虑瘢痕愈合不良(scar undesirable healing)。医生告知因为瘢痕妊娠,妊娠后子宫破裂的风险增加。接下来的检查又发现陈红双侧输卵管积水,腹腔镜手术又发现输卵管粘连严重,无法松解以恢复输卵管通畅,只能切除输卵管后考虑行试管婴儿助孕。

两人决定去生殖中心接受试管婴儿助孕。助孕前医生再次告诫她由于子宫瘢痕愈合不良,再生育有子宫破裂的风险,并且告知如果双胎妊娠则必须减为单胎以降低风险。夫妻二人知情同意并签字。药物刺激卵巢后获卵 5 枚,可移植胚胎 2 枚,由于年龄较大,且只有 2 枚胚胎,病人要求直接移植 2 个胚胎以提高成功率。移植 14 天后 hCG 阳性,10 天后 B 超显示宫内双胎,这意味着按照医患事先的沟通,陈红最好接受减胎手术(fetus reduction)。然而丈夫与婆婆均态度强硬拒绝减胎。陈红动摇了,为了避免减胎失败伤及胎儿,也为了维护婚姻关系,陈红决定不减胎,甚至为了逃避医生的劝诫,拒绝复诊和产检,甚至拒接电话。等到

过了预产期之后近一年,生殖中心的随诊人员电话才找到陈红,询问得知她在孕 28 周时早产,子宫破裂,通过急诊手术保住了生命,但是切除了子宫,两个早产的女婴因婆婆拒绝抢救而放弃,现在婚姻处于危机中。

【医学观点】

自然妊娠发生多胎的概率较小,大部分多胎妊娠是医源性的(iatrogenic multiple pregnancy),多是由于使用药物刺激卵巢药物和体外受精多胚胎移植造成的。多胎妊娠增加早产的风险,增加了新生儿和婴儿发病率,如低体重儿、极低体重儿、脑瘫、学习障碍、语言发展缓慢、行为困难。多胎妊娠还使母体妊娠并发症显著提高,如妊娠剧吐、妊娠期糖尿病、高血压、贫血、出血、剖宫产和产后抑郁症。

因此,我国《人类辅助生殖技术规范》明确规定:"对多胎妊娠必须实施减胎术,避免双胎,严禁三胎和三胎以上的妊娠分娩"。在多胎妊娠时,可通过减胎术减灭一定数量的胚胎,根据病人意愿或医学情况,保留 1 或 2 个胚胎,可有利于降低上述多胎妊娠的并发症发生。中华医学会生殖医学分会发布的《多胎妊娠减胎术操作规范(2016)》进一步明确建议,对瘢痕子宫多胎妊娠建议减为单胎。

本案中,陈红是瘢痕子宫,首先应考虑单胚胎移植以预防双胎发生。但是陈红年龄已 36 周岁,单胚胎移植成功率相对较低。为了相对提高其成功率,一般没有绝对的理由拒绝其移植两枚胚胎的要求。但当出现双胎时,应予选择性减胎术减为单胎,以降低多胎妊娠的母婴并发症和子宫破裂的发生风险。

【伦理讨论】

辅助生殖技术的医学目的是在母体安全的前提下生育一个健康的孩子。对瘢痕子宫,特别伴有瘢痕愈合不良时,妊娠本身对母体就有较多的子宫破裂风险,双胎更是大大增加了这个风险。因此,应基于有利于病人的伦理原则,推荐病人进行单个胚胎移植,预防在先。当然,由于病人系高龄女性,属于试管成功率较低的病人,为提高成功率,予以移植2个胚胎也属无奈之举。但当2个胚胎都种植成功成为双胎妊娠时,双胎合并瘢痕愈合不良子宫的双重影响就不期而来。这时的有利于病人原则的应用,应该是强烈建议病人行选择性减胎术,目的是通过减灭一个胚胎,减少母婴并发症和子宫破裂的风险。

病人及其家属也不是想要双胎,只是不清楚减胎技术和继续双胎妊娠两者的风险孰大孰小,担心减胎失败导致两胎都流产,怀孕功亏一篑。此时,医务人员应基于尊重病人、自主原则、知情同意原则及最优化原则,既尊重病人的自主选择权,又充分告知病人及其家属减胎后流产风险要远小于双胎瘢痕子宫带来的母婴风险。应告知,子宫破裂是有生命危险的并发症,一旦发生,那将使母体有生命危险,孩子也大多胎死腹中。更应充分告知,减胎在大部分生殖中心都是成熟的技术,减胎成功率达到95%~98%,不会增加试管婴儿流产率,以打消病人及其家属主要顾虑。

【法理讨论】

根据《中华人民共和国民法通则》《中华人民共和国执业医师法》和《医疗机构管理条例》等法律和法规规定,病人享有根据实际情况,参与制订和实施治疗计划,参与治疗过程中发生的伦理问题的讨论;在法律允许的范围内,可以选择拒绝治疗或选择自动出院,但无权要求不恰当或医学上尚不可能的治疗或服务。也就是说,病人知情选择的权力是保证其行使选择权和自决权的前提,在充分知情和专业指导的基础上做出的自我选择和决策,以保护法律赋予的权利是知情的最终目的。相应的,医生在专业范围内给予相关专业指导告知,以利病人作出合理选择。但现实中,病人的知情选择常受文化程度、宗教背景、医疗知识和理解能力、接受能力的影响,在做艰难选择时,难免感性大于理性。但病人知情选择权的基础是生命健康权(right of life and health),生命健康权属于人格权上的一般人格权范畴,与个人的自然属性终生相伴,也就是说,生命健康权是绝对权、对世权。生命权是公民行使其他民事权利的基础;健康权则是维持公民人体组织的完整性和人体器官正常功能的权利。由生命健康权作为绝对权、对世权而派生出病人的自主决定权(independent option),是高于自主选择权的。病人的自主权是具有行为能力并处于医疗关系中的病人,在寻求医疗服务的过程中,经过自主思考,就关于对自己疾病的健康问题所作出的合乎理性的价值观的决定。这当中的"合乎理性"就是本案例评判的关键词。因此,建议病人减胎具有法理基础。

【情理讨论】

从患方的角度来看,病人高龄不孕,由于自身条件的局限、家庭问题的无可奈何,心理急切度相当高,对他们来说是下定很大决心和勇气来寻求试管婴儿助孕;病人要求移植两个胚胎,也是为了最大限度地保障成功率。好不容易获得妊娠,却被告知双胎妊娠存在严重的母婴隐患,必须减为单胎,但减胎手术也有一定的危险,病人担心减胎术引起另一胎的死亡,导致功亏一篑。所以病人及其家属的抗拒、排斥也在情理之中。况且双胎妊娠子宫破裂的风险在他们看来是很低的,很多病人认为这样低的概率不会落在自己身上。可是他们却忽略了最重要的一点,生命不是赌博,一旦赌输,付出代价的可不仅仅在于经济,还有家庭、情感和子代等。

【社会舆论】

虽然很多人会理解陈红及其家人拒绝减胎的理由和初衷,但大部分人在了解了相关的医学知识后,都不赞成拿生命做赌注生育孩子。两害相权取其轻,因此接受选择性减胎是大部分人的理性决定。

【小结】

瘢痕子宫双胎妊娠可能产生致命的风险,医生应建议病人行单胚胎移植预防双胎;一旦双胎妊娠后,应充分告知多胎妊娠的风险及减胎手术的利弊,建议减为单胎。生殖医生、孕前咨询、胎儿医学及产科医生需从医学、伦理、法理多角度加强沟通和宣教，达到医患双方的最大利益化，获得最理想的助孕结局。

（周黎明　李　脉）

参考文献

［1］中华人民共和国卫生部.关于修订人类辅助生殖技术与人类精子库相关技术规范、基本标准和伦理原则的通知.卫科教发〔2003〕176号,2003.
［2］中华医学会生殖医学分会.多胎妊娠减胎术操作规范(2016).生殖医学杂志,2017,26(3):34-42.
［3］于修成.辅助生殖的伦理与管理.北京:人民卫生出版社,2014.

第二节　三胎妊娠病人因宗教信仰拒绝减胎

【案例叙述】

Lucy(化名),32岁,外籍女性,结婚多年。既往曾怀孕1次,但于孕期1个多月自然流产,此后病人夫妻虽积极试孕,但一直未孕。病人夫妇就诊于某生殖医学中心后,对不孕的因素进行了全面检查,发现Lucy双侧输卵管阻塞,决定在该中心进行试管婴儿助孕。但是一次新鲜单胚胎移植、一次冷冻复苏单胚胎移植均失败。当进行第2次冷冻复苏胚胎移植时,Lucy坚决要求移植2枚胚胎,该生殖中心进行了劝阻,充分告知其多胎妊娠的风险,但是Lucy夫妇一想到多年求子路的艰辛,以及他们对孩子的渴望压倒了对并发症的顾忌,在充分了解多胎妊娠风险的基础上,还是强烈向院方要求移植2枚胚胎。移植14天后确定怀孕,但是妊娠后的几次B超均提示宫内有2个胎囊,3个胚胎,其中一个胚胎分裂成两个胚胎在一个胎囊里。医生告知Lucy三胎妊娠在妊娠期和分娩过程中母婴的风险高,要求其行减胎术,但因Lucy的宗教信仰不允许行减胎术,他们认为三胞胎是上帝赐予他们的礼物,他们不忍心放弃其中任何一个,因此坚决拒绝行减胎术。在病人夫妇提交拒绝减胎申请书,签字表明明白所有风险并自愿承担所有风险后,经过

伦理委员会讨论,最终未行减胎术。

【医学观点】

多胎妊娠时孕妇及胎儿所面临的风险均明显高于单胎妊娠,属于产科高危妊娠的范畴。对孕妇而言,多胎妊娠孕妇易发生流产、早产、妊娠期高血压疾病、妊娠期糖尿病、前置胎盘、产后出血、羊水栓塞等产科并发症,严重者可能危及生命。对胎儿及新生儿而言,易发生自然流产、胎儿生长受限、早产、低出生体重儿、双胎输血综合征等。此外,因多胎妊娠在妊娠期并发症多,有可能延长产前住院时间,而且多胎妊娠孕妇的剖宫产比例也较单胎妊娠孕妇明显升高。晚期流产率、早产率、新生儿低体重率及围产儿病死率明显高于单胎妊娠,相关的住院费用,早产儿的护理、抚育费用大大增加,家庭和社会的负担沉重,人口质量降低。从医学角度考虑,首先要在胚胎移植前做好工作,为了减少多胎妊娠,降低每移植周期胚胎的数目,大力推广单胚胎尤其是单囊胚移植的策略,减少医源性多胎妊娠。病人又因为种种原因不配合,拒绝减胎,院方处于需要反复做工作的尴尬局面。一旦怀上三胎,减胎术的确是单胎妊娠失败的补救措施,为了母胎安全,Lucy需要行减胎术。医生与Lucy夫妇进行了多次的沟通,再三告知Lucy夫妇多胎妊娠对于母体、胎儿及新生儿的风险,建议其行减胎术,但Lucy因宗教信仰原因坚决拒绝行减胎术。医生最终只能告知其必须加强产检及妊娠期、产后并发症的监控。

Lucy妊娠后应注意休息,避免劳累;需加强营养,如铁、钙、叶酸及蛋白质等的补充,注意防治贫血;需加强产前诊断,定期产检了解母体及胎儿情况,监测妊娠期相关疾病:如妊娠期高血压疾病、妊娠期糖尿病等;在围产期需注意体重、腹围、血压等相关指标的监测,注意有无先兆早产的症状等,尽量减少母婴并发症,以提高围产儿存活率。

【伦理讨论】

本案例主要涉及辅助生殖伦理学基本原则中的尊重原则、知情同意原则、有利供受者原则、不伤害原则、最优化原则、保护后代原则、双重效应原则等。

首先是尊重原则和知情同意原则。在医疗活动中病人有独立的、自愿的决定权。胎儿生存权的

问题涉及伦理道德、宗教信仰、妇女本身、胎儿、家庭和社会的诸多利益。在许多西方国家，其宗教信仰是禁止人工流产和减胎术的。因为宗教信仰，医务人员必须尊重孕妇的自主权。无论结果好坏，病人有权选择对自身实施的诊疗护理方案，即使是选择一些存在风险的诊疗措施。病人对有关自己的诊疗护理问题，有经过深思熟虑作出合乎理性的决定并据此采取行动的权利。本案例中 Lucy 夫妇因为既往 2 周期移植失败，此周期移植时强烈要求移植 2 枚胚胎，因此医生即使知道存在多胎妊娠的风险也尊重病人的自主选择权给予移植 2 枚胚胎，但移植前会充分告知多胎妊娠对母胎可能产生的风险，建议其一旦多胎妊娠，就必须施行减胎。病人移植前可能多抱着侥幸的心理，基本都会答应多胎妊娠后进行减胎。但是，也会碰到极少如 Lucy 一样的病人，一旦发生多胎妊娠，就会因为各种原因拒绝减胎。而 Lucy 是因为虔诚的宗教信仰，完全排斥减胎手术，即使冒着晚期流产、早产等风险也情愿继续妊娠。辅助生殖技术必须在夫妇双方同意并且签署书面知情同意书后方可实施助孕治疗，接受人类辅助生殖技术的夫妇在任何时候都有权提出中止该技术的实施，并不会影响对其今后的治疗。Lucy 夫妇在充分了解多胎妊娠的风险后仍不签署知情同意书，医务人员不能强制给其行减胎术，但需签署同意书表明了解病情及所有风险并自愿承担所有风险。如果勉强为其手术，既违背了尊重自主的伦理原则，也违背了知情同意原则，减胎手术也不可能强行实施。

其次是有利于供受者原则、不伤害原则和最优化原则。伦理原则中不伤害原则、有利原则要求医务人员在治疗中尽量选择最佳诊治方案，在实施中尽可能把不可避免但可控伤害控制在最低限度；医务人员的诊治以保护病人的利益、促进病人的健康为目的。多胎妊娠对母体、胎儿的风险明确，因此从降低风险、有利病人健康角度考虑，应要求 Lucy 行减胎术。但是减胎术在实施过程中不能保证 100% 成功，接受减胎术的夫妇需要了解其收益和可能带来的风险，在知情的基础上真正自愿及自主。医生在权衡利弊时要谨遵最优化原则和不伤害原则。

由此可见，为避免今后出现 Lucy 类似的案例，生殖中心临床医师在为病人实施辅助生殖技术方案选择时，应该根据《辅助生殖伦理与管理》倡导

的伦理精神，多从伦理角度出发，首先遵循社会公益原则，依法依规助孕，其次在遵循知情同意原则的同时，还需要考虑有利于供受者的原则、不伤害原则、双重效益原则和最优化原则，为病人选择风险最小、受益最大、损伤最小、对后代最为有益的助孕方案，将辅助生殖助孕对母胎的风险降到最低，尽可能实施单胚胎移植，从而减少双胎妊娠，杜绝医源性三胎的产生。

【法理讨论】

我国《人类辅助生殖技术规范》规定：对多胎妊娠必须实施减胎术，尽量避免双胎，禁止三胎及三胎以上的妊娠分娩。同时还规定实施体外受精与胚胎移植及其衍生技术的机构，必须具备选择性减胎技术，实施助孕前不育夫妇必须签署《多胎妊娠减胎术同意书》。按照原卫生部技术规范要求，三胎病人必须行减胎术，否则违反了技术规范。然而在部分认为流产是非法的国家中，只有在为了挽救生命或保障母亲健康的特殊情况下，才可能允许有选择性流产，对选择性减胎也不允许随意进行。某些宗教也认为流产是对生命的毁灭。Lucy 所信仰的宗教不允许行减胎术，根据《中华人民共和国境内外国人宗教活动管理规定实施细则》第四条，中华人民共和国尊重在我国境内的外国人的宗教信仰自由，医务人员应尊重 Lucy 的宗教信仰，不能强行要求其行减胎术。

Lucy 夫妇属于具有完全民事行为能力的个体，Lucy 夫妇具有是否减胎的决定权，如果在充分告知其三胎相关风险后仍拒绝减胎，在他们签署具备法律效应的知情同意书后可不强行要求他们进行减胎。

【情理讨论】

患有不孕症的夫妇在经历千辛万苦后怀孕，胎儿对于他们来说意义更为深刻。若因为多胎让其减胎，放弃其中任何一个胎儿都会令他们万分不舍，所以情理上来说夫妇拒绝行减胎术是可以让人理解的。本案例中的夫妇信仰的宗教不允许行减胎术，更能让人理解。但是从母胎健康安全角度出发，多胎夫妇在充分了解多胎妊娠的风险后，理应遵从医嘱，选择有利于母胎健康的减胎术。医疗机构从遵守国家法律法规以及保证母胎安全角度出

发要求行减胎术,更是合情合理且必要的。

【社会舆论】

曾有报道:一位母亲三胎妊娠,在妊娠26周时出现重度子痫前期,这位母亲为增加胎儿存活机会,冒着生命危险坚持了43天后分娩3个胎儿,母子平安。部分媒体宣扬母爱伟大,但是也有大部分人认为,母胎健康是前提,从母胎安全角度考虑,此种高风险的事情不能提倡,多胎妊娠风险高,应该早期行减胎术避免此类事件的发生。对于实施助孕后发生多胎妊娠的病人,在被告知需要减胎到实施减胎术的这段时间内,或多或少会经历思想斗争与焦虑期,但最终从安全出发都接受减胎术。

【小结】

该案例中,外籍病人 Lucy 经过辅助生殖技术助孕获得三胎妊娠,按我国人类辅助生殖技术规范要求是应该施行减胎的,但因该病人宗教信仰原因拒绝行减胎术。经过伦理委员会讨论,出于尊重在中国境内的外国人的宗教信仰自由,在充分告知 Lucy 夫妇多胎妊娠母胎风险后,病人夫妇知情选择拒绝减胎,并提交不减胎申请书,注明不减胎原因,签字表明知晓三胎妊娠所有风险并自愿承担所有风险后,Lucy 最终未行减胎术。充分体现了我国辅助生殖伦理的尊重原则和知情同意原则。

此案例也让医务工作者深思,如何在临床工作中不断进行伦理监督,在实施辅助生殖技术助孕的同时,坚持伦理的基本原则,从而避免类似的三胎妊娠产生。对于助孕后发生三胎或多胎妊娠的病人,医务人员仍应严格遵守原卫生部技术规范要求,反复充分告知此类病人多胎妊娠对母婴可能导致的风险及减胎的必要性,劝说病人行减胎术。同时,医务人员应控制胚胎移植数目,通过囊胚培养等方案,优化胚胎选择,从移植2枚胚胎逐步过渡到1枚胚胎,从源头杜绝医源性多胎妊娠的发生。

(钱卫平　孙波澜)

参考文献

[1] 于修成.辅助生殖的伦理与管理.北京:人民卫生出版社,2014.
[2] 中华人民共和国卫生部.关于修订人类辅助生殖技术与人类精子库相关技术规范、基本标准和伦理原则的通知.卫科教发〔2003〕176号,2003.
[3] 中华人民共和国国家宗教事务局.中华人民共和国境内外国人宗教活动管理规定实施细则.国家宗教事务局令第1号,2000.

第三节　三胎妊娠后的不良结局

【案例叙述】

5年前,33岁的马多多(化名)因卵巢储备功能不良、丈夫严重少弱精子症,接受了辅助生殖技术治疗。第一周期获2个8细胞二级胚胎、2个7细胞三级(B)胚胎,马多多夫妇主动找主治医生探讨了多次,最终决定移植1个8细胞二级卵裂期胚胎,但没有妊娠。时隔3个月,马多多夫妇来院与主治医生探讨二次移植的胚胎数,经过反复沟通,决定启动冻融胚胎囊胚移植流程,最终3个解冻胚胎只获得一个4AB囊胚,移植仍未妊娠。2年后,马多多夫妇再次来到医院接受第二周期治疗,获得3个卵裂期胚胎,虽然医生反复告知多胎妊娠风险,但他们还是坚决要求移植3个胚胎。结果导致三胎妊娠(单绒毛膜双羊膜囊双胎与单胎组合)。当马多多夫妇听说减胎手术需要将单绒毛膜双羊膜囊双胎全部减掉和相关风险后,坚决拒绝减胎,随即失访,多次电话均联系不到病人及家属。8个多月后生殖中心终于打通随访电话,得知在妊娠21周时发现单绒毛膜双羊膜囊双胎之一为严重的脊柱裂,妊娠24周行胎儿镜减胎手术,妊娠31周因胎膜早破伴规律子宫收缩而剖宫产,术中子宫收缩无力,大出血,经DSA子宫动脉栓塞无效后,切除子宫,早产新生儿兄妹在NICU住院数周,历经各种周折后出院,早产儿的发育和健康尚需观察和评估。

【医学观点】

多胎妊娠妇女各系统负担加重,母儿妊娠期并发症发生率升高,孕产妇妊娠剧吐、妊娠期高血压疾病、糖尿病、贫血、产前和产后出血、产后抑郁等孕产期并发症发生率亦显著高于单胎妊娠,剖宫产率明显升高,三胎妊娠子痫前期发生率为20%。胎儿生长受限发生率成倍增加,流产率、早产率均增高,低出生体重儿尤其是极低体重出生儿、新生儿窒息、新生儿呼吸窘迫综合征、颅内出血等发生率亦数倍甚至十数倍于单胎妊娠,新生儿死亡率显著升高,存活下来的新生儿此后的体格发育落后,心理发育障碍风险增加。双胎、三胎、四胎妊娠中有1个胎儿发生脑瘫等疾病的风险为7.4%、21.6%和50.0%。在同年龄组中,双绒毛膜型双胎胎儿畸形的发生率是单胎妊娠的2倍,而单绒毛膜型双胎中所有的胎儿结构异常的发生率是双绒毛膜型双胎的2倍。辅助生殖技术中多胎妊娠的发生与药物刺激卵巢及移植多个胚胎有直接关系,ART治疗后单卵双胎发生率明显高于自然妊娠。

为避免多胎妊娠的产生,首先医务人员应杜绝使用非医疗指征、特别是以多胎妊娠为目的的药物刺激卵巢技术。针对移植胚胎的数量,2001年我国在《辅助生殖技术管理办法》中明确提出,对35岁以下、首次ART的病人双胚胎移植(DET)或更少;其他为三胚胎移植或更少。目前国内各大生殖中心均已建议实施单胚胎移植。近年来,选择性单胚胎移植(elective single-embryo transfer, eSET)可降低多胎妊娠率并获得可接受的妊娠率。本案例中在二次单胚胎移植未孕之后,实施3胚胎移植,虽然不符合鼓励单胚胎移植策略,但是与我国现有规范并不冲突,移植的3胚胎中,一个胚胎分裂成双胎,一个胚胎种植,第三个胚胎没有存活,导致一对单绒毛膜双羊膜囊双胎与一个单胎组合的三胎妊娠。

我国《辅助生殖技术管理办法》明确规定要对三胎以上的妊娠实施减胎手术,杜绝多胎的出生。同时,从生殖医学与围产医学相互影响的现有医疗共识上看,该案例的三胎妊娠中含有高风险的单绒毛膜双羊膜囊双胎,为了保障三胎中的单囊胎儿的围产期结局,在妊娠早期进行选择性减胎手术,一次性减掉单绒毛膜双羊膜囊双胎。当今我国早期妊娠减胎技术成熟而稳定,即便是一次性减掉两个胎儿,也完全可以保障保留单胎的良好围产期结局。

【伦理讨论】

辅助生殖技术(assisted reproductive technology, ART)经过40余年的高速发展,已经从单纯追求妊娠率转变到既追求妊娠率又注重围产期预后的阶段。IVF/ICSI-ET需移植多个胚胎,甚至对于高

于42岁、妊娠困难的女性,有时移植3个或更多的胚胎也不能不说是一种人性化的医疗,可是由于与人类每一个月经周期仅排一个卵子并受精、发育、着床的生殖生理相去甚远,因此在所难免地增加了属于高危妊娠范畴的双胎妊娠以及高序多胎妊娠(high order multiple pregnancy)的发生率。同时,ART提高了单卵双胎的发生率,即便移植一个胚胎也不能阻止单卵双胎发生率的升高,因此围产期结局更加凶险。

当获得三胎妊娠时,因为患方拒绝减胎,甚至失联,而没有在妊娠早期实施减胎手术,这也是在日常诊疗中偶可遇见的难题之一,医生无奈地以社会因素为由,只能提请产科和新生儿科医生进行围产期管理,似乎也合乎我国当今生殖医疗和围产医疗的现实。但是,本例是一对高风险的单绒毛膜双胎与一个单胎组合的三胎妊娠,此类医源性三胎妊娠应该在妊娠早期一次性减掉单绒毛膜型双胎,属于生殖医学伦理中最优化原则下的"选择性"减胎术,由于病人夫妇拒绝手术,丧失了给予三胎组合中单囊胎儿一次足月健康出生的机会。

选择性减胎术是辅助生殖技术所致医源性多胎的一种良好的补救措施,在保证母体安全和保留下来的胎儿存活的前提下,使医源性多胎妊娠风险最小化,同时又减少了卫生资源的浪费,维护了社会公益,体现了医学伦理的双重效应原则。减胎手术虽然是有创手术,但其目的是保护单胎胎儿安全及母体健康,利大于弊,符合生殖医学伦理的最优化原则以及保护后代的原则。

【法理讨论】

《中华人民共和国执业医师法》第三章 执业规则第二十二条 医师在执业活动中履行下列义务:①遵守法律、法规,遵守技术操作规范;②树立敬业精神,遵守职业道德,履行医师职责,尽职尽责为病人服务;③努力钻研业务,更新知识,提高专业技术水平;④宣传卫生保健知识,对病人进行健康教育。第二十六条 医师应当如实向病人或者其家属介绍病情,但应注意避免对病人产生不利后果。医师进行实验性临床医疗,应当经医院批准并征得病人本人或者其家属同意。

《医疗机构管理条例》规定,医疗机构执业,必须遵守有关法律、法规和医疗技术规范。

《医疗技术临床应用管理办法》规定医疗技术临床应用应当遵循科学、安全、规范、有效、经济、符合伦理的原则；医疗机构不得开展安全性、有效性不确切的医疗技术；未经临床研究论证的医疗新技术禁止应用于临床。

《人类辅助生殖技术管理办法》规定，不允许辅助生殖技术导致的三胎出生。

现实中很多病人不愿意减胎，为孩子的健康埋下风险。正因为如此，在预防和诊治多胎妊娠或更高风险的由一对单绒毛膜型双胎与单胎组成的多胎妊娠，以及所有医源性疾病之时，生殖医生与产科医生应携手坚守法律法规、职业道德，进行规范化诊疗。

【情理讨论】

生殖中心会经常听到双（多）胎妊娠的孕妇发生早产的案例。然而对多年患有不孕症的夫妻来说，得知双（多）胎妊娠的时候内心都会抑制不住地兴奋、充满期望，很少有人考虑减胎的问题，这也在情理之中。可是，并非每一位母亲都具备妊娠双胎的身体条件，尤其是高龄妇女以及具有其他高危因素妇女，应当多方面综合评估，结合自身条件，慎重地听从医生的建议。对于医源性多胎妊娠，如果执意地因为渴望多个孩子而拒绝行减胎手术，后果很可能让人遗憾和失望。

【社会舆论】

随着辅助生殖技术的提高，新生儿抢救及护理技术的发展，分娩周数及早产儿的预后都有了很大的进步，使很多病人期待双胎。尤其是高龄病人，辅助生殖技术给她们带来了新生命的希望，一旦妊娠双胎，病人多要求维持目前妊娠的状况，不愿意面对减胎的风险。然而双胎和多胎妊娠除了给孩子和母亲带来健康的影响，同时所产生的社会经济问题也不可忽视。双（多）胎妊娠的病人可能承受更多的紧张、焦虑等心理问题，而且其经济负担、出生婴儿的体质、并发症的处理及今后的抚养、教育等问题都会影响整个家庭，给家庭和社会带来道德、伦理、经济等方面的影响。

在这方面，不但需要医生和病人之间更好地沟通，更需要社会与媒体的积极参与和宣传，使病人理性地面对多胎的问题，分清利弊，慎重决定，才能够尽量地将医源性双（多）胎减少到最低水平。

【小结】

本案例没有在妊娠早期按照医疗常规处理，对"医源性"的含有一对高风险单绒毛膜型双胎的三胎妊娠实施选择性减掉其中的单绒毛膜型双胎，与最终发生胎儿早产，母亲剖宫产时大出血无奈子宫切除有直接关系。

（邵小光　李　丹）

参考文献

［1］中华人民共和国卫生部．卫生部关于修订人类辅助生殖技术与人类精子库相关技术规范、基本标准和伦理原则的通知．卫科教发〔2003〕176号，2003.
［2］于修成．辅助生殖的伦理与管理．北京：人民卫生出版社，2014.

第四节　单卵四胞胎的命运

【案例叙述】

黄艳红（化名），女，2012年因丈夫患"男方少弱精子症"在某医院生殖中心行体外受精胚胎移植术治疗，经药物刺激卵巢后，通过阴道B超引导下取卵术获得14个卵子，培养得4个可用胚胎，首次新鲜胚胎移植未孕。冷冻保存2个胚胎，之后解冻2个胚胎移植仍未孕。2013年再次行试管婴儿助孕，获得14个卵子，但只形成3枚胚胎，2枚新鲜胚胎移植未孕，之后移植唯一的一个冷冻胚胎，成功妊娠。妊娠48天B超检查提示单卵四胞胎，一周后复查，确诊为"单绒毛膜四胞胎妊娠"。考虑到单卵多胞胎妊娠的危险性，根据术前与病人签署的知情同意书，临床医生反复向病人及家属交代单卵多胞胎妊娠的风险，建议病人进行减胎术，病人坚决不同意。经生殖中心伦理委员会及生殖科医师认真讨论和研究，反复和病人及其家属沟通并上报行政管理部门，病人及其家属突然失联，有意躲开医务人员，最后于妊娠20周自然流产。

【医学观点】

病人多胎妊娠属于高危妊娠，孕期多种母胎并发症发生率高,严重者可危及母胎生命安全,且治疗代价极大。《人类辅助生殖技术规范》规定,多胎妊娠必须实施减胎术,避免双胎,严禁三胎和三胎以上的妊娠分娩。病人是因为不孕到生殖中心来寻求辅助生殖治疗的,术前严格按照伦理原则及技术规范规定,告知病人及家属术前、术中、术后可能发生的情况和意外,病人及家属知情同意,夫妇双方已在减胎知情同意书上签字。本案例中的单卵四胎发生概率极低,目前尚无准确的临床统计,但业内普遍认为几千万分之一,母体妊娠期并发症发生风险较双胎、三胎及异卵四胎妊娠更高。从病人的身体状况和现有的医疗水平看,其四胞胎足月分娩可能性极低,如果出现妊娠期并发症或中晚期流产、早产等,对母婴的危害更大。行减胎术是一种补救措施,单卵四胎的减胎术可以在妊娠中期后进行。减胎术有其手术风险,而且即使减胎成功,之后也有流产的风险。

【伦理分析】

该病人有进行辅助生殖治疗的医学指征,整个辅助生殖治疗过程没有违反《人类辅助生殖技术和人类精子库伦理原则》的要求,但获得单卵四胎妊娠。《人类辅助生殖技术规范》要求严格控制人工辅助生殖的多胎妊娠,3胎及3胎以上妊娠必须减胎。这一要求完全是从病人角度出发,遵从《辅助生殖的伦理与管理》中的"双重效应原则""不伤害原则""最优化原则"和"社会公益原则"。辅助生殖技术作为一种医疗技术手段,也存在"双重效应"。在使用于病人人身的同时,会伴随着不可避免的技术伤害,如本案例中的四胎妊娠。在出现利弊并存的矛盾时,应权衡利弊,采取"两害相权取其轻"的原则,并尽可能采取措施予以避免。对于该病人,如果继续妊娠,那随着孕周的增大,胎儿和孕妇都将面临极大的风险,甚至会威胁生命。从现有的医疗水平看,尝试减胎是"最优化"的选择,以最小的代价获得最大的诊疗效果。因此,医务工作者有责任和义务与病人充分沟通,将可能发生的风险充分交代。另外,如果不进行减胎,即使可以顺利生产,出生的胎儿发生低孕周、低出生体重的风险也极高。随着医学的发展,新生儿存活率逐渐提高,早产儿、低出生体重儿发生脑瘫、发育不良等问题的概率也逐渐增加,这有可能会对家庭和社会

带来巨大的心理负担和经济负担,对饱受不孕症折磨的夫妇将是雪上加霜。

【法理讨论】

实施授精前,本案例夫妇已经签订《知情同意书》及《多胎妊娠减胎术同意书》,符合《人类辅助生殖技术规范》的相关要求,孕妇出现了单卵四胞胎的情况,而《人类辅助生殖技术规范》规定严禁三胎和三胎以上的妊娠分娩,多胎妊娠必须实施减胎术。但现行的医疗技术对单卵四胞胎进行减胎术,无法做到绝对的安全,虽然术前有签署《多胎妊娠减胎术同意书》,但由于实施减胎手术也可能引起流产,在病人拒绝进行减胎术时,医务人员无法强制要求病人进行减胎术。医务人员应尽力动之以情,晓之以理,从病人利益出发,将其中的利害关系明确交代。

【情理讨论】

黄艳红结婚多年不能自然怀孕,经过多年的努力,通过辅助生殖技术的帮助做了两次试管婴儿助孕,4次移植,终于如愿以偿怀孕,不料却是四胞胎。出于安全性的角度,医生建议减胎,黄艳红想不通也在情理之中。她逃离医源性的看护,侥幸继续妊娠,结果妊娠20周自然流产。如果当初听取医生的意见,行减胎术,也许可以挽回一个胎儿。医生的话是专业的意见,根据临床经验和规定来处理问题才是规避风险的最好方法。

【社会舆论】

辅助生殖技术的开展使无数不孕不育的夫妇实现了生育的愿望,也挽救了无数家庭的幸福,这些病人对来之不易的妊娠倍感珍惜。现实中部分人受根深蒂固的传统观念影响,不愿接受减胎的原因主要有三方面:首先是担心减胎可能把其中的男胎减掉,影响家庭和谐;第二是确实想要生多胎,尤其是有一定经济基础的家庭;第三是对医疗技术缺乏了解,对减胎术可能的并发症过分担心,担心减胎术会累及所有胎儿流产,因而抱侥幸心理继续多胎妊娠。这与国家的现行政策、提倡的社会风气及与国家大力发展辅助生殖技术的初衷是背道而驰的。当代社会女性的地位得到了提高,但在偏远地区仍存在着妇女是生育工具的思想,将孕产妇的个

人生命安全置之度外。扩大医疗卫生安全教育,提高人口素质,还有更多的工作要做。同时,医务工作者应努力提高技术水平,才能让更多的病人受益。

【小结】

医学科学的进步给病人带来福音的同时,也会产生一些弊端,由于现代医学发展的局限,同样会给医、患双方带来伤害。因此,医患双方时时刻刻都要对诊治过程当中的每一个环节保持无限的敬畏、充分的沟通、彻底的信任,才会有"科学"的解决方法。

（乃东红）

参考文献

[1] 中华人民共和国卫生部.关于修订人类辅助生殖技术与人类精子库相关技术规范、基本标准和伦理原则的通知.卫科教发〔2003〕176号文,2003.
[2] 于修成.辅助生殖的伦理与管理.北京:人民卫生出版社,2014.

第五节　婚外情父亲的减胎要求

【案例叙述】

陈鹏(化名,40岁)与李红(化名,38岁)结婚18年。二人早年为打拼事业,一直无暇顾及生育,李红曾做过两次人工流产手术。2013年,夫妻试孕1.5年未孕后就诊于某医院,检查提示双侧输卵管梗阻,医生建议试管婴儿助孕,夫妻二人商榷后听取了医生建议。

助孕的过程无疑是烦琐复杂和曲折的,李红经过3个周期的试管婴儿治疗终于成功妊娠,检查结果提示:宫内孕双活胎(双绒毛膜双羊膜囊)。

3个月后,丈夫陈鹏坚决要求减掉一胎。原来妻子孕中期行羊膜腔穿刺产前诊断,发现双胎中一胎染色体为47,XYY,故要求行中期妊娠减胎术减灭染色体为47,XYY的胎儿。医生与病人夫妻详细沟通:核型47,XYY又称超雄体综合征,子代可能不表现为畸形,在智力和体格发育上并无异常或仅有轻微的变化,不影响正常生活和工作,同时告知

实施中期减胎可能造成流产、母体凝血障碍等并发症。考虑夫妻双方高龄妊娠,胎儿珍贵,高龄孕妇双胎妊娠也存在母婴风险,建议病人慎重考虑利弊后再决定是否减胎。交流过程中,夫妻双方态度矛盾,丈夫陈鹏坚决要求减胎,而妻子李红未明确表态。

由于夫妻二人无法达成一致意见,减胎手术一再延后。据病友反映,夫妻双方因减胎一事经常发生剧烈争吵。医生与陈鹏单独交流后得知:在长达3年的助孕过程中,陈鹏与另外一名女子发生了婚外恋情,并育有一子。当得知妻子怀有的双胎均为男孩时,担心将来自己养育负担过重,所以才坚决要求减胎。了解到真实情况后,负责医生侧面询问李红,发现李红对丈夫出轨一事毫不知情。考虑到李红并未完全知情同意,负责医生未对李红实施减胎手术。

【医学观点】

高龄双胎母婴并发症多,有实施减胎术的医学指征。虽然目前多数研究表明中期减胎可获得和早期减胎相似的妊娠结局,但不能完全排除流产、母体凝血障碍等严重并发症可能。且病人高龄,若减胎后发生流产等并发症,再次妊娠可能很困难,虽然高龄双胎母婴并发症如早产、流产、妊娠期高血压疾病、妊娠期糖尿病、产后出血、胎儿发育异常等发生率会增加,但费尽周折获得妊娠,胎儿珍贵,因此,在与夫妻充分沟通情况下,必须在夫妻双方知情同意的情况下才能实施减胎。

本案例不仅涉及夫妻双方决定减胎的医学因素,而且涉及复杂的社会因素。女方对减胎未完全知情同意,故负责医生未对该夫妻实施减胎术。

【伦理讨论】

多胎妊娠减胎术已被证实是安全、有效、有利于改善多胎妊娠结局的重要手段,且已作为一种补救措施广泛应用于临床,但减胎术作为一种有创性的医疗措施,其相关伦理争议一直存在,具体到本案例,主要涉及辅助生殖伦理学基本原则中的自主原则、保护后代原则、不伤害原则、辅助检查伦理原则、知情同意原则及保密原则。

首先是自主原则。胎儿生存权的问题涉及伦理道德、宗教信仰、妇女本身、胎儿、家庭和社会的诸多利益。胎儿作为一个生命体有其生存的权利,但由于中枢神经系统未发育成熟,尚不具备生存能

力的胎儿是无法脱离孕妇的自主权而成为独立个体，孕妇和胎儿是不可分割的，但在临床上处理胎儿疾病时，通常孕妇具有独立的、自愿的决定权，这种自主权从根本上表达的是病人的选择权，即病人对有关自己的诊疗护理问题，有经过深思熟虑作出合乎理性的决定并据此采取行动的权利。减胎术在实施过程中不能保证 100% 成功，了解其收益和可能带来的风险，在知情的基础上才能真正自愿及自主。显然，本案中的妻子并非真正愿意接受减胎治疗，有悖于自主的伦理原则。

其次是保护后代原则和不伤害原则。对于诸如 13 三体、18 三体、全前脑和脑积水等预后不是死亡就是缺乏认知发育能力的畸形，根据病人利益第一原则，采取终止妊娠的措施是符合伦理有利原则的。但对于出生后既不会死亡，也不会缺乏认知发育能力的畸形，医生及孕妇均应遵循有利于后代的原则，伦理学中对于这部分有生存能力的胎儿，应充分告知孕妇及家属患儿出生的权利及生后的风险，并由患方自主决定是否终止妊娠。不伤害原则则是在病人的治疗过程中如果出现利弊并存的矛盾，在权衡利弊时，应采取"两害相权取其轻"的原则，并尽可能采取措施予以避免。中期妊娠减胎术作为一种产前干预手段，虽然有造成全部胎儿流产的可能，但减少了母亲孕、产期可能出现的并发症，减少了患儿的出生，减轻家庭及社会负担，遵循了伦理有利原则。因此，减胎术通常仅在严重畸形或染色体异常的患儿上实施，当预测继续妊娠风险高于此手术风险时才进行。而本案例中备减胎儿核型为 47,XYY，又称超雄综合征，子代可能不表现为外观畸形，或在智力和体格发育上并无异常或仅有轻微的变化，不影响正常生活和工作，将来生育方面会有问题。若仅因男方个人因素贸然实施减胎术，不仅违反保护后代的原则，更未遵循不伤害伦理原则。

再次是辅助检查伦理原则。中期妊娠减胎术的实施过程经常会遇到胎儿性别鉴定问题及由此导致的一些情况：夫妻双方已有 1 子或 1 女，在没有其他影响手术操作因素存在的情况下，他们期望能够通过保留与第一胎性别不同的胎儿，从而完成"儿女双全"的人生愿望，尤其在中国，"养儿防老"的传统思想使得要求保留男孩的夫妻比例大大增加。虽然我国法律明令禁止非医学因素的胎儿性别鉴定，但在这种既不损害他人权益，又满足夫妻双方意愿的特殊情况下，性别鉴定是否可行？若可行，是否会催生一部分人群通过此种方式达成自己的意愿、滥用辅助检查、导致医疗资源的浪费，严重时导致社会性别失衡。若不可行，是否又违背了有利于病人的伦理原则？这其中又涉及社会因素的减胎术能否和医学因素的减胎一样得到法律及伦理支持。目前，新加坡和中国香港均规定禁止社会因素的减胎，英国则承认社会因素减胎的合法性，然而大部分国家和我国一样均未对此做出明确规定。

最后是本案中处于对立面的知情同意原则和保密原则。男方告知负责医生其出轨行为，医生是否应将事实告知女方？如果不告知女方，那么女方的知情同意权会受到损害。知情同意权由知情权和同意权两个密切相连的权利组成，知情权是同意权得以存在的前提和基础，同意权又是知情权的价值体现，强调病人的知情同意权，主要目的在于通过赋予医疗机构及其医务人员相应的告知义务，使病人在了解自己将面临的风险、付出的代价和可能取得的收益的基础上自由做出选择，从而维护病人的利益，改变病人相对弱势地位。知情同意原则需要贯穿在整个辅助生殖技术过程中。如果告知女方，那么男方的隐私权便受到了侵害，是否又违反了辅助生殖技术中的保密原则？虽然保密原则主要涉及机构和医务人员对参与者（如卵子捐赠者和受者）有实行匿名和保密的义务，但医生是否同样对男方个人的特殊情况有保密的义务？本案中夫妻双方意见相左，女方的知情同意与男方的保密原则相互对立，负责医生出于有利于病人及保护子代的原则未实施减胎术。

【法理讨论】

目前辅助生殖技术及其衍生技术的管理主要依据是 2003 年原卫生部重新修订的《人类辅助生殖技术规范》《人类精子库基本标准和技术规范》《人类辅助生殖技术和人类精子库伦理原则》（以下简称《规范、标准和原则》）等相关文件。其中《人类辅助生殖技术规范》明确规定：对于多胎妊娠必须实施减胎术，避免双胎，严禁三胎和三胎以上的妊娠分娩，任何从事常规体外受精胚胎移植助孕技术的医疗机构必须具备减胎的技术并按照规定严格执行。

2016年5月,国家原卫生和计划生育委员会通过《关于禁止非医学需要的胎儿性别鉴定和选择性别人工终止妊娠的规定》(以下简称《规定》)。该《规定》第三条规定:"禁止任何单位或者个人实施非医学需要的胎儿性别鉴定和选择性别人工终止妊娠。"产前诊断,是在遗传咨询基础上,应用各种先进科学技术手段了解胎儿在子宫内发育状况,以对胎儿是否有某些遗传缺陷及先天畸形作出诊断。某些染色体异常核型疾病,医生在与病人沟通时必须避免告知胎儿的性别信息如47,XYY,该夫妻行产前诊断医院不仅告知夫妻异常胎儿染色体核型,而且同时告知了另一个正常胎儿的性别,显然违背了原卫生部2002年颁布的《产前诊断技术管理办法》。

《中华人民共和国婚姻法》明确规定:"我国实行婚姻自由、一夫一妻、男女平等的婚姻制度,夫妻应当互相忠实、互相尊重。"男方婚外情人与男方无法律效力关系,不受法律保护,其权益亦得不到保障。虽然婚外情人无合法地位可言,但《中华人民共和国婚姻法》第25条规定:"非婚生子女享有与婚生子女同等的权利,任何人不得加以危害和歧视。不直接抚养非婚生子女的生父或生母,应当负担子女的生活费和教育费,直至子女能独立生活为止。"医务工作者尊重非婚生子人权,同样尊重合法夫妻生育的孩子。这个减胎案例若牺牲婚生子利益保护非婚生子利益是有悖法理原则。

我国新婚姻法司法解释(三)中提到:"妻子堕胎权大过丈夫生育权",这体现了保护妇女合法权益。也就是说女性在是否生育中起决定作用,在该案例中,对于夫妻双方在生育与否上没有达成统一意见时,应当首先尊重女方的意见。因夫妻双方意见不统一,基于上述法律法规,未予减胎。

【情理讨论】

对于常年不孕的家庭迫切需要一个健康的后代来维系家庭的和谐和稳定。从女方的角度来说,高龄、长年不孕、试管婴儿助孕过程中的种种辛苦等都增加了其对减胎术的担忧和恐惧,一旦减胎后出现任何意外,她的心理和生理能否承受? 在不了解男方真实的减胎意图而进行减胎,对她是否公平呢?

减胎术虽然可以改善剩余胎儿的围产结局,尽可能地保护母体安全,但旨在杀死并非严重畸形和染色体异常的胎儿,也侵害了被减胎儿的生存权,是否真的必要呢?

婚外情、非婚生子一直是社会舆论的热点问题。该夫妻男方婚内出轨"第三者",是对妻子的不忠,也是对社会婚姻观、道德观的挑战。医务工作者主张夫妻应当互相忠实、互相尊重,针对上述案例,夫妻双方应当坦诚以对,共同决定,也共同承担结果。

【小结】

综上所述,从医学角度,该对夫妻因女方高龄合并双胎妊娠具有减胎术的适应证;从法律角度,女性在生育中起决定作用,对于夫妻双方在生育与否上没有达成统一意见时,应当首先尊重女方的意见,因此未予减胎;从自主、保护和不伤害后代、知情同意和保密的伦理学原则出发,该夫妻在辅助生殖技术的实施过程中,无法在知情的基础上做到真正的自愿及自主,而且由于本案例中备减胎儿可能在智力和体格发育中没有或仅有轻微的缺陷及将来生育的问题,若贸然实施减胎术,违反了保护后代和不伤害的伦理原则,本案中女方的知情同意与男方的保密原则相互对立,出于有利于病人及保护子代的原则未实施减胎术。从情理角度考虑,若减胎后出现任何意外,病人心理能否承受? 综合该对夫妻的特殊情况,未施行减胎术。本案中,男方婚内出轨,已是挑衅现行法规及伦理准则的失德行为,现出于一己私欲,未将病人利益摆于首位,损害胎儿生存权,不仅严重违背伦理原则,其不当的社会行为和思想也应受到道德的强烈谴责。

(郭艺红)

参考文献

[1] MARTIN RH, SHI Q, FIELD LL. Recombination in the pseudoautosomal region in a 47, XYY male. Hum Genet, 2001, 109 (2): 143-145.

[2] 于修成. 辅助生殖的伦理与管理. 北京:人民卫生出版社,2014.

[3] 中华人民共和国卫生部. 关于修订人类辅助生殖技术与人类精子库相关技术规范、基本标准和伦理原则的通知. 卫科教发〔2003〕176号文,2003.

[4] 国家计划生育委员会. 关于禁止非医学需要的胎儿性别鉴定和选择性别人工终止妊娠的规定. 2005.

[5] 中华人民共和国卫生部. 产前诊断技术管理办法. 2002.

第七章
智力障碍夫妻助孕的伦理案例

第一节　智力障碍女性的生育权

【案例叙述】

齐云仙(化名),出生在江西省一个偏僻的山村里,家境贫困。齐云仙5岁时患急性脑膜炎,未得到及时有效的治疗,导致智力障碍(dysgnosia)及行走不便。3年前,18岁的齐云仙与20岁的张东来(化名)结婚,结婚3年未孕。张东来的父母带着儿子与儿媳到当地医院就诊,多次检查均显示男方精液质量很差,当地医生建议他们到外地治疗。

夫妻俩在张东来父母的陪同下,辗转来到某院生殖中心就诊。医生在接诊过程中发现与齐云仙不能正确理解并回答医生提出的问题。追问家属后了解:齐云仙学龄期间患病留下了后遗症,未曾上过学,智力发育不全,生活尚能自理,齐云仙3个哥哥智力正常,家族中无遗传病,也无类似病史。男方精液检查为重度少弱精子症、男女双方染色体检查正常。根据病人可能存在智力障碍,建议先行智力鉴定后再评估,是否允许女方妊娠。一个月后,齐云仙一家带着外院的《中国修订韦氏智力量表》鉴定结果表再次来到医院就诊,鉴定结果如下:言语智商74;操作智商82;总体智商75。张东来及其父母强烈要求生育孩子。张东来的父母表示他们尚年轻,有能力帮助抚育后代。

根据《中华人民共和国母婴保健法》第7章规定,此对夫妻目前并无生育禁忌,但母亲智力低下,可能影响到未来孩子的教育及心理健康。

【医学观点】

根据中国精神障碍分类与诊断标准第3版,智商在50~69为轻度智力缺损,70~84为边缘智力,≥85为正常智力。齐某的智商测定为75,属边缘智力,尚不能诊断为智力残疾。边缘智力的成年人表现为:语言思维能力差、反应慢、记忆力差、动手能力差。此病人的操作智商高于言语智商,也体现在日常生活中,生活尚可自理,与人交流困难,沟通能力相对差。

智力低下的病因复杂,有遗传因素、胚胎因素、后天因素,也有病因不明者,可以是单一病因,亦可能是多种病因相互作用的结果。此病人虽然继发于疾病后,家族中也无类似病史,其他兄弟正常,染色体检查正常,鉴于有些智力低下者查不出致残原因,也无法确定其是否存在基因突变的遗传因素。目前尚不能通过试管婴儿技术及"出生缺陷干预工程"的三级防治体系等措施完全让这对夫妇避免得到一个不健康的孩子。

【伦理讨论】

案例中涉及伦理原则包括:尊重原则、自主原则、知情同意原则、有利于病人原则、保护后代原则和最优化原则。

尊重原则是所有伦理原则中最重要的,指尊重能够自主病人的自主性;自主原则指在医疗活动中病人有独立的、自愿的决定权。本案例中一方健康者要求助孕,这一正常请求应该得到尊重,得到治疗。

知情同意原则是医疗机构处理医患关系过程中必须遵循的基本医学伦理原则之一,它包含了知情和同意(或不同意)两个密切关联部分。案例中,应当充分告知病人通过目前现有的医疗技术手段不能完全确保这对夫妇一定出生一个健康的孩子,因此是否选择人工助孕需要这个家庭慎重考虑。

从有利于病人的原则来说,医务人员有义务告诉病人目前可供选择的治疗手段、利弊及其承担的风险,在病人充分知情的情况下,提出有医学指征的选择和最有利于病人的治疗方案。孩子的降临有利于减轻不孕家庭的精神痛苦,有利于家庭的稳定。但是,考虑到病人家庭贫困,而且一方患有智力障碍,这样的家庭养育孩子是否负担过重? 需要让病人家庭慎重考虑助孕。

从保护后代原则考虑,如果有证据表明实施人类辅助生殖技术将会对后代产生严重的生理、心理和社会损害,医务人员有义务停止该技术的实施。在这样的家庭出生的孩子可以预测或推断,可能比正常家庭出生的孩子背负着更沉重的家庭负担,多些艰辛和无奈,严重者可影响孩子的生长发育和身心健康,但这种推测并未必然影响孩子的自我价值实现,也不存在必然伤害,不能认为其违背了"保护后代的伦理原则"。本案例存在伦理争议,从尊重和有利于病人的原则来说,应该为病人实施助孕技术。

【法理讨论】

《中华人民共和国残疾人保障法》第三条规定:残疾人在政治、经济、文化、社会和家庭生活等方面享有同其他公民平等权利。残疾人的公民权利和人格尊严受到法律保护。公民的生育权是一项基本的人权,是与生俱来的,是先于国家和法律发生的权利,是任何时候都不能剥夺的。国家法律没有限制家庭经济困难、生活自理能力差的人不能拥有后代,此对夫妻中女性病人的病情根据《中华人民共和国母婴保健法》规定是符合生育要求的。此对夫妻享有生育或不生育的选择权,特别是对于正常一方的男方而言,限制其生育是不公平的。

由于病人需要采用助孕技术,病人事先要了解自己病情、知道应采取的治疗措施、可能取得的收益和面临的风险,然后在此基础上自由作出选择。边缘智力病人的理解力与接受力会下降,为保证病

人的最大利益,保证助孕的合法性,可以让配偶作为其监护人,除了常规知情同意外,还要强调后代出生缺陷风险知情。

【情理讨论】

中国人一向以传宗接代、天伦之乐为人生要义和乐趣,生育后代是大多数传统家庭的愿望。生育不仅仅是夫妻之间的事,也是整个家庭乃至家族的事,如果不能生育可能影响到所在家庭及家族的延续发展。养儿防老是中国人的另一传统观念,残疾人生存能力低,这种心态可能更明显些。目前,社会上有数千万残疾人口,我国提倡关怀、爱护、尊重残疾人等以人为本的道德风尚,构建和谐社会。在临床工作中,不乏残疾病人要求生育,他们是属于有限制行为能力的群体,养育孩子给他们提供了情感支柱。本案例中,女方生活尚能自理,操作智商属于正常,即使不能单独照顾孩子,也会配合家庭一起照顾孩子,不会做出不利孩子的事情。女方残疾,又不能生育,可能引起家庭解体,孩子是维持家庭稳定的纽带,给符合生育要求的残疾病人助孕治疗是合理合法的。

【社会舆论】

家庭是孩子的第一所学校,父母是孩子的第一任老师。家庭教育对孩子的健康成长和未来发展起着至关重要的作用。良好的家庭教育促进孩子心理健康良性发展,为培养出身心健康、人格健全、全面发展的高素质人才提供基础。母亲智力低下、家庭经济状况差,孩子在营养、语言交流及教育上可能无法得到正常满足,社会弱势家庭子女存在心理问题,主要表现在自卑、人际交往困难、问题行为多、孤独焦虑,他们的思维方式、行为方式会与非弱势家庭子女存在一定程度差异。成人之后,可能也会因家庭获得社会资源的能力与普通家庭存在差异,影响就业竞争。

由于母亲的教育能力有限,教育子女的重担有一部分工作要落到祖辈及其他亲友的身上,会增加其他人的负担。若再出生一个残疾儿童,既加重了家庭、社会乃至国家的经济负担,又影响了家庭的生活质量,对这个经济困难又有残疾人的家庭来说无疑是雪上加霜,对其行助孕技术要慎重考虑。

【小结】

从医学角度,重度少弱精子症病人具有辅助生殖的适应证;从法律角度,边缘智力符合生育要求;从尊重和有利于病人的伦理原则及情理角度,一个健康的子代有利于此家庭的稳定和社会和谐;但由于辅助生殖技术存在一定的技术完美性,无法完全确保得到一个健康的孩子,综合此夫妻特殊情况,应该为病人实施助孕技术。

(任建枝　李　萍)

参考文献

[1] 中华医学会精神科分会. 中国精神障碍分类与诊断标准. 3 版. 济南:山东科学技术出版社,2001.
[2] 于修成. 辅助生殖的伦理与管理. 北京:人民卫生出版社,2014.

第二节　智力障碍女性拒绝生育

【案例叙述】

小黎(化名),23 岁,月经规律,染色体正常,幼时因车祸导致智力障碍,只能进行简单语言表达,可以自己穿衣吃饭,但不会其他基本生活技能。与家境贫寒的丈夫结婚 2 年,但不懂结婚、怀孕的意义,拒绝性生活,丈夫因此提出离婚。

小黎有一妹妹,身体健康,已明确表示将来不会照顾智力障碍的姐姐。小黎父母 52 岁,他们担心自己离世后,小黎无人照顾,因此决定帮小黎养一个孩子,将来让孩子来照顾小黎。他们与小黎丈夫商量,由小黎丈夫有偿提供精子,通过试管婴儿技术使小黎怀孕后,解除婚姻关系,生出的孩子不需要男方抚养。小黎的母亲陪同小黎来到生殖中心就诊,但小黎表示拒绝生育。

【医学观点】

小黎夫妇为合法婚姻,小黎除后天性智力障碍外,并无妊娠禁忌证,按照辅助生殖技术规范要求,非遗传性智力障碍的夫妇,若生活可以自理以及抚育孩子,性生活障碍是可以通过辅助生殖技术来帮助妊娠的。小黎生活不能自理,她的父母愿意替她抚养孩子,似乎不是难题,但是小黎明确表达拒绝生育孩子,而任何医疗手段都必须在病人自愿同意的基础上进行,故医务人员无法满足小黎父母要求通过医疗手段来帮助其女儿怀孕的要求。

【伦理讨论】

医学人道主义原则的最基本要求就是对能够自主的病人的自主性的尊重在临床工作中尊重病人的知情和自主选择自愿同意的权利,即"尊重原则"。在医疗活动中,病人拥有独立的、自愿的决定权,病人享有经过深思熟虑对自己的医疗问题作出合乎情理的决定并据此采取行动的权利,即"自主原则",自主原则是辅助生殖伦理学中的基本原则。目前小黎夫妇还没有解除婚姻关系,是否要孩子的家庭大事,理论上应该由他们夫妻独立作出决定,父母的意见仅供参考。但是本案例中,女方小黎因智力障碍而缺乏行为能力,无法做出明确的知情选择。因而,从伦理学上,作为法定代理人的父母有必要参与其中,并且在最终的决策中发挥作用。但是小黎明确表示拒绝生育孩子,如果进行辅助生殖技术,对小黎来说,不仅违背"尊重原则"和"自主原则",又违背了"不伤害原则",即对她的身心造成伤害;同时又违背了"知情同意原则",因为人类辅助生殖技术必须在夫妇双方自愿同意并签署知情同意书后方可实施。

小黎的丈夫本来因为无性婚姻,已要求离婚,在利益的驱使下,同意提供自己的精子而获得一笔酬金,但是,如果得以实施,则违背"严防商业化原则"。

这个案例的具体家庭决策中,谁来作最终的决定,小黎父母、小黎丈夫,还是无生育意识的智力障碍病人小黎?小黎父母是否有权利做出违背女儿意愿的代理决定?

从"保护后代的原则"来看,这个孩子生下来就处于父母离异、母亲智力障碍的家庭环境中。尽管外祖父母可以养育他,仍然有造成心理损害的隐患,在性格、心理方面出现问题,如自卑、自闭、自责、焦虑、抑郁、嫉妒、逆反等风险,成年后融入社会困难,对子代健康不利。

不同人对这两类伦理难题的回答会有差异,而在现实生活中,不同的家庭的做法也会有差异。伦理讨论的重点在于分析论证，剖析出现的伦理难题的特点，寻找相对满意的、可以得到伦理辩护的解决方案。

本案例中，小黎没有生育孩子的愿望不代表她将来不需要生活起居照顾，小黎父母考虑得最多的，是将来自己老了和去世后谁来照顾智力障碍的小黎，认为委托给福利机构照顾是无奈之举，而借"夫"之精生子才是最合适的选择，但是父母没有考虑到小生命来到这个世界后，能否快乐健康成长？小黎夫妇没有任何感情，男方只是为了利益而结婚，仅负责提供精子。小黎智力障碍，无生育意识。尽管小黎父母目前违背了"保护后代的原则"。

因此，从伦理学角度，不支持通过辅助生殖技术来帮助这对夫妇妊娠。至于智力障碍病人将来的生活，委托给福利机构照顾是可选途径。

【法理讨论】

《中华人民共和国宪法》规定"公民有生育的权利"。国家尊重和保障人权，任何公民均享有宪法和法律规定的权利，妇女有生育子女的权利，也有不生育的自由。生育权作为一项基本人权，是每一位公民均应享有的权利。同时，妇女的生育权也受到法律的特别保护，《中华人民共和国妇女权益保障法》第五十一条第一款规定："妇女有按照国家有关规定生育子女的权利，也有不生育的自由。"小黎作为限制民事行为能力的智力障碍者，处于监护人（父母）的监管之下，婚姻生育这样的大事往往无法自己做主，已被动地成为法律上的妻子。《中华人民共和国民法总则》第三十五条第三款规定："成年人的监护人履行监护职责，应当最大程度地尊重被监护人的真实意愿，保障并协助被监护人实施与其智力、精神健康状况相适应的民事法律行为。对被监护人有能力独立处理的事务，监护人不得干涉。"因此，在是否生育子女的问题上，小黎父母和小黎的配偶均无权替小黎做主，从法律上不支持通过辅助生殖技术来帮助妊娠。

【情理讨论】

小黎父母希望小黎如果能有一个后代，将来照顾她。现在小黎父母年纪 52 岁，身体、精力、物质条件都很好，抚养一个孩子并不困难。如果小黎智力障碍到不会拒绝，而是听从父母的安排，通过医疗帮助得到一个孩子，未必是件坏事，一个孩子成长需要的物质环境和精神环境。这样的孩子虽可能有自卑等心理问题，但也有可能成为品格坚毅、独立自强、充满爱心、乐于助人的孩子，还可能感恩能来到这个世界。然而智力障碍的小黎还有思想，有思考，并没有被父母裹挟着做出选择。作为当事人不肯怀孕，是任何人、任何理由所不能勉强的。

【社会舆论】

公众同情的是智力障碍的小黎，谴责的是这桩被父母强迫的婚姻。夫妻没有任何感情，男方为利益而结婚，为利益而提供精子。女方智力障碍，无生育意识，因智力问题，在试管及孕、产过程中存在很多高于常人的风险，对母婴均不利。由于畸形婚姻在前，小黎丈夫的遭遇也会得到一定程度的同情。尽管可怜天下父母心，小黎的父母在女儿婚姻上所做的一切仍可能遭到舆论谴责。对于医生而言，拒绝为这样的家庭进行辅助生殖符合大多数公众的常理选择。

【小结】

小黎夫妇为合法婚姻，小黎由于智力障碍拒绝与丈夫过性生活，小黎的父母要求进行辅助生殖技术来帮助怀孕，但小黎拒绝生育孩子，故没有给予小黎夫妇进行辅助生殖技术来帮助怀孕。

（邓成艳）

参考文献

［1］中华人民共和国卫生部.人类辅助生殖技术规范. 2003.
［2］于修成.辅助生殖的伦理与管理.北京：人民卫生出版社，2014.

第三节　为智力障碍爱人生二胎

【案例叙述】

丈夫张强（化名）27 岁，妻子李玉（化名）26 岁，于 2010 年结婚，同年自然妊娠，2011 年足月顺产一名健康女孩宁宁（化名）。2013 年，张强在车祸中颅脑外伤,颅骨塌陷,经过抢救和康复治疗恢复了部分神志,可听懂家人简单词句并能做出反应,但却已完全丧失语言能力及生活自理能力,甚至无法正常性生活。在全面两孩政策施行后,李玉希望为丈夫再生育一个孩子,因此于 2016 年 8 月带着张强、张强父母和女儿来到了某院生殖中心就诊。李玉表示可以写保证书并公证,证明她是自愿做试管婴儿,并且愿意承担由此产生的一切风险及法律后果。经检查,李玉卵巢功能正常。张强的智商只有 52 分,无法正常取精,外院附睾穿刺可见活动精子。夫妻双方染色体均正常。

【医学观点】

张强属于非遗传性智力障碍,并且染色体正常,而且之前已与妻子李玉生育一个智力正常的健康女孩,并不属于辅助生殖治疗规定的男女任何一方患有严重的精神疾患的禁忌证。张强因为车祸导致无法性生活而无法生育,外院附睾穿刺提示张强附睾可见活动精子,从医学角度上,可以通过附睾穿刺获取精子后行卵细胞质内单精子显微注射技术(intracytoplasmic sperm injection,ICSI)进行辅助生殖治疗,从医学观点来看,符合辅助生殖治疗的适应证。我国婚姻法及计划生育法并没有严格规定行为能力障碍及非遗传性智力障碍的病人不能生育。

【伦理讨论】

原卫生部颁发的《人类辅助生殖技术和人类精子库伦理原则》规定实施人类辅助生殖技术应遵守知情同意原则,以及贯彻了医学四大伦理原则中的自主和尊重原则。人类辅助生殖技术必须在夫妇双方自愿同意并签署书面知情同意书后方可实施。本案例中,张强没有自主表达意愿的能力,不能确定其本人主观上是否希望生育,无法真正尊重张强本人的真实意愿,做到知情同意,违背了《人类辅助生殖技术和人类精子库管理伦理原则》中的尊重原则和知情同意原则。

子代出生后,母亲单方面是否具备抚养及教育后代的能力?父亲在孩子成长中的作用极为重要,本案例中张强作为孩子的父亲,生活犹不能自理的他,更无法照顾即将到来的孩子,甚至他的智力残疾可能会对子代的成长造成极大的心理负面影响,给孩子带来很大的精神压力,不利于子代的健康成长,这违背了保护后代及社会公益的原则。

本案例女方李玉及男方张强的父母对于再生一胎的憧憬和愿望非常强烈,这不是理性考虑后的决定。这个家庭能否承担辅助生殖治疗的费用、再养育一个孩子的费用及心理压力。如果同意对其实施辅助生殖治疗,病人受孕成功,之后面临的问题马上会接踵而至。这种做法对于女方,对于其第一个孩子以及有可能会出生的第二个孩子都是不负责任的,违背了有利于病人及保护子代健康成长的公益原则。《辅助生殖和伦理与管理》也提出对于智力障碍和智力残疾人在不能自然生育的情况下,应避免对其实施辅助生殖治疗。

因此,从伦理角度出发,应拒绝对张强、李玉实施辅助生殖治疗。

【法理讨论】

公民享有宪法和法律规定的生育权。根据我国宪法和有关法律,国家尊重和保障人权,妇女有生育子女的权利,也有不生育的自由。妇女的生育权利受到法律的特别保护。但是,根据《婚姻法》及其他规定,公民的生育权也受到一定的限制。本案例中张强属非遗传性智力障碍,是允许生育的。

现有法律法规并未限制非遗传性智力障碍人群的生育权,法律和有关规定也未明确规定其不能接受体外助孕治疗。但是知情同意是助孕病人的基本权利,在助孕过程中,必须保证病人的充分知情同意,从而保障病人的合法权益。而本案例病人属于无民事行为能力的人群。根据我国《民法通则》:无民事行为能力或者限制民事行为能力的精神病人,其配偶、父母可以担任其监护人。

【情理讨论】

李玉认为,为丈夫再生育一个孩子是爱丈夫最好的表达方式。张强的父母希望张强能多一个后代,将来能多一个孩子赡养他。这些朴素的想法无可厚非,但他们从来没有考虑过,对于一个孩子而言,有一个智力障碍、生活无法自理的父亲,会不会在一个年幼的孩子的成长过程中,对其造成心理压力。张强目前已丧失语言及生活自理能力,未来康复治疗年限及康复程度无法预判,需要花费的医疗费也无法预计,孩子的抚养以及教育成本日益剧增,这些经济压力会让这个在经济上已经捉襟见肘的家庭面临更大的挑战甚至是打击。

【社会舆论】

辅助生殖技术的产生以及发展,以解决不孕不育为目标,为广大不孕病人带来了希望和幸福,也使得"智力障碍"这类特殊人群的生育权利成为了当今社会关注的新焦点。"非遗传性"的后天性智力障碍的生育诉求合乎情理。但是他们生育行为的后果会引起一系列的家庭、社会问题,因而引起广泛的伦理争论。辅助生殖技术的医生在帮助智力障碍病人在行使生育权的同时,更需要考虑到相应的子代利益以及社会公益等因素。从社会公益的层面上,医务工作者不仅要考虑到张强年老以后的赡养问题,医务工作者更应该为他们的女儿宁宁以及有可能通过辅助生殖技术出生的孩子的生活、科学教育、心理教育好好考虑,必须审慎且慎重。

【小结】

综上所述,因为男方智力障碍而无性能力,该对夫妇无法自然生育;从医学、伦理及法理角度,男性病人没有自主表达意愿的能力,无法确定病人本人主观上是否希望生育,无法做到知情同意,无法保证子代权益,综合这对夫妻的特殊情况,不建议实施辅助生殖技术。

(伍琼芳　赵　霞)

参考文献

[1] 中华人民共和国卫生部.关于修订人类辅助生殖技术与人类精子库相关技术规范、基本标准和伦理原则的通知.卫科教发〔2003〕176 号,2003.
[2] 于修成.辅助生殖的伦理与管理.北京:人民卫生出版社,2014.

第四节　智力障碍家庭老人的含饴弄孙梦

【案例叙述】

张明(化名)与王琴(化名)为广东潮汕地区年近 60 的一对夫妇,均为当地退休公务员,他们育有一子张国强(化名),32 岁。张国强 6 岁时因意外车祸致颅脑外伤,最终被诊断为"脑瘫、重度智力障碍"。虽经过各种康复锻炼,但生活仍难以自理,衣食住行均需要父母照顾。4 年前,张明夫妇与李健(化名)夫妇相识。李健夫妇的独生女儿李赛男(化名)年龄与张国强相仿,因为出生时宫内窘迫,使得出生后轻度窒息,导致智力发育障碍,最终被诊断为中度智力障碍,具有部分生活自理能力。3 年前,张国强与李赛男结为夫妇,并在双方父母的照顾下生活。双方父母都认为张国强夫妇应该生育儿女,让他们老了以后有个依靠,同时也可以照顾张国强夫妇。但是张国强夫妇为智力障碍人士,不能正常受孕,遂到某生殖中心就诊,双方的父母都希望能通过辅助生殖技术帮助他们圆个健康孙儿梦,给这个悲剧的家庭带来一丝的希望。

女方李赛男 1 年前曾在当地医院行子宫输卵管造影示双侧输卵管通畅,智力鉴定为智商 54,属中度智力低下,染色体正常。男方张国强经过初步检查,精液检查未见异常,智力鉴定为智商 39,属重度智力低下,染色体正常。该夫妇不能正常性生活,现双方家长求助于某生殖中心,希望为其儿女行夫精人工授精助孕。

【医学观点】

按照国家原卫计委辅助生殖技术规范要求,丈夫精液人工授精需要有明确指征。本案例中男方因性功能障碍等因素导致不能正常性交而不育,其精液检查大致正常,女方双侧输卵管通畅符合人工授精适应证。但《卫生部关于修订人类辅助生殖技术与人类精子库相关技术规范、基本标准和伦理原则的通知》也有规定,"一方患有严重的遗传、躯体疾病或精神心理疾患"者,为人工授精的禁忌证。

智力障碍,一般指的是由于大脑受到器质性损害或是由于脑发育不完全而造成认知活动的持续障碍以及整个心理活动的障碍。智力障碍可分为先天和后天两种,先天性的智力障碍,又称精神发育迟滞,可能由于染色体异常导致。后天的原因可能为感染、中毒、外伤等各种原因使脑部受到损伤。根据世界卫生组织(World Health Organization,WHO)和美国智力低下协会(American Association on Mental Deficiency,AAMD)的智力残疾的分级标准,在临床上分为轻度、中度、重度和极重度智力障碍。根据分级标准本案例中男方为重度智力障碍,生活不能自理,女方为中度智力障碍,有生活部分自理能力。两人均未表达生育的意愿,由双方父母代诉请求人工授精助孕,男方重度智力障碍,无法理解并配合人工授精操作,不能为这类病人行助孕治疗。

【伦理讨论】

根据《辅助生殖的伦理与管理》中有利于供受者的原则、尊重原则、自主原则及知情同意原则,在实施辅助生殖技术过程中应综合考虑病人的病理、生理、心理及社会因素,医务人员有义务告诉病人辅助生殖助孕的利弊及可能的风险,要求夫妻双方在知情理解并独立、自愿决定是否生育、选择助孕方式并配合整个助孕过程。智力障碍夫妇属于特殊人群,重度智力障碍者由于自身生理条件限制,生育通常不符合其自身的最佳利益,而且生育要求不代表智力障碍夫妇自身的意愿,无法理性自主决定生育。智力障碍者本是社会中最弱势的群体之一,其很难依靠自身的力量维护自身的合法权益,他们也意识不到生育对他们意味着什么,人工授精治疗、怀胎十月、分娩、养儿育女等过程对他们都是一种沉重的负担。现为双方父母代其子女作生育决定,要求行人工授精助孕,在就医过程中病人夫妇也无法表达生育的需求,不符合有利于病人及尊重病人的原则。

中重度智力障碍夫妇无法做到知情同意、自主决策。在整个助孕过程中,辅助生殖技术实施过程中可能有技术相关的风险及侵入性操作的并发症存在,要求夫妇双方自愿同意并签署知情同意书后方可实施。本案因男方重度智力障碍,女方中度智力障碍,助孕过程无法确定夫妻双方是否真正自愿且充分理解辅助生殖技术的意义及风险,并签署相关的医疗文书,配合人工授精操作。

中重度智力障碍夫妇生育,不符合《辅助生殖的伦理与管理》中有利于后代的原则。双方皆为智力障碍,但染色体正常,目前无法探究其智力障碍的真正原因,无法通过植入前遗传学诊断技术(preimplantation genetic diagnosis,PGD)确保其生育的孩子正常。就算其最终生育的是正常孩子,其

孩儿日后也可能会因为生在智力障碍家庭而自卑、自闭。这对智力障碍夫妇没有能力照顾自己,若"被"选择了生育,他们生育之后无法正常履行为人父母的责任,这是对子女利益的侵害。他们子女出生后的养育任务则由双方老人承担。张明及李健夫妇皆已年迈,照顾两个智力障碍儿女已经够艰辛吃力了,又该如何保障孙辈的顺利成长?更无法保证孙辈获得平等的教育及心灵的健康成长。

从社会公益原则上讲。智力障碍者的生理条件决定了他们的生育有可能会引发一系列社会问题。目前行辅助生殖助孕也无法保证这对夫妇生育后代智力完全正常,即使其生育的孩子智力正常,但双方父母已年迈,若老去,其孩子的养育也将交给社会。若同样为智力障碍儿势将对家庭、社会带来更大的负担。

【法理讨论】

根据我国宪法和有关法律,国家尊重和保障人权,妇女有生育子女的权利,也有不生育的自由,妇女的生育权利受到法律的特别保护。但是,根据《婚姻法》及其他规定,公民的生育权也受到一定的限制。尽管智力障碍者享有结婚的权利,但不能正确表达思想的重度和极重度智力障碍者不宜结婚,也不宜生育。目前无法考究此中重度智力障碍夫妇婚姻的合法性,但此类病人的生育要求应该是受到限制的。

轻度、中度智力障碍者生育选择有自主决定权。但对于无法自主决定的重度智力障碍者,他们无法正确地表达,没有生活自理的能力,其监护人的决定应当具有正当性和合理性,是为了保障智力障碍者的利益,而不是为了自身的利益。如为了减轻照顾的负担,或是为了延续后代,这种代作的决定就缺乏正当性。并且他人代作决定在程序上还应当符合法律的规定,不论是轻中度智力障碍还是重度智力障碍的监护人,代替智力障碍者作决定的出发点只应该是智力障碍者的最佳利益,并且受到法律的监督。

【情理讨论】

本案中夫妇双方的遭遇令人同情,站在病人双方及其父母的角度考虑,如能生育后代会给这样一个家庭带来希望,是很人性化的。对已拥有2个中

重度智力障碍孩儿的父母而言，将自己的孩子养育成人已实属不易，但随着老人们的年迈，他们能否还有能力再去养育一个孙儿？能否给孩子一个健康的成长环境？如果是为了孩子长大后肩负起照顾两个智力障碍父母及爷爷奶奶们的重担，这对孩子是自私、不负责任且不公平的行为。

【社会舆论】

夫妇双方中重度智力障碍，生活基本不能自理，需依靠双亲年迈的老人照顾，而孩子成长需要父母的关爱、陪伴及教育。若双方父母的离世，病人夫妇双方是不具备监护及抚养后代的能力，需社会大众帮扶，这将给社会造成一定的负担。此外，孩子出生在残疾人家庭容易导致不良的心理状态，亦有造成社会危害的隐患。对于此类病人及家属的诉求，辅助生殖技术的实施不能仅仅考虑眼前的传宗接代的需要，更重要的是考虑到包括孩子在内的整个家庭成员的权利、幸福及未来。

【小结】

本案例夫妻生育不符合有利原则、尊重原则、知情同意及有利于后代原则，他们的生育亦可能会给家庭、社会带来一系列的问题。因此，不支持为该夫妇行夫精人工授精助孕。

（刘文娟　刘风华　唐婷）

参考文献

［1］中华人民共和国卫生部.卫生部关于修订人类辅助生殖技术与人类精子库相关技术规范、基本标准和伦理原则的通知.卫科教发〔2003〕176号,2003.
［2］中华人民共和国卫生部.人类辅助生殖技术管理办法.卫生部令第14号,2001.
［3］于修成.辅助生殖的伦理与管理.北京:人民卫生出版社,2014:1-18.

第五节　智力障碍丈夫与视力障碍妻子的助孕难题

【案例叙述】

段红旗（化名），22岁，出生时因新生儿缺血缺氧性脑病导致智力仅停留在儿童时期，能进行简单交流，回答简单问题，从事简单体力劳动。殷惠（化名），23岁，新生儿期被诊断为左眼先天性失明，右眼先天性白内障，目前右眼仅保留微弱光感。

两人经人介绍结婚。双方父母都希望他们有个健康正常的下一代，趁着自己还有精力有能力时帮助小两口把孩子带大。但男方因智力低下没有性意识，女方视力缺陷也多有不便，两人结婚1年多来从未发生过性关系。考虑到双方的特殊情况，双方父母曾多次来到某生殖中心申请助孕，并反复强调愿协助该夫妇抚养后代。

在详细了解双方基本情况后，医生对双方进行了详细的病史询问、体格及辅助检查。女方月经周期基本正常，眼科诊断为：①双眼小眼；②双眼虹膜缺损；③右眼白内障。其激素水平正常，外阴发育正常，行腹部B超示子宫及双卵巢发育正常。男方无法正常回答病史相关问题，由家属代述，无法手淫取精行精液分析检查。

【医学观点】

男方因分娩过程中严重缺氧导致智力不可逆损害，病因明确，不属于遗传疾病和严重精神疾患；女方智力正常，存在先天性视力障碍，需进一步明确疾病的遗传倾向，以排除遗传及影响后代健康的问题。若检查后未发现夫妇双方患有目前无法进行胚胎植入前遗传学诊断的遗传学疾病，则不属于原卫生部辅助生殖技术禁忌证。

建议先对夫妇双方行染色体等相关检查，若无异常，进一步检查（例如男方精液，女方子宫输卵管造影），判断其自然试孕成功可能性及是否存在辅助生殖助孕的适应证。在指征存在的前提下，充分征求女方意见和男方及其父母意见，并告知辅助生殖技术同样存在后代异常的风险后，可考虑对其进行辅助生殖助孕。辅助生殖过程结束后，应详细写明双方病史及诊疗经过，以备产科产检，并特别嘱咐病人及家属应在产检过程中密切注意胎儿有无异常。

在诊治过程中，应特别注意与智力障碍病人家属的沟通，并注意对视力障碍者的照顾和引导，避免在诊疗过程中发生安全问题。

【伦理讨论】

辅助生殖技术赋予生育障碍的夫妇获得后代

的能力,是生命科学的里程碑,但任何科学技术的发展都需要伦理的引导和保驾护航。本例的伦理焦点就在于满足助孕愿望和伦理原则间可能会发生矛盾。

保护后代原则是辅助生殖技术中必须遵循的重要原则,同时也是辅助生殖伦理学的基本原则。保护后代原则包括:①通过辅助生殖出生的后代同样享有继承权、受教育权等的法律权利和义务;②夫妇对该技术出生的孩子(包括有出生缺陷的孩子)负有伦理、道德和法律上的权利和义务等。本例中医务人员应充分知情告知并嘱咐其权衡利弊:①辅助生殖技术和孕期各种缺陷排查需要花费大量精力和财力,要衡量家庭经济和家庭情况能否承受;②即使充分缺陷排查未见异常,出生的孩子同样存在出生缺陷可能;③要考虑年事已高的(外)祖父母抚养照顾后代的不便和难处;④最重要的是,不论后代是否残疾,均应保证后代受教育权在内的各项权益和身心健康。不能以牺牲后代的权利和健康为代价,解决如何提高病人夫妇以后的生活水平和生存质量的问题。

类似于此夫妇的特殊情况,政策无法强制性干预他们的生育问题,但无控制的生育不仅对后代的成长环境极其不利,还降低人口质量和素质、给家庭和社会带来严重负担,这也违背辅助生殖技术中的最优化原则。生命的繁衍是自然选择、优胜劣汰的过程,无选择的滥用辅助生殖可能使原本将被自然界淘汰的变异基因继续繁衍下去,降低人口质量。

实施人类辅助生殖技术应当遵循知情同意原则,并签署知情同意书;如果夫妇双方能签署知情同意书,本着遵循尊重原则和自主原则,在提交医学伦理委员会讨论之后决定是否给予助孕帮助。

【法理讨论】

《人口与计划生育法》第17条规定公民有生育的权利。生育权是指公民基于合法的婚姻关系而依法享有的生育子女及获得与此相关的信息和服务的权利。《残疾人保障法》第3条规定:残疾人在政治、经济、文化、社会和家庭生活等方面享有同其他公民平等的权利。而《母婴保健法》中规定指定传染病在传染期内或者有关精神病在发病期内或诊断患医学上认为不宜生育的严重遗传性疾病的,应暂缓结婚和生育。但本案中女方尚不明确是否为遗传性疾病,应先行医学检查,若排除遗传性疾病后,并不属于法律规定的禁止生育范畴。

那接下来的问题是,在辅助生殖技术中如何保障此智力障碍病人的知情权及生育权,根据《中华人民共和国民法通则》中规定,构成无民事行为能力人的条件为"未满十周岁"或"完全不能辨认自己的行为"。本例中段红旗智力仅停留在儿童时期,属于无民事行为能力人,其配偶或父母为其监护人,此监护人是其法定代理人。二是应明确法定代理人可代其发生行为的原则。在病人无法行使知情同意权时,病人最佳利益原则已成为采取相关医疗措施的重要原则和依据。代行使知情同意权时应以病人的最大利益为前提,同时考虑到医学价值、社会价值、病人家庭价值的判断,推定本人意思等综合考虑。本例中助孕行为并不影响智力障碍者的合法权益,男方父母和女方均有意愿接受助孕,符合知情同意、知情选择的自愿原则,符合法律规定。

【情理讨论】

情感上,医务工作者应当尊重残障者孕育后代的想法,也完全能够理解年迈老人想要隔代子孙的迫切愿望。一个新生命的诞生也许会给这个生活坎坷充满不幸的家庭带来久违的活力和希望。

道理上,如果此病人夫妇能够自然生育,医务工作者无法干涉其行为。但其若寻求辅助生殖技术助孕,医务工作者虽然同情理解此家庭的心情和难处,却不得不考虑对其实施助孕行为是否合法、通过助孕让后代出生在这种家庭是否合适。

【社会舆论】

一家机构对行辅助生殖技术助孕的夫妇开展"关于残障朋友辅助生殖问题"的网上投票,并对投票结果进行汇总。总的来说,绝大部分人赞成残疾者要求生育的权利,但在"双方均有残障""一方严重残障"和"一方有精神疾病史但现已治愈"的情况下,继续赞成残障者生育的人数有所减少。说明现今社会对待残障者态度较为平等,尊重残障者权益,但生育问题还需综合考虑残障严重程度对生育、生活的影响和对后代成长的影响。

【小结】

近年来,辅助生殖技术帮助越来越多的人完成了生命繁衍梦想,但随之而来的助孕人群、助孕家庭的复杂化和多元化也为医务工作者带来新的难题和挑战。对于特殊家庭的助孕要求,不能随意应允实施,更不能直接生硬拒绝,应具体问题具体分析,充分评估和综合考虑病人的家庭情况、助孕意愿,在能够保证助孕合法性、助孕指征合理性以及辅助生殖技术原则的基础上,再决定可否予以助孕。助孕过程中应特别注意宣教、医患沟通及特殊情况所衍生的医学及伦理问题。

(崔　娜　郝桂敏)

参考文献

[1] 中华人民共和国卫生部.关于修订人类辅助生殖技术与人类精子库相关技术规范、基本标准和伦理原则的通知.卫科教发〔2003〕176号,2003.
[2] 于修成.辅助生殖的伦理与管理.北京:人民卫生出版社,2014.
[3] 中华人民共和国卫生部.人类辅助生殖技术管理办法.卫科教发〔2001〕14号,2001.

第六节　智力低下丈夫的供精要求

【案例叙述】

赵磊(化名),27岁,从小智力发育慢于同龄人,与他人交流存在很大问题,但基本生活可以自理,曾到多家医院就医,未明确诊断。26岁时与21岁的李翠(化名)结婚。结婚1年,李翠表明夫妻生活没有问题,但是仍然没有怀孕。考虑到赵磊的特殊情况,李翠与赵磊父母商量后决定去医院检查。检查结果提示女方卵巢功能正常,输卵管通畅,无其他内科常见疾病,但赵磊的精液常规检查发现他患有严重的弱精子症。医生表示,在目前这种情况下,自然受孕的概率很低,建议尝试药物治疗一段时间后复查精液常规。如果检查提示精子活力有所提高,则可以继续尝试自然妊娠,若没有明显改

善,可以直接采用卵细胞质内单精子显微注射技术(intracytoplasmic sperm injection,ICSI)进行助孕治疗。李翠与赵磊父母商量以后拒绝了上述两种建议。来到某医院,坚持要求申请供精人工授精(artificial insemination by donor,AID)受孕。

【医学观点】

这对夫妻中男方患有重度弱精子症,从而影响女方自然受孕的能力。一般情况下,重度弱精子症可以通过辅助生殖技术中的ICSI技术实现生育目的,但ICSI技术是人为挑选精子注射到卵子内,对卵子存在一定的损伤且不排除把一个异常的精子注射到卵子内。同时,由于男方存在原因不明的智力低下,有遗传风险,实施ICSI技术助孕有可能会产生一个智力低下的后代。父母担心把"智力低下基因"遗传给下一代,故而替儿子提出AID的申请,并得到了女方的同意,符合我国《卫生部关于修订人类辅助生殖技术与人类精子库相关技术规范、基本标准和伦理原则的通知》(卫科教发〔2003〕176号)文件中规定AID的适应证中的第一条"不可逆的无精子症、严重的少精症、弱精症和畸精症"的要求。因此,从医学角度来讲,此夫妻是有AID指征的,充分知情同意后,可以进行AID助孕。

【伦理讨论】

依照尊重原则,医务人员要尊重病人作出的理性决定。但考虑到男方存在智力低下,无法充分表达自我意愿,由其父母及配偶商议后决定放弃使用夫精助孕,应当充分告知其父母及配偶相关的伦理风险。尤其是通过供精人工授精生育的子女存在两个父亲:一个是供精者,即生物学父亲;另一个是养育父亲,即社会学父亲。这就造成了生物学父亲与社会学父亲分离,使父亲角色复杂化。由于这不同于传统婚姻情况下的亲子关系,使得供精人工授精会引发一系列的社会、伦理和家庭等问题,会对病人夫妇,尤其是男性的心理、生理、生活以及其他方面带来一定的压力和损害,上述充分的告知也是知情同意原则的体现。另一方面,虽然男方重度弱精子症,但是采用ICSI技术还是可以提供该夫妇生育一个带有自己遗传学信息子代的机会。但由于不能排除男方智力低下的遗传风险,从有利于供受者原则及保护后代的原则,可以采用供精助孕。

精子库的建立解决了一部分由于男性问题导致的不孕问题,同时也带来了更多的伦理问题,本着严禁技术滥用的原则,医务工作者应该严格掌握适应证及禁忌证,避免供精技术的滥用。在进行供精治疗过程中也应遵循保密原则。精子库的精子来源虽然经过严格的挑选,并排除大部分疾病,但是还是有一小部分疾病以目前的医疗水平不能完全排除,基于知情同意原则,在病人充分知情同意后,医务工作者尊重病人及其家属的自主选择。

【法理讨论】

在司法实践中,对供精人工授精子女在家庭和社会中地位的确定经历了一个不断发展的过程。早期英国判例中曾认定供精人工授精违反公序良俗,构成通奸罪。美国在早期判例中曾认为供精人工授精子女为生母的非婚生子女。但随着时间的推移及人们认识水平的提高,自1948年起,美国在判例中则倾向于将AID子女视为其生母与生母之夫的婚生子女。1972年,美国《统一亲子法》规定:在AID生育中,如符合同意原则,生母之夫必须书面承诺并经夫妻双方签字,法律将生母之夫视为胎儿的自然父亲。同时期,澳大利亚法律也将通过供精人工授精生育的子女,视为其生母及生母之夫的婚生子女。1991年,我国最高人民法院在《关于夫妻婚后人工授精所生子女的法律地位如何确定的复函》中明确规定:"在夫妻关系存续期间,双方一致同意进行人工授精,所生子女应视为夫妻双方的婚生子女,父母子女之间权利和义务关系适用《中华人民共和国婚姻法》的有关规定。"这一解释明确了在我国人工授精,包括供精人工授精,出生子代的法律地位。2003年,国家卫生部印发《卫生部关于修订人类辅助生殖技术与人类精子库相关技术规范、基本标准和伦理原则的通知》(卫科教发〔2003〕176号)和《卫生部关于印发人类辅助生殖技术与人类精子库评审、审核和审批管理程序的通知》(卫科教发〔2003〕177号)文件规定:通过人类辅助生殖技术出生的后代与自然受孕分娩的后代享有同样的法律权利和义务,内容涉及后代的继承权、受教育权、赡养父母的义务、父母离异时对孩子的监护权等。上述法规的实施,为健康、有序开展此项工作,为后代利益提供法律和政策保障。

AID子女是否可以知道其遗传学父亲一直存在争议,国内外现行法规大多数剥夺了AID出生子女的知情权。1984年,瑞典率先通过立法规定AID后代有权知道基因来源,后代18岁时可以知道与其有血缘关系的父亲姓名。其后,奥地利、英国、瑞士、澳大利亚、荷兰和新西兰等国也通过司法程序废除匿名供精,确保后代知晓他们的基因和生物学起源。而我国卫生行政主管部门根据伦理学原则,规定在某些特定情况下,AID子女可以通过法律途径查询其供精父亲。

本案例中男方存在智力障碍,不能完全自主进行决定,根据我国《医疗机构管理条例》第33条相关规定,医疗机构施行手术时无法取得病人意见时,可取得家属或者关系人同意并签字。其父母与女方商议后决定使用供精繁衍下一代,这是合法的。

【情理讨论】

智力低下的人群在中国社会不算少数,他们的权益与保障问题也引起社会的广泛关注,男方因为原因不明导致的智力低下,遗传性因素不能排除,其父母及妻子商议后决定用供精助孕避免子代智力低下,这一请求是合情合理的。男方智力低下,没有经济来源,双方父母年纪偏大,需评估病人家庭是否有足够的经济能力给予后代一个成长和教育的环境。

【社会舆论】

随着社会的进步,观念的改变,人们慢慢地从想要一个血缘后代转变为想要拥有一个健康的孩子。医务工作者在即将于本中心进行辅助生殖技术治疗的病人中,随机采访了一部分病人对此案例的看法,一部分病人表示不赞成其行供精助孕治疗,其理由多为"用供精总感觉不是自己亲生的,会掏心掏肺对孩子好吗"或"这样的家庭环境,以后有啥风言风语的会影响到小孩吧"等;一部分病人表示赞成其行供精助孕治疗,其理由多为"万一有遗传病呢,供精总归好一些"或"有了健康的孩子以后也是一个依靠"等。此案例中病人使用供精,能拥有一个健康的后代,对于家庭和社会都是有帮助的。相比于很多智力低下家庭再度生育了智力低下的子代,对家庭造成的沉重负担,这个家庭能够主动就诊并愿意寻求专业医生的帮助,符合优生优育的原则。但与此同时,一定要做好对供精子女的信息保护,以避免不必要的伤害。

【小结】

男方存在智力障碍,不能完全表达自己的主观意愿,需男方监护人与男女双方一同签署知情同意,以防止之后可能带来的法律纠纷。经伦理委员会讨论,认为如符合:①不能排除智力低下的遗传风险;②监护人及妻子完全知情同意;③家庭成员具有一定经济能力并有抚养和教育愿意,同意该病人夫妇行 AID 助孕治疗。

(朱依敏　孟夏)

参考文献

[1] 于修成.辅助生殖的伦理与管理.北京:人民卫生出版社,2014.
[2] 中华人民共和国卫生部.关于修订人类辅助生殖技术与人类精子库相关技术规范、基本标准和伦理原则的通知.2003.
[3] 中华人民共和国卫生部.关于印发人类辅助生殖技术与人类精子库评审、审核和审批管理程序的通知.2003.

第七节　无精子症智力障碍病人的生育选择

【案例叙述】

王芳(化名)家境贫寒,身材矮小,不擅交际,快 30 岁时与张大海(化名)结婚。张大海是家中独子,家庭条件尚可,但因新生儿窒息病史导致智力缺陷,只能生活自理。结婚 2 年王芳未怀孕,遂于当地妇幼医院就诊。张大海的精液检查提示"未见精子",睾丸穿刺检查结果仍提示未见精子,智力测试显示为中度智力障碍,智商评分 47,染色体检查正常。王芳检查基本正常。追溯病史,张大海的父母智力均在正常范围,无相关疾病家族史。目前诊断为"原发不孕,非梗阻性无精子症,男方中度智力障碍"。考虑到张大海虽有中度智力障碍,但在家人的帮助下基本能生活自理,并且夫妻和双方家庭都有强烈的生育要求,专家建议在生殖医学中心接受供精人工授精(artificial insemination by donor semen,AID)助孕。张大海的父母起初坚决反对,他们认为生下来的孩子不能延续自己家的香火,并且担心儿媳王芳会对儿子渐生嫌弃。但他们又担心如果不接受医生的建议,将来无人照料智力障碍的儿子。经过夫妇俩与双方父母的反复协商,最终决定行 AID,后成功妊娠。

【医学观点】

智力障碍在人群中的发病率为 1%~3%。根据 IQ 受损程度将智力低下分为 4 个等级:极重度(IQ<20);重度(20~35);中度(36~50);轻度(51~70)。智力障碍的病因有高度异质性,包括遗传因素,孕期营养不良及感染,围产期缺氧及感染,早产,神经毒性药物暴露以及社会心理因素等。中度智力障碍病人经过训练学习,可以学会自理,但不能单独完成体力劳动。子代和亲代的智商成正相关。此案例中男方家族无相关疾病遗传史,出生时的窒息可能是造成其智力障碍的原因之一,是否为唯一因素尚无从查证。男方精液常规及睾丸穿刺均未见精子。按照原卫生部《人类辅助生殖技术规范》要求,AID 适应证包括:不可逆的无精子症、严重的少精症、弱精症和畸精症,这对夫妻诊断为"原发不孕,非梗阻性无精症,男方中度智力障碍",符合供精人工授精指征。且目前医疗技术无法让男方获得拥有其遗传背景的子代。虽然此案例中男方患有中度智力障碍,但女方不患有严重的遗传、躯体疾病或精神疾患,按照原卫生部《人类辅助生殖技术规范》即该夫妇无供精人工授精的禁忌证,故可以为其提供助孕技术。

【伦理讨论】

《辅助生殖的伦理与管理》中规定辅助生殖技术实施过程中应遵循有知情同意原则、有利于供受者的原则、保护后代的原则、尊重原则、社会公益原则、公正等原则,本例夫妇中男方中度智力低下属于限制行为能力的群体,男方的知情同意权容易被忽略、弱化。医务人员有义务告知病人夫妇,他们对供精出生的孩子负有伦理、道德和法律上的权利和义务,应由夫妇及双方监护人,权衡利弊,慎重做出助孕的选择。

从保护后代的原则讲,男方是中度智力低下病人,在社会中可能很难找到合适的工作,但可以完成简单的生活自理,女方及双方父母体健,家庭结构简单,物质基础尚可,孩子生活有一定的保障。但是其子代面对智力障碍的父亲,成年后赡养父母的责任会相对比较沉重,从另一方面来说,他的出生就带着祖父母对其赡养智力障碍父亲的期待,还未出世就带着这样的使命对于这个孩子是否公平呢?

从辅助生殖技术的社会公益性原则出发,对于智力障碍病人的生育权既要受到保护又要有一定的限制。对于这样的家庭,其子代出生就要面对智力低下的父亲,虽不公平,但造成其严重生理、心理和社会损害的可能性不确切,成长过程需要更多的关爱。这种特殊的家庭模式,也许需要更多的社会关注和更完善的福利保健制度。

从尊重原则讲,男方虽是智力低下,但如能作为父亲养育孩子、充当有意义的家庭角色,能给他们提供情感支柱,也是对他们平等合理的保护。从这个角度,为轻、中度智力低下病人提供助孕治疗是合理的,符合尊重原则。但是,如果医疗工作中,对于重度和极重度智力障碍者,他们完全没有自理能力,无法进行有效的交流,面对这样的家庭,应慎重实施辅助生殖技术。

【法理讨论】

从法律上来说,我国现行法律中并没有对智力障碍者生育权做出明确规定,轻中度智力低下者不宜生育,不是不能生育,法律亦没有明确规定其不能接受辅助生殖治疗。为这些病人提供助孕治疗前,应使其出具相关专业医师的诊断意见,如智力的评分、遗传学相关诊断等。对于具有较明确遗传因素的,可以尝试通过供卵、供精或遗传学筛查等手段降低对子代遗传的影响。《关于修订人类辅助生殖技术与人类精子库相关技术规范、基本标准和伦理原则的通知》规定:不得对任何一方患有严重精神疾患的夫妻实施体外受精胚胎移植术及其衍生技术。根据上述法律法规的规定,重度、极重度智力低下者应遵循《中华人民共和国婚姻法》相关规定,应以是否真正理解婚姻的意义为前提。法律未禁止智力障碍者拥有生育权并不意味着智力障碍者可以随意生育自己的后代。

无论采用何种助孕技术,病人对辅助生殖技术的接受及理解是前提。《中华人民共和国民法典》规定智力障碍者的监护人可以帮助智力障碍病人使其具备一定的判断能力,从而在一定程度上判断自己是否有能力行使生育权。一般来说,未成年人、精神病病人及其他有严重精神障碍的人,都应设置监护人。男方有中度智力低下,属于限制行为能力的人群。根据《中华人民共和国民法通则》其配偶、父母可以担任其监护人。因此,在就诊过程中,生殖医学中心医生反复向夫妇及病人监护人交代病情,保证其对辅助生殖技术的充分知情理解。

【情理讨论】

从情理角度来说,对于这样的家庭,医务工作者也能理解他们的无奈和焦急。男方父母面对智力障碍的儿子,看着他结婚生子是他们的期望,盼望着一个孙辈,其实也是担忧自己百年之后智力障碍儿子的生活问题。迫切地想要一个孩子的出生,也是希望通过孩子这个枢纽使儿子和儿媳这个小家庭更加稳固。老人面对儿子无精症的现实,既介意供精得到孩子不是儿子的后代,又担心日后女方带着供精出生儿与儿子离婚,他们将遭受精神和经济的双重损失。而女方及其父母也迫切地希望能有一个健康的后代,同时也担忧着若感情破裂,男方及父母反悔不愿共同抚养供精出生儿,那么女方也将面临沉重的生活负担。这些都是潜在的问题,而一旦发生有违初衷的事情,都将对双方家庭和孩子带来伤害。

【社会舆论】

个人和国家之间的关系密不可分,国家的兴旺和发展离不开个人素质的提高,提高人口素质至关重要。社会的进步和医疗技术的发展对智力低下病人的生育问题提供了多种解决途径,但同时也增加了国家和家庭的经济负担,因此,针对智力低下病人生育权利的医疗行为必须经过严格把控。

【小结】

夫妻双方仅有一方为轻、中度智力障碍,且具有辅助生殖技术适应证的情况下,可以在夫妻双方及其监护人的充分知情同意下对其实施助孕治疗。但出于保护后代的考虑,夫妻一方存在重度、极重度智力障碍的情况下,让他们理解结婚和生育的意义是不现实的,这样的夫妻是不适合生育的。在实施辅助生殖治疗前应对夫妻双方进行全面的检查,明确智力低下的原因,制订个体化的助孕方案。并且对在有缺陷的家庭中成长的孩子,需要更多的关爱和更健全的社会福利保障。

(靳镭　杨柳　周一帆)

参考文献

[1] 王珺,王立文.智力低下的病因及其诊断.中国实用儿科杂志,2008,23 (3): 230.

[2] 戴宝剑,严佼佼.影响儿童智力发育的因素.国际检验医学杂志,2014,35 (1): 63.

[3] 中华人民共和国卫生部.关于修订人类辅助生殖技术与人类精子库相关技术规范、基本标准和伦理原则的通知.卫科教发〔2003〕176 号文,2003.

[4] 于修成.辅助生殖的伦理与管理.北京:人民卫生出版社,2014.

第八章
精神障碍者的助孕伦理案例

第一节　抑郁症病人的求子困境

【案例叙述】

吴珊（女，化名）在 5 年前于当地医院精神科被诊断出患有抑郁症，程度严重，最终导致婚姻破裂，女儿由前夫抚养。

离婚后，吴珊接受了抑郁症的正规治疗，病情恢复平稳。3 年前与黄茂（化名）结婚，黄茂与前妻没有子女，婚后两人都很想再生一个孩子。但 3 年过去了，却一直未能怀孕，于是夫妇二人来到某院生殖中心就诊。

吴珊进行了常规 B 超及基础内分泌检查，结果未见明显异常，而输卵管造影显示双侧输卵管不通，故考虑行试管婴儿助孕。黄茂的多次精液检查均未见精子，睾丸穿刺提示生精功能障碍（spermatogenesis dysfunction）。夫妻二人考虑良久，还是不愿放弃生子的初衷，强烈希望在吴珊停用抗抑郁药后行供精试管婴儿助孕。

【医学观点】

病人夫妻因再婚 3 年未能受孕至某院就诊，通过全面检查发现男方黄茂患有不可逆的无精子症，女方吴珊双侧输卵管不通，符合供精及体外受精 - 胚胎移植术的适应证。然而，吴珊曾被诊断患有程度严重的抑郁症，虽经药物控制趋于平稳，但尚未停药。

抑郁症（depression）又称抑郁障碍，是心境障碍的主要类型。临床主要表现为心境低落，与其处境不相称。情绪的消沉可以从闷闷不乐到悲痛欲绝，自卑抑郁，甚至悲观厌世，有自杀企图或行为；严重者可出现幻觉、妄想等精神病性症状。抑郁症病人不论身体、情绪或思想均会受到较大影响，且与一般情绪低落不同，抑郁情绪的严重程度较高且持续更久，并不能单靠意志控制。除了病人本人的生活会受到影响，身边的亲友亦会同受困扰。遗憾的是，多数抑郁症病例均有反复发作的倾向，一旦患上抑郁症，往后便可能无故或因为轻微的压力而导致复发。

长期服用抗抑郁药物可能对胎儿产生不利影响，建议停药 6 个月以上再尝试怀孕。抑郁症随意停药亦存在风险，需严格遵照医嘱，避免病情再次恶化。若孕前及孕期停药过程中病情反复，将影响母儿健康。此外，体外受精胚胎移植术治疗过程中的刺激卵巢药物可能引发病人情绪波动，对抑郁症病情不利。怀孕、产前、产后亦有可能加重抑郁症病情。因此，建议吴珊至精神卫生专科医院明确抑郁症的病情、严重程度、后续用药及随访方案；夫妻双方共同接受详细的心理咨询，明确停药及试孕的可能风险，需慎重考虑生育要求。临床医生及时将此案例提交伦理委员会讨论。

【伦理讨论】

吴珊曾因抑郁症影响工作及婚姻，再婚后女方输卵管不通，丈夫是无精症。此种情况能否使用精子库供精，生育与现任丈夫无血缘关系的后代，其中的关键问题之一是吴珊的抑郁症病情难以预测。停抗抑郁药、药物刺激卵巢、怀孕、生产均有可能造成抑郁症病情反复，对家庭婚姻和生育不利因素增加。抑郁症母亲的孩子长大后可能要承受较大心理压力，若病情加重引起家庭矛盾，男方又非子代生身父亲，更不利于孩子身心健康成长，均有悖于"保护后代原则"。遵循保护后代及社会公益的原则，应当充分了解此种强烈的生育要求是否为夫妻双方的共同意愿，告知病人夫妇对子女应一视同仁，避免辅助生殖技术实施后带来的其他社会问题。

抑郁症病情时常反复且较难痊愈，如果家庭生活不和谐，进而矛盾积累的情况下，非亲生的心理可能会撕裂较为脆弱的夫妻感情，有悖于"有利原则"和相应的"不伤害原则"，应在助孕前慎重考虑相关风险。本案例中夫妻双方均有婚史，且女方抑郁症为前次婚姻解离的重要因素，如使用供精可以满足当下的生育要求，但也可能带来严重的后续问题。妻子可能会感觉孩子不是她与现任丈夫的结晶，一旦感情破裂，丈夫可能不管孩子，从而加重心理负担及抑郁病情，有悖于"有利于受者原则"。供精指征虽为男方无精子症，但供精受者却为女方。根据有利于供受者原则，在助孕过程中应综合考虑病人病理、生理、心理及社会因素，充分告知相关利弊及风险，选择有利于病人的治疗方案。否则很有可能"旧愁未解，新怨又生"。

根据尊重原则和自主原则，医务人员需为病人提供正确的诊疗信息，在病人拥有充分自主能力、经深思熟虑、夫妻双方同意的情况下，在不违背他人利益、社会利益的前提下，保证病人自己做主、理性地选择诊治决策。

【法理讨论】

根据我国宪法和有关法律，妇女享有生育权是公民的一项基本权利，是人权的重要内容之一。有些遗传病的病人可以结婚，但是为了防止把遗传病传给后代，不宜生育。原卫生部颁布的《异常情况的分类指导标准（试行）》规定，婚配的任何一方患有下列多基因病的高发家系病人：精神分裂症、躁狂抑郁症和其他精神病病情稳定者，可以结婚，但不适合生育。根据原卫生部辅助生殖技术规范要求，男女任何一方患有严重的精神疾患为体外受精

胚胎移植术禁忌证，不得实施助孕。根据上述法规，法律虽未明显规定抑郁症病人不可生育，但严重者不宜助孕。

【情理讨论】

吴珊已经生育过一个孩子，黄茂为无精症子病人，目前要求再次生育。就吴珊家庭来说，夫妻在平等、自愿的基础上结合，双方均为再婚且没有共同抚养的子女，都有迫切的生育需求及愿望，并且符合试管婴儿助孕的指征，因此她们的助孕愿望可想而知，提出助孕申请也在情理之中。

【社会舆论】

中国正值社会和经济转型期，也处于心理问题高发期。目前我国抑郁症发病率呈逐年上升趋势。抑郁症严重地影响病人的身心健康、人际交往，导致工作能力下降、婚姻不和谐以及亲子关系问题等心理社会功能损害，重度抑郁症病人还会产生自伤倾向，甚至自杀行为，给社会带来沉重的负担。另外，抑郁症病人的子女更易出现情绪和行为方面的问题。除遗传因素之外，家庭环境因素也不可忽视。父母消极的社会认知、低下的自尊心和自我控制力，都会对儿童产生影响。他们对子女的监控、保护能力下降，不能完全胜任父母亲的职责。因此为了进一步保护病人的子女，特别是儿童，除对患病父母提供有效的治疗与康复服务外，还需进行恰当的家庭治疗与家庭干预。

【小结】

综上所述，病人夫妻男方患有无精子症，女方双侧输卵管不通，符合供精体外受精胚胎移植术的适应证；法律并未强制规定抑郁症病人不可生育，但严重者不宜助孕。精神专科医生咨询后，认为病人虽目前病情平稳，但仍存在停药风险，尤其不排除助孕、怀孕及生产过程中病情反复，建议病人及家属慎重考虑生育意愿。医院伦理委员会参考人类辅助生殖技术规范和管理办法及相关法律法规，结合专科医生咨询意见，了解到男女双方病情及婚姻不稳定因素，考虑到父母生育权和子代健康权发生矛盾时，以子代权利优先，未同意该夫妇的助孕申请。

（路瑶　孙赟）

参考文献

［1］中华人民共和国卫生部.关于修订人类辅助生殖技术与人类精子库相关技术规范、基本准则和伦理原则的通知.卫科教发〔2003〕176号.2003.

［2］于修成.辅助生殖的伦理与管理.北京:人民卫生出版社,2014.

［3］中华人民共和国卫生部.异常情况的分类指导标准(试行).1986.

第二节 男方因家族遗传性精神病要求供精

【案例叙述】

一对夫妻于3年前结婚,女方曾经怀过一次孕,孕50天时自然流产。2年前男方因工作及生活压力精神崩溃,于当地精神卫生中心住院,诊断为精神分裂症,口服药物治疗(具体药物不详)。1年6个月前病人夫妻来院就诊,女方子宫输卵管造影检查提示双侧输卵管显影、盆腔弥散可。男方精液分析未见明显异常。男方本人有当地市一级(地区市)精神卫生中心精神分裂症诊断证明。在详细询问家族史的过程中,男方述其母亲有"精神分裂症"病史。夫妇双方要求应用精子库捐精者精子行辅助生殖治疗。考虑精神分裂症有明确遗传倾向(男性子代比例尤高),为维持家庭的稳定性,提交该医院生殖医学伦理委员会讨论其是否可行供精辅助生殖治疗。伦理委员会讨论后认为该夫妇可行供精人工授精技术治疗。通过供精人工授精技术,女方顺利足月剖宫产1名女婴,目前孩子在健康成长中。

【医学观点】

供精辅助生殖(artificial insemination by donor, AID;in vitro fertilization by donor,IVF-D)的适应证均包括:男方和/或家族有不宜生育的严重遗传性疾病;此对夫妇符合供精助孕的条件。此病例中,男方患有精神分裂症,且已服药治疗。有当地市一级(地区市)精神卫生中心诊断证明:精神分裂症。根据男方及家属病情描述可判断出男方病情处于

平稳期,能流利应答及叙述病情,同时对自己的病情充分的知晓。其妻子无AID及IVF-D禁忌证。对于夫妻双方想要通过辅助生殖方式拥有健康后代的愿景,应该做到充分的分析和论证。医务人员讨论的重点是要判断在很长的时间内,病人的"精神分裂症"病情是否处于可控制状态且无加重趋势,如男方病情不稳定,必然会对妻子、子代甚至整个家庭产生影响,所以应视男方病情而定,如果男方病情不稳定,难以控制,必然会对妻子及孩子带来巨大的心理、精神压力,鉴于此种因素考虑,如果男方病情平稳并能够继续长时间保持,药物维持尚可,并且夫妇双方均有强烈意愿,且知晓利弊,愿意签署知情同意书,可以考虑行供精辅助生殖。

自1988年提出"难治性精神分裂症"的概念以来,对该病程的界定一直没有确定的标准,影响因素众多,治疗上存在依从性差、阴性症状多、病程长、预后欠佳以及严重的神经心理缺陷等,一级亲属罹患精神分裂症的概率很高,精神分裂症病人配偶的妊娠、生育问题是一个需要产科医生认真面对的问题,妊娠期巨大的生理及心理压力对胎儿的影响是不可知的,从优生优育、提高人口素质及遗传、临床等方面来看,供精对女方的心理压力可以起到缓解作用。该夫妇如果用精神分裂症丈夫的精子,女方怀孕后胎儿畸形率、流产率均会提高,而且精神心理压力巨大,但是供精需要夫妻共同商议决定,孩子的抚养权归夫妻二人共同承担,享受与自然生育孩子同等的权利,要反复向病人夫妇说明,如果夫妇双方感情出现问题,孩子的抚养必须由夫妻二人共同完成。如果夫妇二人对此无异议,可考虑供精辅助生殖。

【伦理讨论】

男方自身患有不适宜生育的"精神分裂症",从其自身讲,使用供精能够避免妻子整个孕期遭受的风险以及后代患有遗传性精神分裂症的可能,供精辅助生殖能够很好地解决这一问题,不管是对病人夫妻,对整个家庭、社会也是一个不错的解决办法。而供精辅助生殖生育的孩子最大的区别在于精子的提供者不是接受精子女性的丈夫,而是丈夫以外的其他人——即社会上的捐精者,使用精子库精子成功拥有后代后,需要夫妻双方、家庭的共

同努力，共同面对孩子的父亲不是亲生的问题。如果夫妻关系破裂，孩子的抚养问题有可能产生分歧。因此，如何直面供精辅助生殖技术所引申出的伦理问题，成为我们这个时代无法回避的重要现实问题。

首先要尊重精神分裂症病人的人格和隐私权。男方有精神病家族史，自身患"精神分裂症"，精神分裂症病人配偶的总体生活质量及躯体功能、心理功能、社会功能、物质生活均较差，精神分裂症病人的配偶、子女、父母、朋友等都会承受歧视和耻辱，供精辅助生殖可以避免异常基因的传递，为保证优生优育及家庭稳定，并且男方精神分裂症控制良好的前提下，认为可以考虑行供精辅助生殖。本案例中男方目前处于病情控制稳定期间，对自己的疾病也有所了解，有完全的认知能力。但供精的过程需要严格遵守有利于供受者原则、尊重原则和有利于病人原则，综合考虑病理、生理、心理及社会因素，医务人员有义务告知病人可供选择的治疗手段、利弊及风险，即使受者评估自知力不足，也应当由其父母、妻子共同知情、协商确定治疗方案。虽不能满足精神疾病病人绝对的自主权，但至少应符合知情同意原则。

从双重效应原则考虑，精神分裂症是一个长期的疾病，并且反复性高，子女患病的可能性高，这不可避免会对病人及其父母、家庭以及社会带来较重的负担。作为精神分裂症病人的配偶，供精辅助生殖意味着要使用不是自己丈夫的精液使自己怀孕，考虑到夫妻间有"互相忠实、互相尊重"的义务，女性本已承受丈夫患有精神分裂症的处境，无法再承受子代高精神分裂症发病率的风险。采用供精辅助生殖能降低甚至避免后代遗传患有精神病的概率，可以减轻夫妻双方的压力和担忧，减轻社会的压力，对病人本人的康复护理也有促进、缓解作用，也符合有利于病人、有利于社会的原则。

考虑子代保护原则和社会公益原则，在遗传咨询临床证据的基础上，才给予病人家属供精治疗这个选择。对于通过供精辅助生殖来到这个世界的孩子，他/她的到来是父母意愿及努力的体现，对于自己的亲生父亲是谁，孩子应当拥有知情权，在有自主行为能力的情况下，父母可以视其意愿、选择时机，告知其是通过供精辅助生殖技术来到这个世界。随着社会观念的更新与医疗技术的不断进步，传统的以身份权制度来保障生育权与生存权的制度设计已无法适用现实的要求，应当从人格权的角度加以保障，从这种角度来讲，反映新兴生育技术的产生所引发的社会现实需要，这符合人类社会多元文明的发展特征，所以如果夫妇双方都知情同意，可以考虑供精辅助生殖。

【法理讨论】

2003年8月后，以卫科教发〔2003〕176号发布了新的《人类辅助生殖技术规范》《人类精子库基本标准和技术规范》及《人类辅助生殖技术和人类精子库伦理原则》的出台，实现了我国辅助生殖技术的相关技术规范、基本标准和伦理原则与国际先进标准接轨。我国法律规定，当供精生育发生在已婚家庭中时，必须贯彻同意原则，即相关当事人（指准备采用供精方式生育的女性及其丈夫）对供精生育及其后果必须作出愿意接受的意思表示。同意原则主要是指接受供精的女性的丈夫的同意，同意主要表现在两个方面：第一，相关当事人的同意是行为合法的条件。第二，丈夫的同意是确定父权的依据。因此，在双方当事人都同意的前提下，考虑夫妇双方是否符合供精的条件。我国法律对接受供精的人群没有明确定义，但对供精辅助生殖子女的法律地位确立了禁止实行歧视性待遇的原则，将供精辅助生殖子女认定为夫妻的法定婚生子女，享有与自然生殖子女同等的权利和义务。我国最高人民法院在1991年的司法解释中，也明确规定："在夫妻关系存续期间，双方一致同意进行人工授精，所生子女应视为夫妻双方的婚生子女，父母子女之间权利和义务关系适用《中华人民共和国婚姻法》的有关规定。"明确了在我国供精辅助生殖子女的法律地位。但是在我国的有关生殖的法律法规中对于供精辅助生殖子女的法律地位的规定仅此一条，规定有其时代和科学发展的局限性，面对突飞猛进的供精辅助生殖技术、受众人群的增加，不能解决日益增长的供精辅助生殖子女在法律地位问题上的诸多争议。就本案例来说，医学界许多专家都建议，对于采用AID、IVF-D方式而出生的孩子，应该保存着由孩子母亲的丈夫签字、按手印的"知情同意书"。像这样的孩子，实际上，在法律法规、现实生活中理应得到像她丈夫亲生孩子一样的待遇。

【情理讨论】

男方自身患有不适宜生育的"精神分裂症"，从其自身讲，使用供精可以避免妻子因丈夫精子异常所带来的孕期风险，以及后代患有遗传性精神分裂症的可能，供精辅助生殖能够很好地解决这一问题，于情而言，不管是对病人夫妻、对整个家庭、社会也是一个不错的解决办法。而供精辅助生殖生育的孩子最大的区别在于精子的提供者不是接受精子女性的丈夫，而是丈夫以外的其他人——即社会上的捐精者，使用精子库精子成功拥有后代后，夫妻双方如何看待这个孩子，能否视如己出，需要夫妻双方、家庭的共同努力，共同面对孩子的父亲不是亲生的问题。如果夫妻关系破裂，孩子的抚养问题有可能产生分歧。因此，于理而言，如何直面供精辅助生殖技术所引申出的问题，成为我们这个时代无法回避的重要现实问题。

【社会舆论】

现代社会普遍认为精神分裂症病人具有危险性、行为不可预料和有暴力倾向，而社会上经常有关于精神病病人无差别伤害普通市民的报道，可以说大众无不闻"精神分裂症"而色变，处于病情控制稳定期间的病人，对自己的疾病也有所了解，对于其想通过供精人工授精拥有健康后代的愿望，是可以理解、认同及得到亲人及社会的帮助的。

【小结】

精神分裂症病人虽然屡屡见诸报端，社会上大有闻"精神病"色变之势，但不可否认的是，精神分裂症病人也拥有基本的人权，同样也可以怀有拥有一个健康孩子的梦想，精神分裂症病人病情可能反复发作、加重或恶化，这也是能够通过家人朋友的关心关注、药物的控制及医疗手段的治疗去缓解甚至治愈的，而通过供精辅助生殖技术拥有自己的健康后代从一定程度上说可以缓解病人的某些方面的焦虑、担忧，使其在健康后代身上得到些许宽慰，供精辅助生殖可以说既充满人文关怀又解决了夫妻、家庭及社会的矛盾。此病例中男性病人有精神分裂症，但药物控制病情稳定，双方均符合适应证，无禁忌证，同时签署了知情同意书，遂给予其 AID 治疗。

（孙　伟　梁　明）

参考文献

［1］ 于修成 . 辅助生殖的伦理与管理 . 北京：人民卫生出版社，2014.

［2］ 中华人民共和国卫生部 . 关于修订人类辅助生殖技术与人类精子库相关技术规范、基本标准和伦理原则的通知 . 卫科教发〔2003〕176 号，2003.

第三节　助孕前隐瞒严重精神病史

【案例叙述】

于小芳（化名），26 岁，原发不孕 3 年，子宫输卵管造影显示双侧输卵管阻塞，拟行试管婴儿治疗。

在准备取卵时，小芳极度焦虑，几乎崩溃。医生和护士询问后得知，小芳 5 年前曾患严重的精神分裂症，近 2 年病情稳定。之前在其他医院就诊时曾因说出自己的病史而被拒绝治疗，所以这次她一直小心隐瞒精神分裂症病史。在准备取卵时，小芳因为担心取卵手术使精神分裂症复发，导致术前焦虑。

有严重的精神疾患通常是不能接受辅助生殖治疗的。但考虑到她已经进入取卵阶段，如果此时终止，有发生卵巢扭转、卵巢过度刺激综合征的风险，所以经过与小芳夫妇的充分商议，在充分知情同意后，当日为小芳顺利实施了镇痛取卵手术以及体外受精，随后进行了冷冻胚胎。根据此前沟通的内容，负责医生要求小芳先去精神科进行评估，如果能够确定她现在已经不是"严重的精神病病人"，那么就可以为其进行胚胎移植。但是精神科医生所给出的意见并不明确，他们认为：病人既往有严重的精神分裂症，现在使用抗精神病药物维持，病情稳定已有 2 年。但后续病人病情是否会反复，无法预知。生殖医学中心遂建议观察 1 年，再决定是否行胚胎移植。

【医学观点】

病人于小芳经过药物刺激卵巢，在取卵当日卵巢已显著增大。如果拒绝为其取卵，病人发生卵巢扭转、卵巢过度刺激综合征的风险较大。考虑到病人病情稳定，征求家属意见后，医生权衡利弊，当日应为其实施取卵手术。为了避免卵子冷冻造成不良影响，为其实施体外受精和冷冻胚胎也是比较合适的。在胚胎冻存一年后，如果精神科医生能够给出比较明确的肯定意见，就实施冻融胚胎移植。但是，如果精神科医生一直不能给出肯定的意见，是否能为其实施胚胎移植还是个非常难解决的问题。

要求精神科医生对每位有精神病史病人，在寻求辅助生殖助孕前，都作出是否适宜生育的判断是不现实的。因为精神疾患往往不稳定，容易复发，尤其对准备生育的夫妇而言，更是如此。从妊娠到生育是一个长期的过程，在此期间，孕产妇往往出现情绪不稳定，即便是原本正常的孕妇，都容易产生心理和精神方面的问题，对于原本有精神疾患的病人而言，就更容易诱发原有的病症。

【伦理讨论】

生殖伦理问题关注的是在道德框架下的生殖问题。在这个案例中，于小芳隐瞒严重的精神分裂症病史，并且该病史对辅助生殖技术治疗可能造成难以估计的影响，同时对子代也会面临明显的健康风险。医疗机构在了解情况后，完全可以立即停止实施辅助生殖技术治疗。但是当时情形下停止取卵手术，病人发生卵巢扭转、卵巢过度刺激综合征的风险较大。医疗机构从有利于病人原则、低伤害原则和最优化原则以及知情同意原则出发，考虑到病人病情比较稳定，经过和病人以及家属充分沟通，权衡利弊，决定共同承担风险，当日为其实施取卵手术、体外受精和冷冻胚胎，以及要求精神科医生给出明确的意见后再实施冻融胚胎移植的一系列行为是值得肯定的。

同时，从保护后代原则出发，还必须关注精神病病人的子代健康问题和养育问题。作为有过严重精神病史的于小芳，她的孩子患有精神病风险比一般人群增加多少？她本人的康复程度到底怎样？如果她养育了孩子，她能不能给予孩子一个良好的成长环境？因此，想要实现做母亲愿望的于小芳，如果能够理智地考虑到自己生育可能带给孩子较高的健康风险和不确定的养育困难，那么她就需要特别谨慎做出明智的选择。

从医生的角度来说，一方面应该尊重病人、不伤害病人，但同时也要保护后代，有利于人类长远的健康发展。尊重病人不仅引导、帮助病人，而且也包括限制病人的选择。医生应帮助病人选择合理的、以科学为依据的生育计划和诊疗方案，必须向病人提供正确的、易于理解的、有利于增强病人信心的信息。当病人充分了解自己的病情后，病人的选择和医生的建议往往是一致的。但是，当病人的选择超出理性的范围，医务人员应更多考虑无伤害原则和有利原则，积极劝导病人做出最佳选择。

【法理讨论】

《中华人民共和国母婴保健法》第九条规定："经婚前医学检查，对病人指定传染病在传染期内或者有关精神病在发病期内的，医师应当提出医学意见；准备结婚的男女双方应当暂缓结婚。"现实中已有因精神病发病期结婚被法院判决婚姻无效的相关案例。

《人类辅助生殖技术规范》中体外受精胚胎移植术的禁忌证中包括："男女任何一方患有严重的精神疾患、泌尿生殖系统急性感染、性传播疾病"。该病人5年前曾患有严重的精神分裂症，按规定不宜为其实施辅助生殖技术。但病人隐瞒病情至取卵日，为了防止发生严重并发症，出于医学安全的角度，医生只能为其实施取卵术。病人虽然既往有严重的精神疾患，不过已经2年没有发病，医生冻存其胚胎，拟继续观察其病情是否稳定。这些处理手段都是适宜的。

【情理讨论】

虽然从医学、法律的角度上讲，本案例到目前为止的处理都还算适宜，但是，《人类辅助生殖技术规范》中并没有规定"严重精神疾患的病人"的稳定期持续多少年方可为其实施辅助生殖治疗。这不仅是提给医生的问题，对于缺少医疗知识的普通病人，尤其是有精神病成员的家庭和有精神病史的病人，更是一头雾水。按照一般情理而言，既然于小芳已经处在精神病的稳定期，而她做母亲的愿望又特别强烈，家庭成员愿意与她一起承担养育孩子的责任，那么作为人之常情，应该为她实施助孕治疗。

进一步思考,既然精神病是一种病,医学工作者正在努力攻克这个领域的医学难题,那么也许有一天,有精神病史的病人,他们在养育下一代的过程中能够接受某种"基因阻断"的医疗救助,生育健康的孩子。抱着对未来有信心的态度,拥有下一代,才能解决下一代所可能遇到的问题。如果人类在面临任何有可能的风险的时候都止步不前,那么人类获得更大进步的可能,也会减少。

【社会舆论】

中国人历来重视生育问题,精神病病人也不例外。但是精神病病人的生育权如何行使呢?

对于一般的社会舆论而言,如果他们是于小芳本人,他们就会倾向于对事件进行情理解读,倾向于让事件朝着有利于自己的愿望的方向发展。而如果他们是局外人,据医务工作者的观察和调研,医务工作者发现,大多数人对精神病病人的生育权问题持审慎态度,认为应该限制。

【小结】

精神病病人在病情稳定期可以有限制地行使生育权。从国家优生优育的立法本意出发,以精神科医生和遗传科医生的意见为基础,谨慎甄别个案情况,综合各方意见后慎重作出是否实施辅助生殖技术的决定。

(刘 珊 师娟子)

参考文献

［1］于修成.辅助生殖的伦理与管理.北京:人民卫生出版社,2014.
［2］中华人民共和国卫生部.关于修订人类辅助生殖技术与人类精子库相关技术规范、基本准则和伦理原则的通知.卫科教发〔2003〕176号,2003.

第四节 稳定期精神病病人的生育权

【案例叙述】

于晓燕(化名),29岁,与王志强(化名)结婚4年,一直未孕。医生给夫妻双方做了相关检查,未发现异常。随后,医生在详问病史的过程中,于晓燕才道出了实情。原来,结婚4年来,因男方勃起困难,夫妻俩很少同房。王志强原本是一个性格孤僻、内向的人,婚后由于自己存在的性功能问题产生了很强的自卑心理。他经常跟踪监视妻子,让于晓燕很痛苦。

3年前,于晓燕说服王志强到精神病科就诊,诊断为妄想型精神分裂症。经历了长达一年的药物治疗和心理治疗后,近2年病情明显已经好转,没有明显发病,经精神科鉴定,他处在精神分裂症稳定期。

由于担心丈夫所患的精神分裂症有遗传倾向,所以夫妇二人想做供精治疗。但是遗传科医师会诊认为:该病人成年后发病,无家族病史,仅凭现有表现,无法判定是否为严重遗传性疾病。但是,如果不能判定王志强患有"严重的遗传性疾病",就不能为其进行供精治疗。

得知不能进行供精治疗后,王志强和于晓燕提出使用丈夫的精子进行人工授精。可这时候,医生又提出,需要请精神科医生协助判定王志强是否具有"严重精神疾患"、是否"适合生育"。王志强和于晓燕的案例被提交给精神科医生进行会诊,多名精神科医生均表示,难以给出明确意见。

【医学观点】

一般人群中精神分裂症终生预期患病率为1.0%。但精神分裂症病人亲属的终生预期患病率则远较一般人群为高,双亲患精神分裂症的子女终生患病率为46.3%,双亲之一患病时子女终生患病率为16.7%,精神分裂症病人兄弟姐妹之预期危险度为10.1%。所以,严重的遗传性精神病病人,其后代患病危险率若>10%,通常是要提倡节育的。

精神分裂症是多基因遗传病,除遗传因素外,发病还受诸多其他因素的影响,如生活中发生的对病人情绪影响极大的事件等。因此,常常难以判定精神分裂症是否为严重遗传性疾病。

一般来说,对于经过精神科医生评估,一些病情较轻、病情稳定的精神分裂症病人,应可以实施辅助生殖技术。而对于病情难以明确评估的病人,应该与病人及其家属充分沟通,详细解释助孕治疗过程中的可能风险以及后代可能发生精神疾患的风险,综合考虑精神科和遗传科医师意见,病人家属的意见,病人的家庭情况等因素,慎重作出决定意见。

【伦理讨论】

对于精神分裂症病人的生育问题,应遵循医学伦理学中不伤害、有利、尊重和公正的基本原则。医生在告知病情的过程中应遵从无伤原则,耐心地向病人及家属解释我国各项关于辅助生殖的相关规定。如果不讲技巧、模棱两可、不负责任甚至粗暴的态度都有可能对病人及其家属造成伤害。有利原则是指医务人员的诊治行为以保护病人的利益、促进病人健康、增进其幸福为目的。对于要求生育的精神病病人,应联合生殖科医生、精神科医生和遗传科医生对其进行评估、提供详细的遗传咨询,做好精神分裂症病人的生育指导工作。

实施尊重原则涉及病人的知情同意,医生有义务向病人提供充分的医学信息讲明利害关系,提出咨询意见,以便其做出理性的选择。同时,医生应尊重病人在理解掌握足够医学信息的基础上所作出的决定。整个过程应体现尊重的原则,尊重其最终的决定,而不能通过行政或法律的手段进行干预。

但这个案例的复杂性就在于,精神病科的医生对于病人"是不是严重的精神病病人"难以判定。因为医生们知道,作出判断容易,但这一判断将影响病人的选择和决定,让病人或其后代承担不可预期的风险,这是医生所需要面临的伦理难题。

如果由于遗传的原因,后代也患有精神疾患,就不仅使病人家庭雪上加霜,同时也给我们的社会带来不应有的负担。即使孩子没有精神疾患,也要考虑家庭环境对孩子成长的影响。从小生活在精神病病人家庭,对孩子的精神心理发育必然会产生不良影响。因此,对于严重的遗传性精神病病人,其后代患病危险度较大者,不宜生育。这既符合保护后代的原则、社会公益原则,又是有利于病人原则的另外一种体现。

【法理讨论】

公民有生育自由的权力,但为了优生优育和提高人口质量,对于精神分裂症病人的生育权,则倾向于有所限制。而在人类辅助生殖技术规范中,关于精神病病人的辅助生殖治疗,有明文规定:①供精人工授精的适应证包括有"男方和 / 或家族有不宜生育的严重遗传性疾病"。该病人的精神分裂症是否为严重遗传性疾病缺乏足够的依据,所以不能贸然为该病人实施供精人工授精治疗。②夫精人工授精的禁忌证包括有"一方患有严重的遗传、躯体疾病或精神心理疾患"。该病人的精神疾患是否严重、是否适合生育,应该充分考虑精神科医生意见。如果精神科医生没有明确表示该病人是否为严重精神疾患、是否适合生育,生殖科医生不能草率为其行夫精人工授精治疗。

【情理讨论】

精神病病人寻求辅助生殖技术治疗时,生殖科医生往往要求出具精神科医生的明确意见。但是,由于现有的医疗技术与法律法规问题,精神科医生往往不能或者不愿做出明确的指示性意见,因此在精神病病人辅助生殖技术治疗上出现两难情况,最终很多精神病病人不得不接受被拒绝的结果。

【社会舆论】

通过对社会上一些接触过精神病病人的人们的调查和访问,发现人们普遍认为生育权是作为人的最基本权利,应该给病情较轻、稳定期的、没有攻击性的精神病病人提供生育帮助。但是当这些受访者对具体的精神病病人家庭所遭遇的具体事件进行评析时,无论是对于严重的精神病病人,还是对于轻度、稳定的精神病病人,一般人都会对他们的生育权持保留态度,因为那种存在于精神病病人家庭中的非理性事件,以及这些事件给健康的家庭成员所带来的危险和伤害,实在是难以预估。一般人认为,如果有精神病病人的家庭,能够理性节育,不仅可以减少社会问题,也能避免家庭灾难。这是大多数人的观点。

【小结】

这个案例涉及"精神分裂症病人是否拥有生育权"的问题,而这个问题最难解的部分在于,如何甄别病人"是否患有严重的精神病",其对"严重"这一程度副词的界定,如何获得科学的依据。从现在我国的法律、法规和医疗行业的种种指导意见和实践情形看,各种程度的精神病病人在辅助生殖的道路上都可以说是困难重重,期待生殖医学、精神病专业和遗传学专业技术人员能够密切配合,谨慎甄别个案情况,有选择性地为精神病病人提供辅助生殖技术服务。

(刘　珊　师娟子)

参考文献

[1] 于修成.辅助生殖的伦理与管理.北京:人民卫生出版社,2014.

[2] 中华人民共和国卫生部.关于修订人类辅助生殖技术与人类精子库相关技术规范、基本准则和伦理原则的通知.卫科教发〔2003〕176号,2003

第五节　家族性精神分裂症的生育难题

【案例叙述】

张美(化名),37岁,丈夫李华(化名)38岁。李华的父亲和姐姐均患重度精神分裂症,10年前姐姐自杀身故。李华虽然从未发病,但是对自己的精神健康担心不已,并因为担心后代健康,婚后10年不敢生育。近几年张美夫妻多次到精神科就诊,医生认为遗传给后代的概率很高,不建议生育。如今张美夫妻年纪较大,决定行供精人工授精,现特地前来医院生殖中心咨询医生意见。

【医学观点】

精神分裂症是以基本个性改变,思维、情感、行为异常,精神活动与环境不协调为主要特征的一类常见的精神病。多起病于青壮年,损害病人身心健康,给家庭社会带来沉重负担。精神分裂症的病因未明,一般认为是由多对微效基因与环境因素共同作用所导致。家系调查、双生子及寄养子研究显示遗传因素对发病有重大影响。目前认为,精神分裂症为多基因遗传病,家族聚集性非常高,但具体致病基因仍未查明。精神分裂症病人的一级亲属发病风险比普通人高。该病遗传因素占60%~80%,父母患病,子女患病概率为10%~15%,孙子孙女为5%。部分精神分裂症病人有自杀倾向,约40%

病人有过自杀行为,其中10%~24%自杀身亡。按法规,重度精神分裂症禁止结婚。

供精人工授精(artificial insemination by donor semen,AID)的适应证包括:①不可逆的无精子症;②严重的少弱畸形精症;③输精管复通失败;④射精障碍;⑤男方有染色体或基因的遗传缺陷,有男方的遗传病家族史;⑥母儿血型不合不能得到存活的新生儿。禁忌证:①女方患有生殖泌尿系统急性感染或性传播疾病;②女方患有严重的遗传、躯体疾病或精神疾患;③女方接触致畸量的射线、毒物、药品并处于作用期;④女方有吸毒等不良嗜好。

本案中李华的父亲和姐姐均患重度精神分裂症,有家族聚集现象,但是男方家系中有患精神疾病亲属并不属于AID的适应证,且该精神疾病虽与遗传因素有关,但是它并不属于“男方和/或家族有不宜生育的严重遗传性疾病”范畴。因此本案例病人是否可实施AID值得商榷。考虑到不排除男方带有致病的基因,生育后代有可能会遗传,而女方身体健康,无辅助生殖技术禁忌证,如果夫妇知情要求进行AID,本着优生优育的原则,也可以尝试。而且该夫妇高龄,多年未育,生育力下降,时间紧迫,随着时间推移,高龄孕产妇的妊娠并发症高发,也不利于优生优育。由于目前精神分裂症致病基因未明,不能通过胚胎植入前遗传学诊断(preimplantation genetic diagnosis,PGD)或者产前诊断得以检出,故采用夫精不能保证后代免于患病。

【伦理讨论】

优生和助孕是两个概念。优生分预防性优生和演进性优生。演进性优生指为改善后代智力、容貌等的优生,比如选用名人精子等做法,我国不支持。预防性优生是指为预防各种疾病,包括精神分裂症。结合到本案,涉及的伦理原则有尊重原则、知情同意原则、社会公益原则、保护后代原则。

1. 尊重原则和知情同意原则　为了保证医疗措施的顺利实施,医生在临床工作中应尊重病人,以及病人知情和自主选择、自愿同意的权利。本案例中男方有严重精神病家族史,鉴于疾病的家族聚集性和遗传性,夫妻双方要求AID助孕,理论上

AID 可以避免精神分裂症父代传递的风险，但是 AID 助孕本身也会引发潜在的伦理问题，如一个家庭里只有社会学父亲，没有遗传学父亲，孩子日后婚配需要进行婚前排查等诸多伦理问题。本着尊重病人原则和知情同意原则，医生应向病人认真分析 AID 的利弊，充分告知权利和义务，病人了解后意愿选择最佳治疗方案，并签署知情同意。此外，还要注意不应该告知病人精子来源，有违双盲原则；建议供精后代婚育时夫妇双方做 DNA 近亲鉴定；供精档案永久保存，要注意法律也会随社会发展不断变化。

2. 社会公益原则　辅助生殖技术越来越成为广大不孕症病人孕育后代的首要选择。随着人口政策的改变和健康中国战略的实施，在 ART 实施过程中，应当贯彻社会公益性原则，必须严格遵守国家人口法律法规。从这点出发，避免重度精神疾病患儿出生风险和促进优生优育，可在充分告知病人利弊关系并签署知情同意情况下实施 AID。

3. 保护后代原则　精神分裂症后代有遗传性，不分性别，发病与环境激发也有关。本案例当事人处于合法婚姻状况，男方很可能携带致病基因，遗传后代概率高，从优生优育角度考虑，病人不生育自己的孩子，以免给家庭和社会带来负担，其要求确实是合情合理的。本案例从伦理上有利于后代原则讲是支持病人供精助孕的。

【法理讨论】

《母婴保健法》规定：夫妇经婚前医学检查，任一方患有关精神病(指精神分裂症、躁狂抑郁型精神病、其他重性精神病)，并且在发病期内的，医师应当作出诊断，提出医学意见；对于准备结婚的男女双方应当建议暂缓结婚。

国家原卫生部 176 号文件《人类辅助生殖技术和人类精子库技术规范、基本标准及伦理原则》规定男女任何一方患有严重的精神疾患是夫精人工授精(artificial insemination by husband semen, AIH)和体外受精胚胎移植术(in vitro fertilization-embryo transplantation, IVF-ET)的禁忌证，没有规定有家族史者是禁忌证。AID 适应证之一是男方和 / 或家族有不宜生育的严重遗传性疾病。精神分裂症是否是不宜生育的严重遗传性疾病？需要明确的医学诊断，如果是应予以供精助孕，但需要

病人充分了解相关知识，知情同意。否则，供精后有可能有法律纠纷，比如男方反悔，不承认后代，或者认为生殖中心违规等。因此，如果供精，需要进行充分告知，签订完善的知情同意，对权利义务进行详细的约定，并规定如果法律法规有新规定对履行合同有影响的应执行国家法律法规等。

【情理讨论】

精神分裂症给病人及家庭带来沉重负担，后代可能的遗传风险是压在病人心头的一块石头。该病人目前还没有发病，按照遗传概率可能有 10%~15% 发病风险，因此病人提出放弃自己生育血亲后代的权利，要求采用供精生育后代，既是出于优生考虑，也是为了减轻心理压力，生育后代可以保持家庭的完整性，体验到天伦之乐，有利于夫妇感情稳固，于情于理可以理解和支持。

但是目前的法律法规，医学指南都没有剥夺病人的生育权，只是建议在患病发作期不要结婚、生育，患病妇女孕期采用相对安全的抗精神病药物，减少对胎儿的不良影响。对于有精子的病人是否是一时的意愿放弃自己生育权，过些年又想要自己的血亲后代，不能有肯定的答复。病人对于供精生出的后代，能否"视如己出"，供精后代的身心健康能否得到保障还是令人担忧的。再者精神分裂症的父亲或母亲发病时对子代的身心健康也造成不良影响。

【社会舆论】

社会人士认为重度精神分裂症病人不宜生育后代，因为病人自身的正常生活难以保证，许多人生活不能自理，不能正常工作，需要与家人生活在一起，还需要经常住院治疗，更不幸的是迫害妄想，自杀行为，自身难保，谈何抚育后代？轻中度的精神分裂症也需要常年甚至终生服药治疗，在孕育胎儿过程中，在后代幼小时期都会有危险状况发生，也要慎重选择生育后代。本着不歧视和关爱原则，不能剥夺精神分裂症病人的生育权，但是不建议给予助孕治疗。

有精神分裂症家族史的人有精神负担，即使未发病，也担心将来发病，希望医学发展可以明确病因和诊断，可以有更有效的干预和治疗措施，使这类病人也能有健康和幸福的生活。

【小结】

精神分裂症给病人及家庭带来沉重负担,遗传风险高。目前对于精神分裂症是否是严重遗传性疾病尚无定论,所以对于是否支持供精诉求需要提交伦理委员会讨论,或者得到医学证明。

(吴成平 王芳 李义军)

参考文献

[1] NIERATSCHKER V, NOTHEN M, RIETSCHEL M. New Genetic Findings in Schizophrenia: Is there Still Room for the Dopamine Hypothesis of Schizophrenia? Front Behav Neurosci, 2010, 4: 23.

[2] BOUHLEL S, M' SOLLY M, BENHAWALA S, et a1. Factors related to suicide attempts in a Tunisian sample of patients with schizophrenia. Encephale, 2013, 39 (1): 6-12.

[3] 于修成. 辅助生殖的伦理与管理. 北京:人民卫生出版社, 2014.

[4] 中华人民共和国卫生部. 关于修订人类辅助生殖技术与人类精子库相关技术规范、基本准则和伦理原则的通知. 卫科教发〔2003〕176号, 2003.

第六节 女方精神疾病用药期间的助孕

【案例叙述】

宋刚(化名),35岁,妻子李丽(化名)36岁,两人于11年前结婚。婚后3年李丽一直未能怀孕,因心理压力过大导致精神异常,被诊断为"双相情感障碍"。经过一系列的心理疏导和药物控制,李丽病情好转,8年来一直服用丙戊酸钠维持治疗。目前李丽的病情有所缓解,经与医生商议,将药物换为喹硫平,并前往某医院生殖内分泌科就诊,女方排卵正常,输卵管通畅,因男方精液中度不正常,希望能够进行夫精人工授精(artificial insemination by husband, AIH)提高怀孕概率。

【医学观点】

在临床工作中,具有医学指征并且没有禁忌证的前提下,才能进行相关的医疗操作。夫妻双方未避孕未孕1年以上,建议先行相关检查,以评估夫妻双方病情后,再拟定下一步的治疗方案。本案例中,夫妇双方未避孕未孕达10年以上,如果性生活正常,女方输卵管通畅,男方精液符合人工授精的要求,是具有人工授精的医学指征的。但对本案例夫妇来讲,关键是"双向情感障碍"这一疾病是否为治疗禁忌证。

小丽罹患精神疾病8年,虽然目前病情稳定,但双相情感障碍这一疾病几乎终生以循环方式反复发作。根据《中国精神障碍防治指南(2010)》建议终生服用药物治疗。而丙戊酸钠这一药物主要用于治疗癫痫,按照药典中的药物说明,此药必须在谨慎评估后才能决定育龄妇女是否能使用,权衡获益是否超过未来的胎儿发生先天异常的危险,而且需要在首次服用本药品前或已经在使用本品治疗的妇女计划妊娠前就作出决定。有文献报道此药品对小鼠、大鼠及兔有致畸胎作用。而在人体中,与其他抗癫痫药物相比,使用丙戊酸钠治疗的母亲所生下的婴儿,轻度或重度畸形的发生率也会升高,尤其是神经管畸形、颅面缺损、四肢畸形、心血管畸形和多发异常包括多系统畸形。因而建议妇女有计划妊娠时,最好停用此药物。小丽改用的喹硫平,这种药物主要用于治疗精神分裂症。目前已有动物实验表明此药物也对胎儿存在影响,也有研究表明其可增加早产率与新生儿出生缺陷率,但也有学者认为,其并没有显著的差异。目前在未能达成统一结论之前,学者普遍建议孕妇应慎用喹硫平。服用喹硫平的妇女不应哺乳,因为少量的药物会通过乳汁进入婴儿体内,对婴儿存在着一定的影响。

本案例中小丽如经过人工授精妊娠,就会带来下列问题:①若怀孕期间停药,可能无法保证病人病情稳定,可能导致病人发病;②产后早期原本就是双相情感障碍妇女发病的高危时期,这段时间发病往往极其严重,而治疗效果不佳;③如果病人为哺乳更换药物或停用药物,可使病情反复甚至更加严重;④精神疾病存在遗传风险,有着一定的概率遗传给子代,增加子代患病的概率。

因此,从医学角度,虽然小丽夫妇具有行人工授精的医学指征,但如妊娠对病人本身疾病的治疗以及病人子代极可能产生不良影响,则应该拒绝对其行AIH助孕治疗。

【伦理讨论】

精神类疾病除去小部分器质类疾病,大多数是复杂多病因疾病,不排除有着一定的遗传风险。有研究表明,双向情感障碍的遗传率可高达59%,并且极易受到后天成长环境而发生不同程度的变异。这就会对后代性格发育产生极大的风险,例如出现一定程度的精神异常症状、行为问题或者社会功能的障碍等。出于保护后代原则和不伤害原则,在后代异常可能性较高的情况下,对该病人采用辅助生殖技术必须非常慎重。另从社会公益性原则出发,一个患有先天性精神疾患的孩子对于家庭和社会都会产生一定的负担。而要想有一个身心都健康的孩子,首先需要身心健康的父母:"父母是孩子的第一任老师",在孩子的成长发育及社会认知形成的过程中,父母对其的指导及影响是至关重要的。虽然病人的病情最近有所缓解,但是无法确保孕期及产后是否会复发甚至加重,无法确保能否给予孩子一个健康积极向上的生活环境。

在医疗活动中,医务工作者需坚持尊重原则,尊重病人的自主原则及知情同意原则,即医生有责任告知病人的疾病对于其本身及子代的健康的影响,并尊重病人的决定。知情同意、知情选择是保证病人知情权的重要程序,但是尊重其自主性并不意味着要放弃医护人员自身的责任,应当帮助病人充分了解自己的情况后,劝导病人作出正确的决定。可以理解病人长时间未能自然生育从而迫切想要一个孩子的心情,但是也要认识到病人的基础疾病对于她后续妊娠及抚育后代存在的影响。医务工作者应当对病人及其家属详细完整地交代病人的病情以及后续可能存在的问题,在其完全知情后,由病人自主作出理性的决定。本着有利于病人和有利于后代的伦理原则,同时尊重病人知情同意的原则,在充分告知其相关风险后,不建议对小丽夫妇行辅助生殖技术助孕。

【法理讨论】

这个案例的焦点在于患有精神疾患的女性,是否可以行辅助生殖技术进行助孕。根据现行的《中华人民共和国母婴保健法》第二章第八条规定,婚前医学检查包括对下列疾病的检查:①严重遗传性疾病;②指定传染病;③有关精神病。第十条规定:经婚前医学检查,对诊断患医学上认为不宜生育的严重遗传性疾病的,医师应当向男女双方说明情况,提出医学意见;经男女双方同意,采取长效避孕措施或者实行结扎手术后不生育的,可以结婚。但《中华人民共和国婚姻法》规定禁止结婚的除外。而第三十八条附则规定,有关精神病,包括精神分裂症、躁狂抑郁型精神病以及其他重型精神病,属于医学上认为不宜生育的遗传性疾病。

而双相情感性障碍即属于躁狂抑郁型精神病,因此,根据上述我国现行的法律规定,不建议病人进行生育。

【情理讨论】

此案例中夫妻双方年纪都不小,尤其是妻子的年龄已经过35岁,而且本身有着"双向情感障碍"这一精神类的疾病。精神类疾病的病人是一个比较特殊的群体,相比于其他疾病的病人,他们会承受来自外界的有色眼光,有着更大的心理压力。而且,由于中国传统文化的影响,没有一个孩子的家庭,是一个不完整的家庭。因此,此夫妇所受的压力,可想而知。

虽然女方有自己的生育权利,但是生育自由并不是绝对的,而是相对的,生育权的使用并不仅仅是个体自然需求的满足,还往往会涉及女性的健康以及对子代的身心健康影响。病人长时间未孕迫切地希望能够有自己的孩子这一心愿在情理之中,但由于治疗对病人和子代可能的危害,可请精神科再次评估病人情况,予以充分解释说服,建议其放弃助孕治疗。

【社会舆论】

随着生活压力的不断增加,当代人群中不少都有一点精神类疾病的症状,例如焦虑、抑郁等,而且社会对于精神病病人的包容度也越来越高,不再抱有一种歧视的态度。不赞成精神病病人生育的理由多为"万一小孩子也被遗传,加重家庭负担重""母亲发病不清醒的时候孩子安全没保证"等理性原因;但也有赞成精神病病人生育的意见,其理由多为"这么多年也不容易,只是想要一个孩子"或"孩子也许没有遗传病,生下来也是一个依靠"等感性原因。

随着人们观念的改变,"不孕不育"不再是一个禁忌词汇,越来越多的人主动到医院寻求生育帮助,而生育一个孩子并不是医务工作者的最终目的,健康的孩子才是家庭及社会幸福的纽带。社会最终会在理性和感性声音中取得共识。

【小结】

经伦理委员会讨论,根据目前我国法律法规等相关规定,本着有利于病人和保护子代的原则,不同意该病人行辅助生殖技术助孕的要求。

（朱依敏 孟 夏）

参考文献

[1] JENTINK J, LOANE MA, DOLK H, et al. Valproic acid monotherapy in pregnancy and major congenital malformations. N Engl J Med, 2010, 362 (23): 2185-2193.

[2] COHEN LS, VIGUERA AC, MCINERNEY KA, et al. Reproductive Safety of Second-Generation Antipsychotics: Current Data From the Massachusetts General Hospital National Pregnancy Registry for Atypical Antipsychotics. Am J Psychiatry, 2016: 1-5.

[3] 于修成. 辅助生殖的伦理与管理. 北京: 人民卫生出版社, 2014.

第九章
传染病病人助孕的伦理案例

第一节　女性 HIV 感染者的生育争议

【案例叙述】

邓佳(化名),女,31 岁,丈夫赵俊(化名),36 岁,结婚 4 年未孕。女方输卵管造影检查提示双侧输卵管阻塞积水,于 2014 年在医院行宫腹腔镜手术治疗,术中发现盆腔严重粘连、双侧输卵管严重积水,已丧失功能,征求双方同意后实施了双侧输卵管造口及近端结扎术。2015 年 7 月,夫妻双方来到某生殖中心就诊,准备行 IVF 助孕。

IVF 术前检查男女双方乙肝小三阳,丙肝抗体、HIV 抗体、梅毒抗体均阴性,其余各项相关检查均正常。2015 年 7 月第一周期 IVF,形成胚胎 4 枚,新鲜周期移植 2 枚胚胎,生化妊娠。2015 年 9 月激素补充周期冻胚移植 2 枚胚胎,未孕。2016 年 2 月第二周期 IVF,冷冻胚胎 3 枚。2016 年 4 月自然周期移植冷冻胚胎 2 枚,未孕。反复的失败使邓佳心情烦闷,通过文身排解。2016 年 8 月,邓佳在 IVF 术前检查中发现 HIV 阳性,并向丈夫坦白。赵俊选择信任伴侣,并于医院定期做 HIV 筛查,结果均为阴性。夫妻经过商议,决定再次行冻融胚胎移植,但被告知我国《人类辅助生殖技术规范》明确规定:HIV 感染病人不能实施辅助生殖助孕。

【医学观点】

艾滋病,全称为获得性免疫缺乏综合征(acquired immune deficiency syndrome,AIDS),在全球已经迅速蔓延,目前是一种尚无有效治愈方法、传染性及死亡率均较高的疾病,是各国严重的公共卫生问题和社会问题。HIV 感染的母亲,在妊娠、分娩、哺乳的过程中均可能将感染垂直传播给下一代,这种母婴传播的发生率在 15%~50%。虽然,有效的抗病毒药物可以阻断 2/3 的母婴传播,但婴儿一旦感染 HIV,后果是严重的。

国际上已有报道显示可以成功地对父亲的精液进行 HIV 病毒洗涤的特殊处理,随着科学技术的发展,加上对母亲怀孕前和妊娠期进行有效的病毒阻断等措施,生出正常的孩子从医学上讲是可以做到的。

《人类辅助生殖技术规范》指出,男女任何一方患有严重的精神疾病、泌尿生殖系统急性感染、性传播疾病均为行辅助生殖助孕技术的明确禁忌证。本案例病人已经冻存一枚胚胎,但未知此胚胎是否感染 HIV。已有研究表明辅助生殖技术中的冷冻配子和胚胎有发生医源性传播的风险,因此必须将 HIV 感染者的配子或胚胎单独放于一个液氮罐中、采用独立的设备以避免污染。对于该病人夫妇剩余的那枚冷冻胚胎,医院已提供独立的胚胎储存设备,避免交叉污染。

【伦理讨论】

对于 HIV 感染者,尊重病人,为病人保密是辅助生殖伦理学的基本原则,医护人员要充分地倾听和理解,给病人合理安全的长期治疗建议。

基于辅助生殖伦理学有利于病人的原则和保护后代的原则,不为HIV感染者提供辅助生殖助孕在目前而言是理智的。HIV感染者如果随着病情进展,衰竭和死亡就不可避免,家庭由于沉重的经济负担,难以为孩子提供优质的生活条件和教育资源,孩子长期生活在这样的家庭中,对身体和心理都会产生不良影响,极不利于成长。尽管目前有比较可靠的手段来阻断HIV母婴垂直传播,仍有可能出生HIV感染的患儿,从出生就成为弱势受害群体,从保护后代的原则角度,HIV感染者是不建议生育的。此外,妊娠期对母亲的生理和心理都是巨大的考验,HIV感染者自身在妊娠及分娩过程中也面临风险,冒着生命危险的孕育其实也是违背有利于病人的原则。

然而,对于合并不孕症的HIV感染者,医院提供助孕帮助,提供规范的母婴隔断技术和治疗,使生育健康后代的机会大大增加,是病人不被歧视的体现和对他们平等地位的肯定。更何况很多HIV感染者是因为输血等意外感染,应该得到更多社会的关爱和帮助。此外,对于病人而言,孩子是生命的延续,是她们爱和希望的寄托,是她们生存下去的动力。

尽管如此,基于生命伦理学中的"不伤害""尊重"的基本原则,进行利弊权衡,目前我国《人类辅助生殖技术规范》中规定对HIV感染者不予辅助生殖技术助孕治疗。

【法理讨论】

从20世纪80年代初,美国首次报道艾滋病以来,艾滋病已成为人类历史上严重的传染病之一,也是目前对人类健康威胁极大的传染性疾病。艾滋病的冲击已深深地涉及社会、经济、道德、历史和医学等方面。防治艾滋病已成为全世界各国医疗健康事业的一项重要任务。

HIV感染者的生育权是一项基本人权,其对于保障婚姻、稳定家庭与社会秩序都具有重大的作用。HIV感染者有权利拥有自己的家庭和后代,和正常人一样。目前中国现行的法律并没有明文禁止HIV感染者的生育权,且在《中华人民共和国妇女权益保障法》中明确规定:妇女有按照国家有关规定生育子女的权利,也有不生育的自由。但任何人的生育权的实现是以不危害他人和子代的利益为基础的。

病人初次就诊HIV抗体检测阴性,不能排除处于HIV感染的窗口期和无症状期,也可能为近期感染。《人类辅助生殖技术规范》中明确指出男女任何一方患有严重的精神疾病、泌尿生殖系统急性感染、性传播疾病均为IVF-ET的明确禁忌证。基于HIV感染者的特殊风险及保护后代的原则,目前国内对HIV感染者不建议进行辅助生殖技术助孕治疗。但生育力正常的HIV感染者,通过科学的医学指导及规范的母婴隔断技术和治疗仍是有机会获得健康的后代的。

【情理讨论】

人人拥有生育权,HIV感染者也不例外,据调查有60%以上的HIV感染孕、产妇及其丈夫希望能够生养孩子,70%想生育的感染者更是将孩子看成活下去的希望。希望随着医疗科学和人类辅助生殖技术的进步,能够帮助那些不能正常生育的HIV感染病人获得后代。随着医疗技术和社会的发展,当医务工作者可以100%地阻断艾滋病母婴传播,并且可以进行"体外筛选健康精子术",或者艾滋病成为完全可治愈的疾病时,HIV感染者/AIDS病人就能像健康人一样充分享有生育权。

【社会舆论】

我国及西方社会里,HIV感染被认为与人们的不道德行为相联系。在对待HIV感染者方面,虽然多数人可以给予他们极大的同情,但他们往往会面对社会的歧视和不公平待遇,人们常对HIV感染者是否生育持矛盾态度。一方面,多数人认为,HIV感染者迟早会发病并危及生命,自身面临严重的健康压力,无法给下一代提供良好的成长条件,并且仍有可能生出HIV感染的患儿。另一方面,生育权是人的基本权利,HIV感染者也不例外,但是应该建立怎样的机制来给予HIV感染者及其后代帮助,保障他们的权利,是需要全社会共同努力的。

【小结】

随着医疗水平的提高,HIV 感染者生存期越来越长,HIV 感染 100% 母婴阻断目标将来可能实现。但是,按照原卫生部《人类辅助生殖技术规范》相关规定,从辅助生殖伦理学原则考虑,HIV 感染者进行 HRT 治疗违背了有利于病人及保护后代的原则,暂时不建议实施助孕。

(马艳萍　林　娜)

参考文献

[1] 中华人民共和国卫生部. 卫生部关于修订人类辅助生殖技术与人类精子库相关技术规范、基本标准和伦理原则的通知. 卫科教发〔2003〕176 号, 2003.
[2] 于修成. 辅助生殖的伦理与管理. 北京:人民卫生出版社, 2014.

第二节　无精症 HIV 感染者要求供精助孕

【案例叙述】

张为(化名),28 岁,8 年前诊断为艾滋病,一直口服药物治疗,维持病情稳定。之后张为与王红(化名)相识,王红知晓张为的病情但并未介意,两人于 3 前结婚。为了保护女方,婚后双方未发生性行为,张为因为不能生育后代深感愧疚,也因此使夫妻关系受到影响。一天,夫妻二人无意间看到一则网络报道:中国台湾省一位罹患艾滋病的丈夫通过洗精术拥有了自己的孩子。这则报道给了他们生育的希望,于是他们到医院生殖中心求助。

医生询问病史后得知男方患有艾滋病,安排两人先进行体检。体检结果显示女方正常,男方隐睾、非梗阻性无精症。在向医生咨询之后,他们得知对于无精症的病人可以使用他人的精子进行人工助孕。夫妻经过商议,希望通过供精助孕拥有一个孩子。

【医学观点】

案例中病人的诉求是供精人工授精(artificial insemination by donor, AID),即使用供体精液帮助妻子受孕。男方隐睾、非梗阻性无精症,属于 AID 的适应证。男方虽然是人类免疫缺陷病毒(human immunodeficiency virus, HIV)感染者,但无性婚姻避免了艾滋病的性传播风险。为防止助孕过程艾滋病的母婴传播风险,应多次检查女方的 HIV 抗体,证实其确未感染。这个家庭可以通过教育与防范措施,避免 HIV 感染者的父亲对子代及家人传播艾滋病的风险。

【伦理讨论】

张为夫妇提出 AID 助孕的诉求应该受到尊重和保护。同时,该行为符合“无伤害”的伦理原则,不会伤害他人和社会的利益。妻子在婚前就知晓男方的人类免疫缺陷病毒感染情况,仍愿意结婚,是允许的。婚姻法之所以规定性传播疾病未治愈前不能结婚是为了保护配偶,防止疾病传播。所以,人类免疫缺陷病毒感染者婚后的行为及保护措施显得十分重要。如果男方 HIV 阳性,通过无保护的性行为让女方自然受孕,女方有可能被感染,还可能通过母婴传播途径,将艾滋传给小孩。但是案例中丈夫为了保护女方健康,保持无性婚姻,女方多次检查未感染,在这种情况下,提供 AID 治疗体现“有利”原则,保护了家人的健康利益。

此外,人类辅助生殖技术还需遵循自主原则、知情同意原则、保护后代原则以及保密等原则:

1. **自主原则**　人类辅助生殖技术的实施与否,需要尊重病人夫妇的自主意愿。案例中,在决定是否实施 AID 技术之前,医生给予张为夫妇充分的时间进行思考和讨论后再作决定,便是在自主原则指导下的恰当医疗实践。

2. **知情同意原则**　人类辅助生殖技术必须在夫妇双方自愿同意并签署书面知情同意书后方可实施。医务人员需详细告知实施该技术的必要性、实施程序、可能承受的风险以及为降低风险所采取的措施、成功率、大致的总费用以及药物选择等相关的实质性信息。在本案例中,由于张为患有艾滋病、无精症等特殊情况,医务人员更应落实二人对于他人供精的态度,重复强调 AID 的实施过程与结果。

3. **保护后代原则**　医务人员有义务告知寻求 AID 治疗的这对夫妇,供精出生的后代与亲生子代享有同等的法律权利和义务,包括后代的继承权、受教育权、赡养父母的义务、父母离异时对孩子监护权的裁定等。也就是说,张为夫妇对于该孩子负有伦理、道德和法律上的权利和义务。为减小近亲婚配的风险,还应遵守供精管理规范,精子库管理方有义务在匿名的情况下,在将来为人工授精的后代提供有关医学信息的婚姻咨询服务。

4. 保密原则 为保护供精者和受者夫妇所出生后代的利益,供精者和受者夫妇应保持互盲,供精者和实施 AID 技术的医务人员应保持互盲,供精者和后代应保持互盲。针对案例中张为患有艾滋病的事实,医务人员还需注意他的隐私保护。

【法理讨论】

根据原卫生部《关于对艾滋病病毒感染者和艾滋病病人的管理意见》的要求,艾滋病病人应暂缓结婚。人类免疫缺陷病毒感染者如申请结婚,双方应接受医学咨询,在专业医生的指导下,双方知情同意可以结婚,婚姻受法律保护。同时,艾滋病病人结婚的权利在《艾滋病防治条例》第三条中也得到说明:任何单位和个人不得歧视人类免疫缺陷病毒感染者、艾滋病病人及其家属。人类免疫缺陷病毒感染者、艾滋病病人及其家属享有的婚姻、就业、就医、入学等合法权益受法律保护。

张为夫妇在双方知情同意的前提下结婚,虽然张为患有艾滋病,但二人的婚姻合法,同样也享有婚姻关系中的生育权利。故而,在夫妻双方知情的情况下,丈夫是 HIV 感染者提出供精助孕诉求并没有被相关的法律所禁止。

此外,原卫生部《人类辅助生殖技术规范》中指出,AID 的适应证包括无精子症,而张为被诊断为隐睾、非梗阻性无精症,因此其供精助孕诉求受到法律保护。

【情理讨论】

张为接连遭受艾滋病与无精症的打击。虽然有王红的鼓励与陪伴,但内心的愧疚已然影响夫妻二人的关系。根据心理学家鲍文的理论,在家庭系统中两人构成的关系是不稳定的,三角关系是最小的,也是最稳定的关系系统,它能明显改善家庭中的焦虑现象。张为夫妇由于生育的需求未得到满足,逐渐产生了焦虑感,如果二人能够共同孕育一个孩子,将从根本上化解两人的心理困扰,同时让这个小家庭更加圆满。一般来说,AID 技术的最大情理问题就在于男方难以接受,受限于男方的自尊感。但张为夫妻二人在商量之后均同意这个做法,张为的意愿很大程度上是希望能够补偿王红,这种补偿心理来源于张为的内疚感。因此,AID 技术是张为克服内心自卑、稳定家庭关系的可行途径。

【社会舆论】

在社会生活中,人们会自发选择远离对自己生命具有威胁的因素。因此,不论是出于意识或是潜意识,人们对于艾滋病病人的态度始终无法常态化,这也在一定程度上导致了艾滋病病人在社会生活中容易被歧视甚至遭受不公平的待遇。在此情况下,法律更需要健全相关制度以保障艾滋病群体的权益,如案例中的生育权。其次,在案例中,张为一直认为自己因患有艾滋病而无法满足妻子生育要求,其缘由在于大众对于相关医学知识的匮乏,以及张为缺乏求助医生的积极性。社会应该逐渐完善医学知识的普及,建立健全隐私保障制度,鼓励艾滋病病人勇于就医,以免因为讳疾忌医而导致不可挽回的后果。

【小结】

在女方未感染艾滋病的条件下,男方患有艾滋病并且无精子,实施 AID 技术具有医学的适应证。在伦理和法律层面,要强调尊重夫妇的自由生育权。基于尊重、无伤、有利和公正的原则,该夫妇应该得到 AID 的帮助,但在实施前应当对双方进行深入沟通,获得知情同意。此外,医方在提供医疗服务的同时应当保障艾滋病弱势群体的权益,特别是对隐私的尊重与保护,避免导致该群体对于医疗体系丧失信任。

(陈 旻)

参考文献

[1] 中华人民共和国卫生部.关于修订人类辅助生殖技术与人类精子库相关技术规范、基本标准和伦理原则的通知.卫科教发〔2003〕176 号,2003.

[2] 于修成.辅助生殖的伦理与管理.北京:人民卫生出版社,2014:15.

[3] 中华人民共和国卫生部.关于对艾滋病病毒感染者

和艾滋病病人的管理意见．卫疾控发〔1999〕第164号，1999.

[4] 中华人民共和国国务院．艾滋病防治条例．2006.

第三节　男性 HIV 感染者要求供精助孕

【案例叙述】

丈夫杨明（化名）和妻子王琴（化名）婚后几年一直采取避孕措施，1年前准备生育，丈夫到医院进行相关检查。精液常规化验完全正常，但是检查同时发现丈夫感染了人类免疫缺陷病毒，进一步在省疾病预防控制中心确诊，并进行相关治疗。

一年来，妻子王琴检测了4次人类免疫缺陷病毒抗体，均为阴性。也就是说，妻子没有被感染。夫妇两人决定寻求医生帮助，生育孩子。经过多方打听，他们来到了这家医院生殖医学中心，要求行供精人工授精治疗。但是医生却不能为他们提供供精人工授精治疗。主要原因是供精人工授精的所有适应证中，没有男方感染艾滋病这一条内容。

对于医生的回复，病人夫妇感到失望。他们又提出，希望医院用丈夫杨明的精子实施辅助生殖技术。但医生再次拒绝了他们的请求。因为根据《中华人民共和国人口与计划生育法》的规定，公民在行使生育权的同时，也有"计划生育"的义务，目的是控制人口数量，提高人口质量。艾滋病病人的生育权应在保障配偶和子代安全的基础上进行。同时，《人类辅助生殖技术规范》中也明确规定，严重的性传播疾病属于辅助生殖技术禁忌证。

听到这个消息，杨明和王琴近乎绝望。医生告诉杨明和王琴夫妇，医院设有一个生殖医学伦理委员会，并承诺提请生殖医学伦理委员会讨论他们的困境。

在伦理委员会的讨论中，尽管委员们的意见并不完全一致，但最终，大家认为：伦理委员会应该和国家既定的法律法规保持一致，同时尊重行业的技术规范。如果不符合相关规定，伦理委员会无权作出另外决定。

医院最终没有为杨明和王琴夫妇提供助孕治

疗。但是，杨明和王琴夫妇认为，他们的生育权被剥夺了。

【医学观点】

供精人工授精技术主要适用于以下三种情况：一是男性严重的生精障碍不能生育；二是男方患有不可纠正的严重遗传性疾病并且向子代传递风险较大；三是其他无法或者不宜采用丈夫精子来源的不育症。

杨明夫妇应该属于第三种"不宜采用丈夫精子来源"的情形。因此，他们提出的"采用供精人工授精技术生育孩子"的想法，从医学需求和医疗技术角度考虑，是可以的。但是医生却不能为他们提供供精人工授精治疗。

杨明被确诊为人类免疫缺陷病毒感染者，其精液中含有人类免疫缺陷病毒。从医学的角度看，即使通过体外受精技术，也并不能完全去除人类免疫缺陷病毒（human immunodeficiency virus, HIV）。如果使用杨明精子与妻子卵子进行体外受精后，所形成的胚胎以及胚胎培养液中均有可能存在人类免疫缺陷病毒。这样将可能含有人类免疫缺陷病毒的胚胎移植入女性子宫，就有导致女方及其子代感染人类免疫缺陷病毒的风险。

另一方面，为杨明这样的艾滋病病人进行辅助生殖治疗还存在着"医疗环境污染"的风险。因为杨明的精液中含有人类免疫缺陷病毒，从生物安全角度考虑，需要在生物安全等级很高的P3实验室进行操作。国内现有用于临床辅助生殖实验室根本不具备基本条件。如果出于同情病人的考虑而开展针对HIV感染者的辅助生殖技术，不仅存在HIV感染样本感染医务人员和其他病人的风险，同时也存在污染实验室环境的风险，从而危及其他病人的配子和胚胎。因此，医院并不具备为杨明和王琴夫妇进行医治的条件。

另外，关于使用艾滋病病人本人的精子进行辅助生殖，这一医学难题一直是辅助生殖领域中的热门话题。根据国外专业文献报道，丈夫HIV阳性，妻子阴性而寻求助孕的夫妇，在充分知情同意的前提下，已有成功实施辅助生殖技术治疗的情况。对于男方血清HIV载量 <50 000 拷贝/ml，CD4$^+$ 淋巴细胞计数 >250×10^6/L 6个月以上的病人，采用密度梯度离心和上游法洗涤精子，受精和移植前行聚合酶链反应（polymerase chain reaction，PCR）检测 HIV 的拷贝数，已获得较好的妊娠率，且出生婴儿和产妇无血清转化现象。因此，建议在条件成熟时，针对 HIV 感染者这一日益扩大的特殊群体，国家建立专门 P3 实验室及其配套设施，专门为他们提供辅助生殖技术服务。

【伦理讨论】

HIV 感染者和配偶如何行使自己生育权的问题非常复杂。在我国现有条件下，HIV 感染者夫妇的生育权与感染者配偶和后代的生命健康权之间存在明显的伦理冲突。HIV 感染者不负责任地行使生育权将会导致权利主体的配偶及其后代有被传染的风险，从而极大地影响配偶及其后代的生命健康权。这明显不符合保护后代原则和严防医源性疾病传播原则，所以不宜使用杨明的精子进行助孕治疗。

对于杨明夫妇提出使用供精进行治疗的请求，有明显不同的意见。

一种意见认为，生育权是人与生俱来的基本权利。在他们遇到生育问题时，医务工作者应该帮助 HIV 感染者夫妇实现生育愿望。特别是帮助感染者的健康配偶实现生育愿望。既然杨明夫妇已经提出了可以接受供精进行辅助治疗，这一点既不会影响子代的健康，也能够满足这一对夫妇养育孩子的美好愿望，没有理由拒绝他们的要求。

另一种意见认为，患有艾滋病的丈夫，自身的健康和寿命存在着极大的不确定性，如果医院帮他们生育了孩子，那么这个孩子就有可能面临单亲家庭的境遇，将来的成长、教育都有可能出现更多问题；更何况，除了寿命风险，艾滋病病人也有巨大的心理和精神危机，一旦借助供精的方式生育孩子，父亲能不能承担起父亲的责任，最终影响孩子的身心健康，这都是有可能发生并且需要认真对待的问题。再者，在为其实施供精人工授精治疗后，虽然子代是健康的，但是 HIV 感染者后期高额的治疗费用，对于普通收入家庭是非常大的经济负担，随之而来的后代的教育权、健康权也可能因为经济陷入困境而受到影响。

此外，医务工作者也不能忽视精子捐献者的权力问题。目前国内对此问题关注较少。在美国，配子捐赠者有权关注配子的去向，部分捐赠者要求不能把配子捐给 HIV 感染者。

【法理讨论】

首先，我国妇女权益保障法第 51 条规定：“妇女有按照国家有关规定生育子女的权利，也有不生育的自由。”这一条法律规定了妇女的生育权。也就是说，这一个案例中的王琴，她是有生育权的。

但同时，我国人口与计划生育法第 17 条规定：“公民有生育的权利，有依法实行计划生育的义务……”第 2 条规定：“国家采取综合措施，控制人口数量，提高人口素质。”法律条款明确了公民行使生育权的同时，也有“计划生育”的义务，从而控制人口数量及提高人口质量。所以，艾滋病感染者的生育权应在保障配偶和子代安全的基础上进行。所以，这一案例中的杨明，他虽然也有生育权，但这个生育权是应该审慎行使的。在我国现有的医疗条件下，在对自身的未来和孩子的未来都缺乏积极预估的情形下，杨明如果能够理性思考自身的生育权和孩子的健康权之间的矛盾和辩证关系，审慎行使自己的生育权，同样是作为父亲的责任心的体现。从杨明的角度上讲，医生给出的不建议杨明生育孩子的决定，并没有剥夺他的生育权。

【情理讨论】

在艾滋病病人当中，不少的感染者或其配偶有生育孩子的意愿，将拥有后代作为其生活下去的希望。

从一般情理的角度上讲，不少人认为，任何疾病都有治愈的可能，如果能够保护艾滋病病人的生育权，让这些病人拥有自己的后代，也许，随着医疗技术的发展，在未来的某一天，这些曾经的“严重的性传播疾病病人”，他们的后代，也有可能是完全健康的。

【社会舆论】

人们对于艾滋病病人的态度是不完全一样的。一般舆论认为，HIV 感染者不能只顾及自己的生育权，而不考虑后代的生命健康权。如果不限制 HIV 感染者的生育权，就会引发随之而来的很多社会问题，如子代的健康问题，感染者后期发病所需要的大量的医疗费用问题，子代的抚养和教育问题等。更何况，医务工作者还需要关注子代的权利问题。

虽然有观点认为，人权建立于人，HIV 感染者是人，因此他首先拥有生育权，这个生育权是优先于子代的选择权的。但是在一般舆论看来，人是有理性的动物。没有生育孩子可能造成一个人此生的缺憾，但是如果是不适宜生育孩子的人，仅仅为了满足自己为人父母的愿望、行使法律意义上的生育权，而不考虑子女出生之后要面临的繁杂的人生难题，这样的诉求和行为，从本质上讲，是非常不理性的。如果艾滋病病人能够理性对待自身的当下状况，不以生育作为人生最重要的价值选择，那么这样的父母，才是值得社会敬重的。

【小结】

在我们现行的法律框架和医疗条件下，艾滋病感染者及其配偶如何行使自己的生育权，依然是一个难解的问题。这需要法律法规、医疗技术等多个方面的完善和改进。当然，这也需要婚姻中遇到这一难题的当事人，要有一个理性的认知和选择。说到底，无论是保护婚姻的完整性，还是保护自己的生育权，这本身就是对人生和人性的双重考验，需要当事人有足够的理性和强大的精神理念作为支撑。

（师娟子　刘珊　张洲）

参考文献

［1］中华人民共和国卫生部．关于修订人类辅助生殖技术与人类精子库相关技术规范、基本准则和伦理原则的通知．卫科教发〔2003〕176 号，2003．

［2］WU MY, CHANG LJ, CHEN MJ, et al. Outcomes of assisted reproductive techniques for HIV-1-discordant couples using thawed washed sperm in Taiwan: comparison with control and testicular sperm extraction/microscopic epididymal sperm aspiration groups. J Formos Med Assoc, 2011, 110 (8): 495-500.

［3］KASHIMA K, TAKAKUWA K, SUZUKI M, et al. Studies of assisted reproduction techniques (ART) for HIV-1-discordant couples using washed sperm and the nested PCR method: a comparison of the pregnancy rates in HIV-1-discordant couples and control couples. J Infect Dis, 2009, 62 (3): 173-176.

［4］于修成．辅助生殖的伦理与管理．北京：人民卫生出版社，2014：15．

［5］Ethics Committee of the American Society for Reproductive Medicine. Interests, obligations, and rights of the donor in gamete donation. Fertil Steril, 2009, 91 (1): 22-27.

第四节　女方丙肝抗体阳性者的助孕

【案例叙述】

2013 年 12 月 26 日，某新闻网站以《明知母体有丙肝医院还为她做试管婴儿》为题报道了这样一则新闻：鲁英（化名）与丈夫结婚多年未能生育。2011 年，她与丈夫到某医院进行了试管婴儿助孕手术，术前按照医院规定进行了全部孕前健康检查。检查报告显示，鲁英的丙型肝炎抗体呈阳性。医生考虑到丙型肝炎并不是做试管婴儿的禁忌，在做试管婴儿时口头告知该病人丙型肝炎抗体阳性结果及可能存在的风险，鲁英夫妇当时并未有任何异议，坚持进入试管周期进行助孕治疗。2012 年 3 月 5 日，鲁英生下一对双胞胎女婴，女婴出生后被告知"母婴三人均为丙型肝炎病毒携带者"。2012 年 12 月 18 日，鲁英与丈夫及两名女儿，将做试管婴儿的某医院告到法院，要求赔付两名女婴的医治丙型肝炎费用及定期检查费用，退赔做试管婴儿所产生的医疗费 32 942.1 元等费用。

【医学观点】

原卫生部在《关于修订人类辅助生殖技术与人类精子库相关技术规范、基本标准和伦理原则的通知》中明确指出：男女任何一方患有严重的精神疾患、泌尿生殖系统急性感染、性传播疾病、女方具有严重躯体疾病不能承受妊娠者是实施体外受精胚胎移植术的禁忌证。为了优生优育，提高人口素质，保障不孕夫妇的切身利益，进入辅助生殖助孕周期前，夫妇双方均需要进行全面的身体检查。如果不孕夫妇在身体检查过程中发现其他系统疾病，需要到相关科室诊治后，再进行辅助生殖助孕。丙型肝炎，简称丙肝，属于乙类传染病。是一种由丙型肝炎病毒（HCV）感染引起的病毒性肝炎。主要经血液传播、性传播、母婴传播等。丙肝抗体阳性就可以诊断丙肝。抗 -HCV 阳性母亲将 HCV 传播给新生儿的危险性为 2%。因此鲁英应首先进行系统的丙肝相关检查,确定是否需要抗病毒治疗后再进行试管助孕。

【伦理讨论】

本案例中,医疗机构违反了以下伦理原则。

1. **知情同意的伦理原则** 2017 年 4 月 24 日颁布的《医疗机构管理细则》第 62 条规定"医疗机构应当尊重病人自己对病情、诊断、治疗的知情权利。在实施手术、特殊检查、特殊治疗时,应当向病人作必要的解释"。知情同意原则贯穿在整个辅助生殖技术过程中。病人知情同意权包括知情权和同意权两部分,两者相互关联、密不可分。本案例中争论的焦点在于医疗机构是否充分地履行了对病人的知情告知。人类辅助生殖技术是一项高精尖的技术,医患双方处于知识完全不对等状态,病人因为求子心切,往往忽略自身的其他异常,而更加追求自己是否能够早日怀孕生子。如果此时医生没有进行全面详细准确的书面知情告知,那么由于病人的知识文化素养、理解能力及医生口头告知提供的知识量、准确性等问题,往往容易造成病人并没有完全知情的后果;另一方面,尽管医生已经进行了详细、全面的口头知情告知,当时病人完全知情,但是一旦产生医疗纠纷,被诉诸法院,医疗机构便无法举证自己已经尽到了告知义务。

2. **有利于病人和后代的伦理原则** 鲁英丙肝抗体阳性,说明她已经感染了丙肝病毒,这种疾病未经治疗很容易通过垂直传播传递给下一代,造成孩子一出生便为丙肝病人,给孩子的健康造成了极大的伤害。医务人员的口头告知明显存在告知不全面,不能提供有利于自己的医疗文书、没有充分重视子代的利益,没有就子代的风险与病人夫妇进行详细深入的沟通,严重损害了母婴健康,最终导致悲剧的发生。

3. **严防医源性疾病传播及双重效应原则** 辅助生殖技术的应用,不仅涉及不孕不育夫妇的切身利益,还与其子代的利益息息相关。医疗机构实施辅助生殖技术的目的是好的,而且确实也实现了病人怀孕生子的愿望,这是医疗行为的直接效应。如果在实施这一技术的过程中,伴随着不可避免的损伤效应,那么医务人员有义务对病人进行详细的书面知情告知,在病人充分知情的情况下,继续实施医疗活动。丙肝为乙类传染病,可以通过血液及

母婴传播。鲁英在进行不孕症诊疗过程中,查出丙肝抗体阳性,如果此时经治医生对病人进行宣教,详细告知病人丙肝的传播方式及预防措施,坚持病人必须首先进行丙肝的诊治,只有经专业医生出示疾病治愈的证明后方才进行助孕治疗,则母女三人均为丙肝携带者这一事件就不会发生。虽然经过辅助生殖助孕,鲁英夫妇实现了抱婴的愿望,但是,对于医源性疾病的发生,医疗机构具有不可推卸的责任。

【法理讨论】

国务院《医疗事故处理条例》和《执业医师法》都要求医疗机构实施手术、特殊检查、特殊治疗时应当征得病人的同意。《医疗事故处理条例》第 11 条规定,在医疗活动中,医疗机构及其医务人员应当将病人的病情、医疗措施、医疗风险等如实告知病人,同时还明确了医疗机构及其医务人员履行义务时应遵循有利于病人的原则。本案例中鲁英进行全面孕前健康检查时发现丙肝抗体呈阳性,医生虽已进行了口头告知,但是病人并不一定能够真正理解丙肝抗体阳性的意义,并不真正知晓丙肝病毒感染的发生、发展、传播途径及对后代的影响,从而做出有利于自己的最佳选择。其实鲁英夫妇到该院进行试管婴儿手术,是将自己生育希望托付给了医生,而不是将自己所有的权利都交给了医生,毫无疑问,病人在获得身体状况异常的情况下,还保留了自己决定命运的权利。《中华人民共和国传染病防治法》第四章第 39 条规定:医疗机构发现乙类或者丙类传染病病人,应当根据病情采取必要的治疗和控制传播措施。从本案院方的医疗行为特征来看,鲁英夫妇因不孕症进行助孕前全面孕前检查而查出丙肝抗体阳性,医生虽进行了口头告知,但是并不能出示自己已经充分告知医疗文书,未能提供自己已经建议病人进行必要治疗和控制传播的证据。明显违背了病人知情同意的原则,有利于后代的原则,最终依法承担损害赔偿责任。

经审理,法院认为:某医院并未履行告知义务(虽然已经口头告知,但是没有做出书面的详细告知),导致鲁英对身体健康状况不知情的前提下继续实施手术直至成功,并生下两名均携带丙肝抗体阳性的女婴,此系诊疗行为疏忽所致,应认定某医院构成违约。判决某医院返还鲁英医

疗费 32 975.42 元,赔偿交通费 186 元,费用合计 33 161.42 元,驳回原告的其他诉讼请求。

【情理讨论】

不孕不育已经成为全世界面临的主要医学及社会问题。受中国传统文化的影响,多子多福、传宗接代、养儿防老等字眼深深种植于人们的心里。不孕症病人承受着社会、家庭及自身的心理压力,迫切地想要怀孕。这所有的一切,均是因为"孩子"。面对不孕不育这一特殊的"疾病",不孕症夫妇可能会更多地关注能够助孕成功这一技术,从而忽略自身的身体状况。"只要能有个孩子,自己付出什么代价都行",可能是这种迫切型心理病人的心声。在这种情况下,医务人员,需要详细告知病人进行健康检查的必要性,应对病人的阳性检查结果进行充分告知,并应获取书面的知情同意。鲁英在助孕前检查过程中发现丙肝抗体阳性,医生虽然进行了口头告知,但是对于迫切想要孩子的鲁英是否真正听懂了医生的交代、真正认识到了丙肝对自身健康及所孕育胎儿的影响,是否真正了解了她首先应该做的事情。导致鲁英母女三人均为丙肝病毒携带者这一事件是所有人都不愿意见到的,所以从情理角度出发,无论鲁英是因为哪种原因没有首先进行丙肝诊治,医务人员都存在告知不到位的责任。

【社会舆论】

20 世纪 90 年代以来,医患纠纷连年上升,有些地方近年来成倍增加。在 80% 以上的医疗纠纷案中,病人都认为医生未尽到"详细的知情告知义务",造成了"侵犯病人的知情权"。本案例中病人鲁英查出丙肝抗体阳性,这种疾病是可以治愈的,鲁英完全可以先治疗,待丙肝治愈后再生育。如果鲁英对病情完全了解并由于年龄等诸多因素拒绝先治疗再生育,也应签署书面的知情同意书。而完善的知情告知,也是防止医患双方纠纷产生的重要方式。

【小结】

辅助生殖助孕技术事关人类的繁衍,而不孕症夫妇经过多年的求子之路,不可避免地将更多的关注点放到怀孕生子这条"主线"上,从而忽略了

自身的身体状况。这时,就需要医生进行全面翔实的书面知情告知,病人则根据自身的具体情况选择最有利于自己的方案,这也是避免此类纠纷的有效途径。

(刘丽英)

参考文献

[1] 中华人民共和国国家卫生和计划生育委员会.医疗机构管理实施细则.2017.
[2] 于修成.辅助生殖的伦理与管理.北京:人民卫生出版社,2014.

第五节　梅毒抗体阳性者的助孕

【案例叙述】

赵磊(化名)夫妇婚后 6 年一直未孕,多方求医未果,经人介绍前来某院生殖中心就诊。妻子刘文娟(化名)进行了妇科检查及妇科超声,结果未见明显异常。赵磊的精液常规提示离心后未见精子,男科体检及性激素检查均正常,睾丸穿刺可见大量活动精子,诊断为梗阻性无精子症。

在术前常规传染病检查中发现赵磊梅毒螺旋体特异抗体(TPHA)阳性,再次抽血检查快速血浆反应素实验(RPR)阴性。询问病史得知赵磊因既往有不洁性生活史,曾患有梅毒,并在医院进行正规治疗,现已治愈。夫妇二人有强烈生育要求,医生建议行睾丸穿刺取精辅助生殖技术助孕。但是夫妇双方担心梅毒感染对后代有影响,要求供精助孕。

【医学观点】

梅毒由梅毒螺旋体引起,患病后病程漫长,早期侵犯生殖器和皮肤,晚期侵犯全身各器官,并生多种多样的症状和体征,病变几乎能累及全身各个脏器。梅毒通过性行为可以在人群中相互传播,并可以由母亲传染给胎儿,危及下一代。极少数病人通过接吻、哺乳、接有传染性损害病人的日常用品而传染。梅毒的临床分类有以下几类。

1. 获得性显性梅毒

(1)一期梅毒:标志性临床特征是硬下疳。感

染梅毒螺旋体后 7~60 天出现，无痛无痒、圆形或椭圆形、边界清晰的溃疡，高出皮面，疮面较清洁，有继发感染者分泌物多。触之有软骨样硬度。持续时间为 4~6 周，可自愈。

（2）二期梅毒：以梅毒疹为特征，有全身症状，一般在硬下疳消退后相隔一段无症状期再发生。梅毒螺旋体随血液循环播散，引发多部位损害和多样病灶。侵犯皮肤、黏膜、骨骼、内脏、心血管、神经系统。梅毒进入二期时，梅毒血清学试验几乎 100% 阳性。

（3）三期梅毒：1/3 的未经治疗的显性梅毒螺旋体感染发生三期梅毒。

2. 获得性隐性梅毒　后天感染梅毒螺旋体后未形成显性梅毒而呈无症状表现，或显性梅毒经一定的活动期后症状暂时消退，梅毒血清试验阳性、脑脊液检查正常，称为隐性（潜伏）梅毒。感染后 2 年内的称为早期潜伏梅毒；感染后 2 年以上的称为晚期潜伏梅毒。

3. 妊娠梅毒　是孕期发生的显性或隐性梅毒。妊娠梅毒时，梅毒螺旋体可通过胎盘或脐静脉传给胎儿，形成以后所生婴儿的先天梅毒。孕妇也可因为发生小动脉炎导致胎盘组织坏死，造成流产、早产、死胎。

梅毒螺旋体特异抗体（TPHA）阳性，快速血浆反应素实验（RPR）阴性。提示病人不具有传染性，可以使用其精子生育血亲后代。

按照目前人类辅助生殖技术的发展水平，梗阻性无精症病人完全有可能通过睾丸穿刺或附睾穿刺取精助孕生育血亲后代。不能因为没有医学根据的担心而要求供精助孕。

【伦理讨论】

按照国家原卫生部关于辅助生殖技术的规范，梗阻性无精子症可以通过睾丸穿刺或附睾抽吸，借助单精子卵胞质内注射（ICSI）技术，获得自己的血亲后代，也可以选择供精助孕。

供精助孕出生的子代及其社会学父母将面临诸多的家庭问题和社会问题。从保护后代的原则考虑，医务人员要告知供精助孕生育的后代与自然分娩生育的后代享有同样的法律权利和义务。该夫妇对供精助孕出生的孩子负有伦理、道德、法律上的权利和义务。医院要做到病人夫妇双方知情同意，重点告知病人夫妇对供精生育的后代抚养、教育的权利和义务，切实保护好后代利益。

医务人员实行辅助生殖技术过程中在尊重病人的自主选择权时，也要充分考虑病人的需求是否合理、全面。医务人员有权利、义务知情告知本案例中病人梅毒传染给后代的可能性及接受供精后可能会存在的问题等。该男性病人 TPHA 阳性，RPR 阴性，提示病人既往有梅毒感染，现无传染性。目前情况下，病人通过睾丸穿刺取精经辅助生殖技术助孕的方式可以获得血亲后代，胎儿不会感染梅毒。

从最优化原则出发，该男性病人的梅毒无传染性，可以通过睾丸穿刺可以生育自己的后代，不建议该病人夫妇进行供精助孕。

【法理讨论】

本案例中病人夫妇男方梗阻性无精子症，选择供精助孕符合原卫生部颁布的《人类辅助生殖技术规范》和《人类辅助生殖技术管理办法》中的供精适应证。与此同时，男方既往患有梅毒现已治愈，可以通过辅助生殖中的 ICSI 技术帮助其生育自己的血亲后代，并不违背法律法规的禁止性规定。

【情理讨论】

本案例中的病人夫妇对于孩子的迫切需求加之担忧男方梅毒病史对后代子女的影响而提出供精助孕要求，在情理之中。供精助孕生育的后代，存在三方父母，所以在后代子女的成长中，不可避免会遇见各种各样的社会的压力。"所谓人言可畏"也许开始选择时，不会想到未来的某一天会后悔，但是，当越来越多的人知道真相时，将会给病人、家属、子女带来巨大的精神压力，甚至是伴随终身的心理创伤。因此，要告知病人谨慎选择，充分考虑。

【社会舆论】

男方患有梅毒，虽然已治愈，但是因为自己既往感染梅毒心中有所愧疚，无法承受将疾病传染给后代的风险，为此选择放弃生育自己后代的机会。事实上，从医学角度看，目前他的疾病已治愈，不会传染给子代,应该放下思想包袱,夫妻双方充分沟通,尽量选择出生自己的血亲后代。

【小结】

本案例中病人夫妇要求供精助孕的原因不是梗阻性无精子症,而是担忧既往梅毒螺旋体感染史可能危及后代。但是病人 TPHA 阳性,RPR 阴性,提示病人既往有梅毒感染史,现在无传染性。病人一旦感染梅毒,即便治愈,抗体将终身阳性。目前情况下,病人通过睾丸穿刺取精经辅助生殖技术助孕的方式可以获得血亲后代,同时胎儿不会感染梅毒。作为医务工作者应将各种治疗方案的利弊充分告知病人,以便不孕不育夫妇作出最合理的助孕选择。

（马鹏程　张学红）

【参考文献】

[1] 中华人民共和国卫生部.卫生部关于修订人类辅助生殖技术与人类精子库相关技术规范、基本标准和伦理原则的通知.卫科教发〔2003〕176 号,2003.

[2] 于修成.辅助生殖的伦理与管理.北京:人民卫生出版社,2014.

[3] 中华人民共和国卫生部.人类辅助生殖技术规范.卫科教发〔2001〕143 号,2001.

[4] 中华人民共和国卫生部.人类辅助生殖技术管理办法.卫生部令〔2001〕14 号,2001.

第六节　助孕病人隐瞒梅毒病史

【案例叙述】

女方刘阳(化名)于 1988 年与丈夫王新(化名)结婚,婚后 1 年怀孕,但孕后 3 个月因胚胎停止发育,于医院行清宫术,此后一直未孕。1994 年,刘阳在当地医院检查发现双侧输卵管阻塞,通过多种方式治疗后均无明显效果。2002 年,夫妻二人来到某私立生殖中心,检查时意外发现王新梅毒快速血浆反应素试验(rapid plasma reagin,RPR)阳性,提示梅毒感染期。但刘阳年龄已大,迫于尽快怀孕,遂在该医院给予王新青霉素治疗,1 周后转为阴性,刘阳夫妻要求实施 IVF 助孕,获得 3 枚胚胎,移植后未妊娠。

2003 年,夫妻双方又到另一家生殖中心要求助孕。在医生询问病史时,王新认为自己的病情并不严重,并且担心之前的治疗过程影响此次助孕,便刻意隐瞒了自己曾经感染过梅毒的病史。相关化验检查显示为阴性,其余检查均符合要求,刘阳在该中心实施助孕后,获得 3 枚胚胎,移植后未妊娠。2004 年,刘阳夫妻再次来诊要求助孕,此时王新感染性项目检查已超过 6 个月,复查发现梅毒 RPR 阳性,进一步检查后确诊梅毒。在医生的反复追问下,王新终于承认 2 年前助孕时已发现患病,治疗 1 周后自认为已经治愈,怕影响此次助孕过程而刻意隐瞒病史,对疾病的相关风险并不知晓。医生向夫妇详细交代了梅毒感染的严重性,嘱其进行正规系统的治疗,防止累及全身重要脏器,RPR 转阴后方可生育。夫妇俩人非常理解并万分感谢,自动放弃本周期治疗。

【医学观点】

梅毒是由梅毒螺旋体引起的一种传染病,可引起神经、心血管等多系统损害,甚至威胁生命。梅毒影响妊娠是不争的事实,可以导致流产、早产、死产、新生儿死亡及婴儿的先天性疾病。目前,关于不同的感染性项目间隔多久重新检查,尚无明确要求和共识。在我国不同的生殖中心有不同的规定,且目前检查手段有限,无法保证一次筛查结果的完全准确性,助孕过程中存在一定风险。感染梅毒后应该进行系统全面地治疗,连续监测 RPR 转阴。对于已经明确治愈且无再感染者,或曾经充分治疗、随访较为稳定、无活动性梅毒的临床表现、非特异血清试验低滴度固定(≤1:4)者,方可妊娠。因此,广泛开展宣传教育普及梅毒防治知识,开展综合干预阻断梅毒传播,提高检测质量、开展主动检测、促进早期诊断,提供规范化医疗服务等措施尤为重要。原卫生部在《关于修订人类辅助生殖技术与人类精子库相关技术规范、基本标准和伦理原则的通知》中提到,实施体外受精胚胎移植术助孕要求有明确指征,且要排除禁忌证:男女任何一方患有严重的精神疾患、泌尿生殖系统急性感染、性传播疾病,不得实施体外受精胚胎移植术及其衍生技术。

这对夫妇在检查时发现男方感染梅毒,属于辅助生殖助孕的禁忌证之一,应及时终止助孕周期,并且充分告知病人感染梅毒后果的严重性,嘱其重视并全面治疗。本案例中,某私立中心对夫妇二人助孕的行为不符合规范化诊疗要求,有极大的助孕风险,是对医患双方极不负责任的行为。

【伦理讨论】

辅助生殖技术的专业性强,在临床诊疗过程中病人能否准确提供自身的疾病情况,医生能否恰当告知诊疗细节,均将直接影响到诊疗效果。如本案例中这样患有梅毒的病人,在就诊过程中由于多种因素隐瞒或忽视病史,很有可能造成医源性疾病传播,对病人的家人、医护人员和其他病人可能带来极大风险。根据辅助生殖伦理学基本原则中的保护后代原则,医务人员有义务告知接受辅助生殖技术治疗的夫妻,他们对出生的孩子负有伦理、道德和法律上的权利和义务。任何医疗措施都具有双重效应,比如本案例中应用辅助生殖技术可以让多年不育的夫妻有属于自己的孩子,但也必须认真权衡助孕成功后是否会对夫妻二人与后代造成更大的伤害。在本案例中如果男方未加治疗,不仅会出现梅毒引起的多种临床症状,影响对孩子的抚养和对家庭的责任。性接触是梅毒最主要的传染方式,而这种传染过程肉眼多不能察觉,妻子被感染的风险大大增加。研究发现,孕妇梅毒病人的梅毒螺旋体能够通过胎盘屏障,引起胎儿宫内感染,发生先天性梅毒。在这种情况下,分娩出健康新生儿的概率不足 20%,能够出现如流产、早产、死胎等严重并发症。因此,对于助孕夫妻进行及时而严谨的感染性项目检查,更是对后代负责的表现。

知情同意原则应该贯穿在整个辅助生殖技术实施的过程中。对于不同的夫妻而言,该技术的适应证与禁忌证,实施该技术的必要性,可能承受的风险等均有所差异。对于像本案例中这种因为患感染性疾病而终止助孕周期的病人,医务人员有义务认真解释采取临床检查与治疗的必要性,让病人有充分的知情同意。通过制订细致并具有可操作性的生殖技术和伦理细则问答,提供辅助生殖技术和伦理以及相关规定的知识,做到完完全全的知情同意,避免病人因思想误区导致不良结局。不孕症的诊疗是一种不得不接触病人隐私的行为,只有在充分了解病人病史的前提下并借助现有的科学技术,才能够更好地保护医患双方的权益。因此,医务人员对助孕夫妇的病史必须严格细致询问、规范操作,充分尊重和保护病人的隐私,严格遵守医疗原则,掌握治疗适应证和禁忌证。

可以理解本案例中由于女方高龄并经历助孕失败后渴望得到下一代的急迫心情,但再次助孕过程中刻意隐瞒男方的病史,存在极大的思想误区,是极不负责的行为。解决的办法就是要普及梅毒等性传播疾病的防治常识,有针对性地加强宣教,提高高危人群的梅毒防范意识。开展主动检测,促进梅毒的早期诊治,对病人的性伴侣也要及时检测并进行详细随访,加强婚前和孕期检查以降低对后代的不良影响。

【法理讨论】

目前,我国已有针对辅助生殖技术实施中病人权利与义务的相关法律、法规,本案中出现的因病人个人原因而刻意隐瞒病史,最终险些造成不良后果的现象也并非个案。由辅助生殖技术引起的法律纠纷,往往让案件陷入难以判决或搁置的处境。医务人员要充分理解和尊重患有此类性传播疾病的人群,认真交代相关风险并签署知情同意书,防止造成医院内其他病人的感染和职业暴露,同时也为医疗纠纷的处理提供临床依据。

生殖医学这一门前沿和热点学科不但需要规范化的行业规定和翔实的法律细则,还需要对诸如不同的感染性项目间隔多久而重新实施检查等技术问题,形成技术共识,为行业规范和法律细则提供保障,让人们有规可循、有法可依,进而保护医患双方的共同权益。

【情理讨论】

不孕不育夫妇大多盼子心切,固执而脆弱。一些人从网络媒体上得到一知半解的不孕不育知识,却不知道任何医学过程都有不同程度的风险,任何违背医学原则的操作都可能对他们产生不良后果,隐瞒病情将给自己和医生带来潜在麻烦。临床上有一些感染性传播疾病的病人,迫于社会舆论的压力和心理上的沉重负担,并缺乏相关医学知识,在就诊过程中担心受到别人异样的眼光或被指手画脚,因此对真实的病情难以启齿或刻意隐瞒,这是一种对自己、对他人都不负责任的行为。同时,在医患沟通过程中,医生有义务纠正病人的这种错误观念,严格遵循诊疗规范、法理、伦理原则,拒绝逐利行为。

【社会舆论】

临床观察发现,有些夫妇能够主动、准确地讲述自己的病史,有些夫妇则需要医生反复追问才能提供真实的病史,这些差异与病人的年龄、文化程度和职业影响有关。目前社会上对于性传播疾病的认识存在局限性,很多高危人群不愿进行疾病筛查,患病后拒绝进行长期治疗,进而加剧了疾病传播的风险。虚假不实的病史往往会误导医生,其后果不堪设想。因此从医院的角度,需要规范并细化对性传播疾病病人行辅助生殖技术助孕的相关要求。从社会的角度,应该加强对此类疾病的宣教,让病人得到全社会的尊重和理解。

【小结】

病人在进行辅助生殖技术助孕的过程中刻意隐瞒病史,存在极大的风险。医学技术的高速发展,能够为医务工作者提供更加准确而及时的检测结果,但医患双方应该明确自己的义务与权利,遵守诊疗规范、伦理原则和法律法规,最大化地降低不良助孕结局。

(谭季春 周飞飞 张馨怡)

参考文献

[1] 中华人民共和国卫生部.关于修订人类辅助生殖技术与人类精子库相关技术规范、基本标准和伦理原则的通知.卫科教发〔2003〕176号,2003.
[2] 于修成.辅助生殖的伦理与管理.北京:人民卫生出版社,2014.

第十章
遗传性疾病及特殊性疾病助孕的伦理案例

第一节　X染色体异常女性的保密要求

【案例叙述】

病人，女性，32岁，再婚，与现任丈夫同居未避孕未孕1年余。病人第一次婚姻期间曾与前任丈夫怀孕，孕足月生育1子，死于新生儿窒息，当时未对新生儿做相关检查。之后女方行染色体核型分析，发现为47,XXX，前夫因此与其离婚。现再婚不孕，故来医院咨询。病人担心现任丈夫了解其病史后也因此提出离婚，要求医生对丈夫保密。

【医学观点】

病人不能提供新生儿死亡的具体细节，包括遗传学检查结果。现有的证据认为，新生儿窒息死亡与母亲的染色体核型为47,XXX没有直接关系。47,XXX属于性染色体非整倍体的表现形式，病人体细胞核中有一个额外的X染色体，是女性最常见的X染色体异常，发生率约为1/2 000。由于大部分病人缺乏明显的表型特征，在临床识别和诊断上有相当大的难度。有研究认为，47,XXX核型的女性可以健康地生活，大部分具有正常的生育能力，但与某些生理缺陷和疾病似乎存在相关性。如：部分病人存在智力障碍和精神障碍，表现出行为、语言和学习方面的异常；卵巢功能异常，出现闭经；乳房发育不良等。如果47,XXX女性再生育，理论上可产生46,XX、46,XY、47,XXX、47,XXY核型的胚胎，但事实上，子代染色体异常的比率与染色体核型正常夫妇生育的子代无明显差异，这可能与"24,XX被分离进入极体；含有24,XX的卵母细胞受精能力降低；异常胚胎不利于在子宫内膜种植"等假说有关。该病人可以正常试孕，有助孕指征时接受常规助孕治疗。妊娠后接受产前诊断，防止发生出生缺陷。

【伦理讨论】

在本案例中，我们重点讨论"保密原则"，除此之外，本案例还涉及"尊重原则"和"自主原则"。

1. **尊重原则**　是所有伦理原则中最为重要的，是对能够自主的病人自主性的尊重。在本案例中，妻子要求医生保密的权利应该受到尊重。

2. **自主原则**　在医疗活动中，病人有独立的、自愿的决定权，这种自主决定权从根本上表达的是病人的选择权。本案例中，病人要求医生保密，是经过考虑合乎理性的决定，且这个决定本身并没有对他人和社会造成伤害。但是，自主原则的实现需要3个必备的前提条件，其中一条"决定是经过深思熟虑并与家属讨论过的"，从这点上讲，医生建议病人双方自行沟通解决。

3. **保密原则**　保密是医学诊疗中最重要的伦理原则之一，体现了"以人为本"的思想。隐私是指个人不受社会、他人干涉的有关私人信息的控制部分，不容许他人随意侵入的领域，是个人在不同程度上不愿意让他人知晓，特别要求保护和控制的东西。包括病情隐私和生理隐私。保护病人的隐私，是建立良好医患关系的基础，是临床医生必须恪守的专业职责。出于对自己健康的考虑和对医生的信任，病人将不愿与他人（包括最亲近的人）分享的私人信息告诉医生，医生有义务尊重病人的信任并为之保密。生命伦理学的理论之一——后果论认为，判断人的行为在伦理上对错的标准是该行动的后果，一个行动在伦理上正确与否，要看它的后果是什么。医生在未经病人同意的情况下，将其隐私告知其丈夫，有可能对家庭带来伤害，这是医生为病人保密的伦理基础。但是，医生为病人保密不是绝对义务，也有例外。如果保密会给他人带来伤害，而且这种伤害大于医生泄密所导致的伤害时就应该披露信息。比如，丈夫检测 HIV（+），其妻子则处在感染 HIV 的严重危险之中，即使丈夫要求医生不要告知其妻子，但医生有义务确保病人的妻子知道这种危险。医生还应该按照法律要求，将病人上报给有关公共卫生部门。如果披露信息能够防止对他人造成严重伤害的话，保密原则可以被打破。

医生的职业特点决定了常常可以了解到病人的某些隐私，而保护隐私权是为了尊重病人而避免伤害。根据伦理原则，医生不应将一方的隐私告诉另一方，应由家庭中的男女双方自行沟通解决。

【法理讨论】

关于医疗行为中的隐私保护也是有法律依据的。《中华人民共和国执业医师法》规定：医师必须保护病人隐私权。《中华人民共和国侵权责任法》规定："医疗机构及其医务人员应当对病人的隐私保密。泄露病人隐私或者未经病人同意公开其病例资料，造成病人损害的，应当承担侵权责任"。由于辅助生殖技术实施的特殊性，我国也出台了相关的规范。2003 年卫生部颁布了《人类辅助生殖技术和人类精子库伦理原则》，从伦理围度规定了医务人员的执业范围，培养医务人员的病人隐私保护意识，充分保护病人隐私。

【情理讨论】

在讨论该病例时，也听到了以下观点。有人认为，47，XXX 的女性毕竟不属于正常人群，会面临自身健康问题及可能对后代的影响。如果女方不

主动告知男方，是对男方的伤害，作为医生，应该告知男方。也有人提出，如果告知男方，可能将面临女方再次婚姻破裂的风险，将对女方造成伤害。应该由女方决定并自行与男方沟通。这些观点听起来似乎都是合乎人情世故的，但是不是合"理"，就要站在医学、伦理学和法学的角度去客观地分析。医疗保密涉及医患双方，病人获得医疗保密是病人的基本权利，医生为病人保密是医生的责任和义务。但在以下情况下可不受保密原则的限制：①病人会危及自己或他人性命；②保密会危及他人和社会利益；③基于公平公正或社会安全的理由，司法机构要求透露资料时；④第三者在场时，病人知道除了医生外第三者在场，则意味着放弃信息所有权。本案例不属于以上情况。

【社会舆论】

不孕症是一种生理 - 心理 - 社会多成因的非生命威胁性疾病，具有独特的生理、心理及疾病特点，是一个隐私侵权密集的区域。因此在诊疗的多个环节都要注意对病人隐私的保护。如诊疗地点设置应相对独立，最好实行单室单人就诊；病案资料的管理与归档应符合保密原则，无关人员不可随意查阅病例；不可在公开场所议论病人的病史、治疗以及其他个人隐私；有科研、教学及宣传需求时充分遵守病人知情同意，在实施临床带教、采集科研资料或行技术宣传涉及病人隐私时，事先向病人做好告知和解释，征得同意后方可进行等。只有在完善制度与设施、人员教育的基础上，从可能暴露病人情况的每个细节入手，充分注意保护病人隐私，正确处理隐私权与其他权利的冲突，才能真正维护病人的隐私权。

【小结】

在本案例中，女方虽然染色体核型为 47，XXX，个人表型正常，且大部分 47，XXX 的女性有正常的生育能力，子代染色体异常的比率与染色体核型正常夫妇生育的子代无明显差异。为病人保密并不造成对其丈夫以及对社会严重的伤害，因此在没有病人授权的情况下，医生应为其保密，并鼓励病人自主解决。现病人出现生育困难，可进行常规不孕症诊治。

（徐 阳）

参考文献

［1］于修成.辅助生殖的伦理与管理.北京：人民卫生出版社，2014.

［2］中华人民共和国卫生部.关于修订人类辅助生殖技术与人类精子库相关技术规范、基本标准和伦理原则的通知.卫科教发〔2003〕176号文件，2003.

第二节　系统性红斑狼疮病人的助孕

【案例叙述】

陈靓（化名），30岁，19岁时诊断为系统性红斑狼疮（systemic lupus erythematosus，SLE），经治疗病情平稳。4年前结婚，但婚后不久出现有口腔溃疡、恶心、呕吐、晨起小便呈白色等一系列异常的现象，遂到医院就诊，被确诊为系统性红斑狼疮复发。经过积极的治疗，陈靓的病情再次稳定。3年后，陈靓夫妻再次到免疫科就诊时，提出怀孕的想法，在医生的指导下服用安全剂量药物试孕，遗憾的是1年后仍未怀孕。随后，夫妻双方于生殖医学中心就诊，女方查基础内分泌卵泡刺激素（follicle stimulating hormone，FSH）12.9mU/ml，抗米勒管激素（anti-Müllerian hormone，AMH）1.2ng/ml，双卵巢窦卵泡2~4枚，提示卵巢功能减退。输卵管碘油造影提示：双侧输卵管梗阻。男方精液检查未见明显异常。已符合体外受精胚胎移植术助孕指征。夫妻双方生育意愿强烈，坚决要求体外受精胚胎移植术助孕。陈靓也表示哪怕系统性红斑狼疮复发，危及生命，也要进行生育。

【医学观点】

1. 从辅助生殖专业角度考虑，女方输卵管因素的不孕，同时伴随着卵巢功能减退，是符合试管指征的。但是在药物刺激卵巢的过程中，高雌激素环境下可能诱发系统性红斑狼疮发作。因此在治疗前应充分评估风险及可能产生的其他并发症，并请内科会诊，作好相应的准备。系统性红斑狼疮病人同时患有"卵巢功能减退"，在助孕过程中可能存在以下问题：试管助孕过程费用高，助孕成功率低。病人年龄偏大，可能面临多次取卵问题。多次的手术侵入性取卵，手术的并发症：如出血、感染、脏器损伤等风险增加；系统性红斑狼疮病人妊娠的母婴风险因素增加，且其流产率亦会相应增加。存在系统性红斑狼疮复发、加重，危及母儿生命的可能；系统性红斑狼疮有遗传子代的风险，虽然夫妻双方充分知情并自愿承担相关后果，作为医务人员还是应当让夫妇双方对其病情及所生后代可能存在的并发症进行充分告知，履行知情同意原则。

2. 卫生部《关于修订人类辅助生殖技术与人类精子库相关技术规范、基本标准和伦理原则的通知》中明确规定女方子宫不具备妊娠功能或严重躯体疾病不能承受妊娠是辅助生殖技术的禁忌证。因此，从禁忌证方面考虑，重度的系统性红斑狼疮会影响肝肾功能，导致多种并发症，对母儿危害极大，不可以助孕，但陈靓现处于轻度或者病情平稳期，妊娠结局较好，若有生育需求，可予助孕。

3. 系统性红斑狼疮好发于育龄妇女的自身免疫疾病，病人在妊娠头3个月可能发生流产，特别是处在活动期的狼疮肾炎病人，有50%的孕妇发生流产，约2/3的孕妇出现早产或死胎。妊娠可以加重病情，大约有半数以上的病人在怀孕末3个月和产后数月内病情加重或复发。妊娠对系统性红斑狼疮最为严重的影响是肾脏的损害，可出现肾脏病变或使原有的肾脏病变加重，导致肾功能不全甚至肾衰竭。鉴于系统性红斑狼疮病人妊娠的母婴风险较大，处于生育的女性病人必须认真考虑，持慎重的态度对待这一问题。若病人有强烈的怀孕要求，一定要在专科医生指导下进行并定期随访。

【伦理讨论】

系统性红斑狼疮病人从医学、伦理、社会的角度考虑，患有严重疾病且妊娠风险大的病人应格外慎重考虑试管助孕的风险。

据人类辅助生殖技术伦理原则的知情同意原则，医务人员应当对具有人类辅助生殖技术适应证的病人充分告知，使其了解实施此技术的必要性、实施程序和可能承受的风险。陈靓夫妇应充分被告知了解高雌激素环境下诱发系统性红斑狼疮的可能性极大，甚至危及生命，并且认识到系统性红斑狼疮与妊娠的相互影响可能加重病情的风险。

据人类辅助生殖技术伦理原则的保护后代原则,如果有证据表明实施人类辅助生殖技术会对子代产生严重的生理、心理和社会损害,医务人员有义务停止该技术的实施。在试管助孕药物刺激卵巢的过程中,高雌激素环境下诱发病人系统性红斑狼疮复发,如果这时候陈靓怀孕,大量激素治疗系统性红斑狼疮,可能会对胎儿生长发育不利,如果不进行治疗,也可能会危及陈靓生命。同时,也不可避免新生儿狼疮,这对孩子以后身心发育带来极大的负面影响。鉴于保护后代原则,有负面影响,应慎重考虑助孕。

根据有利病人原则、不伤害原则以及最优化原则,不建议病人再次助孕。从有利于病人角度考虑,医务人员有义务告知病人目前可供选择的治疗措施、利弊及其所承担的风险。应当在病人充分知情的情况下,提出有医学指征的最佳的选择和最有利于病人的治疗方案。不伤害原则要求医务人员在诊疗护理过程中,不使病人的身心受到损伤。本案中陈靓想拥有自己孩子的自主意愿固然重要,也可以理解,但不应冒着生命危险来实施。病人助孕成功,易致统性红斑狼疮复发;且合并症多,妊娠易危及母婴生命。最优化原则即医务人员在选择治疗方案时,要以最小的代价获得最大的诊疗效果,包括疗效最好、安全无害、痛苦最小、耗费最小。病人试管助孕,所耗费的精力、金钱将不是陈靓所能轻易承受的。且助孕将以损失陈靓的健康为代价,对一个普通家庭而言,无疑是得不偿失。所以,尽管病人有权生育,但病人的自主性在该案例中,并不具有绝对性。

从实际情况来说,重度系统性红斑狼疮会影响肝肾功能等并发症对母儿危害极大,是助孕的禁忌证。但如果陈靓的怀孕愿望强烈,且已充分知情助孕的风险,若处于红斑狼疮轻度或者病情平稳期,妊娠结局较好,医务人员可考虑予以助孕治疗,以满足其拥有后代的愿望。

【法理讨论】

《中华人民共和国人口与计划生育法》规定:生育权是公民的一项基本的人权。公民的生育权是与生俱来的,先于国家和法律发生的权利,是人的基本权利,是任何时候都不能剥夺的。系统性红

斑狼疮也不是《中华人民共和国母婴保健法》规定的禁止生育的疾病。因此陈靓夫妇同意并在内分泌科医师指导下有生育孩子的权利。

【情理讨论】

妻子冒着生命危险也要生育后代,这份感情令人感动。但是在前期的诊疗过程中,医生应当慎重抉择,并全面履行知情告知、自主自愿等伦理原则。重度系统性红斑狼疮病史的病人,通过辅助生殖技术生育的后代,如果在这次助孕后丧失了生命,这会令原本不幸的家庭更加的悲惨。丈夫会承受巨大的压力,孩子会在单亲家庭环境中生活,有可能会影响后代的性情,造成更为复杂的家庭矛盾。

但该病人有强烈的怀孕要求,如果在病情稳定的前提并在医生指导下服用安全剂量药物的情况下,通过辅助生殖技术生育后代,更具有人性化,更利于家庭稳定,社会和谐。

【社会舆论】

该病人在大量激素治疗系统性红斑狼疮,可能会对胎儿生长发育不利,因此影响影响孩子的健康成长,有可能需要社会的帮扶,给社会造成一定的负担。此外,该病人在治疗中所需支付的医疗费用,也会给该家庭造成一定的经济压力,如因严重并发症,不幸去世,也会导致孩子出现不良心理状态,有一定社会危害的隐患。

【小结】

系统性红斑狼疮病人在病情稳定的前提下,经过医生专业的评估,并在医生指导下服用安全剂量药物,通过辅助生殖技术生育后代,这种行为不违反《中华人民共和国母婴保健法》中的公民的生育权,更具有人性化,更利于家庭稳定,以满足其拥有后代的愿望,并且要注重病人的后期随访,促进社会和谐。

(林海鹰　李　萍)

参考文献

[1] 中华人民共和国卫生部.关于修订人类辅助生殖技术与人类精子库相关技术规范、基本标准和伦理原则的通知.卫科教发〔2003〕176号,2003.

[2] 于修成.辅助生殖的伦理与管理.北京:人民卫生出版社,2014.

第三节 妻子担心丈夫先天性秃发遗传后代

【案例叙述】

宋小楠(女,化名)与谢才(男,化名)是90后新婚夫妻,两人婚前同居4年,3年前曾意外怀孕一次,于怀孕40余天行人工流产手术。术后劳累时常伴下腹坠胀不适,休息后能自行缓解,故未重视。流产后至今未避孕,亦未再怀孕。

双方登记结婚后,宋小楠此次独自来院就诊咨询,说明了自己的生育担忧。一方面,自己与丈夫近3年未避孕,未怀孕,数日前夫妻二人在附近医院做了生殖相关检查,发现丈夫精液没有明显异常,自己输卵管造影检查显示双侧输卵管不通,此种情况是否已无法自然受孕。另一方面,丈夫谢才自幼头发稀少,已秃顶多年,曾辗转于国内多家医院求医,最终在某知名医院被诊断为全秃,具有遗传性。丈夫本科学历,身高171cm,有眉毛、胡子,其他外观没有明显异常。宋小楠婚前还得知男方的祖父母为表兄妹近亲结婚,他的父亲也同样先天性秃顶,身高仅155cm。

出于对下一代的担忧,宋小楠表示自己已经多次代丈夫就诊,遗传咨询后得知,此种全秃遗传概率为50%,无论子代为男性还是女性,都有秃顶可能。为了预防女孩出现秃发会影响正常生活,宋小楠特别要求选择男性胚胎助孕,如难以施行,希望可通过供精助孕以阻断该不良状况在自己孩子中的延续。经讨论,院方未同意该病人的PGD或供精助孕申请。

【医学观点】

本案例中双方未避孕3年未孕,符合继发性不孕(育)症的诊断。女方输卵管不通,具备体外受精胚胎移植术指征。男方精液正常,建议实施常规的体外受精胚胎移植术(IVF-ET)助孕。

本案例涉及的疾病为具有遗传性的全秃,目前疑是一种常染色体显性遗传病,后代再发风险约

50%。目前研究已定位到某些与全秃相关的基因,但该病并非明确的单基因遗传疾病,更不是性染色体连锁遗传病。病人提出的植入前遗传学诊断技术(preimplantation genetic diagnosis,PGD),是在通过IVF/ICSI基础上实现的,精子卵子在体外结合形成受精卵,并发育成胚胎后,在其植入子宫前进行基因检测,并将病因性胚胎筛除,将未携带特定疾患的胚胎移入子宫达到受孕的技术。目前PGD主要用于筛查某些染色体数目、结构异常或单基因缺陷引发的严重遗传病,例如克氏征、地中海贫血症等疾病。本案例中的先天性秃顶,并非明确的单基因病,也不属于严重遗传病,故不具备PGD指征,也不属于其检测范畴。

关于供精的指征主要包括:无精子症,严重的少精子症、弱精子症和畸精子症,男方和/或家族有不宜生育的严重遗传性疾病,母儿血型不合不能得到存活新生儿等。本案中男方精液正常,而遗传咨询得知先天性秃发的遗传概率虽为50%,但并非致死或致畸性严重遗传病。在男方可获得自身后代的情况下不具备供精助孕的指征,但仍作为特殊案例提交了伦理委员会。

【伦理讨论】

本案中女方单独就诊,就其提供的信息看,夫妻双方可能都处于求子心切阶段,但女方独自一人就诊,未必能代表男方的全部想法。尤其不排除女方对丈夫存在一定的基因歧视。根据知情同意的原则,需在夫妻双方充分告知并理解的前提下进行助孕,由妻子单方面名义上的代夫求诊更不能作为实施供精助孕的依据。此外,在男方有较大机会获得自身遗传后代的情况下,使用供精生育男方非血缘关系的后代,日后完全可能生育自己血亲子代,将带来诸多伦理问题和家庭纠纷,更有悖于保护后代的原则。

先天性秃发虽不是重大、致命性的遗传疾病,但确实可能对后代、尤其女性后代生活造成困扰。辅助生殖伦理学基本原则中首先是尊重原则,即对病人自主性的尊重。但自主原则的实现有其必要的前提条件,即必须经过深思熟虑并与家属讨论,且不能与他人或社会利益产生冲突。此次女方单独就诊,并且希望PGD选择男性胚胎,不能排除存在重男轻女的思想,若夫妻双方为求男孩而来,更

不可支持或鼓励。根据社会公益性原则,医务人员不得实施非医学需要的性别选择。

根据最优化原则,医务人员在选择诊疗方案时,要以最小的代价获得最佳的诊疗效果,包括疗效最好、安全无害、痛苦最小、耗费最少。PGD 技术存在胚胎养囊失败、囊胚活检等风险,其费用相比常规体外受精胚胎移植术较高,且子代安全性仍需远期验证。因此还需充分告知 PGD 技术带来的风险,否则也将有悖于有利/不伤害的伦理原则。建议病人夫妇共同就诊,充分了解夫妻双方的病情和诊断,以及他们的想法,根据诊断与指征,慎重地帮助其拟定诊疗计划,尽可能促使该家庭日后生活幸福圆满。

【法理讨论】

国家规定 PGD 在性别鉴定方面的应用仅限于严重的性连锁遗传病的诊断与筛查,如血友病、假性肥大性肌营养不良症等。女方提出采用 PGD 筛选男性胚胎的要求不符合上述指征。根据我国法律相关规定,绝不允许对胚胎和胎儿进行非医学指征的性别鉴定;对于利用声技术和其他技术手段为他人进行非医学需要的胎儿性别鉴定或者选择性别的人工终止妊娠,将被依法追究刑事责任。根据目前供精助孕的实施规范,先天性秃发不属于严重致死或致畸性疾病,也不具备原卫生部《关于修订人类辅助生殖技术与人类精子库相关技术规范、基本标准和伦理原则的通知》中规定的供精指征。因此采用 PGD 选择男性胚胎或供精助孕,均不符合相关法规。

【情理讨论】

当今社会,竞争日益激烈。个人能力是社会竞争的主要核心因素,但也不可否认,外貌因素在人生发展中也具有一定影响,先天性秃发病人在求学、就业、择偶方面可能都会因为秃发受到一定负面影响。久而久之,容易产生不良心理状态。病人夫妻对于秃发后代的担忧不无道理。基于男方祖辈有近亲结婚史,男方与其父亲均为先天性秃发,推测后代先天性秃发的发病概率较高,因此病人夫妇有强烈的愿望阻断后代秃发现象,组成一个圆满家庭,此种愿望乃人之常情。

【社会舆论】

胚胎植入前遗传学诊断技术发展,使得性别选择甚至基因选择成为可能,但其主要用途是识别致病突变和预防出生缺陷。仅仅因为外貌因素求助 PGD,潜在反映出对"定制"小孩和完美宝宝的向往。基因编辑技术的出现和发展,让"定制婴儿"有了新的发展方向和可能。但试想,如果人人都点名要自己理想中的小孩,这样的选择是否理性和公平呢?且不说人类基因编辑技术尚处于起步阶段,过于积极的优生选择将影响人类的生物多样性,对特定人群进行永久性的基因"强化"将导致社会不公,也必会受到伦理和法律的制约。此外,生育后代和抚养后代成长必是一场五味杂陈的人生之旅,如若在开始之前就对其中风险和挑战采取躲避态度,是否对于为人父母缺乏足够的准备呢?

【小结】

医院伦理委员会听取了该项案例的汇报,建议根据知情同意原则,告知就诊病人其不孕的病因在于输卵管不通,已难以自行怀孕,在了解自身不孕因素和治疗措施基础上,可考虑和选择 IVF 助孕;对于女方单方名义上的代夫求诊并不能进行任何助孕;全秃不属于 PGD 的范畴,也不符合供精指征,故未同意该病人的 PGD 或供精助孕申请。

(王　缘　孙　赟)

参考文献

[1] 中华人民共和国卫生部.关于修订人类辅助生殖技术与人类精子库相关技术规范、基本标准和伦理原则的通知.卫科教发〔2003〕176 号,2003.
[2] 于修成.辅助生殖的伦理与管理.北京:人民卫生出版社,2014.
[3] 中华人民共和国卫生部.人类辅助生殖技术管理办法.2001.

第四节　一对盲人夫妇的助孕伦理

【案例叙述】

一对盲人夫妻于 2010 年结婚,婚后性生活正常,未避孕,至今未怀孕。女方 30 岁,无眼病家族史,出生后双眼外观正常,3 天后双眼炎性渗出,曾就诊于眼科医院诊断为角膜白斑。男方,30 岁,盲人,先天性小眼球,视力 0.1。2010 年曾患腮腺炎并发右侧睾丸炎,抗炎治疗半个月治愈,之后右侧睾丸萎缩。曾多次检查精液未见精子,未治疗。男方性激素化验示:卵泡刺激素(follicle stimulating hormone,FSH)26.8mU/ml。Y 染色体微缺失检查未见异常。染色体化验提示男方 46,X,Yqh+。2015 年 9 月于生殖医学中心行经睾丸精子抽吸术(testicular sperm aspiration,TESA),高倍镜下可见精子。查体左侧睾丸大小约6ml,右侧睾丸约 3ml。这对盲人夫妻现申请卵细胞质内单精子注射(intracytoplasmic sperm injection,ICSI)助孕或者供精助孕。

【医学观点】

男方为先天性小眼球(congenital microphthalmia)是一种先天发育障碍性眼科疾病,患病率约为1.5/10 000,家族性小眼球的遗传方式有常染色体显性遗传、常染色体隐性遗传和 X 连锁隐性遗传。先天性小眼球致病基因与多个染色体区域有关,提示存在遗传异质性。目前虽然将先天性小眼球相关基因定位到染色体的特定区域,并发现一些候选基因的突变位点,但是男方先天性小眼球的致病机制极其复杂,现代医学仍然不能对其研究透彻。

该病人目前虽精液未见精子,但是 TESA 尚可取到精子,可以通过睾丸取精后行 ICSI 授精,最终应该可以获得胚胎。但胚胎种植前遗传学诊断(preimplantation genetic diagnosis,PGD)也无法查出这些胚胎是否携带先天性小眼球的遗传基因,无法保证后代正常。因此从医学角度不建议此夫妻行辅助生殖助孕。

为病人行供精助孕从医疗技术上讲是可行的,需要进行伦理和法理的讨论。

【伦理讨论】

1. PGD 是否可行?

辅助生殖技术的成功实施,赋予原本丧失生育能力的夫妇获得生育后代的能力,这在临床上具有划时代的意义,然而辅助生殖伦理的基本原则同样包含有严禁技术滥用原则。先天性小眼球致病基因很多,现代医学尚未对其研究透彻,即使 PGD 也不一定能筛查出致病基因,后代患先天性小眼球的可能性非常大。因此,在该技术不能解决问题的前提

下实施,存在技术滥用的嫌疑。不建议 PGD 助孕。

2. 供精助孕是否可行?

如果这对夫妻没有失明,夫妻具备抚养孩子的能力,那么从保护夫妇生育权的角度考虑,应该同意供精助孕。然而对于这对失明夫妇来说,养育、教育一个都困难重重。失明夫妇没有经济收入,孩子的基本生活保障需要依靠祖父母,当祖父母年老体衰不能提供帮助时,这个问题势必将推向社会,也就违背了社会公益原则。

同时,从保护后代的原则考虑,不建议夫妇供精助孕或收养孩子。失明夫妇目的是有一个孩子给他们养老,这对孩子是不公平的。医务工作者需要着重考虑子代的养育和抚养问题。对于孩子而言,父母给予的情感与生活上的支持是不可或缺的。失明父母与子女因为见识不同,兴趣爱好的不同,体力与精力差异巨大,可能会造成亲子间交流的障碍,人生观、价值观、世界观的差异,最终导致情感上的矛盾与误解。如果孩子得知自己是供精的孩子,是否会愿意留在这个家庭中,承受巨大的生活压力?是否从此踏上"寻父"的征程?对于供精者来说,精子捐赠时是否知道这个后代可能会出生在这样的特殊家庭?如果医生不告知,是否违反了知情同意原则?当孩子成年,假如有机会找到自己的父亲,供精者能否接受这一事实?这对于供精者和供精者的后代都有失公平。

【法理讨论】

生育权是指具有合法婚姻关系的男女按照法律规定享有决定是否生育、何时生育和生育子女数量的权利。生育权作为一项基本人权,受法律保护。法律面前人人平等,这是我国法律的一项主要原则。但是公民的生育权也受到一定的限制,根据《中华人民共和国婚姻法》第 7 条第 2 款规定,以及原卫生部颁布的《异常情况的分类指导标准(试行)》对各类遗传病是否可以结婚和生育的分类,这对夫妇可以结婚,但不允许生育。

本案例中男方患有先天性小眼球症,此症属于严重的遗传病。根据法律规定,男方属明确规定不允许生育者,在法理上也不建议对其应用辅助生殖技术助孕。

【情理讨论】

情理上讲,本案中这对夫妻的境遇值得同情,

生理的缺陷深深困扰着两人的日常生活。站在这对盲人夫妇的角度来看,生活的困难并不妨碍两者拥有自己的健康后代。但他们却没有考虑到未来这个孩子可能一出生就伴随有先天性的遗传疾病,对于一个孩子而言,一出生就要这承受无可避免的痛苦和责任是不公平的。

【社会舆论】

建立社会主义核心价值体系,构建和谐社会,营造积极健康的社会舆论氛围需要全体人民的共同参与,全社会应努力形成良好的人际关系,促进残疾人享有应有的社会地位和尊重。同时处于社会弱势的残障人群体,也应积极参与到这种构建和谐社会的过程中,才能理直气壮享有和谐社会的成果。本案中社会舆论对这对夫妻的境遇表示同情,也支持其在法律允许的前提下获得属于自己的子女。而处于弱势地位的这对夫妻也应该考虑,执意生育一个有遗传疾病的孩子是否有利于和谐社会的构建?

【小结】

本案例中盲人夫妇的情况确实值得同情,从医学角度来看,男方系先天性小眼球,是一种无法通过 PGD 阻断遗传的多基因遗传病。从法理上讲,男方属明确规定不许生育者。而且本着保护后代的原则,也不应该给失明夫妇供精助孕或者通过收养来得到一个孩子。

(武学清　毕星宇　陈艳花)

参考文献

［1］于修成.辅助生殖的伦理与管理.北京:人民卫生出版社,2014.
［2］中华人民共和国卫生部,异常情况的分类指导标准(试行).1986.

第五节　克罗恩病病人借助供精生育

【案例叙述】

王静(化名)和丈夫李浩(化名)经过 5 年的恋爱结婚。婚后第 2 年怀孕,在怀孕 3 个月时发现胚胎停育,行人工流产手术。丈夫李浩患有克罗恩病多年,需要每天服用唑嘌呤片和美沙拉嗪,并注射英夫利西单抗,但是疾病未明显控制。长期的炎症和用药导致李浩的精子质量下降,到医院检查后精液检查密度 23.3 百万 /ml,a+b 级精子只有 21.6%。由于治疗克罗恩病的药物大多有副作用,医生建议王静权衡利弊,最好选择在克罗恩病的缓解期试孕,妊娠前应咨询医生,及时调整药物,稳定病情。

由于未避孕 3 年一直未孕,求子心切的王静和丈夫来到一家生殖医学中心接受体外受精胚胎移植术治疗。治疗前,医生考虑到病人服用的硫唑嘌呤有致畸风险,建议男方停药一段时间后冷冻精子。李浩停药后发生了严重的肠梗阻不得不住院治疗。为了尽快怀孕,王静经过一系列检查,在第 3 个月开始顺利进入体外受精胚胎移植术治疗。经过药物刺激卵巢,获卵 34 枚,用冷冻精子行卵细胞质内单精子显微注射受精 17 枚,遗憾的是由于胚胎发育质量欠佳,无胚胎可移植。

随着李浩病情的发展,现在已经不能再次停药,经过商量和网络上的查询,王静夫妇来到生殖医学中心请求实施供精治疗。

【医学观点】

克罗恩病(Crohn's disease)是一种慢性进展性疾病,病程多迁延,反复发作,不易根治,复发率很高。目前以药物控制为主。病人长期服用硫唑嘌呤,硫唑嘌呤可致染色体异常,具有明显的致畸性,可导致不同程度的胎儿异常,因此不能排除长期服用硫唑嘌呤导致对精子质量下降的可能。病人夫妇曾经过辅助生殖技术治疗,获卵 34 枚,受精 17 枚,无可移植胚胎形成,其可能原因为长期服用硫唑嘌呤所致。虽然病人可以在病情得到控制后,再次停药 3 个月行精子冷冻保存,但鉴于前次治疗经验和停药后克罗恩病进展严重,采用供精治疗具有医学适应证。

【伦理讨论】

供精人工授精技术(artificial insemination with donor sperm)是治疗男性不育症的手段之一,也是管理最为严格的辅助生殖技术之一。此项技术的实施因改变了以血缘为基础和纽带的传统亲子关系,从而会引起一系列伦理和法律等社会方面的问题,需要医护人员以严谨的科学态度和为社会高度负责的责任感,审慎而正确地选择。

该病人需长期服药,在目前状况下病人无法停药,也曾尝试为冷冻精子停药一段时间,后来由于未能按时服药发生了严重的肠梗阻而住院治疗。而且用冻精行辅助生殖技术治疗,由于胚胎质量差,无可用胚胎移植。在此前提下,病人选择供精治疗并不违反严禁技术滥用的伦理原则。辅助生殖治疗遵循的重要伦理原则是尊重、自主原则,知情同意原则和保护后代原则。用供精辅助治疗遵循知情同意原则的重要性在于丈夫的同意以确定父权。女方通过供精人工授精生育的后代与其丈夫没有血缘关系,遗传学上的父亲是精子提供者,造成了生物学父亲和社会学父亲分离,会因此引起父子关系的复杂性,以及与此相关的财产继承权、抚养与赡养义务的履行等问题。本案例中男方由于自身疾病完全自愿放弃自身精子,同意妻子采用供精治疗的方式生育,以满足家庭需求,实现自身的生育权利,同时也完全明确承担自己的相关责任、义务和后果。医务工作者尊重病人的人格、自主选择权和隐私权,综合考虑克罗恩病病人病理、生理、心理及社会因素,该病人若没有后代,老年后丧失生活自理能力,将不利于病人。根据辅助生殖技术有利于供受者的伦理原则,应该考虑满足他们的诉求。

【法理讨论】

本案中病人选择供精治疗符合医学指征,也符合我国《人类辅助生殖技术规范》供精人工授精适应证的相关规定。供精人工授精的子女与其丈夫没有任何血缘关系,确立其社会学父亲承担法律学父亲的地位至关重要。因此,必须得到丈夫许诺,双方书面签字,医疗机构才给予实施,以避免日后纠纷。我国《人类辅助生殖技术和人类精子库伦理原则》也明确指出:通过辅助生殖技术出生的后代与自然受孕分娩的后代享有同样的法律权利和义务,包括后代的继承权、受教育权、赡养父母的义务、父母离异时对孩子的监护权的裁定等。本案例中男方应对供精治疗出生后代视为己出,不管出生子女是健康的,还是残疾、疾病和有缺陷,都要承担如继承权、受教育权、抚养权和监护权等所有父亲

的法律责任和义务。此外,采用供精受孕需要夫妻双方同时知情同意。如果一方未经另一方同意擅自进行供精治疗,违背了夫妻基于配偶身份而拥有的对重大家庭事务的共同决定权,属违法行为,也构成了对对方生育权的侵犯;同时,同意必须是在完全自愿的基础上做出的,要求当事人必须能够理解自己行为的责任、义务和后果。

【情理讨论】

医务工作者常常把孩子比作爱情的结晶,生儿育女是婚姻与爱情结合的完美体现。在中国传统理念中,成家立业、生儿育女对每个家庭来说是理所当然,必不可少的人生大事,也是子女对家族的一种责任,对于保持家庭结构的稳定性具有非常重要作用。不论社会怎么发展,社会家庭都摆脱不了传统思想观念的影响。本案例中男方病人由于自身克罗恩病不能停药,一旦停药会危及生命,为了生育后代,自愿放弃自身精子,选择供精治疗,满足自身的生育愿望,实现了家庭的幸福和谐,同意病人的请求是合情合理的。

【社会舆论】

随着社会的进步,生育观念也在逐渐变更。不孕不育症病人不生育或领养一个孩子是一种选择。但男方由于各种原因,不能采用自身精子获得生育,采用供精治疗也日益获得认可,只要夫妻双方相互理解,一致同意,达成共识,采用供精治疗的要求应该得到支持和满足,也应该得到社会的理解。这也是现代社会进步的一种表现。家庭是社会的细胞,只有小家庭稳定,社会才能更和谐。同意病人的治疗请求既实现了他们为人父母的愿望,又促进了小家庭的和睦幸福,维护了社会稳定。

【小结】

在辅助生殖技术中,采用供精治疗涉及许多无法回避的社会伦理问题。随着社会的发展,人们对传统伦理观念不再坚持,放弃血亲后代,生育一个健康的孩子更容易被接受,但未来子代知情权问题、近亲结婚问题、家庭内部矛盾问题等应提醒医务人员在对病人实施供精治疗时依然要采取审慎的态度。为保障病人的合法权益,避免医疗纠纷,生殖中心应当引导病人做好相关的伦理咨询,建议

病人返诊后进行详细讲解,让病人对助孕可采用方案的成功率、医疗费用及其子代存在的风险有一个客观、全面的认识,从而做出符合夫妇意愿的理性选择。

(薛亚梅)

参考文献

［1］于修成.辅助生殖的伦理与管理.北京:人民卫生出版社,2014.

［2］中华人民共和国卫生部.关于修订人类辅助生殖技术与人类精子库相关技术规范、基本标准和伦理原则的通知.卫科教发〔2003〕176号,2003.

第六节 脑瘫病人的助孕

【案例叙述】

陈凡(化名),男,27岁。因母亲在分娩过程中难产,导致他大脑发育不全,轻度智力低下,后被确诊为"脑瘫"。经过治疗,陈凡身体得到了一定程度的改善。因为智力偏低,他主要通过体力劳动谋生,并于24岁结婚,妻子健康。婚后夫妻二人积极备孕,却一直未孕,于是到生殖中心就诊。

经过医生详细的询问,得知陈凡性生活时不能射精,但是手淫时可以排出精液。经检查,陈凡的精子密度、活力、形态均正常,血清激素水平检测均正常,染色体也正常,妻子的生殖内分泌妇科相关检查也均正常。经过综合考虑,医生给他们提供了夫精人工授精的解决方案,可是夫妻俩担心陈凡的"脑瘫"会遗传到下一代。

【医学观点】

脑性瘫痪(简称脑瘫)是一组由于发育中的胎儿或婴幼儿脑部非进行性损伤所致的综合征。以前的研究表明,脑瘫不会遗传,但是近些年来很多国内外的研究表明,遗传因素在脑瘫的发病中发挥重要作用,而且脑瘫具有比较复杂的遗传学机制:既有遗传的变异,也存在新发的变异;既存在染色体异常、拷贝数变异等基因组的较大片段的变异,也可能是单个基因的突变。另外,一些基因的多态

性也与脑性瘫痪的发病相关。尽管明确的致病机制仍需要进一步的研究探索,但是,近年来脑瘫的遗传学研究成果刷新了人们对这一疾病的认知,但是也同时提示了脑瘫病人子代患病的风险明显增加。在相当长的一段时间内,脑瘫被归因于产时因素,如早产、产伤、围产期窒息及核黄疸等,目前,感染和遗传等相关因素也越来越受关注。本案例中,在医学方面仍建议其本人及父系进行脑瘫相关的遗传学筛查,以充分评估病人本人脑瘫的主要病因及遗传的相关高危风险因素,而后判断其子代罹患脑瘫的风险,并根据具体情况由其决定是否愿意接受辅助生殖技术孕育子代。

【伦理讨论】

1. 依据保护病人和后代的原则,要分析智力障碍病人通过辅助生殖技术产生后代的结果。人群智力障碍分先天和后天的(如出生时缺氧导致的脑瘫)等,如果智力障碍夫妇非遗传性智力障碍,且生活可以自理以及抚养孩子,则可以实施辅助生殖技术助孕。但如果是染色体缺失则会遗传。应分析病人夫妇的具体情况,必要时能否通过植入前遗传学诊断(preimplantation genetic diagnosis,PGD)技术获得正常的孩子,且要求病人夫妇有抚养孩子的能力。本例病人脑瘫、轻度智力障碍,染色体核型正常,女方健康,有能力抚养照顾孩子,应进一步完善脑瘫相关的基因学筛查,综合评估后可以考虑夫精人工授精。

2. 在辅助生殖伦理学中的尊重原则中提到,要对能够自主的病人的自主性尊重,尊重脑瘫、智力障碍者,包括尊重其人格、隐私和自主权,在明确病人自主性及自理性后,告知其本人和家属可能面临的医学风险后,应充分尊重病人的生育权,可以考虑实施辅助生殖技术来帮助病人孕育子代。在本案中,陈凡和他的妻子均具有自主生活能力,有独立的经济来源,有承担家庭义务的基础条件,所以,可以在充分的尊重病人自主性的基础上,通过医疗手段使他们拥有属于自己的孩子,使这个家庭更加幸福美满。

3. 遵照知情同意原则,综合考虑该病人的病理、生理、心理及社会因素,医务人员有义务告知该病人或／和病人的法律监护人,实施辅助生殖技术后代可能出现的情况。医务工作人员应充分告知

陈凡夫妇,二人所孕育的子代仍有一定的罹患脑瘫的概率,基于这种风险,应由二人充分商议后作出适当的决定,父母应充分考虑下一代有缺乏独立生活和社会交往能力的可能,因为相当一部分智力残疾者已经成为家庭的后顾之忧和不可忽视的社会问题。

【法理讨论】

《中华人民共和国婚姻法》第七条规定:患有医学上认为不应当结婚的疾病禁止结婚,结合《中华人民共和国母婴保健法》(第八条),这些疾病主要包括严重遗传性疾病;传染病(艾滋病、麻风病等);有关精神病(精神分裂症、躁狂抑郁型精神病等)。脑瘫病人是可以结婚的,他们的孩子可以正常,孕产期的监测和相关检查,尽量减少子代罹患疾病的风险。

【情理讨论】

结婚生子自古以来都是中国人传统观念里的大事,也是社会延续发展的基础。生育权是人类生来就具有的基本权利,只要夫妻双方有生育意愿,这种权利就不应被漠视或限制。对于陈凡夫妇而言,医生应该帮助他们,从医学角度给予专业的建议,尽量规避相应风险,期望最大限度地保证这个家庭不再受到"脑瘫"相关疾病的困扰,为他们"护航"。社会应该给予这类病人群体足够的重视和关怀,为他们创造良好的氛围和环境。

【社会舆论】

脑瘫病人,应该根据自身功能障碍的程度选择是否要孩子,如果自己可以生活自理,经济条件允许,完全有条件孕育自己的下一代。不能因为病人轻度的自身躯体功能障碍,就剥夺病人的生育权。但是应该为这一类病人,尽可能提供遗传咨询和孕、产期筛查。本案病人男方存在轻度智力障碍,但经过自己不懈的努力后生活完全能够自理并且有一定程度的经济能力,且有妻子从旁支持辅助,所以完全可以采取夫精人工授精的方式获得自己的下一代。

【小结】

随着社会的快速进步和发展,对弱势群体生

存生活方面提供了诸多的保障鼓励措施,能够使他们有机会去创造自己的价值并承担相应的责任和义务,他们有选择自己生活方式的决定权。陈凡夫妇在处理日常工作生活上虽然有些许缺陷,但在沟通、自我照顾、家居生活、工作等方面都达到基本满足社会需要的水平,所以在这种情况下,医学技术是一门能够帮助他们解决相应问题的手段,本案应在充分进行遗传学的筛查和评估后,排除相应高危风险因素,而后接受夫精人工授精助孕。

(姜丰泽　胡明广)

参考文献

[1] 于修成.辅助生殖的伦理与管理.北京:人民卫生出版社,2014.
[2] 中华人民共和国卫生部.人类辅助生殖技术管理办法.2001.

第七节　聋哑夫妻的助孕请求

【案例叙述】

马少华(化名),男,29 岁;马阿社(化名),女,27岁。两人结婚 2 年未孕。夫妻双方均为聋哑人,马少华的母亲陪同他们到某生殖中心就诊,替其翻译以便与医护人员正常交流。医生了解到,两人均为先天性耳聋,外院诊断均为感音性耳聋(双侧),行 *GJB2* 基因全序列分析示:夫妻双方均为 235delC 纯合突变,这意味着若该对夫妻自然受孕,后代发生 *GJB2* 相关遗传性耳聋的概率为 100%。男方精液检查正常。病人为回民,生活在具有宗教信仰的宁夏回族自治区南部山区,且为家中唯一的儿子,若病人没有子代,整个家庭将会在村里受到巨大的歧视。现夫妻双方及家属要求行人类辅助生殖技术(ART)助孕。马少华的母亲坚持要求用马少华的精子行赠卵 IVF。

【医学观点】

"优生优育"一直是每个家庭乃至国家的希望,如果发现家系中已知遗传致病基因,如何减少缺陷儿的出生率是优生优育的核心内容。夫妇双方均患有相同的严重常染色体隐性遗传病,致病基因是明确的,如自然受孕,其子女均会患病;若一方不带致病基因或双方为杂合突变,通过胚胎植入前遗传学诊断技术,配合严格的产前诊断可以避免患儿的出生。2015 年 9 月 *SCIENCE CHINA Life Sciences*(《中国科学:生命科学》英文版)杂志报道:一对 *GJB2* 突变基因携带者夫妇,通过体外受精,获得 8 枚胚胎用于第 5 天的活检,随后通过 PGD 技术,联合 *GJB2* 基因的短串联重复序列连锁分析以及直接 Sanger 测序,确定囊胚的 *GJB2* 基因型,移植了 1 枚 GJB2c.235delC 杂合突变的囊胚,获得单胎妊娠。在孕 13 周时,检测孕妇血浆游离 DNA,评估胎儿染色体非整倍体及 *GJB2* 突变的情况,无创产前检测(NIPT)和无创产前诊断(NIPD)结果显示胎儿无染色体非整倍体及 *GJB2* 基因突变,后期的入侵性检测和产后遗传 / 听觉诊断均证实了这一点,这是我国首例采用 PGD 技术阻断 *GJB2* 基因突变致遗传性耳聋的垂直传递,标志着我国对单基因遗传病的预防已达到国际先进水平。故单纯从医学的角度考虑,该病人可以进行赠卵或供精 PGD 技术助孕,而供精 ART 更加简便,(在具备产前诊断的条件下)是可行的。

【伦理讨论】

父母亲对通过 ART 出生的孩子负有同自然受孕孩子相同的抚养义务。研究表明,家庭微环境是影响儿童智力发育非常重要的因素,基因及宫内环境等因素在胎儿出生前影响其生长发育,出生后,父母和家庭的影响日渐凸显,喂养方式、早期教育等均可影响儿童智力发育。而该夫妻均为聋哑人,若行赠卵或供精 ART 助孕,生育后代为正常人,那么对子代的教育存在很大的隐患。特别是孩子长期生活在父母的无声世界中,其身心健康势必受到重创。从保护后代的原则考虑,该对夫妇不宜实施人类辅助生殖技术助孕。

此外,在实施 ART 时,必须遵守生殖伦理学的基本原则——病人知情同意原则是首要的,在诊疗过程中,医护人员应做到将所有信息的充分告知,让病人充分理解并自愿接受技术服务,在 ART 应用中发挥着举足轻重的作用。而该对夫妇就诊时,整个过程均由男方父母或姐姐全程陪伴,替其翻译以便与医护人员正常交流。那么,家属是否正确

转达了医护人员的医嘱,病人夫妇是否对治疗方案知情,签署的知情同意书是否表达了病人的真正意愿,不得而知。因此,是否真正遵循了知情同意原则也难以确定。

然而,有不同意见认为,尊重原则和自主原则要求医务人员充分尊重病人的选择权。该病人夫妇智力正常,精神状态如果能够证明该聋哑夫妇愿意接受供精或者赠卵治疗,医院应该为其提供必要的医疗帮助。为避免家属传递医嘱的偏差,可以聘请第三方机构,提供专业的手语翻译,替代病人的家属,作为病人和医生之间交流的桥梁。

【法理讨论】

1986 年,国家卫生部颁布的《婚前检查异常情况的分类指导标准(试行)》规定:婚配双方均患有相同的严重常染色体隐性遗传病如:先天性聋哑,可以结婚,但不许生育。但目前 ART 助孕中,对于聋哑夫妻抚养正常子代方面尚无明确的法律法规。因此,这个问题亟待进一步讨论,为此类有生育要求的病人制定出辅助生殖技术相关的法律法规,为今后类似情况提供参考依据。

【情理讨论】

马少华一家位于宁夏回族自治区南部山区,对于他这样的家庭,迫切需要一个健康的后代。但对于一个孩子的成长来说,精神环境因素起着举足轻重的作用,该对夫妻均为聋哑人,正常的孩子长期生活在父母的无声世界中,其身心健康势必受到重创。其次,老人们认为生育一个孩子可以传宗接代,等孩子长大就可以肩负起照顾两个聋哑父母的重担,但他们却没有考虑到对于一个孩子而言,将来要照顾两个身患残疾的父母,他的心理和生理能否承受,对他是否公平。此外,倘若生育一个同样聋哑人的后代,对于这样一个家庭无疑将是更大的灾难。

【社会舆论】

病人夫妇双方均为聋哑人,虽然生活能够自理,但在社会立足,和正常人沟通,均需依靠他人帮助,考虑到孩子需要父母的关爱及照顾,显然病人夫妇双方不具备监护及抚养后代的完整能力,需要其他人帮助抚养,这会给社会增加负担。此外,孩

子出生在残疾人家庭导致的不良心理状态,增加社会犯罪率升高的风险。聋哑病人希望生育的诉求合情合理,但他们生育后带来的社会问题值得每一位医务工作者深思。

【小结】

综上所述,从医学角度,该病人进行赠卵或供精 PGD 辅助生殖是可行的,但是供精更容易操作。从法律角度,婚配双方均患有相同的严重常染色体隐性遗传病,可以结婚,但不许生育。从知情同意和保护后代的伦理学原则出发,该对夫妇在辅助生殖技术的实施过程中,无法做到知情同意,无法保障子代合法权益;从情理角度考虑,该家庭需要的是一个健康的子代,但对于后代来说,存在不利于健康成长的环境因素,综合该对夫妇的特殊情况,接诊医院生殖伦理委员会暂时拒绝了该对夫妻实施赠卵-辅助生殖技术的要求。

(赵君利 马丽丽)

参考文献

[1] WENPING XIONG, DAYONG WANG, YUAN GAO, et al. Reproductive management through integration of PGD and MPS-based noninvasive prenatal screening/diagnosis for a family with GJB2-associated hearing impairment. Science China Life Sciences, 2015, 58 (9): 829-838.

[2] 于修成. 辅助生殖的伦理与管理. 北京:人民卫生出版社,2014.

[3] 中华人民共和国卫生部. 婚前检查异常情况的分类指导标准(试行). 北京:1986.

第八节 染色体嵌合型病人的助孕选择

【案例叙述】

病人王晓(化名),27 岁,因婚后 3 年未孕到某医院生殖中心就诊。经检查,男方被诊断为重度少弱畸形精子症,多次治疗复查后均未明显好转,医生建议行卵细胞质内单精子注射术(ICSI)。夫妻俩几经考虑,决定来院做 ICSI,但是,王晓在做术前检查时,发现染色体 46,XX(98)/47,XXX(2)异常,经医院专家组讨论,建议王晓夫妇到上级医院生殖中心进行胚胎植入前遗传学诊断(PGD)治疗。王晓家人考虑到 PGD 花费颇高,再加上异地就医诸多不便,最后决定在当地做 ICSI 治疗。

鉴于王晓家人的实际情况和需求,医院立即同院产前诊断中心进行联合诊治,经遗传专家咨询讨论后,认为王晓的染色体虽然为染色体嵌合型异常,但以正常型 46,XX 为主,47,XXX 仅占一小部分,而且她的女性特征及发育没有明显问题,有较大概率找到正常的卵子,如果她丈夫的精液正常可以考虑自然受孕;同时也存在一定风险,染色体异常的卵子受精受孕后,将会导致流产或胚胎异常染色体核型风险。若运用 PGD 技术将获得染色体核型正常的子代。对于王晓夫妻的情况,选择 ICSI 治疗亦或是 PGD 治疗都存在一定风险。经优生遗传产前诊断 PGD,产前诊断后子代染色体异常风险几乎 0%,而 ICSI+ 产前诊断风险值 1%,院方建议,可直接行 ICSI 术,单胎妊娠后加强产前诊断,保障母婴安全。

【医学观点】

王晓夫妇由于男方因素(重度少弱畸形精子症)来院准备接受 ICSI 治疗,但在术前检查发现女方存在染色体异常 46,XX(98)/47,XXX(2),属于 X 三体嵌合体,正常核型与异常比例为 98:2。染色体核型分析来源于外周血,性腺细胞是否同样为嵌合体目前无法判断,可能出现三种:①性腺也为同样嵌合体;②性腺为正常,46,XX;③性腺为 47,XXX。47,XXX 女性病人与正常核型男性结婚生育后代时,理论上 50% 概率,另外 50% 也可能出生 47,XXX 和 47,XXY 核型异常的后代(同等比率),其中 47,XXY 就是 Klinefelter 综合征,也称先天性睾丸发育不全或原发性小睾丸症,以睾丸发育障碍和不育为主要特征,还可能合并先天性心脏病、轻中度智力障碍等。所以,47,XXX 病人在生育后代时,孕期需行产前诊断,通过羊水穿刺发现核型异常胎儿,如果合并其他不孕问题需要行辅助生殖技术,可以考虑 PGD,筛选出核型正常的胚胎移植。PGD 技术是针对高龄、X- 性连锁遗传病、反复流产、染色体核型及结构异常、单基因遗传病等。但 PGD 技术针对嵌合型染色体可能出现漏诊或导致异常胚胎的移植。

如果病人选择 PGD 治疗,过程中涉及胚胎活检、冷冻复苏损伤,检测后无可移植胚胎,染色体嵌合型异常的携带者,个别胚胎可能诊断不明,由于胚胎自身的生物学特性以及检测技术的局限性可能导致误诊的风险,后期获得持续妊娠,需行产前诊断确诊进一步确认;若选择直接 ICSI 放弃 PGD,因为缺失胚胎植入前的筛查和诊断,仅凭胚胎表观学选择移植的胚胎,理论上可能选择染色体异常包括嵌合体的胚胎,病人后期出现着床失败、生化妊娠、自然流产等风险,但大多数流产都在孕早期,这些结局延长了病人从人工助孕到抱婴的时间以及后期流产清宫手术创伤的风险,实际工作中存在 47,XYY、47,XXX 染色体异常病人产生性染色体异常后代的概率较低(<1%~5%),本案例病人还是以正常染色体为主的(98%),所以风险就更低了。结合 PGD 费用高等因素,可以考虑直接 ICSI,建议单胎妊娠,后期加强产前诊断,降低风险。

【伦理讨论】

目前,多数国家已经普遍认为 PGD 用于染色体异常和严重遗传性疾病的检测是符合伦理和法律的。包括我国在内,美国、英国、法国、西班牙等很多国家已不同程度地开展了 PGD 技术。英、法两国明文规定,行 PGD 者必须是有生育需求但罹患严重遗传疾病后代的高风险夫妇,但是德国、瑞士仍禁止对体外胚胎实施 PGD,仅允许行极体检测以间接了解卵母细胞的基因组成。

本案的焦点在于王晓夫妇是否要行 PGD 助孕。在医疗过程中,应遵循辅助生殖伦理原则中的尊重原则、知情同意原则、自主原则、有利于病人的原则、保护后代的原则、严禁技术滥用原则、双重效应及最优化原则等原则。

首先,根据辅助生殖伦理原则中的尊重原则、知情同意及自主原则,在 PGD 技术实施过程中,需充分告知病人 PGD 的应用现状、利弊、可能的预后、PGD 的技术缺陷与安全性问题。接受辅助生殖技术治疗的病人夫妇应该对 PGD 整个过程做到充分的知情同意,同时有权选择对自身所实施的诊疗方案及选择配子、胚胎处理方式的权利。

其次,PGD 技术的初衷是为遗传病携带者或染色体异常者进行优生选择。从医学和优生优育

的角度出发,王晓可以选择 ICSI+PGD 技术,避免女方由于胚胎染色体异常(如 47,XXY)的流产和后代染色体异常的出现,符合有利于后代的原则和有利于病人的原则。但实施过程中,应严格掌握 PGD 适应证,综合考虑费用、效用,不得实施无医学指征的性别选择,严格遵守严禁技术滥用原则。

虽然近年来 PGD 技术发展迅速,临床应用范围广泛,但技术上仍有局限性。作为一种有创性操作,PGD 技术准确性较高,但针对嵌合体胚胎的诊断仍有误诊风险。此外,胚胎活检及冷冻干预,对于将来出生的后代是否有影响还缺乏相应循证依据,实施 PGD 的病人还需担负 PGD 额外的经济和心理压力。根据双重效应和最优化的伦理原则,需要对经 PGD 技术分娩的后代进行长期随访,以明确该技术的安全性、有效性。且本案王晓的染色体中正常核型比率极高,如直接行 ICSI 术,出生正常核型的后代概率很大。相较之下,可能直接行 ICSI 术对病人更有利。

【法理讨论】

本案提到王晓有染色体问题,根据《人类辅助生殖技术规范》中提到的 PGD 适应证:凡是能够诊断的遗传性疾病都可以适用于植入前胚胎遗传学诊断,其中包括染色体疾病,所以病人是符合适应证的。

其次,该病人夫妇对于治疗方案的选择风险焦点在于移植前 PGD 筛选还是移植后自然淘汰或产前诊断。因此,必须充分了解 PGD 技术的优缺点,如果不实施 PGD 的不良后果,但是 PGD 也存在漏诊的可能。所以在诊治的过程中客观、合理分析两种不同治疗途径的利弊,由病人夫妇自行选择即可。具体实施参照:①《中华人民共和国侵权责任法》第 55 条规定,医务人员在诊疗活动中应当向病人说明病情和医疗措施。需要实施手术、特殊检查、特殊治疗的,医务人员应当及时向病人说明医疗风险、替代医疗方案等情况,并取得其书面同意;不宜向病人说明的,应当向病人的近亲属说明,并取得其书面同意。医务人员未尽到前款义务,造成病人损害的,医疗机构应当承担赔偿责任。②《中华人民共和国执业医师法》第 26 条规定,医师应当如实向病人或者家属介绍病情,但应注意避免对病人产生不利后果。医师进行实验性临

床医疗,应当经医院批准并征得病人本人或者家属同意。③《医疗事故处理条例》第 11 条规定,在医疗活动中,医疗机构及其医务人员应当将病人的病情、医疗措施、医疗风险等如实告知病人,及时解答其咨询;但是应当避免对病人产生不利后果。④《医疗机构管理条例》第 33 条规定,医疗机构施行手术、特殊检查或者特殊治疗时,必须征得病人同意,并应当取得其家属或者关系人同意并签字。

反复告知病人夫妇首选 PGD 治疗及直接行 ICSI 的风险后,如果王晓夫妇仍坚持直接行 ICSI 术治疗,并愿意承担相关风险,应该尊重其选择。

【情理讨论】

PGD 技术的目标是选择正常的胚胎移植以降低子代风险。所以,王晓夫妇如果选择 PGD 技术来避免生育患有遗传病的孩子,这种心情合情合理。但 X 三体嵌合体即便做了 PGD 诊断,也不能保证胚胎核型完全正常,仍有一定风险,对胚胎也存在有创性损伤;再者,PGD 技术的费用高于常规体外受精技术,所以应权衡利弊,慎重选择。

【社会舆论】

从安全、经济角度综合考虑,只行 ICSI 术更有利于病人。充分向病人夫妇知情同意 PGD 技术的局限性及有效性,以决定是否行此技术,这样更有利于病人,也有利于家庭的和谐稳定,体现了社会文明进步的程度。且 PGD 技术对胚胎为有创性操作,存在医源性生育非健康孩子的可能,实施过程中也需避免用于非医学目的的需要,如"性别选择"等仅为满足部分人群的价值取向而存在。

【小结】

由于本案男方重度弱精,女方病人染色体中正常核型比率极高,可以直接行 ICSI 术,出生正常核型的后代概率很大。从医学、伦理、法理、情理及社会舆论综合考量,只行 ICSI 术,妊娠后加强产前诊断,是保障母婴安全、维护家庭和谐相对更为合理的选择。

(陈 莉 杨海燕)

参考文献

[1] TARTAGHA NR, HOWELL S, SUTHERLAND A, et a1. A review of trisomy X (47, XXX). Orphanet J Rare Dis, 2010, 5: 8.
[2] 于修成. 辅助生殖的伦理与管理. 北京:人民卫生出版社,2014.
[3] 中华人民共和国卫生部. 关于修订人类辅助生殖技术与人类精子库相关技术规范、基本标准和伦理原则的通知. 卫科教发〔2003〕176 号,2003.
[4] 中华人民共和国国务院. 医疗事故处理条例. 2002.
[5] 中华人民共和国国务院. 医疗机构管理条例. 2016.

第九节　基因突变携带者的求子经历

【案例叙述】

杨莉(化名),34 岁,结婚 9 年。杨莉婚前意外怀孕,行人工流产 2 次,8 年前曾足月顺产 1 男孩,孕产期常规检查正常,但儿子出生后很快出现严重的"黄疸、水肿",2 个月夭折,因未及时去医院诊治,具体情况不详。4 年前再次怀孕,孕产期常规检查正常,足月顺产 1 女孩,但女儿出生后 2 个月也开始出现与已故儿子相似的症状,黄疸、喂养困难,经基因检测诊断为常染色体隐性代谢性遗传病:酪氨酸血症 I 型,经治疗无效,于出生后 4 个月夭折。检查确诊女儿为 15 号染色体 q23-q25 上 FAH 基因复合杂合突变,夫妇双方均为 FAH 基因的突变携带者。2 年前杨莉再次自然受孕,于孕 18 周做了羊水穿刺诊断,发现胎儿仍为酪氨酸血症 I 型,后引产终止妊娠。6 个月前,杨莉夫妇到某院生殖中心寻求帮助,当时杨莉月经尚规律,自然周期有排卵,行子宫输卵管造影术显示子宫正常,双侧输卵管通畅。丈夫 36 岁,精液未见异常。医生建议植入前遗传学诊断(preimplantation genetic diagnosis,PGD)和妊娠后产前诊断助孕,因经济困难,夫妇双方不接受 PGD 助孕,要求行供精人工授精。因无明确供精助孕的指征,生殖中心无法对该夫妇行供精人工授精助孕。

【医学观点】

病人夫妇均为无临床症状的 *FAH* 基因的突变携带者,有三次生育或者妊娠酪氨酸血症 I 型患儿病史。酪氨酸血症 I 型为常染色体隐性代谢性遗传病,杂合子无症状。夫妇再次生育子女患病概率为 1/4,临床症状的致病基因携带者占表型正常后代的 2/3;子代发病没有性别区别,男女患病概率相等。

酪氨酸血症 I 型为酪氨酸代谢途径中的重要酶 FAH 的缺陷引起,*FAH* 基因点突变是该病的主要原因。临床症状分为急性型和慢性型。急性型多于新生儿期发病,患儿病情进展迅速,早期症状类似于新生儿肝炎,如呕吐、腹泻、嗜睡、生长迟缓、肝脾大、水肿、黄疸、贫血、血小板减少和出现症状等,常于出生后 3~9 个月内死于肝功能衰竭。慢性型通常在 1 岁以后发病,以生长发育迟缓、进行性肝硬化和肾小管功能受损症状,如低磷血症性佝偻病、糖尿、蛋白尿以及氨基酸尿等为主,不少患儿常并发肝肿瘤,一般在 10 岁前夭折。

先证者患儿及该夫妇已明确基因学诊断,可通过 PGD 进行胚胎的筛选,帮助病人夫妇挑选正常的胚胎,降低酪氨酸血症 I 型患儿出生率及减少该夫妇因再次妊娠酪氨酸血症 I 型胎儿而引起的引产率。但 PGD 技术本身也有其相应的缺点,如费用昂贵,筛查结果具有一定的假阳性和假阴性,筛到正常胚胎进行胚胎移植后着床率并非 100%,妊娠后胎儿仍有流产或者先天性疾病的发生概率等。因此,医生在告知咨询者利弊后,需由咨询者夫妇自行选择。无论是否经过 PGD 筛选胚胎,该夫妇妊娠后都需要与孕中期行产前诊断进行胚胎情况的确证。精子库专家认为该夫妇均为 *FAH* 基因的突变携带者,并已明确基因学诊断,可通过 PGD 进行胚胎的筛选,夫妇双方有较大的机会生育自己的健康后代。因此,PGD 及产前诊断应为该夫妇治疗的首选方式。

精子库的精子需要通过遗传病的筛查,但遗传病的筛查顺序是病人需首先提供家族史或确切诊断,仅有家族史而没有确切诊断则再进行家系调查,根据家系调查结果决定是否做或能做相关基因检测,或在相关基础检查中发现病人可能患有遗传性疾病时再进行能够完成的相关基因检测。《人类精子库基本标准和技术规范》也对此进行了明确的阐述,没有要求精子库和实施供精人工授精的机构对该规范所列单基因病进行基因筛查。供精精子库不会接受有遗传性疾病家族史者献精,但如果献精者不提供或不能提供遗传性疾病家族史,则没有必要对其进行家系调查,更不会进行单基因遗传性疾病相关基因筛查。实施供精人工授精的机构也不会对所有接受供精者进行家系调查及单基因遗传性疾病相关基因筛查。没有一种检测方法的准确率能达到 100%。因此,即使使用了精子库的精子,仍然无法保证该夫妇所生育后代一定健康。而且,即使男方使用了供精,而女方仍然是无临床症状的 *FAH* 基因的突变携带者,后代仍有酪氨酸血症的发病概率,所以 PGD 是这对夫妇的最好选择。基于以上原因,该夫妇没有明确指征行供精人工授精助孕。

生殖专家认为病人夫妇双方均为无临床症状的 *FAH* 基因的突变携带者,有两次生育酪氨酸血症 I 型患儿病史,一次妊娠酪氨酸血症 I 型患儿引产史,并且有两次人流史。多次的不良孕产史对女方身体健康会构成不利影响,严重者会导致生育力的丧失,难以再次妊娠。建议病人再次怀孕需慎重安排,尽量避免不必要的流产、引产及不良的生育过程。

辅助生殖技术对遗传性疾病的阻断主要通过两种方式进行:一是采用胚胎植入前遗传学诊断技术,在胚胎期进行遗传学甄别;二是通过精子或卵母细胞捐赠的助孕方式,引入第三方的配子。这两个方法经常在病人和医生之间产生艰难的选择,病人面临非常困难的选择,有时两种助孕方式还可能互相转换,此时便需要伦理监督发挥作用。

PGD 及产前诊断应为该夫妇治疗的首选方式,但因一些限制因素可能病人不能接受。而选用精子库的精子确实可能大大降低酪氨酸血症 I 型患儿的妊娠率和出生率,但无法保证病人夫妇所生育后代一定健康。并且该夫妇没有明确指征行供精人工授精助孕。

【伦理讨论】

首先,应本着有利于病人的原则出发。从病人疾病本身考虑,病人夫妇双方均为无临床症状的 *FAH* 基因的突变携带者,有三次生育或者妊娠酪氨酸血症 I 型患儿病史。酪氨酸血症 I 型为常染色体隐性代谢性遗传病,杂合子无症状。夫妇再次生育子女患病概率为 1/4,临床症状的致病基因携带者占表型正常后代的 2/3 ；子代发病没有性别区别，男女患病概率相等。有能够得到自己正常孩子的机会。我国对应用 PGD 技术的适应证定义为："主要用于单基因相关遗传病、染色体病、性连锁遗传病及可能生育异常患儿的高风险人群等"。PGD 及产前诊断能最大程度上避免了酪氨酸血症Ⅰ型患儿的妊娠及出生，使病人夫妇得到自己的健康孩子，能够给病人夫妇带来切实的好处，应作为该病人夫妇治疗的最佳选择。《希波克拉底誓言》中曾写"我愿尽余之能力与判断力所及，遵守为病家谋利益之信条"，在不伤害病人的前提下为病人谋取最大的利益，这符合医学伦理学的首要原则：有利原则。同时减少出生缺陷儿的出生也符合社会公益原则。

在临床实践中，诊疗方案的选择和实施追求以最小的代价获取最大效果的决策，也叫最优化原则。即"医疗最优＝疗效最佳＋安全无害＋痛苦最轻＋耗费最少"。医务人员在进行临床思维和实施诊疗方案时，追求医疗行为中的技术性与伦理性的统一。通过 PGD 及产前诊断技术，该夫妇有机会获得自己的遗传学后代。但是 PGD 的缺点也是明显的：价格昂贵，给家庭带来较大的经济负担；还有误诊可能；体外受精技术本身存在的安全问题，如卵巢过度刺激等；若女方卵巢功能差，无可诊断的胚胎。本案例中女方年龄 34 岁，卵巢功能正常，男方精子质量正常，预计可以获得足够数量的胚胎供检测，唯一存在的问题就是经济问题。跟经济花费相比而言，获得自己的遗传学后代是更重要的，遗传中心咨询给出的建议符合医学伦理学的最优化原则。

而病人从自身经济条件及治疗所承受的痛苦方面考虑，想选用精子库的精子进行受孕，以减轻病人夫妇的经济负担，减少治疗引起的痛苦，所以从病人角度来讲也没有违背最优化原则。再次，自主原则也应在医疗实践中得到体现。病人夫妇在了解具体情况后拒绝 PGD 治疗，要求行供精人工授精，体现了病人的自主权，但是从医生角度讲，医方尊重病人自主权，绝不意味着放弃或者减轻自己的医德责任，绝不意味着听命于病人的任何意愿和要求。即使用了精子库的精子，也无法完全避免出生缺陷儿的出生，医生本着尊重原则给出自己的合理建议，并没有强制病人接受治疗，也体现了自主原则。

【法理讨论】

供精所生后代并不能完全避免单基因遗传病的发生。没有任何法律可以保证供精所生后代一定是正常的。我国现行的《人类辅助生殖技术规范》中，对应用 PGD 技术的适应证定义为"主要用于单基因相关遗传病、染色体病、性连锁遗传病及可能生育异常患儿的高风险人群等"。所以医生站在医学角度，本着有利于病人的原则推荐该夫妇采用 PGD 技术是可取的。

【情理讨论】

杨莉夫妇的求子之路是坎坷又艰难的。夫妇双方同时是无临床症状的 *FAH* 基因的突变携带者，是偶然又可悲的现实。

【社会舆论】

进行遗传咨询的病人夫妇，在了解了上述案例、医学观点、伦理观点、法律观点之后进行了相关问卷调查。结果发现：综合病人学历、收入、执业、不孕年限等因素来看，学历越高、收入越高的病人夫妇赞同 PGD 联合产前诊断技术获得自己正常孩子的比例越高，反之则所占比例越低。男性病人比女性病人更容易接受 PGD 联合产前诊断技术。所有参与调查者均对该夫妇的病情表示同情。这一现象说明，病人如何选择除了受到医学专家建议、法律、伦理等因素的影响外，还受到经济条件的限制。PGD 技术是一项比较昂贵的技术，病人的经济条件也影响了医疗方式的选择中。

【小结】

单基因遗传病的发生对任何人来讲都是不幸的，但是杨莉夫妇却更为不幸的是 3 次妊娠均为患病儿。但这对夫妇又是幸运的，先进的基因诊断技术及国家允许 PGD 技术的实施，可使这对夫妇获得自己的正常孩子。

（孙 伟 冯晓军）

参考文献

［1］中华人民共和国卫生部 . 人类辅助生殖技术管理办法 . 2001.

［2］于修成.辅助生殖的伦理与管理.北京：人民卫生出版社，2014.

第十节　眼皮肤白化病病人的助孕

【案例叙述】

张小春（化名）是一名患有眼皮肤白化病的姑娘，4年前与丈夫刘巍巍（化名）结婚，夫妻关系和谐，但婚后一直未孕，遂到医院检查。医生告知小张，她患有双侧输卵管梗阻，但卵巢储备良好，染色体核型未见异常；而刘巍巍患有严重少弱精子症，需要通过辅助生殖技术助孕。

随后，夫妻双方到某正规医院生殖医学中心寻求治疗。在与医生的沟通中，他们了解到眼皮肤白化病是一种常染色体隐性遗传疾病。因此，他们询问是否能通过医学技术避免患儿出生，如植入前胚胎诊断（PGD）、产前诊断技术甚至供卵助孕。

【医学观点】

人类白化病是以色素缺乏为主要表型的一组遗传性疾病，包括眼白化病、眼皮肤白化病和白化病相关综合征。其中，眼皮肤白化病为一组与黑色素合成缺陷有关的以眼、皮肤、毛发色素缺乏为主要临床表现的常染色体单基因隐性遗传病，是最常见的白化病类型。根据不同致病基因，眼皮肤白化病主要分为6型，分别由 *TYR*、*OCA2*、*TYRP1*、*SLC45A2*、*SLC24A5*、*LRMDA* 基因上的突变导致。本案中女方张小春首先需做基因检测，确定致病基因及突变位点。男方刘巍巍也须明确基因型。综合判断后再评估后代的患病风险。

若女方检测出明确的致病位点，必将一条携带致病基因的染色体传递给子代。若配偶也携带致病基因突变，则生育眼皮肤白化病子代的风险为50%，生育表型正常的眼皮肤白化病基因携带者的概率为50%，有较高的再发风险，符合PGD及产前诊断适应证，可以考虑行PGD或是产前诊断；若配偶不携带相同致病基因，则生育子代为携带者，患病风险较小，可以不行PGD，是否进行产前诊断可

由夫妻双方讨论决定。同时，在这样的情况下进行辅助生殖技术，需要反复与夫妻二人沟通确保其知道并愿意承担生育患儿的风险，将相关可能发生的后果、风险、需要承担的责任与义务写入知情同意书，在夫妻双方充分知晓情况，共同签名同意后，考虑实施。

关于行PGD或是产前诊断，需要如实告知病人两项技术的风险。行PGD可以将诊断提前，一定程度上减免产妇因产前诊断结果异常而选择引产的痛苦，但PGD是一种人为对胚胎的体外有创操作，对出生后代是否存在影响尚缺乏足够循证依据。此外，由于胚胎嵌合、单基因组扩增技术壁垒等原因，PGD存在一定误诊的可能性，因此移植妊娠后，必须进行产前诊断以明确胎儿是否有患病风险。再者，不管是PGD或是产前诊断，分子遗传学检测技术只能够检测到有限的已知位点，排除这些可检测区域引发患病的可能；但不能排除未检测区域存在异常的可能。同时，也难以排除胚胎在发育过程中产生新发突变的可能。

关于供卵，本案例中女性病人卵巢储备良好，且有能生育正常孩子的可能，故不予考虑。

【伦理讨论】

对是否进行PGD技术的伦理争议主要取决于该遗传病可能给子代带来的致死、致畸和其他伤害的程度。本案主要争论点在于，在不能自然生育的情况下，眼皮肤白化病病人是否可以行辅助生殖技术并进行PGD？另外，在遗传背景不清，无法进行PGD或是产前诊断的情况下，是否能够依旧行ICSI辅助生殖技术助孕？本案夫妻很大概率会生育健康的子代，从"有利于病人的原则"出发，根据病人自身情况具体分析，提供可行的最优解决方式；并遵循知情同意的原则，如实充分告知他们存在的风险及需要承担的责任与义务。由于PGD技术本身即具有风险且费用昂贵，在采用它们避免另一种风险时，必须遵循不伤害原则、双重效应原则和最优化原则，仔细权衡利弊。在充分尊重其自主选择权的同时，按照保护后代的原则和社会公益原则，尽可能考虑子代利益和产生的公众影响。

在具体实施过程中，遵循辅助检查伦理原则、严禁技术滥用及严防商业化原则。辅助检查要有疾病

诊断指征的根据,有计划、有目的地选择必要的检查项目,以解决诊断和治疗问题。而辅助检查的程序需要既符合医学目的,也符合病人利益,应慎重选择。

关于本案,第一,在夫妻两人的分子遗传诊断明确的情况下,其生育风险可以推测,若生育患儿风险高,能够进行 PGD 或产前诊断,实现他们生育健康孩子的愿望,在病人充分了解并愿意承担实施辅助生殖技术所存在的风险及需要负担的费用的情况下是可以实施辅助生殖技术的。

若先证者进行分子遗传学检测后无法检出已知的致病基因,则病人无法进行 PGD 及产前诊断,其生育患儿的风险难以评估,但依旧存在生育正常孩子的可能。这种情况下,需要反复与病人沟通,充分了解他们的意愿及家庭情况,并确保他们了解一旦生育了白化病孩子,家庭需要对其负担起养育的责任,家庭需要有足够的爱心以及良好的经济状况来保证出生的患病后代能正常生活并能维护其应有的权益。若病人不适合承担风险,则不应当进行辅助生殖技术。若病人具备承担风险的能力,也愿意承担,坚持要求进行辅助生殖技术,因眼皮肤白化病病人尚具自主生活的能力,对社会造成的影响有限,医务人员应充分尊重他们的生育需求。

【法理讨论】

根据我国原卫生和计划生育委员会颁布的《人类辅助生殖技术规范》,如果患有《中华人民共和国母婴保健法》规定的不宜生育的、目前无法进行胚胎植入前遗传学诊断的遗传性疾病情况的,不得实施体外受精胚胎移植术及其衍生技术。而《中华人民共和国母婴保健法》第七章附则第三十八条对"严重遗传性疾病"的定义为:由于遗传因素先天形成,病人全部或者部分丧失自主生活能力,后代再现风险高,医学上认为不宜生育的遗传性疾病。

该案例中的夫妇在遗传背景明确的情况下,可以评估后代再发风险,眼皮肤白化病属于能够进行 PGD 和产前诊断技术的单基因病,在后代再发风险高的情况下,他们有权要求实施 ICSI 并通过 PGD 或者产前诊断技术来避免患儿出生。在具体实施前,根据相关法律法规,医务人员有义务和责任让病人充分知晓技术相关利弊,在尊重病人的自主权和知情同意基础上对夫妻给予医学帮助。主要涉及《中华人民共和国民法通则》第九十八条、

《中华人民共和国执业医师法》第 26 条、《医疗事故处理条例》第 11 条、《医疗机构管理条例》第 33 条等内容。

在遗传背景不明确的情况下,眼皮肤白化病再发风险虽然高于正常人,但该病多为常染色体隐性遗传,存在生育表型正常孩子的可能性。并且眼皮肤白化病病人尚具备一定的自主生活能力,故不属于禁止实施体外受精胚胎移植术及其衍生技术的范畴。

【情理讨论】

孩子的健康,是父母最大的期望。由于张小春患有眼皮肤白化病,夫妇二人更积极地愿意选择 PGD 技术来避免生育患有遗传病的孩子,这种心情可以理解。但必须对 PGD 技术的利弊、可能的预后及经济负担等问题充分知情同意,权衡利弊后,再作出最理智的选择。

【社会舆论】

众所周知,霍金患有严重的肌萎缩性脊髓侧索硬化症,但却在科学领域作出了杰出的贡献,这让我们不得不去反思,慎重选择应用 PGD 及产前诊断技术,在严防 PGD/PGS 被滥用的前提下,人们更倾向认为自己更有责任尽可能生育一个健康的后代而不是去保护一个带有遗传缺陷的胚胎,PGD/PGS 在中国严格的指征下应用达到优生优育、阻断遗传病的传递的目的,这是我国科学家和民众的普遍共识。因此,在本案中,若后代无较高的再发风险,不推荐病人夫妇进行 PGD,但若其后代有较高的再发风险,尊重其选择 PGD 技术助孕的意愿。与此同时,社会需改变对白化病病人的偏见与歧视问题。

【小结】

针对此类病人,结合目前的医疗检测水平,综合病人的生理、心理及家庭情况,应尊重其选择的权利,医务人员也需严格掌握医疗指征,维护社会公益,尽可能减少 PGD 可能导致的社会隐患及伦理、法理的争议。

(谭小方 丁家怡)

参考文献

[1] 于修成 . 辅助生殖的伦理与管理 . 北京 : 人民卫生出

版社，2014.

［2］中华人民共和国卫生部.人类辅助生殖技术管理办法.卫科教发〔2001〕.2001.

［3］中华人民共和国国务院.医疗事故处理条例.2002.

［4］中华人民共和国国务院.医疗机构管理条例.2016.

第十一节　脆性X染色体综合征病人的胚胎选择

【案例叙述】

韩梅(化名)，女性，36岁，于2008年顺产一子。儿子在成长过程中表现与正常儿童不同，经医院检查，诊断为智力低下，染色体提示为脆性X色体综合征(fragile X syndrome，FXS)，属全突变基因型。韩梅为脆性X染色体智力低下基因(*FMR1*基因)前突变携带者。此外，韩梅姐姐的儿子也是脆性X染色体综合征病人，全突变基因型，姐姐为*FMR1*基因前突变携带者。之后韩梅夫妻于某生殖中心就诊，经检查，韩梅丈夫精液正常，而韩梅卵巢储备功能已开始减退，为了尽快养育一个健康的孩子，查阅了一定资料后，韩梅夫妻强烈要求尽快行辅助生殖技术助孕，并进行胚胎植入前遗传学诊断(preimplantation genetic diagnosis，PGD)，选择女性胚胎移植。

【医学观点】

FXS是一种仅次于唐氏综合征的常见遗传性智力低下疾病，属X连锁不完全显性遗传病，是常见染色体病之一。由于突变位点位于性染色体X上，遗传规律决定了韩梅的男性子代的患病率高，而其女性子代还有一定概率是正常的。FXS的脆性位点由数个乃至数百上千个重复的CGG片段组成，可表示为(CGG)n，这个n的数值的变化，使得该病存在多态性及可遗传性，并且呈现患病率逐代增加、致病基因动态突变的遗传规律，从而导致FXS代代相传。数值n在正常群体与患病群体中的变化连续而又相近。正常人群中，n为5~50个，前突变人群中n为50~200个，全突变人群的n为200个以上。

目前可以通过PGD技术筛选出没有突变基因

的胚胎进行移植，来获得健康的后代，虽然实际操作中，PGD技术对于筛选该类疾病的应用有一定局限性，可能夸大本身正常或偏短的重复序列，也可能因大量的重复序列导致无法对突变等位基因进行筛查。然而，韩梅现在36岁，卵巢储备功能开始减退，通过控制性药物刺激卵巢可能难以获得合适数量的卵子及胚胎，甚至可能没有可用于检测的胚胎。另外，该病女性携带者的CGG区不稳定，在向后代传递过程中拷贝数可逐代递增(即动态突变)；正由于动态遗传，后代仍有发病风险。

再者，若PGD筛选出CGG重复序列n处于前突变范围，即该胚胎与韩梅一样为*FMR1*基因携带者，她的智力表现正常，但是有患卵巢功能早衰的高风险。在她到达育龄年龄后可能面临诸多问题，如卵巢功能早衰导致的不孕不育问题，还有同样的可能生育出男性FXS病人等较为严重的家族遗传性问题。医生不仅仅需关注病人的下一代，更要关注到其下下代以及整个家族遗传性的问题。

【伦理讨论】

案例中涉及伦理原则包括：尊重原则、知情同意原则、保护后代原则、最优化原则和有利于病人原则。

首先，从尊重原则讨论：尊重原则就是对能够自主的病人的自主性的尊重，还包括尊重胚胎和尊重配子。案例中夫妻具有强烈再生育健康孩子的意愿，这符合尊重伦理要求，应当给予支持。韩梅夫妻在没有违反国家生育政策的前提下寻求专业医学助孕，符合医学伦理及医疗安全，应当得到专业人士的尊重及帮助。

其次，从知情同意原则讨论：在对其实施人工助孕时，医务人员需要将知情同意原则贯穿在整个辅助生殖技术实施的过程中，人类辅助生殖技术必须在夫妻双方知情、自愿同意并签署书面知情同意书后方可实施。案例中，该夫妻实施PGD技术时，需要对其充分告知可能发生的风险，以及他们需要进行的相关检查的风险和必要性。

从有利于病人原则讨论，在临床诊疗实践活动中，医务人员的医疗行为包括诊断、治疗、护理、康复以及执行过程的态度、情感和意志。最优化原则要求医务人员在进行临床思维和实施诊治方案时，追求医疗行为中的技术性和伦理性的统一。如医生所说,该病目前没有根治方法,遗传咨询及产前诊断是防止患儿出生及达到优生优育的有效方法。但是通过怀孕后检查胎儿的染色体来决定是否让孩子出生会对孕妇造成身体上和精神上的伤害,因此,通过胚胎植入前遗传学诊断(PGD)方法来筛选出无突变基因的正常胚胎进行移植以期获得满意的妊娠结局是目前最好的方法之一,这也是PGD技术出现的初衷。

社会上有很多类似的家庭,因为自身无法改变的原因生育了患病的孩子,如果再生育的话极有可能还是同样患病的孩子,这对一个家庭来说是无法接受的,对整个社会而言也是最不愿意见到的。而他们又迫切想要一个健康的孩子来支撑自己的晚年,那么作为有可能实现他们愿望的辅助生殖医生来说,通过目前最先进的PGD技术手段,是可以尝试为这样的家庭、为这样的病人来实施胚胎选择的。虽然有一定局限性,但如果病人夫妇愿意尝试,也了解其中的利弊,本着知情同意原则和自主原则,医务人员可以为韩梅夫妇及类似家庭实施该项技术。在一定程度上,这也是辅助生殖社会公益性原则的体现,相信随着该技术的日益精进,更可靠且高效的PGD诊断新方法或许可以提高检测的准确性,为病人夫妇获得满意的妊娠结局。

另一方面,从保护后代的伦理原则考虑,韩梅夫妇若通过PGD技术生育了一个完全正常的孩子,那么,当她/他成人后,照顾年迈的父母和智力低下的哥哥的重担都将落在了她/他的身上,在这样的家庭环境中生活,对她/他的身心健康都是一个很大的挑战。而该夫妇若生育了一个同样携带FMR1基因的女孩,她的表型虽正常,但是可能出现卵巢功能早衰问题,这对她的家庭、人生也是一场考验。另外,她的子代健康则不禁令人担忧。因此需要充分告知病人其再生育可能面临的风险。

【法理讨论】

从婚姻法的角度,该夫妇不存在禁止结婚或者禁止生育的情况。

从法律角度来讲,我国是禁止辅助生殖技术进行非医学指征的性别选择。但是,对于有明确的家族遗传病史的家庭,为防止更多的患病儿童出生给家庭和整个社会带来沉重负担,筛选出正常的、不具有患病基因的胚胎刻不容缓。目前英、美等发达

国家的科学家已经开始实行定制胚胎,挑选出没有致病基因的健康的优秀的胚胎进行移植。这在将来可能成为优化人口素质的一种趋势。

所以,对于目前医学技术无法治愈的遗传性疾病,寻求合法的、恰当的医学手段是完全合乎理法的。

【情理讨论】

这对夫妇已经生育了一个智力低下的脆性X综合征患儿,且该妇女已确认为脆性X染色体FMR1基因前突变携带者。从情理上来讲,该夫妇的要求是可以理解的。医疗行为的原则是将病人的利益最大化,伤害最小化。如果病人花了那么大的价钱、花了那么多的时间与精力,因一些不确定因素导致胚胎筛选结果的可疑性或者筛选的胚胎都是染色体异常胚胎,那么是否移植这个可疑胚胎就会成为病人和医务人员两难的选择。再者,该妇女卵巢储备功能减退,可能出现多次药物刺激卵巢后仍没有能可用于检测的胚胎,给病人带来巨大的经济及精神打击。因此,是否对这对夫妇行辅助生殖技术进行植入前遗传学诊断来获得女性子代值得各方仔细斟酌。

【社会舆论】

人口素质的提高对整个社会发展进程起着十分关键的作用。智力低下甚至残障的孩子出生,增加的不仅仅是家庭的负担,更是整个社会的负担,他们的成长与生活需要全社会的关注与帮助。目前的医学技术手段能够筛选出完全正常的胚胎,该夫妇尚有机会获得健康的后代。但是该夫妇也应考虑到女方卵巢功能减退,耗费巨大财力、人力后仍可能无法获得一个满意的结局,而当前家庭的情况又是需要人力与财力的付出,这两方面的权衡需要夫妻俩慎重考虑。

【小结】

综上所述,从伦理及法理的角度,该对夫妇想要通过目前的先进医学技术手段生育一个健康的女婴是合理的。但因为脆性X染色体综合征及该夫妇生育能力的特殊性可能引发一系列情感、社会问题。因此临床医生需将该病遗传特点、PGD现状、检测的局限性以及药物刺激卵巢可能的结局等

情况与病人及其家属一一详细解释,并将伦理专家及遗传专家等的意见充分告知该夫妇,由夫妇作出是否通过辅助生殖技术助孕的决定。

(姜雯雯 郑备红)

参考文献

[1] 于修成.辅助生殖的伦理与管理.北京:人民卫生出版社,2014.
[2] 中华人民共和国卫生部.关于修订人类辅助生殖技术与人类精子库相关技术规范,基本标准和伦理原则的通知.卫科教发〔2003〕176号,2003.

第十二节 PGD 出生胎儿的随访困境

【案例叙述】

刘佳(化名)和丈夫备孕 5 年未能怀孕,二人到某生殖中心就诊。经检查,确诊刘佳为染色体罗伯逊易位(45,XX,rob(13;14)(q10;p10)),丈夫染色体核型正常。在医生建议下,夫妇二人实施胚胎植入前遗传学诊断(preimplantation genetic diagnosis,PGD),并成功单胎妊娠。

为尽最大可能确保胎儿健康,生殖中心要求 PGD 妊娠病人在孕 20~23 周左右行羊膜腔穿刺羊水产前诊断,确定胎儿核型。相关内容在刘佳进入 PGD 周期前,就已经向夫妇双方说明并签署知情同意书。刘佳怀孕 12 周后,生殖中心通过电话、短信联系,提醒其提前来医院,或者其他有产前诊断资质的医院,进行羊水穿刺的检查预约。这时刘佳却一改从前的配合态度,以丈夫在外地无人陪同、家里有事等为理由进行拖延。生殖中心继续反复电话、短信联系并告知病人羊水穿刺检查的必要性后,刘佳夫妇开始拒接医生电话,也不回短信。接近怀孕 30 周已经错过做羊水穿刺的时间后,刘佳夫妇回复"不想做羊水穿刺,目前超声检查没有异常"。医生告知刘佳夫妇可以分娩后给新生儿检查外周血核型。刘佳分娩后,中心继续电话随访,刘佳告知分娩一女婴,外观发育正常,拒绝给孩子检测染色体。

作为生殖医生,已经竭尽全力做了病人的知情同意工作,并充分提醒后续检查的必要性。但依旧被病人忽视,只能将随访过程在病历中进行记录。

【医学观点】

因活检取材有限、植入前胚胎可能存在嵌合现象等原因,目前 PGD 技术有 10% 左右的误诊率。PGD 检测局限于父母已知的遗传学异常,其他新发突变异常不在常规检测范围内。由于上述这些原因,为保证检测结果准确性及排除其他遗传学异常,国内外 PGD 技术规范常规要求病人经 PGD 妊娠后应当进行产前诊断。"欧洲 PGD 联盟最佳实践指南"规定,应该对所有 PGD 怀孕女性提供产前诊断。对可以利用的产前诊断检测方法,应该由称职的专业人员参与到与病人的讨论中,以保证涉及所有可及的选择,包括侵入性检测例如绒毛活检或羊水穿刺、非侵入性检测例如母血游离胎儿脱氧核糖核酸(deoxyribonucleic acid,DNA)检测。如果拒绝产前诊断,病人也可以选择分娩时的脐血标本,进行检测确认新生儿的核型或基因型。

中华医学会生殖医学分会在《高通量基因测序植入前胚胎遗传学诊断和筛查技术规范(试行)》中,要求对 PGD 受术者及其子代的随访率要达到100%,随访内容包括产前诊断的结果。作为医生能了解随访的必要性,但医务工作者也应让病人知晓,医务工作者都是为了后代的健康才去做随访,而不是为了完成这一指标而去进行随访。无论是国内还是国外的 PGD 规范指南,之所以对随访有如此严格的要求,正是由于这与后代的生命质量密切相关。如果产前诊断发现植入前遗传学诊断结果有误,或者发现胎儿出现新的染色体缺陷等,应评估情况进行包括选择性流产在内的处理,以避免严重缺陷儿出生。生殖中心相关操作规范也参照国内外的规范制定了相应要求,并在病人做 PGD 之前就向病人充分说明,做知情交代,病人夫妇双方也签署了包括同意怀孕后进行产前诊断在内的《植入前胚胎遗传学诊断知情同意书》。

但是部分病人妊娠后出于担心导致流产发生等情况,对绒毛活检及羊膜腔穿刺术等有创产前诊断操作顾虑很大,忧心忡忡,时有消极回避或直接拒绝产前诊断的情况发生。

这种情况下,医生只能反复解释、提醒和告知,不能强迫病人进行其担心的相关产前检查,并做好相应的工作记录以做备忘。

【伦理讨论】

进行植入前遗传学诊断的病人夫妇,很多有反复流产或反复流产造成不孕或生育过遗传缺陷患儿、怕再生育缺陷儿不敢贸然再次怀孕等不幸情况。这些病人渴望拥有孩子的愿望更加强烈。很多夫妇已经接受了不能生育孩子的事实,或是接受配子捐献,或者领养一个孩子。但是现在的科学技术给了他们希望,他们就会怀着从未设想过的期望,一旦通过 PGD 技术成功怀孕后,往往更觉得腹中胎儿来之不易、珍贵无比,不愿意让胎儿承受一丝一毫的风险。因为担心水穿刺导致胎儿流产,尤其在常规超声等产前检查没有发现异常的情况下,病人更不愿意进行有创的产前诊断。病人抱有很大的侥幸心理,因为他们过分相信目前的医疗技术,认为他们已经进行了高科技的 PGD 技术检查,不会出问题。即使有小的问题,可能还有相应的科技手段能解决,所以不愿意承担产前诊断的风险。当然费用也是另一方面的因素,毕竟之前的辅助生殖治疗和 PGD 检测已经带来了相当的经济压力。对于一旦确定不愿意接受,特别是有创产前诊断检查的病人来说,其自主性是相当强的,医生的规劝往往不起作用。

医学伦理学中的自主原则是指病人在医疗活动中具有自愿独立的选择权和决定权。特别是在医疗活动,有可能给病人造成新的或者额外损害时,更强调病人的自主权。包括医生对病人自主权有意识的理解和尊重,及病人自己对自主权的有意识的维护和运用。特别是具体到 PGD 技术怀孕后的产前诊断,第一,PGD 技术的运用已经大大降低了子代再发疾病的可能,病人对子代患病可能的担心大大降低。此时,对产前诊断尤其是有创产前诊断可能带来的副作用的担忧明显升高,生怕万一发生闪失就前功尽弃。当然,由于医疗信息几乎存在绝对的不对等性,病人自主原则应用是有前提条件的,首先,病人的自主能力是正常的,没有情绪化,行动是深思熟虑后的结果。第二,医生提供的信息要足够到病人能够据此做出决断。第三,自主原则的运用没有严重损害他人甚至社会的利益。而很多病人在久病的过程中,已经有了充分的自主意识

和能力。剩下的关键,是医生为病人提供的相关信息的准确性、详细程度和可理解度,在这些方面做得越好,越有助于病人正确运用自主原则。

PGD 实施过程中,不仅涉及知情同意原则,还包括有利于病人原则、保护后代原则和社会公益原则。给病人实施产前诊断技术是最大限度地有利于病人,由于技术本身的限制,不能保证 100% 的准确。在 PGD 实施过程中,妊娠胎儿羊水染色体与移植前胚胎检测结果不一致的病历是客观存在的。因此实施产前诊断并非为了商业目的,而是确保技术实施的安全。如果该夫妇胚胎检测结果与妊娠胎儿染色体不符,或出现其他超声难以发现的异常,对孩子和整个家庭的影响不堪设想。另外,也有可能增加社会的负担。因此,应对 PGD 后的胎儿进行染色体的检测。

【法理讨论】

国家提倡优生,在婚姻法及相关的一些法律条例中,对涉及一些严重遗传病是否可以结婚或者暂缓结婚,是否可以生育或暂缓生育及怀孕后进行相关产前检查都有不同程度的规定和要求。但是,PGD 技术发展历史很短,特别在中国的应用最近几年才较为普遍。PGD 诊断怀孕后进行产前诊断,特别涉及一些侵入性的产前诊断,例如绒毛穿刺或者羊水穿刺。目前只在一些技术规范中列出要求,并未有相关的规章条例法律的要求。因此,无论是对于医生还是病人,这里并没有法律规定所强制的义务,也没有规章要求所必需的行为。

【情理讨论】

从医生方面来说,愿意用一切医学手段尽最大可能保证出生一个健康孩子,这无疑出于纯粹的医学技术观念。对 PGD 妊娠而言,怀孕后的产前诊断是尽最大可能保证出生一个正常孩子的必要手段。但是,因为这类病人的特殊心理状态,因此医生和病人之间,可能会出现一个巨大的甚至于无法沟通的障碍。一切都应该是在充分沟通基础上病人的自主选择,医生是权威医学信息的提供者,理性与理智的善意提醒者,有效关键决定的帮助者。

【社会舆论】

随着植入前遗传学诊断技术的发展,特别是高

通量测序技术越来越普遍的应用,一是检测速度大幅加快;二是检测费用显著降低。因此,近几年,PGD 应用的深度和广度都大大加强,越来越多的相关病人受益于该技术带来的好处。但是,技术特别是涉及人类自身的高技术是把双刃剑,需要在技术发展的同时,相关的伦理和法律也要及时跟上,才能对技术不利的一面进行限制,更好发挥有利一面的作用。具体到本案例,目前 PGD 并不完善,误诊漏诊甚至产生新的问题都有一定的可能,因此需要更加完善的伦理要求,更加可行的规章条例来规范技术实施的全过程。PGD 妊娠后的产前诊断是必要的,但要为病人提供所有无创及有创产前诊断方法的可能性和可及性并尽早和病人沟通,而不是仅凭 PGD 前和病人签署的知情同意书,就可以"理直气壮"地要求病人该做什么。明显地,PGD 前和 PGD 妊娠后,对医生而言可能就是怀孕与不怀孕的区别,但对病人而言就是天上人间的感觉与距离,此时的想法和 PGD 前的想法完全可以南辕北辙。所以医生要明白病人的心理感受,看出不同病人不同的情绪变化和心理状态的巨大差异,而且,知情同意书中列举的条目众多,在求子心切的状态下,多数病人并不能理智地对其进行阅读与思考,这时需要医生郑重、严肃地向病人交代妊娠后随访的必要性。医务工作者的目的不仅仅是生育一个孩子,而是生育一个健康的孩子,产前诊断导致流产的概率微乎其微,而一旦出生一个严重缺陷儿,这对一个家庭的影响却是百分之百的,孰轻孰重,需要认真衡量。

【小结】

对于那些可能对有创产前诊断手段有明确拒绝的病人,怀孕后要及早沟通,促使其可以转变观念,或者积极提供可供替代的产前诊断方案,以尽最大可能预防严重缺陷儿的出生。

(罗海宁　张印峰　张伟伟)

参考文献

[1] YVONNE DENIER. From Brute Luck to Option Luck? On Genetics Justice, and Moral Responsibility in Reproduction. Journal of Medicine and Philosophy, 2010, 35 (2): 101.
[2] 于修成. 辅助生殖的伦理与管理. 北京: 人民卫生出版社, 2014.

第十三节　Y 染色体微缺失病人的助孕问题

【案例叙述】

张龙(化名),与妻子李丽(化名)结婚 3 年未能怀孕。期间多处就医,导致家庭经济负担较重。后到某院生殖医学中心就诊。经检查,暂时未发现能导致李丽不孕的疾病,张龙精液检查诊断为"严重少、弱精子症",自然受孕的概率极低,符合做卵细胞质内单精子显微注射(intracytoplasmic sperm injection,ICSI) 的指征,是体外受精胚胎移植(in vitro fertilization and embryo transfer,IVF-ET)的一种技术。但后续的染色体检查结果显示:张龙 Y 染色体无精子因子 c 区(azoospermia factors,AZF-c 区)微缺失,这与男性生精障碍导致不育密切相关。经过遗传咨询,医生告知张龙夫妻,IVF-ET 可以解决不育的问题,但这种 Y 染色体微缺失可能将父代的遗传缺陷遗传给男性后代,导致男性后代不育的高风险,而女性后代染色体中不含 Y 染色体,可避免这种风险。张龙夫妻如果进行常规的 ICSI 治疗就要承担男性后代遗传的风险;另一种选择是进行胚胎种植前遗传学诊断(preimplantation genetic diagnosis,PGD)助孕治疗,选择性染色体为"XX"的胚胎进行移植;最后一种选择是进行供精人工授精助孕。该医院并没有开展 PGD 技术,如选择PGD,张龙夫妻需要到外地医院就医,经过深思熟虑,考虑到经济负担、生活压力以及张龙母亲对孙辈的迫切期待,张龙夫妻坚决要求不进行 PGD,仅采用 ICSI 技术进行辅助生殖治疗。

【医学观点】

按照辅助生殖技术规范要求,施行 IVF-ET 需要有明确指征。该夫妻原发不孕 3 年,男方患严重少、弱精子症,体外受精胚胎移植术指征明确,且夫妻双方要求助孕愿望迫切,应考虑予以助孕。

该病例中,男方染色体检查为 Y 染色体 AZF-c 区微缺失,为一种 Y 染色体缺陷。Y 染色体上存在无精子因子(AZF),影响精子生成,由于基因位点过于微小,常规方法无法判断,故称为Y染色体微缺失。Y染色体微缺失男性精液质量差,多数需要辅助生殖技术助孕,而最好的结局是生育一个女性后代,避免缺陷基因的传递。由于这种特殊性,在行辅助生殖助孕之前,应给予夫妻双方充分的遗传咨询,让其了解该疾病的遗传特性。为避免男性子代出生,可以通过PGD技术选择女性子代。根据辅助生殖技术中对PGD选择的描述,是否选择该技术进行助孕,主要取决于该遗传病可能给子代带来的伤害程度。有些基因或染色体缺陷虽有遗传风险,如色盲、染色体DAZ基因缺失等,但这些缺陷并非致畸或致死,并非PGD的绝对适应证。同时,该技术本身是一种有创性的操作,对于将来出生的后代是否有影响还缺乏长期的循证医学证据。病人夫妻选择在该生殖中心进行非PGD辅助生殖技术,符合IVF-ET指征,医院可以为其进行助孕,但务必强调知情同意。

【伦理讨论】

关于是否选择PGD治疗,从而达到优生的目的,在国内外也存在着争议。Y染色体微缺失,因影响精子的发生,可能引起临床上严重少、弱精子症,如果生育男孩,这个基因缺陷会遗传,未来男性子代亦会遭遇到同其父亲相似的不育问题,给下一代的家庭带来相同的困扰。Y染色体微缺失这一基因缺陷,是否应该通过PGD技术进行性别选择,避免50%的遗传概率,值得探讨。目前西方国家对于此类问题的夫妻还是不倾向于进行PGD来选择性别,以免技术本身对子代造成未知的风险和更大的干扰,除非病人夫妻强烈要求和充分的知情同意。

对于辅助生殖伦理的基本原则——有利原则和尊重原则明确指出:医务人员的行为对病人确有助益,应与解除病人的疾苦有关。由于医学行为往往不是单纯地给病人带来益处,而是常常伴有副作用。所以医务人员在诊疗行为中应权衡利害,使医学行为能够得到最大可能的益处,而带来的危害应该是最小的。张龙夫妻由于之前的就医过程已经花费了大部分积蓄,考虑到经济问题,除了PGD的费用外,还需要外地就医时在生活上的费用,这对于他们已经很难承受,所以他们选择在当地进行ICSI助孕,否则他们将会面临无法生育下一代

的可能。而辅助生殖伦理中的尊重原则中派生出的最为重要的临床道德规范即为知情同意原则,医务人员在临床中要尊重病人的知情和自主选择、自愿同意的原则,从而保证医疗措施的顺利实施。在此案例中,由于男性子代将是AZF-c区缺失的携带者的问题,更应给予病人充分的告知,医务人员有义务告知病人夫妻选择此助孕方法所承担的风险。而帮助其实现受孕的梦想,使其家庭完整并得到延续,是有利于病人的,是遵循“有利于病人”的原则的。

【法理讨论】

根据我国法律,生育权是每一个公民的基本权益,尊重病人,包括尊重病人的人格、自主选择权和隐私权。张龙夫妻有着迫切的生育愿望,且符合助孕指征,提供助孕是有利于病人的。病人知情同意原则,是病人对病情、诊疗方案、风险益处、费用开支、临床实验等真实情况有了解与被告知的权利,病人在知情的情况下有选择接受与拒绝的权利,医务人员应充分尊重病人的知情同意权。综合考虑Y染色体微缺失病人的生理、心理及社会因素,对此类病人均应进行系统的遗传咨询,医务人员有义务告知其子代可能出现的情况,让夫妻双方自主选择治疗方案并签署知情同意书,这是对医患双方的保护。Y染色体微缺失这一基因缺陷,只有1/2的概率会遗传子代,且具有相同遗传缺陷的男性子代只是存在生育问题,而并不致畸致死,如果选择PGD筛选女性胚胎,避免男性胚胎移植,便剥夺了男性子代出生的权利。且目前尚无明确证据证明,其男性子代一定出现生育问题,存在过度治疗的倾向。在实际工作中,有一部分不孕不育病人是特殊人群,如具有一定遗传性疾病的病人、精神疾患、慢性内科疾病、已知妊娠率极低的高龄女性等,均无指南明确指出是否应为其实施辅助生殖助孕和实施哪项辅助生殖技术是最优选的方案,可能需要医生根据疾病本身的严重程度和涉及的伦理问题综合处理。

【情理讨论】

张龙夫妻经济负担很重,“体外受精胚胎移植术”治疗周期长且不确定具体的时限,而且外地就医的生活费用也是很大的支出,他们没有多余财力

去外地进行 PGD 治疗,经济原因成为他们做出当地就医的主要原因之一。张龙也想过攒够费用再行 PGD 治疗,但考虑到母亲急迫希望得到下一代的心情,便不想再继续等待下去。其次,经过遗传咨询,张龙夫妻得知 Y 染色体微缺失这一基因缺陷,不致畸、致死,相同遗传缺陷的男性子代只是存在生育问题,不会给家庭和社会造成严重的负担,所以这种缺陷也是这一家人和社会能够接受的。

【小结】

对具有 Y 染色体微缺失不育病人进行辅助生殖治疗前,要进行深入的遗传咨询,这是病人的基本权利。病人对医学技术不了解,医生不能夸大 PGD 技术的诊断价值,而 PGD 技术可能带来的不良后果也应一并告知。治疗前的沟通和知情同意是保障治疗过程顺利进行的前提。

(张晓磊　计红苹)

参考文献

[1] 于修成.辅助生殖的伦理与管理.北京:人民卫生出版社,2014.

第十四节　反复生育唇腭裂患儿的夫妇

【案例叙述】

一对夫妻婚后 1 年生育一唇腭裂女孩。后来他们了解到唇腭裂的产生可能与环境相关,为了孕育健康的二孩,他们甚至乔迁新居。后来妻子再次怀孕,几个月后的产检相关检查提示该胎儿仍然是唇腭裂,夫妻二人在无奈之下行引产手术终止妊娠。

夫妻双方身体健康,非近亲结婚,本人及家族成员中均无唇腭裂和相关表征,也无其他家族性遗传病史。妻子在两次怀孕期间没有毒害物接触史、未曾服用特殊药物、无发热史,即便有几次感冒也是在医生的指导下用药。这对夫妻惧怕再次生育不健康的后代,来到某院生殖中心要求供精助孕。

【医学观点】

唇腭裂是颜面部最常见的先天性畸形,由于胚胎期唇、腭部的正常发育受阻所致。唇腭裂的新生儿发病率与种族有关,日本为 1.7∶1 000,白人 1∶1 000,我国在新生儿中的发病率为 1.82∶1000。此类疾病属于多基因病,散发病例多见。70% 的病例发生在非综合征性疾病。属散发性的唇裂、唇裂伴腭裂、腭裂病例分别占 87%~93%、86%~89%、50%~70%。

遗传因素:15%~20% 唇/腭裂病例的遗传因素明确,5% 的唇/腭和 8% 的腭裂病例发生在综合征性疾病。已知伴唇/腭裂的综合征性疾病达 300 多种,其中 30% 多属非单基因疾病,染色体病常见,5% 的染色体缺失或片段重复可见唇/腭裂。

环境因素:包括致畸源(如酒精、叶酸拮抗剂等),孕妇健康状况(如宫内感染、能量供给失衡等),羊膜破裂。

大量的实验研究及流行病学调查结果表明,可能为多种因素的影响而非单一的因素所致,与遗传、环境、感染、营养、内分泌等因素有关。该病一般认为是多基因与环境相互作用的结果。例如:胚胎生长发育的环境与妊娠早期孕妇营养缺乏、感染、服用某些药物、接触放射线及精神创伤等因素均与唇腭裂发病相关。

病人两次妊娠唇腭裂患儿,发病可能具有一定的遗传因素,但遗传来源于父方还是母方,因家庭中无同样疾病患儿目前尚难推断。因此供精人工授精助孕并不能避免再次生育唇腭裂患儿的风险。不建议进行供精人工授精助孕。应该在夫妻双方居住和工作的环境中寻找可能的环境致病因素,并全面体检及了解孕期患病史、治疗史及有无受到精神创伤等相关因素,并积极纠正这些因素以备下次妊娠。

【伦理讨论】

出生缺陷是影响我国人口素质的主要原因,严重影响儿童的生命和生活质量,给社会和家庭带来沉重的精神和经济负担。唇腭裂是一种临床上常见的出生缺陷,但由于其致病因素多元化,目前辅助生殖技术的发展并无法避免这一出生缺陷的发生,本案例中病人夫妻因惧怕再次生育患儿的风险,要求供精助孕,除存在医疗层面病人的理解误区外,也存在一系列伦理问题,主要涉及辅助生殖伦理原则中的尊重原则、自主原则、保护后代原则、双重效应原则、最优化原则。

首先是尊重原则和自主原则。在辅助生殖技术中,尊重原则绝对是所有伦理原则中最重要的。尊重原则就是对能够自主的病人的自主性的尊重。病人有自主选择辅助生殖技术的权利,但是,自主选择是相对的,是有前提条件的。在执行自主原则同时需要医务人员的帮助和支持,有时在病人做出全权委托的前提下,甚至需要医务人员替病人作出最终的决定。因此,即使是病人的自主权,医务人员在这一过程中也需要承担起自主原则赋予的道德责任。在本案例中,病人夫妻虽两次孕育唇腭裂患儿,但以目前的医学发展水平仍无法明确其致病原因,供精助孕并不能保障病人能生育出正常的孩子,所以在本案例中,虽然病人夫妻主动要求进行供精助孕,但需要正视其自主权的相对性。

其次是保护后代的原则。供精人工授精技术出生的孩子,由于以血缘为基础的家庭亲子关系受到了根本性冲击,尤其是与父亲之间,未来的成长过程中存在着家庭关系、心理伤害等多种隐患。因此,在实施供精人工授精技术前,需要严格把握适应证,而在本案例中唇腭裂并非明确的男性患有的遗传性疾病,不具备供精人工授精适应证。此外,在此案例中病人夫妻两次怀孕均育有唇腭裂的孩子,即使行供精助孕获得唇腭裂孩子的风险仍较大,出生的子女在未来成长过程中也将面临来自家庭和社会的巨大压力,不符合保护后代的原则。

最后是双重效应原则和最优化原则。任何医疗措施都具有双重性或者双重效应。如本案例中所涉及的供精人工授精技术一方面在一定程度上解决了部分男性因素导致的不孕不育夫妇生育问题,另一方面也面临更为复杂的伦理、心理和社会问题,因此需要权衡各方面的价值利弊。在这一过程中必须遵循最优化原则,即在选择方案时,要以最小的代价获得最大的诊疗效果,医务人员在进行临床思维和实施诊治方案时,需追求医疗行为中技术性与伦理性的统一。本案例中病人夫妻两次孕育唇腭裂患儿的原因不明确,该病一般认为是多基因与环境相互作用的结果。如果唇腭裂病因主要考虑遗传问题,不能确定遗传来源于男方还是女方,这种情况下采用供精助孕,侵害了男方生育血亲后代的权力。如果考虑环境因素也起了重要作用,诱发疾病的环境因素无法确保清除,患病风险依然存在,助孕后仍有可能再次孕育唇腭裂患儿面临引产的风险,对女方的身心都造成极大的伤害。因此供精助孕不仅不能使病人夫妻获得更多益处,反而在未来可能对男女双方都造成伤害,违背了双重效应原则和最优化原则。

【法理讨论】

《中华人民共和国宪法》规定"公民有生育的权利"。国家尊重和保障人权,任何公民均享有宪法和法律规定的权利。生育权作为一项基本人权,是每一位公民均应享有的权利。本案例中在疾病发生原因不明的情况下,就采取供精助孕,严重损害了男方的生育权。

我国原卫生部颁布的《人类辅助生殖技术规范》和《人类辅助生殖技术管理办法》中提到男方和/或家族有不宜生育的严重遗传性疾病属于供精人工授精的适应证。原国家卫生和健康委员会颁布的《关于加强辅助生殖技术服务机构和人员管理的若干规定》和《辅助生殖技术随机抽查办法》分别提到辅助生殖技术服务机构和从业人员应当切实履行有利于病人、保护后代、知情同意、保密、社会公益、严防商业化等伦理原则,涉及辅助生殖技术的基础和临床研究应当特别关注子代健康和利益;严禁放宽人类辅助生殖技术适应证,滥用人类辅助生殖技术的行为。该案例中病人夫妻两次生育唇腭裂患儿,但无明显证据表明因遗传因素导致,故不在供精助孕的适应证之列。此外,在疾病发生原因不明的情况下,就采取供精助孕,严重损害了男方的生育权,并在未来可能损害子代的健康和权益。故法理讨论结果不建议对该夫妇实施供精助孕。

【情理讨论】

本案例中病人夫妻反复生育患儿,精神心理压力较大,强烈要求借助辅助生殖技术生育健康后代,这种急迫的渴望心态确实值得同情和理解。该病人夫妻为了生育健康后代不惜迁址新住所,慈爱之心令人感动。人是一种有情感、思维的生物,况且从事医务行业尤其甚之,想要尽最大努力帮助他们。但是,需要明确的是,任何医学干预措施要在符合国家法律法规的情况下,权衡利弊。供精助孕可能会降低再发风险,同时也存在着依然生育患儿的风险。一旦再次孕育患儿,对这个家庭的打击非同小可。

【社会舆论】

在唇腭裂病因尚不明确的前提下,实施供精助孕并不是最佳的选择。随着医学科学的不断发展,唇腭裂的治疗水平及技术也在不断改善。但是,唇腭裂患儿在成长的过程中,大多数可能因为治疗时间晚,在童年过程中或多或少存在心理上的自卑,对其身心健康产生了极大的不利,幼年的环境也许会影响其一生。对于一些家庭经济条件不好的患儿,并未得到有效治疗,那么造成的问题也许会更大。因此,对于唇腭裂患儿家属一定要格外关注他们的生活环境及其心理变化,时常开导,尽最大努力给予孩子健康、积极向上的生活环境。如果不能供精助孕,严格周密的产前检查是至关重要的。

【小结】

根据大量的实验研究及流行病学调查结果表明,唇腭裂的发生可能为多种因素的影响而非单一的因素所致,与遗传、环境、感染、营养、内分泌等因素有关。病人夫妇两次妊娠唇腭裂患儿,发病可能具有一定的遗传因素,但遗传来源于父方还是母方,因家族中无同样疾病患儿目前尚难推断。因此供精人工授精助孕并不能完全避免再次生育唇腭裂患儿的风险。在相关法律法规中唇腭裂不在供精助孕的适应证之列,因此不建议进行供精人工授精助孕。应该继续寻找可能的环境致病因素,夫妻双方全面体检并积极纠正这些因素为下次妊娠作准备。

(马晓玲 张学红)

参考文献

[1] 洪章.唇腭裂病因学研究的新进.口腔颌面外科杂志,2007,17(3):201-204.
[2] 于修成.辅助生殖的伦理与管理.北京:人民卫生出版社,2014.
[3] 中华人民共和国卫生部.关于修订人类辅助生殖技术与人类精子库相关技术规范、基本标准和伦理原则的通知.卫科教发〔2003〕176号,2003.
[4] 中华人民共和国卫生部.人类辅助生殖技术管理办法.2001.
[5] 国家卫生健康委办公厅.关于加强辅助生殖技术服务机构和人员管理的若干规定.国卫办妇幼发〔2019〕20号,2019.
[6] 国家卫生健康委办公厅.辅助生殖技术随机抽查办法.国卫办妇幼发〔2019〕712号,2019.

第十五节 苯丙酮尿症患儿父母生育的困惑

【案例叙述】

黄明(化名)夫妻已结婚4年,3年前妻子罗君(化名)第一次怀孕50余天因患重感冒服用药物治疗,后来因担心药物对后代有影响,行人工流产终止妊娠。休养6个月后再次怀孕,孕期处处小心谨慎,按时产科检查,后足月顺产一名男婴,但新生儿筛查提示孩子患有苯丙酮尿症。

夫妻双方身体健康,并非近亲结婚,无慢性疾病,双方家族中也无类似疾病或其他家族性遗传性疾病。这样的疾病怎么就发生了?患儿的抚养、疾病的治疗及特殊饮食给原本不富裕的家庭带来了不小的经济压力。黄明夫妻希望能够再生一个健康的孩子,以便将来陪伴照顾第一个孩子。为避免患儿再次出生,夫妻俩前往某院生殖中心咨询,要求供精来帮助他们生育一个健康宝宝。

【医学观点】

苯丙酮尿症(phenylketonuria,PKU)是一种常见的氨基酸代谢病,由于苯丙氨酸羟化酶基因突变,导致肝脏中苯丙氨酸羟化酶缺乏所导致的较为常见的一种常染色体隐性遗传病。突变基因位于12号染色体长臂(12q24.1),突变杂合子称为突变携带者,无临床症状。当夫妻均为突变携带者,就有可能生育突变为纯合子的患病后代。患儿主要临床特征为智力低下、精神神经症状、湿疹、皮肤抓痕症及色素脱失和尿鼠气味等。新生儿期筛查可以早期诊断和治疗,需要长期特殊饮食干预。

根据遗传规律,推测该夫妻为突变基因携带者,若再次生育,子代患病风险为25%。因此对生育 PKU 患儿的夫妻应采用正确的遗传咨询及基因检测,以避免苯丙酮尿症患儿的出生。PKU 作为单基因隐性遗传病,严重影响着家庭的和谐和后代的繁衍。因此,对于此类单基因遗传病,在病人完全知情同意的情况下,临床上可以从以下几个层面进行诊断治疗:①通过胚胎种植前遗传学诊断技术(PGD)致病基因阻断技术,将父母进行基因分型,找出确切的致病位点,通过体外筛选和排除携带致病突变体,获得健康的胚胎进行体外移植;②孕期产前诊断,可通过检测羊水中四氢蝶呤负荷试验鉴别各型 PKU,或经胎儿组织进行 *PAH* 基因测序,若发现 PAH 纯合致病突变,可选择将其引产;③供精助孕。

除进行正确的遗传咨询外,*PAH* 基因突变携带者应避免近亲结婚;纯合子母亲妊娠时,在没有控制其苯丙氨酸高水平的情况下,可影响胎儿正常发育,通常会增加流产、胎儿智力发育异常、畸形等,女性病人可以在妊娠前或妊娠期间通过饮食维持血苯丙氨酸低水平可避免此类"母源性 PKU"的发生。

【伦理讨论】

实施辅助生殖技术的过程中,要始终贯彻知情同意原则。苯丙酮尿症为常染色体隐性遗传病,目前的胚胎种植前遗传学诊断(PGD)技术能够进行该疾病的产前诊断。这样既尊重了夫妻双方的生育权,又避免了患儿的再次出生。

同时,医务人员要告知病人,人类精子库供者体检项目不可能包罗万象,体检项目是原卫生部相关规定中指定的必查项目,单基因病主要从家族病史、常规体检中去筛查。随着我国实施的计划生育政策,家族中人口减少,有些单基因突变携带者没有被发现。且苯丙酮尿症基因在人群中存在一定的突变率,家族中无该疾病发生,不代表后代一定不携带该致病基因。需充分告知病人疾病的遗传风险,采用供精助孕不能完全避免患儿出生。国内某医院曾有类似案例被报道,某夫妻生育一苯丙酮尿症患儿,为避免再次出生患儿,夫妻接受供精人工授精,仍然出生苯丙酮尿症患儿。供精助孕的后代在得知自身的情况时,难免会面临心理、精神、社会各方面的压力,这样不利于后代的健康成长。目前,鉴于 PGD 技术对该类疾病能够成功阻断,建

议其行 PGD 技术助孕,不建议病人进行供精助孕。

从双重效应原则出发,为病人实施 PGD 助孕可能获得一个健康的后代,这是辅助生殖技术的直接效应。但在助孕过程中,病人要承受药物刺激卵巢、取卵手术及其他相关治疗过程带来的不适、疼痛等可预见的效应,这是实施辅助生殖技术的间接效应。权衡各方面的利弊价值,直接效应大于间接效应,PGD 助孕对病人是有益的。

【法理讨论】

我国原卫生部颁布的《人类辅助生殖技术规范》和《人类辅助生殖技术管理办法》中提到男方和 / 或家族有不宜生育的严重遗传性疾病可以实施供精人工授精助孕,故该夫妻实施供精助孕并不违背法律法规的强制性规定。

【情理讨论】

本案例中夫妻二人对于生育健康后代的强烈诉求是合情合理的。随着医学的发展,选择是多样的,不必因为曾有患儿的出生,就去寻求供精助孕。目前的 PGD 技术,可以让病人夫妻有生育自己健康血亲后代的可能。虽然助孕过程中会有治疗和医学技术干预带来的不适,权衡利弊,是值得考虑的。

【社会舆论】

生育过苯丙酮尿症的患儿,已经让家庭承受很多来自社会的无形压力,再次生育将面临更多的来自方方面面的压力。众所周知,供精助孕的后代子女面临的社会舆论、心理等方面的压力都是重于常人的。要想将社会舆论的负面影响降到最低,建议 PGD 助孕,而非采用供精助孕。

【小结】

本案例中的苯丙酮尿症为常染色体隐性遗传病,致病基因明确,该夫妻再次生育患儿的风险为 1/4,生育携带者的概率为 1/2。苯丙酮尿症患儿生长发育缓慢,智力低下,生活不能自理。患儿需要长期特殊饮食,对于经济并不富裕的家庭来说价格非常昂贵,难以接受,给家庭和社会带来沉重的负担。病人夫妻现要求供精人工授精助孕,在原卫生部的相关规定中,并未要求人类精子库招募的供精

志愿者检查其是否携带 PKU 的致病基因,所以供精助孕也不能完全避免患儿的出生。目前的胚胎种植前遗传学诊断(PGD)技术能够进行该疾病的产前诊断,获得健康的胚胎进行移植,同时让病人得到自己的血亲后代,使家庭更加和谐。故先不建议病人进行供精人工授精助孕。

(张爱萍 张学红)

参考文献

[1] 于修成. 辅助生殖的伦理与管理. 北京:人民卫生出版社,2014.

[2] 中华人民共和国卫生部. 关于修订人类辅助生殖技术与人类精子库相关技术规范、基本标准和伦理原则的通知. 卫科教〔2003〕176 号,2003.

[3] 中华人民共和国卫生部. 人类辅助生殖技术管理办法. 2001.

第十六节 少精子症的克氏综合征病人的生育

【案例叙述】

杨峰(化名),男,32 岁;妻子李敏(化名),38 岁。两人结婚 6 年,关系和睦,经济条件较好,但一直未能怀孕。夫妻二人到当地医院就诊,妻子检查结果均正常,而杨峰被诊断为严重少精子症,很难让女性自然受孕。

鉴于当地医疗条件有限,夫妻二人到某大学附属医院就诊。杨峰复查 2 次精液,结果都提示"重度少精子症"。染色体检查结果显示杨峰的染色体核型为"47,XXY"(克氏综合征、非嵌合型)。根据以往的经验,克氏综合征病人的男性第二性征(阴毛、胡须等)发育差,生殖系统发育不良,睾丸小、软,不能产生精子。但杨峰身材高大,阴毛、胡须等男性第二性征也有发育,与正常人没有明显差异,阴茎大小正常,睾丸仅比正常男性稍小,精液中能找到少量精子。慎重起见,医生为其复查了染色体,结果与第一次检查一致。因此确诊杨峰为克氏综合征、重度少精子症。

医生反复向杨峰夫妻解释,解决生育问题的方案有:①ICSI+PGD+产前诊断;②ICSI+产前诊断;③供精人工授精;④领养。

杨峰夫妻充分知情并慎重考虑后,选择了试管婴儿技术的 ICSI+产前诊断。女方长方案降调,药物刺激卵巢后获卵 6 枚,用取卵日当天精液中的精子行 ICSI 后获胚 6 枚,移植 2 枚胚胎,移植后 13 天抽血验孕阳性,移植后 27 天流产。6 个月后移植冷冻胚胎,解冻 4 枚,获胚 2 枚,移植后 13 天抽血验孕阳性,但于孕 7^+ 周出血,B 超无胎心,行清宫术。医生建议进行绒毛检查,杨峰夫妻拒绝,未将流产组织行遗传学诊断。

【医学观点】

克氏综合征是一种先天性疾病,在男性中的患病率约为 1/600,在无精子症病人中较常见。传统观念认为克氏综合征病人往往没有精子,只能通过借健康供精者的精子行人工授精或者领养解决生育问题。直到 1992 年卵细胞质内单精子显微注射(intracytoplasmic sperm injection,ICSI),通过体外显微操作,仅用极少量精子就能使卵子受精获得胚胎。此后,学者发现部分克氏综合征病人的精液中可以找到少量精子,或者手术从部分病人的睾丸中能够提取出少量精子,用获取的精子通过 ICSI 技术为卵子受精,形成胚胎,再将胚胎植入其配偶的子宫使配偶妊娠、分娩健康婴儿。在目前的技术条件下,克氏综合征病人睾丸手术取精成功率为 40% 左右。因此理论上讲,相当一部分克氏综合征病人有机会生育血亲后代。

就本案例而言,病人为青年男性,从未生育,有强烈的生育要求,目前诊断为克氏综合征(非嵌合型)、重度少精子症,有做体外受精胚胎移植术的指征。克氏综合征(非嵌合型)病人的精子携带的染色体有 4 种可能:23,X;23,Y;24,XX;24,XY。有研究者通过荧光原位杂交技术(FISH)分析克氏综合征病人精子的染色体组成,发现绝大多数精子(94.7%)的染色体是正常的(23,X 或 23,Y)。尽管如此,如果后两种异常核型的精子(24,XX 或 24,XY)与卵子结合,形成的胚胎为异常胚胎(47,XXX;47,XXY。正常胚胎的染色体为 46,XX 或 46,XY),必然会导致胎儿异常。为了降低生育异常胎儿的风险,可以采取 2 种预防措施:第一,产前诊断技术。待妊娠 8~12 周后抽羊水或者绒毛检查胎儿的染色体是否正常,只保留染色体正常的胎儿妊娠足月到分娩。这种方法的缺点是取样过程有创伤性，而且妊娠 8~12 周后发现胎儿染色体异常再行流产或引产，对母体会造成伤害。第二，使用胚胎植入前遗传学诊断（preimplantation genetic diagnosis，PGD），从发育到第 3 天或第 5 天的胚胎取出部分细胞来检测其染色体核型，淘汰异常的胚胎，只移植正常的胚胎进入子宫，待妊娠 8~12 周后抽羊水或者绒毛再次检查确认为正常胎儿。PGD 结合产前诊断技术能最大程度上确保妊娠的是染色体正常的胎儿，大大降低了胎儿成形后因染色体异常再流产的风险。虽然据文献报道，迄今为止全世界至少有 200 名没有使用 PGD 技术的正常婴儿出生，一个可能的原因是子宫内膜会自动选择没有染色体畸变的正常胚胎，允许其植入、继续妊娠。但考虑到流产风险，PGD 的临床应用仍有一定意义。PGD 操作，尤其是对第 3 天的胚胎进行活检，可能影响胚胎的生存力和植入潜力。

【伦理讨论】

人类辅助生殖技术必须遵循有利于病人、知情同意、保护后代、社会公益、保密、自主、双重效应、最优化、伦理监督等原则。就本案例而言，病人解决生育问题的方式可以是用自己的精子（方案 1、2），也可以是借用供精（方案 3），或者领养小孩（方案 4）。在方案选择上必须保证自主原则的实现，保证医务人员为病人提供适量、正确并且病人能理解的诊疗信息；保证病人有正常的自主能力，决定是经过深思熟虑并与家属讨论过的；保证病人自主性的选择和决定不会与他人利益、社会利益发生严重冲突。从双重效应原则来看，方案 1 或者方案 2 均需要对女方行药物刺激卵巢后进行取卵手术，获取卵子是最直接、最有益的第一效应，而反复注射药物、反复抽血化验、取卵手术带来的不适、疼痛是间接的、可预见的第二效应。产前诊断中，女方妊娠后行手术获取羊水或绒毛标本，作出胎儿是否正常的诊断是最有益的第一效应，而手术的痛苦和流产的风险是间接的、可预见的第二效应。方案 1 和方案 2 的第一效应均大于第二效应，对病人是有益的。迄今为止，没有证据表明对克氏综合征病人实施人类辅助生殖技术将会对后代产生严重的生理、心理和社会损害；事实上有相当多的克氏综合征病人借助 ICSI 联合 PGD 和产前诊断生育了健康的后代，符合保护后代的原则。从最优化原则来看，方案 1 的疗效最好（生育健康的血亲后代），但过程复杂、耗时长、费用高；方案 2 的疗效与方案 1 相同，因为减少了 PGD，所以减少了一定的流程和费用，但增加了母亲反复流产的风险，不符合痛苦最小；方案 3 的过程相对简单，痛苦小，花费少，但疗效次之（生育的后代与母亲有血缘关系，与父亲没有血缘关系）；方案 4 安全无害，痛苦最小，但疗效最次（领养的后代与父母均无血缘关系）。

【法理讨论】

《中华人民共和国婚姻法》和《中华人民共和国母婴保健法》中关于医学上认为不应当结婚的疾病中，有一类是严重遗传性疾病。其是指由于遗传因素先天形成，病人全部或部分丧失自主生活能力，后代再现风险高，医学上认为不宜生育的遗传性疾病。克氏综合征病人的外貌、体力、智力与正常人群基本相似，显然不属于我国婚姻法或母婴保健法规定的严重的不宜生育的染色体遗传病。根据原卫生部颁发的《人类辅助生殖技术规范》，病人为严重的少精子症，是 ICSI 的适应证；是能够被诊断的染色体病，适用于 PGD；且没有禁忌证。病人的情况也符合供精人工授精的适应证，但医务人员必须向其交代清楚，通过 ICSI 技术也可以使其有自己血亲关系的后代，如果病人本人仍坚持放弃 ICSI，则必须与其签署知情同意书后，方可采用供精人工授精。出于保护病人生育权的目的，无论其选择上述的任何一种助孕方式，都是可以对其施行辅助生殖技术的。

【情理讨论】

结婚、生育、哺育子女是多数人的人生必经之路。本案例中的病人适龄结婚，夫妻关系和睦，婚姻生活稳定，有一定的经济基础，生儿育女是其正常的需求之一。子女，和夫妻情感一样，是维系婚姻的重要纽带，也是对婚姻的升华。因此，病人夫妻的生育需求是人之常情，完全合乎情理。杨先生因患有克氏综合征，导致其无法让妻子自然受孕，而求助于医学科学，是合理的解决方法。目前医学科学技术发展的水平，在不损害第三方的利益，也不增加社会负担的前提下，能够解决他的生育问题，使他得到血亲后代；而且尽最大可能，保障其后代的健康。因此于情于理，采用现代医学技术解决病人的生育问题是完全适当的。

【社会舆论】

病人确诊为克氏综合征，以往是无法正常生育的。随着医学技术的进步，病人有机会生育血亲后代，但病人后代患遗传病的风险也有所增加。如果仅因为其后代患遗传病的风险增加就剥夺病人的生育权显然不恰当。如果病人夫妻通过试管婴儿技术，女方成功妊娠，但孕期行产前诊断发现胎儿为克氏综合征，是否该终止妊娠？因为克氏综合征主要影响患儿的生育能力，并非致死性遗传疾病，是否为了生育能力方面的缺陷就放弃一条生命，还是期待患儿成年后，彼时的医学技术更为发达，能更好地解决其生育问题？国外有文献报道，产前诊断克氏综合征时，妊娠终止率差别很大，从17%到88%不等。影响因素包括父母受教育程度、多学科专家组成的团队对父母提供咨询、社会文化因素等。例如法国在1997年建立了多学科产前诊断中心（MPDCs，由产科医生、声专家、遗传学家等组成），克氏综合征胎儿的妊娠终止率显著下降，从1997年以前的46.9%下降到此后的11.6%。克氏综合征患儿没有智力障碍，但可能存在语言发育迟缓，表现为诵读困难，可通过言语治疗加以改善。如果青春期出现男性乳房发育，可以通过手术矫正。此外，睾酮治疗有助于增强病人心理和躯体的男性性征。尽管病人的生育能力受损，但成年期的性行为通常是正常的。因此建议成立一个多学科专家组成的团队，从生育前、妊娠期、婴幼儿至成年期进行长期的咨询、建议、随访，及时提供专业意见的指导。

【小结】

在目前的医疗条件下，相当一部分的克氏综合征病人有机会利用自己的精子生育血亲后代。可以对克氏综合征病人实施助孕技术，前提是必须遵循辅助生殖伦理学的基本原则。成立多学科专家组成的团队，对病人进行咨询、随访是必要的。

（薛瑜 谭莹 覃爱平）

参考文献

［1］于修成.辅助生殖技术的伦理与管理.北京：人民卫生出版社，2014.

［2］GIRARDIN CM, VAN VG. Counselling of a couple faced with a prenatal diagnosis of Klinefelter syndrome. ActaPã¦diatrica, 2011, 100 (6): 917–922.

［3］GRUCHY N, VIALARD F, DECAMP M, et al. Pregnancy outcomes in 188 French cases of prenatally diagnosed Klinefelter syndrome. Human Reproduction, 2011, 26 (9): 2570-2575.

第十七节 男性血友病病人的胚胎选择

【案例叙述】

邱成（化名），男性，幼时起被碰撞后会出现皮下大片淤血，14岁时被诊断为"甲型血友病"，每年输注第Ⅷ因子1~2次治疗，病情稳定。1年前，与青梅竹马的恋人钟莹（化名）结婚。婚检发现邱成患有"甲型血友病"与"中重度弱精症"，而钟莹检查结果正常。之后夫妻慕名来到某医院进行遗传咨询和寻求助孕。优生遗传专科的医生向他们解释，邱成的血友病的致病基因是定位在X染色体上，夫妻如果生育的是男孩，就不会遗传到致病基因，也不会患病；如果生育女孩，虽然不会患病，但均携带血友病基因。邱成夫妻经过考虑，提出通过植入前胚胎遗传学诊断（preimplantation genetic diagnosis，PGD）技术选择生育不带血友病基因的男孩，阻断血友病致病基因向下一代的垂直传播。

【医学观点】

因男方因素需要做体外受精胚胎移植术，有着明确的医疗指征。但是否进行植入前胚胎遗传学诊断是需要指征的。

1. 甲型血友病是性连锁隐性遗传病，为凝血功能障碍的出血性疾病，出血程度及发病的早晚与病人血浆中FⅧ活性水平有关。病人终生具有轻微创伤后出血倾向，重症病人没有明显外伤也可发生"自发性"出血。根据该病遗传规律，该案例男方为甲型血友病病人，夫妻生育的子代中如生育男性则不会携带血友病基因，因此不会有血友病临床表型，而生育女性则均为血友病基因携带者，一般也没有严重的表型。若生育女性血友病携带者，可选择 PGD 对女性携带者的胚胎进行基因测序及连锁分析,通过筛选无携带血友病基因的胚胎来阻断血友病基因的垂直传播。

2. 我国禁止无医学指征的性别选择。虽然男方是血友病病人,但其生育的子代没有血友病的明显表型,不符合 PGD 指征。

【伦理讨论】

尊重病人,包括尊重其人格、自主选择权和隐私权。至于是否实施病人要求的通过植入前胚胎遗传学诊断技术进行性别选择,则需要进一步进行伦理分析。

根据辅助生殖伦理学中的自主原则,病人提出通过 PGD 技术选择生育不带血友病基因的男孩,把家族中血友病致病基因剔除,阻断其向下一代的垂直传播,是病人对于自己的诊疗问题经过深思熟虑作出的决定,有其合理的成分。

根据辅助生殖伦理学中的社会公益原则,医务人员不得实施非医学需要的性别选择。本案例中男方虽有血友病,但男方生育的男婴不携带血友病基因,而女婴虽携带血友病基因但不会有该类疾病临床表现,因此目前不具备通过 PGD 技术进行性别选择的指征。如果生的是女婴,在其需要生育时可再选择进行胚胎血友病基因的检测,生育不携带血友病基因的子代,从而将血友病基因从其家族中剔除,避免后代的垂直传播。

根据辅助生殖伦理学中的知情同意原则和最优化原则,综合考虑病人的病理、生理、心理及社会因素,医务人员有义务告知病人实施 PGD 的应用现状、利弊以及安全性问题,为病人选择恰当的生育方式。目前在 PGD 技术层面上,可以实现对基因背景明确的血友病进行针对致病基因的检测,而不是仅通过性别筛选来避免血友病基因的垂直传播。但 PGD 的费用高,而且由于胚胎可供检测的细胞数极其有限,使 PGD 存在低比例的误诊和漏诊风险,其诊断准确率不可能达到产前诊断的水平。另外,早期胚胎染色体嵌合型现象也降低可移植胚胎比例。同时,还需要考虑胚胎活检的操作不可避免对胚胎的后续有一定的影响。虽然目前对 PGD 后出生婴儿和幼龄儿童的追踪未发现胚胎活检增加胎儿的畸形率和影响幼龄儿童生长发育指标,但尚不清楚胚胎活检的远期影响。因此,医务

人员还应充分告知病人不具备 PGD 的指征,可以通过非 PGD 手段而获得子代。

根据辅助生殖伦理学中的保护后代原则,通过 PGD 人工选择生育男性子代,虽然可以避免其后代携带血友病基因,但是剥夺了女性子代的生存权利,而女性后代虽然携带血友病基因,但没有严重表型,不影响正常生活、社会活动,也不会给家庭带来负担。因此通过 PGD 选择男性子代违反了保护后代原则。医务人员应详细向病人说明情况,告知该病的男性病人不适合进行 PGD 以选择男性子代。

【法理讨论】

我国原卫生部颁布的《人类辅助生殖技术规范》规定禁止无医学指征的性别选择。本案例中男方为"甲型血友病"病人,女方正常,其生育的子代不会有严重的血友病表型。因此,该病人进行性别选择的医学指征不足,与原卫生部相关法规条例相违背,不支持对该病人进行 PGD 以选择性别。

【情理讨论】

这对小夫妻在成长过程中经历着很传统而又很淳朴的爱情,一起成长直到婚姻殿堂。但是遇到了血友病这折磨人的遗传病。从一个普通病人的角度,肯定不希望疾病的致病基因继续遗传下去,从情感上可以理解。但如果连不发病的携带者也要杜绝出生,这样的要求显然存在歧视的可能。

【社会舆论】

群众有可能会对 PGD 这项技术存在误解,以为通过这项技术可以挑选健康、聪明的胚胎,或挑选自己倾向性别的胚胎,甚至完全没有任何疾病的胚胎。实际上这类认知是不科学的,不合伦理的,更不合法理的。人类的生育过程应该尽可能接近自然生育,尽量减少外在的干预,而不是按照病人个人的喜好、想法滥用辅助生殖技术。

【小结】

虽然进行"种植前"处理可以使疾病基因从这家族中消失,但从医学角度分析,这对夫妻不会生出疾病患儿,因此目前没有进行性别选择的医学指征;在法律层面上,我国也禁止无医学指征的性别

选择；从伦理方面考虑，剥夺女性子代的生存权利是不合理的。只有当女方是严重的性连锁单基因遗传病的致病基因携带者，或者男方为性染色体显性遗传性疾病病人，会导致出生子代患严重的遗传疾病时，且目前的 PGD 技术不能进行致病基因诊断的情况下，方可考虑通过 PGD 进行胚胎的性别选择。

因此，从医学、法律及伦理三方面考虑，建议不支持男方血友病病人进行 PGD 以选择胚胎性别。

（徐艳文 李宇彬 周灿权）

参考文献

［1］于修成. 辅助生殖的伦理与管理. 北京：人民卫生出版社，2014.

［2］BELVA F, ROELANTS M, KLUIJFOUT S, et al. Body composition and blood pressure in 6-year-old singletons born after pre-implantation genetic testing for monogenic and structural chromosomal aberrations: a matched cohort study. Hum Reprod Open, 2018, 1 (4): 1-7.

［3］中华人民共和国卫生部. 人类辅助生殖技术管理办法. 卫生部令第 14 号，2001.

［4］中华人民共和国卫生部. 关于修订人类辅助生殖技术与人类精子库相关技术规范、基本标准和伦理原则的通知. 卫科教发〔2003〕176 号，2003.

第十八节　供精生育太田痣儿的剩余胚胎

【案例叙述】

病人李梅（化名），30 岁，丈夫张明（化名），31 岁，两人婚后感情和睦，夫妻生活也正常，但结婚数年未能怀孕。李梅与丈夫曾多方求医，几乎花光所有积蓄，但均以失败告终。最终病人双方来到生殖医学科，经检查，发现男方由于生精功能障碍导致无精子症，女方双侧输卵管梗阻。医生建议李梅和张明使用精子库精子进行供精体外受精胚胎移植术（in vitro fertilization-embryo transplantation，IVF-ET）助孕治疗。经过药物刺激卵巢过程后，取卵 8 枚，形成 4 枚可利用胚胎，移植 2 枚，冷冻 2 枚。李梅移植后成功妊娠并顺利分娩一名女婴。女儿出生时未见任何异常，但 6 个月时面部、上肢出现了不同程度的灰蓝色斑片，皮肤科诊断为"太田痣"。经过多次激光治疗，女儿外貌已无明显异常。在国家生育政策开放后，李梅夫妻来到医院要求冻融胚胎移植（frozen-thawed embryo transfer，FET）。他们知晓二孩也有患太田痣的风险，但依然希望能够生育二孩。

【医学观点】

太田痣又称上腭部褐青色痣、眼皮肤黑素细胞增生病，是一种波及巩膜及同侧面部沿三叉神经眼支、上颌支走行部位的灰蓝色斑片损害，好发于有色人种，如亚洲人及黑人。女性多见。太田痣的病因尚不十分清楚，可能与遗传因素、雌激素调节紊乱和神经精神因素相关。太田痣的病人中大约 1% 有家族史，但其遗传方式至今未明。太田痣似乎更可能是一种具有可变外显率的常染色体显性遗传病。但目前尚未有明确的致病基因报道。

基于太田痣的发病可能与遗传相关，对李梅进行了家系调查，家族中未发现有太田痣病人及其他遗传病病人。同时，生殖医生第一时间就此事与相关精子库取得联系，精子库工作人员随即调出相关供精员的体检档案进行核查，病历记录中无家族遗传病史记载，体检记录中未发现存在体貌异常。进一步与该供精员取得联系，详细询问了其既往史、个人史并进行了家系调查，该供精员及其家族未发现类似病人。随后，工作人员对使用该精源并已生育的 4 名子代信息（各生殖中心反馈）进行核查，未发现类似病例发生。综合精子库的排查信息，精子库反馈意见认为，目前尚无明确证据证实患儿发病是由父方遗传所导致，但该遗传风险仍无法排除。防微杜渐，该精子库将上述事宜提交生殖伦理委员会，经讨论后决定终止该供精员的精液使用。因太田痣的发病可能与遗传相关，该病人夫妻的剩余冻融胚胎仍可能存在患病风险，但由于致病基因不明，目前尚不能采用胚胎植入前遗传学诊断（preimplantation genetic diagnosis，PGD）技术对胚胎进行致病基因的诊断，故不建议病人进行 FET 助孕。

【伦理讨论】

本案例中精子来源为供精，辅助生殖技术（assisted reproductive technology，ART）在解决不孕夫妻的生育问题的同时,使以血缘为纽带和基础的家庭亲子关系受到了根本性冲击,会引起一系列伦理和社会问题。所以,医疗机构应谨慎使用供精ART,严格掌握适应证。本案例中"能否移植剩余冻融胚胎"需要遵循辅助生殖伦理的基本原则:如有利于病人的原则、保护后代的原则、尊重原则、自主原则和知情同意的原则。国家全面两孩政策施行后,越来越多的病人夫妻渴求FET,希望为家庭再增添新成员。从"有利于病人的原则"出发,满足病人再生育的要求,为"小家幸福,大家人口梯队的构建"无疑是积极有益的。但对于本例病人,若移植剩余胚胎后,再次出生"太田痣"患儿,不仅影响患儿外观,长期可带来患儿社交回避及自卑抑郁,严重者损害其身心健康,有悖于生殖伦理的"保护后代原则"。然而,在辅助生殖技术的执行过程中,"尊重原则"是核心,病人夫妻对实施ART过程中获得的胚胎拥有其选择处理方式的权利。若遵循"知情同意原则"和"自主原则",实施ART过程中,若病人双方充分知情辅助生殖技术的风险,自愿承担相关风险并自主选择相关技术,作为技术实施方的医学机构,医务工作者应当尊重病人的选择权益。故本案例中,是否移植剩余冻融胚胎应充分尊重病人本人的意愿。

【法理讨论】

《人类辅助生殖技术管理办法》第一条中规定的"保障人民健康",其意在强调生育中的优生优育。李某的这种情况涉及生育权与优生优育权不能两全的情形,当两者发生冲突时医疗机构应当如何去处理?优生优育义务医疗机构是不是一定不能违反或放任其发生?法律规定不得从事的行为分为禁止性规定和管理性规定,禁止性规定任何人不得违反,管理性规定根据情况予以分析。而优生优育医疗义务应属于管理性规定,同时《人类辅助生殖技术管理办法》还给予医学伦理委员会相应的决定权,这也从另一角度证明,该推动人类健康优生优育的义务并不是医疗机构不可逾越的鸿沟。医疗机构在特殊情形下可以不优先考虑优生优育医疗义务,而将生育权优先考虑。此外,对于李梅的情况,其孩子再次发生太田痣病情的情况并非100%,且这种疾病治疗效果较好。因此,医务工作者不能将一个可能发生的情形进行扩展,进而去剥

夺人类相应的生育权。但是,医疗机构有义务对李梅进行全面的医疗告知,在尊重病人选择权的情况下,由病人自行进行选择,更为妥当。

【情理讨论】

该病人使用供精者精源,通过辅助生殖技术生育了有"太田痣"的患儿。"太田痣"遗传原因不明,女方及供精者双方均无相关家族史,移植冻融胚胎后最担心的问题就是再次生育有"太田痣"的患儿。近年来,虽然现有医学技术治疗"太田痣"取得了有目共睹的疗效,但治疗需要花费一定的金钱、时间和精力,而且治疗效果不是百分之百。由于各种因素的影响,治疗后有可能出现色素沉着、色素脱失、皮肤质地改变、瘢痕等并发症,会影响外观,进而出现一系列相关的负面影响。但就不孕不育家庭而言,与不孕不育的痛苦及对家庭完整性的摧毁相比,拥有一个身心健康但外观异常的子代,而且该异常是可通过先进的医疗手段修复的,对家庭的冲击是轻微和可忽略的。因此,医务工作者应当使病人夫妻充分了解该疾病的发病因素、治疗手段及治愈概率后,在病人夫妻知情同意的原则下,进行FET。

【社会舆论】

现在是提倡"优生、优育"的计划生育时代。ART在帮助病人行使生育权的同时需要兼顾提高人口素质的社会利益和子代权益。有缺陷的人存在并不一定与社会利益相冲突。如贝多芬、霍金等人,在身体缺陷的状态下为世界做出了巨大的贡献。本案例中虽然出生了"太田痣"患儿,但治疗后效果好,并且剩余冻融胚胎移植后不一定会再次发生"太田痣"。在病人优生优育权和生育权相冲突的情况下,需要对病人进行充分的医疗风险告知后遵循病人的自主选择权。

【小结】

综上所述,从医学角度,太田痣病因不明,不排除本例患儿发病与遗传相关,因剩余冻融胚胎仍可能存在患病风险,不建议病人进行FET;从法律角度,医疗机构在特殊情形下可以不优先考虑优生优育医疗义务,而将生育权优先考虑;从有利于病人、保护后代、知情同意和尊重、自主的伦理学原则出

发,应充分告知其风险后尊重病人的意愿;从情理角度考虑,对不孕不育家庭而言,与不孕不育的痛苦及对家庭完整性的摧毁相比,拥有一个身心健康但外观异常的子代,对家庭的冲击是轻微和可忽略的。因此,本案例出于医学、伦理学、法理及情理考虑,认为应对病人进行全面的医疗告知,在病人知情同意的情况下,由病人自主选择是否移植剩余冻融胚胎。

(管一春　李　真)

参考文献

[1] 于修成.辅助生殖的伦理与管理.北京:人民卫生出版社,2014.
[2] 中华人民共和国卫生部.人类辅助生殖技术管理办法.卫生部令第14号,2001.

第十九节　超雄综合征供精体外受精的助孕申请

【案例叙述】

刘芳(化名),28岁,2011年结婚,婚后性生活正常,未避孕,但两年未能怀孕。于是刘芳到当地医院就诊,并接受了2个周期的自然周期卵泡监测,两次均可见优势卵泡发育并排出,指导同房依然没有受孕。随后医生对刘芳丈夫进行了精液检查,结果发现他是重度少弱畸形精子症。于是在2014年1月,备受打击的夫妻二人来到生殖中心,医生对刘芳丈夫的各项指标进行了全面检查,精液检查结果依然显示为重度少弱畸形精子症,染色体检查示:47,XYY。

医生根据目前染色体47,XYY研究水平,提出病人可以行胚胎植入前遗传学诊断(preimplantation genetic,PGD)技术。并详尽告知病人此类染色体核型并不增加后代遗传风险,不需要增加严重的心理负担。病人夫妻强烈希望生出一个健康后代,经过慎重考虑,夫妻认为PGD更加符合他们的要求。于是夫妻俩决定行PGD助孕治疗,并于2014年2月,获卵26枚,冷冻卵子7枚,卵细胞质内单精子注射(intracytoplasmic sperm injection,ICSI)注射15枚,

可用囊胚3枚,经PGD检测全部为异常胚胎。后于2014年4月解冻7枚卵子,行ICSI,未形成囊胚。经历了这次失败的试管周期后,刘芳夫妻决定放弃PGD助孕,申请进行供精助孕治疗。

【医学观点】

47,XYY综合征,又称超雄体综合征,是性染色体非整倍体(sex chromosome aneuploidy,SCA)中的一种类型,发病率约为1‰。大部分XYY男性有生育能力,部分病人可出现睾丸发育不良,甚至无精子症,其后代出现染色体异常的风险极低。

超雄体综合征在儿童期无明显症状,成年病人可出现身材高大、体型瘦长、长耳、轻度翼状肩、轻度漏斗胸、脾气暴躁、性情古怪、易激惹,但其智力与发育均正常。

超雄病人的生殖结局可分为3类:①有正常的后代;②有异常的后代;③没有后代。理论上47,XYY可形成4种类型精子:X、Y、XY、YY,与正常卵母细胞结合后可形成4种配子:XX、XY、XXY、XYY,后代染色体异常发生率约为50%。但临床上,47,XYY病人后代染色体异常发生率少见报道,通常为1%或更低。

PGD技术主要用于检查胚胎是否携带有遗传缺陷的基因,或染色体异常的胚胎,适用于筛选非整倍体,解决病人因胚胎基因异常引起的不孕或流产问题。该技术能从根本上降低自然流产率,提高妊娠质量,可有效地避免因盲目地移植了携带异常基因的胚胎,而不得不在孕期终止妊娠。本案例中男方染色体检查为47,XYY,无法通过自然受孕途径使妻子怀孕。根据目前47,XYY的最新研究,可以通过PGD技术将病人正常胚胎筛选出来。然而PGD技术的筛选存在一定的概率,本案中刘芳夫妻之前所获得的3枚囊胚均为异常胚胎,但是从医学角度来讲,若刘芳夫妻继续坚持PGD周期,后续得到的胚胎中有可能得到正常胚胎。

供精助孕的技术也可以让病人夫妻得到正常的后代,但是生育的后代在遗传学上没有丈夫的遗传学特征。根据原卫生部关于修订人类辅助生殖技术与人类精子库相关技术规范、基本标准和伦理原则的通知,本案例夫妻具备供精助孕适应证,没有禁忌证,可实施供精助孕治疗。

所以很明显的,这对夫妻的问题,不是医学可

行性的问题,而是在他们这种情形下涉及的伦理问题。

【伦理讨论】

案例中涉及的伦理原则包括:尊重原则、保护后代原则、知情同意原则、自主原则、最优化原则、保密原则和有利于病人原则。

首先,本案例的重点在于病人既符合申请采用供精助孕的指征,也符合 PGD 的适应证。从尊重原则和自主原则的角度来看:尊重原则就是对能够自主的病人的自主性的尊重,还包括对尊重胚胎和尊重配子,这是最重要的原则。自主原则是指在医疗活动中病人有独立的、自愿的决定权。刘芳夫妻经过两次 PGD 周期的失败之后,申请采用供精助孕的想法可以理解,医务工作者应当尊重病人夫妻的自主决定。

然而,病人这种决定是在经受两次失败的打击之后作出的,带有不理智的情绪。这种情况下作出的决定是否符合最优化原则和有利于病人原则,这是值得医务工作者讨论的问题。最优化原则要求医务人员在进行临床思维和实施诊治方案时,追求医疗行为中的技术性和伦理性的统一。本案中刘芳夫妻不是无精症病人,PGD 方案可以筛选出正常胚胎进行移植,让病人怀上一个健康的、与父母有血缘关系的后代,从结局来看,是对病人更有利的方案,医务工作者有责任和义务为夫妻二人提供最优化的服务。这也符合有利于病人原则。

其次,根据知情同意原则的要求:在对病人实施人工助孕时,医务人员需要将知情同意原则贯穿在整个辅助生殖技术实施的过程中,人类辅助生殖技术必须在病人知情、自愿同意并签署书面知情同意书后方可实施。本案中刘芳夫妻可能因一时沮丧,想选择供精治疗,但长久思考的结果也许不是这个选择,所以,医务人员应该充分向病人强调 PGD 可以有自己血亲后代这一事实,并根据病人实际情况判断再做植入前诊断获得正常胚胎的机会有多大。总之要提供充分信息让病人知情,病人选择供精特别要强调在有可能获得血亲后代情况下,如果以后供精怀孕生下孩子后或者夫妻的想法是否会变化,应该给病人一个冷静期。让病人在情绪冷静的前提下,充分考虑两种方案的利弊后再作决定。

同时,从保护后代原则的基础上讨论,就刘芳夫妻目前的情况来看,如果选择供精助孕,满足了夫妻二人现在迫切需要一个健康宝宝的愿望。但是孩子生下来之后呢? 作为 47,XYY 染色体的男方,本身可能就存在脾气暴躁、性情异常、任何小事情容易情绪化的反社会性格。供精孩子的存在时时提醒作为父亲的 47,XYY 染色体病人,自己从遗传上就带来的缺陷,是否会加重 47,XYY 染色体病人的性格怪异? 而这种性格的怪异,不利于家庭和孩子的健康发展。更何况从中国传统观念来看,孩子不具有父亲的任何遗传物质,中国传统"血浓于水"的亲情关系是否在孩子身上打折扣? 另外,供精方案还涉及到保密原则,男方在与孩子的长期相处中是否能够一直遵循保密原则,这都值得怀疑。作为旁观者的医务工作者,或者是病人夫妻本人,都是希望家庭和谐,亲子关系融洽。尽可能避免不健康的事情或者悲剧发生。

综上所述,站在医务工作者的角度,尽量给予病人一个倾向性的建议,建议是否可以考虑克服困难,再尝试一次 PGD 方案。根据之前周期情况来看,毕竟病人可以得到一定数量的囊胚用于 PGD。所以为了血缘,再考虑一次 PGD 助孕。当然最终的方案在于病人充分考虑后自己决定。中心也应该尊重病人的选择,让病人充分知情的前提下,签署相关知情同意书。

【法理讨论】

国家尊重和保障人权,公民的生育权也是一项基本的人权。妇女有生育子女的权利,也有不生育子女的自由。作为人的基本权利,生育权与其他由宪法、法律赋予的选举权等政治权利不同,是任何时候都不能被剥夺的。本案中病人男方有染色体遗传疾病,根据《中华人民共和国母婴保健法》,经婚前医学检查,如果患了医学上认为不宜生育的严重遗传性疾病的,医师应当向男女双方说明情况,提出医学意见;经男女双方同意,采取长效避孕措施或者施行结扎手术后不生育的,可以结婚。法律规定遗传病病人不宜生育主要是其后代大概率会遗传父母的疾病,既让孩子承受了巨大的痛苦,也为社会增添了很多负担。但随着科学技术的进步,病人 47,XYY 综合征很显然不属于不宜生育的严重的遗传性疾病。符合《人类辅助生殖技术规范》

中关于 PGD 和供精的适应证,两种助孕方式都没有违反相关法律,也不违背法律的核心精神。

【情理讨论】

站在刘芳夫妻的角度上看,如果能够通过辅助生殖技术孕育一个与自己两人都有亲缘关系的健康后代,当然是最好的结果。然而,本案中夫妻两人经历 2 次的助孕治疗的失败后,在身体和精神上都承受了重大的打击,对于这个迫切需要一个健康后代的家庭,供精助孕方案目前来看是一种无奈的选择。然而从文化和情理的角度来说,考虑到未来通过供精助孕得到的这个孩子若在体貌特征上与男方明显不同,作为有脾气暴躁倾向的 47,XYY 染色体的男方,是否会因心理不平衡而把不满宣泄在孩子身上,从而会影响到心理的健全发展甚至家庭和谐。从情理角度出发,仍然希望病人夫妻能够优先考虑 PGD 助孕。

【社会舆论】

针对这对夫妻是否可以行供精 IVF-ET 助孕治疗,对于大多数传统普通家庭来说,由供精助孕产生的血缘关系的矛盾会给家庭生活带来矛盾,甚至影响婚姻的稳固。本案例中刘芳的丈夫患有 47,XYY 综合征,但并不影响正常的日常生活,所以不论病人选择 PGD 或供精助孕均合理合法。但目前社会普遍对供精助孕仍然存在一些偏见,对于供精孕育的孩子在其未来的发展道路上来说,仍然会面临来自社会各界的压力,这样会极大地影响孩子的成长历程。随之而来的方方面面的诸多问题都应该被病人夫妻考虑清楚。

【小结】

从医学角度,男方为 47,XYY 病人,既符合 PGD 又符合供精助孕的适应证,两种技术均可以得到正常的后代。从法理角度,无论病人夫妻采用何种助孕方式均不违背法律法规的核心精神,法律保障病人夫妻对生育权的充分行使。从情理和社会舆论角度,采取供精助孕的家庭都会面临来自家庭内部和社会方方面面的矛盾,这些情况都需要病人夫妻作好充分的心理准备。从伦理角度,综合各项伦理原则,采用 PGD 助孕得到自己的血亲后代对病人来说是更有利的方案,但同时也需要让病人

充分知情两种助孕方式的利弊,作出符合自己利益的理智决定,同时辅助生殖中心应充分尊重并保障病人的自主选择权。

(武学清 毕星宇 陈艳花)

参考文献

[1] 中华人民共和国卫生部.关于修订人类辅助生殖技术与人类精子库相关技术规范、基本标准和伦理原则的通知.卫科教发〔2003〕176 号,2003.

[2] 于修成.辅助生殖的伦理与管理.北京:人民卫生出版社,2014.

第二十节 避免后代遗传青光眼的途径

【案例叙述】

李桃(化名),现年 40 岁,年幼时不幸被猎枪击中眼部而双目失明。同村男子王梁(化名)因先天性青光眼而失明,其家族中已有数名男性(爷爷、二伯、父亲、一位堂兄)罹患先天性青光眼。两人于 1991 年结婚,1993 年顺产一子。但儿子还不到 1 岁就被诊断为青光眼,不久后失明。

2002 年,李桃因左侧输卵管妊娠在当地医院行左侧输卵管切除及右侧卵巢囊肿剥除手术。之后李桃夫妻未避孕一直未孕。

国家生育政策开放后,李桃夫妻希望生育一个健康的后代,故到生殖与遗传中心就诊。该中心医生询问病史后,建议王梁及其子先去眼科明确诊断后再来进行遗传咨询。在眼科,他们父子俩均被诊断为原发性先天性青光眼。

生殖与遗传中心医生告诉李桃夫妻,男方所患原发性先天性青光眼,有家族发病史,可能是遗传病,建议对男方家族中先证者行致病基因检测,在明确致病基因后夫妻俩再行胚胎植入前遗传学诊断(preimplantation genetic diagnosis,PGD)来生育健康后代;李桃夫妻仔细询问相关费用和成功率及可能的风险后,拒绝行致病基因检测及 PGD 助孕。

医生与夫妻双方多次沟通后,考虑男方先天性原发性青光眼,可能为严重致残遗传病,为避免生

育一个患儿，可以考虑行供精试管。夫妻俩再三考虑，与家人商量后决定采用供精体外受精胚胎移植术（in vitro fertilization-embryo transplantation, IVF-ET）助孕。鉴于夫妻双方情况特殊，有强烈的生育需求，供精助孕涉及社会、病人夫妻及后代各方面的复杂问题，特提交伦理讨论。

【医学观点】

1. 女方宫外孕术后未避孕未孕14年，IVF-ET助孕指征明确。

2. 病人及其儿子经眼科明确诊断为原发性先天性青光眼。该病多数在出生时已存在异常，通常在3岁以前发病，典型的临床表现有畏光、流泪、眼睑痉挛、角膜增大、混浊水肿、眼压增高，最终导致视神经萎缩，属于严重致残性遗传病。男方及其家系多位成员患有先天性青光眼，有显著的遗传性。大量的研究表明遗传因素在青光眼的发生发展中，甚至青光眼的药物敏感性和预后方面有重要影响。目前已有报道，22个青光眼相关基因组（包括肌球蛋白、白细胞介素20受体亚基B、视神经磷酸酶等）和74个基因（包括toll样受体4、视网膜色素变性GTP酶调节相互作用蛋白、RE重复编码基因等）与此病的发病密切相关。若通过对该家庭进行基因诊断明确致病基因，则有希望通过PGD生育健康小孩。此外，病人可考虑行供精IVF-ET助孕。

3. 按照2003年卫生部《人类辅助生殖技术规范》供精助孕的适应证包括男方和/或家族有不宜生育的严重遗传性疾病；虽然已有较多相关致病基因报道，但仍有可能无法明确该家系的致病基因。同时考虑到PGD的高额费用，病人拒绝接受致病基因检测，在充分知情同意的基础上，根据病人夫妻的意见结合临床，可考虑直接采用供精IVF-ET助孕。

4. 孕妇属于高龄，高龄妊娠属于高危妊娠，需孕期加强监测，防止妊娠期并发症的发生，并应告知病人妊娠中期需行产前诊断以排除染色体异常胎儿的出生。

【伦理讨论】

夫妻双方均双目失明，且已生育一个失明孩子，想通过辅助生殖技术（assisted reproductive technology,

ART）再生育一个孩子涉及的伦理原则有尊重原则、自主原则、有利于供受者原则、保护后代原则、公正原则、最优化原则。

公正原则体现为不同条件的病人都有权接受同等的医疗待遇，同时，医务人员对有特殊需要的病人给予特殊的照顾，任何情况下均不得以残疾作为剥夺自由的理由。本案例中，夫妻双方均为双目失明，且已经育有一个失明后代，两人生育健康后代的愿望强烈，随着国家健康中国战略的实施，优生优育和遗传性疾病子代传递阻断受到重视。当病人前来就诊，生殖中心的医务人员本着尊重原则、有利于供受者原则，结合病人病理和社会实际情况，提供最佳的医疗方案，即通过PGD生育有血缘关系的健康后代，并充分告知该质量方案的可行性、利弊及所需费用。由于经济条件限制，该夫妻无法承担PGD的高额费用，选择供精IVF-ET。从自主原则考虑，病人在充分知情同意情况下，有自主选择治疗方案的权利，院方应给予尊重。同时，这也符合最优化原则，即在选择诊疗方案时，要结合病人实际情况进行多方面权衡，以最小的代价获得最大的诊疗效果。

【法理讨论】

如今人口老龄化逐年增加，国家生育政策开放，越来越多的夫妻加入了生二胎的行列。病案中该对夫妻要求生育第二胎也属于响应生育政策。虽然为双目失明的残疾夫妻，但生育权是公民最基本的权利之一，任何时候都不应剥夺。男方患有不宜生育的严重致残的遗传性疾病，但他们要求通过科学的手段生育一个健康孩子，属于他们的权利。他们采取供精试管婴儿助孕，符合人类辅助生殖技术相关的技术规范。因此，在法理上是可行的。

【情理讨论】

本案例中，夫妻双方和第一个孩子均已失明。或许一个正常的孩子的到来，能使他们从孩子的欢声笑语中体会到大自然的美好，"看"到五颜六色。对于这样一个家庭来说，渴望的不只是眼睛能看见，更渴望这个色彩斑斓的世界给他们带来的喜悦。健康的孩子可能将这个家庭带出黑暗，走进一个百花争艳的美好世界。所以，于情于理医务工作者都应该答应该对夫妻的合理要求，帮助他们生育一个健康宝宝，给这个家庭一个有色彩的世界。

【社会舆论】

盲人,作为社会弱势群体,面临诸多生活、就业等方面的困难和压力,这是正常人难以想象的。盲人难以获得平等的教育,会丧失一定的独自行动的能力。在工作就业方面遇到的不公平待遇更是十分普遍。身体的缺陷加上社会的歧视,也造成了盲人心理的自卑。他们渴望自己的下一代能够改变命运,而改变命运最基本的期待就是能拥有健康的身体、健全的视力。有了健全的视力,就能像普通人一样正常地学习、工作,这是一个全新的起点,也是父母对后代最好的祝福。

【小结】

综上所述,从医学角度来说,病人夫妻如果明确了致病基因,之后行 PGD 技术有可能来获得健康的遗传学后代,也可以通过供精 IVF-ET 助孕生育健康后代。从伦理角度看,该对夫妻有能力为助孕出生的小孩健康成长提供条件,小孩的出生也会为夫妻提供新的希望。他们生育健康小孩符合我国目前的法律,符合情理,顺应社会舆论。因此,医务工作者应该尊重他们采用供精 IVF-ET 技术助孕的决定,在充分知情告知相关风险的前提下,给他们提供生育健康后代的机会。

(黄向红)

参考文献

［1］于修成. 辅助生殖的伦理与管理. 北京:人民卫生出版社,2014.

［2］中华人民共和国卫生部. 关于修订人类辅助生殖技术与人类精子库相关技术规范、基本标准和伦理原则的通知. 卫科教发〔2003〕176 号文,2003.

第二十一节 马方综合征病人的二胎

【案例叙述】

女方李聪聪(化名),44 岁,男方李刚(化名),45 岁,两人于 1996 年结婚,当年自然怀孕并剖宫产育有一子。之后丈夫李刚及其儿子均在北京某医院确诊为马方综合征。医生告诉他们,这种疾病是常染色体显性遗传疾病,有家族发病倾向,可遗传给后代,两性发病,下一代有 50% 的发病概率。

这些年来,夫妻二人一直奔波在治疗疾病的路上。经过努力工作,目前经济状况有所好转,便考虑再生育一个孩子,因为大儿子患有疾病,他们特别渴望生育一个健康的孩子,并希望孩子成年后能照顾父母和哥哥。基于以上想法,夫妻二人来到了某院生殖中心,求助生育二胎事宜。医生告诉他们患有遗传性疾病应提早到医院进行生育指导。努力降低人群中遗传病发生率提高人口素质之外,针对个体,必须采取有效的预防措施。避免遗传病后代的出生(即实行优生)通常的措施包括:婚前检查遗传咨询、产前检查和遗传病的早期治疗。经问诊及检查,女方存在输卵管阻塞,男方弱精子症。从这个检查结果上看,该夫妻只能行体外受精胚胎移植术助孕,再加上男方患有马方综合征,因此医生建议该夫妻可行植入前胚胎遗传学诊断(preimplantation genetic diagnosis,PGD)或供精体外受精胚胎移植助孕。病人了解到 PGD 技术费用高、成功率低,即使采取 PGD 技术,也仍有孕育疾病后代的可能。多年的求治之路让病人夫妻在心理和经济上已不堪重负,他们拒绝行 PGD 助孕,强烈要求进行供精体外受精(in vitro fertilization with donor semen,IVF-D)助孕治疗。

【医学观点】

马方综合征(Marfan syndrome,MFS)也有先天性中胚层发育不良、Marchesani 综合征、蜘蛛指征、肢体细长症之称,其特征是周围结缔组织营养不良、骨骼异常、内眼疾病和心血管异常,是一种以结缔组织为基本缺陷的遗传性疾病。最早是由 Marfan(1896 年)报道 1 例 5 岁女孩,生有特殊纤细且长的四肢。本病呈常染色体显性遗传,在人体很多组织如心内膜心瓣膜、大血管、骨骼等处,均有硫酸软骨素 A 或 C 等黏多糖堆积,从而影响了弹力纤维和其他结缔组织纤维的结构和功能,使相应的器官发育不良及出现功能异常。Abraham 等(1982 年)提出,主动脉弹性蛋白有异常,桥粒蛋白和异桥粒蛋白减少,而赖氨酰残基相应增加,是该病的主要改变,病人尿中羟脯氨酸排泄量有增高,血中黏蛋白和黏多糖也增高。

PGD 技术是在植入前对胚胎进行筛选,选择基因型正常的胚胎移植,能有效阻止致病基因继续垂直传播。有学者对来自不同国家的 15 例病人、共 9 个 MFS 家系分别进行 PGD 或产前诊断。两对夫妻经 4 个 PGD 周期后获得了临床妊娠。因此,实施 PGD 和产前诊断,可有效地避免疾病再度发生。

【伦理讨论】

原卫生部《关于修订人类辅助生殖技术与人类精子库相关技术规范、基本标准和伦理原则的通知》规定,男方和 / 或家族有不宜生育的严重遗传性疾病,属于供精人工授精的适应证范畴。本案例女方双侧输卵管阻塞,属于体外受精适应证范畴,因此,可以实施 IVF-D 助孕治疗,并未违背"严禁技术滥用原则"。由于精子来自第三方,将面临复杂的心理、伦理和社会问题。夫妻双方必须经过充分的心理咨询,做到完全知情同意,履行法律所支持和保护父母子女的权利和义务。真正体现有利于供受者原则、保护后代原则、严禁技术滥用原则、知情同意原则、保密原则、自主原则等伦理原则。

基于有利于供受者原则,医务人员应综合考虑病人病理、生理、心理及社会因素,有义务告诉病人目前可供选择的治疗手段、利弊及其所承担的风险,在病人充分知情的情况下,提出有医学指征的选择和最有利于病人的治疗方案。对于本案例中的病人,已生育过一个患儿,再孕如果不进行 PGD 助孕生育患儿风险极高,而即使应用 PGD 技术,也不能保证后代 100% 正常。医务工作者需提前将这些问题交代清楚。同时,病人考虑到 PGD 技术成功率低、费用高,且仍须进行产前诊断的前提下,在病人充分知情同意后,选择使用供精。

根据《辅助生殖的伦理与管理》中保护后代的原则,该夫妻行供精助孕后生育的健康后代,是否能够得到父亲的关爱,待其成年前父母已经年迈、兄弟患有疾病,必须考虑到孩子心理上所受的负担,接受家庭的温暖。这是必须考虑到的伦理问题。因此,作为医务人员有义务告知接受人类辅助生殖技术治疗的夫妻,他们通过对该技术出生的孩子(包括对有出生缺陷的孩子)负有伦理、道德和法律上的权利和义务。

在对病人充分知情告知的情况下,病人同意并签署书面知情同意后,可对其实施供精辅助助孕。在这里需要强调的是,必须是夫妻双方签字同意,因为供精子代与其丈夫没有任何血缘关系,因此签字同意的意义也是确定父权的依据。必须得到丈夫的许诺,医务人员才可以给予实施供精助孕,以避免日后的纠纷。作为医护人员须意识到:认真做好知情同意是安全开展人类辅助生殖技术、尽可能规避风险的重要措施。

【法理讨论】

具有遗传性疾病的人群属于社会特殊群体,从政策上提示不宜生育,但无法强制干预。一旦这样的孩子出生,社会和家庭将承受巨大的精神和经济压力。

《中华人民共和国母婴保健法》规定婚前应进行医学检查,对准备结婚的男女双方可能患影响结婚和生育的疾病进行医学检查。对诊断患医学上认为不宜生育的严重遗传性疾病的,医师应当向男女双方说明情况,提出医学意见;经男女双方同意,采取长效避孕措施或者施行结扎手术后不生育的,可以结婚。

该夫妻想生育二胎,且符合体外受精胚胎移植术助孕指征,为避免再次获得马方综合征患儿,建议夫妻行 PGD 助孕治疗。但经过与病人的充分知情告知,并获得该夫妻拒绝行 PGD 治疗的书面知情同意后,根据原卫生部《关于修订人类辅助生殖技术与人类精子库相关技术规范、基本标准和伦理原则的通知》规定的供精助孕的适应证,该夫妻可以进行供精体外受精胚胎移植术助孕。

【情理讨论】

对于李聪聪这样的家庭迫切需要一个健康的后代。丈夫和儿子都是遗传性疾病的病人,她需要付出常人无法想象的努力去生存和照顾两个病人。她也非常清楚,如果自己老了,没有能力去照顾他们的时候,将会面临非常大的问题。自己付出一生,但到最需要别人照顾的时候可能已经用完所有的积蓄,也没有人有这个能力来帮助她。所以,再生育一个健康的孩子是她唯一的希望。为了有一个健康的孩子,他们受过太多的周折,实在不愿也没有能力为高额的费用和失败的可能买单。

【社会舆论】

每个家庭都不希望自己的孩子是有出生缺陷的孩子。出生缺陷孩子给整个家庭、社会带来的将是巨大的心理和经济负担。所以,对于遗传病病人来讲,生育一个健康的孩子是他们唯一的夙愿。而辅助生殖技术增加了医疗因素,医务工作者在实施的过程中,需根据相应的法律、法规合理地作出判断,为降低出生缺陷共同努力。

在生育发展的过程中,实际上也是"物竞天择"的自然淘汰过程。然而有些遗传性疾病虽然有基因上的改变,但并不足以引起流产,这样的胎儿可以顺利出生。有些人认为宁可多花钱、多费一些周章也要有一个自己的健康的孩子。但对于经济条件欠佳的病人,有些持保留意见。他们认为供精的孩子也不失为一个折中的选择。

【小结】

综上所述,从医学角度,该对夫妻因男方有严重的遗传性疾病,同时有一子也为同样的疾病,目前从政策上无法强制性干预遗传病患儿的出生,但属于不宜生育的范畴。属于供精人工授精的适应证。从医学、法理、伦理学角度,该对夫妻有权要求实施供精体外受精技术。

(耿冬峰 刘睿智)

参考文献

[1] 中华人民共和国卫生部.关于修订人类辅助生殖技术与人类精子库相关技术规范、基本标准和伦理原则的通知.卫科教发〔2003〕176号,2003.
[2] 于修成.辅助生殖的伦理与管理.北京:人民卫生出版社,2014.

第二十二节 排查供精胎儿地中海贫血风险

【案例叙述】

一天,某人类精子库工作人员接到一位女士的电话,询问精子库在捐精者筛选过程中是否对捐精志愿者开展了包括地中海贫血的基因检测项目,工作人员如实回答她:"精子库的筛查严格按照原卫生部颁布的人类精子库标准和规范进行,现行标准中供精志愿者筛查尚不包括此项检测"。

数日之后,这位女士来访此人类精子库,称自己在具有开展供精人工授精资质的医院接受了供精人工授精并怀孕,但是孕期检查中意外发现自己为β-地中海贫血基因携带者,故前来精子库咨询为自己提供精液的供精者是否检查了地中海贫血基因。精子库工作人员明确告诉该女士,精子库不能向她提供相关咨询服务,并拒绝提供任何与供精者相关的信息,但记下她接受供精人工授精技术的医院名称,可以从医院的角度来帮助她。

精子库随即与记下的医院取得了联系,将此事向对方进行了通报,并强调在使用供精助孕治疗中应该严格遵从互盲、保密原则,即有关人员不得向病人提供或泄露供精标本的来源及相关信息,希望向生殖中心的医务人员强调这一基本原则,并要求该医疗机构及时查明此事件的真相。

经查证实,此事件中的女士向精子库叙述的情况的确发生在该医院。按规定,有关医务人员并未向该夫妻提供她所使用的精液来源信息。推测病人是根据地域关系推断精液标本来源于某人类精子库。医疗资料显示,病人现35岁,因丈夫患有遗传性疾病不适宜生育,夫妻要求供精助孕,实施供精人工授精技术后获成功妊娠。孕期检查中女方被确诊为β-地中海贫血基因携带。产科医生告知,地中海贫血基因有可能遗传给胎儿,如男方同时携带该基因,就可能分娩出地中海贫血患儿。病人夫妻表示不愿放弃腹中胎儿,也不愿意接受羊水穿刺检测所带来的风险。他们曾向医院提出要求,希望请供精来源的人类精子库排查供精者是否为β-地中海贫血基因携带者。然而基于保密原则,接诊的医生没有接受她们的请求。

在得知事情的经过后,精子库工作人员一方面与医院商议相关流程中的保密措施,一方面也积极与当事供精者取得联系,并希望他能够从受者后代的安全出发予以配合。在承诺绝对保密的前提下和支付一定的误工补贴后,精子库最后采集了该供精者的血样进行血液常规、血红蛋白电泳和地中海贫血基因的检测,很快向医院提供了隐去检查医院信息和供精者姓名的地中海贫血基因阴性检查报告。至此,这对夫妻不用再担心腹中的胎儿患 β-地中海贫血了,为她们进行助孕治疗的医院和提供精液的人类精子库的工作人员也都放下心来。这是一个完美的结局,却不能不让医务工作者担忧和思考,万一那个供精者就携带了 β- 地中海贫血基因呢?

【医学观点】

地中海贫血在我国部分地区是一个较为常见的常染色体隐性遗传性疾病,据估计我国重型和中间型地中海贫血病人在 30 万人左右,"地中海贫血"基因携带者超过 3 000 万人。罹患地中海贫血,不仅严重影响病人的生活质量和生命安全,也给病人家庭和社会带来极大的经济和精神负担。开展孕前和产前筛查是避免和预防地中海贫血发生的有效途径。2018 年,中华医学会妇产科学分会产科学组制定的《孕前和孕期保健指南》中就明确规定地中海贫血筛查作为该病高发地区的必查项目。因此,人类精子库应对来自地中海贫血高发地区的供精者常规进行地中海贫血筛查,或对部分供精者进行地中海贫血筛查,作为携带地中海贫血基因的受者的备选精液,是切实可行的预防地中海贫血患儿出生的有效措施。然而,在地中海贫血的非高发地区,是否也全面地开展相关的基因检测成为供精志愿者筛选中的一对矛盾。对所有的志愿者都进行相应基因检测,必然会增加筛选的成本,相应也会增加供精使用者的治疗费用。

生殖中心在实施供精辅助生殖技术前,应该对接受供精的受者开展家系和病史调查,开展相应的检测,尽可能明确是否携带常见的常染色体隐性遗传性疾病基因。根据中华医学会孕前和孕期保健指南,在地中海贫血高发地区,或来自高发地区的受者,应常规筛查是否携带地中海贫血基因,也是预防地中海贫血患儿出生的有效手段。同时,应明确告知接受供精助孕的夫妻,在现行精子库标准下以及即使在进行了部分基因筛查后,仍不能绝对排除供精者携带某些遗传病基因和罹患遗传性疾病可能,并将这一点写入相应的知情同意书中。

因此,需要明确人类精子库在对外提供精子用于治疗不育和解决患有不适宜生育的严重遗传性疾病男性的生育问题时,接受供精助孕的女方也存在一定概率的携带地中海贫血基因或其他遗传性疾病致病基因。对于这部分携带者人群而言,排除供精志愿者携带相应的致病基因,是避免供精治疗出生后代发生地中海贫血等遗传性疾病风险的有效保障。

【伦理讨论】

人类精子库在为治疗男性不育或丈夫患有严重的某种遗传性疾病的夫妻提供供精助孕治疗生育后代,由于第三方的介入,改变了家庭的遗传或生物学联系,涉及供精者、受者和后代的权益,以及可能对社会、伦理、道德、法律等带来负面影响和危害。因此,卫科教发〔2003〕176 号文件要求人类精子库必须接受生殖医学伦理委员会的全程监督,并遵循基本伦理原则和具体的行为指南。

本案例涉及的伦理冲突一方面是接受供精助孕治疗出生的后代所面临的患病风险,另一方面是供精来源的人类精子库和供精志愿者信息的保密,由此所产生的有利于受者、知情同意及保护后代的原则与对供精志愿者保密原则的冲突。

遵循有利于受者和保护后代的伦理原则,精子库应严格供精者筛查流程,最大程度保证受者免于感染精源性的性传播疾病、后代出生缺陷或患遗传学疾病。本案例受者在接受供精助孕治疗妊娠后,发现她携带 β- 地中海贫血基因,担心腹中胎儿是否为地中海贫血病人,希望知晓供精者是否携带 β-地中海贫血基因。而按照现行供精志愿者筛查项目标准,没有进行地中海贫血的检测。精子库在了解了受者的病情后,积极与结束了供精全程的供精者取得了沟通,并得到了供精者的理解配合,成功采集了血样和完成了 β- 地中海贫血基因的排查,最大程度排除了胎儿罹患地中海贫血的风险,解除了受者夫妻的担心,遵循了有利于受者及保护后代的原则。

如何妥善解决和协调精子库按照相关规范在志愿者完成捐精后,为规避受者提出的疾病风险所实施的规范标准以外的检测,是否有必要承担再次提供额外检测的附加义务。如果精子库不能及时联系上本案例的供精志愿者,或者该志愿者不愿意配合再次检测,可能成为本案中的一个无法解决的矛盾,同样不利于供受者。为此,要求精子库必须制定科学、严谨的供精者筛查流程并严格执行,特别是家族遗传病史的调查。

保密原则是供精治疗非常重要的伦理原则。我国浓厚的传统婚姻家庭观念，使得供精者和受者双方都承受着来自社会舆论的心理压力。在供精治疗过程中，为维护供受者双方正当权益，人类精子库和实施供精助孕治疗的生殖中心，必须严格执行防止泄密的工作制度。当病人自行电话和来访精子库发生后，精子库及时与医院沟通，证实治疗过程中并无泄密的行为。工作人员对使用人类精子库精液标本的用精医疗单位发出通知，强调在精液使用过程中严守保密原则，即使在特殊情况下，也一定不能对受者泄露冷冻精液标本来源。精子库在向医院和病人提供供精者的地中海贫血检验报告时，隐去了医院、精子库和志愿者的信息，并与医院签订了针对该案例的保密备忘录。这些正是保密原则的具体体现。

地中海贫血是一种危害人体一生健康的严重遗传性疾病，而致病基因携带者常常只出现轻微贫血或不表现出症状。但是，如果供精志愿者和接受供精助孕的不育夫妻女方均为地中海贫血基因携带者，极大地增加了出生地中海贫血患儿的风险。作为供精一方的人类精子库，应该本着有利于受者和后代的原则，在志愿者筛查中除了按照国家相关标准和规范进行，也应该考虑满足不同的病人需要，可以选择性地增加一些特殊的筛查项目。该精子库在此事件发生以后，在精液采集过程中，注重对所有志愿者贫血的病史和家族史调查，并对部分合格志愿者进行地中海贫血基因筛查，以满足需要供精助孕的地中海贫血基因携带者使用。

【法理讨论】

按照现行人类精子库管理办法和相关的标准，地中海贫血的检测项目没有纳入供精志愿者的基本检测项目。在考虑到上述供精助孕过程中潜在的地中海贫血风险，应该将地中海贫血筛查纳入在内。具体包括病史调查及家系调查、地中海贫血的初筛检测（如血常规和血红蛋白电泳等）以及地中海贫血基因检测等。同时用精医疗单位也应该注意确认受者是否存在地中海贫血基因携带的风险，以避免实施助孕获得妊娠后才发现携带致病基因所带来的被动局面。但是，增加筛查项目无疑会增加人类精子库在供精者筛查中的成本，最终也增加受者的经济压力。因此，地中海贫血筛查是针对高

发区域还是所有地区，是对所有的志愿者开展还是部分志愿者，项目包括到哪个层面，是否都必须做基因检测，针对其他隐性致病基因是否也应该做，尚需相应的规定或指南。我国人多地广，不同地域不同人群存在不同的遗传性疾病，制定新的人类精子库的筛选指标时，也应该考虑体现地域和人群差异。

【情理讨论】

本案例中受者夫妻，因丈夫患有遗传性疾病不适宜生育，进行了供精助孕如愿怀孕，却在孕期产检中发现妻子携带了 β- 地中海贫血基因，开始担心腹中胎儿是否为地中海贫血病人，因此希望排除供精者是否也携带 β- 地中海贫血基因，她们的愿望和要求合情合理。但是，为排除供精者是否携带 β- 地中海贫血基因，人类精子库及生殖中心在严格履行保密制度的情况下，如保护供精志愿者的隐私，也是必须慎重的。本案例中人类精子库再三强调保密原则，同时积极联系供精者，并得到其理解和配合，顺利完成地中海贫血基因筛查，为受者家庭排忧解难的做法是值得肯定的。最终，提出精子库应因地制宜制定更加科学、严谨的供精志愿者遗传疾病筛查项目和流程，更好地服务于供受者，造福不育不孕家庭。

【社会舆论】

人类精子库开展的各项工作常常会受到公众或者媒体的关注。大众最为敏感的：一是如何保护供精志愿者和受者双方的隐私；二是精液标本是否安全。本案例中，如果该名妇女因不能排除志愿者是否携带基因，又不接受羊水穿刺，最终出生的后代发生了地中海贫血，结局极有可能发展成为一场医疗纠纷，必然会引起社会舆论的谴责。无论是对我国制定人类精子库管理办法的卫生行政主管部门、提供精液的主体人类精子库以及实施供精辅助生殖技术的医疗机构，都会带来较大的负面影响，也会给这个家庭带来难言的痛苦。本案例的妥善解决令人为之欣慰。

【小结】

生殖中心进行常规供精助孕治疗，使用了没有经过地中海贫血基因筛查的志愿者精液标本，事后

得知一位携带 β- 地中海贫血基因的女性接受了供精,为了避免后代发生地中海贫血疾病的风险,按照有利于受者和保护后代的伦理原则,人类精子库和生殖中心积极协调沟通,并且得到供精志愿者的理解配合,顺利进行地中海贫血排查,成功地避免了这一风险的发生。在本案排查过程中,严格遵循保密原则和知情同意原则,很好地保护了供精者的隐私。这个案例提示医务工作者,应在不同的地区以及针对不同发病率的遗传性疾病,有选择地开展相应的供精者和受者的基因检测,更加科学严谨地履行职责,避免家庭悲剧的发生,有利于社会和谐稳定。

(岳焕勋 耿丽红)

参考文献

[1] 于修成.辅助生殖的伦理与管理.北京:人民卫生出版社,2014.
[2] 中华人民共和国卫生部.关于修订人类辅助生殖技术与人类精子库相关技术规范、基本标准和伦理原则的通知.卫科教发〔2003〕176号,2003.

第二十三节　自闭症患儿父母的再生育

【案例叙述】

小王和静静结婚10年,先后生育了一儿一女,但是两个孩子都患有"自闭症"。几年来虽四处求医,但仍未见好转。小王的母亲患有精神分裂症,所以静静认为两个孩子的自闭症与丈夫家族的遗传基因有关,为此二人多次争吵。在静静的极力坚持下,夫妻二人请求采用精子库的精子进行人工授精,期望能生育一个健康后代,也希望这个孩子将来能帮忙照顾患病的哥哥姐姐。

【医学观点】

自闭症是一组严重影响儿童健康,具有高度临床和病因异质性的神经和心理发育性障碍,是带有遗传易感性的个体在特定环境因素的作用下发生的。其病因复杂,目前认为自闭症的相关因素包括以下因素。

1. **遗传因素**　自闭症具有复杂的遗传性病因,同卵双生者共患自闭症的概率可达60%~80%,而异卵双生者的概率仅为3%~10%;自闭症患儿的兄弟姐妹的患病率也会明显增加,概率为3%~5%。目前认为某些具有特定遗传和染色体特征的人更容易罹患自闭症,然而尚未确定自闭症的致病基因。目前认为,在自闭症的遗传病因中,核型异常所占的比例大概为1%~3%,携带疾病相关的拷贝数变异约占7%~20%。在外显子组测序方面已发现了多个候选易感基因,但其累加起来也只能解释大约1%的病人。由于自闭症的高度遗传异质性,目前仅能对小部分遗传病因明确的家系提供产前诊断,或者胚胎植入前遗传学诊断。但是,这些都需要建立在先证者遗传诊断明确的基础上,所谓先证者即此病例中患有自闭症的儿子和女儿。如果遗传检查能发现二人有共同的基因突变类型,或相同的染色体微缺失/微重复,就可以采用相应的技术对该夫妻之后在辅助生殖中的胚胎、孕早期的绒毛或孕中期的羊水进行遗传学检测,以排除第三胎再患自闭症的可能。同时,也应对父母双方进行相应的遗传检查,以明确是哪一方或双方的原因。

2. **孕期因素**　胎儿神经系统发育的关键时期感染麻疹病毒或风疹病毒、胎儿宫内窘迫、早产、难产、新生儿脑部受伤等,均可增加自闭症的概率。

3. **神经系统感染及代谢类疾病**　在婴儿期患脑炎、脑膜炎等疾病,以及一些代谢类疾病也会影响神经系统的发育,而增加自闭症的概率。

4. **环境因素**　生物异源性物质,如杀虫剂、食品添加剂和防腐剂、重金属等,均会对神经系统造成不利影响,增加自闭症的患病风险。

5. **父母的生育年龄**　有研究报道,父母生育时的年龄越大,孩子罹患自闭症的风险越高。

而精神分裂症则是一种精神疾病,属于多基因遗传,其发病是若干基因叠加所致。病人亲属的患病率高于正常人群,而且血缘关系越近患病率越高。另外,该疾病还受神经生理学和社会心理学因素的影响。但是,精神分裂症与自闭症不属于同一类疾病,根据目前的研究也没有发现在遗传学方面具有相关性。

生殖医生观点:自闭症虽具有特殊的遗传易感性,但是其遗传因素到底来自父母哪一方尚不十分清楚,所以即使进行供精人工授精(AID)也不能保证后代一定不会患有自闭症。由于目前尚未确定该疾病的致病或易感基因,所以也无法通过胚胎植入前遗传学筛查或诊断(PGS/PGD)来避免后代罹患此病。另外,按照 AID 的适应证来看,"男方和/或家族中有不宜生育的严重遗传性疾病"的夫妻,方可进行 AID。虽然小王的母亲患有精神分裂症,但这并不属于严重遗传性疾病,因此不符合 AID 的条件。

心理医生观点:目前医学界尚未把自闭症归类到精神疾病的范畴内。严重的自闭症是有自杀倾向的,通常自杀倾向是定义精神疾病的标准之一。该夫妻应该在正规的精神心理疾病的医疗机构为两兄妹进行准确的疾病类型及程度的鉴定。另外,虽然现阶段对于自闭症的治疗缺少行之有效的方法,但是通过一些如游戏疗法、言语治疗、职业治疗和关注力训练等方法会达到一定程度的改善。因此,医务工作者不能把自闭症儿童的未来看得一片黑暗,而因此放弃对他们的治疗和康复。

【伦理讨论】

该案例涉及诸多医学伦理问题,首先是知情告知。医生需要详细地告知病人有关自闭症发病的相关知识。自闭症发生的遗传因素并不十分清楚,与精神分裂症也没有明确的遗传关系,从医学的角度来说 AID 并不是他们生育健康子女的有效手段。即使是实施了 AID,所生育的后代仍有发生自闭症的风险。另外,还要告知他们目前的医疗水平,还无法对自闭症进行产前诊断。

"保护后代原则"的出发点是从出生后代利益的考虑,按照这对夫妻的具体情况来看,如果第三胎不再患有自闭症,则皆大欢喜。既满足了他们生育健康后代的愿望,健康的孩子将来又可以帮父母分担照顾哥哥姐姐的压力。但是,如果将后代的权益一并加以考虑的话,一方面,把未来照顾两个自闭症哥哥姐姐的担子强加在"老三"身上是不公平的;另一方面,由于每个家庭的经济来源、时间和精力都是有限的,小王夫妻在孕育第三胎的过程中,也一定会不同程度地影响到对现有两个自闭症孩子的抚养和照顾。如果第三胎同样患有自闭症,那么对于已有两个亲生孩子自闭症的家庭,会不会减少对于"三胎"患儿的关注? 这对于孩子来说是否

公平? "三胎"患儿会给家庭和社会增加更多的负担,这可能会违背"社会公益原则"。

他们的情况不符合关于 AID 的适应证,不能够通过 AID 技术来解决。如果实施了这一技术,便违反了"严禁技术滥用原则"。

对于如此复杂的伦理问题,需要医生和病人充分沟通、分析利弊,最终作出合理的决定。另外,如果通过 AID 生育了第三胎,该家庭会因血缘关系复杂而增加了不稳定的因素。因此,从该案例的分析中可以明显看出,采用 AID 来生育第三胎是蕴含诸多风险的。

【法理讨论】

按照婚姻法及母婴保护法,有严重遗传病或精神疾病者属于限制生育的范畴。小王母亲所患的精神分裂症不属于严重遗传病,而且小王本身是健康的,这些事实都不足以限制小王生育自己的后代。另外,原卫生部《人类辅助生殖技术规范》中关于 AID 的适应证之一为"男方和/或家族中有不宜生育的严重遗传性疾病"。从目前的研究显示,没有明确的证据表明自闭症属于严重的遗传病,也与精神分裂症没有明确的遗传相关性。因此,该夫妻的情况并不符合 AID 的条件。

【情理讨论】

生育是人类繁衍的需要,享受天伦之乐是人们情感的需求。对于小王夫妻这样的家庭来说,表面上看起来是儿女双全,但实际上他们并没有真正享受到天伦之乐,而始终笼罩在痛苦和压抑的氛围中。医务工作者很同情这样不幸的家庭,也很能理解他们希望生育一个心智健全孩子的诉求。但是,对于任何有辅助生殖需求的病人来说,都要尊重科学,符合社会和家庭伦理,尤其是要符合生殖医学伦理。同时,还要对家庭负担、社会责任以及出生后代的幸福进行全面的考量,最终做出审慎的抉择。

【小结】

生育了两个自闭症孩子的小王夫妻,因丈夫母亲患精神分裂症,妻子认为孩子的情况与丈夫的家族遗传基因有关,请求进行供精人工授精。由于自闭症的病因及发病机制复杂,与精神分裂症没有

明确的遗传关系和相关性,也不能确定两个孩子系父源性遗传因素所致的自闭症,因此进行 AID 治疗并不是小王夫妻获得健康后代确切有效的方法。综合了各方面的相关因素来看,无论第三胎出生后是否健康,对现有的两个患有自闭症的孩子以及 AID 出生的孩子本身来说,都会有潜在的不利影响。医院生殖医学伦理委员会认为,不能为小王夫妻进行 AID 生育第三胎的治疗。

(白 泉)

参考文献

[1] 中华人民共和国卫生部. 关于修订人类辅助生殖技术与人类精子库相关技术规范、基本标准和伦理原则的通知. 卫科教发〔2003〕176号, 2003.
[2] 于修成. 辅助生殖的伦理与管理. 北京:人民卫生出版社, 2014.

第二十四节 染色体平衡易位男性的助孕

【案例叙述】

张伟(化名)和黄舒雅(化名)于 2005 年结婚,婚后黄舒雅 3 次怀孕,都在 2 个月左右时流产。夫妻二人在当地医院检查后发现张伟的染色体为 46,XY,t(7;17)(q11.2;q21)。也就是说张伟是染色体平衡易位的携带者,他的后代能够顺利出生的机会只有 2/18。虽然染色体疾病无法医治,但可以通过适当的干预来进行预防。夫妻二人来到某生殖中心,期望得到更好的帮助。生殖中心的医生建议他们接受移植前胚胎遗传学诊断技术(PGD)的治疗,检测胚胎是否携带有遗传缺陷的基因。经过慎重考虑后夫妻二人选择了 PGD 助孕,第一个周期的治疗得到了 2 枚胚胎,但经 PGD 检测,均是染色体异常的胚胎,无法进行移植。虽然经受了身体上和精神上的痛苦以及经济上的巨大压力,他们依旧没有放弃,但天不遂人愿,此后两个药物刺激卵巢周期均无胚胎形成。二人花光了所有的积蓄,甚至债台高筑,实在无力承担高额的费用,张伟也不忍妻子再承受这巨大的痛苦,于是夫妻二人决定改做供精人工授精(AID)。

【医学观点】

张伟查体生殖器正常,性生活正常,精液常规检查正常,外周血染色体检查 7 号染色体长臂和 17 号染色体长臂平衡易位,为携带者。根据遗传学的分析,虽然张伟自身表型正常,但平衡易位携带者在形成配子时,由于易位染色体与其相应的同源染色体分离方式的不同,从理论上来讲,可以产生 18 种类型的配子,其中,只有 1/18 的配子是正常的,1/18 为平衡易位,其余为不平衡易位配子。而只有正常的配子与正常配子受精所产生的个体才是正常的;平衡易位的配子与正常配子受精所产生的个体为表型正常的携带者,但也存在胎儿出生缺陷的风险;不平衡易位的配子受精后大都产生单体或部分单体、三体或部分三体的异常个体,这些异常的胚胎可导致流产、死胎和畸形儿的出生,胎儿先天缺陷的风险增高。对于这种染色体异常的病人,可以通过胚胎移植前遗传学诊断(PGD)技术筛选正常的胚胎进行移植,以杜绝出生后代染色体异常的发生。尽管希望渺茫,只有 2/18 的机会,张伟夫妻二人仍有通过自然妊娠或 PGD 助孕技术而生育血亲后代的机会。而染色体平衡易位也属于 AID 的适应证。在经过积极的尝试之后,考虑到病人的诉求,是可以实施 AID 助孕的。

【伦理讨论】

本案例中病人夫妻有选择治疗方法的权利,即自主原则。医学道德的核心是医务人员应对病人尽其义务,此义务的宗旨是对病人有利和不伤害。但是一切诊疗措施和结果最终要落实到病人身上,无论结果怎样,病人应该有权选择对自身所实施的诊疗护理方案,尤其是有权选择同意一些有伤害性的诊疗措施。该夫妻有正常的自主能力,情绪也是正常的,决定是经过夫妻二人深思熟虑讨论过的,医务人员在综合考虑病人病理、生理、心理及社会因素对其带来的影响,提出有医学指征的选择和最有利于病人的治疗方案,使病人能够从中受益,这也符合有利于供受者的原则,并且医务人员本着尊重原则,即对能够自主的病人的自主性的尊重,在签订知情同意书后可以对黄舒雅实施 AID 助孕。由于 AID 是使用第三方精子使女方受孕,孩子与丈夫并无血缘关系,使得传统的家庭亲子关系受到根本性的冲击,因此面临着更复杂的心理、伦理及社会问题。医务人员需对要求实施 AID 技术助孕的不育夫妻进行全面的医学、心理、家庭和社会学评估,使病人夫妻充分了解辅助生殖技术所带来的利弊关系及风险因素,并使其做到完全知情同意,履行法律所支持和保护的父母子女的权利和义务,切实保护好辅助生殖技术出生的后代的合法权益。但需告知病人夫妻即使通过 AID 助孕后成功生育后代,子代仍有类似正常人群约 4% 身体或智力缺陷的可能性。而且从理论上讲,病人夫妻仍有再次通过自然妊娠产前诊断以及 PGD 助孕生育自精自卵正常表型后代的可能。如果通过 AID 技术助孕,将失去一次拥有血亲后代的机会,增加同一供精者后代近亲结婚的风险。病人夫妻如若再生育自精自卵正常表型的孩子,应保护好 AID 助孕所生子女的权益,使其与自然受孕的子代享有同样的权利和义务。

【法理讨论】

AID 产生的子代有两个父亲:一个遗传学父亲和一个社会学父亲,1991 年 7 月 8 日最高人民法院在《关于夫妻婚后人工授精所生子女的法律地位如何确定的复函》中规定:在夫妻关系存续期间,双方一致同意进行人工授精,所生子女应视为夫妻双方的婚生子女,父母子女之间权利义务关系适用《中华人民共和国婚姻法》的有关规定。染色体平衡易位病人夫妻通过 AID 助孕获得的后代,与自然受孕分娩的后代享有同样的法律权利和义务;并且他们对通过该助孕技术出生的孩子(包括有出生缺陷的孩子)负有伦理、道德和法律上的权利和义务。随着全面两孩政策的施行,如若该夫妻有幸再生育自精自卵正常表型的孩子,从法律上来讲,他们拥有共同的社会学父亲,享有同样的继承权、受教育权和赡养父母的义务,以及父母离异时对孩子监护权的裁定等。

【情理讨论】

对染色体平衡易位的病人,因为有机会通过自然妊娠和 PGD 技术获得生育健康血亲后代的机会,采用供精人工授精助孕并非最优方案。然而三次流产和三次药物刺激卵巢周期,对病人身体的伤害无疑是巨大的,在心理上也承受了较大压力,对于一个普通的家庭来说,已无力承担这沉重的经济负担。在多次 PGD 治疗失败后,张伟和黄舒雅夫妻决定放弃 PGD 助孕,选择 AID 助孕,对他们来说是最佳选择。

【社会舆论】

受中国传统文化影响,血亲传宗接代思想根深蒂固,这使得 AID 行为对传统的婚姻家庭道德观念面临一个严峻的挑战。社会上很多人并不完全认同 AID,这给 AID 病人带来了巨大的心理压力。而且孩子一旦知道真相,不利于他们自身的成长和心理健康,也会影响父母与子女之间的关系。这需要社会给予更大的尊重和支持,正确看待"社会学父亲"和"生物学父亲"与 AID 子女之间的关系,为 AID 子女的健康成长营造一个良好的社会环境,切实保护好他们的利益。

【小结】

染色体疾病目前为不可治愈疾病,从优生优育角度及病人经济和身体、心理承受能力上考虑,病人在行 3 个周期 PGD 助孕失败后,若坚持选择 AID 助孕,签订知情同意书后应予以实施 AID 助孕。

(高丽娜　耿琳琳　卢文红)

参考文献

[1] 中华人民共和国卫生部 . 人类辅助生殖技术规范 . 2003.
[2] 于修成 . 辅助生殖的伦理与管理 . 北京:人民卫生出版社 , 2014.
[3] 中华人民共和国卫生部 . 人类辅助生殖技术和人类精子库伦理原则 . 2003.

第二十五节　男性性反转病人的助孕

【案例叙述】

王军(化名)和妻子结婚 2 年未能怀孕,于是双方到当地医院的生殖中心就诊。王军的染色体检查结果显示为:46,XX;*SRY* 基因检测:阴性;性激素检查结果:卵泡刺激素(follicle stimulating hormone,FSH)33.78mU/ml,黄体生成素(luteinizing hormone,LH)23.51mU/ml,雌二醇(estradiol,E₂)29pg/ml,睾酮(testosterone,T)1.66ng/ml。男科医生进行体检时发现王军的外生殖器表现为男性,阴茎发育正常,双侧睾丸均位于阴囊内,体积较小。即便如此,他的染色体结果却明明白白显示他本该是个女性。医生告诉王军患有"男性性反转综合征,非梗阻性无精子症",这样的"男性"没有精子产生,是无法获得自己生物学后代的。王军难以接受这样的事实,也不愿拖累妻子,经过多日的煎熬,最终提出离婚。但妻子坚定地告诉他,供精助孕技术可以帮助他们获得后代。夫妻双方充分权衡后再次来到了某院生殖中心,请求医生的帮助。

王军夫妻情况十分特殊,经过本院伦理委员会讨论决定给予帮助,建议女方先行输卵管造影了解输卵管通畅情况,若输卵管通畅,可以进行简单的供精人工授精(artificial insemination by donor semen,AID)助孕,也可以直接进行供精体外受精(in vitro fertilization,IVF)助孕;若输卵管阻塞则选择供精 IVF 助孕。

【医学观点】

本例夫妻因原发不育 2 年来生殖中心就诊,经过体检发现,其不育原因是丈夫患有 46,XX 男性综合征(又称男性性反转综合征),无法产生精子。男性性反转综合征的病人发病率为 1/20 000,其中 *SRY* 基因阴性者仅占 20%,发病机制尚未明确,可能出现睾丸发育的基因控制途径发生隐形突变。对于此类病人,现有的医疗技术无法恢复其男性生物学性别。双方感情基础深厚,且妻子已知丈夫染色体异常,接受现状并愿意进行供精助孕治疗。从医学角度来说,男方作为无精子症病人,具有申请供精辅助生殖的治疗的适应证。

按照国家原卫生部辅助生殖技术规范要求,体外受精胚胎移植术的实施需要明确的指征。对于男方无精子症的病人,先进行女方输卵管通畅性检查,制订诊疗计划。根据从简单到复杂的医疗原则,如输卵管通畅优先考虑行 AID 助孕,但是 AID 的成功率不如供精 IVF 的成功率高,而供精 IVF

的费用要远远高于 AID。在与病人夫妻双方充分沟通后,权衡利弊,由病人选择。

【伦理讨论】

人类辅助生殖技术在给广大不孕不育的病人带来了福音的同时也带来了许多社会伦理问题。本例夫妻男性性反转综合征病人属于实施辅助生殖技术的极特殊人群,能否为其实施助孕,其中所涉及的伦理问题,值得进一步深层次探讨。

病人出生时外生殖器为男性,且一直以社会学男性的方式生活了 28 年。其与妻子夫妻生活正常,直到因不育症就诊检查时才发现无精子症、染色体的异常等情况从而发现其生物学性别异常。目前在临床工作中对于男性性反转综合征这种情况,解决其不育症唯一方法就是使用供精助孕,从情理角度应允许双方行供精助孕治疗。但供精助孕 10 余年来一直存在着很多伦理问题,诸如:家庭关系潜在的问题、供精出生儿抚养权的问题;供精出生儿知情权的问题等。虽目前双方感情稳定,女方愿意接受现实并同意进行供精助孕,但将来该夫妻若因此产生矛盾,且男方在知晓自己情况后不能承担一个父亲的责任,这都将给孩子带来伤害,有违初衷,违反了保护后代原则。因此,应反复和病人充分沟通,告知可能风险,让其充分知情并慎重作出决定。

该案例女方若愿意接受供精治疗,在输卵管检查通畅的前提下,决定选择 AID 还是 IVF 助孕。应告知病人人工授精是最接近自然受孕的方式,可以避免母亲及子代在 IVF 过程的风险及相关的并发症,费用也低下,只是每个周期的 AID 助孕 AID 的成功率不如供精 IVF 的成功率高,反复治疗的时间成本、费用及精力也应考虑在内,综合评估后,选择最合适的方法,从而将有利于病人的原则置于首位,符合生殖伦理里"有利于受者"原则和知情同意原则。

【法理讨论】

目前根据《中华人民共和国婚姻法》等法律法规及相应的技术规范(《人类辅助生殖技术规范》和《人类辅助生殖技术管理办法》)提到男方无精子症病人可向人类精子库申请供精助孕治疗。本案例中丈夫患男性性反转综合征无法产生精子，现阶段医学上面亦无相应的治疗方法。从法理上讲，病人作为婚姻关系中的一方，在具备申请供精助孕治疗的前提下，有权利使用供精生育后代。此外，该生殖中心在具体实施治疗之前，将案例上报伦理委员会讨论，经过讨论后认为根据《中华人民共和国婚姻法》和《人类辅助生殖技术规范和管理办法》的规定可予该对夫妻提供辅助生殖助孕治疗。同时，本着对社会负责、病人负责的态度，充分利用好伦理委员会这个平台，引导病人做好相关的伦理咨询，对未来可能面对的问题有更深入的认识。

【情理讨论】

对于一个以社会学男性身份生活了 28 年的男性，突然得知自己在生物学上为女性。王军的疾病瓦解了他对自身性别的认知，疾病本身带来的痛苦、无法获得生物学后代的挫败和对妻子的愧疚，都让王军不知该如何继续这段婚姻。然而妻子的理解和不离不弃让他重拾对生活的希望。供精助孕是他们获得"属于自己"孩子唯一的方式，但其带来的伦理问题也不容忽视。供精助孕得到的后代为女方的生物学后代、男方的社会学后代。对自己性别认知的颠覆是否会导致王军日后的性格发生变化？若将来夫妻二人感情破裂，孩子将何去何从？若孩子将来得知自己的父亲实际上是女性并且和自己没有血缘关系时，是否会与王军产生隔阂？是否会因为父亲的与众不同而受到别人的耻笑？未来的日子里，与孩子相处的任何一个不愉快，都可能戳到王军的痛处。

【社会舆论】

我国人类精子库的建立，圆了无数无精症夫妻的生育梦想，然而若夫妻双方解除婚姻关系，供精生育的后代抚养权的归属问题也日渐突出。在无精症病人中，性反转是非常特殊的一个群体，他们社会学性别为男性而生物学性别为女性。有人认为这样的夫妻和女同性恋没有区别，他们的婚姻关系不应该被认可，也没有权利接受供精助孕。另一部分人认为，性反转男性的社会学性别就是男性，他的自我认知性别也为男性，这样的夫妻是不同于女性同性恋的，他们的婚姻关系是合法的，有权利接受供精助孕。不同的是，若将来夫妻因男方性别问题产生矛盾，且男方在知晓自己情况后不能承担一个父亲的责任，这都将给孩子带来伤害。

【小结】

对于男性性反转综合征的病人，须与夫妻双方进行充分沟通，在知情同意的前提下，根据保护供受双方和后代利益的原则，告知供精助孕的可能风险，慎重决定。

（洪志丹 张元珍 周 春）

参考文献

［1］于修成.辅助生殖的伦理与管理.北京：人民卫生出版社，2014.
［2］中华人民共和国卫生部.关于修订人类辅助生殖技术与人类精子库相关技术规范、基本标准和伦理原则的通知.卫科教发〔2003〕176 号，2003.
［3］中华人民共和国卫生部.人类辅助生殖技术管理办法.卫生部令第 14 号，2001.

第十一章
两性人术后及同性恋者助孕的伦理案例

第一节　中国台湾省变性人申请辅助生殖

【案例叙述】

2003年的一天,中国台湾省著名不孕症治疗医师李茂盛遇到一个案例:一名通过变性手术告别女性身份的男士与其合法妻子找到李医师,希望借助捐赠精子来生育孩子。考虑到这名男士的染色体仍是女性,是否为这对夫妻通过人工生殖助孕,李医师心中有些犹豫。据了解,这对夫妻中的丈夫不到30岁,自小就排斥裙子等女性装扮,长大后一心想变身男性,经长期争取终获双亲支持,最终实施手术并获得成功。变性后的他申领了男性的身份证,并与与相恋多年的女友结婚。婚后的他们开始期盼养育后代。由于这位法律意义上的男性不可能提供精子,他希望能指定使用自己哥哥的精子,但被医师告知,"台湾卫生署"明文规定不能指定精子捐赠。于是,他退而求其次,拜托医师帮忙寻找身高、血型、外观相近的精子捐赠者。在随后的四次深谈与评估中,李茂盛医师发现这对夫妻感情稳固且求子心切。为谨慎起见,李医师将其作为中国台湾省首例变性人申请辅助生殖的案例报请了"台湾卫生署"。有关官员表示变性人合法变性、合法取得身份、合法结婚,依据有关法规,没有理由不同意他们进行辅助生殖助孕。不过"台湾卫生署"正在重新检讨"人工生殖法"草案,而现有的"人工生殖管理办法""无法可管"该变性人的特殊案例。

【医学观点】

变性人,即医学概念中的"性别取向障碍"病人,具有性身份认同障碍。狭义的变性人是指做了变性手术的人,广义的变性人除了包括已做变性手术的人以外,还包括未做变性手术但已按异性身份生活的人。这是一个特殊的群体,尽管放弃了自然的生殖能力,但部分人仍然有结婚生子的需求。对于他/她们而言,若不进行生殖器官的移植,则无法完全拥有生育能力。因此,在现有的科学技术条件下,其生育方式只能通过辅助生殖技术来实现。

本案例中的丈夫是没有男性生殖器官、更不具备生成精子功能的变性人。但其配偶作为普通女性,拥有正常的生育条件,可以通过供精助孕的方式帮助其怀孕。《人类辅助生殖技术与人类精子库技术规范、基本标准和伦理原则》中并未明确规定变性人不在辅助生殖技术实施的人群中。这样的夫妻虽然特殊,但他们有合法的身份证和结婚证,符合辅助生殖技术规范规定的证件要求。在排除辅助生殖助孕的禁忌证并取得夫妻双方充分知情同意后,这项技术是符合相关规定及医疗安全的。因此医学上为该例变性人夫妻提供供精助孕技术是可行的。

【伦理讨论】

是否为变性人这个特殊的社会群体提供人工辅助生殖，一直存在着伦理争议，具体到本案例，主要涉及辅助生殖伦理学基本原则中的尊重原则、自主原则、有利于供受者原则、知情同意原则、保护后代原则、保密原则及严防商业化原则等。

1. 根据我国台湾省1989年10月20日所颁布的《人工生殖技术伦理指导纲领》，繁衍生命乃是人类最基本的欲望和需求。该夫妻虽为变性人家庭，但夫妻感情稳固，渴望生儿育女，经过深思熟虑后的决定请求医方为其提供供精助孕技术，符合辅助生殖伦理学的"尊重原则"和"自主原则"。

2. 从"有利于病人"和"知情同意"的原则出发，综合考虑这对夫妻的特殊情况，医务人员有义务告知该夫妻治疗程序、技术本身或伦理方面可能存在的利弊及其可能承担的风险，提出有医学指征的选择和最佳的治疗方案，使之最大获益。

3. 从"保护后代"的原则出发，若助孕成功，该"父亲"系变性人，其易性癖及可能的负性心理是否对子代产生不良影响尚不得而知，因此该夫妻需三思而后行；同时医务人员应客观地告诉这对夫妻由于生育的后代与父亲无血缘关系，但对通过供精助孕出生的孩子（包括出生缺陷儿）仍应负有伦理、道德和法律上的权利和义务。同时医方应严格把控一名供者的精子最多使5名妇女受孕。人工生殖技术不是商业行为。

4. 从"严防商业化""保密原则"考虑，为了保证受精者的权益，多个国家规定供方与受方夫妻保持互盲，工作人员必须为供、受双方严格保密，不能受经济利益驱动而进行配子的买卖。因此该夫妻被告知不能指定捐赠。而我国规定供精的来源必须是经国家原卫生部专家组审核通过的精子库。

【法理讨论】

由于变性人变性后基本丧失了自然生育的能力，其生育只能依靠人工辅助生殖技术来实现。依据我国台湾省"人工生殖法"第十一条规定，夫妻符合下列各款情形者，医疗机构可以为其实施人工生殖：①经依法规定实施检查及评估结果，适合接受人工生殖；②夫妻一方经诊断罹患不孕症，或罹患主管机关公告的重大遗传性疾病，经由自然生育显有生育异常子女之虞；③夫妻至少一方具有健康的生殖细胞，无须接受他人捐赠精子或卵子。而如果夫妻无以上情形，则除非有医学正当理由，且报经主管机关核准，否则不予实施人工生殖。在我国台湾地区人工生殖法中，人工生殖是被严格限制在医疗领域的，且强调人工生殖子女与其法定父母之间的基因联系。变性人的自然生育能力是自其夫妻双方结合起就不存在，并非传统意义上的器质性因素导致的，也明显没有医学正当理由，照理不在"人工生殖法"第十一条规定范围内，然而也并未在其中明确禁止。可见我国台湾地区的"人工生殖法"最初制定针对的是不孕家庭，显然没有将变性人考虑在内，因此变性人家庭的人工生殖陷入了无法可依的境地。在我国的《人类辅助生殖技术规范》中明确指出了各类辅助生殖技术的适应证，其中与本案例相关的供精助孕的适应证包括不可逆的无精子症，女女变性人家庭即属此类，虽无明言也没有明确禁止。因此从保障公民生育权的角度出发，变性人的生育不应该被随意剥夺，但各国和地区开放程度并不一致。

当生物学性别都是女性的一对夫妻，即丈夫是由女变男，而妻子的生物学性别为女性，妻子可以通过实施供精助孕技术的方法生育子女。也就是使用第三人提供的精子对妻子实施人工授精/试管婴儿完成生育。许多患有不育症（男方）的夫妻，也是通过这种方式获得子女，履行生育权，这在我国台湾地区和内地都是允许的。反之，当生物学性别都是男性的一对夫妻，即妻子是由男变女，目前只能通过赠卵和代孕的方式生育子女，也就是使用第三人提供的卵子和子宫进行生育。

【情理讨论】

变性手术是一种毁灭性腺器官及生殖功能的手术。拥有亲生孩子是每一个人的渴望，尽管变性人失去了原有生殖功能，但也渴望有自己的孩子。生育权是公民的一项基本人权，变性人作为合法公民理应享有其基本的生育权，实现其生儿育女的愿望。因此，于情于理都不应当拒绝变性夫妻寻求人工生殖技术的医疗协助。然而，受限于现行法律法规，变性人家庭的生育之路注定是波折的。

【社会舆论】

能否为变性夫妻进行辅助生殖助孕,在社会上引发了巨大的争议。一部分人表示反对,他们认为:通过手术实现性别改变的做法本就破坏了生物的本质意义。"健全家庭"中的父母双亲应由异性所构成,如果帮助变性夫妻生育了孩子,这个拥有身为变性人"爸爸"的奇特身世的孩子在成长过程中必将承受周围人异样的目光与嘲笑,这对孩子的身心健康是不利的,也是不公平的。但也有一部分人对此表示理解,他们认为:一方面,变性人手术的实施对象除了性别认同与生物学性别不同的人群,还有两性人的群体。为什么后者可以名正言顺地进行辅助生殖助孕,而前者却要面临重重阻碍呢? 另一方面,现在有关"家庭"的定义已经发生了很大的变化,人们不应再拘泥于固定的传统模式。既然现在已经能接受变性人结婚,为什么不能帮助他们享受天伦之乐呢? 而且帮助变性夫妻生育自己的孩子,还可以有效避免某些求子过于心切的同性恋群体通过如用欺骗手段与异性结婚生子、拐卖儿童等不道德或者不法手段获得孩子的可能。

【小结】

变性人是社会一个特殊的群体,申请人工生殖的最大阻碍在于目前变性人的身份还不能完全为社会所认同。本例夫妻所持有的结婚证是真实、有效的,丈夫是已申领男性身份证的变性人,但没有男性生殖器官,更不具备生成精子的功能,从医学角度而言,有实施供精助孕的适应证,在无手术禁忌证的情况下,可以为该夫妻实施助孕治疗。但助孕前需告知该夫妻,对出生的后代负有伦理、道德和法律上的权利和义务以及必须接受随访的重要性。

（于修成　郑备红）

参考文献

［1］中华人民共和国卫生部．关于修订人类辅助生殖技术与人类精子库相关技术规范、基本标准和伦理原则的通知．卫科教发〔2003〕176号，2003.
［2］于修成．辅助生殖的伦理与管理．北京:人民卫生出版社，2014.
［3］刘长秋．中国台湾地区人工生殖立法研究．法治研究，2016，2: 92-98.

第二节　同性恋家庭的生育困惑

【案例叙述】

张娜(化名),28岁,3年前与赵子(化名)结婚。婚后,赵子自称有勃起功能障碍,未与张娜有性生活,且拒绝接受检查和治疗。在双方家长的催促下,张娜到某医院就诊。医生建议他们可以采用夫精人工授精助孕。夫妻双方商议后决定接受人工授精治疗。检查结果显示,张娜双侧输卵管通畅、排卵正常,赵子精液检查也一切正常。生殖中心查验了双方的结婚证和身份证后,准备为这对夫妇进行夫精人工授精助孕。但张娜在即将实施人工授精前突然精神崩溃,向接诊医生哭诉说,自己近期发现赵子其实是一名同性恋者,多年来一直与另一名男性保持着稳定的性关系,婚后双方仍然有频繁的性行为。赵子之所以和她结婚只是为了应付家人、隐瞒自己的同性恋行为。而赵子所说的勃起功能障碍只是由于不愿和她有性生活而编造的谎言。张娜不愿离婚,希望人工授精带来的孩子能够改变丈夫的性取向,留住丈夫,但又对以后的婚姻生活感到迷惘,不知道自己能否长期忍受这种无性的婚姻生活。医生了解情况之后,建议张娜先和丈夫进行充分沟通,暂时停止了人工授精治疗。

【医学观点】

病人夫妇婚后不孕3年,如果确实是由于男方性功能障碍导致的不孕是可以实施夫精人工授精助孕的。但在本案例中,男方为同性恋者,为了逃避与妻子的性生活而谎称性功能障碍,而不是真正的性功能障碍,双方并无实质的性生活,从而导致张娜结婚3年后仍未怀孕。这种情况其实并不是真正意义上的不孕症。加之该对夫妇婚姻的未来走向并不清楚,为了子代的利益着想,医生应该暂时停止给他们进行夫精人工授精助孕的治疗,并对病人夫妇进行充分的知情告知,建议病人夫妇先行解决家庭内部矛盾,如果后期病人夫妇确定要继续目前的无性婚姻关系,则可以继续进行夫精人工授精助孕。

【伦理讨论】

目前同性恋现象在社会中比较普遍,在传统婚姻观念和社会压力下,中国的男同性恋者大都不得不选择与女性结婚,而他们很少或从不与妻子发生性生活。这些被迫建立的家庭是有名无实或畸形的,其稳固程度要大打折扣,离婚或家庭惨剧时有发生,在一定程度上影响了社会的和谐稳定,对非同性恋的一方也是不公平的。

这种家庭如果通过人工授精的方式获得后代,孩子将出生于一个非正常的家庭,而且这种家庭关系并不稳固,孩子出生后可能会面临父母离异、被他人歧视和嘲笑的可能,性格往往会变得孤僻,可能会有严重的心理问题,不利于其身心的健康发展。辅助生殖伦理基本原则中的保护后代原则指出:如果有证据表明实施人类辅助生殖技术将会对后代产生严重的生理、心理和社会损害,医务人员有义务停止该技术的实施。因此,从保护子代心理健康发育的角度考虑,不建议对这种情况的夫妇进行人工授精治疗。

【法理讨论】

对于同性恋者是否可以进行辅助生殖技术,目前各国的伦理观念和法律不尽相同。我国规定:需要实施人类辅助生殖技术的主体只能是不能通过自然生殖方式生育的具有合法婚姻关系的已婚夫妇。虽然本案例中的赵子是同性恋者,但这对夫妇的婚姻是合法的,那他们就拥有合法生育子女的权利,如果生育遇到困难时可以寻求医生的帮助进行助孕治疗,但前提是要符合国家规定的相关政策、法规。

目前我国辅助生殖技术及其衍生技术的管理主要依据是 2003 年卫生部重新修订的《人类辅助生殖技术规范》《人类精子库基本标准和技术规范》《人类辅助生殖技术和人类精子库伦理原则》等相关文件。该案例中男方并不是由于疾病不能进行性生活,而是由于其是同性恋者,不愿与妻子进行性生活。这种情况不符合医学上对于不孕症的诊断。并且,在男方存在同性恋行为以及双方还没有决定是否维持现有的婚姻关系的情况下,为了维护非同性恋一方的利益、保证给出生后代一个健康平和的成长环境,根据《人类辅助生殖技术和人

类精子库伦理原则》中的保护后代原则,医生可以暂时中止对该夫妇进行助孕治疗。若病人夫妇经过慎重考虑仍坚持目前的无性婚姻关系,则可以在充分知情告知后为他们实施夫精人工授精助孕。

【情理讨论】

同性恋是一个非常复杂的社会现象。虽然在一些国家和地区大众对同性恋有了一定的理解和尊重,但是在我国同性恋还是没有得到主流社会的认可。同性恋人士组建家庭之后也无法获得法律认可的后代。为了在狭缝中求得生存,同性恋人士往往和异性组成名存实亡的婚姻,以达到传宗接代的目的。这种婚姻是非常不幸的。同性恋人士在婚姻中不仅得不到幸福,还伤害了不知情的另一方,出生的孩子则更加无辜。因此既然选择了同性恋,就应该接受没有后代的结果。

【社会舆论】

在中国的传统婚姻文化中,男大当婚、女大当嫁、传宗接代是所有人都应遵守的。在医务工作者这个异性恋占绝对主流的社会中,同性恋者往往被人用有色眼光看待,得不到大众的理解和尊重。常常有父母得知子女是同性恋者后悲痛欲绝,想尽办法试图改变孩子的性取向。根深蒂固的社会偏见使绝大多数同性恋者不敢公开自己的身份,而是小心地扮演着异性恋者的角色。因此,一些同性恋者选择组成形式婚姻,以隐藏自己真实的性取向。这些被迫建立的家庭,其家庭关系并不稳固,离婚或家庭惨剧时有发生,同性恋的一方需要找种种借口逃避性生活、隐瞒自己的性取向,而非同性恋的一方也往往会面临着长期的无性婚姻生活。在这种家庭出生的孩子出生后可能会面临父母离异、被他人歧视嘲笑,不利于孩子的健康成长。如果父代同性恋的情况被外界知晓,将会对子女的学习和生活造成很大干扰,尤其是周围的社会舆论对孩子的影响可能是终身的。

【小结】

张娜和赵子夫妇的家庭关系并不稳固,婚姻的未来走向并不清楚,如果为他们实施了人工授精,张娜将面临着长期的无性婚姻生活,而将来生育出的孩子可能会面临父母离异、被他人歧视和嘲笑,

甚至会导致孩子产生心理疾病,不利于孩子的身心健康。因此暂时不应对他们进行夫精人工授精助孕。可以建议他们先行解决家庭内部矛盾,如果后期病人夫妇能够继续婚姻关系,则可以为他们进行夫精人工授精。

(习艳霞)

参考文献

[1] 于修成. 辅助生殖的伦理与管理. 北京:人民卫生出版社,2014.

[2] 中华人民共和国卫生部. 关于修订人类辅助生殖技术与人类精子库相关技术规范、基本标准和伦理原则的通知. 卫科教发〔2003〕176 号,2003.

第三节 变性人和妻子的助孕请求

【案例叙述】

某日,一对夫妻来到某医院生殖中心男科诊室就诊,丈夫要求预约供精,并出示了一张染色体检查报告单,报告单表明丈夫染色体核型为 46,XX。原来该丈夫原本是女性,10 年前行变性手术切除了乳房和子宫卵巢,术后一直以男性身份生活,身份证信息也变更为"男"。妻子染色体核型为 46,XX,生物学和社会学身份均为女性。这对"夫妻"领取结婚证已 5 年,感情和睦,并持有一胎生育证明,此次到生殖中心就诊,要求供精人工授精(artificial insemination by donor semen,AID)治疗。能否为此类"变性人"婚后提供 AID 助孕治疗,国内尚无明确规定或案例可供参考。该医院组织伦理委员会对此案例进行了认真讨论。最后认为,男方已行变性手术并变更其社会性别为"男性",取得了合法结婚证及允许生育证明,此夫妻应享有生育权,可以申请 AID 治疗。

【医学观点】

医学上变性人有狭义和广义之分。狭义上的变性人仅仅是指已经接受变性手术改变了自己原本生理性别的人。广义的变性人除了包括已做变性手术的人以外,还包括未做变性手术但已按异性身份生活的人。变性人的成因基本都可以归于两大类,即先天的原因和后天的因素。先天的原因是指某些人的 DNA 决定了他/她具有性别身份识别障碍。一个人后天所受教育尤其幼儿时期接受的错别性教育、人生经历、父母的影响等是造成性别身份识别障碍的主要后天因素。变性人变性后丧失了自然生育的能力,在目前科学技术条件下,除非进行生殖器官的移植,否则无法完全实现其生育功能。该案例中"夫妇"婚后 5 年不育,"丈夫"染色体核型为 46,XX,生物学性别为女性,虽然做了变性手术,变更了社会性别,但没有精子仍不能生育。

目前人类辅助生殖技术(assisted reproductive technology,ART)的发展为某些变性人夫妻行使生育权提供了条件。AID,也称异质人工授精、非配偶人工授精,专指用丈夫以外的第三人的精子进行人工授精,使女性怀孕的非自然生殖技术。与夫精人工授精(artificial insemination by husband semen,AIH)相比,其最大的区别在于精子的提供者不是接受人工授精女性的丈夫,而是丈夫以外的其他人。

我国原卫生部 2001 年相继颁布《人类辅助生殖技术管理办法》《人类精子库管理办法》两个规范性文件用于指导 AID 的运作。2003 年对相关文件进行修订。文件中指出 AID 的适应证为:①男性不可逆的无精子症,严重的少、弱、畸精子症;②输精管复通失败;③射精障碍;④男方和/或家族有不宜生育的严重遗传性疾病;⑤母儿血型不合不能得到存活的新生儿。该不育"夫妇"中的"男性"病人没有精子,属于"无精子症"的范畴,女性病人生殖功能检查正常,因此符合 AID 的适应证,无禁忌证,可以向人类精子库申请 AID 助孕治疗。

【伦理讨论】

虽然变性者变性后在外形、声音、性格等方面越来越接近于真正的异性,却始终无法实现身体与生理方面的完全转变。换言之,变性者变性后只是使自己的身体适应了自己之前的心理预期,而并没有通过变性使自己真正具备异性的生理功能甚至是身体功能。由于变性人婚后的生育方式只能采用 ART 来解决,所以在实施 ART 时应当遵循辅助生殖伦理学的基本原则。本案例主要涉及尊重原则、有利于供受者原则、自主原则、保护后代原则等。

"国家尊重和保障人权。"由于变性人的变性手术仅改变性别，并没有改变变性人作为人的本质，而结婚及组建家庭是个人享受家庭生活的一种形式，变性人是人，变性人当然也享有结婚的权利。但由于大部分变性人无法进行生育，因而变性人家庭往往没有子女，这会对变性人夫妻关系造成非常不利的影响。变性人很可能因没有生育能力而对配偶怀有愧疚之情，久而久之必然会造成夫妻关系的不对等，导致原本和谐的婚姻破裂。部分国家地区允许变性人病人通过代孕、供卵、供精等方法获得自己的孩子，这样可以保证所育的孩子与变性人夫妻一方具有血缘关系，更有利于维系变性人的婚姻家庭关系。此案例中"她"已行变性手术并变更其社会性别为"男性"，其心理上也认同该性别，夫妻感情良好，通过 AID 解决生育问题从某种意义上来说更有利于其家庭的稳定，也是病人经过深思熟虑并与家属讨论过的，符合"有利于供受者的原则"和"自主原则"。

从"保护后代的原则"出发，变性人因其性取向问题，对后代的家庭和心理健康教育的影响存在不确定因素，孩子长期处于"父亲"或"母亲"缺失的环境中，可能对其成长造成一定的伤害。另外，AID 因其配子来源的特殊性导致子代在生物学上的父亲与社会父亲分离的现象，常会遇到未来子代知情权问题、近亲结婚问题以及家庭内部矛盾问题等。该"夫妇"虽然要求 AID 的态度坚决，但在实施此项技术时应对病人进行专业的心理咨询和医学评估，进一步对实施此项技术可能存在的问题充分告知和知情同意，根据病人情况综合考虑，科学谨慎地应用。

【法理讨论】

关于变性人婚姻的合法性一直是讨论的热点。我国《中华人民共和国婚姻法》第五条规定，结婚必须男女双方完全自愿。要求婚姻关系主体必须为男女双方，同性之间是不能形成婚姻关系的。问题是何为男性？何为女性？从自然科学方面来看，性别是人类从出生便有的男女两性的区分。性别是一种存在于生物界中，同种生物不同个体在形态

和生理上的差异现象。在我国，身份证、户口本、出生证明等是证明性别的有效要件，具有法律效力。根据我国《婚姻登记条例》的规定，办理结婚登记的内地居民应当出具本人的户口簿、身份证。变性人想要以变性后的生理性别结婚，他/她就必须向婚姻登记机关提供新性别的有效法律证明。在我国，关于性别身份识别障碍病人在变性手术后是否可以获得术后新性别的法律确认，法律上目前尚无明确规定。规定自然人性别的《户口登记条例》和《居民身份证法》中对于该问题均没有涉及。虽然法律对于变性人新性别的确认没有规定，但实践中公安机关等部门却碰到了变性人申请变更身份证或者户籍簿上性别的情况。为此，地方公安机关特向公安部做出过请示，请求对该种情况的处理做出指示。2000 年，公安部在全国首例变性登记的案例中，对四川省公安厅曾作出答复："自愿作变性手术是公民的个人权利，相应户籍等证件更换由当地公安部门直接办理。"此后，一些地方公安机关对于变性人新性别确认问题进行了自己的探索。2002 年河南省公安厅和卫生厅就变性人性别项目的变更手续的办理做出具体规定，公民实施变性手术后，申请变更户口登记性别项目的，须出具地市（含外省）级以上医院为其成功实施变性手术的证明，经县、市公安机关审核后，公安派出所为其办理性别项目变更手续。凡是在国外或国内县级（含外省）以下医院实施变性手术的，须经各省辖市卫生行政部门指定的医院出具性别认定证明，经县、市公安机关审核后，公安派出所为其办理性别变更手续，派出所为其办理变更性别手续后，重新为其编制身份证号码，并在常住人口登记表背面的登记事项变更和更正记载栏内注明变更情况。根据上述规定，变性人经过手术，并经过相关的性别更改法律程序后，我国已经在法律上承认其社会性别。我国《中华人民共和国婚姻法》第七条规定，有下列情形之一的，禁止结婚：①直系血亲和三代以内的旁系血亲；②患有医学上认为不应当结婚的疾病。变性不属于《中华人民共和国婚姻法》规定的禁止结婚的情形之列，根据"法律未明文禁止即为法律允许"之法律原则，只要变性后通过了公安部门的身份认定的变性人享有平等的结婚权，是可以依法办理结婚登记手续的。

《中华人民共和国人口与计划生育法》规定，

公民享有依法生育的权利和义务,而行使生育权的前提条件是男女双方之间有合法的婚姻关系。公民在合法前提下,在不损害国家利益和社会公共利益以及他人合法权益的前提下,均享有生育权。变性人虽在生育能力上有所欠缺,但这并不意味着变性人就因此丧失了生育权。根据最高人民法院在《关于夫妻关系存续期间以人工授精所生子女的法律地位的复函》中的规定,在夫妻关系存续期间,双方一致同意进行人工授精,所生子女应视为夫妻双方的婚生子女,父母子女权利义务关系适用婚姻法有关规定。医务工作者可以认定,只要是在夫妻双方一致同意进行人工授精且在婚姻关系存续期间所育子女,都应视为夫妻双方的婚生子女。该案例中夫妻于男方变性后取得了合法的结婚证和准生证明,国家法律已认可此夫妻享有生育权,因此可以通过 AID 助孕治疗。

【情理讨论】

变性者变性后会带来包括户籍变更、婚姻、生育等一系列问题,其中的绝大多数问题都不是变性手术本身所能够解决的。我国传宗接代的观念根深蒂固,这个思想严重影响着每个家庭。"不孝有三,无后为大",盼子心切是每个已婚家庭所面临的首要问题。本案例中女性病人虽然通过变性手术解决了身体外形的问题,但并没有因此而解决其生理功能等方面的问题。但此对"夫妇"选择变性后结婚已然非常清楚婚后不能自然生育的现实,婚后他们想要通过 AID 获得子代的愿望可以理解。尽管精子的来源为第三方,但对病人"夫妇"及其家庭来说,是特殊意义的生命的延续。

【社会舆论】

根据相关调查,全球的变性人数大约 60 万,我国患有易性癖的人数达 10 多万,而已经通过手术改变性别的人数达 1 000 多人。变性手术只是通过技术手段解决了身体外形的问题,但并不会因此而解决变性者生理功能等方面的问题,更不会解决变性所引发的各种复杂的社会问题与伦理问题。在中国这样一个受传统文化影响极度深远,人们的婚育观念较为传统和保守的国家,变性人往往会受到歧视,一旦其变性的事实为人所知,他们将不得不忍受周围人的指指点点,这些压力或困扰对其本人所带来的痛苦可能会丝毫不逊于其变性之前心理所承受的痛苦,所以关注变性人的心理健康,为存在性别认同问题的病人提供有关的临床诊疗信息很重要,对他们有更多的理解,才能有助于提高他们的生活质量。

【小结】

综上所述,从医学角度,该不育夫妻中男方没有精子,符合 AID 的适应证;从法律角度,男方已行变性手术并变更其社会性别为男性,取得了合法结婚证及生育证明,此夫妻就应享有生育权,可以申请 AID 助孕治疗。从有利于病人和保护后代的原则出发,实施 AID 助孕有利于变性人家庭的稳定,但因变性人存在性取向问题,对后代的家庭和心理健康教育可能存在不利影响。从社会情理角度考虑,该夫妻选择变性后结婚已属不易,通过 AID 助孕治疗保证所育的孩子与变性人夫妻一方具有血缘关系,对病人夫妻及其家庭来说是种情感安慰,也是特殊意义的生命的延续。综合该对夫妻的情况,可以考虑对其实施 AID 助孕治疗。

(路 锦 张翠莲)

参考文献

[1] 中华人民共和国卫生部.关于修订人类辅助生殖技术与人类精子库相关技术规范、基本标准和伦理原则的通知.卫科教发〔2003〕176 号文,2003.
[2] 于修成.辅助生殖的伦理与管理.北京:人民卫生出版社,2014.

第四节 女丈夫与妻子的生育难题

【案例叙述】

病人陈洛华(化名)出生时由于外生殖器酷似男性生殖器,故一直被父母当成男孩抚养。在他 15 岁时,因为"尿道下裂、阴茎短小"在当地医院实施了"尿道下裂修补术和阴茎矫形术",染色体检查提示核型为 46,XX。虽然知道了自己的真实性别竟然是女性,但陈洛华依然选择了男性身份,同时也陷入了矛盾和无奈的生活苦恼中。陈洛华25岁时遇到了黄美莉（化名），两人成为恋人。陈洛华将实情告知黄美莉，黄美莉因为爱情选择了不离不弃，之后两人结婚。婚姻生活的开启相对简单，但接踵而来面对的就是生育难题。

经过多方询问，这对夫妇来到某院生殖中心就诊。男科医生为陈洛华进行查体：阴囊不明显，未触及双侧睾丸，阴茎幼稚型；抽血查雄激素、17-羟孕酮均增高，尿液查17-酮类固醇增高；B超检查提示幼稚子宫，卵巢正常，未见睾丸、附睾等组织回声，结合染色体核型46,XX，诊断为：先天性肾上腺皮质增生，外生殖器发育异常。同时，妇科医生也为24岁的黄美莉进行了不孕的相关检查，未发现明显异常。医生向这对夫妇详细解释了他们不能生育的原因，这对夫妻希望能通过供精人工授精（artificial insemination by donor semen，AID）来实现他们的愿望。

【医学观点】

该夫妇持有有效的结婚证和身份证，通过病史采集、体格检查以及辅助检查等，明确了不育的原因在于丈夫染色体核型为46,XX，生物性别为女性，因先天性肾上腺皮质增生导致外生殖器发育异常，社会性别为男性，没有男性的性腺和精子，故不能生育。医生与这对夫妇进行了有效沟通，充分告知目前的病因所在，其妻子仍然愿意为丈夫生育后代。站在医生的立场，病人为无精子症，符合我国《人类辅助生殖技术规范》中明确规定的AID适应证，在无手术禁忌证的情况下，同意为其实施AID助孕治疗。

【伦理讨论】

AID是使用供精者提供的精子对妇女进行人工授精的方法。针对本案例从辅助生殖伦理学的自主原则、尊重原则、有利于病人的原则、保护后代的原则、知情同意原则以及保密原则等方面进行讨论。

首先，从自主原则和尊重原则讨论，尊重原则是对能够自主的病人的自主性的尊重，还包括尊重胚胎和尊重配子。本案例中病人夫妇具有AID适应证，并提出人工助孕的需求。医务人员需要尊重病人的人格、自主选择权和隐私权，在满足相关伦

理要求的前提下可以为其实施助孕。自主原则指在医疗活动中病人有独立的、自愿的决定权。在自主原则下，应尊重这对夫妇独立的、自愿的决定权，即这对夫妇对自己的诊疗问题是经过深思熟虑后作出通过AID生育后代的选择。同时，在考虑这对夫妇要求生育后代的权利时，也要考虑后代的利益。

从有利于病人的原则出发，综合考虑这对夫妇的病因，病人为无精子症，符合我国《人类辅助生殖技术规范》中规定的AID适应证。医务人员有义务告知这对夫妇目前可选择的治疗手段、实施程序、技术本身或伦理方面可能存在的利弊及其可能承担的风险，在病人充分知情的情况下，提出有医学指征的选择和最有利于病人的治疗方案；选用治疗方案最佳、选用药物最佳、手术方案最佳等进行操作，使病人受益。

从保护后代的原则出发，结合我国原卫生部颁布的《人类辅助生殖技术规范》《人类辅助生殖技术管理办法》以及《人类辅助生殖技术和人类精子库伦理原则》的相关规定，医务人员应客观地告诉这对夫妇由于生育的后代与父亲无血缘关系，对通过AID出生的孩子（包括对有出生缺陷的孩子）仍然负有伦理、道德和法律上的权利和义务以及接受AID助孕夫妇及其已出生的孩子必须接受随访的必要性，使其对此有全面和理性的认识。

在AID实施过程中，这对夫妇还应认识到知情同意原则是贯穿始终的，主要包括：AID必须在他们夫妇双方自愿同意并签署书面知情同意书后方可实施；医务人员应详细告知实施该技术的必要性、实施程序、可能承受的风险以及为降低这些风险所采取的措施，该机构稳定的成功率、每周期大致的总费用及进口、国产药物选择等；他们在任何时候都有权提出中止该技术的实施，并且不会影响其今后的治疗以及他们及其出生的孩子必须接受随访的必要性。

从"保密原则"考虑，为了保证受精者的权益，国家对所提供精液的来源有明确规定，必须是经国家原卫生部专家组审核通过的精子库，才有权利提供精液，而且所有精液的来源资料、去向及治疗后结果必须进行计算机管理，并永久保存。工作人员必须为供、受双方严格保密。案例中，保密原则不仅指夫妻双方和供精者之间必须是保密的，还应当

包括医生也不能够将病人的隐私公之于众。

【法理讨论】

该夫妇染色体核型均为 46,XX,生物性别均为女性,他们的婚姻属于同性婚姻,有悖于我国现行婚姻法规定的"同性恋不可以结婚"。但是,这对夫妇的实际情况不同于同性恋,病人陈洛华为自小就是以社会性别为男性的身份生活,黄美莉在充分了解陈洛华的疾病情况后,仍然愿意与他结婚并为其生育,那么他们所面临的问题就是——由于陈洛华的无精子症所导致的不育症。而且,我国民政部门签发的结婚证是基于男、女双方户口本和身份证的社会性别信息,并无强制性染色体核型检查的要求,因此该夫妇所持有的结婚证是真实、有效的,该婚姻是合法婚姻。因此,这对夫妇有权选择生育后代,并且医疗机构应该为这对夫妇实施 AID 助孕治疗。

【情理讨论】

本案中病人陈洛华的遭遇令人同情,但值得庆幸的是黄美莉因为爱情选择了不离不弃。这对夫妻的婚姻是合法婚姻,他们希望能通过 AID 技术生育后代的愿望是合情合理的。在夫妇双方知情同意的原则下,充分告知其 AID 技术助孕的利弊以及需要承担的权力和义务,如果该夫妇仍坚持要求通过 AID 技术生育后代,医务工作者应尊重这对夫妇的生育权。

【社会舆论】

传统的道德观念里,婚姻应是一男一女遵照社会风俗或法律所建立的关系,父母的基因直接遗传给子代。而目前辅助生殖技术的日新月异,已将我们传统的观念彻底颠覆,AID 技术的应用更是导致了家庭成员身份和关系的多元化。这对夫妇不同于同性恋,他们有做父亲、做母亲的权利,因此他们可以要求借助 AID 的技术获得后代。

但是,需要提醒的是,如果这对夫妇通过 AID 助孕得到了自己的后代,由于生育的后代与父亲无血缘关系,无法确保该父亲会长期履行父亲的角色,一旦家庭解体,可能会对后代带来伤害,影响其健康成长,因此,这对夫妇应慎重考虑行 AID 技术助孕的利弊。

【小结】

本案例中丈夫陈洛华的社会性别为男性,他们所持有的结婚证是真实、有效的,因此从医学角度而言,丈夫陈洛华为无精子症,符合我国《人类辅助生殖技术规范》中明确规定的 AID 适应证,在无手术禁忌证的情况下,可以为其实施 AID 助孕治疗。但需要告知这对夫妇,对通过 AID 出生的后代他们负有伦理、道德和法律上的权利和义务以及必须接受随访的重要性。

(孙 艳　杨春梅)

参考文献

[1] 中华人民共和国卫生部. 关于修订人类辅助生殖技术与人类精子库相关技术规范、基本标准和伦理原则的通知. 卫科教发〔2003〕176 号, 2003.
[2] 于修成. 辅助生殖的伦理与管理. 北京:人民卫生出版社, 2014.

第五节　互助婚姻的助孕请求

【案例叙述】

刘艳(化名),女性,27 岁,王贤(化名),男性,31 岁,两人结婚 2 年未孕。但实际上,两人均为同性恋,且各自有关系固定的女友和男友。原本他们的生活毫无交集,只是到了婚育年龄,迫于家庭和社会压力,不得不私下协商采用了形式婚姻,使自己融入普通人的生活。两人了解彼此的性取向,婚后亦无性生活。

迫于家人的压力,刘艳与王贤到某妇幼保健院生殖中心就医。他们希望通过辅助生殖技术(ART)得到下一代,并表示愿意共同抚养后代,承担作为父母的责任和义务。刘艳的输卵管造影及王贤的精液检查均正常,提出要求进行夫精人工授精(AIH)助孕。

【医学观点】

同性恋是指一个人在性爱、心理、情感上的兴趣对象均为同性别的人,无论这样的兴趣是否从外显行为中表露出来,那些与同性产生爱情、性欲或恋慕的人均被称为同性恋者。同性恋发生的原因主要有两个,一是生理基础,可能与染色体上的某个基因发生变异有关;另一个更多的原因是社会影响,受到后天的某些因素影响从而激发其向同性恋方向发展。研究显示,各种少数性倾向(如男同性恋、女同性恋及双性恋)和精神病理不存在任何内在联系,故同性恋并非一种精神疾病或心理障碍,只是有着不同于大多数人的性取向。

该夫妻婚后无法进行正常的性生活,可视为性功能障碍,具有夫精人工授精助孕的指征。该夫妻有合法的婚姻,如果确有不孕史,有人工授精助孕的意愿,签署知情同意书,并且按照国家规定完善了 AIH 的相关手续和体检,术前各项检查正常,无禁忌证,可以考虑 AIH 助孕。

【伦理讨论】

中国同性恋者不少人如今选择了一种新形式的"互助婚姻",是为了应付来自社会,更多来自家庭的婚姻压力。男同性恋者和女同性恋者结婚,来履行所谓的社会责任和家庭义务。本案例中的夫妻便属于这种情况,这是对主流异性婚姻的妥协,某个角度来讲还有利于减少因多个性伴带来的艾滋传播风险。

在实际生活中,大量的异性婚姻并非建立在单纯的爱情基础上,所以不能说同性恋的婚姻就一定不幸福。总是会有各种因素促使同性恋者进入异性婚姻并维持稳定的状态。另外,选择异性婚姻的部分同性恋者会认为,这种婚姻可能是一种互相扶持生存的亲情,以此来说服自己接受目前的状况。

同性恋婚姻违背的伦理原则最主要是保护后代。同性恋者在漫长的虚假婚姻生涯中,不仅自己备受道德和精神上的折磨,他们各自的家人儿女也遭受到巨大的伤害。如果只顾自己的选择,对孩子来说是自私的。如果让孩子出生在同性恋家庭,缺失正常家庭关系的抚养和教育,处于父亲或母亲缺失的环境中,忽视了孩子应该具有的家庭权利,对其成长可能会造成不良影响,子代受到的伤害可能是深刻而永久的。尤其是同性恋人群因其性取向问题,对孩子的教育和培养正常性取向可能产生不良影响。还有由于存在婚外高危性行为,男同结婚

后可能把艾滋病传播给妻子,间接地可能传播给子代,造成更严重的后果。

对于同性恋人群助孕的要求,首先要尊重病人,尊重其人格、自主选择权和隐私权,至于能否助孕,需要综合考虑病人双方病理、生理、心理及社会因素的作用,本着有利于后代、尊重、自主、公正、知情同意、严禁技术滥用、社会公益、不伤害、双重效应、保密等伦理原则,根据病人夫妻的具体情况分析对子代的可能影响。本案例中的夫妻并非同性别夫妻,进行辅助生殖技术(ART)时采用的也是双方自己的配子,生物学父母和社会学父母身份是一致的,可以承担夫妻各自在家庭和社会中的角色。但是,必须告知病人夫妻的是,如果他们仅仅是迫于家庭和社会的压力,是因为害怕他人和世俗的眼光而贸然生育,并没有下定决心要承担起抚养孩子的责任和义务,这种行为是对自己、对孩子和对社会的极端不负责任,是不宜生育的。

【法理讨论】

美国允许女同性恋夫妻、男同性恋夫妻通过辅助生殖技术孕育后代。我国法律未允许同性恋婚姻。目前,除了婚姻,已经没有哪个政府的政策严格规定同性恋违法。我国 2003 年卫生部 176 号文件附件中《人类辅助生殖技术规范》及《人类辅助生殖技术和人类精子库伦理原则》均规定:禁止给单身妇女实施 ART。由于我国尚没有同性恋合法的法律规定,故这条规定也涵盖了同性恋妇女。有关中国的同性恋权利保护方面在法律上的探讨也不多见。

至于同性恋一方是否有过错,在现在的婚姻法中无法认定。2001 年 11 月 27 日我国最高人民法院颁布的《关于适用〈中华人民共和国婚姻法〉若干问题的解释(一)》第二条规定:有配偶者与他人同居的情形,是指有配偶者与婚外异性,不以夫妻名义,持续、稳定地共同居住。婚姻法中界定第三者,只是针对"异性"。即使对方和异性有婚外性行为,就连《中华人民共和国婚姻法》都很难认定过错,何况是同性恋关系。2018 年的《中华人民共和国婚姻法》在总则第四条写到"夫妻应当相互忠实,互相尊重;家庭成员应当敬老爱幼,互相帮助,维持平等、和睦、文明的婚姻家庭关系"。同性恋者和异性结婚很难不违反这样一条原则。一方面,同

性恋者在现有的法律制度下只能跟异性结婚,来承担社会所认为的重要的社会责任;而另一方面,当他们进入合法的异性婚姻时,却又要遭受道德谴责,社会舆论和法律又施加更大的压力。就是说,社会和法律不承认同性之间的婚姻,却又对同性恋者的异性婚姻进行否定性评价。

【情理讨论】

目前,虽然人们对同性恋的宽容度逐渐扩大,但不能否认的是,中国的同性恋权利保护却显得格外艰难,尚未引起社会足够重视。大多数人仍不能接受自己的家人或者朋友是同性恋。多数人会选择远离同性恋者,甚至将他们和艾滋病联系在一起。成年人或许能承受世俗的压力、偏见甚至是歧视,但他们的孩子往往不能承受这种世俗的眼光而健康地成长。

【社会舆论】

不同的国家,不同的文化宗教和社会背景,对同性恋的社会舆论也是千差万别的。通常社会人群对同性恋能否实施 ART 治疗有两种不同的意见:一种认为同性恋本身是一种不道德的行为,不应该实施 ART 助孕;另一种意见则认为,妇女有选择自己的性取向、是否结婚或同性恋家庭的自由,也有自由生育的权利,如果能为子代提供良好的生长发育环境,她们应该得到 ART 技术的支持。中国对同性恋人群的看法较为保守,虽然人们不会认为同性恋是犯罪,但也不会承认同性伴侣的任何关系。

【小结】

本案例中的夫妻双方是有效的异性婚姻,他们的生育权是应该得到保护的,至于该夫妻相互间有没有感情,性取向是互为同性恋,不能成为医务工作者拒绝为其助孕的理由。生殖中心在与该夫妻进行充分沟通的基础上,做到了完全的知情同意,本着尊重病人、有利于病人、公正、保护后代的基本原则,可以考虑进行 IUI 助孕。

（邓华丽　黄国宁）

参考文献

[1] 中华人民共和国卫生部. 关于修订人类辅助生殖技术与人类精子库相关技术规范、基本标准和伦理原则的通知. 卫科教发〔2003〕176 号, 2003.
[2] 于修成. 辅助生殖的伦理与管理. 北京:人民卫生出版社, 2014.

第十二章
婚姻变故时配子与胚胎处理的伦理案例

第一节 边防战士为国捐躯后的生育力保存

【案例叙述】

张军(化名)是一名边防警察,于新婚后不久参与一场抓捕毒贩的行动,在战斗中壮烈牺牲。张军是家中独子,与妻子尚未有孩子。张军的母亲万分悲痛,请求保留儿子的血脉。在张军牺牲次日凌晨,云南省公安和卫生部门领导及医学专家紧急商议,同意暂时将张军的睾丸组织送至医院保存,待进一步决策。

当日下午,该院生殖医学中心医务人员接到医院医务处指示后,对家属冷藏保存至医院的逝者睾丸组织进行医学处理并予冷冻保存。

【医学观点】

在自然状态下,生命终止后器官功能也随之丧失,然而在生命走到尽头之后的短暂时间内,部分人体器官并不会马上失去活力。生育力的保存是当今世界生殖医学领域的热点问题,随着医学辅助生殖技术的发展,配子的冻存技术也日趋成熟,这一技术使生育力保存成为可能。目前,生育力保存的需求主要来自恶性肿瘤病人,在接受对生殖功能有损害的检查和治疗前,在生殖医学专家的帮助下进行配子的冷冻保存,从而保留病人的生育能力。

在本案例中,张军在执行任务中牺牲,他的家属要求保存其生育能力,纯粹从医学技术的角度是可以实施的,问题的关键不在于做不做得到,而在于能不能做,这需要伦理、法理等多方考量。

【伦理讨论】

辅助生殖医学是面临最多伦理挑战的学科,医务工作者面对的人类的生殖器官、组织和细胞,不同于人体其他组织器官,是具有生育能力的,因此涉及较多的伦理问题。

本案中,边防战士为国捐躯,当时的决策者同意冷冻逝者睾丸组织,为其保存生育力是情有可原的,是符合人的道德情感判断的,这符合辅助生殖伦理学的"最优化原则"。且当时情况紧急,需要在短时间内作出决定,又没有先例可循,一旦拒绝就可能错过冻存的时机,同意暂时将组织冷冻起来,能为将来更为理智、合理的决策留有余地。

但是,永远无法明确这样的决定是否尊重逝者意愿,如果使用逝者的配子生育后代还会出现更为复杂的伦理问题。

【法理讨论】

该案例是国内首例逝者的生育力保存,将面临法理、伦理和情理的审视。作为国内首例逝者的配子冷冻保存案例,目前没有相关的法律规定,且国外即使有类似案例也没有相应的法理判断作为借鉴。

根据《中华人民共和国婚姻法》和《中华人民共和国民法通则》规定:婚姻中一方离世,婚姻关系随即解除。该案例中,接受医学援助的主体已经离世,故存在以下问题:①此案中,由于客观原因,逝者妻子并未在场,无法取得知情同意,即使英雄的妻子(或其他妇女)愿意接受此案中冻存的精子生育,也无法提供《人类辅助生殖技术规范》中规定的相关手续和证件;即使生育,此后代的继承权如何判定?②关于尸体的处置,在逝者生前没有表达过此种意愿的情况下,逝者母亲在其妻子没有共同签字同意时是否有权摘取其器官?③逝者生前并未同意捐献精子,其冻存的精子也不可能作为一般意义上的供精来使用。④在冻存逝者的睾丸组织前,逝者的直系亲属并未到医院与院方签署冻存协议,并明确规定将来如何处理此冻存组织,也为将来使用或丢弃该组织设下障碍。目前,张军的睾丸组织已经冻存,那冻存时限是多久?将来如果没有家属给出处理意见,医院有无权限进行处置?这些都需要相关法律来规范。基于上述诸多伦理及法理问题,该案例中张军的冻存睾丸组织将继续储存,不予用于医学助孕。

【情理讨论】

在该案例中,在万般紧急的情况下,面对为了国家安全和人民的利益而献出宝贵生命的战斗英雄,面对失去唯一儿子的母亲、失去新婚丈夫的妻子,面对同样出生入死的战友,医务工作者每一个人或许都会作出为逝者进行生育力保存的决定,这一艰难的抉择是符合人类道德情感原则的。然而,逝者的配子冻存以后,医务工作者面临的挑战将更为棘手。如果逝者冻存的配子没有得到妥善的处置,必然会对逝者、家庭或由此产生的子代形成很大的伤害。

【社会舆论】

此案例发生于极为特殊的情况下,给予逝者冻存精子,每一个当事人和决策者都经受着巨大的压力与内心的考验。从事辅助生殖技术的医疗机构也面临巨大的压力。随着人民群众的社会需求日益多元化、复杂化,人们对医药卫生行业有了更高的要求,从单纯的生物医学模式已逐渐转变为生理 - 心理 - 社会模式。从医学发展的历史来看,随着医学科学的发展,人们对新的医学技术会产生或多或少的疑虑,新技术也可能带来新的社会问题。

然而,人类的伟大之处就在于总能找到应对这些问题的方法,使医学发展最终能够促进人类的健康与文明。

【小结】

随着生殖医学技术的进步,将逝者配子冻存并就此进行医学辅助生殖助孕从技术角度已成为可能。然而,如何保存和处置逝者的配子,依赖于《婚姻法》《继承法》《人类辅助生殖技术管理办法》及《人类辅助生殖技术规范》等多部法律法规。

(马艳萍　李　蕾　麦选诚)

参考文献

[1]　于修成.辅助生殖的伦理与管理.北京:人民卫生出版社,2014.
[2]　中华人民共和国卫生部.人类辅助生殖技术管理办法.2001.
[3]　中华人民共和国卫生部.卫生部关于修订人类辅助生殖技术与人类精子库相关技术规范、基本标准和伦理原则的通知.卫科教发〔2003〕176号,2003.

第二节　离世男方睾丸取精冷冻

【案例叙述】

王芳(化名),女性,其未婚夫刘强在婚礼前因车祸离世。在刘强被宣告死亡时,王芳提出要保存刘强的精子,为刘强生下后代。医生帮助王芳联系到成都某医院的生殖中心。

按照惯例,对于王芳的请求,需要要先召开伦理会议,请伦理委员会成员集体讨论后才可实施,但考虑到刘强已失去生命体征,精子能够等待的时间也只有几个小时,该生殖中心的专家团队上以后决定先前往现场。

在等待生殖专家的过程中,刘强的家人产生了分歧。刘强母亲对王芳万分感激,但刘强父亲不愿让儿子在离世后接受有创手术,同时迫于经济的压力,拒绝保存刘强的精子。王芳执意请求,并表示费用由自己承担,刘强的父亲才勉强同意。

刘强父母和王芳在取精协议书上签字。手术

进行了 10 分钟,分 3 次取出的睾丸和附睾组织被放进低温保存罐。医师仔细交代,只有检测到活着的成熟精子,实施试管婴儿技术才有可能。

成都晚报的记者陪同医院的专家团队对此案件做了跟踪报道,采访过程中,刘家人对王芳的做法很感激,但仍疑虑重重。王芳对未来也感到茫然无措。这个异想天开的举动,在检出成熟的活动精子并冷冻保存在医院实验室后就暂时告一段落。

【医学观点】

自精冷冻保存是指将男性自己的精子或精液以冻存方式保存于医疗机构(人类精子库),供未来生育时选择使用。目前,自精冷冻保存技术主要适用于:①接受辅助生殖技术时,通过多次累积精子数量,用于治疗精子减少症、弱精子症的病人;或预防 ART 治疗当天取精困难或取不到精子而先行预保存精子。②男性因疾病或职业的需要在接受致畸剂量的射线、药品、有毒物质接触前,或绝育手术之前保存精子。③其他原因需保存精子供未来生育者。同时,精液冷冻部门负责进行供精者、自精保存者精液的冷冻和保存,操作运行须遵守以下制度:①精液冻存必须有明确的医学指征;②精液冻存必须按照规范的流程操作;③只冻存精液指标合格的供精者精液;④不符合标准精液进入废弃、销毁程序。在本案例中,妻子要求冷冻已经死亡的丈夫的精子以期日后实施人工助孕,在医疗原则上是不具备医学指征的。此外,冷冻会造成精子结构和 DNA 的损伤,复苏后精子活动率下降,进行胚胎移植后临床妊娠率下降以及影响后代健康的潜在风险,甚至可能出现冷冻导致无活动精子,无法继续进行 IVF 或 ICSI 辅助生殖技术治疗的极少数情况发生。

【伦理讨论】

借助辅助生殖技术冷冻保存已经死亡的丈夫的精子并用于生育将带来一系列的生殖医学伦理问题。第一,从“保护后代的原则”出发,通过该项技术出生的孩子,注定出生在单亲家庭,缺乏父爱,可能影响孩子的身心健康成长,单身母亲或后续再婚的家庭在孩子的抚养等方面都会产生很多问题,在孩子成长过程中甚至可能受到来自社会和学校同学对其出生身份的歧视等。因此,借助辅助生殖技术冷冻保存已经死亡的丈夫的精子并用于生育违反了有利于后代的伦理原则。

第二,从“有利于病人的原则”出发,如果为满足繁殖后代、延续香火的封建思想而强要“遗腹子”,会让一部分不愿意生育的女性屈于外界压力而被迫生育,而“单亲母亲”将承受更大的抚养压力和社会舆论压力,不利于新的家庭关系的构建和开启新的生活。

第三,辅助生殖技术实施过程中,应当贯彻“社会公益性原则”。按照该原则要求,“医务人员不得对不符合法律规定的夫妇和单身妇女实施人类辅助生殖技术”。在该案例中,王芳与刘强的婚姻关系在刘强被宣告离世的那一刻便自动解除,王芳此时作为一名单身女性,医院为其实施辅助生殖助孕,是违反国家条例规定的,也是不符合伦理的。

第四,医疗机构为任何一对不孕夫妇实施辅助生殖技术的时候,需严格执行“知情同意原则”,并贯穿整个技术实施过程。该原则指出“人类辅助生殖技术必须在夫妇双方自愿同意并签署书面知情同意书后方可实施”。在男方去世后冷冻精子,非男方意愿,因此,在仅有另一方同意的助孕需求下实施辅助生殖技术生育后代,违反了知情同意伦理原则。

第五,在辅助生殖技术中,需要尊重病人的自主决定权,不仅体现“尊重原则”,也是病人“自主原则”的维护,这也是伦理原则中最重要的。自主原则的实现,有其必要的前提条件:一是要保证医务人员为病人提供适量、正确并且病人能够理解的诊疗护理信息;二是要保证病人正常的自主能力,情绪是正常的,决定是经过深思熟虑并与家属讨论过的;三是要保证病人自主性的选择和决定不会与他人利益、社会利益发生严重的冲突。因此,王芳在痛失丈夫的那一刻,所承受的心理上的巨大伤害和情绪上的冲击反应是毋庸置疑的,在这种情况下,她所作出的冷冻丈夫精子的决定并不是在冷静状态下充分思考做出的选择。对王芳而言,她现在想为逝去的爱人生育孩子的愿望作出决定,这是一种自主决定权,然而生育权的实现必须在婚姻关系存续期间,要取得夫妻双方的一致决定,任何一方不得以损害另一方生育权为前提来实现自己的生育权。夫妻之间平等享有生育权,一方不能强迫或者欺骗另一方行驶自己的生育权利。因此,在丈夫逝世后,妻子是代丈夫行使生育权,是否也构成了对丈夫的侵权呢?

【法理讨论】

各国关于对亡夫精子可否冷冻保存并用于生育治疗观点不一。德国、瑞典、加拿大、澳大利亚、法国等国家已立法禁止使用逝者精子进行 ART 治疗;但英国在得到逝者生前的书面知情书的情况下,允许使用逝者精子进行辅助生殖;以色列允许妻子在丈夫离世一年内使用精子进行辅助生殖;比利时和美国即使没有逝者的知情同意,也可以使用逝者精子进行辅助生殖。

我国婚姻法未提及一方离世后夫妻关系的确定,但《中华人民共和国民法通则》第九条中明确:公民从出生时起到离世时止,具有民事权利能力,依法享有民事权利,承担民事义务。主体都消灭了,婚姻关系也当然不存在了。《最高人民法院关于贯彻执行〈中华人民共和国民法通则〉若干问题的意见(试行)》第 37 条"被宣告离世的人与配偶的婚姻关系,自离世宣告之日起消灭;虽然原卫生部《人类精子库管理办法》和《人类精子库基本标准和技术规范》中都没有对死亡丈夫的精子可否冷冻保存做出明确规定,但根据《人类辅助生殖技术规范》有关规定以及《人类辅助生殖技术和人类精子库伦理原则》中要求,我国现行人类辅助生殖技术的服务对象是合法夫妻,单身妇女不能接受 ART 治疗。一旦丈夫离世,夫妻双方的婚姻关系也就自动解除,妻子一方就属于单身女性,使用死亡丈夫的冷冻精子为单身女性行 ART 助孕治疗是不符合法规的。

【情理讨论】

王芳在痛失丈夫的短时间内,由于过分的悲痛,转而想到为身为独子的丈夫生育儿女,她的想法和勇气是让人同情和佩服的。她要求生殖中心为其丈夫行睾丸穿刺取精、冷冻保持精液以便今后生育的行为是可以理解的,生殖中心在短时间内未来得及进行伦理讨论审查,先行实施睾丸穿刺取精手术并冷冻保存精液的做法,是尊重其自主意愿的体现,也是合情合理的。然而,在对王芳表示理解和同情的同时,作为医师也需要作出理性的判断,从伦理原则、道德责任出发,帮助她作出最终的决定。

【社会舆论】

本案例发生时媒体做了跟踪报道,引发社会各界的广泛争论。北京大学医学部伦理学教研室主任李本富教授针对此案例表示:"丈夫离世,丈夫生前保存的精子也是不可以用来给妻子做人工生殖的。其原因主要是考虑到对出生的孩子要负责。虽然医务工作者传统的家庭观念,希望能够传宗接代,但是对于出生的孩子来讲,即将成长于一个单亲的家庭,对于孩子的健康成长是不利的。"中国社会科学院哲学研究所教授王延光表示:"作为妻子,即没有与丈夫生前的协议,丈夫离世再用其精子生子,对于孩子来说是很不公平的。"还有一些普通百姓认为,妻子使用死亡丈夫的精子,伦理学上应特殊照顾,只要女方愿意抚养孩子等众说纷纭。

【小结】

本案例中,男方的不幸去世让婚姻关系解除,家庭随之解体,使用离世丈夫的精子为其妻子提供 ART 助孕治疗有悖于现行的国家法律法规、不符合人类辅助生殖技术规范要求,违背生殖医学伦理原则中"保护后代原则、有利于病人原则、知情同意和自主原则以及社会公益性原则"等多条生殖医学基本伦理原则。医务工作者唯一能做的是对这一家庭表示同情和理解,并给予更多的人文关怀。

（钟 影 耿丽红 王 胜）

参考文献

[1] 中华人民共和国卫生部.关于修订人类辅助生殖技术与人类精子库相关技术规范、基本标准和伦理原则的通知.卫科教发〔2003〕176 号,2003.
[2] 于修成.辅助生殖的伦理与管理.北京:人民卫生出版社,2014.

第三节 胚胎的处置权

【案例叙述】

病人,女性,36 岁因不能怀孕就诊,经医院专科检查发现其双侧输卵管均发生了严重的阻塞。

随后在专科医师的建议下该夫妇接受了体外受精胚胎移植术治疗，经过个体化的药物刺激卵巢方案和取卵手术，病人获得了 7 枚卵子，最终形成 5 枚可移植胚胎，新鲜周期移植了 2 枚胚胎，剩余 3 枚胚胎进行了冷冻保存。移植后 14 天夫妻双方来到中心抽血验孕，然而结果却显示并未怀孕。这个结果让他们大失所望。3 个月后，病人准备进行冷冻胚胎移植。准备移植的这天早上，护士要求夫妇双方在知情同意书上签字，却始终不见病人丈夫出现，反复追问后得知，她和丈夫的感情出现了裂痕，丈夫认为他们没有孩子完全是女方的原因，并为此争吵了很多次，甚至提出离婚，丈夫不同意移植胚胎并拒绝签字。病人哭泣着乞求医护人员能否给她解冻胚胎，表示自己十分想要小孩，而且年龄大了又有输卵管的问题，将来怀孕的机会越来越小。对于这样的要求，医务人员只能解释说，只要丈夫不同意，就不能给她移植胚胎，因为胚胎是夫妻二人共同拥有的。

【医学观点】

胚胎冷冻是指将胚胎在冷冻保护剂的保护下冷冻保存于 –196℃ 的低温液氮中，这项技术在许多国家（包括我国）已经得到了广泛的应用，并且已经成为辅助生殖技术的常规技术，胚胎冷冻技术可以有效提高胚胎利用率及累积妊娠率，还可以用于科学研究，成为辅助生殖技术不可缺少的一个环节。胚胎冷冻的适应证主要有：①助孕治疗过程中移植后剩余的胚胎；②发生或存在中重度 OHSS 高风险时；③子宫内膜薄或者宫腔环境不佳时；④ PGD/PGS 周期需要等待胚胎遗传学检查结果等。本案例中病人双侧输卵管堵塞在生殖中心进行了体外受精胚胎移植治疗，治疗指征明确。新鲜周期移植后对剩余胚胎进行了冷冻保存，冷冻胚胎指征明确，目的是将来进行胚胎复苏和移植。

目前胚胎冷冻技术十分成熟，冷冻胚胎的首个伦理问题是胚胎的安全性。目前国内最长胚胎冷冻时间的受孕记录是 18 年，研究显示冷冻胚胎后代的出生缺陷没有增加，但远期的影响仍需关注。目前大多数国家允许冷冻保存各时期的胚胎，认为胎龄 <14 天的胚胎还没有出现神经系统，还不能视为"人"，因此是可以将胚胎进行冷冻保存的。本案例中女性病人之前在该中心冷冻保存了 3 枚胚胎，因此希望将冷冻的胚胎进行复苏移植，但是能否实施移植首先要遵循我国的法律法规及伦理原则。从根本上讲，胚胎的复苏移植是要经过夫妇双方共同签字同意方可实施的，也就是最基本的知情同意原则，而仅有一方的签字是绝对不可以的，也就不应该进行胚胎复苏移植。

【伦理讨论】

《辅助生殖的伦理与管理》将辅助生殖伦理学原则总结为 17 条伦理原则，本案例涉及了其中的尊重原则、保护后代的原则、社会公益性原则、知情同意原则、公正原则以及不伤害原则等，具体进行如下论述。

尊重原则是指不孕不育夫妇对实施人类辅助生殖技术过程中获得的配子、胚胎拥有其选择处理方式的权利，在未征得患方夫妇双方知情同意情况下，不得对其胚胎进行任何处理，更不得进行买卖。具体来讲，夫妻共同享有对胚胎的处置权力。本案例中如果未征得病人丈夫的同意将胚胎进行解冻和移植，就会失去了对病人丈夫自主性的尊重，也就是说病人丈夫在这个过程中并没有对胚胎的处置行使自己的权利，这将会违背"尊重原则"。

保护后代原则，如果有证据表明实施人类辅助生殖技术将会对后代产生严重的生理、心理和社会伤害，医务人员有义务停止该技术的实施。本案例中夫妻关系已经出现破裂迹象，假如实施了胚胎解冻和移植，而且女方顺利怀孕，对于这个未出生的孩子来讲，将面临很多实际的问题，例如，孩子一出生就将面临一个不完整的家庭，以及由此引发的一系列社会问题，必将对其未来产生巨大的心理伤害，违背了保护后代的原则。虽然这种情况仅是一种假设，但是医疗行为应从根源上杜绝这种情况的发生，达到保护后代的目的。

社会公益性原则，辅助生殖技术为广大不孕症病人带去了福音，在其实施过程中，应当贯彻社会公益性原则：医务人员必须严格贯彻国家人口和计划生育法律法规，不得对不符合国家人口和计划生育法规和条例规定的夫妇和单身妇女实施人类辅助生殖技术。本案例中，如果该女性病人已经和丈夫离婚，或者很快就要离婚，那么这个妇女的身份也将变为单身妇女，为之实施人类辅助生殖技术将会违反国家人口和计划生育法律法规，也会违背

"社会公益性原则"。

知情同意原则第一条中指出：人类辅助生殖技术必须在夫妇双方自愿同意并签署书面知情同意书后方可实施。本案例中仅有女方主张其解冻胚胎的诉求，但其丈夫始终没能出现，如果病人丈夫不在知情同意书上签字，就没有履行知情同意的过程，也不是"双方"共同自愿同意的。

公正原则，也就是说某个人的医学活动对其他相关人应该是公正的。该案例中对于胚胎的处置权利，夫妇二人应该是公平的。由于病人丈夫并没有要求对胚胎进行解冻和移植，那么解冻移植胚胎对他来说显然是不公正的。

不伤害原则是指对不孕症病人治疗中剩余配子与胚胎的研究和未来的临床应用中，如果出现利弊并存的矛盾，在权衡利弊时，应采取"两害相权取其轻"的原则，并尽可能采取措施予以避免。本案例中，病人丈夫始终没有出现并在知情同意书上签字，如果仅仅依从女性病人的要求进行胚胎移植，这势必会伤害到其丈夫的利益，违背"不伤害原则"。

【法理讨论】

辅助生殖技术的实施必须按照国家的法律法规及现行的规章制度开展工作，要遵循我们国家的《人类辅助生殖技术管理办法》及《人类辅助生殖技术和人类精子库相关技术规范》，充分考虑到病人的利益，这样才能更好地为病人服务。无论是新鲜胚胎移植，还是冷冻胚胎复苏后移植，人类辅助技术的实施都必须在夫妇双方自愿同意并签署知情同意书后方可实施，不能为了满足部分病人的要求而损害他人利益，更不能触犯国家的法律法规、管理办法及技术规范等。因为胚胎是病人夫妇经过共同的治疗获得的，目的是帮助病人孕育后代，在这个治疗过程中夫妇双方都贡献出各自的遗传物质（精子和卵子），而且是缺一不可，胚胎的权利归属应该是父亲和母亲共同所有，因此只有夫妇双方意见统一并且都同意移植才能进行胚胎复苏及移植。也就是说，病人的胚胎能否移植不是由其中一个人决定的，而是由夫妇双方共同决定。因此，要想完成胚胎移植，首先要通过夫妇双方共同决定并签字同意，任何一方不能以任何理由单独要求进行胚胎移植。基于上述观点，中心医务人员经讨论

决定，该病人冻存于本中心的胚胎暂时不给予解冻，并继续冷冻保存。只有病人夫妇双方达成一致并且签署知情同意书，方可进行胚胎复苏及移植。正所谓，"共有财产"归夫妻双方共同所有，而不是由一个人独自支配的。

【情理讨论】

本案中女性的遭遇令人同情，因为她的年龄越来越大，卵巢储备功能也将逐渐降低，如果能够生育一个健康的孩子，也就能圆了她一个当母亲的梦，且从经济上讲，她有固定的工作和稳定的收入，具有抚养后代的能力。而且，如果能够有一个孩子来到这个家庭，她和丈夫的关系就会有希望变得融洽和谐，家庭会越来越和睦，也就不会发生后来的情形。面对现实，医务工作者从情理上都同情这个病人，但是却不能为此而不坚持原则，无视法律，违反常规进行操作。如果在丈夫不同意的情况下完成了移植手术，今后出生的孩子将要面临的境况会是非常的不确定。完整的家庭对于孩子的身心健康成长是非常重要的，这也是遵循保护后代的原则。同时，考虑到病人丈夫的感受，未经同意就对他妻子实施胚胎移植，他也将无法接受由此而带来的一切后果。对于病人的遭遇医务工作者应当给予一定的关怀，但是一切医疗活动都应该遵守国家的法律法规及管理办法，所有辅助生殖技术的实施也都应该遵循辅助生殖伦理学的17条伦理原则。

【社会舆论】

本案中夫妇双方作为社会人，必然会顾及身边人对他们的看法。家人、朋友，甚至同事对他们的关心，都可能会对他们产生很大的压力，毕竟随着年龄逐渐变大，怀孕的机会也在慢慢降低。但正如前面所说，人类胚胎具有特殊性，它既不属于人也不属于物，更不能像财产那样被继承和使用。医务工作者同情病人的遭遇，但是在治疗过程中必须要坚持原则。

该夫妻双方的任何一方都不具备胚胎的绝对所有权。同时，由胚胎产生的后代的权利和义务也不能被忽视，生殖医学伦理所保护的对象不仅是夫妻双方中的一个人，还包括孩子在内的整个家庭成员，这才能够做到保护后代。所以说，只按照一方的意愿将胚胎进行复苏和移植，是对整个家庭不负

责的。实际上,在丈夫拒绝签字和移植的情况下,医务工作者是不能随意进行胚胎复苏和移植的,所以就不会出现上述情形。作为医护人员的确应该关心和理解病人的需求,但是不能因此而失去原则,所有医疗服务必须在遵循国家的法律法规的前提下进行,这样才能最大限度地保护病人的利益,维护社会的和谐。

【小结】

综上所述,从归属权上讲,本案例中的冷冻胚胎归夫妻双方共有,不能由一方单独支配。从"尊重原则""保护后代原则""社会公益性原则""知情同意原则""公正原则"以及"不伤害原则"等辅助生殖伦理学原则上讲,夫妻任意一方拒绝签字且不同意手术的情况下,医务人员都不应该进行胚胎的复苏和移植。不能为了体恤病人而损害另一方及后代的利益。只有双方同意并且签署知情同意书后,才能进行胚胎复苏移植。因此,医师的结论是继续冷冻胚胎,等待该夫妻双方意见一致再进行处理。

(徐阳 王晟)

参考文献

［1］于修成.辅助生殖的伦理与管理.北京:人民卫生出版社,2014.
［2］中华人民共和国卫生部.人类辅助生殖技术管理办法.卫生部令第14号.2001.
［3］中华人民共和国卫生部.关于修订人类辅助生殖技术与人类精子库相关技术规范、基本标准和伦理原则的通知.卫科教发〔2003〕176号文件,2003.

第四节 自冻精的处置权

【案例叙述】

孙虎(化名)与妻子杜鹃(化名)结婚6年,孙虎是一名军人,驻军在外地,夫妻婚后感情和睦,没有避孕,女方一直没有怀孕。4年后两人采取积极措施,夫妇双方在医院做了一系列相关检查,未发现明确不孕因素。杜鹃以家属身份间断随军2年,依然没能怀孕,不知道到底问题出在哪里。经过仔细商讨后,夫妇俩决定借助生殖医学的帮助,选择试管婴儿技术传承自己的血脉。他们到某医院就诊,检查、审核身份,顺利完成"试管"前期的所有准备工作,准备进入周期治疗。就在此时,孙虎突然接到部队"执行公务"命令紧急返回部队,无奈之下,孙虎向医院提交了自冻精书面申请,在办完相关委托手续、签订知情同意书后进行了短期自精的冷冻保存。但杜鹃也因为其他原因迟迟未能进行试管婴儿治疗。一年后,孙虎与父母突然出现在生殖中心,坚决要求当面尽快销毁孙虎一年前冷冻在生殖中心的精子,经询问发现原来孙虎已与杜鹃离婚3个月,为了防止杜鹃私自"借精"生子,防止以后分割其家族资产的潜在隐患,其家人一致要求尽快销毁孙虎的自冻精。

【医学观点】

在该案例中,作为从事生殖专业的医护人员,应该在为病人进行自身精子冷冻保存时,本着知情告知的原则和医护人员行为规范等原则,提前告知病人在婚姻存续期间通过人类辅助生殖技术而形成的胚胎为夫妇双方共有,任何一方无权独立处理,医护人员无权在任何一方不同意或不知情的前提下私下进行处理,但在夫妇离婚后,精子的归属权完全归属于男方个人。同时医院规定不能对单身女性实施辅助生殖技术,因而不存在女方私自使用冻存精子的可能,医院不可能为杜鹃实施人类辅助生殖技术。从医疗角度出发,在人类辅助生殖技术治疗中实行短期自精冷冻保存的目的是在以后的治疗周期中不再需要进行取精,仅通过复苏低温冷冻保存的病人精子就有可能获得妊娠。主要针对取精困难避免取卵时不能获得精子而失去体外受精的机会或取卵日男方无法在现场而采取的一种预防办法,其实无论这份冻精按男方的要求销毁,还是继续保存,由于女方要使用冻精进行人类辅助生殖技术的前提条件为婚姻持续存在,并且必须得到夫妻双方签字或男方的授权委托,因此本案中孙虎所担心的问题基本不存在,没有发生"借精生子"的可能。

【伦理讨论】

根据保护子代原则和相关规定,即便女方要使用冻精进行人类辅助生殖技术必须夫妻双方签字或得到男方的委托,因此女方单方面并不可能"借精生子"。

作为本案的主要涉及人孙虎,从自主原则出发,冷冻精子来源于其本身,属于他自身的遗传物质,他有权利提出保护精子不被别人使用的申请和要求,医院根据相关规定有义务为其提供保障承诺,并在未得到双方达成一致意见之前不得擅自对这份精子进行处理,严格遵守医务人员行为准则中的相关要求。

基于尊重病人原则和知情同意原则,医院应在告知男方这些情况的基础上,要求双方共同协商并签字决定处理方案。按照人类辅助生殖技术规范中的相关要求,进行自精冷冻保存夫妇双方应签署《精液暂时冷冻保存申请书》《精液暂时冷冻保存处理知情同意书》《精液暂时冷冻保存知情同意书》,同时对夫妇双方应当理解,在人类辅助生殖技术中短期自冻精保存的精子在保存期间因不可抗拒的灾害造成损毁时生殖中心不承担相关责任。根据该生殖中心规定,对病人暂时冷冻的自有精子,免费保存时间为3个月,而且只能限于本周期使用,不给予长期保存。对保存期满的短期自冻精子的处理方式有以下几种:①继续冻存(需交冻存费),以便将来复苏后供夫妇使用;②(去标识后)征得夫妇双方同意后捐赠用于科学实验研究;③自动放弃并由医院按照相关程序销毁;④其他:保存期满后由夫妇双方选择双方均同意的方式处理,夫妇双方签字后生效。但过期未来院签字处理的自冻精液,根据知情同意书签署的内容,生殖中心将有权按生物垃圾销毁其所冻存精液标本。当然,本案例中因为夫妇已经离婚,所以冷冻精子完全归属于男方本人。

【法理讨论】

根据我国《继承法》里的规定,遗产是指公民死亡时遗留的个人合法财产,但是精子并不是普通的"物"或"财产",不能完全将其等同于房产、钱财等私有物品来讨论其归属,不能参照《继承法》的规定进行约定。医务工作者可以参考冷冻胚胎的属性认定,有相关专家认为,冷冻胚胎的法律属性具有双重性,是一种特殊的物,具有物权客体属性,同时冷冻胚胎也是生育自主决定的人格利益,具有人格权客体属性。

离婚后,孙虎是否可以单独处理自己的"短期自冻精"?虽然其当初保存是在夫妻关系存在的前提下,但男方冷冻的精子显然不属于夫妻的共同"财产",离婚后"自己的冻精"随婚姻关系的解除而其处置权随之完全转移到男方,这些问题主要涉及《中华人民共和国婚姻法》《人类辅助生殖技术规范》《人类辅助生殖技术和人类精子库伦理原则》等多个方面。另外,孙虎担心的"借精生子"问题因我国的人类辅助生殖技术目前依然禁止单身女性接受供精受孕,因此不必担心其发生。

【情理讨论】

孙虎与父母到生殖中心要求销毁孙虎在生殖中心冷冻的精子,从孙虎和家人的角度处理我自己的"东西"是不应该有问题的,医院应该按照他们的要求将冷冻的精液销毁。尽管孙虎的精子是在与杜鹃婚姻期间为进行辅助生殖技术治疗而冷冻保存的,有时间和条件的限制,但是,孙虎处理自己的冻精,毫无问题。只是从情理上,医务工作者在处理的过程中需要进行耐心的解释征得其理解,并且建议请杜鹃一起协商后合理解决问题。

【社会舆论】

孙虎夫妇案例引起社会反响,为此医院向社会征集不同年龄段意见,结果是医务工作者预想到的,大部分年轻人认为医院应该尊重孙虎的意愿,销毁他的精子,因为精子属于孙虎个人的异常物质,精子并非物,不存在婚前婚后拥有问题。而部分中老人认为医院应该参考相关法律法规及可供参考的相似案例,单方销毁孙虎的精子是否违背知情同意和保护病人的原则。

【小结】

孙虎是在夫妻关系存在时进行的"短期自精冷冻保存",是否属于夫妻的共同"财产"值得探讨,但是依照常理,如果是冻存的胚胎属于男女双方共有,而精子归属男方。因此孙虎对于自己的精子完全有处置权。离婚后,其原先的共同处置随即随婚姻关系的解除而随之完全转移到男方。

(高 磊 邹淑花)

参考文献

[1] 于修成.辅助生殖的伦理与管理.北京:人民卫生出版社,2014.

第五节 薄情婚姻离别后的胚胎

【案例叙述】

苏俪(化名)与王森(化名)是两个北漂年轻人,因在北京工作相识而相爱。他们的婚礼是回王森老家杭州办的。但是在结婚的前一天,王森与前女友混了一天,找不到人。苏俪觉得天都塌下来了,哭了一夜。婚礼当天早上,王森若无其事地回来了,他爸爸气得捂着胸口坐着。为了顾及老人和自己的面子,苏俪忍气吞声办了婚礼。王森后来也道歉了,不料婚后他仍和前女友藕断丝连,北京、杭州来回奔波约会,同时对苏俪实施冷暴力。

忍气吞声的苏俪有一次和老板一起出差,借酒浇愁,酒后乱性,不料怀孕了,而且是宫外孕,导致大出血,昏迷。急诊开腹手术切除了左侧输卵管。之后两人分开一年多,但没办离婚手续。

后来,王森的前女友怀了王森的孩子,但是果断地做了人流手术,嫁到了国外。寂寞的王森又回头找到苏俪,释怀后的两人还有感情,就又住在一起,还准备要个孩子,一年过去了,却一直没有怀孕。自责的苏俪主动去检查,发现右侧输卵管也积水,于是又做了腹腔镜手术,切断了右侧输卵管。没有了双侧输卵管,只能做试管婴儿。苏俪辞去了高收入的工作,每天跑医院,抽血、打针,一切都顺利进行。但在取卵的前一天,王森又找茬翻旧账,和苏俪大吵了一架,并声称拒绝明日来取精。双方的父母被惊动,连夜从外地飞到北京。

第二天早晨,苏俪夫妇被双方老人"押送"来医院。按照程序签字和准备,取卵、取精顺利。体外授精后获得了10枚胚胎,但苏俪夫妇都拒绝移植,要求先冷冻保存胚胎,回去好好考虑之间的关系再说。

一晃2年过去了,苏俪才再次就诊。此时男方已成前夫,与另一个女人有了孩子。这次来医院是因为苏俪再婚后要求试管婴儿。然而,她与前夫王森的10枚胚胎仍冷冻保存,只有处理了第一次婚姻所遗留的胚胎后,再婚后的苏俪才能在本院开始新的试管婴儿治疗。而医院处理胚胎,需要苏俪与其前夫两个人带着离婚证来签字放弃胚胎。

但是,苏俪的前夫王森拒绝来签字,于是胚胎只得继续保存。再婚后的苏俪默默地又去其他医院进行了新的试管婴儿治疗,也有了孩子。第一次婚姻所遗留的胚胎仍然在医院的液氮罐中保存,无人来交冷冻保存费。医院很无奈地继续免费保存。

【医学观点】

合法夫妇,多年不育,因输卵管因素而自愿进行试管婴儿,符合医疗原则。一切都在有条不紊地进行中,关键时刻节外生枝,丈夫不肯取精。此时箭在弦上,在双方老人的压力下得以继续治疗,并按照程序签字和准备,取卵、取精顺利。体外授精后获得了10枚胚胎,但苏俪夫妇都拒绝移植,要求先冷冻保存。夫妻之间的矛盾经常会影响到医疗处理,然而夫妻双方在生殖医生面前的地位是平等的,尽管医生内心的天平有些倾向女方,但是还是要冷静客观,按照医疗原则办事,不能强人所难。不料,一波三折,婚姻到头了,彼此又有了新的家庭,但是第一次婚姻所遗留的胚胎怎么办?留在医院继续保存,期限?费用谁负责?这些问题无法解决。

【伦理讨论】

本案例涉及家庭伦理和辅助生殖伦理两个方面。在家庭伦理方面,性爱、怀孕与婚姻是否幸福密不可分。美满的婚姻离不开彼此的爱,而怀孕生子是爱情的结晶。如果背离了这些基本的行为规范,婚姻家庭就会出现裂痕乃至彻底破裂。从辅助生殖伦理方面来看,在医疗行为中,病人有独立的、自愿的决定权,获取胚胎后,由于夫妇双方拒绝进行胚胎移植,本着对这对夫妇自主性的尊重和对胚胎的尊重,先将胚胎冷冻保存,体现了自主原则、尊重原则和知情同意原则。尊重原则是辅助生殖技术中所有伦理原则中最重要的,尊重人类生物学生命的胚胎,尊重夫妇双方的选择。

婚姻破裂后,双方又各自组成了新的家庭,开始了新的生活,并有了新的血脉,但是上一段的婚姻遗留下来的胚胎如何处理？女方要求丢弃，但男方始终未出现，而胚胎丢弃必须夫妇双方自愿同意，到场签署知情同意书后方可实施，一方签字无效；没有充分的理由不能随意操纵和毁掉胚胎，否则，违背知情同意原则、公正原则和尊重原则以及对胚胎的不伤害原则。

这种离婚后的胚胎对生殖医务工作者来说，从伦理学上束手无策。

【法律讨论】

《中华人民共和国婚姻法》第四条规定："夫妻应当互相忠实，互相尊重；家庭成员间应当敬老爱幼，互相帮助，维护平等、和睦、文明的婚姻家庭关系。"男、女双方的行为违反了前述规定，不值得提倡。实际上，对于冷冻胚胎的处理，医院并非没有法律依据。《中华人民共和国合同法》第六十条第一款规定："当事人应当按照约定全面履行自己的义务。"《中华人民共和国侵权责任法》第六条第一款规定："行为人因过错侵害他人民事权益，应当承担侵权责任。"据此，因男方拒签行为发生的冷冻保存费最终应由男方承担。但是由谁来监督进行呢？

【情理讨论】

婚姻生活中，所谓婚外情，无非是男人或女人厌倦了婚姻生活中的平凡琐碎，或者出现了无法接受的行为或动向，向婚姻关系之外的异性寻求补偿和更新。婚外情违背了公序良俗，是不道德的，人类社会对婚姻行为的规范更多依赖于道德，道德才是婚外情的最大杀手。男方有婚外情在先，为了一段已经逝去的爱情去触碰道德的底线，是一种错误，一种伤害。对丈夫的失望导致了苏俪与其老板的性行为。女性发生婚外情与女性追求高质量的情感生活有相当的关系，当婚姻中自身情感需求得不到满足时，就会在婚姻之外寻求情感的补偿和更新。然而婚外情的结局是残酷的，意外怀孕导致了苏俪以后不能自然怀孕。同样是发生婚外情，男人和女人遭受的惩罚却迥然不同。有些东西，再也无法回去，有时候人走错了一步，这一辈子就真的错了……有婚外情后被原谅的人回归家庭后难以幸福如初，发生过的事就是发生过了，不是不想提起或刻意淡忘就不存在了……彼此的不忠，引发了一

系列后果，但是最终转嫁到医疗资源上是不符合情理的，这种鸡肋似的胚胎让医生为难。尽管不交冷冻保存费，医院还是得继续保存。

【社会舆论】

本案进入公众视野，将引发广泛关注。一是导致婚姻破裂的夫妻忠贞问题；二是夫妻感情不和的前提下决定去做试管婴儿是否草率；三是冷冻的胚胎应如何处理。

清官难断家务事，医学生殖中心医护人员面对的不是简单的生理问题，而会夹杂着大量的社会问题。医护人员没有精力去让法院判男方承担冷冻保存费。如果放弃胚胎，两个当事人带着身份证来签字才能丢弃。那么，谁去举证？即使有法院判决，谁去执行？即使无人来交保存费，谁敢丢弃胚胎？这种胚胎的保存似乎是烫手的山芋，但是谁又敢否认离奇剧情的存在，万一数年后两个当事人幡然悔悟，离婚后又复婚，携手回到生殖中心要求复苏当年的胚胎移植也是有可能的。这如同把孩子丢弃在托儿所，扬长而去，从不交托儿费，但过几年又回来接孩子。

一段婚姻结束，新的生活开始，对双方来说很可能是件好事，但应该把上段婚姻的事情彻底结束。案例中的男人宽于待己严于律人，没有责任心，道德层面应受到谴责，但无法受到现实的制约。

【小结】

试管婴儿是一个敏感话题，一系列的事件和争论，都使这一话题背负了多重伦理上的枷锁。对医生来说，也绝不能仅仅从医学的角度看待试管婴儿的问题，因为它还涉及伦理学、社会学、心理学、法律、以及婚姻与家庭……一段让人窝心的婚姻，一个缺乏道德感，不懂得宽容处世的前夫，导致了离异后的胚胎无法处置。

（邓成艳）

参考文献

［1］中华人民共和国卫生部．人类辅助生殖技术管理办法．2001．
［2］于修成．辅助生殖的伦理与管理．北京：人民卫生出版社，2014．

第六节 丧偶女性对胚胎的处置权

【案例叙述】

张女士和吴先生于5年前结婚。婚后夫妻关系和谐,但一直未能怀孕。经到某医院的生殖医学中心及许多家医院看病,女方诊断为多囊卵巢综合征、左侧输卵管阻塞。经过全面评估和充分准备,接受了体外受精胚胎移植助孕治疗,经过取卵手术,获取卵子16枚,与精子受精后得到胚胎8枚,新鲜周期移植2枚胚胎,冷冻6枚胚胎。胚胎移植2周后复诊,确诊胚胎移植失败,张女士未能怀孕。

3年后,张女士再次来到生殖医学中心,提出解冻胚胎,实施冻融胚胎移植的要求。生殖医学中心的工作人员按照原国家卫生计生委有关规定,告之解冻胚胎移植之前,必须查验相关证件,并知情有关解冻胚胎存在的风险、胚胎移植的注意事项及成功率等,同时,要求夫妇双方到生殖医学中心签署相关知情同意书。但是,张女士的丈夫一直未能到医院签署知情同意书,此时,生殖医学中心的工作人员才获知吴先生因高血压并发脑出血于6个月前去世。出于对丈夫的深厚感情和无限思念,张女士想利用现有的冻存胚胎为早逝的丈夫生育一个孩子。张女士认为,冻存的胚胎是她和丈夫生前的感情结晶,是他们夫妇爱情和生命的延续。如果能利用冻存的胚胎生育一个孩子,可以慰藉深爱的丈夫和抚慰自己失去爱人的痛苦。

【医学观点】

医学专家认为,丈夫生前与张女士借助人类辅助生殖技术,获得的胚胎属于他们二人的生物学财产,可以说,也属于他们的子代。他们在医院接受体外受精胚胎移植技术治疗,并已经进行过一次胚胎移植术。前期的诊疗过程中,她和丈夫都按照医院要求签署了知情同意书。张女士申请胚胎移植的确出于她本人自愿,也是她的权利,但是,《关于修订人类辅助生殖技术与人类精子库相关技术规范》中既明确了病人对自己的配子和胚胎有自主选择处理方式的权利,也明确了原国家卫生部规定的不允许给予单身妇女实施人类辅助生殖技术。病人张女士的丈夫已经去世,张女士实际上应该属于单身女士。因此,张女士提出解冻胚胎实施胚胎移植治疗的要求不符合国家有关规定。建议把剩余的胚胎按照有关要求处理。

【伦理讨论】

1. **保护子代原则** 丈夫去世了,妻子想方设法申请进行胚胎移植。既是出于对丈夫的深厚感情,也是想利用冻存胚胎为丈夫生育一个孩子,来延续他们夫妇的爱情。这份现代版执着的爱情无不感动了每一个人。但是,胚胎是生命的起始,实施胚胎移植意味着有可能诞生一个新的生命。且孩子出生后就面临着没有父亲,这种局面和将来可能产生的各种不利影响对孩子来说是不公平的。

2. **有利于病人原则** 孩子出生后的抚养问题、教育问题该如何解决?丈夫的父母是否同意移植他们儿子的胚胎生育孩子?

3. **社会公益原则** 现在很多单身人士都有生育子代的需求。如果同意张女士的胚胎移植申请,会不会对其他单身人士产生极大的影响?这些单身人士的生育需求该怎么处理?

4. **伦理监督原则** 病人对自己的配子和胚胎有自主选择处理方式的权利。张女士的丈夫已经去世,也就是说冷冻胚胎生物学意义上的父亲已经不存在,该冷冻胚胎的所有权应属于张女士,张女士有权决定胚胎的处理方式。但是,按照原国家卫生部规定,不允许给予单身妇女实施人类辅助生殖技术。因此,张女士提出解冻胚胎实施胚胎移植治疗的要求,不符合国家有关规定。

【法理讨论】

人的生命始于受精卵,也就是始于胚胎形成。可以说,胚胎就是一个生命个体。辅助生殖技术获得的胚胎去向问题值得社会学、伦理学、法学、医学等深入探讨。

《人类辅助生殖技术和人类精子库伦理原则》规定:胚胎移植手术前需要夫妻双方签字,如果丈夫无法签字,就无法实施。

【情理讨论】

深爱的一方猝然离开,妻子很难在短期之内就把曾经的一切淡忘的。作为丧偶女性希望延续丈夫的血脉,希望能有一个可爱的孩子来延续他们曾经的爱情,在今后漫漫的思念不那么孤寂,这些于情于理都是可以理解的。但是所有的感情用事都有可能成为日后麻烦的根源。现代医学所提倡的医学伦理、医学法理原则给临床医师和病人在感情冲动和理智决策之间设立了一道保障出生后代和病人利益的屏障。

【社会舆论】

国内曾经有类似的案例。丧偶女性提出解冻胚胎实施胚胎移植,被生殖医学中心拒绝。拒绝实施胚胎移植的依据是原国家卫生部文件《人类辅助生殖技术和人类精子库伦理原则》中的"医务人员必须严格贯彻人口和计划生育法法规,不得对不符合国家人口和计划生育及条例规定的夫妇或单身女性实施人类辅助生殖技术"。

社会舆论普遍认为,这类情况下,医务工作者应该多考虑孩子出生后可能面临的诸多问题,而不仅仅是夫妻感情问题。

【小结】

依据国家卫生健康委员会规定,不允许给予单身妇女实施人类辅助生殖技术。因此,丧偶女性提出解冻胚胎实施胚胎移植治疗的要求不符合国家有关规定。建议把剩余的胚胎按照有关要求实施销毁。销毁胚胎必须经过伦理委员会讨论,同时签署知情同意书。

本案例中,经过充分知情有关规定,张女士和吴先生的父母慎重考虑后,到生殖医学中心签署相关知情同意书,经过生殖医学伦理委员会讨论,销毁冷冻的剩余胚胎。

(赵永平　沈浣　陈曦)

参考文献

［1］中华人民共和国卫生部.关于修订人类辅助生殖技术与人类精子库相关技术规范、基本标准和伦理原则的通知.卫科教发〔2003〕176号文件,2003.

［2］于修成.辅助生殖的伦理与管理.北京:人民卫生出版社,2014.

第七节　身亡男子冻存精子

【案例叙述】

李明琪(化名)和丈夫赵昕(化名)在外人眼中是一对完美夫妻。两人相识于海外留学期间,回国后都有着体面的工作。但是婚后三年,明琪一直没有怀孕,为小两口的幸福生活带来了一些瑕疵。主要的压力来自家庭的压力,加之自己年龄也到了30岁,确实该有个孩子,于是决定和丈夫一起到医院进行相关的检查。

检查结果显示,明琪各项检查均显示正常,赵昕精液在离心后镜检没有发现精子。家人无法接受这个事实,间隔2个月后再次取精液标本检查,结果依然是没有精子。后经男科大夫查体以及进一步检查,诊断为输精管缺如、梗阻性无精症。

1个月后,夫妻二人到某著名医院的生殖中心门诊进行辅助生殖治疗。根据双方的检查结果,医院给出的方案是:先对男方进行附睾穿刺取精然后冷冻精液,再对女方进行药物刺激卵巢,待女方取卵时,再次进行附睾穿刺取精进行卵细胞质内单精子注射,如果取不到精子就使用冷冻精液。一切都在按计划进行着,幸福的家庭也看到了迎接新生命的希望,然而就在距离第一次附睾穿刺手术日期还有1周的时候,赵昕因车祸而亡,家人悲痛万分。亲友提出,可以将赵昕的精子取出保存,还有生育后代的机会。

听到亲友的提醒,家人看到了生活的希望,他们立即来到生殖中心,强烈要求立刻对死者进行附睾穿刺取精,冷冻保存精子,继续完成接下来的辅助生殖治疗,为其生育后代。生殖中心的医师很有顾虑,并没有在第一时间同意家属的要求。明琪的心情也是复杂的,虽然自己对死去的丈夫有很深的感情,但是让自己的孩子一出生就没有爸爸,她觉得也有不妥。但两位老人执意如此,就算儿媳妇不给她们生孙子,保留了儿子的精液,他们也要想办法找到别人生育孩子。

【医学观点】

生殖医学专家认为,不育夫妇二人欲进行辅助生殖治疗,需要符合辅助生殖治疗的适应证。之前男方被诊断为梗阻性无精症,梗阻性无精子症是由于输精管道的梗阻使精子的运输发生障碍而产生的无精子症。梗阻性无精子症在男性不育中的发生率约为1%。在无精子症病人中,梗阻性原因所占的比例也较多,为42.4%~48%。根据《人类辅助生殖技术规范》,梗阻性无精症符合进行卵细胞质内单精子注射的适应证,可以进行辅助生殖治疗。

目前男方已经死亡,其精子在遗体内有精浆内的物质提供能量,且精子不需要血液循环中的能量来维持活性,短期内能保持一定活性,所以男子死亡后,取出附睾内的活精子并冷冻,在技术上应该是可以实现的。但是从医学上讲,死者不能作为治疗的接受者,因此对死者的精子取出后用于辅助生殖治疗不符合辅助生殖的适应证。

【伦理讨论】

一旦允许男性死者精子的冷冻保存和辅助生殖治疗,可以从以下三个方面来考虑:

首先是孩子的利益,子代优先的原则应高于一切。孩子的出生是被决定的,没有哪个孩子希望自己一出生就没有爸爸。如果对男性死者精子进行了冷冻保存并完成了接下来的治疗,孩子顺利出生,作为单亲家庭或者重组家庭,孩子的身心健康、成长抚养等诸多方面都可能会产生严重的问题。并且本案中的女方都在犹豫是否要进行辅助生殖,假如她一时冲动决定生下这个孩子,一旦反悔把孩子丢给祖辈照顾,而不管的可能也是存在的。孩子出生懂事后,会质疑自己为什么没有父亲,当得知事情经过后,对他的人生观会产生怎样的冲击? 会不会影响他的婚恋观? 这就违反了保护后代的辅助生殖伦理原则。随着孩子的成长,祖辈逐渐年迈,他们自己的生活可能还需要别人照顾,对于照顾和教育孙辈更加力不从心。这个时段可能正是孩子青春期叛逆的时候,没有父亲的教育,单靠年迈的祖辈起到的作用可能微乎其微。这个孩子很可能流向社会底层,增加了影响社会治安的风险,这也有悖社会公益原则。

其次是女方。女方作为辅助生殖治疗的接受

者,是医务工作者在伦理讨论中重要的对象——病人。尊重病人的自我决定权是医学伦理中最重要的支柱。医务人员必须严格遵守知情同意、知情选择的自愿原则,充分尊重女方的意见。如果为了满足繁衍后代、延续香火的要求而强要“遗腹子”,往往会让部分不愿意生育的女性屈于家庭的压力而被迫生育。在刚失去丈夫时,处在万分悲痛中的妻子可能会因为情绪激动而选择继续辅助生殖,这在情理上是可以理解的,但是往往在一段时间冷静情绪平静之后妻子会作出更理性的决定。所以还应该符合医学伦理中的有利原则,即指医务人员的诊治行为以保护病人利益,促进病人健康、增进病人幸福为目的,如果孩子生下来以后女方需要面对独自抚养孩子的压力,如果女方再婚,孩子的存在也会对女方的生活产生较大影响,这就违背了有利原则。男方死亡后,夫妻的婚姻关系自动解除,女方为单身妇女身份,如果用男性死者的精液继续辅助生殖治疗,则违反了社会公益原则。

再次是死者父母的利益。老人丧子之痛,失独之殇,有传宗接代的强烈意愿,希望通过孩子来转移丧子情绪并作为今后生活的精神支柱,乃人之常情,应考虑老人的心理感受和传统观念。

但是,权衡这三方利益中,应优先考虑孩子,其次是女方。在不能保证前两者利益的前提下,死者父母的要求和利益不能作为优先考虑。

【法理讨论】

依据《人类辅助生殖技术管理办法》有关规定,实施体外受精胚胎移植技术及其衍生技术的医疗机构,须同“不育夫妇”签署相关技术治疗的知情同意书。丈夫死前已办理好各项手续,并已签署了相关技术治疗的知情同意书,符合附睾穿刺取精和精子冷冻的要求。《人类精子库管理办法》中也并没有明确规定不能对男性死者进行手术取精和冷冻保存,所以医院对死者进行附睾穿刺取精并冷冻保存并不违法。但是因为丈夫死亡,夫妻双方的婚姻关系已自动解除,妻子属于单身女性。按照《人类辅助生殖技术规范》,医务人员必须遵守国家的法律法规,不能为单身妇女实施人类辅助生殖技术。所以,即使冷冻保存了死者的精液,用这份精液对死者妻子继续进行辅助生殖治疗却是不符合相关法规的。关于老人提出的“找别人生育",《人类辅助生殖技术规范》中也明确提出了禁止实施代孕技术。就算老人同意将死者精子作为供精使用,根据《人类精子库基本标准和技术规范》中的保密原则,人类精子库工作人员应尊重供精和受精当事人的隐私权并严格保密。所以从法律层面来说,医院不能帮助两位老人为其亡子生育后代。

【情理讨论】

赵昕父母老年丧子的悲痛心情可以理解,他们想把对儿子的思念延续给孙辈,希望家族优秀的基因延续,但儿子已经去世,他们首先想到的只是自己的悲痛,而没有考虑到儿媳。毕竟人生的路还很长,如果李明琪使用去世丈夫的精子成功妊娠,那么她的整个孕期和分娩过程都将在没有丈夫关爱的情况下进行,而且随着时间的推移,她不得不独自承担起孩子的抚养义务,也就是孩子是在既定的没有父亲的条件下出生。这对于孩子和李明琪都将是巨大的挑战。

【社会舆论】

"失独家庭"指独生子女死亡,其父母不再生育、不能再生育和不愿意收养子女的家庭。失独者年龄大都在50岁以上,经历了"老来丧子"的人生大悲之后,已失去再生育能力,只能独自承担养老压力和精神空虚。据报道,中国15~30岁的独生子女总人数约1.9亿,这一年龄段的年死亡率为万分之四。中国每年新增"失独家庭"7.6万个。至少有200万老年人因无子女而面临巨大的养老、医疗、心理等方面的困难。由"失独"群体引发的"养老风险"越来越引起社会各界的普遍关注。

有关男性死者冷冻精子产子的讨论近些年也是经常看见,有的是因为丈夫被诊断为癌症晚期,在病情恶化以前冷冻精液,丈夫去世后妻子希望用冷冻精子为丈夫生育爱情的结晶,有的是希望能冷冻为国家牺牲或者为帮助别人而牺牲的烈士的精液,让这些英雄人物能有子孙后代。虽然希望通过辅助生殖技术为这些已经去世的人留下后代的心情能理解,但是从新闻报道中提到的医学专家和法律学专家的意见基本上是持否定态度。

【小结】

冷冻男性死者精液并用于辅助生殖治疗,从医学角度来说不符合辅助生殖的适应证;从伦理角度考虑,应权衡孩子、女方和男方父母三个方面的利益,三者中优先考虑因辅助生殖而出生的孩子的利益,再考虑女方的利益,最后再考虑男方父母的利益;从法理角度考虑,对死者进行附睾穿刺取精并冷冻保存不违法,但用这份精液对死者妻子进行辅助生殖治疗是违反目前法规的。

(孙正怡)

参考文献

[1] 中华人民共和国卫生部. 人类辅助生殖技术管理办法. 2001.
[2] 于修成. 辅助生殖的伦理与管理. 北京:人民卫生出版社, 2014.
[3] 中华人民共和国卫生部. 人类精子库管理办法. 2001.
[4] 中华人民共和国卫生部. 人类精子库基本标准和技术规范. 2001.

第八节 丧偶再婚后要求移植与前夫的冻胚

【案例叙述】

离开福利院后,孤儿李明(化名)通过自身的努力奋斗成为一名都市白领,并与陈红(化名)喜结连理。但2年过去了,他们依然没有孩子。经医院检查发现陈红双侧输卵管阻塞并大量积水,随即做了腹腔镜下行双侧输卵管近端结扎并远端造口术。之后,夫妻俩来到某生殖中心就诊,进入体外受精胚胎移植治疗流程。陈红在药物刺激卵巢后获得20枚卵子,最终形成了15枚可用胚胎。医师考虑到陈红获卵数多且取卵后出现了下腹胀痛等情况,为药物刺激卵巢后防止发生严重的卵巢过度刺激综合征,在征得他俩同意后将所有胚胎冷冻,准备等陈红身体恢复后再行冻胚移植。然而天有不测风云,突然李明因车祸意外亡故,留下了痛苦的陈红以及待移植的冻胚。

2年后,陈红与王杰(化名)相识并结婚。由于陈红无法自然妊娠,俩人婚后便直接来到生殖中心行辅助生殖技术助孕。但在体检过程中意外发现,王杰双侧睾丸发育不良且染色体分析为:47,XXY,精液检查提示无精子症,活检也没有发现精子。这意味着王杰几乎不可能拥有自己的孩子,医师告诉他们,根据他们的情况,只能通过供精试管婴儿技术获得后代。

焦急之余,陈红想起与前夫李明在医院存放的15枚胚胎。她认为用精子库的素不相识的人的精子再做一次试管婴儿,自己还需要再次经历药物刺激卵巢及取卵的痛苦并承担卵巢过度刺激的风险,不如直接用这些现有的冻胚。在征得王杰的支持后,二人再次来到医院,要求移植之前陈红与前夫李明的冻胚。然而,人类辅助生殖技术必须在夫妇双方自愿同意并签署知情同意书后方可实施。显然,已经去世的李明已不可能签署知情同意书。

【医学观点】

从医学层面分析,女方陈红为"双侧输卵管近端结扎并远端造口术后",只能通过体外受精胚胎移植术助孕,才可实现母亲梦;而现任丈夫王杰诊断为"无精子症,克氏综合征",无法生育自己的遗传学后代,但可以通过供精试管婴儿获得后代。另一方面,在本案例中,对陈红与前夫李明的冷冻胚胎进行冻融胚胎移植,医学上不存在任何技术困难。

【伦理讨论】

在本案例中,现任丈夫王杰被诊断为"无精子症,克氏综合征",无法生育自己的遗传学后代,综合考虑女方陈红的身体条件,采用供精试管婴儿的医疗方法是夫妻能够获得后代的唯一方法。正常情况下,他们必须使用正规精子库提供的供精,以保证供受双方互盲和保密原则。但陈红在征得王杰同意的情况下,要求移植她与已故前夫留下的冻胚,一则省去她再经历一次药物刺激卵巢、取卵及其并发症的痛苦;二则免去了昂贵的费用;三则相比于使用供精,她更愿意移植她与已故前夫的冻胚。与此同时,陈红选择移植与已故前夫的冷冻胚胎是符合逝者生前的既定意愿和利益的。以上均符合有利于病人的原则。

根据《辅助生殖技术的伦理与管理》提出的生殖伦理原则:不育夫妇对实施人类辅助生殖技术过程中获得的配子、胚胎拥有其选择处理方式的权利,技术服务机构必须对此有详细的记录,并获得夫、妇或双方的书面知情同意。李明生前与陈红已经对接受试管婴儿治疗表示了明确的知情同意,而且李明的这一意愿在去世前并未改变。伦理原则还规定:人类辅助生殖技术必须在夫妇双方自愿同意并签署书面知情同意书后方可实施。在本案例中,陈红与王杰作为接受人类辅助生殖治疗的病人夫妇,双方均表示自愿同意并签署知情同意书。因此,使用陈红与已故前夫的冷冻胚胎进行移植符合知情同意原则的要求。

虽然使用已有的冷冻胚胎进行试管婴儿治疗能够有效满足再婚陈红夫妇的需求,但医务人员有义务告诉病人目前可供选择的治疗手段、利弊及其所承担的风险,需要在夫妻双方充分沟通并表达知情同意的条件下实施供精试管婴儿治疗。同时,虽然陈红对于已有的冷冻胚胎具有特殊的情感,但从王杰的角度出发,其本质仍然是他人供精。因此,医务人员需要强调陈红夫妇对于出生的孩子负有伦理、道德和法律上的权利和义务。

【法理讨论】

根据《人类辅助生殖技术管理办法》,病人的胚胎在未征得夫妻双方知情同意的情况下,不得进行任何胚胎移植和舍弃等实质处理;必须由夫妻双方自愿同意并签署书面知情同意书之后方可实施。此案例中李明已经去世,显然不可能当面签署知情同意书,因而无法达到《人类辅助生殖技术管理办法》所规定的胚胎移植法理要求。

然而,作为供体的丈夫逝世,且丈夫是孤儿,其就只剩下物的属性。对于活着的一方仍然是生育自主权的人格利益体现,相比之下,应首先考虑活着一方的人格利益。陈红的前夫李明是孤儿,他身亡后,尚存的冷冻胚胎作为特殊的"遗产",陈红是唯一继承人,对其有处置权。因此,从这一法理角度来看,冷冻胚胎移植是当事人李红基于司法所享有的正当权利,医院似乎应予以尊重且没有理由拒绝。

值得注意的是,若陈红移植后成功妊娠且分娩,王杰应该视出生的后代如同供精获得的后代一样有将其养育成人的法律责任。

【情理讨论】

陈红是不幸的,她与已故前夫李明历经艰难终于借助辅助生殖技术获得了15枚可利用的冻存胚胎,梦想即将实现的时候,李明却遭遇意外亡故了。陈红也是幸运的,她在两年后遇到了愿意接受她的一切的王杰,再次步入婚姻的殿堂。然而,命运再次和她开了个玩笑。她的爱人王杰患有"无精子症,克氏综合征",这意味着她无法生育王杰的遗传学后代。

对于已经获得丈夫王杰支持的陈红而言,移植与已故前夫留下的胚胎成了最好的选择。陈红的已故前夫李明是孤儿,因此他们胚胎的唯一继承人便是陈红,不存在后代亲缘的纠纷问题。选择移植与亡夫留下的胚胎,不仅纪念了已故前夫,而且还能避免再次药物刺激卵巢及取卵等痛苦,省时省力省钱。于情于理,何乐而不为呢?

【社会舆论】

能否为陈红移植亡夫的冻存胚胎,引起了社会上的广泛讨论。一部分人表示不赞同,他们认为:李明已经亡故,他的意愿我们无从得知。因此,任何人都无权处置他留下的冷冻胚胎。另一部分人则认为:陈红与李明尚存的15枚胚胎如若不移植,将只能一直冷冻在液氮中,永无用武之地,是资源浪费。同时,由于王杰已诊断为"无精子症,克氏综合征",而陈红又无法自然妊娠,俩人要生育就只能依靠供精试管婴儿技术。这意味着陈红要再次经历试管婴儿取卵的痛苦及其风险,花费大量的时间、精力和金钱。既然王杰已经同意,那么移植李明留下的冷冻胚胎,不仅可以"变废为宝",使李明的生命得到延续,还能节省费用、避免陈红再次经历取卵的痛苦及其风险,不是一举多得的好事情吗?

【小结】

本案例中,因现任丈夫王杰患无精子症,陈红与丈夫要求院方移植陈红与已故丈夫留下的冻胚。李明生前已明确表示同意与其妻子陈红接受试管婴儿治疗,且李明为孤儿,不存在后代亲缘关系的纠纷问题,陈红为其遗留胚胎的唯一合法继承人。虽然无法获得李明的知情同意,且无法保证供受双方互盲原则,但在王杰同意的情况下,移植李明遗留的胚胎可避免陈红再次经历药物刺激卵巢、取卵的痛苦及可能存在的风险,同时节省了相应的手术费用,因此,经伦理委员会讨论决定,本案例可按陈红和王杰夫妇要求,施行移植她与已故丈夫留下的冻胚。

(邓伟芬 王凤 张琴)

参考文献

［1］于修成.辅助生殖的伦理与管理.北京:人民卫生出版社,2014.
［2］陈振文.辅助生殖男科技术.北京:人民卫生出版社,2016.
［3］中华人民共和国卫生部.关于修订人类辅助生殖技术与人类精子库相关技术规范,基本标准和伦理原则的通知.卫科教发〔2003〕176号,2003.

第九节 女方离世后的冷冻胚胎

【案例叙述】

凤霞(化名)与龙亮(化名)从恋爱到结婚,一切都顺顺当当,小两口婚后的日子也过得甜甜蜜蜜。然而结婚三年了凤霞一直未孕。虽然丈夫从未刻意提及此事,但她知道丈夫很喜欢小孩,也在期盼着新生命的诞生。几经考虑后,凤霞夫妇来到生殖医学中心就诊,经检查凤霞的双侧输卵管积水,盆腔结核及盆腔粘连。龙亮的检查显示一切正常。凤霞在腹腔镜切断双侧积水的输卵管后,在某生殖医学中心接受体外受精助孕治疗,获取卵子15枚,取卵后第3天有11枚可利用胚胎,移植2枚优质胚胎,剩余9枚可利用胚胎进行冷冻保存。14天测血hCG阳性,40天B超监测有一个胎芽胎心,凤霞怀孕了。得知结果后夫妻俩喜极而泣。然而,凤霞怀孕60多天时发生先兆流产,一直在外院进行保胎治疗,住院期间因持续高热不退,凤霞不幸离世。一年后工作人员随访时才从其母亲处得知凤霞已经离世。因冷冻胚胎为夫妻共同所有,现凤霞已去世,且未留下有关冻存胚胎处置意见的遗嘱,故为明确凤霞爱人龙亮对冷冻胚胎的处置意愿,生殖医学中心多次联系男方未果,其冷冻的胚胎该何去何从?

【医学观点】

不育症夫妇在实施辅助生殖技术治疗时往往会得到2枚以上可利用的胚胎,对移植后剩余的可利用胚胎进行冷冻保存,既可增加胚胎的利用率,又可提高累计妊娠率。该夫妇移植2枚胚胎后剩余9枚可利用胚胎进行冷冻保存,并与生殖医学中心签署胚胎冷冻协议,但凤霞不幸离世。因此,按照协议规定,如果病人夫妇之一故去或两个均故去,且未留下遗嘱或在遗嘱中没有说明对冷冻胚胎的处置意见时,生殖医学中心可按照协议中夫妇所选择的意愿来处理胚胎,即丢弃或用于科研。本案例符合中心所签订相关协议书中的条款,但为了尊重病人的合法权益,生殖医学中心随访人员仍积极联系男方,力求征得男方对冻存胚胎的处理意见。但在联系未果的情况下,生殖医学中心是否有权利对胚胎进行相应处置?本案例中胚胎移植的主体已不存在,已不具备移植条件,也不可能再签署胚胎销毁协议,胚胎继续冷冻的条件已不具备,因此,建议:①通过多渠道继续积极联系男方;②交由伦理委员会讨论后将冷冻胚胎在伦理委员会成员监督下由生殖中心工作人员销毁。

【伦理讨论】

辅助生殖技术涉及最敏感的生育问题,一方面病人感谢该技术带给他们生育的希望,另一方面又对无法自然生育而必须借助该技术获得后代感觉非常自卑和难以启齿。因此许多不孕夫妇为了"保守秘密",采取变更联系方式的方法躲避随访,当离婚或出现意外时,他们通常采取不作为的方式来回避冷冻胚胎的处置问题。《辅助生殖的伦理与管理》中明确表明,尊重原则是所有伦理中最重要的,医务工作者应当尊重冷冻胚胎的伦理、道德及法律地位。冷冻胚胎不同于人,因为没有鲜活的生命;也不同于物,因为有发育成为人的可能;这种特殊性决定了应获得适当的尊重。胚胎作为一个很特殊的"物",具有一定的生命属性,当出现死亡、离婚、过期未交费等情况时,生殖医学中心按照有关协议处理胚胎的做法是否

受到法律保护?本案例中的丈夫龙亮在凤霞死亡后随即变更了联系方式,导致生殖医学中心无法获知其对冷冻胚胎的处置意见,使冷冻胚胎成为"无主(或被遗忘)"的胚胎。夫妇双方死亡或一方死亡之后他们的冷冻胚胎就面临胚胎的归属及如何处置的问题,这可能涉及法律和道德的争端。同时,医疗机构和社会各界应对辅助生殖技术进行科普宣传,消除该技术的神秘感,让老百姓对其有正确的认识,以减轻不孕夫妇的不良情绪,使他们能够在相对宽松的氛围中行使自己的权利和义务。本案例中凤霞已去世,丈夫龙亮又联系不到,应充分尊重她生前签署的胚胎处置意见,在伦理委员会的监督下做销毁处理,完成死者生前意愿。

【法理讨论】

随着辅助生殖技术在我国的广泛应用,全国各生殖医学中心冻存了大量的胚胎。相应也出现了许多无法处置的冻存胚胎,即生殖医学中心无法联系到病人来获知其对冻存胚胎的进一步处理意见。虽然之前病人与中心签了胚胎冷冻协议,其中明确了某些特殊情况下(如病人夫妇或其中一方死亡时)病人对冻胚的处置意见,出于对生命的尊重,在处理胚胎时非常慎重,如果长时间保存大量的无人认领的冻胚,这不仅造成了医疗资源浪费,也在人力、物力、财力方面给生殖医学中心带来巨大压力。

理论上,病人夫妇与生殖医学中心签订的有关胚胎冻存知情同意书是在双方知情同意的基础上签订的,是其真实意愿的表达,因此应具有法律效应。目前,在我国,对冷冻胚胎的保存和处置主要依据是原卫生部在2001年颁布的《人类辅助生殖技术管理办法》和《人类精子库管理办法》及《卫生部关于修订人类辅助生殖技术和人类精子库相关技术规范,基本标准和伦理原则的通知》(卫科教发〔2003〕176号文件)等文件。其中规定对胚胎处理的主体为提供精卵的夫妇,对胚胎的处理应遵循病人夫妇的意见或所签署的文件。国内各生殖医学中心虽然与病人签署了相关胚胎保存期限以及过保存期限的处理措施的知情同意书,但当病人夫妇出现意外(如本案例中女方死亡,男方失联)使得其冷冻胚胎长期无人监管时,仍然未能真

正对过保存期的胚胎进行处理。许多国家法律规定胚胎冷冻过一定期限必须销毁,如奥地利、挪威、瑞士为 1 年,西班牙、加拿大、法国、英国为 5 年,澳大利亚为 10 年。其中英国早在 1990 年已立法颁布的《人类受精和胚胎法案》中明确规定:精子或卵子的最长保存期限为 10 年,而胚胎的最长保存期限为 5 年。过规定时间的,医疗机构有权利使其死亡。

【情理讨论】

胚胎涉及两人血浓于水的血缘亲情,科学的说法是两人都和胚胎存在遗传学上的血缘关系,而现在女方已经离世,这些胚胎已经无法使用。女方已去世,要使得冷冻胚胎发育成胎儿,显而易见的是必定要经过代孕,而目前在我国禁止实施代孕,所以凤霞所遗留的冷冻胚胎的方式是销毁或用于科研。

【社会舆论】

随着辅助生殖治疗周期的增加,大量的冷冻胚胎在生殖医学中心保存,怎么处理这些剩余的冷冻胚胎是各大生殖医学中心管理的难题,该不该无限期保存? 如无限保存,所产生的费用由谁来承担? 国内外部分大规模的生殖医学中心冷冻胚胎占用了大量的储存罐,且需要工作人员长期添加液氮,无论从经济上还是管理上都会带来很严重的负担。

【小结】

综上所述,从医学角度,胚胎作为一个很特殊的生物标本,具有一定的生命属性。当出现一方或双方死亡、离异、过期未缴冷冻保存费等情况时,生殖医学中心可以在伦理委员会的监督下按照有关协议处理胚胎。

(马学工 曾湘辉 沈源春)

参考文献

[1] 于修成.辅助生殖的伦理与管理.北京:人民卫生出版社,2014.
[2] 中华人民共和国卫生部.关于修订人类辅助生殖技术与人类精子库相关技术规范、基本标准和伦理原则的通知.卫科教发〔2003〕176 号,2003.

第十节 男方海难失联后妻子要求移植冷冻胚胎

【案例叙述】

阿洋(化名)与阿菊(化名)是一对婚龄 5 年的小夫妻。因阿洋的工作关系,夫妻俩聚少离多,一年中团聚时间只有 2~3 个月,但这丝毫不影响小两口的感情。随着年龄的增大,父母的敦促,自己的期盼,要个小孩成了生活的重心。为此,两人去医院做了全面检查,阿洋的精液检查未发现异常,而阿菊的输卵管造影检查提示双侧输卵管严重积水,是造成她多年不孕的原因。夫妻俩经过慎重考虑,听从医师的建议,做了腹腔镜手术。

为了生命的传承,为了家人的期望,两人决定在生殖中心接受试管婴儿技术。夫妻俩顺利完成 IVF 治疗,在经历了复杂的试管治疗过程后,共获得 5 枚优质胚胎。但阿菊因发热,无法进行新鲜胚胎移植。经夫妻俩同意后,生殖中心与他们签署了《胚胎冷冻知情同意书》和《全胚冷冻知情同意书》,将胚胎全部冷冻保存。准备后续选择适合的时间进行冷冻胚胎移植。

然而,阿洋随船出海后失联,下落不明。消息传来,阿菊与公婆悲痛万分、无以承受。之后,阿菊与公婆沟通协商,为了家族的血脉传承,向生殖中心提出申请,要求解冻胚胎移植。生殖中心和医院伦理委员会认为按照现行的法律规定和伦理原则不能给阿菊施行解冻胚胎移植手术,拒绝了她的请求,但阿菊坚决要求移植冷冻胚胎。

【医学观点】

女方双侧输卵管切断,按照人类辅助生殖技术规范要求,有明确指征施行体外受精胚胎移植技术。本案中女方因输卵管因素,几乎没有再与他人自然受孕能力,想要生育自己子女的唯一希望就是接受已经冻存的胚胎移植或者再次接受体外受精胚胎移植,病人接受前一种方式更合情合理。然而,现男方因失踪无法到场,前面的辅助生殖技术治疗是否能够延续下去是个问题。同时,此案例已签订的《胚胎冷冻知情同意书》已经无法覆盖现状，当下国内生殖中心在冷冻胚胎前与病人夫妇签署的知情同意书上均以解冻周期移植、捐献科研、用医学方法废弃等三种方式告知，并未涵盖夫妻双方离婚、死亡等突发事件时胚胎如何处置的问题，且在实际操作中均需要夫妻双方签字同意，因此本案例已不可能再补充签订针对现状的知情同意书，后续移植等医疗行为必须暂时终止。目前科室只能继续冷冻储存胚胎，同时积极提交医院伦理委员会讨论，等待女方意愿改变或者伦理委员会讨论结果。

【伦理讨论】

胚胎冷冻及复苏技术发展成熟，有效地提高了胚胎利用率及累积妊娠率。然而，随着胚胎冷冻时间延长，可能出现夫妇一方或双方死亡的情况，就有可能涉及遗腹辅助生殖，是否可以实施、怎样实施遗腹辅助生殖、充分了解和尊重不孕夫妇的意愿、保护女方及后代的利益等都将成为辅助生殖技术实施机构更大的挑战。

知情同意与尊重病人是贯穿医疗活动始终的基本原则。人类辅助生殖技术必须在夫妇双方自愿同意并签署书面知情同意书后方可实施。解冻移植时亦需双方知情同意并签署协议。而现今，男方无法到场签署知情同意书，在仅有一方要求实施辅助技术助孕的情况下，是不符合知情同意伦理原则的。而且，胚胎介于人和物之间，具有成长为人的潜力。因为这一特殊属性，胚胎归属权属于产生它的父母双方，因此需尊重夫妇任何一方的生育意愿。如果仅单方面遵从当下女方的意愿，解冻胚胎并移植，是否是对男方的不尊重呢？

2003 年，我国卫生部修订的《人类辅助生殖技术规范》中规定：禁止给单身妇女实施人类辅助生殖技术。医院伦理委员会由此认为阿菊目前处于单身状态，不同意施行冷冻胚胎移植的意见。这亦是对女性自身利益的保护，一方面避免不愿生育的女性被某些道德因素绑架从而实施遗腹辅助生殖；另一方面也充分考虑了单亲妈妈可能面对的社会歧视，独自抚养孩子的生活重担及经济压力。

胚胎解冻移植是每个生殖中心都熟练的日常操作，然而一旦移植，医务工作者迎接的将是一个活生生的孩子。实施人类辅助生殖技术必须符合保护后代的原则；如果有证据证明实施人类辅助生殖技术将会对后代产生心理和社会的损害，医务人员有义务停止该技术的实施。院方认为如果通过胚胎移植手术生育了孩子，孩子一出生就没有了父亲，会对孩子的生理、心理带来可以预测的明显的影响，因此从子女最佳利益出发，院方不同意为阿菊施行解冻胚胎移植手术。

【法理讨论】

从法律角度出发，病人夫妇因不孕症到医院诊疗，医院同意为其实施体外受精胚胎移植术，因此双方之间形成的医疗服务合同是合法、有效的。男方因海难事故目前下落不明，但在法律意义上仍未认定死亡；即使丈夫死亡，女方在获得冷冻胚胎时并非单身，这就不同于社会公益原则中所指的单身，医院以社会公益原则中不得对单身妇女实施人类辅助生殖技术为由只能暂时拒绝实施移植手术。在很多西方国家，如加拿大、法国、德国、挪威、瑞典由于伦理因素或法律限制是禁止遗腹辅助生殖的，美国对遗腹辅助生殖则是持放任自由的态度。美国生殖协会和欧洲胚胎与生殖协会均提出，病人在签署冷冻知情书时，应包含其死后对胚胎的处理说明。此外，当公民行使生育权利时，物质能力并不作为约束条件。

【情理讨论】

这场海难已然是阿菊生活中的一场"海难"，来的猝不及防，夺走了亲密爱人和幸福生活的同时，也破碎了她的生子梦。巨大的打击却坚定了阿菊要求实施冷冻胚胎移植的想法。感情上，医务工作者同情阿菊的遭遇，钦佩阿菊的勇气，也理解阿菊求子的愿望。但理智上，医务工作者认为阿菊应先稳定情绪，不要因一时悲伤促使决定，用更多时间和空间去考虑和衡量接下来的单亲妈妈生活的不易及艰辛。作为医务工作者，在严守医疗原则及伦理规范的同时，应给予病人最合理的帮助。

【社会舆论】

本案例诉讼后引发社会各界极大的关注和讨论，电视、报刊纷纷转载，各种评论铺天盖地，不少人对阿菊的行为表示支持，希望她能顺利怀孕并生下孩子。也有人觉得她纯属哗众取宠，自讨没趣。

还有人说也许时间久一些,她的想法会改变。孩子出生后女方照样可以再婚,给孩子一个健全的家庭环境。但大部分家庭认为男方是家里的独生子,老年丧子是很痛苦的一件事情,现在有了这个精神寄托,可以弥补这个遗憾。

【小结】

随着现代医疗技术的不断进步,单身、丧偶等特殊人群也渴望得到辅助生殖技术的帮助。辅助生殖实施机构应在胚胎冷冻保存前,与夫妻双方协定在离婚、死亡等特殊情况下的胚胎处理意见。

（曹文丽　周黎明）

参考文献

［1］于修成.辅助生殖的伦理与管理.北京:人民卫生出版社,2014.

［2］中华人民共和国卫生部.关于修订人类辅助生殖技术与人类精子库相关技术规范、基本标准和伦理原则的通知.卫科教发〔2003〕176号,2003.

［3］Ethics Committee of the American Society for Reproductive Medicine. Posthumous collection and use of reproductive tissue: a committee opinion. Fertility and Sterility, 2013, 99 (7): 1842-1845.

［4］ESHRE Task Force on Ethics and Law including G. Pennings, G. de Wert,, et al. ESHRE Task Force on Ethics and Law 11: Posthumous assisted reproduction. Human Reproduction, 2006, 21 (12): 3050-3053.

第十一节　已故前妻的冻存胚胎

【案例叙述】

10年前,王一(化名)与妻子结婚,因经济不富裕,婚后一直避孕。经过几年的打拼,经济条件有所改善,两人解除了避孕,但妻子一直未怀孕。于是夫妻双方到医院就诊,经检查,妻子因双侧输卵管梗阻而导致不孕。之后于某院生殖医学中心行体外受精助孕成功,分娩一个男宝宝。另外冷冻保存剩余4枚胚胎。之后妻子因车祸去世。王一在2年后与于丽(化名)结婚。因为双方年龄尚大,婚后想尽早生育。但夫妻双方经医院多次检查发现,王一因先前的车祸导致外伤性睾丸萎缩,诊断为无

精子症;现任妻子已44岁,无生育史,临床诊断为卵巢功能衰竭,已丧失生育力,如果再生育,精子、卵子都需要接受捐赠,此时丈夫想起与前妻冷冻于医院的4枚胚胎,经与现任妻子协商并经慎重考虑,现任妻子愿为丈夫生育血亲的孩子。

【医学观点】

我国人类辅助生殖技术规范明确规定,禁止代孕和胚胎赠送,严禁任何形式的商业化赠卵和供卵行为,且规定供卵者仅限于接受人类辅助生殖治疗周期中取卵的妇女,供卵只能使用试管婴儿治疗周期未用完的卵子。对于本案例于丽年龄44岁,且已丧失生育能力,如移植胚胎对于现任妻子来说是生育丈夫的后代,而对于丈夫来说是生育自己的血亲后代,属于特殊的供卵范畴,即前妻子的卵子供给现妻子,不属于代孕和胚胎赠送范畴。但胚胎属于原夫妇双方共同所有,在受精胚胎被植入之前任何阶段一般都需要夫妻的一致同意。现女方去世,无法知情同意。鉴于胚胎的特殊性,目前医疗机构对到期或"无主"冷冻胚胎大多持谨慎态度,极少对冷冻胚胎进行销毁或其他处理,仍会继续被动保存这些胚胎。各医疗机构都苦恼于胚胎保存逾期且在通知病人夫妇后仍拒来缴纳冷冻保存费的矛盾;夫妇离婚、一方或双方去世后胚胎的归属及处置问题;以及在不孕夫妇双方死亡或一方死亡后他们的冷冻胚胎是否有继承权,在世的一方是否有冷冻胚胎的支配权。本案例中对于现夫妇来说,冷冻的4枚受精胚胎是丈夫生育具有血亲后代的唯一机会,在原女方父母授权和现妻子知情同意下,同时在辅助生殖技术病历管理方面,应给予现夫妻新病历号,可给予夫妇进行胚胎移植生育后代。

【伦理讨论】

本案例的重点和难点在于冷冻胚胎的自身属性和处置权利问题,丈夫对于与已故前妻的冷冻胚胎,是否拥有处置权?以及给现任妻子移植与前妻的胚胎,会引发哪些伦理问题?需要征得谁的同意?如是否需要征得前妻家人的准许等问题。本案例设计尊重原则、有利病人原则、自主原则及双重效应原则。

首先涉及尊重原则,包括对病人自主性的尊重,还包括尊重胚胎和尊重胚子。胚胎是人类生物

学生命,具有一定的价值,应该得到人的尊重,没有充分理由不能随意操纵和毁掉胚胎。在我国实施的人类辅助生殖技术伦理原则中规定,在人类辅助生殖技术实施中获得的配子、胚胎拥有其选择处理方式的权利。病人的配子和胚胎在未征得其知情同意情况下,不得进行任何处理,更不得进行买卖。本案例冻存的 4 枚胚胎与男方存在血亲关系,移植给现妻子,属于特殊类型的供卵,不属于赠胚及代孕。冷冻胚胎具有成为自然人的可能性,如果失去唯一孩子的家庭能够继承,并有能力使得冷冻胚胎最终能够成为具有生命的自然人,这对他们也是一种精神寄托,也是一种安慰。

根据有利于病人原则和自主原则,本案例中给现任妻子移植丈夫与已故前妻的胚胎,也不属于代孕,这是因为,现任妻子也是孩子的法律和社会意义的母亲,且孩子与丈夫有遗传关系。因此并不违背我国对于人口和计划生育法规条例对代孕的禁止规定。现任妻子同意移植是本案的关键,参照《辅助生殖的伦理与管理》原则,在遵循有利于病人原则、尊重原则、自主原则下,医务工作者应尊重和保护其夫妇生育权,参照国际同行部分案例、家庭稳定等层面考虑,可实行助孕;在遵循知情同意原则下,并从社会人伦情理的角度出发,如果已故前妻父母仍然在世,必须征得他们的同意,才能使用胚胎,并应致谢,这也体现了对已故前妻和其父母的尊重与感谢。同时防止技术滥用的原则,给予现任妻子移植胚胎应在生殖伦理委员会讨论通过并监督下执行。

根据双重效应原则,本案例中,为现任妻子进行移植的第一效应是他们可以生育一个具有男方血缘关系的孩子,对于女方成为此孩子的法律学上的母亲。第二效应是现任妻子需要长时间的等待承受接受赠卵。根据此原则的要求,医疗措施的第一效应必须大于第二效应。因此,本案例是符合这一原则的。

综上所述,根据尊重原则、有利于病人原则、自主原则及双重效应原则等,医务人员在完善知情同意书等的前提下,在合理的流程下可予以助孕。

【法理讨论】

在我国冷冻胚胎的法律属性主要有:主体说、客体说、折中说三种观点,主体说认为冷冻胚胎为限定的人的范畴,为了对人的身体的完整性保护在一定条件下把冷冻胚胎看作法律上的人享有一般自然人的民事主体地位;客体说认为冷冻胚胎等脱离人体的器官和组织的法律属性为民事法律关系的客体,具有物的属性;折中说既不承认冷冻胚胎取得人的主体地位,也不把冷冻胚胎简单视为一团细胞组成的物,而是介于人与物之间的过渡存在,赋予比一般物更多的保护。由此可见,法律上无明确规定胚胎主体、客体问题。目前司法实践中,一般支持胚胎法律属性“折中说”,即冻胚带有一定的人身属性的物,不能作为财产被继承。冷冻受精胚胎所有权的问题本质上是生育权的问题,只能由夫妻双方共同实现,生育权包括生育的权利和不生育的权利。目前前妻已去世,根据“两利相权取其重”的原则,为保障男方的生育权实现,在女方生前未就冷冻胚胎处置做出明确意思表示的情况下,经过伦理委员会讨论,可以考虑由男方享有单方处置权。

【情理讨论】

本案例中王一的遭遇令人痛惜,虽然再次组建了美满的家庭,但夫妇已无法再生育,但庆幸的是王一与前妻留存有冷冻胚胎,对于现在夫妇来说,如移植前妻冷冻胚胎生育后代,虽说胚胎与现任妻子无血缘关系,但也是现任妻子十月怀胎所生,也是丈夫的血亲后代,相对于抱养更具有亲情,有利于王一走出丧妻丧子之痛的阴影,也能实现现任妻子做母亲的愿望,对于维持家庭稳定及减轻社会负担起着积极作用。同时所生育的后代对于经历绝望到实现生育后代的夫妇来说,其生育的后代也会得到夫妇的精心抚养和照料,也会给后代创造一个和谐家庭环境。

【社会舆论】

繁衍生息是人类社会发展的主题,随着社会的发展和国家全面两孩政策的放开,失独或高龄夫妇生育成为社会舆论的焦点,特别是在中国传统观念养儿防老的观念下,夫妇承受了巨大的社会和心理压力。

本案例中给予王一夫妇移植剩余胚胎生育孩子,较胚胎无限期保存和冰冷的丢弃,要更具有人性化,更利于家庭稳定及社会的和谐。

【小结】

失独加高龄的夫妇生育面临着严重生育困难,影响家庭和社会的和谐,无形中给社会和家庭带来一定压力,供卵虽是国家政策法规允许的临床适应证,但面临着供卵难等一系列问题,采用已故前妻胚胎,生育丈夫血亲后代,圆现任妻子生育梦想,并不违反国家相关法律法规,相对于抱养更具有亲情,更利于后代成长。

(沙艳伟 李 萍)

参考文献

[1] 中华人民共和国卫生部.关于修订人类辅助生殖技术与人类精子库相关技术规范、基本标准和伦理原则的通知.卫科教发〔2003〕176 号,2003.
[2] 于修成.辅助生殖的伦理与管理.北京:人民卫生出版社,2014.

第十二节 丈夫逝后供精胚胎的去留

【案例叙述】

李晓丹(化名),32 岁,与周海(化名)结婚后未避孕,但却一直没有怀孕的消息。于是,周海到医院经行精液检查,诊断为"无精子症"。因要子心切,李晓丹行供精 - 人工授精助孕 4 个周期,均有排卵,其中 1 个周期生化妊娠,另外 3 个周期也没能如愿。遂要求行供精 - 体外受精助孕,拮抗剂控制性药物刺激卵巢方案,获卵 3 枚,培养第 3 天胚胎 2 枚,因为子宫内膜多发息肉,夫妻双方选择了胚胎冷冻保存。取卵后第 2 个月丈夫周海却因心血管意外死亡,李晓丹于取卵后 4 个月复诊,要求冷冻胚胎移植。

【医学观点】

病人 32 岁,反复供精 - 人工授精失败,供精试管婴儿后获得胚胎 2 枚冷冻保存,虽然丈夫逝世,在婚姻存续期间通过人类辅助生殖技术获得的胚胎为夫妇双方共有,任何一方无权独立处理,况且

我国禁止为单身女性实施辅助生殖治疗。

【伦理讨论】

病人若行冷冻胚胎移植后妊娠分娩,由于出生后的孩子由单身母亲抚养,且缺少父爱的心理,不利于子代的健康成长,按照《辅助生殖的伦理与管理》中的十七条基本伦理原则第三条"保护后代原则",如果有证据表明实施人类辅助生殖技术将会对后代产生严重的生理、心理和社会损害,医务人员有义务停止该技术的实施。女方双输卵管通畅,且供精 - 人工授精有一次妊娠史,说明女方若再婚后仍然具有生育能力。但病人卵巢储备有下降趋势,其再生育的机会也是明显降低。男方因为脑血管意外突然去世,势必造成女方心理和情感上的严重创伤,而且计划妊娠为夫妻双方共同的决定。但胚胎来源于供精,与死者无家族和遗传学关系,出生后面对来自家庭和社会的压力可能都要过其母子的承受能力。

该案例中因男方意外去世,还涉及单身女性生育的问题。我国人类辅助生殖技术规范中明确规定,辅助生殖技术属于限制性医疗技术,其适应证必须为夫妻双方签署知情同意并且仅适用于特定人群,不给予单身女性实施辅助生殖技术的服务。

该案例中,除去单身女性生育问题,同时存在其子代利益以及其继后的遗产继承问题,对于女方本身,在继后抚养孩子的生活压力也无疑是巨大的。若李晓丹再婚后其丈夫有精子,则更不需要供精助孕。虽然李晓丹的遭遇让人惋惜,但医学治疗是理性的,不能感情用事,即使病人目前精神状态不好,也不能仅考虑其心理需求就进行胚胎移植,而且医疗领域的任何操作都应该合法、合规,无男方签字的情况或男方意外死亡,都不能进行冷冻胚胎的复苏和移植。在对病人进行积极的心理疏导后,劝阻病人行为,动员其签字放弃并销毁冷冻胚胎。

【法理讨论】

该案例所涉及的伦理和法律均比较复杂,胚胎来源于供精,与死者无家族和遗传学关系,病人成为单身女性,也不符合计划生育相关法规的要求,即使生育,此后代无权利继承男方(死者)的任何财产和物质。按照我国《人类辅助生殖技术管理办

法》《辅助生殖技术的伦理与管理》《人类辅助生殖技术规范》的要求,冷冻胚胎移植要求夫妻双方到场签字,无男方签字无法行胚胎复苏后移植。并且胚胎来自供精,更需要强调男方的确认签字。根据我国《婚姻法》和《民法通则》规定,婚姻中一方死亡,婚姻关系随即解除,也就是女方成为单身女性,我国原卫生部规定,单身女性不能实施辅助生殖技术的相关手术。

【情理讨论】

该案例中病人求子助孕,体外受精胚胎移植是对其最大的帮助和获益,而在快要成功怀孕的时候,丈夫又意外死亡,心理创伤非常大,病人也想通过妊娠孕育孩子来进行心理治疗,即使精子是供精,但胚胎确实是自己的。

病人要求移植冷冻胚胎的意愿可被理解,病人的遭遇也被同情,在耗费大量钱财、精力、时间得来的胚胎直接废弃,使病人难以接受。即使病人及其家属要求移植胚胎,若能获得分娩,自愿承担继后孩子抚养及教育等事宜,但对女方病人和孩子并不公平。孩子自己无法在胚胎期选择是否出生,女方妊娠后面对的生活压力,无论来自抚养教育孩子还是生活及物质方面,都无法预判。因此,废弃该胚胎也算合情合理。

【社会舆论】

病人丈夫去世,虽然目前生活可自力更生,但孩子出生后需要有完整家庭,更需要父亲的关爱及照顾,并且病人单身监护及抚养后代所带来的传统偏见,对于孩子是不公平的,孩子也没有权利去选择或拒绝此种家庭。此外,孩子出生在单亲家庭易出现不良心理状态,还可能造成社会的负担。如果该案例中给予实施胚胎移植手术,在以后的医疗助孕技术中势必有效,但医疗管理错乱和社会影响不可估计。帮助病人的方式有很多,除了医学帮助,病人更需要的是心理治疗和安抚。

【小结】

本案例中,胚胎来源于供精,而病人丈夫意外死亡,其胚胎去留导致伦理方面的疑惑,在医护人员和心理医师耐心的劝慰和疏导下,病人签署了胚胎废弃知情同意书。对于来源于供精的胚胎,在夫妻任何一方死亡后均面临伦理问题,其胚胎都不应再移植。

（李婷婷　方　丛）

参考文献

［1］于修成. 辅助生殖的伦理与管理. 北京：人民卫生出版社, 2014.

［2］吉林省卫生和计划生育委员会. 吉林省人口与计划生育条例. 2002.

［3］中华人民共和国卫生部. 关于修订人类辅助生殖技术与人类精子库相关技术规范、基本标准和伦理原则的通知. 卫科教发〔2003〕176 号, 2003.

［4］中华人民共和国卫生部. 人类辅助生殖技术管理办法. 卫生部令第 14 号, 2001.

［5］中华人民共和国卫生部. 人类精子库管理办法. 卫生部令第 15 号, 2001.

第十三节　男方植物人状态时胚胎的处置

【案例叙述】

张建(化名)和陈莉(化名)结婚 5 年一直没收获爱情的结晶。小两口怀着忐忑不安的心情来到生殖中心就诊,经过检查男方诊断为重度精子减少症、弱精子症,需要进行辅助生殖技术治疗。在完成取卵取精相关手术后,最终获卵 12 枚,形成可利用胚胎 8 枚,新鲜周期移植 2 枚胚胎后并没有怀孕。小两口调整心态,抱着一线希望再次进行冷冻胚胎移植,终于修成正果,陈莉十月怀胎生下一个健康的小公主,目前在生殖医学中心还有 4 枚胚胎冻存。眼看冷冻保存即将到期,妻子陈莉只身一人来院要求销毁冷冻胚胎,原因是她的爱人张建遭遇车祸,现在还处于昏迷状态。医师告诉她丈夫恢复的可能性极小,且家里所有的积蓄都用在爱人的治疗费上,无力再续缴冻胚费,因此要求销毁胚胎。

销毁胚胎需要夫妻双方共同签署销毁胚胎知情同意书,现在只有妻子一个人来,因此负责医师并未同意陈莉的要求。最终,医患双方协定,待其丈夫治疗有结果再作决定,中心暂时免费冻存胚胎。一年过去了,张建仍处于植物人状态,冷冻胚胎该如何处置？

【医学观点】

在实施体外受精胚胎移植技术时，由于刺激卵巢药物的作用，可能同时有多个胚胎产生。如病人怀孕失败，通过冻融周期移植增加助孕是一种经济有效的方式，所以会有剩余胚胎的出现。

辅助生殖技术所有环节的实施，必须在病人夫妇充分知情并签署知情同意书后方可实施。当有冷冻胚胎但病人明确表示丢弃而又不愿选择捐赠，或当胚胎冷冻保存过协议时限或法定时限时，不孕夫妇双方共同签署知情同意书后，方可选择放弃剩余胚胎，用医学方法处理后丢弃。

本案中，丈夫张建现处于植物人状态，不能表达自己真实的意愿，无法签署知情同意书。医师告知妻子，需通过法定程序获得植物人状态丈夫的监护权，并出具相关证明签署销毁胚胎知情同意书后再销毁冷冻胚胎，病人表示理解。

【伦理讨论】

随着辅助生殖技术的不断发展，获得优质胚胎的概率提高，除移植胚胎外，冷冻保存的胚胎也会逐渐增多。大量冻存胚胎造成的库存需要消耗医疗机构大量人力、物力、财力，同时需要处理大量信息资料。大多数医疗机构在冷冻胚胎知情同意书中明确规定"冷冻胚胎到期或逾期不续缴冷冻费用，可进行冷冻胚胎废弃"。但鉴于胚胎的特殊地位，剩余胚胎处理的各种伦理学争议，医疗机构对到期的冷冻胚胎仍持谨慎态度，极少对冷冻胚胎进行销毁或其他处理。关于冷冻胚胎的去向，各医疗机构都苦恼于胚胎保存到期后如何处置的问题。

关于本案，医务工作者首先应当遵循尊重原则、自主原则及知情同意原则，尊重病人经过深思熟虑后，对治疗所做出合乎理性的选择，充分尊重病人个人意愿。不能随意操纵和毁掉胚胎。且不孕夫妇对实施人类辅助生殖技术过程中获得的配子、胚胎拥有其选择处理方式的权利。尽管医学道德的核心是医务人员应对病人尽其义务，宗旨是对病人有利和不伤害。医务人员有义务告知病人人类辅助生殖技术必须在夫妇双方自愿同意并签署书面知情同意书后方可实施。对实施辅助生殖技术后剩余胚胎，由胚胎所有者双方共同决定

如何处理。本案丈夫张建处于植物人状态，不具有同意废弃胚胎的行为能力，医务人员考虑到病人夫妇遭遇的不测，充分尊重女方决定放弃胚胎的选择，但销毁胚胎需要病人夫妇共同签署销毁胚胎知情同意书，现只有妻子一人前来，所以医务人员要求病人完善销毁胚胎的相关法律手续再行处理。

其次，从有利于病人的原则出发，尽管出于院方的人文关怀，暂时免费保存胚胎，也对病人丈夫的康复保留一线希望，如其长期处于植物生存状态，继续保存胚胎，将增加女方的经济压力。同时，女方也不具有单方面移植冷冻胚胎的权利，继续保存冷冻胚胎已失去意义。从保护后代的原则出发，在孩子的成长过程中，植物人状态的爸爸也不能履行对孩子的抚养、教养义务。

【法理讨论】

确实，继续冷冻胚胎对这个家庭已经失去了原有的意义，那么，如何处置这些冷冻胚胎呢？首先，医务工作者要确定谁具有这些冷冻胚胎的监管权和处置权。对胚胎监管权和处置权的权利主体的确定，这个冷冻胚胎男方父母没有继承权，只有病人本人和其妻子具有处置的权利。

我国《民法通则》只对无民事行为能力或限制行为能力的精神病病人进行相关规定，但植物人状态也符合此立法本意。申请人应提出申请，及时有效地保护植物人状态等无民事行为能力人的合法权益。如果女方经过法律程序被指定为监护人，经伦理委员会讨论后，是有权决定处置这些冷冻胚胎的，同时，呼吁社会给予她们一定帮助，从而减轻家庭的生活负担。

【情理讨论】

对于本案，医务工作者内心五味杂陈。虽然胚胎还不具有"人"的特性，却是人类生命的开始，本着对美好人生的向往来到人间。妻子陈莉虽然对自己冻存的胚胎难以割舍，但想到丈夫已经处于植物人状态，丧失了行为能力，不能行使其作为丈夫的权利与义务，甚至给家庭生活带来巨大的压力负担。以自己目前的能力根本无力续缴冻胚费用，只能被迫选择销毁冻胚。在实际工作中，考虑到胚胎的特殊地位，必须通过合法程序进行销毁。

【社会舆论】

胚胎冷冻技术作为一项成熟的辅助生殖技术已常规应用于临床,可为病人提供诸多方便,如减少用药、减轻病人身体疼痛、提高累计妊娠率以及节约成本等。但如果男方将不久于人世或仍处于植物人状态,胚胎仍在生殖中心保存,该如何处理?是耐心等待植物人丈夫的苏醒,还是一直占用社会公共资源?

【小结】

本案张建处于植物人状态,已无民事行为能力。鉴于胚胎的特殊地位,不孕夫妇的胚胎去留问题能否得到及时、有效的解决仍有待商榷。综合医学、伦理、法理、情理及社会角度权衡考虑,医务人员有义务了解和尊重病人的意愿,并使其充分知情销毁冷冻胚胎必须通过合法程序,维护病人知情权。

(韩淑军 曹义娟)

参考文献

[1] 于修成. 辅助生殖的伦理与管理. 北京:人民卫生出版社,2014.

第十四节 医师拒绝移植病人与已故前夫的胚胎

【案例叙述】

李雯和王军(均为化名)已经结婚4年了,婚后夫妻生活和谐,但李雯至今没有怀孕。在某医院生殖医学中心就诊,诊断为双侧输卵管阻塞。随后二人通过体外受精胚胎移植技术治疗,获得可移植胚胎8枚,新鲜移植2枚胚胎,其余6枚胚胎冻存。但是移植后2周,检查未孕。他们还有剩余的6枚冻存胚胎,可以再移植3次。但3个月后,李雯的丈夫王军因车祸不幸去世。此后,剩余的那6枚胚胎一直保存在该院的生殖中心。

之后,李雯再婚。再婚后的李雯携现任丈夫刘江(化名)来到某医院,拿出前夫的死亡证明和新的结婚证,要求解冻移植其与前夫王军的冻存胚胎。刘江表示自己初婚已经生育一个孩子,而妻子还没有孩子。自己可以理解妻子和前夫的深厚感情,同意妻子的决定。医师以没有明确的相关规定为由,拒绝了他们夫妇的要求。医院希望夫妇双方慎重考虑,同时建议丈夫刘江化验了精液,结果完全正常。

3个月后,李雯和刘江再次来到医院,表示他们经过慎重考虑,坚决要求移植李雯和前夫王军的冻存胚胎。该院生殖医学中心的医师与其耐心谈话,告知剩余的这6枚胚胎的生物学父亲是李雯的前夫,其前夫既然已经死亡,不应再移植该胚胎。而且,医师强调出生后婴儿的生物学父亲并不是刘江,刘江并没有抚养责任,这样不利于他们重组的家庭稳定,建议其放弃该6枚胚胎,重新接受药物刺激卵巢治疗。

【医学观点】

从纯粹辅助生殖技术层面出发,解冻李雯和前夫王军冷冻胚胎,并对李雯实施胚胎移植手术,不存在任何技术困难。但是该案例涉及复杂的伦理问题和法律法规问题,不宜轻易作出决定。

【伦理讨论】

有观点认为,本案例中,李雯和前夫王军的冷冻胚胎,在前夫去世前,胚胎归属于夫妇双方;在丈夫去世后,从伦理和情感考虑,胚胎的处置权归属妻子李雯比较合适。本案例中的胚胎,类似于遗腹子。妇女有权决定是否生育遗腹子。从尊重原则和自主原则出发,在现任丈夫同意的情况下,生殖中心似乎应该尊重李雯的生育选择,对其实施冻融胚胎移植手术。

然而,医务工作者在遵循尊重原则和自主原则的同时,也必须同时遵循公正原则。在尊重李雯的选择的同时,应该是一视同仁地尊重李雯已故前夫、现任丈夫和子代的权利。从李雯已故前夫方面考虑,假定李雯前夫死亡前知道了李雯在他死后要这样做,他是否会同意呢?医务工作者无从得知。从李雯现在的丈夫方面考虑,其精液常规化验完全正常,也没有发现其他影响生育的因素,可以认定完全具备生育能力。虽然他现在同意李雯的决定,但是随着时间的推移,他的想法会不会发生变化呢? 特别是如果以后其他人知道这个秘密后,他将面临来自周围的巨大压力时,他对待两个孩子(一个和自己有血亲关系,一个和自己没有血亲孩子)能否做到一视同仁呢? 另一方面,从保护后代原则考虑,如果李雯想法得以实现,孩子的权益是否得到了充分的保证呢? 孩子从出生就没有生物学父亲,对孩子的心理成长是否会产生不利影响?

另外,自主原则的实现,不能与社会利益发生严重冲突,也就是还必须符合社会公益原则。如果生殖中心按照李雯的要求移植她与已故前夫的胚胎,就很有可能在她前夫去世长达 3 年以后,在和现任丈夫婚姻关系存续期间,生育已故前夫的孩子,这必然会对传统的家庭观、生育观产生巨大的冲击,必然引起巨大的社会反响和伦理争议。李雯现在的要求,类似于胚胎捐赠或者精子捐赠。在我国,即使有医学指征的胚胎捐赠都因为违反了传统的家庭伦理道德而被严格禁止。对于生育能力正常的人实施胚胎捐赠或者精子捐赠,就更不能为人们接受了。

实施辅助生殖技术还应遵循知情同意原则。将李雯和已故前夫的冷冻胚胎进行移植,无论如何也做不到已故前夫的知情同意。

因此,本案例中,依据有利于供受者原则,"综合考虑病人的病理、生理、心理及社会因素……提出有医学指征的选择和最有利于病人的治疗方案";同时依据最优化原则,"在进行临床思维和实施诊治方案时,追求医疗行为中的技术性与伦理性的统一"。生殖中心考虑到李雯现在的丈夫刘江具备完全的生育力,李雯除了输卵管阻塞以外,其他方面的生育力完全正常,夫妇二人完全具备通过试管婴儿技术生育后代的各项条件,因此建议李雯放弃与已故前夫的 6 枚冷冻胚胎,重新取卵移植的方案是比较合适的。

【法理讨论】

有观点认为,该案例中,剩余的 6 枚胚胎为李雯的卵子与其已故前夫王军的精子受精后形成,与刘江没有任何关系。李雯再婚后如果移植和已故前夫的胚胎,对于现在丈夫刘江来说,实际上相当于使用了已故前夫的精子,类似于供精治疗。而现任丈夫刘江完全不符合人类辅助生殖技术规范中供精治疗的适应证,同时前夫王军已经离世,他

没有可能同意或者不同意捐赠自己的精子和胚胎,完全不具备捐献精子者的基本要求,更谈不上合规的捐献程序。也有观点认为,本案例中的情形,类似李雯和已故前夫王军将胚胎赠送给李雯和现任丈夫刘江。而人类辅助生殖技术规范中明确规定,"禁止实施胚胎赠送"。

【情理讨论】

本案例中,李雯和其前夫之间曾经有过共同的人生理想和愿望,有着深厚感情基础。李雯在现任丈夫同意的前提下,真心愿意为已故前夫传递生物基因,要求移植与已故前夫的胚胎,是合乎人情风俗中的善良愿望的,是可以理解的。刘江支持妻子的想法,也是一对夫妻互相理解的表现。

然而,更多的人可能会有不同看法。李雯既然已经再婚,理应更多地考虑新的家庭,丈夫具备正常的生育能力,仍然坚持移植与已故前夫的冷冻胚胎生育孩子,不符合一般情理。因此医院建议李雯和刘江夫妇重新接受药物刺激卵巢治疗,生育自己的孩子,这也是合乎情理的。

【社会舆论】

既然李雯现任丈夫刘江完全具备生育能力,刘江生育自己的孩子应当作为首选。不过,当代社会人们的价值取向,正在趋向于更加的丰富和多元。如果刘江愿意抚养妻子和已故前夫的生物学意义上的孩子,这是他作为丈夫和父亲的勇敢担当,他是有权选择的。

李雯和刘江夫妇的选择,虽然没有在法理上得到明确的支持,但是无论从普遍的道德取向,还是从李雯本人的意愿上讲,并不违反正面积极的社会意义,所以也不会产生特别负面的社会舆论。

【小结】

从辅助生殖技术层面出发,解冻李雯与已故前夫王军冷冻胚胎,并对李雯实施胚胎移植手术,不存在任何技术困难,完全可以实现生育目的。但是应考虑到复杂的伦理问题和法律法规问题,医疗机构不应该为其实施此胚胎移植。

(刘 珊 师娟子)

行的。

在病历管理的方面,张梅与现任丈夫就诊于生殖医学科,进行试管婴儿助孕需要重新建档,与复苏卵子的病历号不相同,需要在病历中注明。

从女性病人的角度,双侧输卵管梗阻是试管婴儿的适应证。但治疗中,如果重新药物刺激卵巢,鉴于张梅的年龄关系,很可能得到的卵子数量及质量都会较冷冻卵子的质量差。同时,也存在发生并发症可能。试管婴儿助孕治疗的并发症主要有:①卵巢过度刺激综合征,是一种人体对药物刺激卵巢药物产生的过度反应。典型的症状为不同程度的腹胀、恶心、呕吐、腹泻,进一步发展为嗜睡、厌食、呼吸困难及尿量减少。②取卵手术过程中有造成脏器损伤的可能。女性生殖器官有众多的重要邻近器官,包括膀胱、输尿管、血管等,B超下引导经阴道穿刺取卵手术是一种侵入性手术,可能产生邻近脏器损伤。鉴于病人的每次药物刺激卵巢,取卵手术,都存在潜在的风险和并发症,尽量减少药物刺激卵巢和手术的次数。

【伦理讨论】

在日常诊疗过程中,医务人员应严格遵循我国《人类辅助生殖技术与人类精子库技术规范、技术标准和伦理原则》和《辅助生殖的伦理与管理》中的伦理原则。

不伤害原则是医学道德的一个具体原则,医师在决定采取何种医疗措施时,应遵循最优化原则,以最小的损害代价获得病人的最大利益,并努力避免各种伤害的可能或把伤害减低到最低。从这点出发,复苏前段婚姻冷冻的卵子,对这位女性病人的损伤最小。

尊重原则,在医学领域中就是对能自主的病人其自主性的尊重,还包括对配子和胚胎的尊重。不孕不育夫妇对实施人类辅助生殖技术过程中获得的配子拥有其选择处理方式的权利。本案例中,张梅有着独立的自主能力,她希望复苏自己的卵子继续助孕治疗。医务人员根据尊重原则,应该尊重张梅本人的选择。

知情同意原则,是医务人员使有人类辅助生殖技术适应证的夫妇了解该技术的必要性、实施程序、可能承担的风险等相关信息。针对本案例的情况,医师有义务告知病人,该中心卵子冷冻复苏技

参考文献

[1] 于修成.辅助生殖的伦理与管理.北京:人民卫生出版社,2014.
[2] 中华人民共和国卫生部.关于修订人类辅助生殖技术与人类精子库相关技术规范、基本准则和伦理原则的通知.卫科教发〔2003〕176号,2003.

第十五节 再婚后前段婚姻冻存卵子的使用权

【案例叙述】

张梅(化名),32岁,曾与前男友意外怀孕后行人工流产手术,后来因感情不和,两人分手。随后与第一任丈夫李建国(化名)结婚,婚后积极试孕,但未能怀孕。迫于父母的压力,夫妇二人前往生殖医学科,经过全面的身体检查,张梅被诊断为双侧输卵管梗阻性不孕,并接受试管婴儿助孕治疗。治疗过程中张梅的药物刺激卵巢及取卵手术过程顺利,并获得10枚卵子。可李建国因心理压力极大,导致反复取精失败。医师建议他采取手术取精但李建国拒绝手术。无奈他们将获得的卵子冷冻保存。之后两人感情破裂,协议离婚。3年后,张梅再婚,由于输卵管的问题,她仍不能自然怀上自己的孩子。张梅和现任丈夫来到生殖医学科,要求复苏前段婚姻中冻存的卵子,希望通过冷冻卵子复苏,继续试管婴儿助孕治疗。

【医学观点】

卵子冷冻是辅助生殖领域中的一项新兴技术。目前,在两种情况下可考虑冷冻卵子:一是有不孕病史及助孕指征的夫妇,在取卵日丈夫取精失败并不接受供精者;二是希望保留生育能力的癌症病人,在手术和化疗之前可先进行卵子冷冻。张梅与第一任丈夫在取卵日取精失败,又不同意手术取精,所以符合冷冻卵子的指征。

技术层面上,卵子的冷冻复苏技术虽然没有胚胎冷冻复苏技术成熟,但已有很多冷冻卵子试管婴儿的宝宝出生,卵子的冷冻保存及复苏技术是可

术的成功率、子代安全性和可能承担的风险。在病人充分知情并签署知情同意书后,方可进行下一步治疗。

有利供受者原则,是指医务人员的诊治行为以保护病人利益、促进病人身心健康、增进病人幸福为目的。从有利于病人原则出发,缩短了张梅的治疗时间,节省了药物刺激卵巢过程中的相关费用,避免女方注射药物刺激卵巢药物产生的身体上的不适,避免女方再次取卵手术可能造成的风险和并发症。

自主原则,是病人在医疗活动中有独立的、自愿的决定权。根据这项原则,尽管卵子是张梅与第一任丈夫李建国婚内冷冻,但卵子作为女性身体的特有物,决定了张梅具有自主决定权。基于张梅与李建国离婚的事实,从尊重的道德维度出发,可以告知李建国,但李建国并不具有最终的一票否决权。

用药伦理原则,一般是指合理用药、减少药物的副作用。在进行辅助生殖手术之前,女性病人必须注射一定量的促性腺激素,促使卵巢产生较多的成熟卵。这样自然会增加卵巢的创伤和创面。所以,医师应采取有效的措施以避免由于注射过多激素而产生的副作用。从用药的伦理原则出发,复苏冷冻的卵子继续治疗,张梅就不用再次使用药物刺激卵巢,减少了药物对病人卵巢的副作用。

根据卵母细胞冷冻相关伦理,卵母细胞冷冻需要考虑到,由于冷冻的安全性和冷冻期限尚无大样本研究,因此该技术的广泛应用目前仍有争议。卵母细胞与胚胎相比更具有"专属"性,完全可以认定为女性独有的资源,女性一方即可对其拥有所有支配权。本案例中,女方采用其前段婚姻冷冻的卵子进行人工助孕是符合卵母细胞冷冻伦理的。

综上所述,根据尊重原则、有利病人原则、知情同意原则、自主原则及用药伦理原则、卵母细胞冷冻原则等,医务人员在完善知情同意书等的前提下,在合理的流程下可予以助孕。

【法理讨论】

《中华人民共和国婚姻法》第三章第18条规定,应当归一方的财产,为夫妻一方的财产。卵母细胞完全可认定为女性独有财产,卵子应为女方自主管理,有独立的支配权利。

辅助生殖机构提供相关辅助生殖诊疗服务时,这一客体涉及人类生殖细胞的利用。因此,这两者存在不同于一般的客体和对象,具有其特殊性。对不同情形下的权利归属应该适用不同规则。

虽然各项法律的解读都倾向于卵子的支配权属于女性,但是目前法律条款并没有明确的规定卵子所有权问题、在婚姻财产中的分配及使用的相关规定。

【社会舆论】

从社会资源充分利用的角度出发,张梅与其前夫已离婚,两人不再可能会使用婚内冷冻的卵子,占用了储存冷冻卵子和胚胎的储存空间。同时,我国的医师资源有限,病人多、医师少,是大多数医院就诊的现状。放着现成的卵子不用,重新药物刺激卵巢,这也是一种医疗资源的浪费。

【情理讨论】

由于张梅冷冻的只是卵子,不是胚胎。在张梅已经离婚的情况下,所冷冻的卵子可以认为是女方的私有物品,可以由她自由支配。而且复苏前段婚姻的卵子并未对张梅的前夫造成任何影响,同时,可以减少对张梅产生的经济上、身体上、精神上的三重伤害。于情于理,都应该同意为这位女性病人复苏前段婚姻冻存的卵子。

【小结】

张梅与前夫在辅助生殖助孕的过程中冷冻的卵子,虽然是在前段婚姻中冷冻的,但是可以认定卵子本身是属于张梅个人所有,其有独立使用与支配的权利。婚姻已解除,冷冻卵子已与前夫无关。

(纪红 李萍)

参考文献

[1] 中华人民共和国卫生部.关于修订人类辅助生殖技术与人类精子库相关技术规范、基本标准和伦理原则的通知.卫科教发〔2003〕176号,2003.
[2] 于修成.辅助生殖的伦理与管理.北京:人民卫生出版社,2014.

第十六节　夫妻离婚冷冻胚胎及冷冻卵子的归属

【案例叙述】

张丽(化名)和李春(化名)结婚后夫妻感情融洽,但张丽一直未怀孕,后经医院检查,诊断为输卵管不通。经考虑进行试管婴儿治疗。2013年12月女方一次取卵28枚,冷冻卵子6枚,其余22枚卵子,做体外受精获得8枚胚胎,当周期为避免卵巢过度刺激综合征,未移植胚胎。之后的2014年2月、4月夫妇做了两次行冻融胚胎移植,各移植2枚胚胎都没有怀孕。之后因感情不和协议离婚。办完离婚手续后,二人来到医院要求丢弃还在冷冻着的4枚胚胎,对于6枚冻卵,女方要求医院继续为其冷冻保存。

医院伦理委员会经过讨论后,认为女方的诉求应给予支持,可以为其冷冻保存卵子,但女方需要按期缴纳冷冻保存费用。

【医学观点】

本案涉及两个问题:一是冻胚的处理;二是冻卵的处理。冻胚的处理,这个有章可循,只要是男女双方一致同意,就可以按照规定作"丢弃"处理,这是我国目前通行的惯例,这对"夫妇"也曾经签署过相关的知情同意书。至于冻卵,应该支持女方的要求,由女方继续缴纳冻存费,医院给予继续保存,可以作为女方的生育力保存,毕竟女方存在输卵管因素导致的配子输送障碍问题,将来再婚后,可能仍然面对生育需求,极有可能还需要借助辅助生殖技术,到那时自己可以使用这些卵子借助辅助生殖技术受孕。

本案例的女方已经32岁,随着年龄的增大,生育力必然呈现逐年下降的趋势,甚至可能发生卵巢储备下降或者卵巢功能早衰。那么,继续冷冻这些卵子,就是保存了女方的生育力。女方如果再婚要求生育,因其自身的输卵管条件,很大程度上仍然存在需要借助辅助生殖技术的可能。那么现存的卵子是在2013年获取的,卵子的质量相对是比较好的,更重要的是不需要再进行一次药物刺激卵巢、取卵的过程。从这几方面讲,继续冷冻卵子都是对女方有利的。如果病人将来自然妊娠,或者无生育需求,也可以随时要求医院丢弃这些冻卵。

再者,鉴于胚胎一旦丢弃不可挽救的特殊性,冻胚的丢弃一定要严格按照规定,男女同时双方到场,确认签署的知情同意书,实验室人员当面丢弃,如果能够留下视频更好。

【伦理讨论】

该案例主要涉及尊重原则、知情同意原则、自主原则、有利原则及伦理监督的原则等伦理内容。

首先讨论冷冻胚胎的处置问题。当今社会已对结婚与离婚持非常理解和宽容的态度,所以,不排除有一些婚姻的结合与结束有一些随意,也许只是一时的冲动。冲动之下的后果,有些是可以弥补的,有些则是难以挽回的。本案例中婚姻已经结束,或者面临结束。而冻胚是宝贵的,获取不易,一旦丢弃就是不可挽救的。如果将来双方复婚,那时候随着年龄的增大或者其他原因,再获取胚胎已经不可能或者代价极大,真到那时,即悔之晚矣。但根据尊重和自主的原则,病人在医疗活动中具有独立、自愿的决定权,医务人员应该及时回应病人的要求。而同时基于有利和知情同意原则,在丢弃胚胎前,应该在男女双方情绪正常的条件下,做详细的知情谈话,着重告知该行为的不可恢复性,请两人经过深思熟虑并适当地与家属讨论后再作出决定。避免二人在情感"冲动"情况下,作出不理智的决定,事后抱憾。

如男女双方协商确实要丢弃胚胎,根据尊重原则和自主原则,应该按照他们的要求执行。因为按照我国行业内的默认观点:试管婴儿技术中胚胎既非人,也非一般的物,而是一种特殊的中间状态。案例中丢弃这些胚胎,既对社会、他人无害,又是他们本人自己的真实意愿,合规合法。

第二,对于卵子冷冻的问题,应该认识到卵子作为女性生育力的重要组成部分,具有一定的"时效性",对于同一个体,越是年轻时候的卵子其质量越是优良,而绝经之后使用常规手段几乎不能采集到卵子。而且女性采集卵子是经过有创手术,往往还要辅以药物刺激卵泡发育,无论药物和手术的使用都具有"第二效应"。总而言之,女方冻存的这些卵子是"珍贵"的,也是来之不易的。女方要求保留卵子，这是在不损害他人利益的情况下，对女性生育权利的保护，应该给予支持，这也遵循了伦理学上自主、尊重和有利病人的原则。

另外，基于严防商业化原则，需要明确并且和病人知情同意，这些冻卵不用于捐赠，且必须在女方再婚后有生育需要时方能解冻使用。

最后，由于整件事情涉及了敏感的伦理学原则，首诊医疗人员提请了伦理委员会审查。依据伦理监督的原则，生殖医学伦理委员会应当经过讨论，建议：①在男女双方冷静的前提下，做知情同意的谈话签字；②确认夫妇已经离婚的法律事实，复印其离婚证；③按照流程，在男女双方在场的情况下，由实验室人员当面丢弃胚胎；④支持女方继续冻卵，费用由女方承担。

【法理讨论】

胚胎为男女双方共有，胚胎处置须是男女双方协商一致，共同决定，既然双方一致要求丢弃，而且男女双方都是完全民事行为能力人，又是其真实意愿的表达，可以按照惯例做丢弃处理。而女方的卵子属于女方本人一方，不会因为婚姻的存在与否而改变属权问题。在离婚后，女方有权在法律、法规允许的范围内，单独决定其处理问题，女方可以要求继续冻存，冻存费用由女方承担，也可以决定丢弃。还有我国2003年颁布的《人类辅助生殖技术和人类精子库伦理原则》规定，禁止为单身妇女实施人类辅助生殖技术，这对本案例有两个意义：一是这些冻卵采自女方曾经的婚姻存续期内，不违反伦理原则；二是今后女方要使用这些卵子，必须是女方再次进入婚姻期后。

【情理讨论】

本案中卵子采取自女方身体，采卵的过程对女方的身体是有创的，可谓"来之不易"，从情理的角度应该帮她留下，以备将来不时之需；如果将来女方再婚，能自然生育更好，若不幸还需要靠辅助生殖技术，那么这些卵完全属于女方自己的，恰能避免女方再次取卵的病痛和花费，所以说为女方继续保存冻卵是一件"合情"的举动。

【社会舆论】

根据我国目前规定，冷冻卵子属于人类辅助生殖技术范畴，但不对未婚女性开放。而对于在"合规"条件下取得的卵子，是可以冻存的。那么，会不会出现有人"借"此案例，办理个"假结婚"，然后接受辅助生殖技术，冻卵后再离婚，这样不就成功实现了"冻卵"的目的？在此，医务工作者要郑重作出提醒：登记婚姻即是法律认可的婚姻，法律上从来没有"假结婚"这个名词。婚姻涉及财产、人身等诸多关系，勿以婚姻为儿戏，勿以法律为儿戏！

【小结】

由于卵子的采集不易，而且卵子也是有"年龄"的，对于同一个女性而言，年轻时的卵子质量要优于高龄之后；加之卵子只涉及女性自己的遗传物质，较少牵涉伦理纠葛，所以但有机会收集到卵子，能予以保存者，尽力予以保存。

医务工作者不鼓励单纯为生育力保存而冻卵，却主张为了因医疗原因的保存生育力而冻卵。对张丽已经在医务工作者中心冷冻的卵子，应为其新开档案编号，和原来做IVF的记录区分开，并重新签署知情同意。

（连 方 孙金龙）

参考文献

［1］于修成．辅助生殖的伦理与管理．北京：人民卫生出版社，2014．

［2］中华人民共和国卫生部．关于修订人类辅助生殖技术与人类精子库相关技术规范、基本标准和伦理原则的通知．卫科教发〔2003〕176号，2003．

第十七节 夫妻离婚后冷冻胚胎的销毁

【案例叙述】

3年前，31岁的张春兰（化名）与35岁的何梅生（化名）走进了婚姻殿堂。作为独生子女的他们，结婚不久即遵从双方父母的意愿，想要一个宝宝。不幸的是张春兰相继两次发生宫外孕，切除了两侧输卵管。失去自然受孕能力的夫妇俩，来到某医院生殖医学中心就医,医师建议他们行体外受精胚胎移植治疗。经充分的术前准备后,开始了药物刺激卵巢治疗,结果获卵 10 枚,共有 6 枚 1 级胚胎。新鲜周期移植 2 枚胚胎,冷冻保存 4 枚胚胎。然而,新鲜周期移植后张春兰未能怀孕。

之后,因张春兰不能生育,丈夫何梅生来到生殖中心,声称因将与女方离婚,要求销毁冷冻胚胎,中心工作人员立即与其妻子张春兰联系,但张春兰称她并没有离婚,不同意销毁冷冻胚胎。没过多久,何梅生携带离婚证再次来生殖中心要求销毁冷冻胚胎,中心工作人员再次与张春兰联系,张春兰情绪激动,痛诉男方因其现在不能生育而离婚,她认为胚胎是她将来唯一的生育希望,坚决不同意销毁冷冻胚胎。生殖中心与张春兰和何梅生反复沟通,但他们俩对共有冷冻胚胎的处理意见完全不同:张春兰坚决不同意销毁冷冻胚胎,声称即使不能行冷冻胚胎复苏移植也不同意销毁,而何梅生绝不同意继续保存冷冻胚胎。

【医学观点】

张春兰和何梅生夫妇因女方输卵管切除后行试管婴儿治疗,具有明确的医学指征。在试管婴儿治疗中,冷冻保存移植后剩余的胚胎是提高试管婴儿累积成功率的重要手段。在本案例中,在获得该夫妇共同知情同意后将剩余的 4 个胚胎予以冷冻保存,是试管婴儿治疗中的常规方法。

冷冻保存的胚胎常有多种处理方法:最常见的做法是解冻复苏后移植,如新鲜周期移植没成功,或成功了再要生二孩都可以将冷冻胚胎解冻了再移植;有人生育后,希望将剩余的胚胎继续冷冻保存,用于生育保险;有人成功生育后,不愿意再生育,要求生殖中心将冷冻胚胎销毁掉;也有出于人道主义精神将冷冻胚胎捐给医学研究。但不管何种处理,都需要冷冻时的夫妇双方有一致的意见,并签署知情同意书。但本案例中,张春兰和何梅生离婚了,而且对冷冻胚胎处理意见不一,但对张春兰来讲,即使胚胎继续保存,只要她与何梅生没有复婚,其保存的冷冻胚胎也是不能解冻复苏移植的。按照我国辅助生殖技术规范要求,女方单方在婚姻续存期内未获得其丈夫的同意,或不再在婚姻续存期内,是不能进行冷冻胚胎解冻复苏治疗的。

【伦理讨论】

在试管婴儿治疗过程中,冷冻胚胎保存虽是常规的治疗手段,但也产生诸多的伦理问题。这些伦理问题主要涉及除冷冻胚胎解冻复苏自身移植外的其他处理方式,包括:胚胎所有人离婚或死亡该如何处理?胚胎是否像遗产一样有继承权?本案例的伦理困境即产生于此。这些问题产生的原因是胚胎的伦理属性在不同种族、宗教和国家中是不同的。我国的《辅助生殖技术规范和伦理原则》即采用了这一"中介说"观点,本着严防商业化的原则,规定了胚胎除自身解冻移植外,可被销毁和转赠给科学研究,但不得转赠给他人移植,也不可买卖。

本案中冷冻胚胎是否销毁的主要依据,须采用为尊重病人自主选择权的知情同意原则。在试管婴儿实施过程中,知情同意原则是生殖医学伦理的主要原则之一。与常规的医学诊疗不同的是,试管婴儿治疗涉及夫妇双方,因此其知情同意应反映夫妇两人的共同意愿和主张。本案例中离婚导致原夫妇双方对离婚后的冷冻胚胎处理意见完全不同,这使得尊重任何一方的主张都会违背另一方的知情同意权。但在现有相关法律法规下,原夫妇双方的主张应得到平等的尊重和维护。因此,应该继续协调两人的主张。然而,根据《辅助生殖的伦理与管理》中有利于病人的原则,张春兰因失去自然受孕的能力,而她强烈要求继续保存胚胎,在胚胎冷冻保存的最长期限内应尽量给予继续保存。此外,也应该考虑到本案例中病人男女双方未来有复婚可能,在婚姻关系恢复后其仍可以使用现有冷冻胚胎。

基于知情同意原则,开展试管婴儿治疗机构应将离婚、死亡等特殊情况下的胚胎处理情况纳入知情同意书,宜以清晰但委婉的方式告知病人。

【法理讨论】

我国《人类辅助生殖技术规范》规定了人类胚胎需由合法夫妇提供配子孕育而成,胚胎的权益应该由提供配子的夫妻俩共同拥有。胚胎处置权也属于这对合法夫妻,他们在遵守相关法律法规的前提下,有权要求移植、冷冻和销毁自己的胚胎。但上述胚胎权益是夫妇双方婚姻续存期间的权益,离婚后是否双方还各自对胚胎拥有所有权？有些国家，如法国的《生命科学和人权》法律就规定，冷冻胚胎在其原配子提供者死亡、离婚、分居而不再成为夫妻后就不再各自拥有胚胎的所有权，胚胎就必须销毁，或转赠其他夫妇。

《中华人民共和国民法》和《中华人民共和国物权法》等法律对物的共有人对共有物品出现不同处分主张时的处理做出了相应的法律规定。当物可以分割时，可以采用协商确定分割方式。当共有的物品为不可分割之物，如一件艺术品时，或分割会减损价值的，应当对折价或者拍卖、变卖取得的价款予以分割。但这些处理原则并不适用于人类胚胎，因其不是一般的物，在其共同所有者对胚胎处分意见不一致时，他们不能采用分割胚胎的方式，因为对胚胎进行分割会造成胚胎死亡。他们也不能对胚胎进行折价或者拍卖、变卖取得的价款予以分割，因为这种做法实际上是对人类胚胎明码标价，完全物化了胚胎。

本案例中，该夫妻离婚后对冷冻胚胎的处分意见协商达成一致的可能性较小。《中华人民共和国物权法》规定，因分割对其他共有人造成损害的，应当给予赔偿，此外，法律原则上适度倾向于弱者。本案例中，在取得共有胚胎的过程中，女方付出更多，完全承担了治疗过程中的风险，销毁共有胚胎可导致胚胎价值的完全丧失，对女方的损害更大。此外，女方也是由于不能生育而被离婚的受害者，因此，在现有法律下，女方可据此有权向男方提出销毁胚胎的补偿。

本案例中，由于未能在术前知情同意书中约定离婚等特殊情况下的冷冻胚胎处理方式，除非离婚双方达成共同意向，或双方诉诸法律诉讼，生殖中心只能在约定的最长冷冻期限内继续予以保存冷冻胚胎。

【情理讨论】

本案例中的张女士，在婚姻续存期间发生多次宫外孕，导致不能自然怀孕，并承受了多次手术的痛苦。而试管婴儿治疗需经过药物刺激卵巢、取卵等一系列复杂痛苦的操作，才获得 4 枚珍贵的胚胎，夫妇双方在获取胚胎的过程中，女方经历了更多的生理和心理上的痛苦，她对冷冻的胚胎应该拥有更多的处置权利。在这段婚姻中，女方因为不能生育而被离婚，作为受害者，应该给予同情。

从情理来讲，可暂时同意张女士予以继续胚胎冷冻保存，让其有个感情寄托的过渡期，或许其再婚后，或随着时间的迁移她认为婚姻没有复合的可能，其情绪会慢慢平复，可能会选择自愿放弃保存冷冻胚胎。

【社会舆论】

因婚姻期间异位妊娠导致女方不能自然妊娠，通过辅助生殖技术获得的胚胎，对失去自然受孕的妇女来说是异常的珍贵，作为被离婚的弱势人群，社会应给予更多的关爱和心理疏导，冷冻胚胎可以给她们一个缓冲的心理接受过程，张春兰不愿丢弃胚胎，可以考虑继续给予保存，但不给予移植。

【小结】

基于伦理、医学、情感、现有法律法规等因素，当原合法夫妻离婚后对冷冻胚胎的处分意向不一致时，如未过最长冷冻胚胎保存期限，生殖中心宜继续保存冷冻胚胎。如双方对冷冻胚胎的处理意向不一，并不能协商达成一致，而一方执意要求销毁，应劝导其进行法律诉讼。医疗机构可修改试管婴儿治疗知情同意书，增加离婚等特殊情况下的冷冻胚胎处理方式的选择权，并在治疗前获得知情同意。

（周红卫　黄学锋）

参考文献

[1] 于修成.辅助生殖的伦理与管理.北京:人民卫生出版社,2014.

第十八节　离异后的冻存胚胎

【案例叙述】

林新华(化名)和李烁(化名)是大学同学，婚后两人留在了大城市，共同经营一个小公司。林新华曾意外妊娠 2 次，行人工流产术。随着生活条件的改善，他们决定要孩子，经过努力试孕，林新华怀孕了。但孕 6 周时，林新华突然腹痛，大出血,经医院手术,腹腔镜下发现左侧输卵管妊娠破裂,腹腔内积血2 000ml,左侧输卵管给予切除。5年过去了,林新华已年满40岁,盼子未果。经医院检查提示右侧输卵管不通,左输卵管缺失,卵巢储备功能下降,丈夫李烁精液正常。经医师建议行体外受精胚胎移植治疗。但由于林新华高龄、卵巢储备功能下降,经过5次取卵,3次移植,都均失败。虽然还有2枚胚胎冷冻保存中,但经过数次失败的打击,终致感情破裂离婚。离婚后的林新华虽经济富裕,但还是缺少感情的寄托,已经43岁了,还想要个孩子,突然想到还有2枚胚胎冻存在医院,单身母亲也可以把孩子抚养成人,于是她来到医院要求移植冻存胚胎,为做母亲再做最后一次拼搏;然而前夫李烁已再婚生子,他反对单身的前妻移植冻存胚胎,并且坚决要求销毁冻存胚胎。

【医学观点】

林女士双侧输卵管已无功能,即使再婚后想要生育,还需再次借助"试管婴儿"。况且,目前43岁,已属高龄,尚未再嫁,随着年龄的增长,卵巢功能接近衰竭,很有可能再也得不到胚胎。如果再销毁这2个冻存胚胎,她极有可能不能拥有自己生物学嫡亲子代的孩子。

从医学角度讲,没有医学禁忌证,女方身体符合妊娠分娩条件,年龄不太大,在夫妻同意移植的前提下,即可以进行复苏移植胚胎。43岁的林女士要求移植冻存胚胎本身不存在禁忌证。但是根据我国原卫生部颁布的《人类辅助生殖技术规范》中技术标准、技术规范要求,体外受精胚胎移植术仅适用于已婚夫妇。该夫妇已离异,因此不能移植冻存胚胎。其次,如要销毁冻存胚胎也应由夫妻双方共同提出申请。

【伦理讨论】

与传统意义上的医疗行为完全不同,属于限定使用技术的辅助生殖技术打破了人类自然繁衍的方式,其美好的治疗结局是衍生出健康的新生命。因此需要实施辅助生殖技术的"病人"是指夫妻双方,同时兼顾衍生的新生命,尽可能保护三方的权利、利益、幸福。

如果给予43岁的林女士进行冻存胚胎复苏移植,保护了林女士利益,促进了她的心理健康,增进了她的幸福感,符合医学伦理学和生命伦理学中的"有利原则"。"有利原则"要求医疗行为对病人确实有利,同时必须满足符合有利原则的条件:①病人的确患有疾患,本案的林女士确实不能自然妊娠;②医疗行为与解除病人的疾苦有关,给予林女士进行冻存胚胎复苏移植,可能导致林女士妊娠;③病人受益不会给病人带来太大的损害,林女士身体力行,自己妊娠,自己有体力和精力及经济能力抚养孩子,并没有给前夫和社会带来太大的损害。

在医疗活动中,病人拥有独立的、自愿的决定权,病人享有经过深思熟虑对自己的医疗问题作出合乎情理的决定并据此采取行动的权利,即"自主原则",自主原则是辅助生殖伦理学中的基本原则。林新华已经43岁,属于高龄,卵巢功能已衰退,考虑到即使再婚,今后不易受孕的可能,为圆母亲梦,想要移植与前夫的冻存胚胎,在情感上是可以理解的。实施医疗帮助也是对能够自主的病人的自主性的尊重,而"尊重原则"是辅助生殖技术中所有伦理原则中最重要的。尊重人类生物学生命的胚胎,尊重夫妇双方的选择。但是,自主原则的实现有其必要的前提条件,条件之一就是要保证病人的自主性选择和决定不会与他人利益、社会利益发生严重的冲突。虽然给予林女士进行冻存胚胎复苏移植符合自主原则,但这与前夫的利益发生冲突。

尊重原则中包含同时尊重夫妇双方的选择,本案中,尊重了林女士的选择,就不能尊重其前夫的选择,反之亦然。

自主原则和尊重原则的实施,具体体现在知情同意上,"知情同意原则"贯穿在整个辅助生殖技术过程中,人类辅助生殖技术必须在夫妇双方自愿同意并签署书面知情同意书后方可实施,接受人类辅助生殖技术的夫妇在任何时候都有权提出终止该技术的实施。本案中,胚胎的生命处于暂停阶段,林女士要求继续,其前夫要求终止,如果医务人员强行给林女士进行胚胎移植的话,则违背了知情同意原则。

生命的给予和接受,是建立在需要和利益基础之上的,实施辅助生殖技术还要符合"保护后代原则",如果有证据表明实施人类辅助生殖技术将会对后代产生严重的生理、心理和社会损害,医务人员有义务停止该技术的实施。本案中,在明明知道林女士已离异的前提下,若仍然继续医疗行为,一旦胚胎被移植成功妊娠,孩子出生后将要面临一系列问题,如单亲家庭、生物学上的父亲本不欢迎他的出生而缺乏父爱以及母亲重新成立家庭后对他的影响,赡养义务、财产继承等一系列家庭和社会问题,换言之,对这个孩子不伦理、不公平,损害了子代的权益。若为单身母亲行胚胎移植,则会违背保护后代原则,同时又会违背对前夫及其子代的"公正原则"和"不伤害原则"。"不伤害原则"是医学道德的具体原则,包括主观的不伤害意图和客观的低伤害结果,要求医疗过程中不使病人的身心受到损伤,如果拒绝为单身母亲行胚胎移植,则对这位母亲违背了"不伤害原则"。

如果仅依据其前夫李烁的要求销毁冻存胚胎,确实,对李先生是符合不伤害原则和公正原则,但对其前妻和冷冻胚胎则违背了"不伤害原则"及"公正原则"。

医学生殖伦理的顺序:不伤害原则 > 公正原则 > 尊重原则 > 自主原则。

医疗手段均是有利于有害的综合体,在权衡利弊时,两害相权取其轻。

【法理讨论】

随着辅助生殖技术的推广和普及,大量的剩余冻存胚胎已成为医院和父母们必须面对的问题,例如夫妻双方离婚,夫妻双方意外死亡或一方死亡之后对胚胎的处置和管理,会涉及伦理、法律和道德的争端。

在我国,《人类辅助生殖技术规范》是目前唯一明确的国家部委规章制度规定,要求实施相关的医疗行为之前,不育夫妇必须签署知情同意书,医务人员必须严格贯彻国家人口和计划生育法律法规,不得对不符合国家人口和计划生育法律法规和条例规定的夫妇和单身妇女实施人类辅助生殖技术。本案夫妻已离婚,女方成为单身女性后,要求移植与前夫的冻存胚胎,得不到相关规章制度的法理支持。

本案例中对冻存胚胎的处置之争实际上折射的是双方对生育权的争议。生育权是公民的基本

权利。生育权既包括要求生育的权利,也包括拒绝生育的权利。生育是男女双方的共同行为,不可能通过单方实现。林新华享有生育权,但李烁也有不生育的权利,林新华生育权的实现不应侵害其前夫李烁的不生育的自由。而且林新华与李烁已解除婚姻关系,因此在法律上林新华的要求不能得到支持。

辅助生殖技术制造的胚胎是带有情感因素的特殊产物,胚胎既不能视之为"人",不能享有民事主体和道德主体地位;也不被视为民法上普通的"物",不能成为财产权的客体。但胚胎携带着繁衍人类的生物遗传密码,具有成为人的潜能,介于人与物之间,人的权利始于出生,终于死亡。孩子在婚姻破裂时可以选择跟随父亲或者母亲一方的,但是胚胎不具有人的地位和权利,若不被植入子宫,便无法成长为胎儿,更不能成为有感受、有知识、有思考和选择的人。胚胎虽然可以发育成孩子,但不是真正意义的孩子,胚胎属于夫妻双方共同共有,夫妻单方面要求处置胚胎,都会构成对对方身体权、健康权和生育知情权及精神上的损害。现在夫妻双方离婚,任何一方都不具备对胚胎的绝对所有权,在双方意见发生分歧时,不能依照一方的意见进行处置。冻存胚胎只能继续在医院保存。

【情理讨论】

林女士,43 岁,离异,膝下无子,她渴望参与一个生命的成长,不是为争门面,不是为传宗接代,更不是为养儿防老,积谷防饥。她想要她的孩子,在这个美丽的世界走一遭,能够有机会与他 / 她同行一段时间。有 2 枚冻存胚胎保存在医院,如果能够植入她的子宫,就有机会实现这一梦想。水到渠成的事情,偏偏因为丈夫已成前夫,而不能实施,令人扼腕叹息。

【社会舆论】

生活习惯和观念的不同让两个人产生了很多分歧。尤其是后代的问题,往往是婚姻破裂的导火索。离异后,2 枚冻存胚胎该何去何从呢? 对林女士来讲,也许是最后的救命稻草。女方经济富裕,抚养一个孩子不是问题。如果罔顾男方意愿,单纯从女方角度考虑是可以移植冻存胚胎的。问题是,

一旦女方成功妊娠,孩子一出生便没有父爱,估计李烁也不会为这个违背自己意愿出生的孩子承担责任和义务,生长在单亲家庭的孩子,由于得不到父母完全的爱,内心深处往往缺乏安全感,可能会性格缺陷。

【小结】

非常理解林新华想成为母亲的急迫心情,然而她已经离异,为她移植与前夫的冻胚,不符合我国《人类辅助生殖技术管理办法》的规定。夫妻中单独一方提出销毁冻存胚胎的申请,亦不能被接受。

(李颖　邓成艳)

参考文献

[1] 中华人民共和国卫生部.人类辅助生殖技术规范.卫科教发〔2003〕176号,2003

[2] 于修成.辅助生殖的伦理与管理.北京:人民卫生出版社,2014.

第十九节　再婚后使用上次婚姻的赠卵胚胎

【案例叙述】

张勇(化名)和前妻结婚20多年,育有一子,因救溺水儿童死亡。张勇拉着51岁已绝经的妻子抱着一线希望来到某院生殖医学中心。体检结果显示:女方基础激素FSH:59.23mU/ml,阴道B超双侧卵巢均未见卵泡,提示卵巢功能衰竭;男方精液检查基本正常。要想用妻子自己的卵子生育,几乎没有可能。经考虑,张勇夫妇准备接受使用赠卵IVF治疗。经过漫长的等待,终于有了捐赠的卵子。当日,张勇的精子与捐赠的卵子在实验室完成了受精,最终形成4枚胚胎,并将4枚胚胎进行了冷冻保存。按照相关规定,需等待6个月后供方传染病检查无异常后方能进行移植。但张勇的爱人因车祸不幸去世。后与50岁的王娜(化名)重新组建家庭。但是国家生育政策的放开让张勇有了新的想法,虽然王娜已经绝经,但是,张勇还有前妻与他留下的通过赠卵所获的冷冻胚胎,令他们心存期

望。于是,他和王娜再次来到某院生殖医学中心要求移植之前他与亡妻接受赠卵所冷冻的胚胎。

【医学观点】

使用赠卵辅助生殖技术是体外受精胚胎移植术的一种衍生技术,该项技术使妇女的怀孕年限从正常的生育期延长至绝经后,是目前解决女方因无法获得卵子导致无法生育的主要手段。本案例的女方已绝经,基本已丧失了获得卵子的能力,确定有使用赠卵适应证。

高龄病人胚胎移植存在一定风险,由于年龄偏大、身体状况不佳,孕妇本人发生各类并发症的风险大大增加。首先,妊娠期糖尿病、高血压等疾病的发病率会明显升高,其次,容易导致生产困难,造成胎儿窘迫症,进而导致脑损伤甚至死胎。目前,女方已50岁,应慎重考虑赠卵胚胎移植。

虽然王娜有实施赠卵IVF适应证,但因年龄已50岁。身体功能是否适合怀孕,是否能够耐受妊娠,还需要进一步检查确认。但老张与前妻接受赠卵所获胚胎能否用于张勇和现在的妻子,需要伦理委员会讨论后确定是否能够移植。

【伦理讨论】

移植之前冷冻的通过赠卵获得的胚胎,来实现夫妇的生育愿望,符合"有利于病人的原则"。但目前女方存在高龄的情况,而高龄妊娠面临助孕妊娠率低、身体条件是否能耐受妊娠过程,以及妊娠后流产和其他的妊娠并发症的发生等一系列风险,此做法到底是否有利于病人值得商榷。

夫妇双方年事已高,为人父母需要体力和情感上的投入,大多数高龄夫妇没有足够的健康条件来履行为人父母的职责。这些对孩子的成长都会产生负面影响,不得不思考:是否像适龄父母一样,很好地胜任抚养孩子义务? 不得不思考:当孩子开始懂事,是否会因为自己的父母年龄其实可以当自己的"奶奶"而感到自卑? 是否有利于孩子的身心成长? 孩子是否愿意出生在这样的家庭? 因此,从保护后代的原则考虑,建议病人慎重选择冻胚移植。

该胚胎使用赠卵的相关知情同意书,是男方与前妻签订的相关知情同意书,病历资料显示的夫妇为老张和前妻共同所有。但是前妻已经死亡,如果老张现任夫妇要使用该胚胎,医院从医疗流程、法

律流程都需讨论是否可行,并在律师的指导下,不违背医疗原则的基础上重新设计现夫妇赠卵获得胚胎的相关知情同意书,充分告知相关利弊和其所承担的风险,签署相关知情同意书后方可执行。

尊重原则是辅助生殖伦理学的基本原则,医务人员应尊重高龄夫妇因各种原因丧失孩子要求使用供卵辅助生殖技术助孕的权力。并有义务告知高龄夫妻实施供卵辅助生殖技术生育子代可能出现的结果,以及使用该胚胎的利弊和相关风险。充分知情告知后,尊重病人夫妻双方的自主决定。

如果张勇夫妇坚持生育,使用已有的冷冻胚胎,病人不用再等待卵源,不需要再次支出相关费用,获得的后代与男方有遗传学关系。"以最小的代价获得最大的诊疗效果",符合最优化的伦理原则,是最有利的方案。

【法理讨论】

从病历文书上分析该胚胎为病人和前妻以生育为目的,通过赠卵而获得的冷冻胚胎,所有的知情同意书以及相关医疗文书显示胚胎是老张与前妻共有的。老张前妻死亡后,胚胎是否就属于老张,法律虽没有相关规定,但是,可以明确的是,老张应该是第一继承人。胚胎为赠卵所得,与男方有血缘关系。病人的前妻已经去世,卵子又与前妻无遗传学关系,存在法律争议的概率是极低的。

我国原卫生部发布的《关于修订人类辅助生殖技术与人类精子库相关技术规范、基本标准和伦理原则的通知》中明确规定"禁止胚胎赠送""禁止代孕"。本案例获得胚胎的方式是赠卵,夫妻关系虽发生了变化,但依然是病人使用该胚胎以达到生育的目的,不属于胚胎捐赠,也排除了"代孕"。

【情理讨论】

该冷冻胚胎是借助赠卵所得,胚胎和男方有血缘关系,情理上应该归男方所有。张勇儿子和前妻相继去世,他更需要亲情的温暖,政府和他人的关怀并不能抚平家庭失去孩子的痛苦,但也不能忽视高龄生育风险和孩子成长教育问题产生的后果。

【社会舆论】

近年来,"失独家庭"是社会比较关注的热点。

一个家庭失去了孩子,在精神上受到残酷打击,使用赠卵是解决这些家庭生育的主要办法。但是卵源稀缺,很难得到赠卵,而且夫妻双方年事已高,照顾子女和教育子女上难免精力不济。因此,实施辅助生殖技术一定要全面评估病人情况,尽量避免使用赠卵的高龄妊娠带来一系列社会问题。

【小结】

该案例中男方与现任妻子移植该冷冻胚胎不但存在伦理问题,也存在移植胚胎妊娠后产妇与胎儿的高风险,以及孩子成长的一系列复杂问题。生殖伦理委员会讨论决定,该胚胎与男方有父源关系,在不违背相关法律法规、排除实施人类辅助生殖技术禁忌证、充分知情告知的情况下可以进行移植,如果同意该夫妇移植,需完善医疗流程与法律程序;并进一步检查现任妻子的身体状况,是否存在不能耐受妊娠的原发性疾病,充分知情告知并签署相关的知情同意书。

(黄卫东　许红梅　李朝霞)

参考文献

[1] 中华人民共和国卫生部.关于修订人类辅助生殖技术与人类精子库相关技术规范、基本标准和伦理原则的通知.卫科教发〔2003〕176号文件,2003.
[2] 于修成.辅助生殖的伦理与管理.北京:人民卫生出版社,2014.

第二十节　离婚后要求移植离婚前冷冻的胚胎

【案例叙述】

案例1

王芳(化名)今年33周岁,26岁时在体检中发现双侧卵巢子宫内膜异位症,因囊肿很大,开腹进行了双侧囊肿剔除手术。因囊肿复发的概率及对妊娠的影响,医师嘱咐她尽早结婚生子。后王芳与李强(化名)结婚。婚后努力试孕6年但却没有结果。经某生殖与遗传医学中心进行检查,结果提示王芳卵巢储备功能下降,还合并子宫腺肌病。后选择体外受精胚胎移植术助孕治疗,因为卵巢储备功能下降,仅仅获卵 4 枚,形成可利用胚胎 4 枚。按照之前拟定的治疗计划,暂时冷冻胚胎,先用药物治疗王芳的子宫腺肌病,待子宫恢复正常大小后再适时解冻胚胎进行移植。王芳满怀欣喜充满了期待。但由于王芳婚前并未向李强告知其手术病史,且又长期不孕,后因婚姻破裂离婚。王芳伤心欲绝,她想到了那 4 枚冷冻保存着的胚胎,经过反反复复和李强祈求,李强终于同意她移植两人的冷冻胚胎。于是她再次来到了生殖中心,强烈要求移植离婚前冷冻的胚胎,为自己争取一次当母亲的机会。

案例 2

李海燕(化名)与赵立伟(化名)试孕几年后未孕,后经医院检查提示李海燕患有严重的子宫腺肌病,导致宫腔拉长变形,同时双侧卵巢各有一个直径 3.5cm 巧克力囊肿,此时的李海燕已经 33 岁,卵巢储备功能也下降了。后经商量,接受体外受精胚胎移植术治疗。按照医患事先沟通确定的方案,经拮抗剂方案,获得 M Ⅱ 卵 4 枚,2PN 受精卵 4 枚,优胚 4 枚,均冷冻保存,计划在李海燕治疗子宫恢复正常大小后解冻胚胎移植。然而就在治疗期间,因多方原因,赵立伟提出离婚,6 个月后双方完成离婚手续。其间,李海燕因痛经过重在外地实施了手术,术后用药 3 个月预防复发,停药后一年多仍然没有月经来潮,再次就诊,发现卵巢功能早衰。之后在母亲的陪伴下来到医院,探讨移植自己与前夫冷冻胚胎的可能性,虽然她并未获得前夫的同意,但是仍执着地不想放弃做母亲的权利,申述自己使用冷冻胚胎的权利。同时,院方无法联系上赵立伟,不能获得诸如销毁或继续保存冷冻胚胎等意见。

【医学观点】

根据原卫生部《人类辅助生殖技术规范》和《人类辅助生殖技术管理办法》,IVF-ET 要有明确指征。案例中的王芳与李海燕,在不孕症的检查中都发现了两种疾病:卵巢巧克力囊肿和子宫腺肌病,指征明确。也因此,医师为她们选择的试管婴儿的治疗方案都是先积攒胚胎,冷冻后使用 GnRH-a 调整子宫状态后适时进行冷冻胚胎解冻移植。却都在等待移植时与丈夫解除了婚姻关系。唯一的区别是王芳的前夫体恤了她的困境,同意其

移植离婚前冷冻的胚胎,而李海燕却未获得前夫的同意。

冷冻胚胎解冻移植已经成为试管婴儿治疗中主要的治疗方式之一。在我国及部分国家,已经将胚胎冷冻作为辅助生殖技术(assisted reproductive technology,ART)的常规、必备技术,是 ART 中不可缺少的一个环节,可以有效地提高累积妊娠率。在 ART 治疗过程中,为防止发生严重过度刺激的风险时、取卵周期内膜不佳不适合移植时或有其他因素不适合移植新鲜胚胎时,可将胚胎冷冻保存,待病人自身条件允许时复苏后移植。

这两对夫妇在离婚前实施胚胎冷冻保存计划的指征明确,冷冻胚胎的目的是在药物或手术治疗子宫肌腺症后实施解冻胚胎移植,应对因卵巢储备功能进一步下降而增加辅助生殖技术助孕难度的问题,防止可能发生卵巢功能丧失的风险。启动胚胎解冻移植的时机取决于子宫治疗后达到适合移植条件,还要有夫妻希望移植的意愿。通常情况下,只要没有医学禁忌证,女方身体符合妊娠分娩条件,在夫妻合意移植的前提下,即可解冻移植胚胎。现在女方身体具备可以承受妊娠与分娩的条件,复苏冻胚移植顺理成章地成为生育自己子女的唯一希望。然而,此时女方们虽然具有明确的生殖障碍疾病,但是她们均已经是单身,此案例所既已签订的知情同意书已经无法覆盖现状,也难以再补充签订针对现状的知情同意书,任何医疗行为必须终止。所以,只能继续冷冻储存胚胎,等待两夫妇意愿变化,科室也须积极提交医院伦理委员会讨论:①冻胚的储存时限问题;②对冻胚储存知情同意书格式内容进行修改补充,添加不可抗力条款的问题。

【伦理讨论】

在辅助生殖技术中心,冷冻胚胎移植一直为常用的辅助助孕方式,它为无数患有不孕症的夫妻带来了爱情的结晶,为他们的家庭带来了欢笑和希望,而离婚后冷冻胚胎的处理也成为伦理讨论中需要解决的新型问题。

胚胎是什么?胚胎是人生长发育的一个阶段,属于人类早期的生命形式。这个阶段本应在母体内进行,试管婴儿技术让这个阶段在母体外也能顺利完成。胚胎移植入母体则能继续生长发育,否

则要想胚胎继续存活目前就只能对它进行冷冻保存。辅助生殖技术一直以来都有着许许多多的伦理争论，它不只是一种简单的、纯粹的从"技术"到"伦理"的线性延伸。国内外众多伦理学家，不断地进行着冷冻胚胎伦理地位的讨论，其实就是在讨论"具备人格的人是从什么时候开始诞生"。冷冻在冷冻罐里的胚胎究竟属于享有人的全部权利的"人"，还是仅仅是一个存放在有机培养基中的有机化合物？人类的胚胎携带有人的全部遗传信息，有发育成人的能力，从生存目的论来看，已经有人的生命形式和意义，是一个人所应当具有的伦理地位和道德权利的最初的源头。

在胚胎移植入母体之前，有着婚姻关系和共同生育意愿的提供卵子的妻子和提供精子的丈夫拥有着胚胎的所有权。已经解除婚姻关系的两人，是否仍旧可以根据意愿决定胚胎的使用呢？如果给单身母亲移植将带来以下的伦理问题：

1. 违背了保护后代的原则 辅助生殖技术为不孕夫妻提供了产生子代的机会，但是 30 年来一直面临着伦理学家的挑战。辅助生殖技术一直强调着 3 个问题：①不孕夫妇没有孩子是痛苦的，解除痛苦是幸福的；②辅助生殖技术是帮助不孕夫妇解决这种痛苦的；③辅助生殖技术造福不孕夫妇。在辅助生殖技术中，医务人员有义务告知接受人类辅助生殖技术治疗的夫妇，他们对通过该技术出生的孩子负有伦理、道德和法律上的权利和义务；如果有证据表明实施人类辅助生殖技术将会对后代产生严重的生理、心理和社会损害，医务人员有义务停止该技术的实施。已经离异的夫妻没有权利让子女被强制出生和生长在单亲家庭，缺失合法父亲的抚养和教育，是对子代利益的粗暴干涉，忽视了孩子应该具有的家庭权益。这是对胚胎及子女人格的侵犯。

2. 违反了社会公益性原则 辅助生殖技术为广大不孕症病人带去了福音，在其实施过程中，应当贯彻社会公益性原则：医务人员必须严格贯彻不得对不符合单身妇女实施人类辅助生殖技术。该夫妻已经解除婚姻关系，依附其婚姻关系而存在的胚胎也失去了本来的意义，即使双方同意、要求，也不能为女方移植冷冻着的属于两人的胚胎。

鉴于剩余胚胎处理的各种伦理学和法学争议，依据生殖医学中的伦理规范和国家相应的法律法规，剩余胚胎的妥当处理程序如下：

1. 继续冷冻保存 若 IVF 助孕后未移植，而冷冻胚胎需按照相关规定缴纳冷冻保存费用。且在解冻过程中有部分胚胎细胞损伤甚至死亡的可能，有冷冻胚胎解冻失败的风险。如夫妇双方离异或发生意外，剩余胚胎的处理应按照相关法律规定办理。

2. 选择放弃，用医学方法处理后遗弃 若胚胎质量差，不符合冷冻的标准时；若胚胎质量好，但明确表示放弃而又不愿意选择捐赠时；若冷冻保存超过法定时限；可选择放弃胚胎后，用医学方法处理遗弃。

3. 捐赠进行科学研究 用于科学研究，应双方充分知情，了解同意后，医护人员不得进行违反各种伦理与道德等原则，或违反法律法规的操作。

【法理讨论】

探讨胚胎的法律属性，是本案例不能回避的关键性问题。冷冻胚胎究竟是属于主体的"人"还是属于客体的"物"？一旦胚胎被界定为客体，胚胎将要面临被捐赠、买卖、继承和转让等问题。有人认为，胚胎并不是普通意义的财产，其具有发展成生命的潜能，不能作为单纯的"物"进行财产分割，法律上无法对其进行处理，其在法律上具有一定的权利和义务。冷冻胚胎是特殊的物，它包含生命特征的特点使它不能像普通的物一样可以赠予、转让或继承。另外，胚胎是客观存在的物体，是依附于婚姻关系产生的，一旦婚姻关系结束，胚胎的原始目的就不能实现。解决该问题必须遵守法律，并考虑传统伦理的规范。

在我国，依据《人类辅助生殖技术规范》有关规定，实施体外受精胚胎移植术及其衍生技术的医疗机构，须同"不育夫妇"签署相关技术治疗的知情同意书，并且按照《人类辅助生殖技术和人类精子库伦理原则》中要求：医务人员必须严格贯彻国家人口和计划生育法律法规，不得对不符合国家人口和计划生育法律法规和条例规定的夫妇和单身妇女实施人类辅助生殖技术。当夫妻离婚，女方成为单身女性，既已不符合相关伦理原则。这是目前唯一明确的国家部委规章制度，所有辅助生殖技术医疗从业者及其服务对象必须遵守，女方有自己的生育权，也在情理之中，但是完全不符合法理要求。

医院拒绝王芳移植离婚前冷冻的胚胎的请求，依照行政部门制定的规章制度执行，具有法理基础；按照辅助生殖技术的伦理管理处理，具有伦理学基础。虽然做法对于王芳和李海燕而言似乎缺乏人情味，但是对于即将诞生的子代而言，是极其负责任的，从法律的角度以及伦理的角度来看待是正确的。

【情理讨论】

李海燕和王芳都是因为有子宫腺肌病而在试管婴儿周期中先冷冻了胚胎，准备调整子宫状况后再进行胚胎移植。在充满希望时却遭受了离婚的打击，卵巢储备功能的低下甚至衰竭，更是雪上加霜，让她们的人生一下子跌落到了谷底。

而此时冷冻着的与前夫的胚胎，就是她们生育有自己血缘关系孩子的唯一的希望。所以，即使她们知道移植怀孕后生下孩子那一刻就成为单亲妈妈，要面临独自抚养孩子的无数艰辛；知道孩子一出生就没有法律上的父亲，就要在单亲家庭中成长，却仍然强烈要求移植与前夫的胚胎。

【社会舆论】

关于此案例，社会上观点颇多。

1. **同意她们移植冷冻胚胎** 王芳是巧克力囊肿术后，且卵巢储备下降还伴有子宫腺肌病，怀孕的概率本身就低，再婚遥遥无期，就算能再婚，限于她的自身条件，能否在此后的试管婴儿治疗中拿到可移植的胚胎还是未知数，且其前夫已经同意其移植二人共同拥有的冷冻胚胎，只要双方签字，是合情合理的。情理是人们在社会生活中与生俱来的对他人与事物的情感，是非之心，人皆有之，从尊重女方权利和利益的角度，应该同意其移植胚胎。

李海燕已经卵巢功能早衰，移植冷冻着的胚胎是她获得具有自身遗传物质的后代的唯一方法，只要求得丈夫的同意，应该予以移植。

2. **反对移植冷冻胚胎** 无论拥有胚胎所有权的夫妻两人是否都同意移植婚前冷冻的胚胎，但两人的婚姻关系已经结束。一旦孩子出生，在单亲家庭成长，或将给孩子的身心发展带来不利的影响；女方独自抚养，心理负担和生活负担都很重；男方已经终止婚姻，但仍旧有一血缘关系存在的孩子，或为男方以后组建的家庭带来诸多不稳定的因素。

【小结】

该病例中，两对夫妻双方都已解除法定婚姻关系，依据保护后代的伦理原则和社会公益性伦理原则，不能将胚胎移植给前妻。而剩余胚胎的处置，是这两对已经离异的夫妇共同签订放弃和处置这些胚胎的文件，或共同决定销毁或捐献这些胚胎用于科学研究。如果拒绝签署，医疗机构也只能选择继续冷冻这些胚胎。

（邵小光 李晓霞 李 丹）

参考文献

［1］中华人民共和国卫生部.关于修订人类辅助生殖技术与人类精子库相关技术规范、基本标准和伦理原则的通知.卫科教发〔2003〕176号,2003.
［2］中华人民共和国卫生部.人类辅助生殖技术管理办法.2001.
［3］于修成.辅助生殖的伦理与管理.北京:人民卫生出版社,2014.

第二十一节 妻子希望为癌症晚期丈夫生育

【案例叙述】

黄坚（化名）和梁丽（化名）婚后5年未孕。经过一系列详细的不孕不育相关检查，妻子梁丽被诊断为多囊卵巢综合征。在当地医院医师的指导下，梁丽积极服用药物进行内分泌的调节，此后再应用氯米芬药物诱导排卵，但遗憾的是经过多周期的努力，梁丽还是没有能够成功怀孕。

34岁的丈夫黄坚在体检中被发现患有"巨块型肝癌"。肿瘤专科医师评估黄坚只剩下0.5~1年的生存期。夫妻来到某医科大学附属医院生殖中心的诊室寻求帮助。考虑到黄坚此后需进行手术治疗，术后可能还需要补充化疗，生殖中心医师建议黄坚在手术前先进行精液冻存，以保存生育力。在冷冻2份精液之后，黄坚开始了肝癌的综合治疗。

在丈夫术后身体稍稍恢复后，梁丽便迫不及待地回到了该生殖中心，她希望医师立马让她进入试管周期,尽快怀孕。她深知丈夫在世上的时间已不多,她希望能够为丈夫留下后代。

与梁丽决绝的态度不同,生殖中心的医师们却迟疑了。科室提请医院的伦理委员会对这一特殊的案例进行了审议。伦理委员会的最终意见是,病人夫妇具有进行辅助生殖技术助孕的适应证,但基于"保护后代"的伦理学原则,仍需充分考虑后代的利益,将是否进行辅助生殖助孕的最终决定权交还夫妇双方自己手中。

经过生殖中心医师多次充分沟通和告知,夫妻双方再三斟酌,最终在药物刺激卵巢的过程中主动签字放弃继续治疗。据悉,男方在此之后的不久便离开了人世。

【医学观点】

1. 多囊卵巢综合征会导致女性排卵障碍,是常见的不孕原因之一。梁丽曾因患"多囊卵巢综合征"在外院接受过规范的诊疗,并且在医师的指导下诱导排卵指导同房多个周期,但均未成功获得妊娠。《人类辅助生殖技术规范》中明确规定,排卵障碍是进行体外受精胚胎移植术的适应证之一。

2. 按照原卫生部颁布的《人类精子库基本标准和技术规范》规定,自精保存的基本条件包括:男性在其接受致畸剂量的射线、药品、有毒物质、绝育手术之前,需保存精子准备将来生育等情况下要求保存精液。即出于"生殖保险"目的的自精保存。本案例中男方罹患晚期肝癌,手术后需要补充化疗,而化疗药物的毒性将损害男性的生育力,因此提前进行自体精子冷冻保存是合理的,而且是必要的。

3. 在病人就诊的生殖中心,无论是进行因医学原因的精液冷冻保存,还是解冻精液进行体外受精胚胎移植术,运用这些辅助生殖技术为该对夫妻实施助孕治疗在技术手段上是完全可行且成熟的。

4. 这对夫妻有进行辅助生殖技术的适应证,而且双方均不存在《人类辅助生殖技术规范》中明确列出的进行辅助生殖技术的禁忌证。

【伦理讨论】

1. 从保护后代的原则的角度,男方为晚期肝癌病人,基于现有的医疗水平,即使进行了手术和化疗治疗,生存率也是极低的。男方很可能在助孕治疗期

间、女方怀孕期间或者孩子出生后不久离开人世。孩子注定在单亲家庭中成长,不能够享受亲生父爱,这对于未出生的孩子来说是不公平的。一个完整而牢固的家庭,对于孩子的健康成长是至关重要的。对于孩子来说,出生是无法由自己选择的,诞生在这人世间是父母亲的选择,是父母亲替代另一条生命作出的无比神圣而又无法逆转的重要决定。从保护后代的伦理学角度来看,不建议该对夫妻进行助孕治疗。

2. 从社会公益性的伦理学原则来看,一个孩子不仅仅是家庭的一部分,更加是整个社会的组成部分。本案例中,丈夫去世后,妻子需要独自承担抚养、教育孩子的责任,无论是在精力,还是在经济上都将承受非常大的压力。社会需要耗费更多的资源去支持、关爱这类不完整的家庭。通过辅助生殖技术为不久于人世的男方诞下孩子,并不符合社会公益性的原则。

3. 在辅助生殖技术中,尊重原则是所有伦理原则中最重要的。尊重原则指的是对能够自主的病人自主性的尊重。本例中,夫妻双方均有完全的行为能力。从尊重原则出发,在充分知情同意的前提下,生殖中心需要充分尊重夫妻双方的自主选择权。如果夫妻双方经过深思熟虑后仍决定进行助孕治疗,生殖中心仍需依从夫妻双方的意见。如本案例中,生殖中心医师与病人详细沟通后,该对夫妇首先选择进行试管助孕,并开始了药物刺激卵巢治疗。但在反复斟酌、情绪冷静过后又在药物刺激卵巢过程中主动要求终止周期。在这期间,生殖中心均完全秉承着尊重原则,尊重了病人的自主权,亦在整个辅助生殖技术过程中切实将知情同意原则落实到位。

【法理讨论】

生育权是每一个公民的基本权利。生育权得到《中华人民共和国人口与计划生育法》第三章第十七条、《中华人民共和国妇女权益保障法》第七章第五十一条等多部法律的保障。即使是罹患癌症者也依法享有这项权利,不可被随意剥夺。在本案例中,病人的生育权亦得到了充分的保障。

【情理讨论】

白头偕老、子孙绕膝是每一对恩爱夫妻喜结良缘时的共同期盼。黄坚不幸罹患不治之症,不久后将长辞人世。在此时,梁丽希望为深爱的丈夫留下

后代是可以理解的,不畏惧承担单亲母亲重担的勇气也是值得钦佩的。养育后代的期望对于癌症病人来说也许是一个精神支柱,可以使他在与病魔斗争的路上走得更加久远。若能为男方留下一点血脉的延续,可以减轻男方父母"白发人送黑发人"的凄楚,宽慰男方父母痛苦的心灵。由于梁丽患有排卵障碍的疾病,无法自然生育,因此夫妻俩借助辅助生殖技术助孕似乎也合情合法。

但是,还有一个重要的第三方的权利不该被忽视,那就是即将诞生的孩子。孩子无法决定自己出生与否,无法表达自己是否愿意降生在一个不完整的家庭。虽然孩子长大后会知道自己的出生是带着父亲无限的爱和希冀,心理上可得到一定程度的安慰,但是父亲的陪伴对孩子生理和心理的健康成长是无可替代的。父亲的缺失对于孩子来说是否公平?

对于梁丽来说,孩子出生后,抚育襁褓中的婴儿将是一条没有回程的单行道。受到丈夫噩耗巨大冲击的妻子,又是否来得及冷静思考单亲母亲生活的艰辛?又或者,仓促下的决定是否或多或少潜移默化受到了有义务要为丈夫家族"传宗接代"传统思想的压力?夫妻俩应该在充分消化不幸消息后再作出最后决定,以免今后为自己的轻率决定而后悔。

【社会舆论】

希望借助辅助生殖技术,为绝症丈夫生子的新闻暂未见报道。但网络上时常对与本案例有相似性的"遗腹子该不该生"的话题进行讨论。在大多数情况下,去世男方的父母强烈希望女方能够为儿子留下血脉,而女方父母则为女儿的未来考虑,往往持相反的意见。在丈夫去世消息的巨大冲击下,妻子往往左右为难,迟疑万分。有人再三权衡后选择终止妊娠,也有人选择坚强地独自生下孩子。

在讨论中,多数人对于前者都能够表示理解,毕竟独自抚育孩子的艰辛不是常人所能想象的。而对于后者,大家在赞许女方勇气可嘉的同时,也担心在缺乏亲生父亲的参与下,孩子是否能够健康快乐地成长。对于已生下遗腹子的女性进行追踪时,有些女性表示悔不当初,独自养育孩子的压力如同大山般压在身上,令人喘不过气。但也有另一些女性认为,能够看着孩子一天天茁壮成长,一切付出都是值得的。

很多网友表示,每个人的情况都不尽相同,对于"该不该生下遗腹子"的话题不应一概而论。具有足够坚强的内心和充足的爱是生下孩子、支撑起单亲家庭的必备条件,足够的经济能力也是非常重要的考量因素。在良好的成长环境中,单亲家庭的孩子也能够成才,许多著名的人物也是遗腹子,如物理学家牛顿等。

在各种关于"遗腹子"的讨论中不难看出,对于"应不应该为不久于人世或已经去世的丈夫生下孩子"这一话题,不同人从不同的立场和角度出发,看法不尽相同,亦无所谓绝对的对或错。

【小结】

从医学角度上来看,梁丽夫妻完全具备进行辅助生殖技术助孕的指征,且没有绝对的禁忌证。从法律角度上来看,生育权是每一个公民的基本权利,不可以也不应该随意被剥夺。从伦理角度上来看,基于保护后代和社会公益性原则,通过辅助生殖技术诞生一个将在单亲家庭中成长的孩子,这种做法是值得商榷的。医师需要将其中的利弊详细告诉夫妻双方。在对夫妻双方进行充分的知情告知的前提下,无论是在进行辅助生殖技术前,还是在实施过程中,生殖中心医师都应该充分秉承尊重原则,尊重该对夫妻的自主选择权,将最终的决定权交给病人。

(罗轶群 黄 青 刘见桥)

参考文献

[1] 中华人民共和国卫生部.关于修订人类辅助生殖技术与人类精子库相关技术规范、基本标准和伦理原则的通知.卫科教发〔2003〕176 号文,2003.
[2] 于修成.辅助生殖的伦理与管理.北京:人民卫生出版社,2014.

第二十二节 丈夫坚持保存已故妻子的冷冻胚胎

【案例叙述】

李红(化名)和王刚(化名)是 80 后独生子女,结婚 5 年却一直未能生育。夫妇俩来到某院生殖医学中心就诊,经过检查,医师发现李红的输卵管近端梗阻,医师建议他们考虑体外受精胚胎移植术助孕。这对夫妻仔细商量后接受了医师的建议。经过了一系列的检查,李红在生殖医学中心进行了药物刺激卵巢、取卵、受精和胚胎培养,成功获得了 6 枚胚胎。因人绒毛膜促性腺激素(human chorionic gonadotrophin,HCG)注射日查血清孕酮(progesterone,P)值高,医师建议不行新鲜周期移植,故将所获得的胚胎全部冷冻保存起来,准备后期进行冷冻胚胎复苏移植。

在胚胎移植前,李红不幸遭遇车祸,当场死亡,原定的胚胎移植手术亦因此取消。在她离世 1 个月后,还未走出丧妻之痛的王刚来到生殖医学中心向医师诉说了这场不幸,同时倾诉自己与妻子青梅竹马,感情非常好。王刚认为,冻存在医院里的胚胎是妻子留给他最后的礼物,他希望医师能够帮助自己将冷冻胚胎复苏和移植,获得属于他们二人的孩子。但要利用这些胚胎获得后代,只能通过代孕。医师对王刚及亲属再三强调了目前国内的法律法规不允许开展代孕治疗,建议他放弃这些胚胎。但王刚坚持认为这些冷冻胚胎是其对妻子的情感延续,也愿意独立承担起养育孩子的责任,希望医师能帮助他实施代孕治疗。遭到医院的拒绝后,王刚提出希望医院能够继续保存这些冷冻胚胎,并愿意按时缴纳相关的费用。

【医学观点】

病人夫妻经医院检查发现输卵管近端梗阻,具有体外受精(in vitro fertilization,IVF)助孕的指征,且在具有资质的生殖中心进行助孕治疗,因为"HCG 日高孕酮水平"进行了全胚冷冻。目前已证实 HCG 日高孕酮对子宫内膜容受性可产生不利影响,降低胚胎种植率,故医师建议其进行全胚冷冻,其诊疗过程符合医学规范与原则。

胚胎冷冻是生育力保存的一种方式,冷冻的胚胎具有发育为个体"人"的潜能。从医学技术角度看目前胚胎冷冻复苏技术成熟,大部分生殖中心冷冻胚胎移植的妊娠率与新鲜胚胎移植相当。

本案例中,由于妻子亡故,要使用冷冻胚胎助孕,只能将胚胎移植到另外一位女性的子宫内,由这位女性代替胚胎的生物学母亲来承担孕育和分娩的工作,也就是人们常说的"代孕"。从医学角度来

讲,随着生殖内分泌学的不断发展,开展代孕操作并不存在技术上的障碍,但由于代孕行为涉及复杂的法律及伦理问题,我国法律法规明令禁止开展代孕,因此,王刚的用冷冻胚胎生育的诉求无法得到满足。

此外,王刚的另一个要求是继续保存胚胎,理论上来说,保存在液氮中的胚胎处于休眠状态,有可能长期保存;且在近年来的临床实践中,也确实有保存多年的冷冻胚胎复苏后成功受孕生育的案例,因此,从医学角度来看,继续保存胚胎的要求是可行的。

【伦理讨论】

对于王刚的诉求,生殖医学中心上报医院生殖医学伦理委员会讨论。讨论过程中各伦理委员各抒己见,存在不小的争议,最后通过投票,给出以下意见:

1. 不同意为王刚提供代孕治疗。

2. 同意继续保存冷冻胚胎,如王刚将来放弃这些冷冻胚胎,可签订知情同意书将其销毁或捐献科研用。

在这个案例中,主要涉及的伦理学问题有以下几点:

首先是"尊重原则"。尊重原则是所有伦理原则中最重要的。该案例充分体现了尊重,包括开始治疗时对病人夫妇自主权的尊重、女方去世后对男方诉求的尊重、对冷冻胚胎的尊重,病人的配子和胚胎在未征得其知情同意情况下,不得进行任何处理,故生殖中心在该胚胎不能移植的情况下没有随意丢弃胚胎而是按照病人的意愿予以继续保存。

体现了"保护后代的原则"。由于女方不幸去世,这些冷冻胚胎不可能被移植到母亲体内继续发育;如果按照男方的要求,采用代孕的方式生育了孩子,那么这个孩子注定一出生就没有母亲,无论父亲多么尽心尽力,始终不可能真正代替母亲的作用,随着孩子的成长,他会面临诸多严重的心理上的、社会上的问题,对孩子的成长极为不利。

严防商业化的原则在本案例也有体现。国内法律法规明令禁止代孕,相应的就有一些病人不惜重金求助于境外医疗机构甚至铤而走险到非法的地下诊所进行代孕,也有年轻女性为了经济利益参与其中,充当"代孕妈妈",本案例中的医院拒绝了病人的代孕要求,正是严防商业化的体现。

社会公益性原则。辅助生殖技术伦理学的基本

原则中提到:辅助生殖技术在实施过程中要贯彻社会公益性原则,不能为不符合国家人口和计划生育法规和条例规定的夫妇和单身人士实施人类辅助生殖技术,在妻子李红去世后,丈夫王刚实际上已经恢复了单身,如果给他实施代孕治疗,不符合伦理原则。

本案例也符合知情同意和自主的原则,知情同意原则在辅助生殖治疗的整个过程中都是不可或缺的,本案中妻子已经去世,医院无法获知其对自己的胚胎的处置意见,也就无法对胚胎进行操作。

医院将此案例提交伦理委员会讨论,充分体现了伦理监督的原则。

【法理讨论】

随着辅助生殖技术的发展,冷冻胚胎的数量与日俱增,由于胚胎的特殊性,对冷冻胚胎的处置常伴随着伦理和法律问题。本案例主要涉及冷冻胚胎的所有权、处置权及代孕三个问题。

2001年卫生部颁布的《人类辅助生殖技术管理办法》认为,冷冻胚胎是一种介于人与物之间的特殊的存在,它的地位既不同于人,也不同于物。对于本案例中妻子死亡后丈夫提出继续保存冷冻胚胎的要求,医院对冷冻胚胎的管理应按照当事人与医院签订的相关协定,对冷冻胚胎进行保存。根据医院生殖医学中心与病人夫妻在《胚胎冷冻、解冻及移植知情同意书》中的约定,冷冻胚胎在其所有者停止支付冷冻保存缴费后,视为胚胎所有者放弃保存冷冻胚胎的意愿,将冷冻胚胎移出液氮环境使其失去生长发育潜能。

在本案例中,若要满足王刚的生育意愿,只能通过代孕操作,将冷冻胚胎移植到第三方女性体内,但我国法律法规明确规定不允许开展代孕,开展代孕治疗将使医院处于违法的境地;另一方面,王刚夫妇就诊时持有结婚证,是受法律认定的夫妻关系,进行辅助生殖治疗完全合法合规,但在女方去世后,婚姻关系已不继续存在,王刚恢复了单身,此时再进行辅助生殖治疗将违反《人类辅助生殖技术管理办法》中关于不能给单身人士实施辅助生殖技术的规定,这意味着在现行法律、法规下,这些冷冻胚胎无法得以复苏并继续发育为人。

【情理讨论】

病人夫妇感情深厚,近期一直在积极准备受孕,

因此在妻子不幸身故后,丈夫希望能够实现妻子未尽的愿望,养育两个人共同的孩子,这合情合理,反映了丈夫对妻子的怀念,也体现了丈夫勇于担当的责任心。另外,妻子刚刚去世,丈夫正处于极大的悲痛之中,对亡妻的遗物抱有过度的执着;随着时间的流逝,丈夫王刚有可能逐渐从丧妻的悲痛中解脱出来,遇到新的缘分而再组家庭,届时他对这些冷冻胚胎的处置意见也许会有改变,所以不妨给一段时间来让整个事件沉淀下来。从情理考虑,暂时将冷冻胚胎继续保存而不移植应该是比较合理的安排。

【社会舆论】

社会上不乏单亲父亲含辛茹苦把孩子抚养成人并成为社会栋梁的事迹。但不同于本案例的是,那些孩子是在出生后失去母亲的,他们的父亲通常并不是主动成为单身父亲的;而本案例中,虽然王刚思念亡妻并决定通过辅助生殖技术得到并养育亡妻与自己的孩子,但是冷冻胚胎还没有成为真正的社会意义的人,丈夫王刚也不可能合法通过代孕把这些胚胎变成孩子。王刚此时因思念亡妻作出的决定日后可能发生变化,他完全可以避免成为单身父亲,没有必要主动单独承担养育孩子的重担,也不应该让孩子出生在单亲家庭或承受父亲重新组建家庭后可能的不公待遇。

【小结】

辅助生殖技术中冻存的胚胎,其所有权归夫妻双方所有,不单独归属于某一方。在胚胎去向问题上应该由双方共同决定,若一方去世,不可能行使这一权利。从伦理上、法律角度上看我国禁止进行胚胎捐赠和代孕,因此当事人不能使用亡妻的胚胎,但是暂时冷冻保存胚胎是符合伦理和情感要求的。

(皮　洁　何驰华)

参考文献

[1] 于修成.辅助生殖的伦理与管理.北京:人民卫生出版社,2014.
[2] 中华人民共和国卫生部.人类辅助生殖技术管理办法.卫生部令第14号,2001.
[3] 中华人民共和国卫生部.卫生部关于修订人类辅助生殖技术与人类精子库相关技术规范、基本标准和伦理原则的通知.卫科教发[2003]176号文,2003.

第二十三节　冷冻卵子的归属权

【案例叙述】

周小红(化名)和游小明(化名)婚后 2 年一直没有怀孕。周小红月经不规律,经医生检查,发现她患有多囊卵巢综合征,同时伴有左侧卵巢囊肿,游小明患有重度少弱精子症。游小明接受了药物治疗,周小红随后在某医院接受了腹腔镜下"左侧卵巢巧克力囊肿剔除术"手术。手术之后又积极试孕了 1 年多,但依然没有怀孕,两人的夫妻关系也因此受到较大影响。之后,他们来到某院生殖中心就诊,医师告诉他们这种情况可以通过体外受精胚胎移植术助孕,周小红夫妻采纳了医师的建议。在周小红取卵当日,游小明的精液里未能找到精子。医师安慰并告知他们可以尝试手术取精的方式获得精子与卵子受精,如果手术取精仍未发现精子可以考虑冷冻卵子。经商议后,游小明拒绝手术取精,并决定先将妻子的 12 枚卵子冷冻起来。

7 年后,当周小红再次来到该院生殖中心时,她的丈夫不再是游小明。周小红告知医生,前夫游小明在 5 年前因车祸去世,她已与现任丈夫邓小白(化名)结婚,然而尝试 1 年多未能怀孕。在与现任丈夫接受了 3 个周期的诱导排卵与宫腔内人工授精(intrauterine insemination,IUI)均未成功后,医师建议他们考虑体外受精胚胎移植术助孕。此时的周小红不禁想到当年冷冻的卵子,她希望能直接用之前的冻卵做辅助生殖助孕。

【医学观点】

根据《人类辅助生殖技术规范》的规定,周小红患有排卵障碍和子宫内膜异位症,前夫精液检查提示重度少弱精子症,符合试管助孕的指征。周小红冷冻卵子的原因是在取卵当日其丈夫无法提供可用精子。虽然医师反复告知可尝试手术取精,但是其丈夫拒绝。在充分获知冷冻卵子的利弊后,二人坚决要求选择冷冻卵子,并签署了冷冻卵子的相关的知情同意书。周小红冷冻卵子的过程并不违反辅助生殖技术规范。

周小红与现任丈夫不孕 1 年,患有排卵障碍和子宫内膜异位症的周小红本身也符合行 IVF 治疗的指征。从医学技术上考虑,女方利用冷冻卵子或者重新取卵做体外受精(in vitro fertilization,IVF)在技术上都是可行的。冷冻卵子技术目前已应用于临床,国内外也不乏冻卵复苏后正常受精并获得妊娠分娩健康新生儿的报道,但由于冷冻、复苏过程中卵母细胞不可避免的损伤,冻融卵子的存活率、受精率及可移植胚胎率均会受到一定程度的影响。重新进行药物刺激卵巢治疗和取卵手术虽然可以避免上述使用冻融卵子的弊端,但同时病人需要承担相关费用和风险。故从医学的角度出发,使用已经冷冻的卵子对病人周小红是最有利的。

【伦理讨论】

在《人类辅助生殖技术规范》中实施技术人员的行为准则规定:在同一治疗周期中,配子和合子必须来自同一男性和同一女性。在本病例中,周小红再婚后开始了新的 IVF 治疗周期,上一周期中冷冻的卵子未与前夫的精子结合形成合子,冷冻卵子与现任丈夫的精子结合受精,不会影响其子代的遗传背景。周小红的前夫已经去世,冷冻的是女方卵子,非胚胎,从尊重原则和自主原则考虑应尊重周小红的意愿。根据《辅助生殖的伦理与管理》中"用药伦理原则",任何药物一般都有两重性,既有治疗功效,又有毒副作用。医师在用药问题上应持谨慎态度,以科学和伦理为基础,按最优化原则慎重选择。在女方有卵子冷冻的情况下,再次用药进行药物刺激卵巢,可能有悖该原则。同时,从"最优化原则"伦理上考虑,选择诊疗方案时要以最小的代价获得最大的诊疗效果。根据"不伤害原则",在出现利弊并存的矛盾时,应权衡利弊,采取"两害相权取其轻"的原则,并尽可能采取措施予以避免。本病例病人前夫已经去世,再婚后也具有 IVF-ET 治疗的指征,若能利用先前冷冻的卵子,病人可避免再次取卵,同时减少病人的花费,尽可能以最小代价获得成功。《人类辅助生殖技术规范》和《人类辅助生殖技术管理办法》第十四条均规定:实施助孕技术的机构,在遵守国家相关生育政策规定的同时,应当遵循知情同意原则,接受助孕技术的夫妇签署知情同意书。在本案例中基于知情同意原则,医务人员也有义务向病人说明,目前可供选择的治疗手段,卵母细胞冷冻技术复苏技术的利弊和承担的风险,做到病人充分知情同意,签署书面知情同意书后方可实施。

【法理讨论】

《中华人民共和国婚姻法》(2001 年修正)第四章中的第 39 条指出夫妻双方解除婚姻关系时,应由夫妻双方协议处理婚内共同财产。原卫生部颁布的《人类辅助生殖技术管理办法》中明确规定,禁止任何形式买卖配子和胚胎。本病例中病人冷冻卵子目的是自己婚内生育,具有医学指征,而且签署知情同意书,不属于买卖配子,合乎法理。配子与胚胎不同,胚胎有发育成人的潜能不属于物权范畴。因此,胚胎的使用必须由病人夫妇共同决定。而配子没有独立发育成人的潜能,具有物权的属性,在未形成胚胎的冷冻卵子应该属于个人“物品”,而非共同财产,不应适用前述《中华人民共和国婚姻法》之规定;在合法有效的婚姻存续期间,不论是否离婚,对于此前曾冷冻卵子,通过审核身份证、结婚证、户口等身份资料,只要符合 IVF 条件,应可以自行支配,而无须经过前配偶的同意,实质上这也符合《人类辅助生殖技术管理办法》的基本原则。

【情理讨论】

对于周小红夫妇这样的重组家庭,夫妻双方更加迫切希望能有一个属于他们的后代。女方初婚时求子之路的坎坷和丧夫之痛,已消耗了她对生活的信心。终于走出阴霾再遇良人,欢喜过后,却再次被生育问题所困扰。在经历种种助孕技术均告失败之际,体外受精胚胎移植术再次成为周小红求子路上的“救命稻草”。而初婚时冷冻的卵子既能让她节省助孕的时间和费用,又能让她免于再次经历药物刺激卵巢和取卵手术的痛苦,使用这批冷冻卵子无疑是周小红的第一选项。但是,使用冻融卵子助孕的成功率不及新鲜卵子是毋庸置疑的,周小红的现任丈夫是否愿意承担这些不确定性呢? 如果这批冷冻卵子复苏受精后可移植胚胎数量少、移植未孕或流产,对周小红夫妻也将会是沉重的打击。

【社会舆论】

在中国现有的法律法规下,不允许为未婚女

性冻存卵子保留生育力的。但本案例中周小红第一次试管周期是符合冷冻卵子指征的。近些年的统计数据提示我国的离婚率逐年上升,随之而来的重组家庭数量也逐年增加。解除婚姻关系时夫妻财产分配归属的矛盾日渐突出。当今社会不乏试管助孕后离异的夫妻,他们中有些人再次结婚同样需要试管助孕。毋庸置疑,在处置夫妻双方共同财产时,必须由夫妻双方共同决定。再婚当事者往往选择放弃前次婚姻冻存的胚胎。然而面对现成的卵子,归属问题就值得商榷。卵子完全归属于女性,虽然是在前次婚姻关系内进行助孕技术保存,但是个人财产的处置是不需要获得另一方的批准的。

【小结】

卵子冷冻技术发展和日趋成熟,为一部分妇女保留了生育的“种子”,卵子属于配子,不是胚胎,若再婚后,不存在卵子的归属权问题,再婚后女方无论是从伦理还是法理方面都拥有对冷冻卵子的决定权,同时医疗机构必须对此有详细的记录,并获得现任夫妇的书面知情同意。

(郑 洁　艾 华)

参考文献

[1] 中华人民共和国卫生部.关于修订人类辅助生殖技术与人类精子库相关技术规范、基本标准和伦理原则的通知.卫科教发〔2003〕176 号文,2003.
[2] 于修成.辅助生殖的伦理与管理.北京:人民卫生出版社,2014.
[3] 中华人民共和国卫生部.人类辅助生殖技术管理办法.卫生部令第 14 号,2001.

第二十四节　单身妈妈为救患儿欲移植冷冻胚胎

【案例描述】

2005 年 5 月,婚后多年不孕的梁霞因输卵管梗阻的原因与丈夫来到生殖医学中心接受辅助生殖技术助孕治疗,新鲜周期移植2枚胚胎获得了临床妊娠,冻存6枚胚胎。2006年1月顺利产下一子。然而2008年底,梁霞无意中发现了丈夫的婚外情,几经波折后离婚。为了儿子的抚养权,她与婆家又起冲突,双方对此互不相让,以至对簿公堂。经过审判,法院将儿子的抚养权判给了梁霞,但她与婆家的关系也因这场官司彻底决裂。离婚之后,梁霞与儿子相依为命,一直没有再婚。其前夫与其离婚后不久就再次结婚,并生育一女。

2015年初,梁霞9岁的儿子开始反复出现不明原因的发热、鼻出血、乏力,经过多家医院检查,最终确诊为慢性粒细胞性白血病。经过早期规范的药物治疗,儿子的病情似乎得到了控制,但专科医师告诉她,这种疾病的药物治疗是不能停止的,骨髓移植是目前治愈疾病的有效方法,普通人群中骨髓配型成功概率仅约1%,医院已经将儿子的骨髓配型在中华骨髓库报备,然而一时无法找到合适配型的骨髓供源,经过向血液病学专家咨询,她知道如果是儿子同胞兄弟或姐妹的骨髓,配型成功概率可达25%以上。于是她想到了辅助生殖助孕治疗时冻存的6枚胚胎。如果通过融胚移植成功孕育后代,作为同胞兄弟或姐妹有更大的概率获得合适配型的骨髓,儿子就有更大的治愈希望。带着莫大的期望,45岁的梁霞于2016年6月来到生殖中心申请融胚移植。但被告知"医疗机构不可以为单身妇女实施辅助生殖技术"。

【医学观点】

通过6枚冻存胚胎获得配型相同的同胞目前似乎是梁霞拯救儿子的最大希望,要求再生育的动因固然很令人动容,但作为45岁高龄女性生育的风险是不容忽视的。妊娠期高血压、子痫、妊娠糖尿病、产科大出血等严重并发症都将随着孕产妇年龄的增长而大大增加,甚至危及孕产妇生命。

梁霞作为6枚胚胎的"拥有者"之一要求施行冻融胚胎移植,尽管这些胚胎源自她与前夫的婚姻维系期,而如今作为单身母亲的她在现行法律、法规下,是无法达成心愿的。我国《人类辅助生殖技术和人类精子库伦理原则》规定"禁止给不符合国家和人口计划生育法规和条例规定的夫妇和单身妇女实施人类辅助生殖技术"。

【伦理讨论】

本案涉及伦理问题主要有如下几点:

首先,单身女性生育是对传统婚姻家庭的一种直接冲击。传统观念认为,婚姻是产生家庭的前提,家庭是缔结婚姻的结果,两者是统一的。《中华人民共和国婚姻法》主张婚姻自主,一夫一妻,夫妻之间权利平等,共同赡养父母,保护妇女儿童的合法权益。单身女性生育人为地割裂了生儿育女与传统婚姻的纽带,导致传统婚姻观念淡化。

本案中梁霞作为单亲妈妈,既要照顾白血病儿子,又要经历十月怀胎一朝分娩的痛苦,她的孕期和产后自己都无法照顾,何谈照顾生病的儿子。这段时间她也没有办法工作,其收入也将受到影响。分娩后照顾两个孩子还要为生病的儿子治疗,何以维系她的生活开支?这些问题都会转到她父母或社会上,给家庭和社会带来巨大压力,违背了"社会公益原则"。

其次,单身女性生育损害了后代的正当权利。每个孩子都有权利出生在一个双亲家庭里,都有权利享受来自母亲和父亲的爱护、抚育和教育,这是与生俱来的自然权利。而单身女性生育是让孩子一出生便面临在一个没有父亲的不完整的家庭,对于他/她的健康成长必然是十分不利的,这是以牺牲后代的权利为代价的生育选择,是对后代不负责任的不道德选择。

梁霞为了救治患"白血病"的儿子,希望再生育一个后代以期获得合适配型的干细胞供源,但由此可能忽视对这个将出生的后代带来的各种损害,如果孩子知道自己是为了哥哥的病才会出生这个事实后,又会对这个后来的孩子产生怎样的影响?本案还存在"设计后代"的伦理问题,从这名"为救治哥哥"而出生小孩的角度来说,将违背有利于后代的原则。孩子来到这个世界的目的就是救治哥哥,就算配型刚好合适,他知道这一事实后,是否愿意?对他来说是否公正?他是否有权选择不给哥哥治病?他的自主权、知情同意权又如何得以实现?骨髓移植治疗可能不是一次移植就会成功,反复抽取骨髓干细胞对于一个孩子来说,需要怎样的意志力才能坚持下来?这个孩子有生命、有思想,在经过一次次痛苦的折磨后,他是否会精神崩溃?

是否会产生轻生的念头？这对于经历了离婚、儿子生病的母亲又何以承受？她真的对这个孩子就没有感情，只是为了救治她的儿子吗？假如两个孩子都不幸去世，这个母亲又会怎样？……这些问题都值得医务工作者去深思。

【法理讨论】

本案引申出单身女性是否有生育子女的权利？为其实施辅助生殖技术是否合法等法律问题。

《中华人民共和国人口和计划生育法》第十七条规定：公民有生育的权利，也有依法实行计划生育的义务，夫妻双方在实行计划生育中负有共同的责任，生育权利主体应当是缔结婚姻关系的夫妻。我国目前无单身女性享有生育权的法律规定。

我国《人类辅助生殖技术规范》中明确规定：禁止给不符合国家和人口计划生育法规和条例规定的夫妇和单身妇女实施人类辅助生殖技术。这条规定为禁止性规定，将单身女性生育与违反人口计划生育法规等同处理，实际上是绝对地否定了单身女性的生育权，为"单身女性实施辅助生殖术"关闭了大门。

我国《人类辅助生殖技术规范》第十四条规定：实施人类辅助生殖技术应当遵循知情同意原则，并签署知情同意书。《人类辅助生殖技术和人类精子库伦理原则》中规定：人类辅助生殖技术必须在夫妇双方自愿同意并签署书面知情同意书后方可实施。这些规定表明，实施人类辅助生殖技术必须是合法夫妻，必须夫妻双方自愿同意并签署书面知情同意书后，生殖中心方能为他们实施人类辅助生殖技术。本例梁霞无法完成知情同意书的签署程序，生殖中心不可违规为其实施手术。

【社会舆论】

梁霞这种救助是理所应当的吗？"为治疗而怀孕"这种以牺牲新生儿的健康作为代价的做法是否符合道德伦理？这种做法是否尊重儿童的医疗决定权？

对梁霞本身来说，通过辅助生殖技术获得后代救助已有的患病孩子是出于自己对现有孩子那份难以割舍的爱，这份伟大的母爱看似合情合理，可是谁又会想过这份特殊的爱无形中会不会给另一个孩子带来伤害呢？对于那个带有着特有使命来到这个世上的另一个孩子，他的出生背后可能承载着太多与他同龄孩子没有的东西，他是母亲的希望，是另一个生命延续的存在，是保持一个家庭完整的关键点。对于出生在一个单亲的家庭的孩子来说，他本身更加需要家庭的关爱。当母亲的生活重心是为了让患病哥哥活着，难免母亲的爱会有所偏差，每个孩子都渴望得到同样的关爱，梁霞的做法会不会让另一个孩子觉得自己像个无足轻重的附属品呢？当这个孩子长期缺乏父母的关爱，对于他的身心健康成长会带来一定的负面影响，这对于通过辅助生殖技术获得的孩子来说是不公平的。而梁霞理所当然地把通过辅助生殖技术获得的孩子的造血干细胞进行捐献，从另一个层面上来讲她的所作所为是不是在侵犯孩子的医疗决定权？家长是否可以以"孩子的心智尚未成熟，不能作出重大决定"为由而帮助其作出决定？每个人都有自己的人身自主权，当医疗与道德伦理发生冲击时，医务工作者不能忽略那些看不到但却存在于医务工作者每个人内心的衡量标准，或许最终的舆论都没有得出令人信服的答案，但是那些医务工作者所谓的理由无意间伤害到了别人时，是应该值得医务工作者去深思的！

【小结】

梁霞作为一名单身妇女，现阶段没有法律依据支持医疗机构为其实施融胚移植，医务人员虽然对她的遭遇十分同情，但在依法治国的今天，医务人员应当依法行医，不能逾越法律违规手术。作为患儿母亲梁霞，只能和许多等待合适配型的干细胞的病人一样，等待捐赠。

（张　波　李冀宁）

参考文献

[1] 中华人民共和国卫生部.关于修订人类辅助生殖技术与人类精子库相关技术规范、基本标准和伦理原则的通知.卫科教发〔2003〕176号文,2003.
[2] 于修成.辅助生殖的伦理与管理.北京:人民卫生出版社,2014.

第十三章
夫妻一方服刑的助孕伦理案例

第一节　男方服刑后助孕

【案例叙述】

陈江(化名)男性,27岁,张娇(化名)女性,25岁。二人到某院生殖中心就诊。医生经检查考虑是由于女方输卵管因素所致的双方不孕,建议夫妻接受辅助生殖助孕治疗。随后夫妻双方完成了 IVF-ET 助孕术前体检,并无禁忌证,同时院方按流程审核了结婚证、双方身份证,双方签署相关同意书并建档后,正式进入了助孕周期。

就诊以来,陈江一直陪伴在张娇身边,但从开展药物刺激卵巢治疗的某一天起,陈江不再出现在候诊区,形单影只的张娇情绪低落,还不时向主管医师咨询卵母细胞冷冻相关事宜。这一反常的举动引起了医生的注意。经过反复询问后,张娇最终含泪向主管医生讲述了缘由。原来,在其开始助孕治疗后不久,陈江在一次朋友聚会中酒后和他人发生冲突,持刀刺中数人,其中二人因伤情过重不治身亡,陈江被公安机关批准抓捕,由于案件正在调查过程中,不能保释,还有可能面临长期监禁,甚至死刑的判决。

了解事情原委后,主管医师为了将张娇的损失降至最低,建议张娇取消周期,等待案件判决后再决定下一步治疗方案。但张娇对丈夫的感情和等待他归来的信心异常坚定,对孩子的期盼非常强烈,与家属商量后坚决要求继续助孕治疗,并愿意将所获卵子全部冷冻,并希望丈夫终有一日释放或出狱后可继续未完的助孕治疗。

【医学观点】

病人不孕原因为"输卵管因素",具有实施人类辅助生殖技术的适应证;并且夫妻双方持有合法证件,按规定建立病历档案,签署同意书,即成事实医患合同,治疗为病人双方及家属主观意愿,过程符合《辅助生殖技术规范》相关规定。

病人符合卵母细胞冷冻的适应证,即:准备 IVF 或 ICSI 治疗的病人取卵日,丈夫无法取精,同时拒绝采用捐赠者精子,可行卵母细胞冷冻。

该病人进入助孕周期后才出现丈夫被刑事拘留的突发事件,其过程和结局具有不可预测性,医生可根据病人的主观意愿继续助孕治疗,无违反技术规范行为。但到取卵日,若无法提供可用精子,卵子只能丢弃或者冷冻。如果病人双方及家属均同意将所获卵子全部冷冻,医生应尊重病人的选择。

【伦理讨论】

首先,针对本案例,医生在病人助孕治疗周期刚开始时,便获知其丈夫突发意外,短时间内不能继续参与治疗,此时为将病人的身体伤害和经济损失降到最低,即刻建议终止助孕治疗,符合辅助生殖伦理原则的最优化原则;但与此同时,医生还应考虑到自主原则与尊重病人的原则,即当病人有正常的自主能力,情绪是正常的,决定是经过深思熟虑并与家属讨论过的,一切诊疗措施和结果应落实到病人身上,其有权选择一些可能有伤害性的诊疗措施,院方应尊重病人的决定,尊重配子,尊重胚胎。

其次,卵母细胞的冷冻和胚胎冷冻有很大的区别,胚胎是由精卵结合,其来源是夫妻双方,胚胎所有权归属二人,任何的处置都需经过夫妻双方的知情同意;而卵母细胞仅来源于女方,为女性独有资源,理论上归属女方所有,从这个角度可以认为女方对卵母细胞拥有所有支配权,生殖中心按照女方要求冷冻卵母细胞应该也符合尊重病人、有利于病人、自主、最优化的原则。

再次,医疗机构尊重病人的决定冷冻卵母细胞时,又不能违背知情同意的原则,这一原则在辅助生殖的伦理原则中举足轻重。医生需要让病人夫妻明白,卵母细胞的冷冻技术尚不如胚胎冷冻技术那样成熟,就卵母细胞冷冻的安全性、复苏率、受精率、妊娠率等情况必须与夫妻双方进行详细沟通。若丈夫能具备合法的授权委托书,并能及时了解协议书内容,完成知情同意书的签署,此时生殖机构尊重病人决定继续药物刺激卵巢治疗并进行卵子冷冻的行为并没有违反相关规定和法律。

最后,本案例中医生与病人及其家属还应考虑到助孕的男方可能被判入狱甚至面临死刑的判决,若女方继续接受助孕治疗,后代可能面临一出生即没有父亲的不完整人生。在明知或预知父方可能非疾病死亡的前提下如果院方仍对女方实施辅助生殖技术,这与伦理原则中“保护后代的原则”是相矛盾的。并且,一旦男方被判死刑,按照社会公益性原则,女方变为单身女性,便不能继续接受助孕了。

【法理讨论】

目前辅助生殖技术正处于一个茁壮发展的阶段,近年来由于病人数量的增加和国家生育政策的开放,由此出现的突发问题越来越多,法律、规范、伦理原则是辅助生殖机构解决特殊案例的准绳,是执行一切辅助生殖技术的前提和依据,更是为病人及其后代争取利益最大化的考量标准。

【情理讨论】

陈江因为一时冲动而触犯了法律,给自己和别人的家庭造成了不良影响,同时陈江也为自己的行为付出了应有的代价,但陈江夫妻孕育下一代的想法也是合情合理的。对于陈江的父母亲和妻子而言,一个孩子的出生体现的是生命的延续,是一个家庭最珍贵的礼物。孩子让家有了意义,让爱变得深刻,让幸福有了可以继续生长的生命和骨血,孩子的到来也是他们对儿子和丈夫爱的延续和精神寄托。

【社会舆论】

辅助生殖机构和要求助孕的病人正共同面临一些特殊的伦理问题,比如说病人一方或双方去世(或长期服刑)后,家庭成员出于精神的“寄托”和为了完成逝者的遗愿,可否从服刑一方或者亡者身上提取配子以实现生命的延续?另一方可否有处置已冻存配子或胚胎的权利等。这些不断出现的伦理与法律问题常引起大众产生激烈的讨论,使得生殖机构和助孕夫妻的一举一动处于社会舆论的风口浪尖。不同的立场必然导致众多不同的观点,社会大众包括病人本身更倾向于主观情感,认为孩子对于一个家庭的意义非比寻常、无可替代,而往往忽略了保护子代的权益。

【小结】

辅助生殖临床工作中越来越多地会出现本案例类似的情况,助孕夫妻中男方需要服刑甚至面临死刑判决。辅助生殖医疗机构在尊重病人、不伤害病人的原则下,考虑帮助病人完成心愿的同时,要多多兼顾知情同意、保护后代、最优化等伦理原则,在不违反国家法律及相关操作规范的前提下,尽量圆满地解决病人的需求。

(潘莉娜　周从容)

参考文献

[1] 中华人民共和国卫生部.关于修订人类辅助生殖技术与人类精子库相关技术规范、基本标准和伦理原则的通知.卫科教发〔2003〕176号北京,2003.
[2] 于修成.辅助生殖的伦理与管理.北京:人民卫生出版社,2014.

第二节　复苏胚胎移植过程中丈夫被羁押

【案例叙述】

张山(化名)夫妻婚后两人幸福恩爱,但婚后7年,妻子始终没有怀孕。遂到某医院检查,结果显示:妻子杨丽(化名)为"继发不孕,双侧输卵管不全阻塞",丈夫张山则患有少精子症。于是夫妻二人于2014年9月在医院生殖中心行卵细胞质内单精子显微注射(intracytoplasmic single sperm microinjection)-胚胎移植助孕,采用短方案药物刺激卵巢,获卵7枚,获胚胎5枚,新鲜周期移植2枚胚胎,未孕,尚剩余3枚冷冻胚胎。2015年3月张山夫妻要求再次冻融胚胎移植(freeze-thaw embryo transfer),夫妻双方签署知情同意书后,医院启动了人工周期冻胚移植方案。

在进行胚胎移植过程中,需要夫妻双方本人前往医院,签署知情同意书及验证指纹、核实身份的时候,丈夫张山因参与贩毒,被公安机关抓获,关进看守所,导致解冻胚胎移植手术无法继续进行。杨丽想要一个孩子的愿望十分迫切,现实带来的巨大打击使她悲观、失望、无奈,陷入抑郁状态。她的公婆不知道如何宽慰,百般考虑之下,一家人来到医院寻求帮助。

【医学观点】

该夫妻处于试管婴儿连续治疗期,进行胚胎移植是正常的治疗步骤,从治疗角度,是没有任何问题的,但丈夫因关押在看守所,无法到医院签字,冻胚移植必须有丈夫签字同意认可方可实施。丈夫无法来医院签字问题如何解决?医务工作者实施人类辅助生殖技术的同时一定要考虑后代,在丈夫前途未卜的情形下,医务工作者如何保证孩子出生后应有的权利?认为解决问题的关键是如何与张某就进行移植相关问题进行充分沟通,并签署知情同意书。这一过程必须妥善处理,以不违背医疗活动的准则。有医生认为是否可以请看守所的丈夫签署委托书由妻子签字进行下一步的治疗;也有医生认为是否可以暂缓手术,等丈夫的情况明确后进行下一步计划。

【伦理讨论】

对立统一是宇宙的根本规律,用这个哲学原理来诠释"辅助生殖技术"与"伦理"之间的关系,即为多元化和多样性的统一和协调,协调其不同,发展和拓展其相同而不强求其完全相同,这样辅助生殖技术和伦理思想才能共同发展并充满生机活力。如果没有辅助生殖技术的诞生与发展,并不断冲击先前的伦理观念和思维水平,伦理就会一直停留在没有辅助生殖技术前的伦理概念和思维水平上,辅助技术和伦理相辅相成才能发展,求同存异方能双赢,这就是两者之间的辩证关系。此案例中,张某因为被羁押,无法亲自到医院签署相关手续,导致本该可以进行的手术无法进行。由于张某涉嫌犯罪,可能被判处刑罚,即使顺利手术,其也可能在一定时期内无法养育子女,这些都是现实存在的问题。

根据知情同意的原则,人类辅助生殖技术必须在夫妻双方自愿同意并签署书面知情同意书后方可实施。临床实践过程中,医生执行知情同意原则要做到使病人或其家属完全知情并有效同意。完全知情是指通过完整充分的说明和介绍,对病人有关询问的必要回答和解释,使病人全面了解诊治决策的利与弊,为合理选择奠定真实可靠的基础。有效同意是指病人在完全知情后,自主、自愿、理性地作出的负责任的承诺。这种承诺需要满足的条件是:病人具备自由选择的权利、表达承诺的合法权利、作出正确判断的充分的理解能力、作出理性选择的必要的知识水平。有效同意还应遵循特定程序、签写书面协议并保存备查,本案中要获得知情同意,需要向张山夫妻明确解释辅助生殖技术实施的过程、风险以及益处,签署书面同意书。本案中对于张山来说,实施辅助生殖技术的益处是他们夫妻有可能获得一个可爱的宝宝,但是除了医疗过程本身的风险之外,还存在的一个风险是宝宝出生之后,有可能会缺少父亲的照顾,从小缺少父亲的陪伴。张山的情况除了会给家庭带来经济压力之外,父爱的缺失有可能会给其带来不可预知的危害,而且孩子上学之后,这一情况带来弊端更甚。因此无论从医疗制度角度讲,还是从家庭和睦和宝宝出生后的角度来讲，都需要将这些情况如实地告诉张山。生育宝宝不仅是为了满足传宗接代的基本要求，更重要的是培养身心健全的社会人。但是目前丈夫张山的现状无法来院签署知情同意书，如果实施这项技术必须通过一定的法律措施予以保护。鉴于丈夫张山处于被羁押的状态，其签署知情同意书的方式方法需要进一步商榷。

根据保护后代原则，人工辅助生殖不能使后代产生严重的生理、心理和社会损害，不但要使辅助生殖技术出生的婴儿肉体健康，更要注重其出生后的精神健康发展。从传统观念上来讲，由于张某的入狱，刚出生的孩子可能就要面临着和自己的亲人隔绝。在单亲家庭中成长，也可能要面对这样或者那样的生活压力与心理压力，对孩子的成长不利。1990年欧洲"人类生育和胚胎学会"颁布的第一个关于《人工授精和胚胎学法》，其中要求医生在帮助一个妇女怀孕的时候必须留意他们将要做的事情，声明：一个妇女只有在充分考虑通过人工授精出生孩子的福利，才会实施该技术。但是，孩子在单亲家庭会影响他们的健康成长、生活质量得不到有效的保障，这些从经验上的论断也未免过于武断。能否为了保障一个尚不存在的未知的利益就对一个现实存在的重大权利去作限制，从而剥夺父母的生育权？这是不得不考虑的问题。

根据有利原则，医务人员行为应当保护病人利益、促进病人健康、增进病人幸福；根据不伤害原则，医务人员的行为应包括主观的不伤害意图和客观的低伤害结果。因此，医务工作者也要最大程度地保护和照顾将来出生孩子的利益，不能使出生的孩子成为无人抚养的孤儿。

在与杨丽谈话中，医务人员也与杨丽进行了深入交流，除从医学上向其介绍了人工生殖手术的风险，还从伦理和情理角度进行了沟通。虽然张山夫妻渴望生子的心情和愿望可以理解，但是也应该充分考虑张山当前的处境，由于张山失去了人身自由，可能无法照顾施行人工生殖手术后怀孕的妻子、幼小的婴儿，无法给予孩子应予的父爱。杨丽在丈夫看守所羁押期间怀孕生子，必将面临社会舆论的压力，也会给孩子的成长带来影响。

根据尊重原则和自主原则，应当对可以自主的病人的自主性给予充分尊重。医院专门召集生殖医学伦理委员会主委、法学专家、生殖医学专家等相关专业人士召开紧急会议。通过与办案单位进行沟通和咨询法律专家，认为张山涉嫌犯罪的情节，可能不会被判处死刑。在此情况下，一致决议尊重病人夫妻生育权利。经过伦理讨论，建议妻子要完善相关法律手续，取得丈夫授权委托书及律师见证书，证明丈夫充分知情同意后方可以移植助孕。同时充分告知孩子出生后面临的抚养教育等社会问题，让病人夫妻充分知情。经过与办案机关和看守所进行协调，杨丽委托律师在看守所会见张山，张山签署了相关文书，解决了相关问题，手术得以顺利进行。

【法理讨论】

《中华人民共和国民法总则》第十三条规定：自然人从出生时起到死亡时止，具有民事权利能力，依法享有民事权利，承担民事义务。由此看出，一个人的民事权利的享有期间是自其出生至其去世。《中华人民共和国监狱法》第七条明确规定：罪犯的人格不受侮辱，其人身安全、合法财产和辩护、申诉、控告、检举以及其他未被依法剥夺或者限制的权利不受侵犯。条文中"其他未被依法剥夺或者限制的权利"包括罪犯的生育权。但是生育权在本身意义上是自然怀孕生育，辅助生殖技术与这个概念的范畴并不是完全重合的，因此，从法理上，这个问题还值得商榷。目前张某身份还只是犯罪嫌疑人，还没有被法院判决有罪，应享有正当的民事权利。对于这个家庭他们具有强烈的生育愿望，医务工作者不忍剥夺。但是，如果为张山实施了助孕技术，其间他无法承担对家庭应尽的义务，孩子将会在一个残缺的家庭中长大，对于其身心健康、正确人生观和价值观的养成都可能会有一定的不良影响，对社会也可能具有远期的不良影响。

虽然现有的法律对服刑犯实现生育权并未做出明确的规定，但是也没有明确的禁止。既然法律对罪犯的生育权没有明确作出限制或者禁止的规定，就存在刑犯生育的可能。民政部门出台的《关于贯彻执行婚姻登记条例若干问题的意见》第10条规定：服刑人员办理结婚登记，应该亲自到婚姻登记机关并出具有效的身份证件；服刑人员无法出具身份证件时，可由监狱管理部门出具有关的证明材料。这是我国现有的法律法规对服刑人员的结婚权作出的积极明确的规定,是我国在押罪犯人权保障的一大进步。法律肯定了在押罪犯的结婚权,是不是也隐含了在押罪犯因为结婚而应享有的同居、生育权呢? 司法部曾在《对罪犯实施分押、分管、分教的试行意见》中规定:宽管罪犯每隔一两年可允许回家探视,有条件的单位可批准罪犯配偶来见同居。《监狱法》第五十七条规定:对表现较好的罪犯,监狱可以根据情况准其离监探亲。今年春节期间,全国就有近千名罪犯被批准回家探亲。那么,人工授精的方式实现生育权能否允许呢?

该案例中丈夫张山系犯罪嫌疑人,手术期间虽然在押,但并没有被法院判决有罪。病人夫妻已经定好冻胚移植时间,恰好该夫妻在移植前两天丈夫因疑涉嫌犯罪被羁押,夫妻请求按时冻胚移植,夫妻生育权主张合法,且夫妻双方均有强烈生育意愿,应予以满足。丈夫不能够到场,可以采取委托律师会见办理相关手续的方式进行。

手术的顺利完成使张某一家人十分高兴,但历经重重波折移植成功的胚胎突然停止发育,孩子终究没能产下。但毕竟经过了各方面的共同努力,不至于特别遗憾。为此,张某家人专程到医院感谢,张某在和家人通信时也对医院的人道帮助十分感激,表示将认真改造,争取早日与家人团聚。

【情理讨论】

杨丽是值得同情的,在不孕不育助孕过程中丈夫又出意外情况,使渴望怀孕的过程变得更加曲折。医务人员完全有理由暂停进一步的治疗,等丈夫的情况明确后再考虑是否继续治疗,但最终的结果是医院在与病人及家属、司法人员进行充分的沟通后,在不违背伦理原则的情况下,想尽一切方法为病人及时进行了胚胎移植手术,医务工作者做得既"合情"又"合理"。

【社会舆论】

大家在同情杨丽的同时,确实也会担忧助孕给家庭、社会及后代带来的影响和冲击。如果案情发生变化,丈夫的判决是死刑或无期徒刑,那么这个家庭在背着沉重的社会压力的同时又会加上其他的负担。对于杨丽来说也许有更大的不幸,会永远生活在阴影之中,对孩子的成长也是非常不利的。

所以,全社会都有责任来预防类似悲剧的发生。

【小结】

通过此案例说明,在辅助生殖技术中,生殖医学伦理委员会应由医学伦理学、心理学、社会学、法学、生殖医学、护理学多学科等多领域的专家和群众代表组成,这样,在伦理问题的分析上才能覆盖全面。法理和情理有冲突的案例很多,需要依法执行,并由伦理把控。

(杨爱军)

参考文献

[1] 于修成. 辅助生殖的伦理与管理. 北京:人民卫生出版社,2014.
[2] 司法部劳改局. 对罪犯实施分押、分管、分教的试行意见.1991.

第三节　死刑犯的生育权

【案例叙述】

男方罗锋(化名),因琐事与他人发生争执,并将其杀害,被一审判处死刑。罗锋在押期间,其妻子郑雪梨(化名)向当地法院提出了一个挑战传统司法实践的要求:想借助人工授精技术怀上丈夫的孩子。一审法院以没有相关法律规定,没有相应的条件为由,拒绝了她的请求。之后郑雪梨又向省高级人民法院提出书面申请,法官同样告知,现行法律没有相关规定,不属于法院受理范围。这一事件引发了社会各界对于死刑犯权利的讨论,是否承认生育权? 死刑犯在押期间是否还有生育权? 是否可以对死刑犯实施辅助生殖技术? 而法学专家对此意见也并不统一。

【医学观点】

从医学角度来讲,实施辅助生殖的对象是普通人还是死刑犯,技术上并没有本质区别。但所有要求进行辅助生殖助孕的病人,都必须满足《人类辅助生殖技术管理办法》中规定的适应证,不是所有人都可以进行辅助生殖助孕。夫妻双方单纯是因为一方被囚禁,而无法进行正常妊娠,则不属于规范中要求的适应证范畴。因此,生殖中心不得为不符合适应证病人行辅助生殖助孕。

【伦理讨论】

依据《辅助生殖的伦理与管理》中严禁技术滥用的原则,不能因为死刑犯不能与其妻子同房而破格给予实施辅助生殖技术。

即使有符合辅助生殖技术的适应证,但其丈夫为死刑犯,若死刑执行,那么孩子出生后的抚养将面临社会及伦理压力。不符合保护后代的伦理原则。孩子成长过程中双亲的作用不可低估,缺少任何一方都会给孩子的成长带来很大的负面影响。孩子会面临周围人对其死刑犯之子身份的议论,单亲的环境本就会给孩子的心理带来伤害,这种标签更是会严重影响孩子的个性与人格。所以,技术实施与否必须充分考虑对下一代的影响。

【法理讨论】

《人类辅助生殖技术规范》中规定夫精人工授精的适应证:①男性因少精、弱精、液化异常、性功能障碍、生殖器畸形等不育;②宫颈因素不育;③生殖道畸形及心理因素导致性交不能等不育;④免疫性不育;⑤原因不明不育。如果是因为犯罪被羁押,不能同房,是不符合适应证的,医生可以拒绝给不符合适应证的病人实施辅助生殖技术。

依据《中华人民共和国人口与计划生育法》规定“公民有生育的权利”。然而,死刑犯要实现生育权,很难保证给未来子女提供健康、良好的成长环境,并承担抚育未来子女的义务。若孩子出生时他的父亲就已经被执行死刑,对儿童日后身心成长将造成不利影响,更谈不到承担抚养的义务。

我国法律中未明确列举死刑犯生育权的剥夺。但是在羁押期间,被告人被剥夺了人身自由,无法行使性的权利和生育的权利,实际上就是被剥夺了性权利和生育权。现代辅助生殖技术的出现,使被告人在被限制和剥夺身体自由的情况下,还是能够通过技术手段完成生育行为。尽管被告人被判处死刑,在死刑执行之前,他仍享有生育子女的权利,而其配偶仍享有与其共同生育子女的权利,然而法律规定的严格限制死刑犯人身自由,在某种意义上

也说明对其最严厉的惩罚。

【情理讨论】

本案例中的郑雪梨,想通过辅助生殖技术孕育一个死刑犯丈夫的孩子,于情理上是可以理解的。或许他们感情非常好,她只是想把丈夫的基因传递下去,等她生育了这个孩子,对她的丈夫也有所缅怀。然而,她是否想到,当她的丈夫被执行死刑之后,当她一个人需要承担抚养孩子的一切时,她的心理是否会有所变化。面对生活的压力、面对孩子成长过程中的各种叛逆,她是否能泰然处之。孩子得知自己是死刑犯之子后,如若心理的变化导致性格改变,她是否还能控制住这一切局面。孩子是一个独立的个体,母亲无法想象自己将会遇到的事情。当这一切都来临之后,她或将面临巨大压力。

【社会舆论】

社会舆论认为罪犯一旦被宣判死刑,罪犯的家庭就面临着破裂、陷入窘境。如果已经有后代的家庭,另一方就需要独立承担孩子的抚养。而这样的孩子将永远笼罩在家长是罪犯的阴影下,这样的孩子可能在成长过程中发生性格扭曲。妻子想通过辅助生殖方式,再生育一个死刑犯的孩子。这些都会带来巨大的经济和社会负担。

【小结】

综上所述,死刑犯妻子想通过辅助生殖技术生育其后代在医学适应证上就存在疑问,很可能并非适应证范畴。从伦理学角度讲,在这种情况下生育,给后代带来的影响是巨大的,不适合孩子心理的健康成长,也有悖公正的原则。另外,这也会带来巨大的社会问题。因此,不建议给死刑犯实施辅助生殖技术。

(文陶非　王　典)

参考文献

[1] 中华人民共和国卫生部. 人类辅助生殖技术管理办法.2001.
[2] 于修成. 辅助生殖的伦理与管理. 北京:人民卫生出

版社,2014.

[3] 中华人民共和国原卫生部.关于修订人类辅助生殖技术与人类精子库相关技术规范、基本标准和伦理原则的通知.卫科教发〔2003〕176,2003.

第四节 丈夫服刑无法现场签署移植同意书

【案例叙述】

张强(化名)和李敏(化名)结婚8年仍然没有子女。遂于2011年10月到当地医院就诊。经过检查发现,李敏双侧输卵管积水,张强的精液检查结果未见异常。随后李敏行腹腔镜手术,术中予以盆腔粘连松解术加上双侧输卵管根部切断术。术后决定尝试辅助生殖助孕技术,并于2012年2月在某生殖医学中心接受体外受精胚胎移植术(in vitro fertilization-embryo transplantation,IVF-ET)助孕治疗。

李敏在接受新鲜胚胎移植后并没有成功怀孕,亦无冻存胚胎。夫妻二人并未放弃,随后于2012年7月再行IVF-ET治疗,移植新鲜胚胎后,仍冻存3枚卵裂期胚胎和2枚囊胚。然而李敏本次移植后虽成功怀孕了,孕8周时却因胚胎停止发育而不得不行流产术,流产物绒毛染色体检查提示停育胚胎为21三体。已经历过新鲜胚胎移植失败的李敏,因第二次IVF-ET治疗后发生流产,情绪受到较大打击,夫妻二人对于辅助生殖结局的不确定性充满恐惧。再加上两次辅助生殖治疗花费了夫妻二人大部分的积蓄,所以张强和李敏之后没有继续接受辅助生殖治疗,但仍要求继续冻存剩余的胚胎,等待合适时机移植。

2016年,40岁的李敏决定继续之前的助孕治疗,准备复苏并移植4年前冻存的胚胎。然而李敏再次回到医院生殖中心准备移植冷冻胚胎时,告知医护人员其丈夫张强因走私被公安局逮捕刑拘,不能到医院现场签署复苏胚胎和移植的相关同意书。最终,由于缺少张强在相关同意书上的关键签字,李敏不得不取消复苏和移植胚胎的计划。过了一段时间,李敏再次来到医院生殖中心,告知医院护理人员张强已被法院起诉,并因走私行为被判处3年有期徒刑,这对于已步入40岁的她来说是"等不起"的,于是李敏向生殖医学中心提出了欲在丈夫因服刑无法到现场的情况下完成冷冻胚胎移植的诉求。经过医院伦理委员会讨论,男方在律师见证下签署的同意书以及冷冻胚胎解冻和移植、减胎术知情同意书,并按指模。

【医学观点】

众所周知,女方年龄是影响助孕结局最重要的因素之一。因此对于符合辅助生殖技术指征的病人,建议尽早接受辅助生殖治疗。案例中,女方首次接收辅助生殖助孕治疗时已达35岁,卵巢储备功能下降,其生育力随着年龄的增加而显著下降,且卵子染色体非整倍体率增加,造成胚胎染色体异常概率增加。而案例中女方再行IVF-ET治疗时虽然成功妊娠,但最终"孕8周后因胚胎停止发育而不得不行流产术,流产物绒毛染色体检查提示停育胚胎为21三体"的结局,也提示病人卵子可能出现质量下降的问题。而且高龄产妇随着年龄的增高,妊娠合并症、并发症及不良妊娠结局的发生率亦会明显增加,尤其是流产、早产及胎儿发育异常等风险明显增加,这些问题都危及母婴双方的生命健康。

如果因其丈夫服刑期间无法亲临医院现场签署解冻胚胎移植相关同意书这一客观原因而推迟辅助生殖治疗,虽然胚胎已冷冻保存,但妊娠期风险及并发症也将随着年龄的增长而显著增加,同时也会对夫妻二人的心理健康造成影响。因此无论是从降低病人女方妊娠风险、减轻家庭心理负担,还是有利于其子代健康的角度,在不违反相关法律法规和伦理原则的前提下,都建议其尽早完成助孕治疗。

【伦理讨论】

"亲临现场签字"是保证知情同意原则得以实现的重要保障,当其与高龄女性的助孕迫切需求产生矛盾时,相关医疗单位应咨询法律意见,让该案例丈夫即使不在现场的情况下也能提供有法律效应的签字,这也是体现辅助生殖技术伦理中的"最优化原则"。此外,由案例中夫妻双方均希望移植冷冻胚胎的诉求来说,相关医疗机构在符合辅助生殖技术相关法规及伦理原则的处理办法前提下,不耽误病人(尤其是高龄病人)后续的辅助生殖治疗,在很大程度上减轻女方迫切生育的焦虑心理和男方的负罪感,也是体现医疗机构对特殊病人的关怀及社会责任感,符合有利于供受者原则。

然而从"保护后代原则"的角度出发,2016年病人夫妻拟接受冷冻胚胎移植时均已40岁,不仅高龄女方病人和后代有潜在健康风险,还可能对于后代出生后的生活质量造成一定的影响,高龄父母在子代成长过程中将会面对更多因身体条件限制带来的问题,而子代需面对双亲因年龄增长伴随的健康问题也会较同龄人提前。从经济收入来源变化和违法行为的舆论压力来说,实施胚胎移植后女方在丈夫服刑期间怀孕生产,母亲和子代都将面临经济拮据、生活质量降低的问题,以及亲朋邻里的异样眼光,其与"有利于后代"的原则并非完全相符。

【法理讨论】

对于本案例涉及生育权问题:根据我国2002年实施的《中华人民共和国人口与计划生育法》第十七条规定:"公民有生育的权利"。公民的生育权是一项基本的人权,是合法夫妻自主决定生育或不生育子女的权利。本案例中男方虽因走私被逮捕刑拘和起诉,甚至之后可能被判刑,但仍享有生育权,且妻子情况符合辅助生殖技术治疗的指征,因此本案例夫妻双方享有通过辅助生殖技术生育后代的权利。

本案例夫妻双方须向医院生殖中心提供:人民法院刑事判决书、人民检察院起诉书、律师执业证、见证书;男方在律师见证下签署的同意书以及冷冻胚胎解冻和移植、减胎术知情同意书,并按指模。以上文件均由医院生殖中心审核保存,方可实施冷冻胚胎复苏移植的相关流程。

【情理讨论】

与自己的另一半共同孕育后代,是这对夫妻多年的夙愿。对于正被刑拘的丈夫而言,这种组成圆满家庭的希望,能够帮助其接受法律的惩处和教育后,更顺利地回归家庭与社会。这无论是对个人还是社会的发展都有积极的作用。但是需要注意案例中丈夫因犯罪而服刑对于其妻子及后代的生活质量是会产生一定的消极影响的,但在丈夫"洗心革面"的决心,夫妻二人齐心协力保持家庭和谐,以及社会各界对于刑满释放人员的包容和接纳等条件下,可将这种不利的影响降至最低。

【社会舆论】

从新闻媒体和社会大众的角度来看,无论是迫于生存还是一时冲动,做了错事就应该受到相应的惩罚,这是理所应当的事;但涉及到生育后代的问题时,除了嫌疑人本人以外,还牵涉到嫌疑人的配偶和其他家人的权利和福祉,因此在不违反现有法律法规的前提下予以方便,也是较易被社会大众所认同的。

【小结】

病人在拟行解冻和移植胚胎时因其丈夫服刑而缺席,导致常规冷冻胚胎移植工作无法顺利进行。特殊事件可以走特殊流程,快速启动医院伦理委员会进行讨论和备案,具备相关材料和有资质人员(如律师)见证下签署有关知情同意书,尽量避免辅助生殖治疗的延迟,不仅有利于满足此类特殊病人的生育需求,还有利于医患关系的和谐发展。

(甘秀兰　叶丽君　曾　勇)

参考文献

[1] 于修成.辅助生殖的伦理与管理.北京:人民卫生出版社,2014.

第十四章
高龄夫妇助孕的伦理案例

第一节　失独家庭高龄母亲的助孕请求

【案例叙述】

李丽(化名),女性,54岁,2008年"5.12"汶川大地震间失去了唯一的儿子。之后在长达近2年的心理治疗中,李丽逐渐接受了孩子去世的事实。但有一天,她突然从朋友处获知,现代辅助生殖技术可以帮助高龄女性再次怀孕。虽然自己已绝经3年,但她还是抱着最后一线希望来到了一家生殖中心。医生们召开了伦理会议对她的要求进行长时间会谈。

李丽不清楚,作为一个54岁、身体健康、子宫正常的女性,她要的只是求赠一颗卵子圆自己母亲梦而已,真的就那么违背常理吗?还一定要被伦理会议分析、讨论,最后决定自己是否有这个权利?

李丽始终都不能明白,她不断努力争取的,只不过是一个有生育意愿的年长女性的母亲梦,这本就的属于她的权利,为什么还需要得到别人的批准?

【医学观点】

在辅助生殖技术中,供卵也称卵母细胞捐赠,是指将有生育能力女性的卵母细胞赠与无法产生卵母细胞或无法产生正常卵母细胞的女性,通过体外受精技术使得这些原本无生育希望的女性获得妊娠的可能。在辅助生殖技术实施过程中需要综合考虑患者的生理、病理、心理及社会因素,医务人员有义务告诉患者目前可供选择的治疗手段、利弊及其所承担的风险,在患者充分知情的情况下,提供最有利于患者的治疗方案。

目前我国的接受赠卵指征基本与英国 HFEA 及美国等国家的规定一致,受卵 IVF-ET(体外受精胚胎移植术)的适应证主要有:各种原因导致卵巢功能衰退丧失产生卵子能力;女方为严重的遗传性疾病患者或基因携带者;具有明显的影响卵子数量和质量的因素,主要包多周期药物刺激卵巢低反应、因卵子因素导致的受精失败和胚胎异常的女性等。由此可见,卵子捐赠可以使卵巢功能不良的高龄女性(年龄过40岁),甚至绝经后女性也有生育机会。然而,高龄女性在人工助孕期间及妊娠后均存在着较大的安全隐患,因此医生在给出医学建议时,在遵循适应证的基础上要进一步评估医疗安全以平衡利弊。

随着年龄增加,罹患内科疾病的风险进行性增加,如高血压、糖尿病、血栓性疾病等。>35岁的高龄女性,发生高危妊娠的风险高于年轻女性,孕产妇围产期死亡率、死胎及其死产发生风险增加,在超过40岁的人群中尤为明显,这主要与心血管功能减退、肥胖、糖尿病、高血压等妊娠合并症和妊娠并发症及手术产并发症等发生风险增加有关。此案例女性要求受卵,年龄已达54岁,绝经3年,妊娠不良结局显著增加。因此,从母亲安全的角度来讲,对接受赠卵者年龄的上限予以限定是符合生殖医学伦理学观点的。卵母细胞捐赠必须经过药物刺激卵巢和取卵手术,这些处理对捐赠者存在一定的医疗风险,正是基于这个原因,许多国家(包括我国在内)和地区都只允许在辅助生殖技术中产生的"多余卵子"捐赠他人,禁止以捐卵为目的的供者捐赠。2006年原卫生部《关于印发人类辅助生殖技术与人类精子库校验实施细则的通知》第六条明确要求严格掌握接受卵子赠送的适应证;赠卵者仅限于接受人类辅助生殖治疗周期中取卵的妇女;为保障赠卵者的切身利益,应当在其每周期取成熟卵子20枚以上,并保留15枚以上的基础上进行赠卵;应当在赠卵者对所赠卵子的用途、自身权利和义务完全知情同意的基础上进行;对赠卵者应参照供精者筛选的程序和标准进行相关的健康检查及管理;对实施赠卵技术而获得的胚胎必须进行冷冻,对赠卵者应在6个月后进行艾滋病抗体和其他相关疾病的检查,获得确定安全的结果后方可解冻相关胚胎;对接受赠卵的患者要依据病情和就诊时间进行排队;严禁任何形式的商业化赠卵和供卵行为。细则充分保障了供、受双方的医疗安全。而商业供卵,需要对捐赠者进行药物刺激卵巢治疗,同时迫切希望获得更多卵子,使用药物刺激卵巢药物剂量往往过大,导致发生卵巢过度刺激的机会远远高于常规药物刺激卵巢治疗,对供卵者身体造成严重危害,甚至危及生命安全。同时因为卵源紧缺,商业供卵也难以对供卵者进行遗传性疾病和传染性疾病的筛查,所获得的卵子捐赠受精后形成的胚胎,很快就进行了胚胎移植,这些都可能给受者带来不可预测的感染风险和分娩罹患遗传学疾病子代的风险。

【伦理讨论】

"尊重原则"是辅助生殖伦理原则中最重要的原则,医务工作者需要尊重高龄女性因各种原因要求再生育的权利,生育权是指天赋人权,不能等同于接受辅助生殖的权利,对高龄女性能否实施辅助生殖技术助孕,需进一步伦理论证。

高龄不孕妇女常规 IVF-ET 的妊娠结局差最主要的原因在于卵巢储备低下、卵母细胞数量与质量明显下降所致,因此,受卵体外受精-胚胎移植是目前治疗高龄不孕获得较理想妊娠率的治疗手段,但由于供卵来源远远不能满足当前的临床需求,具体实施受限。如何更好地使用宝贵的医疗资源,生殖中心有必要对受卵者进行筛选以充分履行"保护后代的原则"。

保护后代的原则是实施辅助生殖重要的伦理学基本原则之一。高龄女性妊娠、生育,不但其自身安全风险增加,其后代的抚育、教育等伦理问题也应该受到关注。高龄夫妇生育的孩子可能面临过早失去父母的情况,孩子的成长环境、身心健康均会受到影响,同时也给社会造成一定的负担。因此,对于接受辅助生殖的女方年龄应该有所限制,使得高龄父母能更好地履行抚养子代的义务。

实施辅助生殖技术必须遵循"社会公益性原则",上述问题儿童的增多以及未成年前即失去高龄双亲的孤儿必将增加社会的负担,导致发生不利于社会公益性的问题。同时,高龄妇女生育高峰、危重孕产妇增多将占用大量医疗资源(生殖医学中心、产前诊断、产科、新生儿急救等),不利于同时期育龄妇女的生殖健康,也有悖于社会公益性原则。同时,遵循辅助生殖技术伦理"最优化原则",要综合考虑社会医药资源的消耗。因此,对高龄不孕患者实施 ART,特别是需要接受供卵助孕,应严格遵循生殖医学伦理的各项基本原则。

辅助生殖技术属于限定使用技术,辅助生殖伦理学的基本原则中的"严防商业化原则"指出:"供精、供卵只能是以捐赠助人为目的,禁止买卖,但是可以给予捐赠者必要的误工、交通和医疗补偿"。由于接受赠卵的需求量大,供求比例失衡大大增加了当前中国高龄女性获得受卵的难度和不确定性,极易造成卵母细胞、胚胎的商品化买卖。供、受卵是由三人参与的助孕技术,由此产生的子代拥有三亲,这与传统的伦理理念相冲突,因此如何界定子代与生物学、遗传学父母的伦理关系,如何保护子代在成长中的身心健康都是辅助生殖医学面临的新问题。

因此,基于以上伦理学问题,对目前已 54 岁高龄的李丽,使其通过辅助生殖再生育是不符合伦理学原则的。依据有利于患者、保护后代、保障社会公益性等原则,应综合考虑高龄女性的生理、心理及社会因素,医务人员有义务告知求助者实施辅助生殖技术产生后代可能出现的情况,提出有医学指征的选择和最有利于病人的治疗方案。

【法理讨论】

人类生育权是指在法制社会中具有合法婚姻关系的夫妇享有决定是否生育、何时生育和生育子女数量的权利。《中华人民共和国妇女权益保护法》第47条对妇女的生育权也作出解释:妇女有按照国家有关规定生育子女的权利,也有不生育的自由。对高龄不孕症夫妇来说,同样享有合法夫妻自主决定生育或不生育子女的权利。我国卫生部2003年发布的176号文件附件中《人类辅助生殖技术规范》及2006年发布的《人类辅助生殖技术校验实施细则的通知》中对赠卵应符合的基本条件进行了详细规定。按照规定,赠卵者为同样患有不孕而需要接受助孕治疗的不孕症病人。在我国尤为突出的问题是卵子供需失衡的现状,因此,在等待赠卵的女性中高龄比例呈上升趋势。目前国内各生殖中心均存在卵源短缺的现象,需要赠卵的病人需要等待数月乃至数年。而对于目前已经处于高龄的女性,在漫长的等待赠卵的过程中,不免增加了受卵后成功妊娠的难度以及妊娠后的孕期风险。

另外,对接受赠卵者年龄的限制,部分国家和地区也有相应规定。例如,我国香港特别行政区规定受卵者年龄在55岁以下,高龄受卵者需要进行较为严格的健康检查,以确保其能承受妊娠负荷以及承担后代抚养的能力。欧美大部分国家及我国的台湾省则无严格的年龄限制。

【情理讨论】

"中年丧子"对54岁的李丽而言,是近乎摧毁的一个打击。从社会情理角度来讲,从丧子之痛中走出来的李丽要求再生育都是合乎情理的,是值得同情和尊重的。然而,当医生告诉她因为年龄的问题,只能选择接受赠卵助孕并且还需要伦理学讨论的时候,这无异于给她造成另一个打击。在考虑高龄病人的生育需求时,作为医生也需要让高龄患者认识到生育权是天赋人权,辅助生殖技术是限定性使用技术,同时要受到生殖医学伦理原则的制约,既要有利于自身健康,也要有利于保护后代和有利于社会公益。同时,在与李丽的沟通中,更重要的是给予充分的心理疏导和精神安慰,抚平心理的创伤,使其理解和接受目前辅助生殖技术现状和自身身体状态,放弃生育愿望,做好余生的规划。

【社会舆论】

高龄女性"失独"后再生育问题,会造成一定的社会影响。高龄生育的子代在教育、抚养等问题中需要得到更多的社会关注和支持,过早失去双亲影响子代的人格发育,进一步影响社会的发展以及增加社会负担。另外,高龄失独的夫妇,在无子代赡养的情况下,其老年生活的维持也需要社会的扶持和帮助,无疑给政府、民政、医疗等提出了新的挑战。

【小结】

从保护后代和社会公益性伦理原则出发,从女性妊娠安全、子代的健康成长以及社会资源最优化等角度出发,不建议高龄妇女妊娠。尽管如此,医生在与有接受赠卵助孕要求的高龄女性谈话中应注意方式,切忌简单、生硬地拒绝其要求,应晓之以理,动之以情,让其放弃生育愿望。

(耿丽红 周燕)

参考文献

[1] 中华人民共和国卫生部.关于印发人类辅助生殖技术与人类精子库校验实施细则的通知.卫科教发〔2006〕44号,2006.
[2] 于修成.辅助生殖的伦理与管理.北京:人民卫生出版社,2014.
[3] 中华人民共和国卫生部.关于修订人类辅助生殖技术与人类精子库相关技术规范、基本标准和伦理原则的通知.卫科教发〔2003〕176号,2003.

第二节 五十六岁女性欲移植冷冻胚胎生育二胎

【案例叙述】

江梅,女性,现年56岁。失独。2011年3月,51岁,停经1年的她走进生殖中心,表达了她强烈的再生育愿望并接受了生育力评估:双侧卵巢均已无卵泡,抗米勒管激素(anti-Müllerian hormone,AMH)<0.09ng/ml,诊断为"绝经"。换言之,如果她想要生孩子就只能通过接受赠卵助孕。

2 年过去了,江梅终于等来了赠卵,形成 4 枚胚胎并冷冻。移植前的 3 个月,江梅因体检血脂高而接受了治疗。2014 年 12 月,54 岁的她剖宫产下 4kg 的儿子。宝宝的降生使这个家庭放下了失独的痛苦。随着国家生育政策的放开,56 岁的她又来到生殖中心,要求移植冻存在中心的 2 枚胚胎。

【医学观点】

绝经意味着卵巢里几乎没有卵子,也就意味着丧失了生育自己遗传学后代的能力。根据规定,江梅具备赠卵助孕适应证,同时就江梅体检情况评估没有赠卵助孕禁忌证。赠卵助孕已生育一个孩子,还冻存着两枚胚胎。然而现在江梅已是 56 岁高龄。

我国目前已出台的关于人类辅助生殖技术的法规中尚没有接受赠卵助孕年龄高限的规定和限制。但在产科诊疗中,年龄是直接影响分娩方式和并发症的重要因素。随生育年龄增高,母儿并发症风险也随之增高,江梅是瘢痕子宫,比首次接受赠卵助孕存在更多的不确定风险。虽已剖宫产后 2 年,从技术层面可以开始妊娠,但瘢痕子宫再次妊娠发生瘢痕妊娠、胎盘早剥、凶险性前置胎盘、子宫破裂、产后大出血等并发症风险明显增高,甚至可能危及生命。

江梅在首次接受赠卵冻胚移植前曾有高脂血症,各脏器生理功能随年龄增长而在减退,潜在的高脂血症并发症也随之增加,是妊娠和分娩过程发生血栓栓塞的潜在诱发因素。

综上,从医学专业出发,经过"疾病"与"生育""获益"与"风险"的全面评估和权衡,不建议其再次实施助孕生育二孩。

【伦理讨论】

本案例的焦点在于:瘢痕子宫并已绝经的 56 岁高龄女性,再次接受赠卵胚胎助孕妊娠的风险与获益的关系权衡。对照辅助生殖伦理学十七条基本原则,主要涉及自主原则、尊重原则、知情同意原则、保护后代原则、不伤害原则、双重效益原则以及最优化原则等七条。

自主原则指医疗活动中病人有独立的和自愿的决定权。尊重原则就是对能够自主的病人的自主性的尊重,是所有伦理原则中最重要的。若病人有强烈要求辅助生殖的愿望,如符合医学伦理及医疗安全的基本原则,应给予帮助。根据知情同意原则,病人有权知晓辅助生殖技术的风险并做出同意承担接受助孕及其并发症风险可能的治疗选择。换言之,医务人员首先要充分告知江梅夫妇所有可能发生的相关风险;其次,江梅夫妇在确定了解目前的身体状况,以及助孕可能发生的各种并发症的风险情况下,自愿同意并签署知情同意书后,医方方能予以辅助生殖技术助孕。

辅助生殖技术实施的同时要求医方须遵循保护后代原则、不伤害原则、双重效益原则以及最优化原则,所以在医方获知江梅夫妇需求后,不仅需要告知其风险、尊重其自主选择,同时需全面考虑助孕治疗对其个人、子代及其家庭的利弊,还要考虑其具体的社会、经济和文化背景。不伤害原则要求医生在诊疗中基于病人的具体情况权衡利弊,采取"两害相权取其轻"的原则。同时,最优化原则也是实施人类辅助生殖技术过程中必须遵循的一个伦理原则,即以最小的代价获得最大的诊疗效果,因此,医生有责任为病人做好诊疗效果的预评估及是否实施助孕的建议。双重效应原则可以对医疗措施和行为进行道德评价的原则,第一效应是指医疗行为措施的目的是好的、带来明确的良好效应,这是直接效应;第二效应是指医疗行为的间接效应,即如本案例中可能的并发症等。运用辅助生殖技术过程,双重效应原则要求医务人员的动机必须是有利于病人的,即第一效应必须要大于第二效应。所以,本案例从不伤害原则、最优化原则和双重效应原则均不支持江梅再接受赠卵试管助孕,正是有利于病人的伦理原则的多角度体现。当然,二胎对于病人心理层面具有一定的积极作用,随着年龄增大,妊娠风险过高以及生产的医疗风险过大并非技术可以解决。从有利于孩子角度看,高龄父母自身都有可能需要长期医疗或照看,无论怀孕还是生产,抑或是日常生活对孩子的照顾和教育,两个幼小孩子对母亲的体力和精力都是巨大的挑战,母亲的身心健康才是孩子健康成长的保证。再者,鉴于江梅 2014 年已通过赠卵助孕生一子,失独的痛苦已在一定程度上得到缓解,建议其将注意力转移到抚养照顾现有孩子的身上,对其心理问题给予相应的疏通与辅导,减少就诊的盲目性。

综上,从伦理学角度,尽管二胎生育具有其政策合理性,但从辅助生殖技术的初衷、有利于病人及保护后代的角度出发,不建议再次实施助孕。

【法理讨论】

公民的生育权是一项基本的人权,作为人的基本权利,生育权与其他由宪法、法律赋予的选举权等政治权利不同,是任何时候都不能被剥夺的。妇女有生育子女的权利,也有不生育子女的自由。江梅虽56岁,但同样享有法律赋予的基本生育权,国家的计划生育法中也没有规定女性生育的年龄高限。在此意义上,病人要求辅助生殖二胎完全合法。尊重女性的生育权是有利于病人的生殖伦理原则在法理层面的体现。此外,《妇女权益保障法》规定国家要建立健全与生育相关的其他保障制度。辅助生殖作为医学手段同样应被认定为是保障每个公民生育权的重要措施。但是医学是有边界的,不建议其夫妻再采用辅助生殖技术人工助孕,并没有否定其生育权。

【情理讨论】

案例中的失独家庭,这是需要社会给予更多关怀的群体。这样的家庭往往有更强烈的再生育的意愿。经历过白发人送黑发人的痛苦后,造就了他们渴望生育多个孩子的执念。由于医生和病人之间医疗知识的不对等性,导致在医生看来比较危险的事情,病人却不以为然。如果本案例中的江梅再次接受了赠卵胚胎成功妊娠,万一在妊娠晚期发生子宫破裂大出血,抢救后成为植物人或分娩后长卧发生静脉栓塞造成偏瘫后遗症而不能生活自理,又何尝不是血的教训和代价?在更多人享受二胎带来的幸福的同时,不少家庭不得不面对妻离子散的悲剧。更多生育心切的人群没有医学常识,不会主动去想自己发生医疗并发症后的情景,更多的是做着圆子美梦。如出现医疗意外、发生家庭变故,对子女是不公平的,也是不负责任的。

【社会舆论】

江梅虽有生育权,但只有借助辅助生殖才能够实现,其所带来的一系列社会、家庭问题不是助孕机构管理的范畴。所以,助孕技术的运用是把双刃剑,既能消除痛苦,也可能制造痛苦。如果江梅再次成功助孕,生育过程中发生了上述并发症经抢救无效死亡,对于刚出生和已出生的2个孩子是不负责任的,所以后代的教育和培养才是最要紧的,不能仅仅考虑自己的心理需要和享有的权利。对丈夫而言,再次经历失去亲人的创伤,超出其心理承受的限度会对孩子造成更大的伤害,给社会带来沉重的负担。对医生而言,敬畏生命是医生基本的职业修养,但医学的有限与生育欲望的无限的矛盾势必给医生带来不可避免的法律风险和压力。就有限的医疗资源而言,不赞成占用更多珍贵的社会共有资源。

【小结】

从医学角度,具有再次助孕指征,但与56岁共存的是一系列并发症的高风险;从伦理角度,无论是对子代保护还是有利于夫妇,均不宜再生育;从法律角度,有选择再生育的权利,但并发症也会引发其他法律问题;从情理上,目前家庭其乐融融,不赞成再冒风险;从社会舆论上,提倡增强社会责任感,节约社会资源。

(李 萍)

参考文献

[1] 中华人民共和国卫生部.人类辅助生殖技术管理办法.2001.

[2] 中华人民共和国卫生部.关于修订人类辅助生殖技术与人类精子库相关技术规范、基本标准和伦理原则的通知.卫科教发〔2003〕176号,2003.

[3] 于修成.辅助生殖的伦理与管理.北京:人民卫生出版社,2014.

第三节 老夫少妻家庭的生育愿望

【案例叙述】

李新(化名),70岁,韩梅(化名),34岁,两人有36岁的年龄差距,在10年前因为真爱共同走进了婚姻的殿堂。由于李新年纪较大,两人结婚5年未能自然妊娠。之后两人于 5 年间辗转多家医院进行诊疗，但均以失败告终。最后，夫妻双方来到某院生殖中心，希望通过辅助生殖技术帮助他们实现生育的愿望。

经过一系列的助孕相关检查，李新的精液检查提示，精子密度 $10 \times 10^4/L$，前向运动精子偶见，韩梅的检查结果均无明显异常，且卵巢功能较好，虽然因为李新年龄大，精子质量较差，通过显微受精的方式如能正常受精获得胚胎，仍有成功妊娠的可能。二人得知后异常欣喜，再次向医生表明了强烈的生育愿望，即使希望不大，仍旧愿意努力尝试生育。

【医学观点】

这对夫妇的助孕指征明确，因男方严重少弱精症行体外受精胚胎移植术助孕，受精方式为卵母细胞质内单精子显微注射，无明显禁忌证。男性精子的质量与年龄呈负相关，即男性年龄越大，精子质量可能越差，即使通过显微受精能形成形态学上评分较好的优质胚胎，胚胎本身的染色体异常所致移植后不着床或着床后胚胎停育的风险仍不容忽视，也就是子代风险尚未被完全认知。但根据《人类辅助生殖技术管理办法》的相关规定，结合技术层面上相关要求，这对夫妇因男方因素长期不孕，有行辅助生殖技术助孕的指征，女方正处于生育年龄，身体符合妊娠分娩条件，在指征明确且夫妇双方对自身情况完全知情同意的情况下，可以进入辅助生殖技术的治疗。

【伦理讨论】

医学伦理学中的基本原则包括尊重原则、有利于供受者的原则、保护后代原则、社会公益性原则、自主原则、知情同意原则等。夫妇双方自主要求通过辅助生殖技术生育，是经过慎重考虑后作出的决定，而非一时冲动，医务人员应尊重病人及其作出的理性决定，即对病人自主性决定的尊重，尊重原则是生殖伦理原则中重要的原则之一。知情同意的原则贯穿辅助生殖技术实施的整个过程，夫妇双方在医生告知辅助生殖技术助孕成功率及辅助生殖技术可能潜在的风险的前提下，仍坚持选择继续通过该技术实现生育愿望，并未违背知情同意原则。

虽然本案例中未违背尊重原则及知情同意原则，但却违背了保护后代的原则。在中国传统观念中，70 岁应该是祖父辈的年龄。夫妇双方通过辅助生殖技术出生的后代，在未来成长过程中，极有可能会因为父亲年迈或者父母年龄差距大而受到同龄人的排斥以及来自外界的压力，使孩子的身心受到影响，对于后代的教育和后代的社会适应性也应纳入医务工作者考虑的范围。夫妇双方想要拥有自己的孩子的愿望可以理解，但仅为了满足自己的生育愿望而期望通过辅助生殖技术达到生育的目的，并未考虑过后代的身心健康是自私的行为。后代对于一个家庭而言，被选择出生，父母对后代并非仅仅给予生命，对后代的成长和今后的人生亦负有重任，因此，在违背保护后代原则的情况下，医务工作者不建议本案例中的夫妇借助辅助生殖技术生育。

【法理讨论】

"老夫少妻"没有违背《中华人民共和国婚姻法》的规定，对男女婚姻的缔结我国的婚姻法只规定了下限，并没有上限，亦没有提出双方年龄的法定差距。法律是衡量婚姻存在是否正当的最起码也是最权威的准绳，从这一点上讲，"老夫少妻"是无可厚非的。夫妇双方均有生育的权利，国家的法律法规并未明文规定受法律保护的夫妇（非近亲），在无明显医学上遗传学禁止的情况下不允许生育，没有任何人有权利剥夺他人生育的能力，但法律上的生育权指自然妊娠，通过辅助生殖技术生育不属于自然生育权的范畴。

《中华人民共和国未成年人保护法》第二章第 10 条规定，父母或其他监护人应当依法履行对未成年人的监护职责和抚养义务。抚养不仅仅指保障衣食，父母最重要的责任是对孩子的教育和引导，培养孩子良好、健康的品行，成为对国家和社会有用的人。如"老夫少妻"在后代成长过程中不能较好地履行抚养的义务，从法理上是不被支持的。因此，出于对后代的保护，不建议本案例中的夫妇借助辅助生殖技术生育。

【情理讨论】

生育愿望对于任何一对夫妇都是合理需求。在本案例中男性已经 70 岁高龄。高龄父亲对于后代的影响有利有弊，较年轻父亲而言，高龄父亲心态及经济情况等较为成熟，有利于孩子处事能力提高，加之孩子是因为行辅助生殖助孕孕育而来,高龄父亲对于孩子往往更加珍视,但"老来得子"的关爱易转变为"过度溺爱",可能会给孩子的心理成长带来负面影响,例如缺乏独立、软弱、过于依赖等。孩子健康成长,尤其是心理的成长离不开健全的家庭,高龄父亲及夫妻年龄差距大可能给孩子带来压力。虽然生育对于一对夫妻而言是人之常情,但站在下一代的角度上,医务工作者不能不去关注他们的成长,因而不建议本案例中的夫妇借助辅助生殖技术生育。

【社会舆论】

"老夫少妻"在中国并不少见,虽然目前社会对于年龄差距大的婚姻给予包容的态度,但在传统中国观念里,这种年龄悬殊的老夫少妻依旧受到众人的议论,这类人群的孕前心理压力明显大于年龄差异小的夫妻,且对于这样的家庭是否能顺利生育和抚养一个孩子一直备受争议。现在是信息时代,网络和信息传播的速度极快,这对夫妻双方年龄相差 36 岁,如能成功迎接一个新生命的到来,因男方年迈,在孩子成长过程中夫妇双方是否能给孩子提供一个美满的家庭,孩子的降生及成长过程中社会舆论给他带来的影响值得医务工作者深思,因此,本案例中的夫妇借助辅助生殖技术生育从社会舆论角度来看是不支持的。

【小结】

综上所述,虽然从医学角度,该夫妇因男方严重少弱精子症符合辅助生殖助孕的适应证,但从伦理角度,该夫妇违背了保护后代原则,在辅助生殖助孕后有可能违背《中华人民共和国未成年人保护法》中父母对于子女的抚养义务。高龄生育愿望似乎合乎情理,但对后代造成的影响应为医务工作者首先考虑的重要因素,因此,医务工作者不支持本案例中夫妇通过辅助生殖技术生育。

(段金良 毛文琪)

参考文献

[1] 中华人民共和国卫生部.关于修订人类辅助生殖技术与人类精子库相关技术规范、基本标准和伦理原则的通知.卫科教发〔2003〕176 号文,2003.
[2] 于修成.辅助生殖的伦理与管理.北京:人民卫生出版社,2014.

第四节 失独高龄妇女的生育渴求

【案例叙述】

汪红(化名),女性,46 岁。月经周期缩短,周期 23~25 天,经期 3~5 天,经量少。近期体检未见异常,B 超提示:子宫肌瘤,其血清抗米勒管激素(AMH)只有 0.12ng/L。询问病史,汪红 18 年前妊娠,孕足月顺产一男婴,此后在当地医院行两侧输卵管结扎术。不幸的是,2 年前的一场车祸夺走了儿子年轻的生命。此后,汪红终日以泪洗面,丈夫也一蹶不振,一直沉浸在悲痛之中。直到 3 个月前,他们听说了"试管婴儿"这个"新名词",感觉有了新的希望。夫妻俩在家中斟酌了许久,终于下定决心来到了某院生殖中心,请求医生们的帮助,希望生殖中心能给他们重新带来一个孩子。

但医生告诉他们,因为汪红年龄较大,做试管婴儿的妊娠率很低,能够成功妊娠出生健康孩子的概率更低。

汪红夫妻顿时很失落。医生们也陷入沉思:他们追寻试管之路的结果将会怎样?医务工作者该不该给这对高龄夫妇尝试试管婴儿的治疗?

【医学观点】

绝大部分 >45 周岁的高龄女性的卵巢储备功能已经严重下降,卵泡数量急剧减少。更重要的是其卵子质量已经显著下降。正所谓巧妇难为无米之炊。这些妇女进行试管婴儿治疗,医务工作者将遇到的问题有:卵巢低反应、卵泡发育不理想、取不到卵子或获卵数目少、受精率低、可供挑选的优质胚胎甚至没有,导致试管婴儿治疗的成功率显著下降,流产率升高。试管婴儿治疗的活产率在 45 岁以上女性中低于 3%,而在 47 岁以上妇女中的活产率低于 1%。

高龄妇女即使通过试管婴儿能够成功妊娠,后续也将遭遇更严峻的考验。与年轻孕妇相比,她们将大大增加下列风险:

（1）容易出现胎儿缺陷：妇女年龄越大，在减数分裂的过程容易造成染色体不分离的现象，从而导致大部分卵子是染色体非整倍体，因而更容易生育出生缺陷的患儿，特别是 21-三体（唐氏）综合征的发生率明显增高。普通人群胎儿染色体异常的发生率约为 1∶800，而 40 岁以上的高龄妇女的风险则上升为 1.4%。

（2）妊娠时产科合并症和并发症显著上升，如早产、胎儿窘迫、前置胎盘、妊娠期高血压和妊娠糖尿病以及产后出血等。

（3）难产、手术产率高：女性 35 岁以后，体力处于下滑状态，骨盆和韧带功能退化、软产道组织弹性减弱，子宫收缩力也相应减弱。加上孕期容易出现妊娠期高血压疾病、妊娠期糖尿病等，巨大儿、羊水过多、胎儿生长受限、胎儿窘迫等的发生率也相应增高，难产、手术产率增加。

（4）产后也不易恢复，其身体各项功能的恢复比年轻的产妇要慢。

极少部分高龄妇女的生理年龄比实际年龄小，整个身体和生殖系统功能（包括子宫卵巢功能）可能仍较好，其丈夫精子也较正常，其试管婴儿治疗后可能获得较为满意的结局。但鉴于以上诸多因素，对于高龄女性是否行试管婴儿治疗仍应在全面评估男女双方的生育力及全身健康条件下作出是否适宜实施的决定。

本案例中，汪红 46 岁，属于高龄，AMH 仅 0.12ng/L，卵巢功能已接近衰竭，像这样高龄妇女生育的风险极大，而得到健康后代的概率极小。从成功率和安全性考虑，医学上不建议病人尝试试管婴儿治疗。

【伦理讨论】

在选择是否进行一项医疗措施时，生殖医学伦理的基本原则包括有利于病人的原则和双重效应原则，也就是说在实施辅助生殖技术过程中，医务人员应使病人从治疗中获益，而发生的并发症却较少，获益应大于风险。高龄女性行试管婴儿治疗的结果是成功率极低，而且即使成功妊娠后，流产、妊娠病理的发生率以及异常产科结果的发生率都较高。因此，高龄妇女进行试管治疗的风险远大于获益，给这些妇女进行试管治疗将不符合上述伦理原则。

此外，高龄妇女即使历经千难万险过了试管治疗、妊娠和生产等几关，后代健康问题也要考虑。高龄女性的配偶常常也为高龄男性，高龄男性精子基因点突变的发生率较高。高龄夫妇生育的后代的染色体病和单基因突变性遗传病的风险大大增高，文献还报道这些后代可能有较高的精神疾病，如精神分裂症和自闭症等的风险。虽然现代产前诊断技术可以在产前发现一些遗传异常而终止妊娠，但更多的遗传异常并不能被发现。高龄夫妇子代的异常风险较高，实施辅助生殖技术治疗将显然违背了辅助生殖技术伦理所要求的实施辅助生殖技术应有利于后代的原则。

依据尊重、自主原则，对少数经医学评估后试管婴儿治疗预后较好的高龄妇女，可以在全面评估男女双方的健康条件下予以实施试管婴儿治疗，但医务人员应该按照知情同意原则，将评估结果如实告诉病人夫妇，告知他们实施试管婴儿的妊娠率、治疗和妊娠后的一系列合并症以及子代的异常等风险及其可能概率。应让她们充分了解其实施试管婴儿的利弊得失，以作出合理的决定。

本案例中，汪红已 46 岁，虽然月经仍存，但卵巢功能严重下降，应基于有利于病人和有利于子代的伦理原则，并遵循知情同意原则，充分告知其试管婴儿治疗显然会弊大于利，以劝导她放弃试管婴儿治疗。

【法理讨论】

公民的生育权是一项基本的人权，生育权是与生俱来的，是先于国家和法律发生的权利。生育权是指夫妻有依相关计划生育规定生育子女的权利，并应受国家法律的保护，任何人不得侵犯。我国的《中华人民共和国人口和计划生育法》和《中华人民共和国婚姻法》确定了生育权的基本原则，保障了每个公民的生育权。但此生育权是基于自然妊娠的前提；同时，这些法律也未设定高龄妇女生育的年龄限制。

本案例中，女方不能自然妊娠，虽然试管婴儿技术可以尝试着去解决该女性不能妊娠的问题，但由于病人相对缺乏专业医学知识，当对生育极其渴望时，常常会更易看到医学治疗好的一面，而忽视其不利的一面。专业医务人员应该按照我国《医疗事故处理办法》的要求，将病人治疗的利弊客观全面地告知病人，以帮助病人作出合理的治疗选择。

【情理讨论】

新闻报道,高龄妇女成功产下健康宝宝的例子屡见不鲜,甚至有报道 60 多岁的妇女通过赠卵生育"自己"的孩子。这位中年失去孩子、计划再次生育的高龄妇女正是受到这些报道的影响想尝试试管婴儿之路的。确实,中年丧子的经历值得医务工作者同情,残酷的现实对她打击很大,但从医学角度考虑,让她重新拥有一个健康孩子的愿望很难实现。试管婴儿治疗很花时间、精力和金钱,通过这么多付出和努力,病人的妊娠率如此之低,更何况如果千辛万苦怀孕后,还有可能发生很多产科并发症和合并症。最终失败只会给这对高龄夫妻带来更大的打击和伤害,不如从刚开始就告诉他们一个严酷的现实,让他们从生活的其他方面抚平丧子的悲伤。但从情理方面,如果病人执意仍要尝试试管婴儿,或许我们医务人员可以给她治疗 1~2 个周期,让她有一个向美好愿望努力的过程。

【社会舆论】

"对整个世界而言,你只是一粒尘埃,而对我而言,你却是整个世界。"这句话是一个失独家庭群的标语,虽然简单却非常震撼。人生最痛苦的三件事,无非是少时丧父、中年丧妻、老年丧子。养儿防老的观念在中国社会根深蒂固。对于失独家庭来说,他们承受着世界上最大的痛苦,失去独生子女是他们心上无法治愈的伤。当人生步入中老年的时候,孩子却不幸地离开了他们。他们失去的不仅仅是一个孩子,同时也失去了生命的传承,失去了生活的依靠,失去了精神的寄托,失去了最基本的赡养保障。孩子曾经是他们的目标,是他们在这个世界的骄傲,现在孩子离他们而去,他们的世界瞬间崩塌了,他们再也没有活着的勇气和信心,但是他们又必须好好地活着。而舆论的另一个担忧是,即使他们通过努力获得孩子,但有能力保证孩子的健康成长吗?如此"强扭的瓜"对他们夫妇、对孩子、对家庭乃至社会到底是福还是祸?

【小结】

失独家庭寻求试管婴儿治疗的高龄女性为数不少,她们的再生育愿望在情理上应获同情,在法律上目前无限制生育年龄,但从医学和伦理角度考虑,大部分高龄女性的治疗要求都不十分合理。医务人员应该全面客观地对其做出医学评估,应充分告知其采用试管婴儿治疗的利弊。

(陈 霞 黄学锋)

参考文献

[1] 于修成.辅助生殖的伦理与管理.北京:人民卫生出版社,2014.

第五节 失独高龄女性接受赠卵的困惑

【案例叙述】

李丹心(化名),女性,出生于 1965 年,丈夫出生于 1962 年。2011 年其 24 岁的独子因见义勇为溺水身亡,夫妻俩悲痛欲绝。并不富有的李丹心夫妇听说可以通过体外受精胚胎移植术实现再生育,2012 年 10 月以"绝经 3 年、失独"求诊于当地某院生殖医学中心要求供卵生育。医疗机构认为,病人情况符合供卵 IVF-ET 的指征,失独的缘由感人。优先照顾该夫妇供卵助孕。2013 年 1 月该夫妇接受了赠卵,与夫精结合形成胚胎进行移植并获孕,于 2013 年底剖宫产生育了一女。2015 年,病人 50 岁,女儿 2 岁时,病人再次就诊,强烈要求再次接受供卵助孕。理由:①女儿患有哮喘病,久治不好;②因生育的是女儿,男方不能接受,强烈要求再生育一男孩。接诊医生反复说明不能选择性别后,病人虽然不再强调性别选择,但是仍强烈要求再次接受供卵。

【医学观点】

失独和失独后再生育,以及国家生育政策的放开,高龄甚至高龄不育是医学面临的重大挑战,受到了越来越多的关注。人类两性的生育力都随着年龄的增长而逐渐下降,女性尤为明显。一方面,高龄女性受孕能力因卵巢储备下降、卵母细胞和胚胎质量差,最终导致胚胎着床能力和着床后发育潜能不足,流产和胎儿畸形风险增加。另一方面,即使她们成功,妊娠合并症、并发症及不良妊娠结局的发生率也大幅上升。高龄妇女妊娠危及母儿的生命健康的风险大大增加。从子代健康方面考虑,高龄女性生育的子代遗传异常、视网膜母细胞瘤、白血病、双相情感障碍、自闭症等疾病概率明显增加。因此,高龄女性妊娠不仅增加了其妊娠的风险,同时对后代的健康也可能造成极大的影响,不利于优生优育。虽然供卵中卵母细胞来源于年轻妇女,子代的遗传风险有所缓解,但即使使用赠卵获得妊娠,病人已50岁,瘢痕子宫,产科并发症和合并症高发,母儿风险较大。

【伦理讨论】

人类繁衍中,生育的亲缘关系和继承基因的血缘关系是维系家庭、抚养子代、赡养亲代的重要纽带。卵子携带有延续血缘、繁衍后代的遗传物质,卵子捐赠不同于治疗疾病、延续生命的人体器官(组织)捐赠,其目的是产生新的生命。因此卵子捐赠必须考虑供、受双方和子代的利益及社会公正。供卵生育的子代与受卵者形成有亲缘而无血缘的亲子关系,与供卵者形成有血缘没有亲缘的亲子关系。一是我国生殖医学的管理法规明确表明供卵者与子代相互间没有法律义务,受卵者与子代的关系有别于自然的亲子关系;二是供卵打破了自然受孕的年龄局限,可能导致亲、子权益的若干问题,需要伦理领域特殊关注,指导监督临床实践。对于本夫妇,诚然供卵是其能获得生育的唯一途径,但其第二次要求供卵存在以下伦理问题,不符合供卵的伦理原则:

1. 违背社会公正原则 本不孕夫妇因子女见义勇为而失独,虽然超出生理年龄,但在一定年龄限度内采用供卵生育子女合情合理。其自称女儿患有哮喘,但绝大多数儿童哮喘均能治愈而健康成长成人。而且本次要求供卵生育的原因不同于上次,本次是以生育男孩为诉求。男女平等是现代社会的基本道德准则。应用医学技术以这一目的进行生育,无疑冲击了"男女平等"这一社会公德底线,违背了《中华人民共和国婚姻法》《中华人民共和国计划生育法》等相关的法律精神,其要求不具备合理性。另一方面,卵子是极为稀缺的医学资源,也是部分不孕夫妇生育的唯一路径。稀缺资源用于不合理诉求,不利于社会公正。

尊老、养老是社会的公德。如果老人在本应由社会赡养,却又不得不在超出自己的经济和生理承受能力的状况下抚养幼子,就是人生悲剧。本夫妇今后可能在年老体弱、本应享受赡养的年龄时却不得不面对抚养2个子女的艰巨重任。

血缘是家庭的重要纽带。本夫妇如果再次获得供卵妊娠,这个家庭将面临着有两个遗传学妈妈和一个生物学妈妈,无疑增加了这个家庭血缘和伦理关系的复杂性,也将不利于家庭的远期稳定和成员间的利益保护。

2. 有损子代利益 在供卵生育中,法律子代与自然生育的子代具有同样的权利,亲代与自然亲代具有同样的义务。由于供卵生育的亲子关系与自然的亲子关系存在血缘差异,结合夫妇要求生育男孩的诉求,子代的权益需要特别关注。本不孕夫妇在对性别的态度上、经济能力上、抚养资源投入上都形成了对已有子女的不利情形。如果再次生育一个儿子,现有女儿的成长和疾病治疗的环境将进一步恶化;如果为女性,两个孩子的利益都得不到保障。

子女与双亲的关系无疑是最重要的人际关系,双亲的陪伴和抚养是子女健康成长和生活的重要条件。相对于生育而言,本夫妇处于超高年龄状态。高龄妇女不可避免地离死亡更近一步,患重大疾病的风险大幅增加,子女受到双亲抚养照顾的期限将缩短,甚至在很小的时候就可能面临失去生母的风险,这非常不利于孩子的成长。从子女利益出发,允许超高龄妇女怀孕是一种不理智、不负责任的行为。

子代教育与隔代抚养的问题已经被社会所关注。超高年龄生育情况下子代与亲代的时代认知差异、社会认知和教育态度也是一个极具争议的困境。

3. 超高龄受卵生育面临巨大风险 超高龄孕妇妊娠母体和子代面临着身体伤害的风险。本夫妇如果供卵获得生育年龄将过50岁,发生严重并发症乃至威胁生命的风险是不可忽视的。同时,胎儿也面临着风险,已有子女将面临失亲的风险。应用科学技术,在必要性不充分的情况下置母儿健康利益于高危中,不符合医学伦理的基本精神。

4. 对供卵者的意愿缺乏尊重 虽然法规确定供卵者与子代无法律关系,但出于血缘关系,供卵者人道主义的捐卵行为具有两个附加条件和愿望：受卵者具有抚养子代的基本条件和具有善待子女的内在情感。供卵者的这两个条件和愿望是通过供卵中医务人员对受卵者的评估、对子代保护的伦理准则实现的。如果受卵者不尊重捐卵者善举，主观上使子代过着缺乏爱、居无定所、疾病不能尽力治疗、毫无保障的生活，缺乏成长的必要环境，就辜负了捐卵者人道主义善意。保障子代利益是医务人员和受卵者对子代不可推卸的责任和义务。本夫妇生育的目的和现行生活状态有悖于供卵者的意愿。

【法理讨论】

1992年颁布的《中华人民共和国妇女权益保障法》第51条明确规定了妇女有按照国家有关规定生育子女的权利和不生育的自由，因此，高龄妇女与其他育龄期妇女一样平等地享有生育权。从我国的计划生育政策角度讲，本案例的病人只生育了一个孩子，要求生育第二胎没有违反现行计划生育相关规定。实施供卵IVF-ET也并没有违反医学原则和卫生行政部门的管理规定。病人目前无严重的内外科疾病，没有怀孕的绝对禁忌证。如果高龄妇女自然受孕，符合自然生物学过程，法律给予了合理的保护。对于高龄特别是绝经后妇女，医生应用科学技术，违反生命的自然过程使丧失受孕能力的高龄妇女承受自然生命历程本不应当承受的生命高风险，使子代经历本不应经历的较早甚至幼儿失去父母的磨难是否合适。因此，尽管我国对受卵者的年龄上限也并未做出明确的限定，许多地区或机构为保护妇女儿童权益，设置了受卵女性生殖年龄上限，多将受卵妇女年龄上限设在50~55岁。

对高龄不孕症夫妇来说，其虽然享有合法的生育权，可以按照自己的意愿决定何时生育以及选择何种生育方式。但人类的生殖与动物生育有着本质的不同，人类的生育活动是在特定伦理指导和制约下的繁衍生殖活动，体现着人的尊严、权利、自由和人类的希望。人类生殖本身就是一种最原始的伦理事件。因此高龄女性的生育权既受到法律的保护，也要受到人类生殖伦理的制约。

【情理讨论】

高龄病人要求生育无可厚非，尤其是失独家庭。有专家从社会资源分配的角度指出："应该让患有卵巢功能早衰的年轻女性优先使用赠卵这个稀缺资源，高龄妇女是自己选择错过了怀孕"。但这种观点不符合我国既往计划生育独生子女政策的实际和失独家庭的特殊情况。不解决这些绝经后女性再次生育也是不人道、不近情理的。本案在绝经3年失独后要求提供卵源助孕，起初考虑到失独对于这个家庭的重创，已采取安排卵源行助孕后已生育一女儿，这本来是个非常完美的结局。但高龄绝经后非自然生育二胎，从情理上不可取。已经出生子女的生存利益必须保护。李丹心夫妇女儿2岁，夫妇不顾女儿生活、抚养与教育，在妻子已经50岁、瘢痕子宫的情况下，再次要求生育儿子，不合常理。投桃报李是中华优良传统。竭尽全力哺育捐卵生育的子代不但是对子代的责任，是自己对幸福生活的追求，同时也是对捐卵者最好的报答。

卵源本就奇缺，正常排队等待卵源是公平的方案，再次照顾该夫妇优先供卵是对其他病人的不公平。

丈夫没有走出失独阴影和不正确的生育观是根本原因。心理医生认为，这个家庭的关键点在于病人的丈夫。丈夫在儿子发生意外后无法从中年丧子之痛中走出来，在获得供卵生育一个女儿后仍然以没有生育儿子为由要求妻子再生育，对女儿不闻不问，既不工作也不管家，实则是一种逃避。如再次供卵，再生育一个女儿，对整个家庭就是个灾难，即使侥幸再生育儿子，丈夫仍然可能有别的理由继续逃避。解决问题的根本方法是走出丧子阴影，乐观面对生活和家人。

【社会舆论】

高龄妇女怀孕到底是福还是祸，众说纷纭，医务工作者经常会在国内外的报纸刊物上看到某地有多大年纪的妇女怀孕分娩，这对大多数不明就里的老百姓来说可能是个误导。国家生育政策放开之后，生殖中心迎来了众多的70后甚至60后满怀希望要求生育的高龄妇女，认为现在技术好了，生活好了，只要努力就可以怀孕。但实际上不管医、患双方多么努力，高龄妇女（45岁以上）非供卵妊娠的最终分娩率都在5%以下，而且孕产妇死亡率增加。本案例病人失独要求助孕时47岁，给予助孕，让其生育一胎是一种人道主义救助,但到了50岁要求再生育,已经有一个幼小生命需要呵护时,拒绝是理性的。

【小结】

高龄生育产生的社会问题,伦理上不利于病人健康与福利利益,有损于子女权益,虽然法律没有禁止,但是本案例的病人不宜第二次供卵生育。对于这个案例的正确处理是通过心理引导,让夫妇,特别是丈夫走出失独阴影,打消供卵的念头,回归正常生活,才能让病人更珍惜现有孩子,为孩子提供最佳的生活条件和家庭氛围。供卵生育,特别是在高龄情况下不应只考虑生育愿望和需要,在接受供卵生育前,应对夫妇进行全面的考察,包括抚养能力、家庭关系、文化背景、社会责任和生育的道德观念等,唯有如此,才能充分保障子代的权益,不辜负捐卵者的善举。

（卢伟英　黄元华　王一惠）

参考文献

［1］MYRSKYLÄ M,FENELON A.Maternal age and offspring adult health:evidence from the health and retirement study.Demography,2012,49(4):1231-1257.

［2］于修成.辅助生殖的伦理与管理.北京:人民卫生出版社,2014.

［3］SMAJDOR A.The ethics of egg donation in the over fifties.Menopause Int,2008,14(4):173-177.

第六节　理性看待高龄女性的生育愿望

【案例叙述】

张丽(化名),50岁,家境富裕。因响应国家独生子女政策,她与丈夫仅有一个女儿。两孩政策施行后,张丽夫妻在网络上看到60岁女性成功怀孕双胎的案例,也希望自己可以再生育一个孩子。

张丽体态臃肿,相比同龄女性略显老态,体重指数高达 $31.25kg/m^2$,一直服用降压药物,血压维持在 140/90mmHg。主治医师耐心告知高龄对妊娠的影响及高龄对试管婴儿成功率的影响,夫妇在充分咨询后,又咨询了有关接受捐赠卵子试管婴儿的问题。要求签署知情同意书愿意承担各项治疗风险,包括:高龄女性接受试管婴儿助孕治疗成功率极低,高血压、糖尿病等内科疾患妊娠后可能病情会加重等风险。同时,生殖中心将此份病例提交医院伦理委员会讨论。医院伦理委员会给出的结论:张丽夫妇双方年龄过大,且女方合并有内科疾病,即使妊娠,产科合并症及并发症风险过大,不建议给予试管婴儿助孕治疗。

接到这份伦理决议后,夫妇仍然坚持不放弃,提出如果女方不能获得卵子,愿意接受卵子捐赠。后续的检查发现女方空腹血糖 12.9mmol/L,心电图 T 波改变。医生建议女方到内科会诊治疗内科疾病,待高血压、糖尿病治疗稳定,内科评估后再决定是否进行试管婴儿助孕治疗。张丽前往内科就诊后晕倒在医院门诊大厅出口处,急诊抢救无效,猝死,内科考虑死因为肺栓塞。

【医学观点】

随着年龄增长,卵巢内卵泡逐渐消耗,卵子数量及质量下降。由于卵子处于第一次减数分裂静止期,可以长达45年。卵子及其周围过氧化物如氧自由基等对卵子的线粒体脱氧核糖核酸(deoxyribonucleic acid,DNA)和脂类的破坏,能降低细胞内三磷酸腺苷的含量,使细胞内钙离子浓度升高,造成卵子的染色体异常增多;卵子线粒体数量减少,卵细胞质三磷酸腺苷(adenosine triphosphate,ATP)含量下降和卵子细胞凋亡增加,影响卵子及随后形成的胚胎活性;随着年龄增加,卵母细胞纺锤体异常增加,导致异常的减数分裂,产生异常胚胎。所以,高龄女性自然妊娠机会减低,流产率增加;接受辅助生殖技术助孕治疗成功率下降,流产率增加,抱婴回家率明显降低。高龄妊娠并发症如妊娠期高血压、糖尿病及血栓风险增加,即使妊娠,胎儿染色体发生改变的可能性很大。助孕治疗过程中激素类药物的使用、药物刺激卵巢后雌激素的增加会增加乳腺疾病及血栓风险。

【伦理讨论】

辅助生殖技术应遵循有利于病人的原则,即综合考虑病人病理、生理、心理及社会因素,医务人员有义务告诉病人目前可供选择的治疗手段、利弊及其所承担的风险,在病人充分知情的情况下,提出有医学指征的选择和最有利于病人的治疗方案。以病人目前的年龄及身体状况,不适宜妊娠,更不适宜辅助生殖助孕治疗。即使夫妇要求接受卵子捐赠,高龄女性妊娠、生育不但其自身安全风险增加,其后代的抚养、教育问题也应受到关注。父母年龄过大,可能出现经济能力不好或孩子过早失去父母的情况,孩子的成长环境、身心健康均会受到影响,同时给社会造成一定的负担,违背了保护后代原则。高龄女性执着要求接受辅助生殖助孕的原因是:独生子女长大后父母的空巢期;公众对于体外受精胚胎移植术(in vitro fertilization-embryo transfer,IVF-ET)助孕治疗认识还有误区,认为 IVF-ET 可以使任何年龄段的女性怀孕。另外,一些网络平台对大龄女性助孕成功的刻意宣传,使有生育要求的大龄夫妇增加了治疗愿望。

伦理学者也进行了高龄接受试管婴儿技术的伦理认知调查,结果提示:40 岁以上的女性对生育需求的迫切性使她们无法正常理性地思考试管婴儿治疗所带来的伦理道德后果和相应的医疗风险。对于高收入、高学历的大龄女性来说,她们对伦理相关问题的认知能力高,可以通过互联网等相关工具查找相关信息,对于教育程度低的大龄女性,只有通过开展试管婴儿知识展览或宣传栏进行大龄生育相关问题的宣教。

【法理讨论】

原卫生部颁布的《人类辅助生殖技术规范》对体外受精胚胎移植术有适应证及禁忌证的规定,但对受术者年龄无明确的限制。辅助生殖技术(assisted reproductive technology,ART)有立法的一些国家,绝大多数在法律条例中没有对于常规体外受精胚胎移植术中受术者年龄做具体规定,少数国家如新加坡辅助生殖技术规定 45 岁以上女性不能接受辅助生殖技术治疗,多数国家立法都对于捐赠卵子或者捐赠精子的女性或男性有年龄上限限制。我国生育政策放开后,有许多高龄女性寻求辅助生殖技术助孕治疗,临床治疗结局显示妊娠率低、妊娠合并症发生率高、流产率高。在我国,生育政策放开后,高龄妊娠高危孕产妇比例增高是明确的

事实。

【情理讨论】

国家生育政策的放开,让许多大龄夫妇有了生育的愿望,辅助生殖技术又让他们看到了希望。媒体单方面吸引眼球的高龄生育的宣传让她们跃跃欲试,坚决不愿放弃。但 40 岁以上卵巢储备功能下降是事实,导致该年龄段的女性试管婴儿的成功率不到 10%。临床医生的观点是:如果已经有一个子女,卵巢储备功能明显下降的女性,不建议再尝试试管婴儿助孕治疗,如果没有子女,充分评估卵巢储备功能,再给予适当的预治疗,尝试试管婴儿助孕治疗。即使辅助生殖医生解决了高龄女性的妊娠问题,但高龄妊娠对产科医生有极大的挑战,流产、妊娠并发症、新生儿早产使产科医生对从事辅助生殖技术的医生有很多意见。

大龄夫妇寻求助孕治疗中,女方精神压力多数较大,为增加成功的概率,尝试各种报道或民间传闻的偏方及不同的保健品来试图改善自己的卵巢功能,精神的压力及各种药物的使用,让她们精疲力尽,会加重及延误已经患有的内科疾患的诊治。医生应充分评估高龄病人的就医需求,从而帮助病人作出理性的选择。

【小结】

国家生育政策的放开让年轻人可以选择再生育,但高龄女性应该客观决定是否再生育。从事辅助生殖技术的临床医师也应该从医学指征、伦理及法理多方面考虑是否帮助他们再生育,不能单纯地认为高龄成功妊娠、生育是技术能力的体现,多给病人正确的解释,严格评估和治疗,消除病人从朋友或传媒中得到的错误信息。

单纯依靠辅助生殖机构致力于这方面的宣传是不够的,希望大众媒体客观宣传,给公众良性的引导。

(陈秀娟 赵杰)

参考文献

[1] 于修成.辅助生殖的伦理与管理.北京:人民卫生出版社,2014.

第十五章
供精与供卵助孕的伦理案例

第一节　全国首例倒卖精子案

【案例叙述】

中国西部某精子库于 2001 年设立,自 2002 年起,该精子库委托吴刚(化名)代为运输和销售精子标本。2003 年,在经济利益的驱使下,该精子库副主任周军(化名)伙同下属采取不做出库记录,直接将精子标本私下交给吴刚,多次盗卖精子标本。2003 年 6 月,因管理混乱,卫生部要求该精子库立即停止对外供精。2003 年 11 月,卫生部发文停止该精子库业务。但该院副院长刘庆(化名)仍通过吴刚继续销售精子标本,并由吴刚成立的第三方公司收取标本款后,再以现金方式向该院小金库交款然后分赃。2003—2005 年,吴刚利用第三方公司盗卖精子的金额为 200 余万元。此间,周军等也注册成立了另一家公司便于对外销售。精子标本均流入全国各地多家不具有相应资质的医疗卫生机构,对社会公共利益、社会伦理原则,以及人类基因安全和辅助生殖技术的应用造成了严重危害。2009 年 11 月中旬,法院对此案公开宣判,判处周军有期徒刑 11 年 6 个月。因刘庆、周军涉嫌受贿,法院另案判处刘庆有期徒刑 12 年,周军有期徒刑 5 年 6 个月。案件涉及的其他相关人员均受到了相应的处罚。

【医学观点】

《2012 年中国男性精子质量调查白皮书》的调查显示,男性的精子质量基本呈逐年下降趋势。无精子症在人群中患病率约为 1%,在男性不育病人中则高达 10%~15%,其中大部分无精子症病人需要接受供精治疗来生育子代,我国存在巨大的供精医疗市场需求。人类精子库的建立能有效改善男性不育的生育困境,并有助于拓展生殖医学及精子发育生物学的研究领域。

本案涉及的精子库原本是国家设立的正规精子库,其工作人员却在巨大的利益诱惑下,违法违规将供精标本当成商品出售,非法买卖精子。从医学角度而言,可能造成的后果有:①来自于管理混乱的精子库的精源标本,采精的程序不规范,降低捐赠要求,对捐精者可能没有经过严格的既往史、家族性疾病史的询问和遗传缺陷的筛查,影响受者及出生后代的身体健康和素质;②可能没有经过全面的遗传病、传染病及身体检查,甚至可能携带传染性疾病和性病,有感染受者和子代的风险;③可能造成同一个捐精者没有限制地多次捐精,增加后代近亲婚配甚至乱伦的风险;④可能将标本出售至不正规的医疗机构使用等,危害了供精者、受者、后代及社会的利益。如不对此加以严惩,必将会导致恶劣的后果。

【伦理讨论】

精子库供精标本严重供需失衡的状况给唯利是图者提供了巨大的利益诱惑。虽然有国家制定的法律法规,但仍不能阻止应运而生的精子商品化现象。

关于"精子能否商品化"的问题一直是伦理争

议的焦点。肯定者认为：精液和血液一样可以再生，收集精液是非侵害性的，商品化有助于解决精子供应不足的问题，并且可以通过采取一些管理措施来避免因商品化带来的精液质量降低和重复供精等问题。否定者认为：提供精液是一种人道主义的利他行为，应该是无偿的，精子商品化容易导致精子质量危机，从而危及民族健康。非法的精子库在利益的驱动下，对受用者隐瞒了巨大的医疗及伦理风险，给后代的健康状况及家庭幸福带来隐患，对民族素质、人类生命伦理秩序乃至整个社会秩序的稳定都带来极大的危害。因此，不能实行精子的商品化。

精子库的建立以治疗男性不孕不育、优生优育、生殖保险为主要任务，绝不能以营利为目的。精子库应该将社会公益放在首位，不能为了获利而降低精液质量，不能向未获批准的医疗机构提供精液标本，更不能将精子当成商品买卖，牟取暴利。本案例涉及的精子库2003年即因管理混乱被叫停所有精子库业务，并督促其纠正错误、及时整改，此时如果悬崖勒马，还不会造成更严重的后果，但该精子库管理者及其同伙无视禁令，继续违法倒卖精子标本，行为极其恶劣。其行为不仅违反了严防商业化的伦理原则，实际上也同时违反了有利于供受者、知情同意、保护后代、社会公益、保密、伦理监督的伦理原则，应该受到伦理和道德的谴责及法律的制裁。

【法理讨论】

对于人类精子库，特别是有第三方参与的供精助孕治疗，精液标本的采集、储存和使用所涉及的医学、伦理、法律、道德等问题已经成为严肃的社会问题，如不加以规范和管理，必将对整个社会和人类造成危害。为了促进人类精子库安全、有效地采集、保存和提供精子标本，保障供精者和受者个人、家庭及子代的健康和权益，维护社会公益，除2003年卫科教发176号文件中对精子库有严格的设置标准和制度化管理外，作为其附件之一的《人类辅助生殖技术规范》也明确指出："实施供精人工授精的机构，必须从持有《人类精子库批准证书》的人类精子库获得精源并签署供精协议，并有义务向供精单位及时提供供精人工授精情况及准确的反馈信息"；《人类辅助生殖技术和人类精子库伦理原则》还提出了七条必须遵守的基本伦理原则和具体的行为指南。

从本案案情来看，本案与普通的盗卖行为存在的唯一区别就是：盗卖的对象是精子库的"精子"，是人类出于辅助生殖技术助孕的需要，以帮助他人治疗不孕不育为目的，而自愿捐赠的，其行为具有社会公益的性质。因此，精子库"精子"的权利归属可以比照赠与合同的关系来确定。《中华人民共和国合同法》规定，赠与合同自双方达成一致时成立，而具有社会公益、道德义务性质的赠与合同或者经过公证的赠与合同不可以被撤销。所以，精子库"精子"的所有权不再属于捐精者，而归属于国家，是国家的财产，只要有人实施了盗卖精子库"精子"的行为，均可以依照《中华人民共和国刑法》相关条例进行定罪处罚。

【情理讨论】

目前供精标本短缺的主要原因有：①由于中国传统观念的影响，且对于捐精的宣传力度不够，育龄男性参与捐精的积极性不高，捐精者主要仅限于大学生这个群体。②需要对捐赠者按照要求进行层层筛选，最终能够真正投入使用的标本数量很少。③捐精是无偿的人道主义行为，虽然强调有适当补助。④全国合法的人类精子库，都是建在公立医院，数量较少且非营利，外供能力严重不足。供精标本的短缺，给了不法之徒可乘之机，无视法律法规的存在，为了一己私利铤而走险。

【社会舆论】

人类精子库的设立为许多因男方因素不孕的夫妻带来了福音，让他们家庭稳定而幸福，而且还有生殖保险的功能，对许多担心受疾病、放射线、毒物等影响的男性保存生育力提供了更好的选择。因此，随着社会的进步和医学的发展，人们大多数对精子库是接受的态度。但是，如果精子库出现商业化的行为，精子被当成商品买卖，最终将使需要使用供精的不孕不育病人利益受到损害，导致人们对精子库的恐慌情绪，甚至对生殖中心也丧失信任。曾有精子库以"名人精子库"等噱头大肆炒作，这种缺乏科学依据的误导，会进一步限制了许多健康男性捐精的权利，影响了人类基因的多样性。

【小结】

本案例中该精子库的管理者及下属在经济利

益的驱动下，无视国家对人类精子库发布的各项管理办法、技术标准、技术规范及伦理原则，无视上级主管部门的禁令，伙同他人倒卖精子库标本，时间长，数额大，其行为不仅对社会公共利益、社会伦理原则以及人类基因安全和辅助生殖技术的应用造成严重危害，且触犯了国家法律，受到了应有的惩罚。

（邓华丽　黄国宁）

参考文献

[1] 于修成.辅助生殖的伦理与管理.北京：人民卫生出版社,2014.
[2] 中华人民共和国卫生部.关于修订人类辅助生殖技术与人类精子库相关技术规范、基本标准和伦理原则的通知.卫科教发〔2003〕176号,2003.

第二节　名人精子库被叫停

【案例叙述】

1999年6月9日，中国第一家"名人精子库"在四川某市诞生。该精子库接纳的"名人"主要分为三类：一类是知识型，即拥有副高级以上职称、硕士以上学位的高级知识分子；二类是明星型，包括运动明星、文艺明星及艺术家等；三类是企业家型，主要是高级企业管理人才和金融界人士等。同时还要求名人的年龄须在60岁以下，有健康生育史，没有家族遗传性疾病史。

成立"名人精子库"的这家医院早在1986年就建立了"人类冷冻精子库"。对于成立"名人精子库"这个做法，该精子库负责人介绍说，在选择捐精者时，过去不育夫妻多数只是考虑血型与丈夫是否吻合以及精子质量。近年来，他们有了更高要求。而要实现优生，遗传基因很重要。因此很多不育夫妻开始把聪明、英俊放在第一位，于是应"市场"所需，"名人精子库"诞生了。

湖北省某生殖中心于2000年4月也成立了一个"博士精子库"。该精子库要求捐精者的条件包括：已婚，生育过一个健康的孩子；年龄在25~50岁；在读或已获得博士学位；五官端正、思维敏捷、体态匀称、举止得当；身体健康，无传染病。

"名人精子库"和"博士精子库"的推出，曾给许多不育夫妻们带来了美丽的遐想，也引起了一系列的风波。2004年国家相关部门对人类精子库进行规范管理，该精子库因不符合相关条件和要求被关停。

【医学观点】

人类精子库是指以治疗不育症以及预防遗传病和提供生殖保险为目的，利用超低温冷冻技术，采集、检测、保存和提供精子的机构。就目前来讲，人类精子库主要是精子捐赠的储存场所。精子捐赠主要适用于那些近亲结婚、有遗传性疾病、ABO溶血、死精子症、无精子症的人，给人类优生学带来了重大变革，可以干预和避免遗传疾病在后代出现，降低遗传疾病或遗传性家族病的夫妻后代罹患该病的风险。

遗传基因是优生优育的重要的决定因素之一。当年成都这家人类精子库正是应"市场"所需，率先在国内推出了所谓"名人精子库"。"名人精子库"推出的基于名人智商高，用其精子所生的子女聪明健康的理念，实际上是缺乏科学依据的，这是"先天决定论"和"基因决定论"的产物。多数人认为，天才的诞生既有遗传因素，也有后天环境培养的因素，即主要由遗传和环境两方面因素所决定。至于在人类智力发展中，遗传和环境各起多大作用，至今科学家还未下结论。

人体23对染色体有多达10余万个基因，每个染色体上则分布着成千上万个基因。来自所谓"名人"精子细胞的23条染色体和接受供精女性的23条染色体在实现重组的过程中，只有$1/(2^{23} \times 2^{23})$的概率可以保持名人的基因重组不变，也就是说基本上不可能。事实上，一个精子的染色体不可能携带某个人的全部优秀基因，精子和卵子结合后基因重新组合。同时遗传过程中染色体畸变和基因突变的现象是普遍存在的，具有随机性。虽然，医务工作者不能否认基因的遗传性，但由于遗传的复杂性与基因的变异，医务工作者绝不能仅仅用"龙生龙、凤生凤"这种生物学行为去期望"名人"基因的遗传。

在"名人精子库"的规定中，捐赠者年龄上限在60岁，通常大多数名人在出名时已不年轻，精子质量随年龄增长而下降，基因突变的概率随年龄增加而增加。因此,"名人精子库"在为不孕夫妻解决生育问题的同时,并不能保证达到"优生"的目的,若仅仅为改良后代基因去建立这样一个精子库,并没有医学根据。因此,专家质疑"名人精子库"的精子是否能真正意义上满足不孕夫妻的所谓优生的愿望。

这类精子库要求的捐精者年龄上限普遍较高,分别为 60 岁和 50 岁。人类精子库规范中明确规定供精者应当是年龄在 22~45 周岁的健康男性。尽管男性生育能力的减退比女性要晚一些,但是年龄因素对生育的影响,也是不容置疑的。

【伦理讨论】

"名人精子库"在"人类冷冻精子库"基础上成立有其存在的现实性。但是从成立之初,"名人精子库"便面临着多方面的伦理挑战,其存在的意义与价值也值得医务工作者去审判。

首先,人类精子库的建立能有效改善男性绝对不育的生育困境,辅助生殖服务也需要建立精子库。精子捐赠,既是供精者在"知情同意原则"下的志愿行为,也是一种促进他人家庭幸福的人道行为,任何一个健康男性都应有实施这个行为的权利。而"名人精子库"的出现,在肯定名人价值的同时,变相否定了社会普通男性的价值,将一大部分男性排斥在外,这实际上是对生命尊严和平等观念的冲击,显然是违背医学本意的。在这种观念的推行下,会不会有一天妇女生育都选"名人精子",普通男性都不用生育了,那么这些男性的生命尊严与生育权应该怎样维护?

其次,"名人精子库"容易催化"商业化供精"的出现。名人毕竟是少数,而这少数人的合格精子更是远远不能满足需求。供精来源紧张,较多的被煽动起来的慕名求"名人精子"的不孕夫妻,由于利益的驱动,进行竞价买卖。这也是违背辅助生殖技术及精子库伦理原则的严防商业化原则。辅助生殖技术属于限定使用技术,"名人精子库"的成立实有技术滥用之嫌,有悖严禁技术滥用原则,应该予以治理。

再者,对不孕夫妻而言,"名人精子库"限制了她们对精子的选择范围,生育选择权被禁锢在一个狭小的范围里,实际上也是对生命权利的亵渎。同时,片面追求所谓"名人精子",也会使人类基因库缺乏多样性,影响人类的生存发展。

从有利于供受者和保护后代原则出发,为保护供精者和受者夫妻及所出生后代的权益,供精者的身份被严格保密。"名人精子库"的出现,可能导致名人供精者的身份更容易泄露,受精而成的孩子更倾向于获知自己"名人父亲"的身份,这会使捐精者隐私权与受精者夫妻及子女的知情权两者的矛盾更加尖锐。

【法理讨论】

《卫生部关于修订人类辅助生殖技术与人类精子库相关技术规范、基本标准和伦理原则的通知》中对于精子库的建立从设备、操作、人员到管理有一套严格的规范,要求"设置人类精子库必须获得卫生部的批准证书",同时明确"精子的采集和提供应当遵守当事人自愿和符合社会伦理原则。供精者赠精是一种自愿的人道主义行为;供精者必须达到供精者健康检查标准。"并且规定任何单位和个人不得以营利为目的进行精子的采集与提供活动。包含有商业化运作目的的"名人精子库",是不符合法律规定的,应予以禁止。

较早开展人工授精的美国也曾出现类似"名人精子库"的问题。美国在 20 世纪 20 年代就有人建立了"诺贝尔奖获得者精子库",如今美国每年有近 3 万名新生儿是用"名人精子库"的精源行人工授精技术而出生的。随着他们的成年,可能提出寻找自己"血缘父亲"的要求。生殖医学专家们担心所谓的"名人精子库"之类不规范行为最可能引爆一系列社会问题。

【情理讨论】

每个人都想拥有一个健康、聪明、优质的后代,这是可以理解也合乎情理的,但一味强调供精者身份、学历因素,并将这些外在条件与遗传因素相关联是缺乏科学依据的。市场上任何一个新产品的诞生都是因为有市场需求,要杜绝"名人精子库"之类的商业化炒作,从根本上应该转变不孕夫妻们的传统理念,并予以宣传教育,普及正确的优生优育知识,规范、严管国家批准的正规精子库,满足客观需求。

【社会舆论】

"名人精子库"的诞生无疑是应市场所需。辅助生殖技术的发展为部分不孕夫妻带来福音,对于因男方无精子症或男方携带严重遗传疾病的家庭,可以从精子库获得精子来解决家庭的生育需求及优生愿望,但是建立精子库一定要对其准确定位。一些医疗机构在经济利益的驱动下,鼓吹所谓"优生",炒作"名人、博士精子库",是无科学依据的。精子库的建立必须规范化,绝不能用于商业炒作。作为社会公民,应该制止并拒绝参与该类精子库的运营,医疗卫生主管部门也应严格规范人类精子库的建立,并对商业化运作进行严厉打击。

【小结】

以"名人"界定的精子库无疑存在商业化运作之嫌,其不规范行为很可能导致医疗机构为营利而忽视质量与管理,供者不关心其个人行为造成的后果,将给家庭和社会带来更多负面的影响。而辅助生殖技术属于限制性技术,借"名人精子库"进行炒作,也有技术滥用之嫌。因此,无论是从哪个角度分析,"名人精子库"的设立都应该被禁止。

(钟 影　耿丽红　徐 欢)

参考文献

[1] 中华人民共和国卫生部.关于修订人类辅助生殖技术与人类精子库相关技术规范、基本标准和伦理原则的通知.卫科教发〔2003〕176号,2003.
[2] 于修成.辅助生殖的伦理与管理.北京:人民卫生出版社,2014.

第三节　供精生育遗传性耳聋儿

【案例叙述】

王东(化名)5岁时患急性腮腺炎,结婚后未采取避孕措施8年未育。2013年在某三甲医院检查结论为睾丸生精功能障碍,妻子刘利(化名)行子宫输卵管造影提示"双侧输卵管通畅",医生建议其接受供精人工授精。2014年,王东夫妻在成都某医院接受供精人工授精助孕成功并分娩一活女婴。新生儿听力筛查发现存在听力障碍,到某大学附属医院复查确诊为"双耳耳聋,听力完全损失",基因检测结果为 $GJB2$ 基因 235delC 纯合突变。在咨询遗传学家后王东夫妻得知,若遗传父母均为 $GJB2$ 基因 235delC 杂合突变,生育子女中的 1/4 将出现纯合突变而导致遗传性耳聋。随后妻子刘利进行 $GJB2$ 基因检查,结果为 $GJB2$ 基因 235delC 杂合突变。他们找到供精人工授精实施医院,该院与提供供精精液的精子库联系,对供精者进行 $GJB2$ 基因检查,结果也为 $GJB2$ 基因 235delC 杂合突变。

虽然生育女婴向四川省残联申请了"七彩梦"计划,由国家资助进行了人工耳蜗的植入,但王东引用《人类精子库基本标准和技术规范》关于"供精者筛查程序及健康检查标准"部分的家系调查所列的单基因病,认为"供精人工授精实施医院未对其妻子刘利进行包括相关风险遗传类疾病的基因节点筛查,仅停留在口头询问家族遗传病史基础上,显得不严谨和不负责任",供精的精子库"未对供精者进行遗传类基因筛查,将一份存在基因缺陷的供精流入市场植入需求人,是对别人整个家庭乃至整个后代子孙的不负责任"。为此他提出四点诉求:①实施供精人工授精的医院应对其女儿的耳聋承担责任;②精子库应对此份精液的献精者进行 $GJB2$ 基因 235delC 点突变检测,对使用该献精者已经妊娠的受精者进行告知并对受精女性进行 $GJB2$ 基因 235delC 点突变检测,同时要求"该精子库的失职行为导致我的遭遇,请予以追责";③研究细化并出台相关的精子库管理办法,尽量做到环节无遗漏,避免此类悲剧和相关信访申诉事件的再次发生;④在认定相关责任环节之后予以经济补偿,以确保其女儿后续康复,如人工耳蜗的使用、维护、升级和语言训练以及其他环节应有资金保障。

【医学观点】

本案例的女婴诊断已经明确,病因清楚,为 $GJB2$ 基因 235delC 纯合突变导致的非综合征型遗传性耳聋,为常染色体隐性单基因病。从供精生育角度,若受精女性已经明确携带杂合突变的 $GJB2$ 基因,则可在检测供精者是否携带杂合突变的 $GJB2$ 基因后,将未携带该杂合突变的 $GJB2$ 基因的精液供给受精者来防止子代患病,或进行胚胎植入前诊断来防止子代患病,或通过产前诊断来阻

断 *GJB2* 基因纯合突变的胎儿出生。受精女性即使携带杂合突变的 *GJB2* 基因,但没有听力障碍时多不会接受 *GJB2* 基因突变筛查,在不能明确其有无杂合突变的 *GJB2* 基因的情况下,供精精子库也不可能对所有供精者进行 *GJB2* 基因突变筛查,则不能避免 *GJB2* 基因纯合突变的婴儿出生。

目前,国内绝大多数医院已经开展新生儿听力筛查,对筛查并确诊的患儿及早实施诸如人工耳蜗植入等干预措施以恢复听力,多不会对患儿生长产生严重不良影响。当然也存在患儿自身出现 *GJB2* 基因点突变导致遗传性耳聋,除非将 *GJB2* 基因突变筛查作为产前诊断常规项目,否则无法防止该类患儿出生。

导致本案的遗传性耳聋在人群中发病 1‰~2‰,其中大部分为常染色体隐性遗传。即使是听力正常且无耳聋家族史的孕龄女性常见耳聋致病基因携带率也可达到 3.43%。新生儿耳聋基因如 *GJB2*、*GJB3*、*SLC26A4* 和 12SrRNA 的突变总携带率可高达 3.19%。人群中如此高的携带率,如能在助孕前进行相关基因的常规筛查则可尽量避免此类事件的发生。

【伦理讨论】

根据《人类辅助生殖技术和人类精子库伦理原则》中"保护后代的原则",实施供精人工授精的机构必须在技术实施前向受精夫妻强调"他们通过对接受供精人工授精技术出生的孩子(包括对有出生缺陷的孩子)负有伦理、道德和法律上的权利和义务"。本案例中的女婴虽然有出生缺陷,但是她应该和健康的孩子一样享有法律上的权利,同时接受相应的治疗,其父母更不能因其为出生缺陷患儿对医疗机构提出不合理的要求。

同时,遵循有利于供受者、保护后代、知情同意、社会公益、自主、不伤害、双重效应、最优化的伦理原则,为避免本案例婴儿的类似情况再次发生:首先,供精精子库最好对该供精者的剩余精液进行销毁;其次,对已经使用该供精者精液妊娠的孕妇,应建议其接受产前 *GJB2* 基因 235delC 点突变检测诊断或直接终止妊娠,若胎儿确认为 *GJB2* 基因 235delC 点纯合突变,建议终止妊娠,若胎儿确认为 *GJB2* 基因 235delC 点杂合突变,在进行充分的知情告知的情况下,由孕妇夫妻自行决定胎儿去留;再次,对使用该供精者精液已经生育的子代,应建

议对其进行 *GJB2* 基因 235delC 点突变检测,对存在 *GJB2* 基因 235delC 点突变的孩子,应告知其父母该孩子今后生育时应注意的事项,以防止本案例的悲剧再次上演。

在精子捐赠者子代的维权问题上,有更多的问题将被讨论,例如:隐性遗传性疾病的基因携带者,如在中国南部高发的地中海贫血,在申请精子捐赠的同时,供精标本是否应该常规进行基因检测,以防止纯合型致病基因导致子代发病。目前,精子库已经开展对部分供精者进行地贫基因筛查,为有相应需求的病人提供筛查结果正常的标本,这也符合有利于供受者和保护后代的原则,即使可能会增加部分费用,也较容易被有特殊需求的病人所理解和接受。

【法理讨论】

遗传病的筛查顺序是病人首先提供家族史或确切诊断,仅有家族史而没有确切诊断则再进行家系调查,根据家系调查结果决定是否或能否做相关基因检测,或在相关基础检查中发现病人可能患有遗传性疾病时再进行能够完成的相关基因检测。《人类精子库基本标准和技术规范》也对此进行了明确的阐述,没有要求精子库和实施供精人工授精的机构对该规范所列单基因病进行基因筛查。供精精子库不会接受有遗传性疾病家族史者献精,更不会接受包括遗传性耳聋等确诊的遗传病病人献精,献精者不提供或不能提供遗传性疾病家族史,则没有必要对其进行家系调查,更不会进行单基因遗传性疾病相关基因筛查。受精者妻子也未提供遗传性疾病家族史,则与精子库一样,实施供精人工授精的机构不会对所有接受供精者进行家系调查及单基因遗传性疾病相关基因筛查。因此,为该遗传性耳聋患儿提供供精的精子库和实施供精人工授精的机构均不存在违规行为,没有过错,不应该承担受精者丈夫所提出的所谓责任问题,也不应该承担相应的经济补偿。

【情理讨论】

通过辅助生殖技术生育一遗传病患儿,对当事者的心理和情绪肯定会产生不良影响,作为非专业人员,对不良结局难以接受情有可原。现代医学技术难以避免不良生育结局的发生,在没有违反相关

技术常规和流程的情况下,要求技术提供机构对此进行赔付,是不合情理的。本案例患儿确诊后,已经接受了国家资助植入了人工耳蜗,其父母再提出赔偿要求,更是不合理的。

【社会舆论】

院方在接受对本案例男子向省卫生行政部门的来信回复任务后,向部分接受供精人工授精的夫妻进行现场调查,绝大部分人认为该男子"要求过分""借事捞钱","医院没有过错""医院不应赔偿"。建议供精精子库应加强对供精者的健康和遗传学筛查,针对其籍贯或出生地针对性地进行常见遗传病的基因筛查并建档并网,尽可能降低遗传病发生风险。

【小结】

技术不完美的限制和近30年极少数人的道德水准下降,导致"医闹"在我国各级各类医院经常发生,部分院方以所谓付钱"赔偿"平息患方不合理的要求,更是助长这一现象愈演愈烈。本案例男子的诉求材料中这一痕迹很明显。从该例的整个处理过程中展示了政府的重视与关怀,医院的耐心和负责任。该案例也为进一步完善辅助生殖相关技术流程和筛查、管理提供了警示参考。

(杨业洲　王宇扬)

参考文献

[1] 中华人民共和国卫生部.卫生部关于修订人类辅助生殖技术与人类精子库相关技术规范、基本标准和伦理原则的通知.卫科教发〔2003〕176号,2003.

[2] 吕康模,熊业华,俞皓,等.17000名新生儿遗传性耳聋基因突变筛查.中华医学遗传学杂志,2014,31(05):547-552.

[3] 于修成.辅助生殖的伦理与管理.北京:人民卫生出版社,2014.

第四节　买卵助孕的对与错

【案例叙述】

李璐今年32岁了,10年前患大动脉炎,疾病

累及肾动脉,病情危重,但李璐和她的父母都没有放弃,遍寻名医,权衡了各种治疗方案,最终进行了药物治疗和自体肾移植。康复后李璐结婚,但婚后2年未孕,经医生评估,李璐的身体完全具备生育的条件。李璐在经过内科的免疫治疗后,月经已经非常不规律了,周期20~180天不等,经期只有2~3天,经量也极少。为了能尽早怀上孩子,小璐和她的丈夫到了一家生殖中心就诊。经过医生的检查,发现她的抗米勒管激素(AMH)<0.5ng/ml,FSH 43U/L,B超下双侧卵巢可见多个内膜异位囊肿,且未见到明显卵泡样回声。结合之前免疫治疗的病史,医生判断李璐的卵巢功能已经严重减退了,诊断为子宫内膜异位症、卵巢功能减退。在尝试几次药物刺激卵巢的治疗均无卵泡发育后,李璐和丈夫决定寻求赠卵体外受精胚胎移植术的治疗。但是医生告诉李璐,目前没有卵源,只能等待有自愿捐赠卵子的志愿者同意捐赠卵子,才有机会进行赠卵IVF。李璐夫妻在该生殖中心进行了登记,希望有爱心人士捐赠卵子。但经过将近一年的等待,没有卵源。通过网络中介,李璐夫妻来到了一家私立生殖中心,通过高价购买得到了卵子,并移植了2枚新鲜胚胎,最终顺利生产了一个女儿。

【医学观点】

李璐因为内科疾病需要进行免疫治疗,再加上子宫内膜异位症的影响,对卵巢功能是一个严重的损害,最终发生了卵巢功能减退。也就是说卵巢产生卵子的能力严重降低,李璐无法再有自己的孩子,唯一的办法是通过接受卵子捐赠才能实现生育。在经过内科医生的评估,没有妊娠禁忌证后,李璐具备了接受卵子捐赠进行体外受精胚胎移植术的指征。按照原卫生部《人类辅助生殖技术规范》的规定,卵子捐赠者只能是因为自身疾病也需要接受体外受精胚胎移植术治疗的不孕病人,当其在一个刺激周期获得的卵子数量过20枚时,在充分的知情同意下,才可以进行卵子捐赠。《人类辅助生殖技术规范》中还规定了严禁任何形式的商业化赠卵和受卵行为,故需要卵子捐赠的病人只能等待符合条件同时又是需要进行体外受精胚胎移植术治疗的不孕病人自愿捐献卵子。但是,由于目前临床上越来越提倡温和的卵巢刺激方案,获卵数以10~15枚为最佳,取卵数量超过20枚的病人越

来越少，符合条件的不孕病人在自己还没有怀孕生子的情况下也大都不愿意捐献出自己的卵子。另外，随着高龄不孕人群的增加，尤其是失去独生子女的夫妻，对赠卵的需求也越来越大，造成了卵子供求比例的失衡，不能满足此类病人的需求。

《人类辅助生殖技术规范》的另一规定是捐赠的卵子与受卵者丈夫的精子结合形成胚胎后应冷冻保存，至少间隔6个月，目的是等待赠卵者再次筛查梅毒、乙型肝炎、艾滋病等传染性疾病，以避开传染病发病的窗口期。确认正常后方能进行胚胎移植，可以预防传染性疾病的扩散，从而确保受卵者及后代的安全。

为了使卵子捐赠更符合伦理、更能保证医疗安全，《技术规范》对卵子捐赠做出了严格的规定，使得卵子的捐赠趋于规范。但由于卵子来源紧缺，目前供需处于失衡状态，病人需要等待很久。李璐在第一家生殖中心等待一年无果后，转去某私立生殖中心通过高价购买得到了卵子，即进行了有目的的卵子买卖，并且同时还进行了新鲜赠卵胚胎的IVF移植。这无疑违反了《技术规范》的要求。该私立医院涉及了卵子的买卖，同时也使病人暴露在患传染性疾病的风险之下。

【伦理讨论】

精卵是进行体外受精胚胎移植术的必需条件，目前精子库的管理和运行已经日趋完善，越来越多的因无精症导致不孕的夫妻，通过精子库得到了下一代。随着我国人口政策的改变，越来越多的"高龄"女性加入生育大军，对赠卵的需求也越来越大。但由于卵子捐赠涉及的伦理问题更多，自愿捐献的人类辅助生殖治疗周期中的剩余卵子已经远远不能满足需求，卵子"黑市"乘虚而入。黑色产业链的迅速发展导致了一系列的临床和社会问题，也严重违反了伦理原则中的"有利于病人"原则，无论是对于供方还是受方均存在着风险。药物刺激卵巢及取卵手术均可对赠卵者的身体造成影响，导致卵巢过度刺激综合征、出血、感染、脏器损伤、血栓形成等并发症，严重者可危及生命；新鲜胚胎移植不能对传染病进行严格的筛查，使受卵者及胎儿面临着巨大的传染病风险；再者，由于是地下交易，赠受双方的经济利益均无法得到保障，一旦发生纠纷，双方均无法进行有效的维权。

【法理讨论】

按照原卫生部《人类辅助生殖技术规范》的规定，卵子捐赠者只能是因为自身疾病也需要接受体外受精胚胎移植术治疗的不孕病人，当其在一个刺激周期获得的卵子数量超过20枚时，在病人的知情同意下，才可以进行卵子捐赠，严禁任何形式的商业化赠卵和供卵行为，即"卵子买卖"。但是，由于需求的增加，目前存在着屡禁不止、愈演愈烈的趋势，并迅速形成了一整套地下的黑色产业链。因此作为有良知的生殖专业医生，要严格遵守国家的法律法规和行业规范，不能为这种黑色产业链为虎作伥。如果没有生殖医生的参与，这种黑色产业自然无法形成，有关人员应受到法律的制裁。

【情理讨论】

对卵巢功能衰竭的病人来说，卵子捐赠是她们获得出生后代的唯一途径，是她们梦寐以求的结果。一旦决定接受卵子捐赠，迫切的求子之心使得她们希望能够尽快得到结果。在卵源缺乏的现状之下，总有人会不顾安全接受非正规的卵子捐赠，但是她们不知道这种不正规的捐卵是有非常大的医疗隐患的，会有感染和出生后代未知的风险。捐赠者同样在这种不正规的操作中面临风险，比如为了达到最大化获得卵子的目的，导致用药量过大引起卵巢过度刺激综合征；对今后她自己出生后代的近亲结婚风险不知情等。为了尽快得到妊娠而进行非正规的卵子捐赠是有百害而无一利的。而非法实施卵子捐赠的地下诊所则更是为了获利，置病人的风险于不顾，应该受到谴责及取缔。

【社会舆论】

2011年，新闻媒体曾对地下卵子黑市进行了揭露，调查表明，仅在北京就存在由多家中介公司操控的"卵子黑市"，形成包括体检、取卵、捐卵、代孕等多环节组成的黑色产业链。他们瞄准高校，有些名校女生的卵子更是出价数万元。还有部分中介通过在国内寻找卵源，然后选择在中国香港、泰国、美国等地进行捐卵者的取卵手术的灰色通道来规避法律的风险。该报道一经曝出立刻在社会上引起了强烈的反响，普通群众无不瞠目，在感叹年轻人"生财有道"的同时,也纷纷谴责医疗行业的管理混乱及医务人员的道德缺失,使正规医疗机构及医务人员背了黑锅。然而卵子问题毕竟与大多数群众的切身利益无关,大家也就当成了茶余饭后的谈资,可少数有此需求的夫妻似乎从报道中看到了希望,更有甚者,一些年轻女性也从中窥到了"商机",所以虽然时不时就会有媒体对此进行揭露和谴责,但事实上却有愈演愈烈之相。

这种黑色交易多在非法的场所进行,给予病人的医疗处理也极不正规,从李璐接受了卵子捐赠并且实施了新鲜胚胎移植可见一斑,这无疑是增加了传染性疾病扩散的机会。同时为了得到更多的卵子,中介会诱骗更多的年轻女性出卖卵子,而出卖卵子的过程并不简单,需要一系列医学干预,如药物刺激卵巢、取卵手术等,这些医学干预即便在正规的生殖中心进行,仍有发生卵巢过度刺激综合征、取卵出血、感染及脏器损伤的可能,一旦发生,会严重影响病人的身体健康,甚至危害其生育能力及生命。

【小结】

"卵子黑市"的产生带来了巨大的隐患及伦理问题,应予以坚决取缔。生殖中心应按照技术规范的要求严格对卵子捐赠进行管理,为真正需要赠卵的病人提供帮助。

(吴丹 沈浣)

参考文献

[1] 中华人民共和国卫生部.关于修订人类辅助生殖技术与人类精子库相关规范、基本标准和伦理原则的通知.卫科教发〔2003〕176号文件,2003.
[2] 于修成.辅助生殖的伦理与管理.北京:人民卫生出版社,2014.

第五节 多处捐精的恶劣行为

【案例叙述】

2016年,26岁的阿赤(化名)在湖南精子库捐献了精子。2018年3月,他又去四川人类精子库捐献精子。在进行中央信息库供精者身份信息核查时发现,阿赤分别在江西、河南、山东、广西、广东、上海、陕西捐献了精子,其中湖南、江西实施了临床治疗(但尚未超过5例妊娠)。据上报数据统计,他累计冻存了130份精液,且在湖南已经提供给生殖中心供临床使用。该供精者精液如果没有被核查出来,临床治疗的结局将是他至少能拥有25个孩子。

【医学观点】

每一个正常人都会携带有几个甚至十几个不等的有害隐性致病基因(杂合子),近亲结婚会使这些隐性致病基因有更多的相遇机会(纯合子),并且产生临床上有表型的遗传异常。如果供精者多处供精,可能会使其同一亲缘后代的出生数量增加,从而使后代近亲结婚的风险增加。故上述行为有违临床治疗的原则,应严格控制同一亲缘后代的数量。

【伦理讨论】

人类发展到"父系社会"之后,性与家庭关系发生了改变,从"一妻多夫"制演变成了"一夫多妻"制,且贯穿整个封建时期始终。真正的一夫一妻制是随着资本主义社会的到来,社会财富和社会文明的巨大提升而实现的,反映了人类物质和精神文明的进步。在全球制度体系内的今天,除了个别民族,如部分信奉伊斯兰教的民族,可以一夫多妻外,社会普遍接受一夫一妻制。虽然这些民族存在一夫多妻制,但妻子的数量、后代的数量都有一个社会可接受的标准。这在一定程度上限制了每位男性拥有后代的数量,彰显了婚姻、家庭方面的社会公平。

在上述案例中,在当事人不知情的情况下,Wiesner和阿赤践行了事实上的一夫多妻行为,这在某种意义上可以认定为一种违法行为,违反了《中华人民共和国婚姻法》的一夫一妻制,有悖基本的道德伦理准则,至少体现在有利于供受者原则、保护后代原则、严禁技术滥用原则、严防商业化原则、知情同意原则、保密原则、社会公益性原则等伦理观念。

1. 严禁技术滥用原则和严防商业化原则 在本案例中,Wiesner对外宣称提供高智商群体的精子,本身是一个误导病人的噱头,是将严谨的医疗行为商业化。采用高智商群体精子进行供精人工授 精(artificial insemination by donor semen,AID)治疗,其目的是希望能够拥有智力超群的后代。到目前为止,医务工作者仍不能证明智商的遗传规律,如何保证受者期待的高智商后代?大量的高智商、成功人士的后裔不乏存在智商平庸甚至智力低下者。更加严重的是他大量地采用了自己的精子治疗,且并没有告知受者,这更是缺乏最基本的职业道德准则。在他漫长的执业生涯中,想必相关生殖医学伦理委员会及相关监管部门,从未进行抽查或者监管,才会导致这样荒诞的行为发生,并长期进行而不被发觉,导致严重的后果不断酝酿、持续发酵而政府和受者家庭以及后代不自知。

2. 有利于供受者原则和保密原则 保密和双盲一直是许多国家关于 AID 实施的指导方针。卫生部于 2003 年出台的 176 号和 177 号文件规定:为保护供精者和受者夫妻及所出生后代的权益,供者和受者夫妻应保持双盲,供者和实施人类辅助生殖技术的医务人员应保持互盲,供者和后代应保持互盲。本案中该医生在医疗操作时大量地采用了自己的精子治疗,且没有告知受者,不符合双盲原则,这更是缺乏最基本的职业道德准则。

3. 保护后代原则和社会公益性原则 在供精者匿名的情况下,供精者与受精夫妻保持互盲,受精夫妻及子代不知晓供精者真实身份,有效避免供受双方关系的复杂化,易为各方接受;但这增加了这些后代无意识的近亲结婚的风险,为后代健康留下了隐患。本案例中,Wiesner 为了一己私欲,置自己多达 600 个后代的健康幸福于不顾,完全不考虑后代的权益;且妻子临死前将所有档案、全部病历记录进行销毁,造成无法对助孕产下的后代进行跟踪随访,会造成对后代无意识的伤害。为此,一位 Wiesner 的生物学后代,Gollancz 建起了一个有11 位 Wiesner 的生物学后代的联系群,也引发了对供精者是否匿名的讨论。

【法理讨论】

为了使 AID 技术健康有序地开展,2003 年卫生部卫科教发 176 号《关于修订人类辅助生殖技术规范与人类精子库相关技术规范、基本标准和伦理原则的通知》中规定,我国的供精辅助生殖技术治疗应严格控制同一供精者后代的数量,每个供精者只能使 5 名妇女受孕;同时,为了保证受者家庭的稳定,我国实施供受双盲的原则,即供者不知道精液捐献给了谁,受者夫妻也不知道精液来自哪里。实施 AID 的医疗机构只能从持有卫生部批准证书的人类精子库获得精源,保证了精子流通的单一途径(国家也应从法律层面再加强对"黑诊所"一类的非正规医疗机构进行严格的督查或取缔,因为问题源头往往来自这类灰色地区)。AID 这样的技术一旦被滥用,子女将有可能在不知情的情况下近亲结婚,甚至产下畸形后代,将给社会带来严重的问题。1990 年,英国颁布了人类受孕与胚胎学法 案(Human Fertilization and Embryology Act,HFEA),规定每位供精者可提供受者治疗的数量是10 个家庭,且要求保存好供精者资料,以便在后代18 岁后能够找到生物学父亲或半同胞兄弟姊妹。上述案例显然是有违这些法理准则的。

【情理讨论】

雄性(包括男性)具有最大限度扩大自己生物学后代群体的内在冲动。达尔文在其《人类的起源和性相关的选择》(*The Descent of Man and Selection in Relation to Sex*)一书中提出了性别内选择的理论,认为这是一种普遍存在的自然选择方式,同一性别内个体(特别是雄性)之间会为获得配偶权利而拼命竞争。在文明前时代,这种冲动体现为个体间的直接竞争,但随着社会的文明进步,这种冲动的生物属性逐步被社会教化。上述案例中,Wiesner 与阿赤等的行为除了有经济利益的考量外,一定程度上反映了这种原始冲动的极端表现,或者说是一种返祖现象。

【社会舆论】

人都想有自己的后代,将自己的家族延续下去,这种想法可以理解。Wiesner 与阿赤的行为与这种思想高度相似,但他们的做法不可取,他们在满足自己私欲的情况下,给社会带来了很大的危害,在后代不知情的情况下,使近亲婚配的概率大大增加,隐性遗传病发病率提高,给后代的家庭增加了心理和经济负担,同时也加重了社会负担。其他一些人认为应该公开供精者的身份,使其后代知道其生物学父亲是谁,这在西方国家可能会被接受,但这不符合我国的国情,不符合双盲原则。

【小结】

人类精子库及其生殖医学中心在开展供精辅助生殖技术治疗时,应建立严谨的机制严格控制同一亲缘后代的数量,最大限度地避免其后代近亲结婚。

（范立青）

参考文献

［1］于修成.辅助生殖的伦理与管理.北京:人民卫生出版社,2014.
［2］CLEMMITT M.Reproductive Ethics.CQ Research,2009,19(19):449-472.
［3］中华人民共和国卫生部.关于修订人类辅助生殖技术与人类精子库相关技术规范、基本标准和伦理原则的通知.卫科教发〔2003〕176号文,2003.

第六节　一个母亲三个父亲的家庭关系

【案例叙述】

苏红(化名)和李伟(化名)结婚3年,夫妻俩特别恩爱,一直想要一个爱情的结晶,结婚以后就开始积极试孕,可是3年过去了,仍然没有如愿以偿。于是小两口决定到医院检查。通过精液常规和睾丸穿刺检查提示李伟患有非梗阻性无精子症,无法生育后代。夫妻双方经过商量,决定借助人类精子库的精液来实现生育孩子的愿望。2012年来到某医疗机构的生殖中心接受了供精人工授精(AID)助孕治疗,他们使用了精子库提供的编码为XXXX号的捐精志愿者X的精液,一次治疗后成功怀孕,并于2013年生下一个健康的男孩。2015年12月27日"全面两孩"政策开放后,苏红和李伟看着可爱的2岁大的孩子,还想再要生育一个孩子,于是小两口又一次来到该生殖中心,表示他们想使用同一捐精志愿者的精液再生育一个孩子。生殖中心向精子库提出申请,精子库查询到该捐精志愿者所捐献的精液已使(包括苏红夫妻在内)

5名不同的妇女妊娠并出生后代,由于我国现实行的《人类精子库基本标准和技术规范》和《人类辅助生殖技术和人类精子库伦理原则》中规定"每位供精者的精液标本最多只能使五名妇女受孕",同一供者的精子、卵子最多只能使五名妇女受孕",满足使五名妇女受孕后,人类精子库不再发放这一编码的精源。该生殖中心只能给苏红夫妻使用其他未达到使五名妇女受孕的供精者的精液进行助孕。那么二胎出生后这个家庭的的关系就很复杂,一个母亲生育2个孩子,这2个孩子的遗传学父亲不同,还共同有一个社会学的养父。

【医学观点】

AID作为人类辅助生殖技术之一,是治疗严重男性不育症(尤其是无精子症)和男性遗传病携带者的重要治疗手段。AID是使用第三方供精者的精液,通过人工方法将精液注入女性生殖道内,使其妊娠的技术,由于使用了第三方的精液,易产生诸多伦理问题,所以AID的实施尤其严格,不孕不育病人必须满足AID的适应证,且无禁忌证,才能进行AID助孕治疗,我国也严格限制了同一供者的精液最多只能使五名妇女受孕。"全面两孩"政策开放后,辅助生殖行业所沿用的五部规章制度的背景发生了变化,于是各生殖中心和精子库面临很多与上述案例相似的伦理问题。"五名妇女"的界定产生了争议。一些生殖中心和精子库从后代近亲婚配概率考虑,采取稳妥的做法,严格执行"五次妊娠"的规定,另一些中心则从家庭关系简单化考虑,按照"五名妇女"的规定执行。

另外,不孕不育夫妻通过AID进行助孕生育一胎后一般会间隔2~3年再来院申请生育二胎,通常这时生育一胎所用的供精者精液使用名额已满五名,按照《人类精子库基本标准和技术规范》中规定,精子库会对该供精者的精液进行销毁,使病人无法得到该供精者的精液。精子库也无法确定是否所有不孕不育夫妻都有生育二胎的意愿,如果都要满足这些需求的话,无疑增加了精子库的精子冻存时间、空间和管理成本。

【伦理讨论】

在《人类辅助生殖技术和人类精子库伦理原

则》中的保护后代原则中,明确提出"同一供者的精子、卵子最多只能使五名妇女受孕"。为什么要限制受孕妇女的人数?追溯其根源在于"保护后代原则",目的在于降低日后发生近亲结婚的概率。如果不对供精使妇女受孕进行规定,那么供精孩子婚育时将有更大的概率遇到自己同父异母的婚恋对象。如果父母并没有告诉他们是供精来源的孩子,那么亲兄妹就很可能结婚、生育,生育出生缺陷孩子的概率就会大幅度提高。出生缺陷孩子一旦出生,家庭和社会对他的投入将是巨大的。这不但违背了保护后代原则,也将有悖社会公益原则。

面对国家生育政策的放开,辅助生殖行业产生的伦理问题也应该秉承着这一原则。从家庭伦理角度出发,生育政策放开后,一个不孕不育家庭,两个孩子之间有共同的两个父亲(血缘父亲和法定父亲)和一个母亲,家庭关系已然变得复杂。若两个孩子之间的遗传学父亲再不一致,家庭关系会更加复杂,出现"一个妈,三个爸"的现象,两个孩子之间只有母亲一个血缘纽带,孩子之间的血缘关联势必要弱于同父同母之间的血缘关系,增加了一个家庭产生纠纷的潜在隐患,对这个家庭来说,医生的处理是有悖于"保护后代"的原则的。

严格限制供精人工授精受孕人数的规定主要是为降低后代的近亲婚配概率,保护后代。增加一个家庭的后代人数至两人,会提高后代的近亲婚配概率。也就是从社会公益的角度来看,医生的处理是符合社会公益的原则的。当家庭和社会的利益出现冲突的时候,医生的取舍就会偏向于社会公益。事实上,一次供精妊娠怀双胎以及冷冻胚胎移植同样也会提高后代近亲婚配的概率。这种情况等同于同一名妇女使用该供精者的精液妊娠两次。因此究竟是从后代人数进行限制还是从受孕次数进行限制需要进行严格的计算,使社会公益和后代权益之间能达到某种平衡,为政策的制定和完善提供依据。

【法理讨论】

《人类精子库基本标准和技术规范》《人类辅助生殖技术规范》和《人类辅助生殖技术和人类精子库伦理原则》(卫科教发〔2003〕176 号)对供精者精液使用进行了规定:"每位供精者的精液标本最多只能使五名妇女受孕""同一供者的精子、卵

子最多只能使五名妇女受孕"。上述案例就是典型的新政策与旧规章制度之间磨合所产生的问题,其主要争议在于"五名妇女"界定的问题,"五名妇女"究竟是五名妇女不论后代多少还是"五次妊娠成功并分娩"。

【情理讨论】

《人类精子库基本标准和技术规范》规定"每位供精者的精液标本最多只能使五名妇女受孕",其中"五名妇女受孕"的界定没有明确的解释,各界人士对此持有不同的观点。

观点 1:五例妊娠成功并分娩

若"五名妇女受孕"界定为"五例妊娠成功并分娩",案例中苏红夫妻则无法使用原来供精者的精液,只能使用另一位供精者的精液来生育后代。这会导致一个家庭的后代,有两个血缘父亲和一个法定父亲,致使家庭成员关系更加复杂,出现"一个妈,三个爸"的现象,增加夫妻的心理负担和出现家庭纠纷的潜在隐患,也可能会对后代造成一定的心理损害,不利于后代健康成长。

对于供精人工授精,生育二胎时,需要重新申请精液,这无疑占用供精者的精液使用名额,若生育二胎占用一定比例的精液使用名额,致使很多病人需要等待更长的时间才能进行供精人工授精手术,这容易使需要生育第一胎的不孕不育夫妻产生焦虑情绪,造成时间、精神、身体等各方面的压力。

对于供精体外受精胚胎移植术,多数病人在一次药物刺激卵巢过程中就会得到多个胚胎,生育一胎后很多夫妻会申请移植冷冻胚胎,生育二胎。在遇到这种情况时,若简单以"五次妊娠"的标准进行界定,就不能再移植冷冻胚胎,这无论在情理还是伦理上都是让人难以接受的。

观点 2:五个不同妇女,同一个妇女可以多次妊娠

若界定为"五个不同妇女,同一个妇女可以多次妊娠",那夫妻可以使用原供精者的精液,所诞下的两个孩子之间具有同一血缘父母,家庭关系较为简单。

但若五名妇女均生下两名该供精者的后代,包括该供精者自身可以拥有的两名后代,合计十二名后代。一份精液生育六名后代时(考虑供精者本人生育的子女,且没有双胞或者多胞胎情况),三代内

近亲婚配的概率非常小。按照某市生育人口 160 万计算（占总人口的 20%），第三代近亲婚配概率约为 0.009%，远小于我国平均近亲结婚率。但若一个供精者拥有十二名后代，势必会增加后代近亲婚配的概率，但由于近亲婚配概率需要综合本国家的人口大小、密度、流动度等因素，并且需要多中心大规模调查，故目前还没有数据模型和临床数据等研究证明一个供精者拥有十二名后代会对我国近亲婚配概率造成严重影响。

【社会舆论】

曾有一则新闻报道轰动一时，一名美国医生使用自己的精液为几十名妇女进行人工授精，妊娠并拥有 75 个血缘后代，最后被当地法院判处 256 年监禁。限制供精者精液的使用次数从而避免后代近亲婚配是全球各个国家的共识，每个国家都有自己相应的规定，供精者精液使用次数从 1~25 次不等。我国在也明确规定"每位供精者的精液标本最多只能使五名妇女受孕"，该规定低于全球各国平均允许使用次数。国家生育政策放开后，或者未来国家人口政策更加宽松，不限制后代数目，若把"五名妇女受孕"解读为"五名妇女多次妊娠"，可能会产生一名供者拥有十多名甚至几十名血缘后代的现象。

【小结】

随着国家生育政策的实施，在每名供精者只能使"五名妇女多次妊娠"还是只能有"五次妊娠"的解读上出现了歧义。在有益于家庭关系简单化和有利于降低近亲婚配概率的社会公益问题上，出现了新的矛盾。对生殖中心的管理也带来了冲击。一些生殖中心和精子库从后代近亲婚配概率考虑，采取稳妥的做法，严格执行"五次妊娠"的规定，另一些中心则从家庭关系简单化考虑，按照"五名妇女"的规定执行，有待于达成共识。

（陈　娟　耿琳琳　卢文红）

参考文献

［1］中华人民共和国卫生部. 人类精子库基本标准和技术规范 .2001.

［2］中华人民共和国卫生部. 人类辅助生殖技术和人类精子库伦理原则 .2004.

［3］于修成. 辅助生殖的伦理与管理. 北京：人民卫生出版社，2014.

第七节　不活动精子的生命意义

【案例叙述】

张强（化名）和朱玉（化名）结婚 3 年未孕。张强就到某医院检查，结果发现自己没有精子。他又到省城最权威的医院。医生告诉他，精液经过离心后还是见到了精子，临床诊断为隐匿精子症，其他系统检查发现有睾丸微石症。医生告诉他可以通过辅助生殖助孕，给了他一个生育自己遗传后代的希望。

生殖中心给出的助孕方案，首先考虑正常取精时若有精子采用卵细胞质内单精子显微注射（intracytopla-smic sperm injection，ICSI）助孕，如果取卵当日未见精子，再行睾丸穿刺取精 ICSI，备供精。夫妻俩煎熬地等到了取卵日，女方获得 3 个卵子。男方精液离心后未见精子，需行睾丸穿刺取精。睾丸组织经离心处理后，实验室医生仔细查找，全部标本中只见 4 条不活动的 d 级精子，无法判断精子是否存活，且精子形态差。是否用这 4 条 d 级精子行 ICSI 成了他们难以抉择的问题。医生交代了所有的可能性：①可选择卵子冷冻，择日再取精，但卵子冷冻过程中，很可能对卵子产生损伤；如果冷冻卵子，再次取精也并不一定能够找到精子，另外解冻的卵子如果有损伤，也将影响下一步的结果。②用这 4 条 d 级精子行 ICSI，存在不受精的可能性。③选择供精，较大概率获得妊娠，但后代在遗传学上与男方将没有关系。病人经过深思熟虑后，夫妻双方拒绝 d 级精子 ICSI，要求改供精体外受精助孕治疗。

【医学观点】

睾丸微石症（testicular microlithiasis，TM）是弥散分布于睾丸曲精小管内、直径 <3mm 的众多钙化灶形成的综合征。无明显临床症状，多因阴囊其他疾病进行超声检查时偶然发现。一般不需要治疗，

由于其发生原发性睾丸肿瘤的风险高,所以建议定期复查。

男方诊断为隐匿精子症,是在精液镜检时没有找到精子,但精液离心后在沉淀中可以找到精子。隐匿精子症是一种极重度的少精子症,精液中的精子时有时无。常见原因包括内分泌异常、睾丸下降不良、生殖系统炎症、染色体核型异常、基因缺失、射精管不全梗阻等。该病人是由于睾丸微石症引发的隐匿精子症。对于隐匿精子症病人来讲,精液中是否存在精子,存在偶然性。取卵当日存在精液中找不到精子的可能。手术方案提 ICSI 备穿刺,根据病人当日情况,最终决定授精方式。

手术日只获得 4 条不活动精子,应与病人充分告知使用自精 ICSI 的利弊,本中心也有 d 级精子受精,形成胚胎移植后成功妊娠的案例。但存在个体差异,并不能提前预测是否能够受精、成功获得妊娠。然而病人多年的求子路,让他们无法接受失败的打击,要求使用供精。

【伦理讨论】

知情同意原则,是指医务人员对符合人类辅助生殖技术适应证的夫妻,须使其了解:实施该技术的必要性、实施程序、可能承受的风险以及为降低这些风险所采取的措施。本案例中,医务人员充分告知了使用 d 级精子、使用供精各自的利弊。使用这 4 条 d 级精子进行 ICSI 也是有机会获得胚胎的。由于文中病人家庭经济基础尚可,倘若本周期受精失败,也可以再进行下一周期取卵,再做供精也为时不晚。然而,病人强烈要求使用供精,医生也只能最大限度地告知病人其中的利弊。医生无权帮助病人作出选择,最终的决定权掌握在病人手中。病人充分了解后决定选择供精精子助孕,医生需尊重病人意愿。

夫妻在接受人类辅助生殖技术过程中,在任何时候都有权提出中止该技术的实施,并且不会影响对其今后的治疗。因此,即便取卵后病人决定不继续助孕了,医务工作者也只能尊重病人的意愿。根据现阶段的情况提出合理的解决方案。

伦理学观点认为在病人有精子的情况下,实施供精辅助生殖助孕,很可能带来后期的伦理问题。根据保护后代的原则,该夫妻行供精助孕后生育的健康后代,是否能够得到父亲的关爱,给孩子家庭

的温暖,这需与病人充分交代,同时也必须考虑到父亲和孩子心理上所承受的负担。通过供精助孕获得的孩子,更有可能遭遇家庭的变故,而家庭一旦出现变故,受影响最大的是孩子。实施辅助生殖技术时,他们可能只是迫切地想得到一个孩子。但孩子出生后,人的心理就会发生变化。他们很可能后悔当时所作出的决定。面对一个供精的孩子,父亲很可能不愿意继续供养,不愿意为他再做付出。这时候一旦婚姻走到尽头,孩子的抚养权判决上很有可能归母亲。而原本已经为家庭的维系付出太多的母亲,又以怎样的心态去面对变故,怎样面对这个孩子?孩子成长环境变化后,他的心理又会发生怎样的变化? 一切都会让心理变得非常脆弱,任何一件小事,都有可能成为压死骆驼的最后一株稻草。

【法理讨论】

原卫生部《关于修订人类辅助生殖技术与人类精子库相关技术规范、基本标准和伦理原则的通知》中规定,对于因严重的少精症、弱精症和畸精症,行供精人工授精技术的病人,医务人员必须向其交代清楚:通过卵细胞质内单精子显微注射技术也可能使其有自己血亲关系的后代,如果病人本人仍坚持放弃通过卵细胞质内单精子显微注射技术助孕的权益,则必须与其签署知情同意书后,方可采用供精人工授精技术助孕。

本案例中病人可以选择使用自己仅有的 4 条 d 级精子进行注射,虽然成功概率很低,但仍有可能有受精卵和胚胎。由于医务人员已经与病人充分的知情交代,告知清楚,但病人仍执意要求使用供精进行助孕。而由于最终的受精结果不可预测,医生无法保证,使用 d 级精子一定能够有胚胎,成功妊娠。所以只能与病人充分交代后,由病人自己选择,使用自己的 d 级精子还是使用供精的精子。这也充分体现了《关于修订人类辅助生殖技术与人类精子库相关技术规范、基本标准和伦理原则的通知》中知情同意的原则。

【情理讨论】

张强夫妻的选择也是无奈之举。毕竟对于仅有的 4 条精子是否是存活的很难判断,只能通过 ICSI 来尝试。同时,ICSI 技术本身,也不能保证所

有存活的精子,都成功受精形成胚胎。而一旦受精失败,女方又将面临重新药物刺激卵巢。双方很难接受失败的打击,有开始再次周期的勇气。对于卵子冷冻并非是他们的合适之选,因为再次取精很有可能遭遇同样的境遇,甚至可能找不到精子。那时再解冻卵子进行供精,对于卵子冷冻复苏过程中有可能的损伤不可预期。

【社会舆论】

大多数人认为既然自己有精子,虽然不能确定是否是活精子也应该一试,也许有成功的机会。选择供精助孕无疑是放弃了生育血亲后代的最后一丝希望。供精人工授精技术的开展,解决了很多男性因无精导致家庭破裂的问题。同时,在辅助生殖技术实施过程中,也给如同张强夫妻这类病人另外一个选择。而最终的选择孰对孰错很难分清,也无法预知每个选择最终的结果。只能通过病人知情同意来进行选择,最终由病人自己定夺。但由于经历取卵手术到需要病人作出决定的时间很短,在这么短的时间内,很难保证他们作出决定的可靠性。是否是观念中的误导,或是一时冲动,都无法确认。在供精孩子出生后,思想上的改变,很有可能让病人陷入懊悔之中,导致情感的变化,从而影响家庭的和谐,也很有可能引发离婚等社会问题。所以,医务工作者在交代时一定要注意自己的语言,避免对病人造成误导,而引发更多的问题。

【小结】

在病人有生育自己血亲后代可能的情况下,要求放弃,转做供精时,医务工作者必须充分与病人交代,在条件允许的情况下,可尝试先使用病人自己的精子。病人本人仍坚持放弃通过 ICSI 技术助孕的权益,则必须与其签署知情同意书后,方可使用供精。

(朱海波　刘睿智)

参考文献

[1] 于修成.辅助生殖的伦理与管理.北京:人民卫生出版社,2014.
[2] 中华人民共和国卫生部.关于修订人类辅助生殖技术与人类精子库相关技术规范、基本标准和伦理原则的通知.卫科教发〔2003〕176 号,2003.

第八节　同时借卵借精的困惑

【案例叙述】

李梅(化名),女,38 岁,王斌(化名),男,39岁,两人系大学同学。李梅婚后 2 年却没有怀孕,检查发现丈夫有严重少、弱精子症,在某医院进行体外受精胚胎移植术 3 次均未孕。李梅换了另外一个医院进行体外受精胚胎移植术治疗。这时41 岁李梅的月经周期开始逐渐缩短,经过一系列的查体、抽血、化验,紧张而期盼地连续实施 3 个周期的取卵移植,经过一次次焦急等待最终结果仍然是没有受孕。李梅和王斌已筋疲力尽,丧失了再治疗的信心,最终放弃了治疗。2 年后,李梅再次到医院就诊。医生告知 44 岁的李梅,她的卵子数量少且质量较差,建议她如果有机会接受赠卵,那么体外受精胚胎移植术的成功率会高许多,李梅欣然同意,后获得赠卵 6 个,但男方取精 3 次经实验室处理后均未见精子,后改行显微手术取精仍未取到精子,而就诊医院及附近医院没有供精源,夫妻俩只能非常遗憾地丧失此次受卵机会。后辗转于又一个生殖中心咨询,检查结果发现王斌多次检查没有发现精子。此时,李梅已渐渐步入了围绝经期,月经量越来越少,以后可能再也取不到卵。夫妻俩只能要求借精又借卵生个孩子。《人类辅助生殖技术规范》规定严禁胚胎赠送,生殖中心经过多次讨论都没有最终结论,最后只能请医院生殖医学伦理委员会来决断,寻求一个合理的解决办法。

【医学观点】

从女方各项检查看,李梅经过几年的治疗,已经接近围绝经期,检查提示已经接近丧失产生卵子的能力,即便是能取到卵质量也很差,受精率及胚胎植入率极低,若想让李梅尽快受孕且生育健康的孩子,目前从生殖角度来看接受赠卵是最佳的选择方案,可考虑对女方实施受卵技术。从男方病史及治疗过程来看,极度少、弱、畸形精子症病人可实施卵母细胞质内单精子注射技术获得与自己有血缘关系的后代。王斌先后 3 次取精,经实验室处理后均未见精子且行显微手术取精失败,确实已经具备供精的指征。

【伦理讨论】

医院伦理委员会进行了伦理讨论,李梅夫妻长期不孕,社会、家庭压力极大,迫切要求生育,想通过各种医疗手段尽快让女方怀孕,以改变现在的社会处境,应从病人的角度出发,医生尽最大努力满足其心愿,让李梅夫妻找到社会归属感。

对严重少、弱、畸形精子症病人或无精子症的不育病人,在充分知情告知,夫妻双方知情同意的情况下,可以对这部分病人实施供精治疗。从有利于后代的原则出发,可推荐使用供精治疗。然而,供精的使用存在着难以杜绝的法律纠纷及伦理问题。因此多数生殖中心对于严重少、弱、畸形精子症病人采用供精持有非常谨慎的态度。

根据有利病人原则和不伤害原则,如果女方经过治疗后成功妊娠,女方也要面对高龄孕产妇中晚孕出现胎儿停育、早产、妊娠期高血压疾病、胎盘早剥等一系列风险,从降低病人的伤害或者伤害可能的角度来看,建议领养是相对合理、安全的。同时,这个建议也符合社会公益性原则。

然而从自主原则和尊重病人原则出发,如果病人本人或家庭想要通过自己生育的方式获得孩子,对于保护妇女生理和心理健康是有极大的好处,而且其社会效应好。这样的要求是合理的,至少目前我国的法律并没有明文禁止同时接受供精赠卵。根据双重效应原则,不论是建议领养还是采取供精供卵治疗,治疗出发点都不存在问题。

根据实施技术人员的行为准则:①禁止实施胚胎赠送;②在同一治疗周期中,配子和合子必须来自同一男性和同一女性;③禁止在病人不知情和不自愿的情况下,将配子、合子和胚胎转送他人或进行科学研究。对于李梅夫妻,女方高龄、卵巢功能减退,经历 3 次人类辅助生殖技术治疗未孕,男方多次检查未见成活精子、显微手术取精失败,同时开展供精、供卵,受精发育成胚胎后,并不涉及胚胎赠送问题。

【法理讨论】

2001 年卫生部颁布的《人类辅助生殖技术管理办法》和《人类辅助生殖技术规范》规定了实施技术人员的行为准则:"禁止实施胚胎赠送;在同一治疗周期中,配子和合子必须来自同一男性和同一女性"。但是并无法律条款明确规定同时供精、赠卵是禁止的。从该夫妻的病史、女方的年龄、各项检查结果、专家共识来看,接受赠卵是最佳的治疗方案。假设在男方行显微取精失败的前提下,实施供精,夫妻同时借卵、借精生下与现夫妻无任何血缘关系的"子女",从遗传学角度来看无异于领养孩子,从生物学角度来看,女方为孩子的生母,在法律上领养孩子等同亲生和婚生,而另一方面从严格医学意义上讲,胚胎与夫妻双方任何一方都没有血亲关系时可以视为赠胚,这在生殖的管理规范中伦理原则明确规定禁止。从不同角度来看,同一个问题有着不同的答案,由此这种令人极其纠结的同时借卵、借精类似于胚胎赠送,医务人员应该慎之又慎。但也有意见认为,同时借卵、借精与赠胚又有本质区别,胚胎属于一对特定的有婚姻关系的夫妻,而借精、借卵来自不同的夫妻。

【情理讨论】

对于生育困难的李梅夫妻来说,有稳定的收入和稳固的感情,领养孩子是世人所理解并同情的,也同样是受法律保护的。但随着计划生育政策的完善和领养法律的完善,领养孩子的机会越来越少。李梅和王斌夫妻从感情、家庭、经济方面符合条件,为满足婆婆临终心愿,从情理上借卵同时借精孕育生子是情理所能理解和认可的。

【社会舆论】

根据案例分析讲解,从医学专家观点、法律法规和医学伦理等多方面问题征集社会舆论,经问卷调查,结果多数人赞同借精、借卵生育孩子,认为这样可以避免领养的直视和公开化,减少社会舆论,减轻夫妻双方的心理负担。考虑这样的生育方式至少有孕育过程,情理上比领养更符合亲情关系;仅少数人表示反对。从我国传统观念对于生育的观点来看,这样的结果在情理之中。

【小结】

男方为无精子症,女方高龄、卵巢功能衰退,想通过同时供卵供精体外受精胚胎移植术获得孕育生子,虽然辅助生殖技术伦理规范中明文规定不能进行胚胎赠送,但是同时供卵、供精并不等同于胚胎赠送,通过伦理委员会批准是可以帮助病人的。

（高　磊　邹淑花）

参考文献

[1] 于修成.辅助生殖的伦理与管理.北京:人民卫生出版社,2014.
[2] 中华人民共和国卫生部.关于修订人类辅助生殖技术与人类精子库相关技术规范、基本标准和伦理原则的通知.卫科教发〔2003〕176 号,2003.

第九节　寻找有宗教信仰者的卵子

【案例叙述】

冯芝(化名),28 岁,回族,结婚后未避孕 7 年未孕。婚后 4 年,因"双侧卵巢巧克力囊肿",在当地医院接受了双侧卵巢巧克力囊肿剥除术,术后仍未孕。婚后第 7 年,夫妻俩就诊于某生殖中心,要求行体外受精胚胎移植术(IVF-ET)助孕。术前检查发现:基础促卵泡激素(FSH):26.82mU/ml;LH:1.15mU/ml;E_2:30pg/ml;左卵巢大小约 2.1cm×1.9cm;窦卵泡计数提示:1个;右卵巢回声欠清晰,大小约 1.7cm×1.3cm。

冯芝因卵巢储备功能差,此后多次行微刺激、自然周期方案助孕均无卵泡发育而取消周期。多次检测基础促卵泡激素(FSH)均超过 25mU/ml,双卵巢内未见明显窦卵泡,该中心医生经讨论建议冯芝接受赠卵 IVF 治疗,并向冯芝夫妻说明接受赠卵的程序和所必须遵循的伦理原则。

冯芝夫妻在经过多次药物刺激卵巢治疗的经历并了解赠卵相关程序后,表示理解,并同意接受赠卵 IVF 助孕。但冯芝夫妻同时提出由于双方均为回族,有宗教信仰,要求供卵者必须为有相同宗教信仰的同一民族,其余服从人类辅助生殖技术规范的赠卵原则。经过 2 年多的漫长等待,仍未有合适的捐赠者,冯芝夫妻在等待过程中多次往返医院询问是否出现符合要求的捐赠者,该生殖中心医务

人员明显感受到冯芝夫妻对于赠卵治疗的迫切及无限期等待的焦虑。冯芝夫妻诉说由于家处农村,迫于周围社会舆论和压力,求子心切,要求尽快助孕,同时也理解符合其要求的卵源极其稀缺,故提出自寻供卵者的要求。该生殖中心婉拒了冯芝一家的要求,并再次向其说明了赠卵原则及相关伦理问题。

【医学观点】

随着辅助生殖技术(ART)的日趋成熟,绝大多数不孕症夫妻通过 ART 技术获得了自己的后代,甚至部分因卵巢储备功能低下,丧失产生卵子能力的妇女,也可通过赠卵 IVF-ET 技术获得子女。1983 年,澳大利亚报道了全球首例赠卵 IVF-ET 临床妊娠成功。科技的进步,ART 的发展,为无法产生健康卵子的妇女提供了以前根本不可能存在的生育机会。

2003 年卫生部颁发的 176 号文件附件《人类辅助生殖技术规范》规定"丧失产生卵子的能力者可以接受卵子赠送"。该病例符合接受赠卵的指征;但目前国内各生殖中心的现状均存在卵子来源短缺,赠卵助孕者经常是处于遥遥无期的等待中。该名病人还要求供卵者符合其宗教信仰,更增加了对捐卵者的限制,故卵源的寻找和等待更是困难重重,病人也才提出自寻卵源的要求。但该生殖中心仍坚决贯彻赠卵原则,只能拒绝病人自寻有宗教信仰者卵源的要求。

【伦理讨论】

卵子捐赠涉及较多的伦理问题,各个国家的法律各有不同,如丹麦、芬兰、冰岛及瑞典的法律允许卵子捐赠,而法国、挪威等国家则禁止卵子捐赠。目前国外赠卵的来源有四种:第一种,偶尔的捐赠者:如非相关手术取出的卵子;第二种,体外受精的病人;第三种,与受者夫妻有血缘关系的捐赠者;第四种,商业的专业供卵者。在我国商业化卵子捐赠是非法行为,《人类辅助生殖技术规范》中规定"赠卵是人道主义行为,禁止任何组织和个人以任何形式募集供卵者进行商业化供卵行为"。

从历史角度和全球的视野观察,中国是一个缺少主流宗教信仰的国家,绝大多数人都没有宗教信仰,病人作为一名有宗教信仰又迫切需要赠卵的特

殊病例更显得凤毛麟角。病人赠卵指征明确,但因为有宗教信仰的特殊情况,按照尊重原则及有利于病人的原则,可按其要求,限定供卵者为回族。但目前就我国现状来说,赠卵助孕的卵子来源十分稀缺,更何况再限定宗教信仰,这就更加大了寻求卵源的难度,冯芝夫妻也是亲身经历等待卵源的艰难过程后才提出自寻卵源要求。

但自寻卵源会使一些供卵者在经济利益的驱动下隐瞒自身所存在的疾病或隐患,导致接受卵子者及后代极易受伤害;多次供卵的结果又会增加未来后代血亲通婚、近亲繁殖的风险。同时,为了维护赠卵者与受卵者的正当权益,为避免不必要的矛盾和纠纷,供方和受方夫妻应保持互盲。为保证采用 ART 技术出生孩子的健康成长,机构和医务人员对卵子捐赠者与受卵者有实施匿名和保密的义务,坚决做到供卵者和受卵者互盲。同时,当孩子在成年后或恋爱,甚至准备登记结婚时,有了解自己身世的权利,从而最大限度地制约近亲婚配的发生。自寻卵源不仅违背了互盲的原则,同时还会导致催生卵子买卖的行为,对于后代的身心健康也是不益的,违反了保护后代、严防商业化、有利于供受者、严禁技术滥用、社会公益、知情同意等伦理原则,是不允许的。

因此,医护人员要抛开个人情感及同情病人的情绪,做好病人疏导,引导其耐心等待,同时贯彻"救死扶伤"的人道主义行医原则多留意是否有符合该病例赠卵要求的卵子来源,缩短病人等待的时间,尽力为病人夫妻圆梦。

【法理讨论】

根据《人类辅助生殖技术规范》中赠卵 IVF-ET 技术的相关规定:赠卵 IVF-ET 周期中卵子的来源只限于接受人类辅助生殖治疗的不孕症病人在治疗周期中剩余的卵子,严禁商业化供卵。《人类辅助生殖技术与人类精子库校验实施细则》指出对赠卵者应参照供精者筛选的程序和标准进行相关的健康检查及管理,即赠卵需要严格遵守赠受双方互盲的原则。该规定保证了配子捐赠的安全性,可是在实际操作中却有一定的难度,绝大多数体外受精过程中的女性比较担心自己的助孕结局,和/或考虑到其他一些因素,仅极少数病人愿意赠卵卵子。随着 IVF 及其衍生技术的完善与进步,玻

璃化卵子冷冻技术日趋成熟,国内外医学专家建议建立人类卵子库来解决卵子的来源问题,缓和卵子供需矛盾。因此尽管现状十分困难,但仍不能违反我国赠卵 IVF-ET 技术的相关规定,才能充分保护赠受双方的权益。

【情理讨论】

面对丧失产生卵子能力的女性,医生除了采用供卵助孕已别无其他选择。我国现行管理办法将捐赠卵子的人群限定在较小的范围之内,赠卵只限于接受 ART 治疗周期中剩余的卵子,不允许来自社会的卵子捐赠。该规定保证了配子捐赠的安全性,可是在实际操作中却有比较大的难度。绝大多数 IVF 治疗中的妇女出于对助孕结局、母性对后代保护的天性及其他因素的考虑,仅极少数病人愿意赠卵卵子。随着国家生育政策的放开,IVF-ET 治疗周期中卵子充裕的病人更愿意将丰裕的卵子进行胚胎培养,以期获得可供其最大程度利用的胚胎,愿意赠卵者更加减少。故加重了卵子来源的稀缺,绝大多数等待受卵的女性无法得到供卵。该病例病人提出的要求捐赠者必须具有与其相同的宗教信仰,更加限定了捐赠者的范围,使捐赠成为极小概率事件。面对这样的病人,遵照有利于病人的伦理原则,作为医务工作者,应该给予疏导、解释、安慰,逐渐让他们接受自己的实际情况,同时放弃盲目自寻捐赠者进行治疗的想法。

【社会舆论】

在自然妊娠的情况下或者在 IVF/ICSI 技术下,孩子的生物学母亲和社会学母亲均是同一个人,但通过捐赠卵子获得的孩子,实际上有"两个母亲":提供遗传物质的生物学母亲,孕育及抚养孩子长大的社会学母亲。在遵循我国《辅助生殖技术规范》赠卵助孕的相关规定下,孩子与卵子的提供者并没有亲子关系。若捐赠双方为相识关系,那以上"两个母亲"的信息就是完全公开的,这将会对供受卵子家庭及孩子带来无法预知的麻烦和矛盾,非常不利于孩子的成长和家庭的和谐。

【小结】

赠卵 IVF 技术为一些不孕病人提供了获得妊娠及孩子的机会,同时也产生了诸多有待解决的伦

理学问题,值得医务工作者去思考和研究。本案例的冯芝夫妻要求生殖中心提供有相同宗教信仰者的卵子捐赠,但需要按照国家法律法规、技术规范及伦理原则进行操作,无论何种特殊情况均不能采用自寻卵源助孕。

(马艳萍 邵静宜)

参考文献

[1] 中华人民共和国卫生部.关于修订人类辅助生殖技术与人类精子库相关技术规范、基本标准和伦理原则的通知.卫科教发〔2003〕176号,2003.
[2] 于修成.辅助生殖的伦理与管理.北京:人民卫生出版社,2014.
[3] 中华人民共和国卫生部.人类辅助生殖技术与人类精子库校验实施细则,2006.

第十节 供精也会常规体外受精失败

【案例叙述】

2012年,1986年出生的高晓平(化名)遇到了刘星华(化名),两人结婚后1年多,高晓平仍未怀孕。于是,他们到医院做了检查,结果显示刘星华的精子密度为0。其后,刘星华又做了多次精液常规检查,但每次结果都无改变。2016年,刘星华夫妻就诊于某医院生殖医学中心,又做了两次精液常规检查,结果仍是"离心无精",内分泌检查显示卵泡刺激素为39.43U/L,体检显示双侧睾丸小,质软,经过男科诊治后,他们最终放弃了寻找自身精子的努力。随后,高晓平也做了相关检查,诊断为"原发性不孕,两侧输卵管通畅",经过知情同意后,刘星华夫妻选择了供精IVF治疗。

2个月后,刘星华夫妻到中心体检、药物刺激卵巢、取卵,一切都很顺利,最终获卵6枚,但6枚卵子没有正常受精。查看实验室记录,6个卵子皆为成熟卵子,供精解冻后参数为密度69×10^6/ml,前向活动精子比例为16%。刘星华夫妻只得再次药物刺激卵巢,取卵,供精体外受精。这次他们获卵4枚,正常受精3枚。

【医学观点】

本案例中男方诊断为"原发不育症,非梗阻性无精子症(non-obstructive azoospermia),两侧小睾丸",女方诊断为"继发性不孕,两侧输卵管通畅",符合供精IVF指征。案例中出现的供精IVF受精失败,首先需要排查导致受精失败的原因:包括女方因素、受精过程中的实验室操作问题、同一供精在本中心和其他医疗机构是否出现类似情况。经查,该供精编号的另一份精液在中心复苏和受精均正常,女方第二次行供精IVF受精正常,同一天行IVF其他病人受精均正常,可以排除供精自身问题、女方因素和实验室系统性问题,其最大可能为供精复苏异常所致。

根据《人类精子库基本标准和技术规范》中对外提供精子的基本标准:对外供精用于人工授精或体外受精胚胎移植术的冷冻精液,冷冻复苏后前向运动精子(a+b级)不低于40%,每份精液中前向运动精子的总数不得低于12×10^6。但一份供精的使用需要经过检测、冷冻、储存、运输、再储存、复苏等诸多环节,每个环节又有诸多影响因素,往往不能使每一份供精复苏后均达到这一技术要求。而目前对使用供精行ICSI治疗,还没有技术规范,《人类辅助生殖技术规范》规定,卵细胞质内单精子显微注射适应证之一为严重的少、弱、畸形精子症,但对于"严重的弱精子症"尚缺乏公认的界定标准。冷冻和解冻过程会损伤精子的活动率和线粒体的功能,有可能通过影响顶体的结构和顶体酶活性而降低供精常规IVF的受精率。供精IVF在受精率和妊娠率均显著低于常规IVF周期,供精卵细胞质内单精子显微注射术(ICSI)周期与其他ICSI周期比较在受精率及妊娠率无显著差异。另一方面,从完全不受精的发生率来看,常规IVF周期的发生率为5%~10%,ICSI周期的发生率为1%~3%。从IVF和ICSI的随访结果看,多项研究证实两者胚胎常染色体和性染色体异常率没有显著差异,两者的新生儿先天畸形率,尤其是泌尿生殖系统畸形率亦无明显差异,两者妊娠结局相似,新生儿出生体重相近,2岁儿童精神发育指数相同。从医学上讲,供精解冻后精子活动率低下做ICSI可以显著改善临床结局。

【伦理讨论】

供精治疗出现非预期的治疗结果（unexpected clinical outcome），造成了病人身心伤害和经济损失，损害了病人利益，甚至给整个家庭带来巨大痛苦。遵照知情同意原则，在病人开始辅助生殖治疗前，就应被告知所有可能出现的风险后果。供精使用十分特殊，知情同意中应包括供精解冻复苏失败、质量受损、受精失败等风险。

在本案例中，排除了供精本身因素、女方因素和实验室系统性因素之后，出现这一供精 IVF 受精失败的最大可能为复苏结果异常。复苏结果异常为供精从精液采集到使用整个过程所有影响因素的综合体现，因而要改善这一状况，需各个环节的参与机构和参与者共同努力。遵照有利于供受者的伦理原则，精子库要提高冷冻技术和优化配送服务以保证精液质量，辅助生殖机构要提高精子复苏技术。当出现供精复苏异常的时候，需要我们的操作者在有利于病人原则、最优化原则、严禁技术滥用原则、不伤害原则等伦理原则间权衡考量。目前我国供精来源不足，需要供精治疗的病人一般都需要排队等候，短则几个月，长则一两年，在等候期间，可能会使病人错失最佳的治疗时机，给病人增加心理压力，甚至影响家庭的稳定。当出现非预期的供精治疗结果，除了造成经济损失和身心伤害，还将使病人付出一定的时间成本。

ICSI 技术可使卵母细胞受精率提高，显著降低多精受精率，减少非预期结果的发生，但相比 IVF 而言，ICSI 不是最接近自然受孕的技术，存在着对配子和胚胎、对子代出生缺陷和发育异常的潜在隐患，目前尚没有长远的观察和研究结果。因此，对于供精复苏异常的病人，操作者权衡考虑了各项伦理原则，病人充分知情同意后，可以实施卵细胞质内单精子注射，但严禁 ICSI 技术滥用。

【法理讨论】

实施供精治疗的医疗机构和提供供精的人类精子库都遵守了医疗卫生管理法律、行政法规、部门规章和诊疗常规及规范，不存在过失行为，精子不具有受精能力为不可控行为，因而不存在医疗差错、侵权责任和合同违约。《人类辅助生殖技术规范》中对供精的使用和卵细胞质内单精子注射的适应证和禁忌证做了规定，但未对严重弱精子症做出参数界定，也未涉及供精解冻异常的处置原则和处置规范，因而，生殖医学中心在充分知情同意的前提下，根据本中心治疗实践和参考其他中心治疗经验，可以对供精解冻异常的病人实施卵细胞质内单精子注射。

【情理讨论】

孩子在中国社会和家庭中扮演着至关重要的角色，一个没有孩子的家庭被认为是不完整的。对于有些夫妻来说，想要个孩子，哪怕不是遗传学上的，都相当不易，真的是"求子路漫漫"，本案例就是其中之一。从初次心怀忐忑地到医院就诊，到选择合适的生殖中心行供精 IVF 治疗，再到取卵，案例中主人公夫妻要背负多大的压力、经历多少的坎坷。本来行供精 IVF 使他们看到了拥有孩子的希望，可当收到"没有正常受精"消息的一刹那，刚燃起的希望又破灭了，医务工作者不难想象当时主人公夫妻所承受的打击。这就意味着一切都要重头再来，而再行一次供精体外受精胚胎移植术的价格也不菲，而且在目前供精来源紧张的现状下，还要排队等候。对于案例中主人公夫妻来说是幸运的，他们很快就等到了供精，而且也有足够的经济实力来负担这一费用，但是不是每一对求子夫妻都能负担得起多次 IVF 治疗费用的，也不是每一对求子夫妻都能承担的起等待的时间成本的，可能有的夫妻在等待中错过了最佳治疗时机，或因此家庭破裂。因此，从情理上讲，应该给供精解冻异常的病人行 ICSI 治疗。

【社会舆论】

艰难求子路的案例报道在各媒体网络上已屡见不鲜，医疗机构和医务人员从病人角度出发，急病人之所急，发生供精解冻异常时，改行卵细胞质内单精子注射，可避免不受精情况的发生和再次的 IVF 治疗，为病人节省了医疗开支，缩短了治疗时间，减轻了病人的心理负担，尽快帮病人圆了求子梦。同时，在目前供精来源紧张的状况下，能提高供精的使用效率，帮助更多的夫妻完成求子梦，有利于家庭和社会的稳定，是一件充满正能量的事情。另一方面，也有质疑的声音，这一医疗举措，是否会导致 ICSI 技术的滥用，增加后代安全风险？又是否会导致人类精子库降低供精标准，异常供精的输出增加？

【小结】

供精使用需要经过检测、冷冻、储存、运输、再储存、复苏等诸多环节，精子冷冻存在冷冻损伤，在确保医疗机构和人类精子库无过失行为的前提下，出现供精复苏异常，为不可控行为。医疗机构和医务人员应从有利于病人原则、最优化原则、严禁技术滥用原则、不伤害原则等伦理原则出发，经病人充分知情同意后，对复苏异常的供精，可以改行卵细胞质内单精子注射治疗。

（吴永根　黄学锋）

参考文献

［1］中华人民共和国卫生部.关于修订人类辅助生殖技术与人类精子库相关技术规范、基本标准和伦理原则的通知.卫科教发〔2003〕176号,2003.
［2］于修成.辅助生殖的伦理与管理.北京:人民卫生出版社,2014.

第十一节　男方在供精胚胎移植前检出精子

【案例叙述】

女方 31 岁，男方 36 岁，继发（女方）不育 3 年。因"男方无精子症、输卵管梗阻"于 2015 年在当地行供精体外受精助孕技术，取卵 20 枚，形成 D3 胚胎 5 枚和 D5 囊胚 5 枚，因预防过度刺激综合征行全胚冷冻未移植，分别于 2015 年解冻移植囊胚 2 枚未孕，2016 年解冻移植 D3 胚胎 2 枚未孕，现仍有 D3 胚胎 3 枚、囊胚 3 枚冻存。

2016 年 3 月男方来另一家生殖中心行 TESA 检查后，发现少量精子，要求用 TESA 精子 IVF 助孕。2016 年 4 月女方于外院行宫腔镜检查提示宫腔形态失常，子宫侧壁环状缩窄明显，可见瘢痕，双侧输卵管开口可见。需要进行伦理讨论的问题是：①因有供精胚胎冻存（外院），是否应该先利用冻存胚胎；②在外院有冻存供精胚胎情况下，是否可以重新进行 TESA/ISCI 助孕；③女方子宫条件差，行 IVF-ET 助孕成功的可能性较低，如何帮病人选择。

【医学观点】

女方两次供精胚胎移植未孕，有可能是胚胎质量、宫腔因素或者其他因素导致。宫腔镜检查显示宫腔形态失常，提示该病人两次移植未怀孕很可能与宫腔因素有关，在进行下一步治疗时，应充分告知该对夫妻，无论是应用自精还是供精的胚胎，再次移植时仍有可能因为子宫因素导致治疗失败。

目前虽然男方 TESA 提示有精子，但不除外手术当日找不到精子的可能。或者自精 ICSI 的胚胎质量差，导致无可移植胚胎的结局。

【伦理讨论】

人类辅助生殖技术，必须在夫妻双方自愿同意并签署书面知情同意书后，方可实施，即知情同意原则。病人夫妻于外院行供精 IVF 助孕技术时，签署了供精体外受精知情同意书，意味着病人夫妻，尤其是男方，已经知晓接受供精体外受精胚胎移植技术将生育无男方遗传学后代的事实。在实施配子捐赠技术时必须向病人充分沟通及解释，使病人夫妻知晓后作出审慎的选择。

有利于病人的原则中提到：综合考虑病人病理、生理、心理及社会因素，医务人员有义务告诉病人目前可供选择的治疗手段、利弊及其所承担的风险，在病人充分知情的情况下，提出有医学指征的选择和最有利于病人的治疗方案。为避免家庭伦理关系的复杂，医务工作者应告知病人夫妻，自精 ICSI 较供精 IVF，在伦理上具有优势，可生育有遗传学关系的后代，但由于病人精子来源的困难和不确定性，在妊娠结局上不具有优势。

实施辅助生殖技术不单要考虑病人夫妻，更重要的要考虑到是否有利于后代，即保护后代原则。本案中若男方可以获得自己血亲的后代，对于这个家庭关系的维系以及后代的成长更加有利。现实中存在很多当时实施供精时男方同意，但孩子出生后因心理发生变化而离异的情况。本案中，男方有精子，如果生育了供精的后代，而没有用自己的精子生育，随着时间的推移，他可能会后悔当时的决定。而这种后悔会在不经意间流露，孩子也可能很快知道自己的身世。这将产生更多的问题。

随着技术水平的提高，男方可通过 TESA 取得精子后，可生育自己的遗传学后代，若男方选择使用有自己遗传学后代的胚胎,要求行夫精 IVF 助孕,是正当的要求,医务人员要尊重其选择,帮助其生育属于自己的后代;而此对夫妻已经在外院行供精 IVF 助孕,虽然目前没有怀孕,但仍有冻存胚胎,仍有得到供精后代的可能,如果该对夫妻经过治疗获得自己的遗传学后代,今后有可能又解冻移植供精胚胎获得供精后代,该对夫妻的家庭关系将面临伦理关系复杂化,该问题要充分提醒病人加以注意。

【法理讨论】

我国有关辅助生殖技术相关的法律法规为 2001 年以部长令的形式颁布的《人类辅助生殖技术管理办法》《人类精子库管理办法》,以及随后颁布并修订的《人类辅助生殖技术规范》《人类精子库基本标准》《人类精子库技术规范》和《实施人类辅助生殖技术的伦理原则》。通过供精出生的孩子有两个父亲:生物学上的遗传父亲和社会学上的养育父亲,谁是孩子的真正父亲?对此有不同的看法:一种持血缘关系的亲子观点,即以血缘和遗传物质决定亲子关系;而另一种持社会或赡养关系的亲子观点,即血缘关系从属赡养关系。包括中国在内的多数国家以立法形式肯定了"社会父母"的合法地位。但现实中,由于"社会父或母"和"孩子"之间缺乏遗传学上的联系,很大程度上动摇了基于传统血缘关系的伦理道德基础,由此,很可能给家庭的稳定和孩子的身心健康带来危害。因此,在决定是否使用供精技术帮助不孕夫妻生育后代时应给予充分评估后再实施。

【情理讨论】

本案例中的矛盾焦点在于病人夫妻先行供精 IVF 助孕并有冻存胚胎的情况下,再要求行夫精助孕是否可行,供精胚胎如何处理;而女方宫腔环境也不理想,无论移植何种胚胎均有结局不理想的可能;在有冻存供精胚胎的情况下,是否行夫精助孕。

病人有可能在治疗之初由于种种原因,选择供精 IVF 助孕,因为存在助孕当日取不到精子的可能性,或者精子质量差不能形成胚胎,或者胚胎质量差导致无可移植胚胎的可能。病人在经历治疗失败后再次重新审视治疗方案而选择尝试生育自己遗传学后代。从不复杂化家庭伦理关系的角度考虑,如果病人提出了请求,应支持病人的选择,帮助

病人尝试生育自己遗传学后代的可能。关于冻存的供精 IVF 所产生的胚胎,从有利于病人的角度出发,在病人治疗期间建议继续保存,病人有可能 TESA 未找到精子或者找到精子未受精或者未形成可移植胚胎,或者移植胚胎后未受孕,再次面临是否尝试自精 IVF 助孕或供精助孕的选择,因为女方的宫腔环境也不理想,病人面临此种选择的可能性大,看似又回到了起点,实则病人经历了尝试的过程,对所经过的治疗方案有了更深刻的理解,也充分理解了每一种选择的各种可能性,对后续所产生的结果更容易接纳。

需要再次强调的是,在实施赠精助孕前一定要对病人夫妻进行充分讲解告知,作出审慎决定,不能只顾一时简便。在此案例中,在进行自精 IVF 治疗之前,应充分知情告知病人,为避免家庭伦理关系的复杂化,病人自精 IVF 助孕成功后,建议选择销毁供精 IVF 冻存的胚胎。

【社会舆论】

不孕因素中男性因素约占 40%。随着技术的发展,无精子症病人通过 TESA、PESA 获得睾丸或者附睾组织内精子后,通过显微单精子卵细胞质内注射技术也能获得自己的遗传学后代,避免了选择供精助孕的方式,从而避免了人为的家庭伦理关系复杂化,此种助孕方式应作为首选告知,并帮助病人努力实现。该案例提示有一部分病人在选择赠精助孕后,并没有放弃选择尝试生育自身遗传学后代的愿望,医务工作者应在协助病人选择助孕方案时,进行更加有效和充分的知情告知,减少病人作出不慎重选择的可能性。

【小结】

在不孕夫妻决定助孕方式时,医疗机构应遵从知情同意的原则,及有利于病人的原则,充分知情告知病人采用赠精助孕方式将生育无男方遗传学关系的后代;为帮助病人更加谨慎地进行选择,建议在作出决定前要做必要的检查,如睾丸组织活检查找精子 TESA 或 MESA(显微活检)。鉴于此对夫妻尚未生育供精助孕后代,医院在病人夫妻的强烈要求下,同意此对病人夫妻改为自精 IVF 助孕。为避免家庭伦理关系的复杂化,助孕成功后可考虑申请销毁供精 IVF 所形成的胚胎。

(吴红萍 王洁净 刘 平)

参考文献

［1］于修成.辅助生殖伦理与管理.北京:人民卫生出版社,2014.

第十二节 供精人工授精后代继承遗产的权利

【案例叙述】

张强(化名)、于玲(化名)结婚6年,但于玲一直没能怀孕。为此小两口辗转多家医院检查,医生诊断张强患有无精子症。为明确诊断,夫妻二人去上海寻求治疗,张强在上海医院行双侧睾丸活检术,证实睾丸无生精功能,无法生育。看着家中双方长辈对他们的期盼,夫妻二人打算隐瞒病情,决定接受供精人工授精助孕。

2004年1月夫妻双方通过供精人工授精助孕成功。张强感觉身体不适,去医院进行检查,结果显示张强已经患有晚期肝癌,可能不久于人世。癌症病魔的打击使他意志消沉,并且想到其妻子腹中胎儿为供精助孕所得,对此耿耿于怀,随后立下遗嘱。遗嘱称,孩子是通过供精人工授精所生,不是他的精子,他坚决不要,并拒绝将房产交由妻子和还未出生的孩子。其名下房产本为张强父母出资购买,约定将房产返还给父母。

张强于2004年5月因癌症去世。最终于玲独自生下孩子,却因为房产纠纷,不得已带着孩子将公婆告上法庭,从此也走上了她和孩子的维权之路。

【医学观点】

在本案例中男方的睾丸不具有生精功能,尚无法通过有效的医学手段生育有自己血缘关系的后代。目前的解决途径有:①如果女方身体健康,可供选择的理想途径是通过供精生育后代;②通过领养的方式来得到子代。本案例中女方身体健康,鉴于男方的检查结果,夫妻双方要求通过辅助生殖技术进行治疗,从医学角度符合供精人工授精的适应证。

【伦理讨论】

案例中涉及伦理原则包括:尊重原则、自主原则、知情同意原则、保护后代原则、保密原则等。

首先从自主原则和尊重原则讨论:自主原则指在医疗活动中病人有独立的、自愿的决定权。这种自主决定权从根本上表达的是病人的选择权,即病人对有关自己的诊疗护理问题,有经过深思熟虑作出的合乎理性的决定并据此采取行动的权利。尊重原则就是对能够自主病人自主性的尊重,还包括尊重胚胎和尊重配子。本案例夫妻双方有强烈要求辅助生殖的愿望,并且符合医学伦理及医疗安全的基本原则,应给予帮助。

其次,从知情同意原则讨论:在对其实施供精人工授精时,医务人员有义务告诉病人目前可供选择的治疗手段、利弊及其所承担的风险,在病人充分知情的情况下,提出有医学指征的选择和最有利于病人的治疗方案。案例中夫妻双方自愿同意签署书面知情同意书,同意实施供精人工授精技术,因此对其实施供精人工授精助孕是符合相关规定的。

再次,根据保护后代原则,在实施供精人工授精技术前,应对助孕夫妻进行详尽沟通,使其知晓所生后代与自然受孕分娩的后代享有同样的法律权利和义务,包括后代的继承权、受教育权、赡养父母的义务、父母离异时对孩子监护权的裁定等,以及父母应当履行的责任和义务。如果有证据表明实施人类辅助生殖技术将会对后代产生严重的生理、心理和社会损害,医务人员有义务停止该技术的实施。因此,案例中张强已经充分知晓其妻子所生孩子本应当享有继承权,仅是由于心理上不能够接受其为供精人工授精所生,利用遗嘱来剥夺其妻儿的继承权是不合理的。

最后,从保密原则考虑,为了保证受精者的权益,国家对所提供精液的来源有明确规定,必须是经国家卫生部专家组审核通过的精子库,才有权利提供精液,而且所有精液的来源资料、去向及治疗后结果必须进行计算机管理,并永久保存。工作人员必须为供、受双方严格保密。

综上所述,根据上述的伦理原则,院方在实施供精助孕前,早已强调夫妻双方对所生孩子的权利和义务,以及子代所享有的权利和义务。因此,丈夫是没有理由剥夺子代继承权的。

【法理讨论】

最高人民法院在 1991 年颁布的《关于夫妻关系存续期间以人工授精所生的子女的法律地位的复函》中明确指出：在夫妻关系存续期间，双方一致同意人工授精所生的子女，应当视为夫妻双方的婚生子女，并且父母子女间的权利义务关系适用婚姻法的有关规定。

本案例涉及继承法、婚姻法的矛盾冲突，其法律盲点在于：尽管知情同意书中有抚养孩子的相关约定，但中国继承法中没有关于供精人工授精孩子继承权的表述。为了避免此类情况的发生，实施手术的夫妻，都会签署一份知情同意书，其中有一条，"男方知道孩子是通过供精人工授精手术的产物，承认因此而孕育的儿童，不论其在幼年或成年后，享有亲生子女同等的法律权利"。

另外，《中华人民共和国婚姻法》《中华人民共和国继承法》规定，子女和配偶为法定第一继承人，如果故世者有遗嘱，则先按照遗嘱的规定办理。没有遗嘱的，按照继承顺序办理。但是《中华人民共和国继承法》第 19 条明确规定："遗嘱应当为缺乏劳动能力又没有生活来源的继承人保留必要的遗产份额。"对于本案例中于玲和孩子属于缺乏劳动能力的范畴，理应受到此条法律条文的保护。因此于玲的主张应当得到支持。因此本案例中于玲及其孩子不应当被剥夺继承权，理应受到法律的保护。

【情理讨论】

当不育夫妻使用供精生育后代时，令大多数人困扰的是孩子长大后知道自己不是他们的亲生父亲而带来的情感危机，同时也担心孩子长大后知道自己是通过辅助生殖技术来到人间而面临周围环境的歧视，产生悲观和扭曲的心理，造成两代人心理或精神障碍，严重的甚至会破坏父亲与孩子间的信任关系，造成更为复杂的家庭矛盾。

求助供精助孕的夫妻与正常生育人群相比，不可避免会存有心理缺憾。特别是当别人有意无意地说孩子不像自己时，内心更是痛苦不堪。有些不育夫妻的一方可能在获得孩子的兴奋平静之后，会去探究"这个孩子是我的亲生骨肉吗？"如果病人

确实只能进行供精助孕生育后代，医生会建议夫妻双方尽量选择血型、供精者的个体特征等和丈夫吻合者的精液标本。

有些通过供精助孕生育后代的家庭，在面对一个"既是自己的孩子，又不是自己的孩子"时心结难解，从而产生情感危机。还有一些家庭甚至选择更换住址、联系方式来避免与医院有更多的接触。实际上医院是会绝对保护他们的隐私并很愿意为其提供心理辅导，但是这部分人群更多地是选择了独自默默承受这份压力，甚至因为无法及时疏导内心问题而引起更多家庭矛盾。

【社会舆论】

数千年来，传统生育观念在中国人的心目中根深蒂固。因此患有不孕症的夫妻只能无奈地面对双方父母对孩子的期盼，以及来自亲戚朋友的善意询问。虽然辅助生殖技术可以实现不孕不育夫妻的生育愿望，但是采用供精生育后代的夫妻还需要慎重选择接受这样的孩子？如果对此心存芥蒂可能会影响夫妻关系，从而导致更加复杂的家庭矛盾，不利于社会稳定。众所周知，孩子的成长环境对其身心健康影响很大。这样特殊家庭的孩子如果能得到温暖的成长环境，则对孩子的身心健康是非常有益的，反之则会影响孩子的社交能力、学习能力，甚至产生扭曲的心理，这会造成严重的社会问题。因此，夫妻双方选择供精助孕需要作好充分的心理准备，尤其是要从内心深处去接受这样的孩子，只有这样才能营造出更为健康和睦的家庭氛围。

【小结】

伴随着精子冷冻技术的进步以及精子库的成立，供精人工授精技术日趋成熟，造福了广大不育夫妻，但同时也带来了一系列伦理方面的争论。对于接受供精人工授精助孕后夫妻关系的变化很少有人关注。如若这种后续事件没有得到足够的重视很容易引发一系列的家庭乃至社会问题。

（张 庆 李 萍）

参考文献

[1] 于修成. 辅助生殖的伦理与管理. 北京：人民卫生出版社，2014.

［2］中华人民共和国卫生部 . 人类精子库管理办法 .2001.

第十三节　供精生育后代的隐私泄露

【案例叙述】

男方刘飞（化名）35 岁，女方王苗（化名）32 岁。因结婚 3 年未孕到医院检查。男方精液常规检测为非梗阻型无精症、睾丸发育不全。经在生殖中心咨询后，申请供精人工授精（AID）治疗。因夫妻为外地病人，在医院的联系就诊、供精登记和治疗期间的食宿，均由刘飞的兄长安排。经过常规准备和登记等待，刘飞夫妻在兄长陪同下，在生殖中心签署了 AID 知情同意书，进行相关治疗，可喜的是王苗怀孕了，次年生育一子。

转眼间，孩子 2 岁了。其兄长在一次醉酒后，不慎告诉在场的其他家人，刘飞夫妻俩是通过供精人工授精才有的孩子。消息沸沸扬扬地传遍了整个家族，男方父母一怒之下，坚决拒绝接受供精治疗得来的孙子，遂将母子逐出家门。王苗抱着孩子孤立无助，无奈之下寻求法律援助，离婚后获得经济补偿和孩子的抚养费。

【医学观点】

男方诊断为非梗阻型无精子症、睾丸发育不全，符合 AID 指征，经过治疗获得妊娠，治疗过程完全符合卫生部关于 AID 的管理办法条例，操作过程合理合法。但是刘飞的兄长在事后当众说出孩子是由 AID 治疗获得，导致了家庭纠纷的产生。

在不育症夫妻来生殖中心求助生育时，对来自第三方的捐赠配子，并无充分的心理准备。当时他们就想只要有一个孩子就行了，对孩子出生以后可能造成的家庭问题完全没有考虑。一旦孩子出生后的情形和想象中的不同，加上家庭的介入，便可能使原本脆弱的婚姻瓦解。由此提示在生殖中心申请供精或供卵的夫妻，一定要心智成熟，对自己的选择负责。建议每对接受配子捐赠的夫妻，均需经过心理咨询，才可以进入治疗周期，并在治疗前充分考虑。

【伦理讨论】

由于 AID 技术是使用第三方精子使女方怀孕，因此面临更复杂的伦理问题，涉及知情同意原则、保密原则、自主原则、有利于供受者原则、保护后代原则、严禁技术滥用原则等伦理观念。

保密和互盲原则一直是许多国家关于 AID 实施的指导方针，也是 AID 治疗的重要伦理原则。为保护供精者和受者夫妻及所出生后代的权益，供者和受者夫妻应保持互盲，供者和实施人类辅助生殖技术的医务人员应保持互盲，供者与后代保持互盲。机构和医务人员对使用人类辅助生殖技术的所有参与者有实行匿名和保密的义务。

根据知情同意原则、自主原则，刘飞夫妻在医疗过程中有独立、自主的决定权，包括治疗方案的选择等。而医务人员必须使病人夫妻充分知晓实施 AID 的实施程序，更有义务告知供精者，其对供精出生的后代无任何的权利和义务。由于 AID 出生的子代与丈夫没有血缘关系，而丈夫的同意是确定父权的关键性依据，必须在夫妻双方自愿同意并签署知情同意书后方可实施，避免日后发生纠纷。本案 AID 治疗过程中，医务人员、病人夫妻完全遵守上述伦理原则，其后代隐私泄露事件仅属于病人家庭内部问题。

关于本案，保护供受者利益最为关键，根据保护后代原则：①医务人员有义务告知受者通过人类辅助生殖技术出生的后代与自然受孕分娩的后代享有同样的法律权利和义务，包括后代的继承权、受教育权、赡养父母的义务、父母离异时对孩子监护权的裁定等。②医务人员有义务告知接受人类辅助生殖技术治疗的夫妻，他们通过对该技术出生的孩子（包括对有出生缺陷的孩子）负有伦理、道德和法律上的权利和义务。本案刘飞夫妻完全知情并同意医方通过供精人工授精获得后代，但仅因孩子是供精所生，与丈夫没有遗传范畴的血缘关系，由男方父母主张并获得男方许可，将女方及孩子逐出家门，明显违反了上述伦理原则，对后代可能造成伤害，存在明显的伦理问题，应予以谴责、制止。

【法理讨论】

本案中，男方兄长泄露病人夫妻的隐私，造成其离婚的后果，应承担一定赔偿责任。根据我国法律规定,"泄露公民的个人材料或公诸于众或扩大公开范围"属于侵犯隐私权的行为,如果未造成一定后果,侵权人应承担侵权民事责任并进行赔偿,不构成刑事责任。《中华人民共和国民法通则》第120条规定:侵害隐私利益的民事责任方式,应包括停止侵害、消除影响、赔礼道歉和赔偿损失。本案例中因离婚女方及其子无疑受到了精神及财产方面的损失,男方兄长理应赔偿相应损失。

最高人民法院于1991年7月8日在《关于夫妻关系存续期间以人工授精所生子女的法律地位的复函》中明确指出:"在夫妻关系存续期间,双方一致同意进行人工授精所生子女应视为夫妻双方的婚生子女,父母子女之间的权利义务适用《婚姻法》的有关规定。"人类辅助生殖技术出生的后代与自然受孕分娩的后代享有同样的法律权利和义务;接受人类辅助生殖技术治疗的夫妻对通过该技术出生的孩子(包括对有出生缺陷的孩子)负有法律上的权利和义务。

综上,本案中通过供精人工授精获得的孩子在法律上与其父母为合法关系,父母有抚养孩子的义务,孩子也有赡养父母的义务。其男方家庭驱逐母子的行为是违法的,应予以制止,必要时采取法律手段对该母子予以保护。如男方执意离婚,女方及子女应合法获得经济补偿及子代的抚养费。

【情理讨论】

孩子是一个家庭的精神寄托,也是夫妻之间的关系纽带。当一对夫妻到了一定年龄还没有小孩可能会造成关系的疏离,也会受到来自家族内部和周围社会的压力,盼子心切便成为每个已婚家庭所面临的首要问题。而接受AID治疗有了孩子,压力虽然消失,夫妻又得开始面对"既属于自己又不属于自己"的孩子。丈夫看着孩子,会很自然地认为自己无能给家庭带来了压力,甚至不愿意接受和自己没有血缘关系的孩子,最终造成家庭破裂。而接受AID治疗的女方,很可能处于弱势地位,面临的生活挫折比常人要大,比如婚姻可能因此触礁,离婚后如果不能顺利得到抚养费就要一人承担生活压力等。因此,在接受AID治疗前,病人夫妻必须接受心理咨询和疏导,认真考虑这些问题,树立供精所生孩子为自己的婚生子女的正确思想,维护家庭稳定及孩子的幸福生活。

【社会舆论】

在传统的婚姻家庭道德观念浓厚的中国,无论是供精者还是受者都潜在地承受来自社会舆论的心理压力。此事来自社会不同阶层的声音很多,供精所生的孩子与孩子的"父亲"没有血缘关系,其家人知道后不能接受,可以理解。父母思想保守可以沟通,家族内部有意见可以解释,但AID治疗是男方本人自愿而为之,作为男人不应屈服于长辈的压力而离婚,不应在真相大白之时选择退缩,应该尽力说服家人接受。对妻子承担应有的责任、义务。

【小结】

AID技术是非配偶间的人工授精助孕,虽然使家庭打破了传统思想的模式,使血缘为纽带的家庭亲子关系受到根本性的冲击,从而引起一系列伦理、法理、情感及社会问题。因此,医疗机构应谨慎使用AID技术,严格掌握适应证,不孕症夫妻双方必须经过充分的心理咨询,做到完全知情同意,履行法律所支持和保护的父母子女的权利及义务。

(刘嘉茵 王嬅 冒韵东)

参考文献

［1］于修成.辅助生殖的伦理与管理.北京:人民卫生出版社,2014.

第十四节 供精怀孕后代的继承权

【案例叙述】

马丽(化名)与张君(化名)结婚3年未孕,马丽认为不能生育的原因在她自己,吃了不少药,也花了不少钱,可还是没怀上。经朋友介绍,夫妻二人去了一家正规的生殖医学中心就诊,经过常规检查,女方未发现明显异常,但男方精液检查结果精子数为0,他们决定按医嘱来复查精液。随后的2次复查和初次的结果一样,生精基因检测发张君的Y染色体C段缺失。张君接受了附睾睾丸穿刺,但穿刺未能发现精子。

没有精子意味着他们不可能有自己的孩子,抱养孩子是一种选择,或者通过供精人工授精(AID)的方式生育。夫妻二人充分了解AID的治疗过程后有些犹豫,几经思量后决定接受治疗。次日,张君夫妻到生殖医学中心复诊,医生充分告知了AID治疗流程和风险,双方的权利和义务,特别强调了子代的权利,夫妻双方均表示理解和接受并签署了AID治疗知情同意书,并进行AID相关术前检查,结果都在正常范围,AID治疗流程都在有序地进行。为了以最好的状态迎接治疗,丈夫协助妻子调整生活方式,加强营养,坚持锻炼。功夫不负有心人,人工授精第一个周期马丽就成功怀孕。孕早、中期检查均正常,夫妻两人为即将出生的孩子欣喜万分。

在马丽怀孕7个多月时,张君突然遭遇交通事故,急诊抢救无效死亡,临终前丈夫还不忘嘱托妻子一定要生下孩子,好好生活。办完丧事,在讨论家庭财产分配方案时,马丽表示肚子里的孩子应该可以继承丈夫的一部分遗产,但是张君的母亲认为马丽腹中的孩子是供精受孕的,并不是男方的血脉,因此没有财产继承权。双方就孩子的遗产继承问题出现了很大的分歧。

【医学观点】

人工授精分为两种,一种为夫精人工授精(AIH),另一种是供精人工授精(AID)。《人类辅助生殖技术规范》规定,供精人工授精适应证有:①不可逆的无精子症、严重的少精症、弱精症和畸精症;②输精管复通失败;③射精障碍;④适应证①②③中,除不可逆的无精子症外,其他需行供精人工授精技术的病人,医务人员必须向其交代清楚:通过卵细胞质内单精子显微注射技术也能使其有自己血亲关系的后代,如果病人本人仍坚持放弃通过卵细胞质内单精子显微注射技术助孕的权益,则必须与其签署知情同意书后,方可采用供精人工授精技术助孕;⑤男方和/或家族有不宜生育的严重遗传性疾病;⑥母儿血型不合不能得到存活新生儿。

本案中,张君夫妻因男方患有非梗阻性无精子症,男方Y染色体C段缺失,属于生精功能障碍,附睾睾丸穿刺未能找到精子,按目前的技术水平是

不可能怀上自己的孩子。要想获得孩子只有两种途径:一是领养与父母没有血缘关系的孩子;二是通过供精治疗怀孕生子,因为使用的是精子库的精子,所生孩子是女方的亲生子女但与男方没有任何血缘关系。夫妻俩对上述情况充分理解,经慎重考虑后共同决定接受AID治疗。

为他们提供治疗的是有AID资质的正规医院生殖医学中心,术前主治大夫详细告知病人夫妻AID的知情同意内容。他们知道之所以需要AID治疗是符合AID适应证的第一条:男方患有不可逆的无精子症,是绝对适应证,也是他们夫妻怀孕生子的唯一途径。治疗所使用的精子是人类精子库中的健康志愿者捐赠的合格精子,所生的孩子与其丈夫没有血缘关系,但是医生特别强调AID所生的孩子就是他们的合法孩子,同自然受孕分娩的孩子享有同样的法律权利和义务。夫妻理解后共同签署了《供精人工授精知情同意书》,接受治疗。但张君的母亲认为儿媳怀的孩子不是他们家的血脉,对AID子代的相关权利和义务并不了解,所以出现纠纷。

【伦理讨论】

AID技术给无精症夫妻带来了福音,由于所使用的精子来自第三方,所以AID出生的孩子会有两位父亲:一位是生物学父亲即供精者;另一位是社会学父亲即生母的丈夫,与所生的孩子没有血缘关系。由此引发一系列伦理问题。

尊重原则在技术实施中体现在以人为本,任何行为都要做到尊重他人的生命和尊重生命的价值,以解除不孕夫妻的痛苦,实现家庭幸福。基于保密和互盲原则,对供者和受者夫妻及所生育后代的权益保护,供精者和受者夫妻应互盲,供精者和实施该技术的医务人员之间应保持互盲,供精者与后代应该互盲。对于技术本身,应严防AID滥用,严格掌握适应证,让病人充分知情同意,避免后续纠纷。

基于保护后代的原则,通过人类辅助生殖技术出生的后代与自然受孕分娩的后代享有同样的权利和义务。供精者对出生的后代无任何的权利和义务。本案例中,夫妻双方在行AID之前,根据知情同意原则和自主原则,生殖中心的医务人员已对知情同意内容详细告知,夫妻双方在充分知情后签署了

知情同意书,因此 AID 所生子女应视为婚生子女。

本案关键问题是,男方的母亲不了解也不愿意接受 AID 孩子的权利,拒绝承认孩子的合法权益,并责怪医务人员没有对她事先告知。按照人类辅助生殖技术伦理原则中的保密原则,医务人员术前的知情告知对象只限于病人夫妻,而且必须为这对夫妻保密病情,至于家庭其他成员是否需要知情则由病人夫妻决定。男方父母受传统观念影响,对相关规定不了解,如果事先适当的沟通应该是有益的。

【法理讨论】

本案中,病人夫妻是在具有辅助生殖技术资质的正规医疗机构接受的 AID 治疗,治疗前夫妻俩充分知情相关规定及孩子的权利和义务,并签署知情同意。AID 出生的孩子虽然不是丈夫的遗传学后代,但与亲生后代享有完全相同的权利和义务,包括后代的继承权、受教育权、赡养父母的义务、父母离异时对孩子监护权的裁定等。国内发生过多起 AID 所生子女法律纠纷,最高人民法院在 1991 年 7 月 8 日发布的《关于夫妻离婚后供精人工授精所生子女的法律地位如何确定问题的复函》中指出:在夫妻关系存续期间,双方一致同意进行人工授精,所生子女应视为夫妻双方的婚生子女,父母子女间权利义务关系适用于《中华人民共和国婚姻法》的有关规定,即通过 AID 技术出生的孩子享有同自然受孕出生孩子同样的权利和义务,包括财产继承权、受教育权等。即使不育夫妻离婚,也对 AID 子女具有监护权,同样 AID 子女亦有对他们法定父母的赡养义务。

本案中男方母亲拒绝承认 AID 出生孩子的合法权益,违背了人类辅助生殖技术的诸多基本伦理原则,可以先按民事调解,如仍然不能达成一致,则应通过法律裁决。

【情理讨论】

不孕家庭对孩子的迫切渴望医务工作者可以理解,关乎这夫妻间的感情,关系到家庭的稳定。但同时也会带来一些负面影响。不孕夫妻一方面可能担心父母不接受而影响婚姻稳定,或将来对孩子有负面影响而有所隐瞒,另一方面可能因过度关注于能否怀孕而忽视了与家人的沟通。因此,对本案张君婆婆的想法予以理解,但其做法有悖于法理

和伦理。也提醒大家,在行 AID 治疗前应与家人做好充分的沟通,得到家人支持,以免事后纠纷,影响家庭和谐。

【社会舆论】

AID 技术的实施造成了传统家庭模式的改变,引起了父亲角色的复杂性。不孕症病人在接受 AID 治疗时,默默承受着巨大的心理压力,有着极强烈的生育渴求,面临来源于自己、父母和社会的压力。因此,社会相关立法机构应树立正确的法制观念,加大社会各界对 AID 子女的接受度,维护孩子的合法权益,给孩子一个幸福的家。

【小结】

AID 使用的是来自第三方的精子使女方受孕,即孩子与丈夫并无亲缘关系,这种非配偶间的助孕使中国式家庭的亲子关系受到巨大冲击,从而引起一系列伦理、法理、情理及社会等问题。基于上述讨论,经病人夫妻双方充分知情同意后,经 AID 技术所生的孩子享有后代继承权。

(郭 丰 孙晓莉)

参考文献

[1] 中华人民共和国卫生部.关于修订人类辅助生殖技术与人类精子库相关技术规范、基本标准和伦理原则的通知.卫科教发〔2003〕176 号,2003.
[2] 于修成.辅助生殖的伦理与管理.北京:人民卫生出版社,2014.

第十五节 同母异父的胚胎兄妹

【案例叙述】

2016 年 12 月,李杰(化名)和张芳(化名)因男方"非梗阻性无精子症、睾丸生精阻滞"、女方"双侧输卵管阻塞"在某生殖医学中心行供精体外受精胚胎移植术治疗,获 B 级胚胎 2 枚。移植前病人突然告诉医生,他们 2005 年前在该中心行供精治疗并育有 1 孩,并且当时冻存 A 级和 B 级胚胎

各 1 枚,为了保证自己的成功率,病人要求移植两次的胚胎,或者只移植 2005 年的胚胎。医生小李明白,从生殖伦理出发如移植该病人的两次胚胎,明显违背了移植胚胎来自同一男性和女性配子的伦理原则,病人可能生育同母异父的兄妹,而仅移植解冻 2005 年的胚胎,当日所获得胚胎何去何从。中心负责人也认识到问题的严重性,不仅涉及伦理原则问题,也存在管理的漏洞,为何患方在有胚胎的前提下还能再次申请到精子库的精子? 如此下来如何确保遵循一份精子仅使 5 位妇女怀孕的管理和伦理原则? 核查发现,该夫妻实施 2 次供精治疗精源来自非同一精子库。中心负责人耐心与病人沟通后决定当日先行胚胎冷冻。同时生殖中心向精子库核实第一胎精源使用信息,进行了伦理讨论并汇报医院伦理委员会,最后电话征求主任委员同意后为病人移植了 2005 年的冷冻胚胎。

事后生殖中心展开管理自查并针对冻存的胚胎未来的去向提交伦理委员会讨论。自查过程中经与病人充分沟通后,其夫妻承认自认为胚胎冷冻时间太长质量可能不好,并以匿名电话咨询 10 年的胚胎冷冻费也是一笔不小的开支,所以隐瞒了第一次病史。加之在 2016 年 10 月国家卫计委对实施助孕技术不再硬性要求生育证明,而 2005 年该生殖中心尚未实行电子身份辨认,仅靠人工审核证件,多种因素造成目前局面。

这对夫妻的治疗暂时告一段落,但给医护留下了一系列的伦理问题:如果病人本次移植未孕,冻存的胚胎是否可以解冻移植? 在管理中如何确保供精的精源来自于同一精子库的同一供者? 在不需要生育证明的背景下如何避免病人隐瞒生育史?

【医学观点】

李杰、张芳夫妻患有生精障碍性无精子症和双侧输卵管阻塞,从医学医疗原则出发有明确供精体外受精胚胎移植治疗的指征,2015 年 10 月全面两孩政策放开,其生育要求也未违反计划生育原则。作为医生应该在接诊时详细询问病史,对于前来实施辅助生殖技术的病人,生育史是主要的询问点,在助孕宣教过程中未对胚胎冷冻时间、对胚胎质量以及医院遵循保护后代利益原则,供精接受者只能生育来自同一来源精子的子代等问题向夫妻充分讲解。

【伦理讨论】

李杰、张芳夫妻,胚胎移植前因两次实施供精体外受精胚胎移植术的精子来源于非同一供者,先行胚胎冷冻。根据有利于病人的原则、自主原则和尊重原则,综合考虑病人病理、生理、心理及社会因素,医务人员有义务告诉病人目前可供选择的治疗手段、利弊及其所承担的风险,在病人充分知情的情况下,提出有医学指征的选择和最有利于病人的治疗方案。不育夫妻对实施人类辅助生殖技术过程中获得的配子、胚胎拥有选择处理方式的权利,技术服务机构必须对此有详细的记录,并获得夫、妇或双方的书面知情同意。病人的配子和胚胎在未征得其知情同意情况下,不得进行任何处理,更不得进行买卖。从自主原则和尊重的原则出发,对于已经冻存的胚胎病人有权选择不移植,也有权选择移植当日形成的胚胎。如移植当日胚胎,从保护后代利益出发,与已生育子女来自不同男性的精子的胚胎,子代面临同母异父的伦理问题;而病人提出两次胚胎混合移植,直接违背了移植胚胎必须来自于同一男性或女性配子的伦理原则。从人类辅助生殖技术的最优化原则出发,医院的目前做法是正确的。至于本次取卵治疗过程给病人带来的经济和身体负担医院可以从管理方面予以自查并向病人解释,必要时补偿病人的部分损失。同时应告知病人如果此次胚胎移植后未怀孕,再次移植冷冻胚带来的子代的伦理问题,给予病人夫妻以充分的知情选择权,协助其作出正确选择。

从保护后代的原则来看,如果有证据表明实施人类辅助生殖技术将会对后代产生严重的生理、心理和社会损害,医务人员有义务停止该技术的实施。中心应对此类问题加以重视,保证人类辅助生殖技术安全实施,为广大不育病人带来福音。

严格控制每一位供精者的冷冻精液最多只能使 5 名妇女受孕。实施体外受精胚胎移植术,应有严格的内部管理机制,同时加强与人类精子库的联系和沟通,及时反馈相关信息,在实施此类技术前,咨询精子库是否还有此份精子,在此基础上建立一套切实有效的监控、查重机制,维护病人的利益。

【法理讨论】

《人类辅助生殖技术和人类精子库伦理原则》

实施技术人员的行为准则指出：在同一治疗周期中，配子和合子必须来自同一男性和同一女性，若在供精冻胚（自然周期）未移植下再次实施不同编号精子取卵术，应先移植第一次胚胎，这样有利于中心及原精子库的管理。

人类辅助生殖技术实施已有30余年，工作中严格遵守相关的技术规范和技术管理办法，有利于避免差错和不可知的伦理问题发生，本案应在初期建档案时严格审核身份并详细宣教，以避免问题的发生，遵守保护病人利益的原则，在现有的工作环境中，增加身份识别系统有利于协助医护人员对病人的身份识别。

【情理讨论】

人类辅助生殖技术是一门新兴的医学技术，服务于人类的历史仅仅30多年，相应的人类生殖伦理也是老百姓生活中不熟悉的知识，除专业人员和法律人员外，大多不了解，在老百姓的眼里，不违法就是可以做的事情，更何况生育孩子这种家庭内部的事，夫妻俩既然已默许借精生子，并视借精生育的孩子为己出，孩子是同父异母还是同母异父在他们看来已不重要，只要能尽快生育就可以，用世俗的眼光去分析，这种做法无可厚非，家庭由父母与孩子组成，即便是抱养的孩子社会已都认可默许，何况孩子妈妈是有血亲关系的，如此看来，理解病人夫妻的做法就不难。

【社会舆论】

针对本案例进行了社会调查，调查人员部分来自于社区群众，部分是在本机构准备实施辅助生殖技术的病人夫妻，通过案情讲解与伦理和法理分析，分赞成票、反对票以及不相关三种意见反馈，结果：大部分准备实施技术的病人夫妻持赞成票，理由很充分，"我们不惜一切代价，带着父母和我们两辈人的心愿，走过漫长的求子之路和痛苦的心理挣扎才走进生殖中心这个特殊的医疗部门，'无后为大'的内心痛苦只有我们病人自己了解，我们无法考虑未来几十年的事情，社会上自然受孕的同父异母、同母异父不是很多吗？他们如何婚姻排查？他们没有社会舆论，我们通过医学手段为什么就不能生育同母异父的孩子，如何婚姻排查那是医院的事情，不是我们的责任"等说法；社区群众大部分

态度很明确，传统的思想家庭是要有后代，但又觉得最好是亲兄妹，本来不是亲生父亲孩子已经不容易了，再有个不是同一父亲的兄妹这个家庭太复杂了，这个妈妈太难当了，现实中家庭的问题是医务工作者想不到的，医生既然有办法让他们生育一个父亲的孩子，还是费点心为他们做吧！只有小部分人感觉这种事是小两口自己的事与他们无关。

【小结】

该案例提示医务工作者对实施供精体外受精胚胎移植术的病人，应详细宣教，让医、患均充分认识冻胚的复苏移植的妊娠率和安全性，让病人充分知晓供精供卵存在诸多伦理问题，包括对出生后代未来的家庭影响，让病人能主动地依从和配合医护人员，减少类似差错发生，已知已使用供精试管治疗应先查询原周期有无剩余胚胎，若有剩余胚胎，首选移植剩余胚胎，对无剩余胚胎者，应咨询本中心精子库管员或原精子库有无同一份精子，应优先选用与已生育子女同一父源的精子。

（王丽娥　邹淑花）

参考文献

［1］于修成 . 辅助生殖的伦理与管理 . 北京：人民卫生出版社，2014.
［2］中华人民共和国卫生部 . 关于修订人类辅助生殖技术与人类精子库相关技术规范、基本标准和伦理原则的通知 . 卫科教发〔2003〕176号，2003.

第十六节　丈夫拒绝取精时妻子要求供精助孕

【案例叙述】

李玉（化名）与丈夫平日性生活稀少，但从未刻意避孕。2014年5月，李玉发现自己停经3个月，验孕试纸测试为阳性。发现意外怀孕后，夫妻二人没有及时去医院做检查，某天傍晚李玉突然感到左下腹剧烈疼痛，并出现头晕、恶心症

状,妇产科急诊 B 超提示为左侧输卵管妊娠,在腹腔镜下行左侧输卵管切除术。3 年后,李玉已经 37 岁,自 2014 年宫外孕手术后与丈夫仅有几次性生活,未能怀孕。丈夫一开始表态坚决不要孩子,在李玉的反复劝说下,才勉强同意前往生殖中心进行检查。检查发现,男方存在性功能障碍,但精液指标及其他化验指标均正常。李玉平素月经周期 35~45 天,卵泡监测双侧卵巢内卵泡均 >12 个,诊断多囊卵巢综合征,输卵管造影提示右侧输卵管通畅,左侧输卵管未显影(已切除)。综合以上情况,医生建议行诱导排卵和夫精人工授精助孕,夫妻签好诱导排卵及人工授精的知情同意书。经过药物刺激卵巢,两个优势卵泡正好长在右侧,可安排人工授精当天,丈夫再次表示坚决不要孩子,并拒绝配合到医院,李玉在母亲的陪同下到医院,要求使用精子库的精子行供精人工授精助孕。

【医学观点】

诱导排卵是帮助存在排卵障碍的病人实现生育的有效办法,通过药物的使用,诱发单卵泡或少数卵泡的发育,之后夫妻同房或实施人工授精助孕。李玉存在排卵障碍,为其实施诱导排卵是有医学指征的,但是诱导排卵存在一定的风险,比如卵巢过度刺激综合征、多胎妊娠、宫内外同时妊娠等。所以在实施之前一定要做好知情同意并签署书面同意书。

供精人工授精(artificial insemination by donor semen,AID)的适应证包括:①不可逆的无精子症;②严重畸精症;③男方患有不宜生育的遗传性疾病;④严重母儿血型不合,经治疗无效;⑤严重的少精症、弱精症;⑥逆行射精;⑦阻塞性无精症;⑧性功能障碍。其中适应证中⑤、⑥、⑦三条,医务人员必须向病人交代通过卵细胞质内单精子注射技术也可能使其有自己血亲关系的后代;适应证中第 8 条,医务人员也必须向病人交代通过人工授精或体外受精技术也可能使其有自己血亲关系的后代。本案例虽然符合适应证第 8 条,但现有的医疗技术完全可解决,况且男方根本不知情,仅仅是女方单方面要求,供精人工授精不可实施是毫无疑问的。

【伦理讨论】

本案例中的夫妻在是否生育孩子的问题上存在分歧,男方明确表态不要孩子,而 37 岁高龄的女方却十分迫切要求生育,夫妻双方最终达成怎样的协议,是继续共同生活,还是考虑离婚,这个问题算是一个婚姻家庭问题,但如果女方背着男方在医院接受辅助生殖助孕,甚至供精人工授精助孕,则违反了一系列伦理原则。

知情同意原则贯穿在整个辅助生殖技术过程中,必须在夫妻双方自愿同意并签署书面知情同意书后方可实施,医务人员对符合适应证的夫妻,须使其了解实施该技术的必要性、实施程序、可能承受的风险以及成功率、费用等相关信息。本案例在无法取得男方同意的情况下,应劝说女方尽力沟通,找到男方可能存在的难言之隐或心理障碍,解除障碍后共同参与。

辅助生殖技术属于限定使用技术,必须严格掌握适应证,严禁技术滥用。由于 AID 是使用第三方精子使女方怀孕,面临更复杂的心理、伦理及社会问题。医务人员必须严格掌握 AID 的助孕指征,对要求实施 AID 技术的不育夫妻进行全面的医学、心理、家庭和社会学评估,对夫妻双方应该履行的法律义务充分告知。经过专业的心理咨询和医学评估,对心智健全、身体健康、家庭关系稳定的夫妻,才能提供 AID 治疗,并完善必要的法律手续和程序。本案例男方不要孩子,显然不能成为女方接受供精人工授精的理由。

在辅助生殖技术中,医务人员有义务告知接受人类辅助生殖技术治疗的夫妻,他们对通过该技术出生的孩子(包括有出生缺陷的孩子)负有伦理、道德和法律上的权利和义务。那么在没有得到丈夫知情同意,女方即使在医生的帮助下顺利怀孕生子,母子俩也未必能从丈夫那获得应有的关爱,对孩子的健康成长也会有不良影响。

【法理讨论】

法律规定男女双方都享有平等的生育权,有生育或不生育的权利,而在这个案例中,夫妻双方正是在生育不生育问题上产生了分歧。在法律上公民是平等的,不能因为为了维护所谓的弱势,而侵犯了另一方的权利。任何医学操作也都制定了相关的法律法规,这些法规的逐步完善就是为了维护所有人的利益,因此,医护人员虽然同情弱者,但仍应严格按照操作规范实施临床诊疗。

【情理讨论】

本案例中的女方,自青年时期便缺少异性关爱,即便婚后,其和丈夫的感情也不十分融洽。不难想象她在生活中是多么需要一个精神寄托。甚至不夸张地说,她所期待的孩子,是她今后生活的希望。从情理角度考虑,似乎为她实施供精助孕,使她拥有自己的骨肉,堪比赋予了她一次新的生命。然而,如果医务工作者换一个角度思考,结论就截然相反了。原本就不和睦的夫妻感情,会因为这个孩子发生怎么样的巨大变化。她的丈夫本身就抵触要小孩,对于自己亲生骨肉尚且没有任何冲动欲望,更何况是和自己毫无血缘关系的孩子呢。如果丈夫不能够理解供精,甚至曲解供精,误认为自己的妻子与别人有染进而怀孕,那这悬在女方头上的达摩克利斯之剑随时都可能坠落,将本就摇摇欲坠的夫妻感情击得粉碎,坠入万劫不复的谷底。不论对男方或是女方,甚至是孩子,都将是一个无情的悲剧。所以从情理角度分析,在本案例中,女方最应该做的不应该是要求实施供精,而应该拔本塞源,回家做好丈夫的思想工作,恢复夫妻感情,从而达成自己的愿望。如此一来,对孩子而言,也能获得夫妻双方的关爱,在一个完整的家庭中幸福健康成长,而不至将上一代的不幸延续到下一代身上。

【社会舆论】

对于本案例女方要求实施供精,社会各界都是持反对意见的,毕竟供精是非常敏感的,供精后的家庭关系也相对脆弱,即使有适应证,男方若不知情同意,医院是不可实施的。

一个孩子的到来可能使一个不稳定的家庭变得稳定,一个不稳定的家庭也可能给一个孩子带来一辈子的不幸。孩子是夫妻爱情的结晶,如果没有深厚的感情基础,没有责任和担当,这个结晶的到来将会被视作不速之客,也得不到应有的关爱,不利于其健康成长。从李玉身上也看到了一个普遍存在的社会问题:大龄剩女这个群体越来越壮大,她们由于种种原因不能在最合适的时候找到自己的归宿,在勉强凑成的家庭里,有的因为年龄大,生育能力下降,成为不孕症人群的一员,需要承受丈夫及其家庭的催生压力;有的又像李玉这样迫切想生育,但男方的不配合,有可能使她们错过生育的最后机会。

【小结】

医务人员在实施辅助生殖技术中,必须严格遵守技术规范和伦理原则,坚决坚持知情同意的原则,坚决按照供精人工授精的指征进行助孕,避免由于告知的疏漏埋下隐患,避免因同情弱者而违反原则。

(韩文菊　李晓霞　邵小光)

参考文献

[1] 中华人民共和国卫生部.关于修订人类辅助生殖技术与人类精子库相关技术规范、基本标准和伦理原则的通知.卫科教发〔2003〕176号,2003.

[2] 于修成.辅助生殖的伦理与管理.北京:人民卫生出版社,2014.

第十七节　供精出生后代的知晓权

【案例叙述】

王丹丹(化名)与张晨山(化名)于2008年5月结婚。2010年7月夫妻俩因努力试孕2年未孕,且伴有女方月经不规律,就诊于某生殖与遗传医学中心。经过一系列检查,女方诊断为"多囊卵巢综合征",主治医师建议"可以通过简单的药物刺激卵巢来达到怀孕的目的。但在此之前,须确定其爱人的精液情况,以免盲目治疗"。张晨山听后很不以为然,但是为配合妻子,仍到医院做了相关检查。检查结果很快就出来了,提示张晨山患有"无精子症(生精障碍)"。张晨山提议让妻子接受供精人工授精治疗。王丹丹于2010年10月在生殖中心接受了供精人工授精(artificial insemination by donor semen,AID)。然而,2个周期下来,夫妻俩并未如愿以偿。看不下去妻子接连受挫,在张晨山的提议下,两人进一步接受了供精体外受精胚胎移植治疗。2011 年 3 月，王丹丹成功怀孕。

2011 年 11 月的某天，妊娠临近 37 周的王丹丹因"胎膜早破"住进了某医院待产，后因胎盘早剥急诊行剖宫产术，术中发生羊水栓塞，抢救无效，留下一个健康的男婴——小艺（化名）。

随着妻子的离世，张晨山与这个孩子联系的唯一情感纽带不复存在了，张晨山无法面对小艺，他认为正是这个跟他没有任何血缘关系的孩子的到来，让他失去了爱妻。作为他的婚生子女，张晨山有义务抚养小艺，但是他始终无法说服自己给予小艺足够的情感上的关爱。

为避免双方父母的担心，夫妻俩并未将供精之事告知。王丹丹的父母起初看到女婿一度颓废，终日沉迷于酒精，为给孩子更好的照顾，便将小艺接来亲自抚养。自此张晨山绝口不提再接回孩子之事。

时光荏苒，转眼到了小艺上学的年纪，看到别的小朋友都有爸爸和妈妈陪着，而自己只有姥姥和姥爷。于是总是一遍一遍地问自己的妈妈在哪儿，爸爸为什么不要自己。老两口不知道该如何回答外孙，同张晨山多次沟通无果，觉得此事另有蹊跷，遂辗转来到了生殖中心，想寻求小艺的身世之谜。

【医学观点】

本案例中，夫妻因男方生精障碍所致的无精子症而行供精体外受精胚胎移植术助孕，医学指征明确。女方在分娩过程中，因胎盘早剥继发了羊水栓塞，病情极为凶险。羊水栓塞是指在分娩过程中，羊水突然进入到母体的血液循环引起急性肺栓塞、过敏性休克、弥散性血管内凝血、肾衰竭或猝死的严重分娩期并发症，发病率为 4/10 万 ~6/10 万。一旦发生羊水栓塞，即使积极地抢救，死亡率仍然十分高，产妇的死亡率可高达 80%。

AID 子女不知出生的利益损害，从医学遗传学角度上看，由于不知道从父亲获得的遗传物质，因此会影响健康保健和医疗救治。子女的遗传基因解析也可能会反过来影响捐赠者。

【伦理讨论】

为避免伦理和社会关系的复杂化，易为社会所接受，国内外现行法规大多剥夺了 AID 子女的知情权，AID 子女是否可以知道其遗传学父亲一直存在争议。

保密和互盲一直是许多国家关于 AID 实施的指导方针。卫生部于 2003 年出台的 176 号、177 号文件规定：为保护供精者和受者夫妻及所生的后代的权益，供者和受者夫妻应保持互盲，供者和实施人类辅助生殖技术的医务人员应保持互盲，供者和后代应保持互盲。如果告知捐赠者的信息，则违背了保密和互盲原则。

然而，仅通过控制 1 位捐精者只能使 5 名女性受孕也不能绝对杜绝近亲结婚的风险，除非有其他相关人物的自我控制体系，否则，非匿名的捐赠和允许 AID 子女查找生物学父亲是保护子代权利的一种方式。如果在 AID 子女长大后方知道其出自何方，可能会摧垮他们的自我一致性，因此，应该向他们讲述社会学父亲的传承，还要讲述生物学父亲的传承，他们拥有知道自己是谁的权利。

【法理讨论】

对于通过赠卵、赠精、赠胚而出生的子女，是否告诉他们各自的出处，完全取决于父母，然而大多数的父母均难以积极告知。因此，为维护儿童的权利，是否公开捐赠者信息，各持己见。

有限的儿童观从日内瓦（Geneva）宣言（1924）的"保护对象"到联合国《关于儿童权利的条约》（1989）中的"权利行使主体"，发生了巨大的变化。《儿童权利条约》在对出自告知的研究和讨论进行叙述的同时，在第 7 条第 1 项后半部规定了子女"有知晓自己父母的权利"即"知晓父母权"，在第 8 条第 2 项中规定了应帮助"尽快向孩子回答关于其身份相关的事项"。由于捐赠（donor conception, DC）子女是由母亲妊娠分娩的，因此与养子的社会学母亲、父亲不同，对外有隐蔽的空间。接受赠精、赠卵、赠胚的双亲多不向 AID 子女告知，理由是：①自己承受没有捐赠者（donor）信息的压力，以便保护子女；②担心子女拒绝作为社会学双亲的自己；③不知道该用什么方法告诉子女。但是，最近发达国家的调查显示，双亲告诉子女与否的态度逐渐发生积极的变化。

瑞典在 1984 年制定了《人工授精法》，是首个以国家为单位实施捐赠者非匿名化与承认 AID 子女具有知晓出自权利的国家。制定法律时几乎还没有 AID 出生的子女可供研究，是从养子相关研究出发，做出了也应该承认 AID 子女知晓出自权利的结论。

澳大利亚的墨尔本是世界首例 IVF 妊娠（1973 年）的城市，其所在的维多利亚州在 1984 年制定了《不孕治疗法》，承认在捐赠者同意时，AID 子女有权利知晓出自，在 1995 年修改成把同意向 AID 子女展示信息作为捐赠者的前提；在 2008 年废止了可以请求展示捐赠者信息的年龄限制，同时为了确保有知晓出自的机会，在出生登记上附加"通过捐赠者出生"项目。同时，还规定捐赠者能够请求自己提供配子等出生的 AID 子女的一些特定信息。

仅将捐赠者健康数据以及为了防止近亲结婚范围的数据作为"出自相关信息"是不够的，正如对养子所长期议论和焦点就是"传承"和"起源"一样，作为人所持有的信息应该是必不可少的，至于提取多少，应由 AID 子女自己决定。

我国实行配子捐赠双盲制。《人类精子库管理办法》第 21 条规定："人类精子库应当建立供精者档案，对供精者的详细资料和精子使用情况进行计算机管理并永久保存。人类精子库应当为供精者和受精者保密，未经供精者和接受者同意不得泄露有关信息"。《人类辅助生殖技术和人类精子库伦理原则》的保密原则规定："凡使用供精实施的人类辅助生殖技术，供方与受方夫妻应保持互盲、供方与实施人类辅助生殖技术的医务人员应保持互盲、供方与后代保持互盲；机构和医务人员对使用人类辅助生殖技术的所有参与者（如卵子捐赠者和受者）有实行匿名和保密的义务。匿名是藏匿供体的身份；保密是藏匿受体参与配子捐赠的事实以及对受者有关信息的保密；医务人员有义务告知捐赠者不可查询受者及其后代的一切信息，并签署书面知情同意书"。

AID 子女的知晓权在法律上属于知情权的范畴，而与所有知情权 - 隐私权的矛盾一样，其知晓权与其生物学双亲的隐私权之间存在着不可调和的矛盾关系。隐私权本质上来说是一种专属于个人的权利，它所代表的是个人（如捐赠双亲）的利益，是用来抵抗外界知悉的一种对世权。而 AID 子女知晓权不仅体现的是个人的生存利益，也体现

了公共利益。有些学者认为人类有权知道他们的生物学出生，不告知孩子的出生侵犯了孩子的自主权。有些国家已经制定了法令或政策使孩子能获得信息。但对于捐赠者来说，其在捐赠精子时可能根本无意透露自己的个人信息，也可能没有承认该 AID 子女的意愿。一旦 AID 子女的知晓权得到确认，不仅是对其血缘双亲人身权利、合同自由（捐赠协议可能附带保密条款）的干涉，甚至可能会影响其家庭关系与正常的社会生活。因此，若采取限制一方的立法介入，两者难以通过利益衡量等传统法律方法同时得到保护。

【情理讨论】

实名捐赠可能给捐赠者带来不必要的麻烦，比如舆论压力、承担抚养捐赠配子产生后代的义务等。而匿名制不但可以很好地维护捐赠者的权利，同时也保护了不育症的男性无法生育的隐私。但是儿童有权利知道自己的出自。倘若我国也实行捐赠实名制，那么不仅需要法律的强制，更需要通过宣教来转变人们的思想，因为单纯的立法可能不足以改变人们的态度。

最新的研究表明，现行的 AID 不足以导致隐性遗传疾病的发生率提高，后者只有在 AID 怀孕数量和每个供者后代数量达到一个显著多的水平下才可能发生。此外，保持匿名对于维持受者家庭的完整度及最小化受者家庭心理损伤有重要意义。我国的调查表明，90.6%AID 受者家庭表示不会或绝不会主动告诉孩子真实情况。他们希望通过隐藏捐赠事实，使自己的家庭无异于正常。

人类有权利知道他们的生物学出身。孩子知道自己的生物学出自对个体的发展是非常重要的，反之，保密会导致孩子疑惑且会伤害其自尊心。告知孩子是与其坦诚交往的重要组成部分，除了避免家庭关系紧张，还可以减轻知晓怀孕真相与否的家庭成员的焦虑。早期告知的优势在于随着时间的流逝更易于接受，而青春期及以后告知是有破坏性的，后者会使孩子因感到不被信任而沮丧，甚至对家庭产生敌意。知晓自己的捐赠出生身份的孩子也可以很好地适应生活。随着现代医学遗传学的进步，DC 子女被意外告知的可能性增加，在毫无准备的情况下突然知晓自己的身世，可能会对其造成不可估量的负面影响。

【社会舆论】

辅助生殖技术自问世以来,配子捐赠匿名化几乎成为国际惯例。瑞典首创的基因来源知情权引来举世关注和激烈争论。学者对基因来源知情权的讨论大致可分为两派——支持派和反对派。支持派的主要观点是,真相往往要好于欺骗,AID 子女的心理需求和基本公民权利不容忽视,知晓权作为其了解自身起源信息的基本权利,应尽早以法律形式明确。反对方则认为,出于对基因捐赠者隐私权的保护,同时为了避免当事人日后反悔,致使基因父母与社会父母之间、未来子女与社会父母之间以及未来子女与捐赠双亲之间产生不必要的矛盾和争执,配子捐赠必须匿名进行。据英国一项调查研究显示,在那些潜在的配子捐赠者中,由于考虑到缺乏匿名制,可用的配子捐赠数减少了约 1/2,而在荷兰长达 15 年的废除捐赠匿名制之争中,精液捐赠者减少了超过 70%,精子银行数量也减少到1/2。这将不利于辅助生殖技术的可持续发展。没有被告知的孩子的初步研究显示他们的智力与心理都发育得很好,没有因为不被告知而受伤害,但由于孩子太小,使得研究结论存在一定的偏颇。

【小结】

AID 子女的知晓权问题是一个由科技发展带来的全新法律、社会问题。当社会生活方式、交往方式发生根本变化时,既有的伦理秩序失去了存在的合理性根据,就应当为新的伦理秩序所代替。在这种新旧伦理关系的更替过程中,不仅充满了斗争,也会伴随着某种暂时的秩序紊乱。然而,这种体现于社会关系上的紊乱,往往被视作单纯的社会问题经由法律进行调整与规制,却忽视了其背后的伦理因素及原因。因此,在解决此类问题时除了考虑法律方法之外,也需要借助伦理学的方法,努力将两者结合起来。供精人工授精(国家精子库)被认可已 15 年了。对于原本无法获得子女的不孕症夫妻而言,迫于无奈通过捐赠获得子女,只想维护家庭的完整性。对于提供者而言,匿名是一个"防护伞",当初善意提供精子,而现在却可能需要保护自己的家庭以及隐私而不能提供相关信息。对于AID 子女而言,出自和知情权是其人权范畴,必须尊重。因此各国的经验对医务工作者而言就显得

尤为重要。

（吴慧慧　房圣梓　邵小光）

参考文献

［1］中华人民共和国卫生部.关于修订人类辅助生殖技术与人类精子库相关技术规范、基本标准和伦理原则的通知.卫科教发〔2003〕176 号,2003.
［2］于修成.辅助生殖技术的伦理与管理.北京:人民卫生出版社,2014.
［3］BURR JA.To name or not to name？ An overview of the social and ethical issues raised by removing anonymity from sperm donors.Asian J Androl,2010,12（6）:801.
［4］JADVA V,FREEMAN T,KRAMER W.et al.The experiences of adolescents and adults conceived by sperm donation:comparisons by age of disclosure and family type.Hum Reprod,2009,24 :1909.
［5］APPLEBY J B,BLAKE L,FREEMAN T.Is disclosure in the best interests of children conceived by donation？ Richards M,et al.Edit.Ibid,2012 :231.
［6］SERRE.Does anonymous sperm donation increase the risk for unions between relatives and the incidence of autosomal recessive diseases due to consanguinity？ Hum Reprod,2014,29（3）:394.

第十八节　姐妹之间赠卵

【案例叙述】

2016 年 6 月的一个上午,一位年轻男性在两位年轻女性的陪同下来到了某医院生殖中心的诊室,要求行体外受精胚胎移植术助孕。据了解,女方张百花(化名),24 岁,男方李德胜(化名),25 岁,结婚 2 年,女方月经稀发 2 年,现已闭经 6 个月。外院检查 AMH<0.01ng/ml,FSH 39U/L,经阴道超声提示子宫偏小,卵巢几乎不能分辨,染色体检查为 45,XO/46,XX,诊断为早发性卵巢功能不全。男方李德胜为独子,其父母迫切希望有个孙辈。夫妻双方于生殖中心就诊,要求接受卵子捐赠生育一个孩子。由于供卵的卵源稀缺,数月后仍得不到供卵。此次女方与其表姐王小红(化名)一起就诊,王小红 32 岁,已婚且已生育一个健康男孩。王小红明确表示愿意捐卵给妹妹张百花。

病人夫妻坚持要求接受表姐王小红的卵子捐

赠行体外受精胚胎移植术,表示理解、接受并承担供卵治疗的一切风险和后果,并告知医师如果女方无法生育将导致家庭解体。医生非常同情,但是不能给予医疗处置。

【医学观点】

男女双方为年轻夫妻,因为女方卵巢功能严重衰退导致无法生育,女方无妊娠禁忌证。通过接受赠卵生育,成功的可能性很大。

卵子捐赠是辅助生殖技术的常规项目,病人的情况符合关于卵子捐赠的适应证。但管理办法对供卵有明文的规定,即赠卵者仅限于接受人类辅助生殖治疗周期中取卵的妇女;为保障赠卵者的切身利益,应当在其每周期取成熟卵子 20 个以上,并在保留 15 个以上的基础上进行赠卵,因此,卵子捐赠来源极其稀缺。绝大部分行辅助生殖治疗的病人因为担心影响自身的成功率不愿捐献卵子;而且随着临床医师经验越来越丰富,为避免卵巢过度刺激综合征(ovarian hyperstimulation syndrome,OHSS)等并发症,通过严格控制促性腺激素(gonadotropins,Gn)的用量,现在临床很少有过 20 个卵子的情况。

【伦理讨论】

从全世界范畴来看,大家对"捐精"的接受程度较高,但"捐卵"还是一个存在伦理争议的话题。因为"捐精"的过程是无创的,而"捐卵",无论是从募集卵泡的过程还是获取卵子的手段,对供体都是有损伤的。在考虑受者利益的同时,也应该考虑到供者的危害及伤害,严格遵循"有利于供受者原则"。

目前国际上卵子捐赠的模式有无偿捐赠模式、买卖模式(商业化)和卵子分享模式(我国)。在英国,捐赠是无偿的,即"禁止出售配子",但可以获得如误工费、交通费等合理的费用。在美国,有报酬的卵子捐赠是合法的,是商业化行为。然而,在许多国家,卵子捐赠是被禁止的,如奥地利、孟加拉国、埃及、德国、日本、约旦、摩洛哥、挪威、葡萄牙、瑞士和土耳其。为安全合理地实施人类辅助生殖技术,保障个人、家庭及后代的健康和利益,在我国医疗实践中禁止商业化供卵模式,而采用卵子分享的赠卵模式。规定供卵只能以捐赠助人为目的,禁止买卖,但是可以给予捐赠者必要的误工、交通和

医疗补偿。作为医务人员,应该遵循严防商业化原则,禁止任何形式的配子和胚胎买卖、交易。

与受者夫妻有血缘关系的捐赠者似乎是病人最容易接受的一种来源,但是实际上也最容易引发纠纷的源头。与受者有血缘关系的亲属提供的卵子捐赠,势必将引起家庭伦理关系混乱及出生后代未来心理障碍等问题。在中国这个拥有传统家族观的国家,病人将无法面对这样混乱的伦理关系。就本案例而言,表姐给表妹供卵通过实施辅助生殖技术所生的孩子,表姐王小红是孩子的"生物学母亲",如若表姐日后想认回孩子,并追讨孩子的抚养权,目前,并未出台相关法律法规指导。病人及家属因为受到本身的受教育水平以及迫切想要孩子的愿望所影响,无法考虑得更多、更远,但是作为医生,不应仅仅从病人的眼前利益考虑,还应从保护后代的原则出发,为捐卵出生的孩子负责。

基于尊重原则、自主原则以及知情同意原则,在医疗过程中,医务人员需尊重病人的医疗需求,并将上述内容对病人充分知情告知,最大限度地保护病人、供体及后代的利益。

【法理讨论】

由于捐赠卵母细胞必须经过药物刺激卵巢和取卵手术,对捐赠者均存在一定的医疗风险。原卫生部《关于修订人类辅助生殖技术与人类精子库相关技术规范、基本标准和伦理原则的通知》中规定:赠卵者仅限于接受人类辅助生殖治疗周期中取卵的妇女;为保障赠卵者的切身利益,应当在其每周期取成熟卵子 20 枚以上,并保留 15 枚以上的基础上进行赠卵;应当在赠卵者对所赠卵子的用途、自身权利和义务完全知情的基础上进行;对赠卵者应参照供精者筛选的程序和标准进行相关的健康检查及管理;对实施赠卵技术而获得的胚胎必须进行冷冻,对赠卵者应在 6 个月后进行艾滋病抗体和其他相关疾病的检查,获得确定安全的结果后方可解冻相关胚胎;对接受赠卵的病人要依据病情和就诊时间进行排队;严禁任何形式的商业化赠卵和供卵行为;未经审批,禁止任何机构实施赠卵技术。接受卵子赠送的适应证为:丧失产生卵子的能力;女方是严重的遗传性疾病基因携带者或病人;具有明显的影响卵子数量和质量的因素。

卵子出售者及购买者的权益如果受到损害,将

很难依法维护。如一些非法中介及相关机构违规操作，私下进行取卵手术，很容易造成医疗事故并且无法维权；同时一些非法中介及相关机构在暴利的诱惑下，不认真检查卵子捐赠者的健康状况，甚至隐瞒卵子捐赠者的相关疾病及遗传病史，很难保证子代安全。

【情理讨论】

这对年轻夫妻的命运确实非常值得同情。表姐想把卵子捐给表妹，也实属情谊之举。但是亲属间供卵并不像器官移植那样简单。孩子出生后，称呼捐卵的王小红"妈妈"还是"阿姨"？一旦以后由于一些社会因素王小红想要追讨捐卵所生的孩子的抚养权该怎么处理？病人和家属的学识及迫切想要孩子的心情，使得他们无法预见这一系列的问题，也不愿意思考和面对亲属间供卵的风险。

【社会舆论】

目前等待供卵行辅助生殖治疗的病人数量与日俱增，与正在接受辅助生殖治疗中愿意供卵的病人数量形成了一个缺口。需要接受供卵治疗的病人境况都值得同情和帮助，但是药物刺激卵巢和取卵本身也是一个复杂的过程，若发生意外，可能给供体造成永久性的损伤。大部分人群根本不了解其风险。尤其是本案例中，表姐给表妹供卵，给以后的社会伦理带来很大的挑战和风险，不利于后代的心理健康和保护。

【小结】

供卵是需要借助药物刺激卵巢和取卵手术才能完成的医疗过程，有可能给供者带来生理上的痛苦，损害供者的健康。亲属间的供卵更是可能造成社会伦理秩序的紊乱及后代心理健康和保护的风险，因此，拒绝为此夫妻提供由其表姐赠卵的辅助生殖治疗。

（周平 邢琼）

参考文献

［1］中华人民共和国卫生部．关于修订人类辅助生殖技术与人类精子库相关技术规范、基本标准和伦理原则的通知．卫科教发〔2003〕176 号，2003.

［2］于修成．辅助生殖的伦理与管理．北京：人民卫生出版社，2014.

第十九节 因婚姻不稳暂停供精助孕

【案例叙述】

陈云（化名），女性，26 岁，张刚（化名），男性，28 岁。两人结婚 2 年，一直没有怀孕。经检查，发现女方各方面检查均无明显异常，但是男方经详细检查诊断为非梗阻性无精子症。两人决定行供精人工授精助孕。经过医院系统检查后，双方符合供精人工授精适应证，同时没有手术禁忌证。但是在等待接受助孕手术前，陈云发生了婚外情且意外怀孕，张刚发现后愤怒不已，两人决定协议离婚，次日便办理了离婚证。但是张刚冷静下来后，考虑到自己的特殊情况，又决定原谅妻子。他找到陈云，并陪同她做了人工流产手术。陈云也表示愿意维系婚姻关系，两人为了继续进行供精助孕，又去民政局办理了复婚，但是两人的感情再也回不到过去，日子就这样在两人的猜忌中度过。时隔 3 个月，陈云夫妻两人来院接受助孕治疗，再次审证时发现结婚证变成了崭新的复婚时办理的结婚证，工作人员审核完证件带两人到男科签署完供精协议后，张刚突然情绪失控，对陈云的婚外情事件旧事重提，两人在医院发生激烈争执。

【医学观点】

据世界卫生组织（WHO）评估，每 7 对夫妻中约有 1 对夫妻存在生殖障碍。我国近期调查，国内不孕症者占已婚夫妻人数的 10%，比 1984 年调查的 4.8% 增加一倍多，发病率呈上升趋势。随着冷冻生物学及生殖医学的迅猛发展，人类精子库的建立极大地帮助了那些由于患少精、弱精及无精子症而不能正常生育后代的男性。供精人工授精（artificial insemination using semen by donor, AID），也称异质人工授精、非配偶人工授精，专指用丈夫以外的第三人的精子进行人工授精（包括体内和体外），使女性怀孕的非自然生殖技术。与夫精人工授精相比,其最大的区别在于精子的提供者不是接受人工授精女性的丈夫,而是丈夫以外的其他人。供精辅助生殖的适应证包括:①不可逆的无精子症、严重的少精子症、弱精症和畸精症;②男方和/或家族有不宜生育的严重遗传性疾病;③母儿血型不合不能得到存活新生儿。禁忌证:①女方患有生殖泌尿系统急性感染或性传播疾病;②女方患有严重的遗传、躯体疾病或精神疾患;③女方接触致畸量的射线、毒物、药品并处于作用期;④女方有吸毒等不良嗜好。此对夫妻符合供精助孕的条件。本案例中的陈云夫妻有供精人工授精的适应证,无禁忌证,双方自愿同意接受供精人工授精技术,从医学角度可以进行供精人工授精技术助孕。

【伦理讨论】

随着社会的进步和发展,人们对传统伦理观念不再坚持,放弃血亲后代,生育一个健康的孩子更容易被接受。供精人工授精就是满足家庭完整、维系婚姻稳定、减轻病人心理负担、缓解社会压力、完成生育权的重要手段。但是供精人工授精技术对传统的伦理和法律制度的冲击,也是不容置疑的事实。这种生殖方式一方面契合了中国传统社会中根深蒂固的传宗接代的观念,另一方面直接改变了传统的家庭观念和亲子观念,引发了一系列道德难题,诸如乱伦的道德风险、人伦关系的紊乱和模糊、AID子女道德地位的如何确定等问题,对传统婚姻家庭观带来巨大伦理挑战,影响着人们源于生育的幸福感受力。

2003年修订的《人类辅助生殖技术和人类精子库伦理原则》中规定:医务人员有义务告知受者通过人类辅助生殖技术出生的后代与自然受孕分娩的后代享有同样的法律权利和义务,包括后代的继承权、受教育权、赡养父母的义务、父母离异时对孩子监护权的裁定等;医务人员有义务告知接受人类辅助生殖技术治疗的夫妻,他们对通过该技术出生的孩子(包括对有出生缺陷的孩子)负有伦理、道德和法律上的权利和义务。具体到AID技术,首先要遵循知情同意和不伤害原则。不伤害原则在AID技术中体现在以人为本,以解除不孕夫妻的痛苦,实现家庭的幸福。这个原则所表示的是人类道德经验中最为普遍而易感受到的一面,也是孟

子所标举的"不忍人之心"的最初的道德意识。实施AID的技术人员必须为捐赠者和接受者保护他们的隐私权,本着有利于供受者双方的原则,在实施过程中,必须实现使他们受到的损害降到最低程度;必须要最大限度保护出生子代的利益。

由于人们受的文化、宗教、社会的价值影响,伦理道德观念也是千差万别,事实上,正是由于进行AID时的夫妻彼此相爱之深,更渴望有自己的儿女,促使他们忍受和进行有益第三者协助的生育方式。所以,通过严格遵守伦理原则,才能真正保障AID技术带来家庭幸福。陈云夫妻不仅面临着与所有接受供精人工授精技术的夫妻同样的伦理问题,同时还需要承受婚内出轨对两人的心理状况和婚姻关系所带来的一系列连锁变化。一方面,夫妻之间的信任感丧失并出现患得患失的状况。再者说来,夫妻间的憎恨与不满在某些特定时刻爆发,这些隐患带来的恶性循环,对于婚姻关系的稳定产生了巨大的冲击。在这样的状况下实施人工授精技术,严重违背了有利于病人的伦理原则,而一旦成功孕育后代,子代在这样的婚姻家庭关系中成长,其心理和生理的健康都难以保障,根本无可能实现"儿童最佳利益",又严重违背了保护后代的伦理原则,更无法体现社会公益的伦理原则。对于陈云夫妻来说都绝对不是福音。

本案例中陈云夫妻有明确供精人工授精指征,但是在助孕手术前妻子婚外情的意外怀孕打破了婚姻家庭关系的稳定。虽然他们在此后达成一致,继续进行供精人工授精技术助孕,从医学技术层面实施该技术无可厚非,但是基于有利于供受者及保护后代的原则,医务工作者仍然希望他们暂缓实施供精人工授精助孕技术。

【法理讨论】

AID方式主要是针对出于丈夫原因的不育,但并非在任何情况下不育者的妻子都可采用AID方式生育,AID实施的前提是遵循同意原则。这一点已成为有关人工生殖技术法律问题研究的共识,各国立法和司法实践中均加以采用。如美国1972年的《统一亲子法》规定,在AID情形下,丈夫必须书面承诺并要求夫妻双方签字,(在此前提下)法律视丈夫为胎儿的自然父亲,其他国家也有类似

规定。

同意原则在 AID 中作用重大,主要表现在两个方面:第一,相关当事人的同意是行为合法的条件。有配偶者在实现生育权时应协商一致,丈夫强迫妻子采用 AID 方式生育或妻子未经丈夫同意擅自进行 AID 手术,均构成对他方生育权的侵犯;同时,未经对方同意而实施 AID,也违背了夫妻基于配偶身份而拥有的对重大家庭事务的共同决定权,属违法行为。因而,双方当事人的协商一致,即对 AID 生育所作的同意的意思表示,是使得这一行为合法的重要条件。第二,丈夫的同意是确定父权的依据。AID 生育会出现生物父亲与法律父亲的分离,要求与 AID 子女无任何血缘关系的丈夫承担父亲的职责,其前提就是丈夫对妻子采用 AID 方式生育的同意和对 AID 子女享有亲权的承诺。陈云夫妻共同协商,同意接受供精人工授精技术助孕,并签署了知情同意书及供精协议,虽然陈云的婚外情对夫妻婚姻有一定的影响,但是双方仍维持着合法夫妻关系,愿意通过供经人工授精生育后代,因而其婚内要求供精人工授精是合法合理的,不能把夫妻婚姻不稳定作为拒绝病人助孕的理由。

但是陈云夫妻二人存在婚姻不稳定因素,虽然最高人民法院在 1991 年 7 月《关于在夫妻离婚后人工授精所生子女的法律地位如何确定的复函》中指出:在夫妻关系存续期间,双方一致同意进行人工授精,所生子女应视为夫妻双方的婚生子女,父母子女之间权利义务关系适用婚姻法的有关规定。但是为了最大限度避免纠纷,在充分尊重病人的基础上,医生应充分告知陈云夫妻应负的法律责任,二人慎重考虑后如仍坚持行供精人工授精技术,机构方可实施治疗。

【情理讨论】

陈云的出轨背叛了自己的婚姻,也许是自己丈夫患有"非梗阻性无精子症"的打击使其偏移了原本的婚姻轨道,希望通过一个自然途径怀孕。丈夫最终也原谅了妻子的过错。但是作为妻子,在丈夫最需要情感支持时背叛出轨,从婚姻关系稳定来讲,这无疑是一颗"定时炸弹",两人通过供精人工授精技术怀孕生子后因此事导致婚姻关系破裂的概率很大。从情理角度讲,该夫妻有待婚姻关系稳定后再考虑供精助孕的问题。所以,希望陈云夫妻能够在更为长久的婚姻关系中,客观真实地评价自己在婚姻关系中的态度和角色,甚至在两人的今后生活中彼此磨合,重建信任,对未来可能面对的一切应该有更加深入的认识。一旦要接受供精人工授精技术,就要承担起对彼此、对子代他人、社会的责任和义务,为后代的幸福生活营造一个坚实的平台。绝不能违背该技术的初衷,将家庭的幸福变成无尽的阴霾。

【社会舆论】

随着经济社会发展,现代人们对生活质量的要求大大提高,越来越注重感情的质量。越来越多的年轻人自我意识提高,他们在婚姻中更具有主动意识,更具有选择权。该案例中,女方发生婚外情怀孕或许只是为了证实自己能够通过自然途径妊娠,但是无论理由是什么,发生婚外情总是被社会所唾弃的行为,也是家庭婚姻关系不稳定的一个重要因素,女方既然可以选择发生婚外情,也可以选择结束这段婚姻。而供精人工授精因为要考虑子代利益,所以稳定和谐的家庭关系是首先要考虑的。

【小结】

陈云的婚外情,使得家庭婚姻关系得到冲击,虽然目前双方自愿维系夫妻关系,仍然接受供精人工授精来完成生育权,在医学层面,没有任何禁忌。但基于伦理层面的客观分析,家庭已存在不稳定因素,夫妻间缺乏彼此信任,隐患的存在会引发巨大的连锁反应,可能会严重违背供精人工授精技术的初衷,与《人类辅助生殖技术和人类精子库伦理原则》为治疗不孕不育症的医疗手段规定的伦理原则相背离,所以此时不适宜提供供精人工授精助孕治疗。可以向病人夫妻提供心理咨询服务,说明利害关系。应当充分利用生殖医学伦理委员会这个平台,发挥伦理监督的职能作用,引导病人做好相关的伦理咨询,作出更好的决定。

(王 力 孙 伟)

参考文献

[1] 于修成.辅助生殖的伦理与管理.北京:人民卫生出版社,2014.

第二十节 养子脑瘫的父母申请供精助孕

【案例叙述】

赵艳（化名）与爱人孙晓光（化名）结婚 2 年余未能怀孕，遂于某医院生殖中心就诊。医生查体后告诉孙晓光，他的睾丸偏小，双侧都是 6ml 左右，而且质地偏软，接着大夫建议他进行精液常规检查。孙晓光以前手淫时就发现自己的精液偏稀，而且两年都没要上小孩，导致他对于精液检查结果信心不足。之后的检查结果显示，精液里未见精子，复查依然未见精子。之后的检查提示他属于非梗阻性无精子症，Y 染色体未见缺失片段，睾丸穿刺后的病理检查提示只有支持细胞，没有成熟精子，甚至未见生精细胞。医生的诊断是纯睾丸支持细胞综合征，要想得到后代，只能利用精子库里的精子进行供精治疗或者领养孩子。

孙晓光和爱人商量后，决定领养孩子，在民政局办完一系列手续后，顺利领养了一名新生男孩。开始时孙晓光夫妻欣喜若狂，但他们后来发现这个小男孩身体有时发软，自发运动减少，在 2 个多月时不能微笑，4 个月时不能大声笑，6 个月时不能伸手抓东西，反应也比同龄的小孩迟钝。孙晓光夫妻带着养子到专科医院就诊，结果发现养子患有脑瘫。当得知脑瘫的治疗没有特效药物或方法，只能采用物理治疗为主的康复治疗时，夫妻二人再次陷入绝望的境地。

处于人生低谷中的孙晓光夫妻又想起当时医生给出的两种建议中，还有供精的途径，于是又来到医院要求供精生育，他俩想利用供精生个健康的小孩，将来除了能照顾自己，还能帮助脑瘫的哥哥。

【医学观点】

无精子症是指两次精液离心后沉渣中未发现精子。无精子症在人群中的患病率约 1%，在男性不育人群中约 10%~20%。无精子症病人中 40% 是梗阻性，60% 是非梗阻性。梗阻性无精

子症病人几乎 100% 可以通过睾丸穿刺获取精子，再结合体外受精胚胎移植术可以达到生育目的；部分梗阻性无精子症病人还可以通过显微镜下输精管附睾吻合术或者显微镜下输精管再通术就能达到自然怀孕目的。而非梗阻性无精子症病人 60% 可以通过睾丸穿刺获取精子，剩下 40% 找不到精子的病人只有极少部分可以尝试手术显微镜下切开睾丸再找找精子（也就是所谓的显微取精技术），其余只能选择供精生育或者领养孩子。

孙晓光属于非梗阻性无精子症，睾丸穿刺结果是纯睾丸支持细胞综合征，Y 染色体未见缺失，这种情况下显微取精的成功率很低，建议采用供精生育或者领养孩子。

脑瘫，全名为脑性瘫痪，因为 William John Little 在 1862 年首次报道该病，故又称 Little 病。脑瘫是一种进行性的脑损伤和脑部发育缺陷所致的综合征，脑瘫可发生在从怀孕一直到婴儿期。世界卫生组织报道脑瘫患病率为 1‰~5‰，有资料提示我国部分地区患病率为 1.12‰~2.17‰，是我国导致儿童肢体残疾的主要疾病之一。脑瘫的病因比较复杂，目前公认的有新生儿窒息或缺氧、缺血性脑病、脑梗或宫内感染等。脑瘫的治疗没有特效药物或方法，只能采用物理治疗为主的康复治疗。

孙晓光领养的孩子脑瘫很难治愈，孙晓光睾丸穿刺结果提示可以通过供精或领养解决生育问题，孙晓光夫妻的选择是供精生育，所以可以对其行供精人工授精。

【伦理讨论】

从尊重原则和知情同意原则来说，医生要让孙晓光夫妻充分知晓孙晓光的病情在医学上是属于非梗阻性无精子症，睾丸穿刺后未见精子，且 Y 染色体未见缺失，建议供精或领养，因此他们是可以选择供精生育的。

从有利于供受者的原则来说，拥有健康的孩子是每一个家庭的渴望。在古代，由于社会生产力低下，没有社会保障，生育子女主要是为了老年时经济有稳定的来源和生活上有人照顾。虽然现代社会建立了良好的社会保障体系，老年人在经济上已经无后顾之忧，但在精神方面、情感方面的需求依然很强烈，很多空巢老人衣食无忧但精神生活是孤

独、不幸福的。因此给孙晓光夫妻进行供精人工授精治疗，生育一名健康的孩子有利于孙晓光夫妻的晚年幸福，同时健康的孩子也能照顾领养的脑瘫的孩子。因此单从有利于供受者的角度来说，也是可以考虑供精人工授精。

从保护后代和公正原则来说，孙晓光夫妻领养的孩子是脑瘫患儿，与孙晓光夫妻没有任何血缘关系，只是社会学上的父子和母子关系，而通过供精人工授精生育的孩子虽然和孙晓光没有血缘关系，仅是社会学上的父子关系，不是生物学上的父亲，但跟赵艳有血缘关系，所以将来领养的脑瘫孩子有受到不公平对待的可能，那就侵犯了领养脑瘫孩子的合法权益，违反了辅助生殖伦理学中的保护后代原则以及医学伦理学和生命伦理学中的公正原则，所以只有夫妻双方做出将来能公平对待这个脑瘫孩子的承诺后，才可以考虑利用供精进行治疗。

从保密原则来说，孙晓光夫妻利用供精生育了后代，医疗机构不会提供供者身份，孙晓光夫妻不能查询供者身份，捐赠者也不能查询受者和后代的信息。

总之，从伦理学方面整体来看，孙晓光夫妻的要求符合尊重原则、知情同意原则、有利于供受者和保密原则，可以进行供精人工授精。

【法理讨论】

孙晓光属于不可逆的无精子症，这符合原卫生部制定的《人类辅助生殖技术规范》中供精人工授精的适应证，没有禁忌证，可以考虑利用精子库里的精子生育。

孙晓光夫妻收养脑瘫孩子涉及的法律问题主要有《中华人民共和国收养法》的第二十二条和第二十三条：第二十二条规定收养人、送养人要求保守收养秘密的，其他人应当尊重其意愿，不得泄露，因此知晓病情的人员，甚至包括伦理委员会的成员都应对收养关系进行保密；第二十三条规定自收养关系成立之日起，养父母与养子女间的权利义务关系，适用法律关于父母子女关系的规定，因此孙晓光夫妻和脑瘫孩子收养关系确立后，脑瘫孩子就获得了与亲生子女相同的权利和义务，孙晓光夫妻应当像对待自己的亲生儿女一样对待收养的孩子，不应有所偏向。

因此，孙晓光夫妻的要求符合原卫生部的技术规范和《中华人民共和国收养法》相关规定。

【情理讨论】

拥有自己的亲生后代是每对夫妻的美好愿望，尤其是在"不孝有三，无后为大"等传统文化熏陶下成长起来的老百姓，因此孙晓光夫妻想生育亲生后代的愿望是合情合理的，而且健康的孩子长大成人后也能照顾领养的脑瘫孩子，所以给孙晓光进行供精人工授精治疗、生育健康的孩子既能满足孙晓光夫妻的愿望，也能照顾到脑瘫的孩子。但大家对于将来供精生育的孩子和这个脑瘫孩子的权益考虑的不多：将来供精生育的孩子需要照顾脑瘫的哥哥，势必增加了不小的负担；脑瘫患儿与孙晓光夫妻没有任何血缘关系，将来有可能会受到不公平待遇，其权益有可能受到损害。

【社会舆论】

大家对于孙晓光夫妻表示同情，理解其想利用供精生育的愿望，但部分人担心脑瘫患儿由于与孙晓光夫妻没有任何血缘关系，将来可能会受到不公平待遇，从而可能产生各种家庭矛盾，甚至对社会产生各种不良影响。但只要孙晓光夫妻不偏心，大部分人还是支持他们的主张的。

【小结】

领养了脑瘫的孩子后，又希望利用供精人工授精得到后代的要求从伦理学角度来看是符合尊重原则、知情同意原则、有利于供受者和保密原则的，只要将来能公平对待这个脑瘫孩子，符合保护后代和公正原则，就可以进行供精人工授精；这和我国的法律和原卫生部的技术规范相符合，也与情理、社会舆论的观点是一致的。

（唐文豪　姜　辉）

参考文献

［1］于修成．辅助生殖的伦理与管理．北京：人民卫生出版社，2014.
［2］中华人民共和国卫生部．人类辅助生殖技术规范、人类精子库基本标准和技术规范、人类辅助生殖技术和人类精子库伦理原则．

第二十一节 非法供精带来的苦恼

【案例叙述】

张玉(化名)和丈夫刘刚(化名)夫妻关系和谐,但结婚8年未能怀孕。在双方父母的一再催促下,他们到当地医院就诊,检查结果显示男方精液里没有精子,医生建议他们到上级医院进一步检查。在参考了地方电视台的广告和网上搜索医院排名之后,他们来到了一家自称专业治疗男性不育的专科医院,在那里接受了一系列检查,花费了几万元的费用,并在6个多月的时间里服用了大量中西药物,之后复查精液结果依然为"未见精子"。就在刘刚夫妻想要放弃的时候,主治医生提出:只要刘刚夫妻能够找到提供精液的人,医院就可以帮他们处理精液和实施供精人工授精。刘刚夫妻同意了医生的方案,他们请刘刚的堂哥提供精子,接受了人工授精。不久张玉怀孕,10个月后顺产生下了一个健康的男孩。

在之后的几年里,刘刚依然渴望生育一个自己的孩子。于是他来到某医院的生殖医学中心就诊,希望知道自己是否有生育的希望。检查结果显示刘刚的情况属于"梗阻性无精子症",是由于先天性双侧输精管发育不良而导致睾丸内产生的精子无法排出,如果采用睾丸穿刺取出精子用于体外受精,大部分病人可以获得自己的后代。之后的3个月里,刘刚夫妻在医院行体外受精胚胎移植术助孕,顺利地将胚胎移植进了女方体内,此外还有6个优质的胚胎被冷冻保存起来备用。张玉顺利怀孕,生下一个女儿。在外人看来,这个家庭非常幸福美满。但因为大儿子不是刘刚的后代,刘刚和张玉还是感觉有些缺憾。他们想起了当时冷冻保存的6枚胚胎,希望用那些胚胎再做一次移植,生个儿子。

刘刚夫妻向医生提出做冷冻胚胎复苏移植,生育第三个孩子时,当时国家仅开放两孩政策。生殖中心的医生征求了法律和伦理专家的意见并充分讨论,最终拒绝了他们的要求。

【医学观点】

经过正规的病史采集及体检之后,男方确诊为"原发性不育、梗阻性无精子症、先天性双侧输精管发育不良",这种疾病是由于先天性发育原因导致的输精管道堵塞,属于无法通过重建手术治疗的梗阻性无精子症。在没有体外受精技术之前,病人无法使用自己的精子生育,需要考虑供精治疗;在卵细胞内单精子注射(ICSI)技术出现后,医生可以通过外科手术提取男方睾丸或附睾内的精子,再通过ICSI技术使女方的卵子受精,帮助病人夫妻获得自己的生物学后代。从目前的临床实践来看,梗阻性无精子症的病人用这种方法治疗效果好,大部分病人夫妻可以获得成功妊娠及活产;另一方面,冷冻胚胎复苏移植的成功率及安全性目前也是令人满意的。本案例中,刘刚夫妻在生殖中心采用睾丸穿刺获取精子进行体外受精胚胎移植术获得了成功,足月分娩一健康孩子,剩余的6枚优质胚胎进行了冷冻保存,从医学技术的角度讲,该病人前两次均为经阴道分娩,在末次分娩产妇全身情况恢复后如病人有再生育要求可以进行冷冻胚胎复苏移植,再次获得妊娠的可能性还是很大的。

【伦理讨论】

本案例涉及诸多伦理学问题,以下根据事件的先后顺序分别进行讨论。

首先,病人夫妻最初就诊的那一家专科医院,在诊断不明确的情况下,给梗阻性无精子症病人进行了昂贵而且长时间的药物治疗,该行为违反了"用药伦理原则"和"最优化原则"的要求,在没有明确诊断的情况下滥用药物,不但没有获得任何疗效,反而增加了病人的经济负担。

该医院随后的供精治疗更存在严重的伦理问题。首先,在没有获得合法开展供精人工授精资质的前提下,为了增加医院的收入就私自开展供精治疗,违背了伦理学上的"严防商业化原则";第二,医院要求病人自己寻找亲属提供精液进行供精人工授精,由于供者采集到的精液没有经过严格的传染病学筛查,也没有按照正规供精流程经过6个月窗口期之后再次检测供者的传染病学指标,无法保证供者的精液质量,更无法排除供者携带性传播疾病的风险,违背了"严防医源性疾病传播原则";第三,供精者与受者夫妻熟识,将来有可能与受者夫妻及孩子长期在较小的社会交际圈中共同生活,可能对供者和受者双方都造成一定程度的困扰,严重违反了"有利于供受者原则""保护后代的原则"及"保密原则";第四,初诊医院在自身没有条件开展 IVF 等相关治疗的情况下,本应告知病人可到其他医院进一步检查治疗,却没有告知,而是推荐进行供精人工授精这种对病人来说并非最佳的治疗方式,违反了"最优化原则",同时伤害了病人的知情及自主选择权,违背了"知情同意原则"和"自主原则"。最后,该院的诊疗过程中,伦理监督机制完全缺席,违反了"伦理监督的原则"。

在第二家就诊医院,医生经过规范诊疗,明确了病情,并借助 ICSI 技术帮助病人夫妻成功生育,整个过程符合相关的伦理学原则。对于病人夫妻提出的再次胚胎移植的要求,虽然医学技术上并无不可,但如果医生按照病人要求进行了操作,相当于认可了病人夫妻对第一个孩子的另眼看待,从"保护后代的原则"考虑,不应同意病人夫妻的要求;虽然医院不同意病人的再次移植,在一定程度上可能妨碍了病人夫妻的自主决定权,但是必须坚持的是,自主选择的权利一定是在不与其他人的正当权益存在严重冲突、不违反法律法规的前提下才能实现的,如果自主选择权的实施会严重影响他人、特别是后代的正当利益时,医生不应予以支持。

【法理讨论】

首先,案例中出现的专科医院,使用与病人夫妻具有亲缘关系家属的精子使女方受孕,以及滥用药物的行为是严重违背相关法律法规的,我国原卫生部颁布的《人类辅助生殖技术管理办法》《人类辅助生殖技术规范》《人类精子库基本标准和技术规范》等文件对人工授精、设置精子库等作出了严格的规定。实施供精人工授精的机构只能从持有原卫生部证书的人类精子库获得精子,此为精子流通的唯一途径。此类不法机构应当加大力度予以取缔,相关涉事人员依法处置,以防止造成更大的社会不良影响。同时,网络、电视等公共传媒公开宣传这些不法机构,误导消费者,也应依法处理。

从法律角度看,第一个孩子的法律地位是这个案例中的焦点问题。第一个孩子的孕育和出生都发生于刘刚和张玉夫妻的婚姻存续期之内,人工授精是在夫妻双方一致同意的情况下实施的,在整个怀孕期以及孩子出生之后,刘刚和妻子双方都认真履行了自己作为父母所应承担的抚养义务,对于和孩子之间的父子关系、母子关系没有异议,因此,第一个孩子应该被认定为刘刚夫妻的亲生子女,父子间、母子间的权利和义务关系都适用我国《婚姻法》的相关规定。

既然第一个孩子的法律地位明确了,那么,在生下了女儿之后,刘刚夫妻就已经是两个健康孩子的父母了。按照《中华人民共和国人口和计划生育法》,刘刚夫妻已生育了两个子女,不符合法定的可以再生育一个子女的限定条件,如果他们再次生育,将被认定为违法行为,面临行政主管部门的处罚,而帮助他们怀孕生育的医疗结构也存在违法违规的问题。

医院作为合法开展辅助生殖技术的机构,在诊疗过程中必须严格遵守包括《人类辅助生殖技术规范》在内的各项法律法规,不能违反规定,帮助不符合国家人口和计生法律法规的夫妻实施体外受精、胚胎移植等治疗,否则病人夫妻和医院都将面临违反法律法规的处境。因此,医院目前不能为刘刚夫妻提供再次的胚胎移植治疗。如果将来生育政策有所改动,冷冻保存的 6 枚优质胚胎,是可以复苏移植的。

【情理讨论】

病人夫妻初诊时,由于长期不孕,饱受来自家庭、社会及自身等多方面的压力,同时又对疾病缺乏正确的认识,诊疗过程中误入歧途,采用地下供精生育了一个孩子,无论是病人夫妻还是孩子都是无辜的,而且孩子的出生也确实给本已濒临破碎的家庭带来了希望。当后来得知有更好的治疗方式之后,出于家庭美满的愿望,希望能够通过医院的帮助生育更多的孩子,这符合我国长期以来的"多子多福"的文化传统。从情感上来说病人夫妻或许并没有把第一个孩子当作"外人"或者"多余的人",但不可否认的是,在他们内心中,这个孩子和有血缘关系的孩子还是不同的。如果家庭能够给孩子们提供的精神上和物质上足够的资源,可能对孩子们都可以一视同仁的,但一旦资源紧张,父母难免就会在物质资源、情感资源的分配上有所偏颇;加之随着孩子成长,他对自己的特殊身世也可能会有所察觉,这将严重影响孩子的成长,甚至给整个家庭的和谐安定带来威胁。

【社会舆论】

当今社会上多数家庭有一个或两个孩子,父母都希望给孩子提供尽可能好的成长环境,随之而来的是育儿成本的急剧升高,孩子的衣食住行、教育医疗都需要大量的经费,多生育一个子女,必然会导致家庭资源和父母情感投入的分配不均,此时供精后代的利益往往会受到侵犯,不利于他的成长。因此,对于刘刚这样已经有两个孩子的普通家庭,再生育一个孩子并非明智之举。

【小结】

通过人类辅助生殖技术出生的后代与自然受孕分娩的后代享有同样的法律权利和义务;另一方面,父母对通过辅助生殖技术出生的孩子负有伦理、道德和法律上的权利和义务,即使孩子存在生理或心理方面的缺陷,即使孕育这个孩子时使用的是第三方提供的精子或卵子,这是辅助生殖技术临床实践中的一个基本的原则。工作中,医务人员要时刻保持清醒头脑,严格遵守国家主管部门的相关法律法规,同时也要具体问题具体分析,注意遵循基本的伦理学原则,保护好病人及其后代的根本权益。

(靳镭 谷龙杰 岳静)

参考文献

[1] 中华人民共和国卫生部.关于修订人类辅助生殖技术与人类精子库相关技术规范、基本标准和伦理原则的通知.卫科教发〔2003〕176号文,2003.
[2] 于修成.辅助生殖的伦理与管理.北京:人民卫生出版社,2014.

第二十二节 供卵者拒绝复查 传染病的困境

【案例叙述】

王茹(化名)23岁结婚,婚后生育1子。然而在她43岁时,儿子因车祸去世。后来,在亲戚朋友劝说下,王茹来到了某医院要求再次生育。医生检查后发现,王茹的基础卵泡刺激素(follicle-stimulating hormone,FSH)32.22U/L,黄体生成素(luteotropic hormone,LH)28.36U/L;B超显示:双侧卵巢未见卵泡。这意味着王茹已经失去了用自己的卵子孕育孩子的可能。

王茹得知自己符合接受赠卵适应证后,决定接受供卵治疗,并开始了漫长的等待。之后,23岁的病人张小娥(化名)因男方因素来到医院行助孕治疗,获卵21枚,符合供卵指征。遂签署了相关知情同意书和赠卵协议,同意捐出5枚卵子,并接受了误工、交通和医疗补偿款的50%。按照协议,剩下的50%暂存于律师事务所,待6个月后,再次复查人类免疫缺陷病毒(human immunodeficiency virus,HIV)和其他传染病后方可拿到。

医务人员立即与王茹取得联系,签署知情同意书后,王茹夫妻接受了5枚新鲜卵子,在与其丈夫精子行体外受精后冻存胚胎。按照规定,受卵者胚胎需冷冻6个月以上,在赠卵者复查HIV等传染病合格后,方可解冻移植。

然而,6个月后,当医务人员通知供卵者张小娥来院做传染病复查的时候,张小娥以各种理由拒绝,导致王茹夫妻前期冻存的胚胎无法移植。

【医学观点】

王茹符合接受赠卵适应证,为了防止捐赠者携带HIV和其他传染病,确保受卵者不会因为接受赠卵而感染,卵子捐赠者6个月后必须再次复查HIV和其他传染病后方可解冻胚胎。本案例中,由于捐卵者不配合复查,所以不能移植该冻存胚胎。

【伦理讨论】

捐赠卵子后,捐赠者未按要求在6个月后复查相关指标,是否可以按原先签署的协议实施冷冻胚胎移植?在辅助生殖技术中,尊重病人的自主选择权利是应该优先考虑的。即使病人选择可能有伤害的诊疗措施,也应该予以充分尊重。从尊重病人原则、自主原则、知情同意原则和有利于供受者原则考虑,本案例中,王茹夫妻在充分了解后,要求实施冷冻胚胎移植有一定的合理性,应该予以尊重和支持。

然而,伦理问题往往是复杂的。本案例中由于供卵者没有复查HIV和其他传染病,捐赠的卵子和受者丈夫精子形成的胚胎,就不能完全排除被感染的风险。也就是说,如果实施冷冻胚胎移植,接受赠卵者和可能出生的孩子就会面临被感染的风险,从而给她们带来极大的健康隐患。这和严防医源性疾病传播原则和不伤害原则以及保护后代原则相悖。

另外,本案例中的捐赠者以种种理由拒绝6个月后复查,是否提示捐赠者已经改变原来的想法,不再同意进行卵子捐赠? 捐赠者有权利改变捐赠意愿吗? 在捐赠行为进行到哪些阶段时捐赠者有权反悔? 有观点认为,捐赠者有权利改变捐赠意愿,但这种权利受到一定的限制。在卵子捐赠过程中,在捐赠卵子形成的胚胎没有植入受者子宫以前,捐赠者有权利改变捐赠意愿,同时需要补偿或者赔偿由此给受卵者带来的经济损失和时间损失。在胚胎植入受者子宫后,不论是否妊娠,可以认为捐赠过程已经实质性完成,捐赠者就丧失了反悔权利。

【法理讨论】

卵子捐赠不同于精子捐赠。卵子来源极其有限。目前,国际上的捐赠卵子主要有4个来源:①辅助生殖过程中"多余"的卵子;②与受者有血缘关系的捐赠者;③商业性捐卵者;④偶然捐赠者(非相关手术取出的卵母细胞)。而在我国,仅限于第一种情形。原卫生部在2006年明确规定:"赠卵者仅限于接受人类辅助生殖治疗周期中取卵的妇女;……对实施赠卵技术而获得的胚胎必须进行冷冻,对赠卵者应在6个月后进行艾滋病抗体和其他相关疾病的检查,获得确定安全的结果后方可解冻相关胚胎。"根据此项规定,本案例的冷冻胚胎,如果捐献者始终不复查,就不能移植。从实践来看,上述规定对规范我国卵子捐赠行为起到了非常重要的作用。

本案例中,张小娥的捐赠卵子行为完全符合相关规定,并且根据协议接受了误工、交通和医疗补偿款的50%。因此,张小娥应该按照协议规定继续履行协议,按医院要求来院复查。但是张小娥不遵守协议,医院和受卵者却无法强制她继续履行捐卵协议。然而,《中华人民共和国合同法》规定,具有救灾、扶贫等社会公益、道德义务性质的赠与合同,赠与人在赠与财产的权利转移之前无权撤销。赠卵者签署相关知情同意书和赠卵协议,并且接受了误工、交通和医疗补偿款后,就已经与医院及受卵者存在合同关系。该合同应属于具有道德义务的赠与合同而不能撤销,并具有特殊的赠与后义务。从法律上看,医院在与赠卵者签订赠卵协议时应明确约定详细的违约责任。该责任范围可以参考受卵者的相关损失来确定。

【情理讨论】

赠卵者既然已经和医院、受卵者之间达成了一个契约,就应该配合医院的复诊检查,给受卵者一个获得孩子的机会,使其拥有一个完满的家庭。这一点,无论从情理上讲,还是从契约要求上讲,赠卵者都不应违背,避免造成受卵者精神上和经济上的双重压力。如果违约,医院理应追究赠卵者的责任。

但是医务工作者也不能忘记,张小娥的捐卵行为,仅仅是捐赠,而不是商业意义上的"出卖"。作为一个正在接受辅助生殖的病人,张小娥同样面临着一个病人所可能有的种种心理困扰。她有可能对于自己的捐卵行为有了其他的想法,也有可能出现婚姻家庭重大变故,无暇顾及受卵者的需求……尽管这些借口并不能抵消她应当履行的承诺,但这毕竟是情理中有可能发生的事。

【社会舆论】

这个案例表现出赠卵者张小娥的契约精神的缺乏。既然张小娥在赠卵前已经完全了解所赠卵子的用途、自身权利和义务,也签署了赠卵协议,并在捐卵当天接受了50%的误工、交通和医疗补偿款费,就应该履行其责任,按时进行传染病复查。如果拒不复查,应该追究其违约责任。

【小结】

本案例所关涉的冷冻胚胎,由于捐献者拒绝前来复查HIV和其他传染病,所以不能移植。这个案例从表面上看,是捐卵者缺乏契约精神所导致。

(刘　珊　师娟子)

参考文献

［1］中华人民共和国卫生部.关于修订人类辅助生殖技术与人类精子库相关技术规范、基本准则和伦理原则的通知.卫科教发〔2003〕176号,2003.

［2］中华人民共和国卫生部.关于印发人类辅助生殖技术与人类精子库校验实施细则的通知.中华人民共和国

卫科教发〔2006〕44 号，2006.

［3］于修成. 辅助生殖的伦理与管理. 北京：人民卫生出版社，2014.

第二十三节　睾丸取精与接受供精

【案例叙述】

刘伟（化名），男，32 岁，精液常规检查三次未发现精子，将精液离心处理后也未找到精子。睾丸总体积 16ml；黄体生成素（luteinizing hormone，LH）6.2mU/L；卵泡刺激素（follicle stimulating hormone，FSH）16.5mU/L；染色体核型分析正常；Y 染色体微缺失检测结果显示为 AZFb+c 区域联合缺失，被诊断为非梗阻性无精子症。妻子 28 岁，原发不育 3 年。月经周期规律，自然周期有排卵，内分泌检查在正常范围内。1 个月前在外院行输卵管造影检查，显示通畅且弥散好。因为 AZFb+c 区域联合缺失病人睾丸活检获得精子的概率极低，即使采用显微睾丸活检也很难找到精子，多数中心都不会将其纳入睾丸取精手术的适应证范围，故主治医生履行告知义务后建议放弃显微取精手术，直接行供精人工授精（artificial insemination by donor semen，AID）治疗。病人得知病情后经与家人商量，再次找到医生，告知自己是二代单传的独生子，并强烈希望能用自己的精子治疗。主治医生因担心适应证范围外的睾丸取精有违临床操作常规和有利于病人的伦理原则，将本案例提交生殖医学伦理委员会讨论。

【医学观点】

已有研究提示 AZFb 区缺失约有 90% 以上表现为成熟停滞，不能见到成熟精子，剩余者多数为纯睾丸支持细胞综合征，找到成熟精子的概率极低，这或许是 AZFb 区域的基因 CDY2 或 HSFY 表达障碍导致精子成熟停滞的原因。而 AZFb+c 区域的联合缺失，会使纯睾丸支持细胞综合征的比例增加。常规睾丸活检的方法几乎不能获取精子，但是，确实有极少部分病人通过睾丸显微取精发现少量精子的报道。但其取到精子的成功率约为 2%。考虑到开放手术给病人带来的创伤和不小的医疗

支付，获得精子的概率又极小，效益与付出之间的巨大差异，医疗规范中这类病人不建议行睾丸取精，包括睾丸显微取精，而建议直接行 AID 治疗。

【伦理讨论】

以上案例反映了 ART 医生临床处置较好地遵从了知情同意的原则，让病人尽知了所有可能的选择治疗方法；也符合有利于病人的原则，包括不伤害和最优化的原则，为病人提供了最可取的治疗方案，没有违背辅助生殖检查中不滥用检查的道德规范。虽然睾丸活检获取精子的概率小，病人的要求也不能被忽视。辅助生殖伦理学基本原则的第一条就是尊重原则，也是重要的伦理原则，所以应该充分尊重病人的自主决策，同时伦理原则第九条自主的原则也要求医疗实践中，一定要践行病人的真实意愿。目前，个别医疗机构在是否提供供精 -ART 治疗的问题上，确实存在着单向医患关系的倾向。例如，有的医生对病人的真实意愿了解不够，对病人权利和要求未给予足够尊重和重视，简单地认为自己为病人提供的才是最佳的治疗方案，病人必须服从。如果无视病人要求，无论是给予还是不给予 AID 治疗，都是不可取的。医生的责任更多的是给予尊重和关怀，同时：①系统介绍供精 -ART 治疗的基本流程和实际内涵，包括其可能风险；②了解病人的困惑，鼓励病人提出疑问，并耐心解答，消除其疑虑；③询问病人的病史病情，帮助其分析可能的病因和其他治疗方法及其选择的利弊，以通俗易懂的语言，科学、客观地引导病人作出最终的符合自己真实意愿的决策。

从有益于后代的原则思考，这类病人若采用 AID 治疗，因供精者的身体和精液质量一般较好，这无疑会有利于后代健康。但根据国家原卫计委 ART 技术规范的规定，供精者与受者夫妻之间必须保持互盲。这会有利于受者家庭的稳定，有效避免社会关系与家庭关系的复杂化，易于为供受双方所接受；但这不利于避免后代的近亲结婚。同时，供精出生的后代，由于与父亲缺乏生物学的联系，特别是父亲在治疗时要求不迫切的情形下，也可能存在后代被遗弃、虐待、冷漠或缺乏关怀的风险。值得强调的是，本病例的病因学清楚，若采用睾丸取精（testicular sperm aspiration，TESA）联合胚胎植入前遗传学诊断（preimplantation genetic diagnosis，PGD）治

疗,选择女孩出生,完全可能获得健康亲生后代。

从病人的角度考虑,本病例中睾丸显微取精确实存在获得精子机会很低的事实,故不应建议病人选择。但若病人在确实知情后仍提出手术要求,应尊重其最终决策的权利。同时,最终的努力或尝试如果失败,会了结病人最后的心结或奢望,也会使其更加珍惜随后供精获得的后代。

【法理讨论】

2003 年卫生部卫科教发 176 号《关于修订人类辅助生殖技术规范与人类精子库相关技术规范、基本标准和伦理原则的通知》文件中明确,不可逆的无精子症,严重的少精子症、弱精子症和畸形精子症适应证中,除不可逆的无精子症外,其他需行供精人工授精技术的病人,医务人员必须向其交代清楚,通过卵细胞质内单精子显微注射技术也可能使其有自己血亲关系的后代。如果病人本人仍坚持放弃通过卵细胞内单精子显微注射技术助孕的权益,则必须与其签署知情同意书后,可采用供精人工授精技术助孕。根据这一条款,无论是 AID 或是睾丸取精都是符合规范要求的,前提是病人在知情后的自主选择。本案例中病人在没有放弃时,其选择睾丸取精是可接受的。

【情理讨论】

有第三方参与的供精 -ART 治疗,因为家庭中有第三方的介入,切断了性与生育、父亲与家庭的遗传或生物学联系,在传统的婚姻家庭道德观念还较浓厚的中国,这使得供精 -ART 的临床应用的依从性颇受挑战,也带来了诸多的社会和家庭问题。如来自心理学的调查研究显示,和夫精人工授精(artificial insemination by husband semen,AIH）相比,接受 AID 治疗的丈夫中抑郁和焦虑情绪都显著升高。部分研究还提示其婚姻满意度和夫妻交流有显著下降。此外,还存在亲子关系的复杂化和 AID 子女的法律地位、孩子的知情权及近亲结婚等潜在问题。因此,本案例中的病人诉求确实是可以理解的,只要还有 2% 的希望,就应当付出努力。

【社会舆论】

刘伟作为家里的独生子想要一个自己的生物学亲生后代是可以理解的,而且有 2% 的希望,医

生已负责地告诉他所有的治疗方案、风险及后果,在清楚自身情况下作出选择,医生应该尊重。睾丸取精行 ICSI-PGD 治疗如果不成功,付出努力后再行供精 -ART 治疗心理上接受度更高,也不会抱有幻想了,就没有遗憾了。

【小结】

综上讨论,在 ART 临床实践中,面对这类忧喜参半的临床检查或治疗时,应特别做好知情告知和尊重病人的自主选择。故伦理委员会建议:①充分知情同意:应充分告知病人睾丸活检获取精子概率极低的事实,即便取到精子但也有可能得不到胚胎,充分说明睾丸活检手术潜在的影响和可能的费用,供病人参考以作出最终选择;②鉴于某院没有显微睾丸取精的技术平台,如果病人坚持要求睾丸取精,应建议病人转诊到有相关业务的机构进行显微手术、睾丸精子冷冻和 ICSI-PGD 治疗;③若睾丸取精失败,病人可申请再行 AID 治疗。

（范立青）

参考文献

［1］YS ZHANG, LL LI, LT XUE. et al. Complete AZFb Deletion of Y Chromosome in an Infertile Male with SevereOligoasthenozoospermia: Case Report and Literature Review. Urology, 2016, 10: 1016.
［2］于修成 . 辅助生殖的伦理与管理 . 北京：人民卫生出版社 , 2014.
［3］中华人民共和国卫生部 . 关于修订人类辅助生殖技术与人类精子库相关技术规范、基本标准和伦理原则的通知 . 卫科教发〔2003〕176 号文 , 2003.

第二十四节　供精生育后代不理想要求更换精源

【案例叙述】

吕莉(化名),2010 年与王强(化名)结婚。1 年后两人开始积极试孕,但 3 年过去了,吕莉已经 28 岁,依然未孕。夫妻二人到某生殖医学中心就诊。

女方子宫输卵管造影检查结果显示,宫腔形态正常,双侧输卵管通畅;男方精液常规显示无精子。随后,男方又进行了一系列的相关检查,被诊断为特发性无精子症。经慎重考虑,夫妻二人决定采取供精人工授精助孕。在2013—2014年期间,两人在该生殖医学中心行供精人工授精助孕共2次,均未获妊娠。2014年4月,两人又进行了供精体外受精胚胎移植术助孕,控制性药物刺激卵巢,获得成熟卵7枚,形成胚胎4个,鲜胚移植2个,妊娠,单胎,并于2014年底足月自然分娩一健康女活婴,当时还冻存了1个囊胚。

随着孩子慢慢长大,吕莉夫妻对孩子表现出来的脾气性格等特征不太满意,经过一番思想斗争后,夫妻俩于2015年11月再次来到医院就诊。这次两人并没有要求直接进行冷冻囊胚复苏移植,而是要求继续冻存囊胚,另外再选精源重新启动供精体外受精胚胎移植术助孕。

【医学观点】

这对夫妻中妻子宫腔形态正常,双侧输卵管通畅,丈夫诊断为特发性无精子症,进行了2次供精人工授精助孕治疗均未获得妊娠,符合供精体外受精胚胎移植术助孕适应证。对于行供精体外受精胚胎移植术助孕生育的夫妻,如果选择生育二胎,从医学的角度考虑,使用同一份精源再次获得妊娠应该更有医学优势。

首先,使用同一份精源可以使两个孩子在遗传学上属同父同母,在未来的生活中,在遭遇疾病,需要血缘支持的情况下,可以提供相互的血缘支持,有利于孩子的健康成长。

其次,如果启动新的助孕周期,需要再次进行药物刺激卵巢、取卵等过程,病人遭受的痛苦大,对身体的损害也会增加,有一定的风险,而进行冷冻胚胎移植则降低了病人本人的医疗风险。

最后,孩子的脾气性格虽然有一定的遗传倾向,但更重要的是后天的个人成长环境与教育培养的影响,使用相同基因的冻胚并不会决定孩子后天的成长和发展。

【伦理讨论】

本案例中涉及对病人利益、后代利益的保护,遗传一致性对后代、家庭和社会的影响,对稀缺医疗资源使用的公平性,甚至是对人类遗传意义的认识理念等问题。

第一,本案例涉及对病人利益的保护问题。实施人工辅助生殖技术应遵循最优化原则,实施医疗最优化。医疗最优化是一条基本的临床医疗伦理准则,要求医务人员在进行临床思维和实施诊疗方案时,追求医疗行为中的技术性与伦理性的统一。要做到:疗效最好、安全无害、痛苦最小和耗费最少。本案例中,病人已经有良好的冻胚可以使用,如果再次重新启动新的助孕周期,重新进行药物刺激卵巢、取卵等过程,会使病人遭受更多的痛苦,增加对身体的损害和风险;并且耗费大,也会增加病人的经济负担,不符合病人利益。

第二,涉及保护后代原则。医学分析中已经说明了一、二胎孩子的遗传一致性对预防后代在成长过程中的健康风险的重大意义。同时,两个孩子血缘相同,有利于家庭关系简单化,保护家庭的亲情和稳定,利于家庭幸福,进而促进社会稳定。而此夫妻要求重新选择供精孕育二胎,则反映了他们潜意识中对这个孩子的不认同。这是供精人工授精助孕中一个非常突出的伦理冲突,即对供精产生后代的认同和保护问题。本案例中接受供精助孕的夫妻在完全了解供精风险的前提下,经过认真思考,知情同意,接受了供精助孕的医疗方式。在整个医疗操作中,生殖中心提供的精源标本是人类精子库严格遵守原卫生部制定的《人类精子库基本标准和技术规范》和各项技术操作流程采集的精液,按照《供精者健康检查标准》进行严格筛查并保证精子质量。而接受供精助孕的夫妻在健康的孩子出生后,因为孩子与其期望值相差较大,即要求重新选择供精,重新孕育另外的孩子,他们还能否对这个不被认同的孩子给予真心的爱,自觉承担应尽的责任和义务呢?而且重新选择精源妊娠,也不能完全避免类似情况的发生。那么供精产生的不符合预期的孩子的利益应该如何保护呢?这是供精助孕面临的重要的伦理问题,应该引起全社会的密切关注。

第三,现有精子库的精源供不应求,该病人在已有良好冷冻胚胎可以移植的情况下,要求再次重新选择供精是对稀缺医疗资源(精源)的占有,更是对急待精源治疗的病人的不公平,违背了社会公益性原则与公正原则。

第四,本案例中的病人夫妻认为供精的遗传基因决定了孩子后天的成长和发展,因此要求重新选择具有"优质"遗传基因的供精进行助孕,这反映了一种极具争议的伦理理念。在国外,曾有"诺贝尔奖获得者精子库",国内也曾推出"名人精子库""博士精子库",这种精子库推出的理念是名人、博士智商高,其精子用于辅助生殖出生的后代必定聪明健康,这其实是炒作和误导。一个人的智商、性格、体貌特征等固然一定程度上受遗传因素的影响,但一个人的成长和成功主要还是靠个人的勤奋、后天的环境、教育等因素。想通过"名人精子库"解决"优生"问题是一种错误的概念炒作。它不仅缺乏科学依据,而且违反了生命平等的根本伦理原则,践踏了生命尊严,影响了人类基因的多样性,是错误的伦理理念。

【法理讨论】

伦理专家从最优化原则、有利于后代原则、有利于社会和公平原则出发,建议夫妻二人首选进行冻胚复苏移植。但是,不育夫妻对实施人类辅助生殖技术过程中获得的胚胎拥有其选择处理方式的权利,如果夫妻二人选择销毁冷冻胚胎,是否能重新开始新的助孕周期呢?目前,现有的法律在胚胎的处置权问题上,要充分考虑胚胎处置权利的特殊性,结合伦理、情感、特殊利益保护等情理交融因素,在不违背禁止性规定的前提下做出契合法理精神的判决。胚胎是人类生物学生命,有一定的价值,应该得到人的尊重,没有充分理由不能随意操纵和毁掉胚胎。本案例中,如果夫妻二人生育二孩,首选冻胚复苏移植;如果不再生育,销毁胚胎合情合法,但是如果是为了重新选取精源而销毁胚胎是不允许的。

【情理讨论】

在我国,通过供精助孕出生的后代一般都不知晓其真实的出生方式。由此也带来了诸多的问题。多数不孕夫妻担心,孩子长大后知道自己不是他们的亲生父母会带来情感危机;而这样的孩子也可能因为自己是通过辅助生殖这一特殊途径出生的而遭到社会的歧视,产生自卑和扭曲的心理。两代人都可能因心理或社会障碍而影响正常的生活。

针对此案例,一种观点认为,应该囊胚移植,这样两个孩子在遗传学上为同父同母,那么他们在外貌和脾气性格等方面相似的概率就很大,发现他们真实出生方式的概率也就变小;另一种观点认为,既然病人有知情选择权,为什么不能选择自己满意的胚胎移植呢?

【社会舆论】

该案例反映了使用供精出生后代的社会问题。1987年我国第一例因供精人工授精引起的法律纠纷发人深省。婴儿相貌与养父(社会学父亲)长相全然不同,在巨大的社会舆论下,养父的心理防线崩溃,最终导致家庭的破裂。这引起一系列的社会学问题。社会学父亲应负的责任是什么?抚养、继承权问题如何通过法律的形式确定?这些问题不解决,对婴儿的成长、家庭、社会都是极为不利的。该案例中病人以对孩子的脾气性格不满为由,在有剩余囊胚冻存的情况下,要求更换精源生育二孩。从社会的角度来讲不合理,因为目前自愿供精的人本来就比较少,精源紧张,而且不易控制。若干年后,很可能出现同父异母的孩子相恋、通婚,酿成恶果。此外,如果生殖中心满足病人的这一要求,还会有其他病人效仿,将会加重精源紧缺的问题,同时加剧将来同父异母的孩子通婚的问题,引起严重的社会后果。

【小结】

重新选择精源开始新的助孕,违背了最优化原则、保护后代原则、社会公益性原则和公正原则,此外,也面临着对供精产生后代的认同和保护问题。医生不能满足病人的要求。

(许　蓬　王　欢　王丽宇)

参考文献

[1] 中华人民共和国卫生部.关于修订人类辅助生殖技术与人类精子库相关技术规范、基本标准和伦理原则的通知.卫科教发〔2003〕176号,2003.
[2] 于修成.辅助生殖的伦理与管理.北京:人民卫生出版社,2014.

第二十五节 未婚女性要求供精人工授精

【案例叙述】

孙小茜(化名),女,38岁,未婚,无男友,现无结婚意愿。本人系某广告公司总经理,经济情况良好。她曾与大学同学恋爱多年,感情基础坚实,但最终因毕业后两地分居,对方移情别恋而分手。这段感情经历给她带来了巨大的伤害和打击,从此她没有再恋爱,决定保持单身。孙小茜很喜欢孩子,希望能有一个自己的后代。她来到某医院生殖门诊,要求做供精人工授精,并说自己现在已属高龄,妊娠的机会明显下降,恳请医生满足她的愿望。

【医学观点】

负责医生观点:供精人工授精(artifical insemination by donor semen, AID),是指通过非性交的方法,于适宜的时间,将供精者的精子注入女性生殖道内,以达到受孕的一种生殖技术。适用于严重的男性生精障碍,男方患有不可纠正的遗传性疾病并有子代传递风险,其他无法或不适宜采用丈夫精子来源的不育症。其实施和操作因为存在一系列的伦理和社会问题,所以在我国是有严格法律法规的。原卫生部颁发的《人类辅助生殖技术规范》明确禁止为单身女性及女同性恋者实施 AID。为孙小茜实施 AID 在技术层面上没有难度,但须严格按照国家有关 AID 的规定,不能为单身妇女实施 AID。所以医生只能遗憾地告知孙小茜对于她的需求生殖中心必须遵照国家法规原则处理。生殖中心的工作人员应该按照国家《人类辅助生殖技术管理办法》规定,对于无法提供结婚证的未婚女性,医院不能为其实施 AID。

【伦理讨论】

在伦理学上来说,某种医疗措施是否应该做或能否被允许,一要看这种方法对受者是否有益,是否有不可接受的伤害;二是要看这种做法是否违反了医务工作者应尽的义务。诚然,单身女性也享有

生育权,它是一切自然人与生俱来的权利,不是仅限于夫妻之间或者处于生育期的男女之间,不应人为地被剥夺,所以许多国家制定了相关法律,保护非婚生 AID 技术合法性,允许单身女性和女性同性恋者实施 AID。但是我国《人类辅助生殖技术规范》明确禁止为单身女性及女同性恋者实施 AID。

本案例违背了保护后代的原则,通过该技术出生的子女,出生后就生活在缺少父爱的家庭环境,可能影响孩子性格、心理等生长发育。使用该技术将会对后代产生严重的生理、心理的影响。

对于出生的子女来说,出生在一个不健全的家庭中,失去了对孩子的公正,孩子可能并不希望出生在单亲的家庭。此外,对于单身女性,其在家庭中,需要一个人承担各种家务及经济来源,不但影响其生活质量,同时也会影响子代的生活权益。我国现今社会的伦理道德还是排斥单亲家庭,不能接受无父权子女存在,不能无偏见、无歧视地对待单亲家庭和单亲子女。所以,单身女子采用 AID 方法生育,缺乏伦理基础。

本案例违背了社会公益性原则,辅助生殖技术是造福于广大不孕不育夫妻的一项技术,在实施的过程中,应当贯彻社会公益性原则。我国原卫生部颁发的《人类辅助生殖技术规范》明确禁止为单身女性和女性同性恋者实施 AID。医务人员必须严格贯彻国家人口和计划生育法律法规,不得对不符合国家人口和计划生育法规和条例规定的夫妻和单身妇女实施人类辅助生殖技术。

【法理讨论】

我国原卫生部颁发的《人类辅助生殖技术规范》明确禁止为单身女性和女性同性恋者实施 AID。任何医学操作都需要遵循相应的法律法规和行业规范。规范的制定就是为了保障大多数人的利益。作为医务工作者,尽管同情这些自爱的独身女性,但仍应该严格按照法规进行临床诊疗。

【情理讨论】

自古以来,生育就是人类延续的根。人类通过两性的结合孕育出下一代。但确实有许许多多独身女性和孙小茜有类似遭遇,独身女性能否通过供精人工授精来行使生育权? 医务工作者认为,虽然女性生育权利是基本权利,但是孩子是被出生

的,对孩子利益的保护也是非常关键的。对于医生来说,这个群体是值得同情的,而且也确实有一定的代表性,她们的处境需要帮助,但是正规的生殖中心必须严格遵守国家法规。当然这也无形当中给一些非法的生殖中心提供了广阔的市场,近10年来,国家多次突击检查违规助孕,正规生殖中心确实经得起检查,但地下黑中心屡禁不止,就是因为他们能满足病人的这些违规需求,有着广大的病人群体。正规生殖中心的AID是有着严格的监管,随访至孩子出生20年,一份精子只能使5名妇女妊娠;非法生殖中心受利益驱使,根本不可能考虑伦理及安全问题,给社会造成了极大的风险。

【社会舆论】

　　一部分人认为,以孙小茜为代表的大龄城市单身女性,因为自身条件优越所以不会降低择偶的标准,不愿意为了生育而委曲求全,并有能力抚养孩子。与其选择领养孤儿,不如通过供精人工授精技术获得有自己血脉的孩子。而且正规生殖中心的AID可以避免传染病的发生,也不会在将来出现孩子父亲认亲的场面。于情于理不应该拒绝这部分人的要求。法规应该更人性化,领养可以,与男人"性"后也可以,为什么不能给她们更"洁净"的选择权,为什么剥夺她们的生育权。现有的供精人工授精制度应用于夫妻双方中男方因素导致的不孕,采取了供精的方式解决生育后代的问题,因为供精人工授精的管理在我国非常的严格,所以安全且有保证。有些女性因为一些特殊的经历感情上受到打击,不愿意结婚,或者是没有合适的结婚对象,又不愿意委屈自己而结婚。但她们仍愿意有一个自己的后代,供精人工授精正好满足了这类人群的意愿。应该给予她们安全的满足自己意愿的机会。

　　另一部分人认为,单身女性通过AID获得子女,对孩子将来究竟会产生什么影响是与社会发展及社会认知息息相关的。其后代在心理健康、社会抚养等方面面临诸多问题。我国传统社会奉行和谐的家庭理念,AID出生的孩子一出生就面临着一系列的伦理问题,对于一个没有认知能力的孩子,从出生就生活在一个单亲家庭中,这种不顾及孩子情感需求的行为也是值得我们商讨的。我们成年

人不能代替一个尚未出生的孩子作出选择。另外,一旦单亲妈妈意外去世,孩子立即丧失了监护人。所以考虑了单身女性的生育权,不考虑未来孩子的选择权也是不对的。每个孩子都有权享受父爱和完整的家庭,没有父亲会给孩子带来多大的心理伤害,这个不是单身母亲能代替未来孩子决定的,当孩子问起来为什么别人都有爸爸自己没有时该是多么心酸。这个社会对单亲母亲总是有些偏见,将来母亲也要从心理上承受别人的议论和非议,有这类要求的单身女性想象不到将来所要承受的别人的议论将给其母子带来多么沉重且巨大的心理压力。所以应该遵从法规的规定,不予以单身女性AID的机会。

【小结】

　　该案例中,以孙女士为代表的一批城市未婚单身精英女性,为争取自己的生育权,要求到正规的生殖中心实施AID,以获得做母亲的权利。在我国有严格法律法规,明确禁止为单身女性和女性同性恋者实施AID。

(王　磊)

参考文献

［1］中华人民共和国卫生部.关于修订人类辅助生殖技术与人类精子库相关技术规范、基本标准和伦理原则的通知.卫科教发〔2003〕176号,2003.
［2］中华人民共和国卫生部.人类辅助生殖技术管理办法.2001.
［3］于修成.辅助生殖的伦理与管理.北京:人民卫生出版社,2014.

第二十六节　供精放置之前女方体内发现精子

【案例叙述】

案例1

　　一对不育夫妻蒋鑫(化名)、王欢(化名),结婚2年来一直没有孩子,经检查发现王欢患有严重的少精子症,精子浓度2×10^6/ml,外周血染色体分析结

果为罗伯逊易位 45,XY,der(13:14)(q10:q10)。蒋鑫各项检查均正常。男方染色体罗伯逊易位,会导致女方的早期流产率增加,胎儿先天缺陷的风险也有所增加。男方患有严重少精子症,自然妊娠率低,因此医生建议借助体外受精胚胎移植术技术,进行胚胎植入前遗传学诊断(preimplantation genetic diagnosis,PGD),筛选正常的胚胎进行移植,或者接受供精人工授精(artificial insemination with donor semen,AID)。夫妻双方考虑到经济因素,选择进行 AID。经过术前检查、预约到精源、监测排卵,终于等到 AID 手术当日。实验室在精源解冻前,检查女方宫颈分泌物涂片,但是,意想不到的事情却发生了,双人核查样本镜检,却发现显微镜下偶见精子。实验室立即停止精源解冻程序,与蒋鑫单独约谈。蒋鑫承认,前一晚夫妻同房,以增加人工授精助孕的成功概率。并表示一旦成功妊娠,不管胚胎是来自丈夫精子,还是来自捐精者精子,均接受。随后主管医生对夫妻双方进行谈话,向这对夫妻解释不能继续进行 AID 助孕。

案例 2

李丽(化名)和范忠(化名)结婚 4 年,李丽一直未孕。经检查发现男方患有非梗阻性无精子症。夫妻双方最后选择进行 AID 治疗。AID 当日,实验室在精源解冻前例行检查女方宫颈黏液分泌物涂片,双人核查样本镜检,发现显微镜下可见少量精子。实验室立即停止精源解冻程序,与女方李丽进行单独谈话,李丽支吾解释,在前一晚与另一男性发生婚外性行为。经对女方进行道德和法律的宣传教育,最终李丽同意以阴道有炎症而放弃本周期 AID 治疗。

【医学观点】

AID 只是将处理好的来自精子库捐精者的精子注入女性宫腔内,并不能控制体内的受精过程。因此,有必要在 AID 手术治疗前例行对女方宫颈黏液样本进行镜检,观察有无精子,以排除 AID 术前性行为的发生,确保 AID 时阴道内没有精子库捐精者以外的精子。保证医疗行为的顺利实施。

体内受精过程是复杂的。在已知女方阴道内存在非 AID 手术带来精子的情况下继续进行 AID 治疗,一旦妊娠不能明确受孕精子来源。此外,亦可能出现双胎妊娠,但是双胎的精子来源不同的情况。

不孕夫妻长期不孕所带来的心理问题是一种情绪压力,通常内心敏感、焦虑。尤其是长期将时间、精力、金钱大量投入不孕症的诊治而达不到目的,对不孕不育治疗失去信心,为了达到怀孕的目的,女性有可能做出有违伦理道德的事情。因此,主管医生在 AID 术前应加强 AID 对象伦理教育和法律意识,做好知情同意工作,加强医务人员责任感,做好保密工作。预防 AID 术前性行为的发生。

精子库每份精液样本需长期保留,同时 AID 实验室也应将每份处理的精源样本进行长期保留,作为今后的法律证据。

【伦理讨论】

医务人员必须严格坚持社会公益原则,根据《中华人民共和国母婴保健法》实施辅助生殖技术。医师发现或者怀疑患严重遗传性疾病的育龄夫妻,应当提出医学意见。育龄夫妻应当根据医师的医学意见采取相应的措施。对于患有染色体平衡易位的病人,为避免生育有出生缺陷的后代,如果进行辅助生殖助孕,只能通过 PGD 技术或 AID 技术助孕。案例 1 中的蒋鑫夫妻由于缺乏相关的医学、伦理知识而异想天开地单纯为了提高成功率而进行排卵前同房。对于这对医学知识淡薄的夫妻,如果他们的行为没有被及时制止,其丈夫精子成功受精,很有可能不去做产前诊断而生育。一旦染色体异常的胎儿顺利生产,医院就会面临一场伦理官司。尽管医务工作者可以通过亲子鉴定确定孩子的生父,但如生育出有出生缺陷的患儿,将给这个家庭、社会带来巨大的负担?

目前我国在 AID 实施过程中要求遵循互盲和保密原则。孩子长大后一旦知道自己的遗传学父亲竟然另有其人,将对孩子的心理产生巨大的影响。已知阴道中有非 AID 手术带来的精子,尽管精子来自合法的丈夫,但在此种情况下仍然进行 AID 治疗,亦有违伦理道德。

案例 2 中的李丽突破了道德约束,发生婚外性行为,她简单地认为,反正是其他人的精子,是谁的又有何分别。但 AID 技术与婚外性行为是有区别的。AID 助孕女性不与捐精者发生性关系,只是在医院严格管理和监控下接受人工授精,而且事先得到丈夫的同意,并双方签署知情同意书。丈夫知情同意权是我国法律确认抚养义务的关键,这与婚外性行为有法律和道德上的区别。保护后代的原则，也提醒我们，如果孩子出生后，他父亲知道这个孩子不是来自供精，而是他的妻子和其他人有婚外性行为获得的孩子，他将很难接受。孩子来源于供精的家庭，都有一些父亲因走不出心理阴影而离婚，更何况他面临的是妻子的背叛。

【法理讨论】

在美国发现过"异父同期受精"的案例。医学专家认为，生育技术的出现，使异父同期受精的现象更加频繁。

原卫生部《关于修订人类辅助生殖技术与人类精子库相关技术规范、基本标准和伦理原则的通知》中指出在实施人类辅助生殖技术过程中，同一治疗周期中，配子和合子必须来自同一男性和同一女性。生殖中心有责任和义务对于实施辅助生殖技术夫妻进行宣教，并采取特定的措施来避免非同一来源配子事情的发生。此类事件必须及时制止，否则不仅有悖伦理，更是对后代的极其不负责任的表现。医务工作者必须严格执行《关于修订人类辅助生殖技术与人类精子库相关技术规范、基本标准和伦理原则的通知》中的规定，使辅助生殖技术得以健康有序地实施和发展。对于文中的女方应进行思想教育和伦理、法律的普及，避免类似事件再次发生。

【情理讨论】

对于蒋鑫、王欢迫切生育后代的心情可以理解。他们想通过排卵期同房加 AID 的方法增加受孕机会。他们也非常清楚，这样生育的后代有可能是自己血亲的，也有可能是供精的孩子。然而，他们并没有考虑清楚是否要一个供精的孩子。一个供精的孩子会给他们带来什么。他们只是因为经济原因，不得不选择 AID。对于这样的家庭，即使供精成功受孕，孩子、家庭将面临的也可能是灾难。

而李丽对伦理和法律意识的缺失。供精的和非婚生的孩子是有着本质区别的。非婚生的孩子是明确知道生父的，在生活中的种种琐事，很可能激发她告诉孩子生身父亲的想法。这对于孩子、家庭和对方家庭都会打破原有的平静。实施辅助生殖技术的医务工作者，绝不能让这类悲剧上演。

【社会舆论】

该案例背后涉及复杂的社会伦理、道德问题。实施 AID 手术前性生活，尤其是出轨他人，突破了道德底线，不仅是对其丈夫的不忠，也是对生殖中心的欺骗。夫妻要求实施 AID 时，知情同意就显得非常重要。特别是丈夫，手术成功生下的小孩，和丈夫一点血缘关系都没有，要慎重考虑。但仍有不少丈夫在手术成功后，表示后悔。夫妻决定选择供精孩子的起因，可能是受到来自家族内部和社会的各种压力。而有了孩子之后压力消失，夫妻就需要开始面对供精的孩子。这一过程中，心态会有很大的变化，很容易造成家庭的破裂。一旦发生此类事件，承受压力的往往会是女性。尤其对于自身有精子，仅因经济原因不得不选择供精的案例，这种变化发生概率更大。所以医务工作者在类似案例施行时一定要慎之又慎。

【小结】

医务人员在实施辅助生殖技术时，须严格遵守技术规范和伦理原则。坚决避免由于流程上的疏忽，而导致的不良后果。对于本身有精子，但选择供精的案例更加慎重对待，同时严加检查防范意外。

（王瑞雪　刘睿智）

参考文献

［1］中华人民共和国卫生部. 关于修订人类辅助生殖技术与人类精子库相关技术规范、基本标准和伦理原则的通知. 卫科教发〔2003〕176 号, 2003.
［2］于修成. 辅助生殖的伦理与管理. 北京：人民卫生出版社, 2014.

第二十七节　感情破裂的夫妻鉴定供精后代

【案例叙述】

王云（化名）与陈君（化名）结婚 1 年后未孕。夫妻二人到医院进行检查，结果显示，丈夫陈君患有特发性无精子症,而妻子王云并未发现明显的导致不孕的异常。2015年初,夫妻二人来到某生殖医学中心,实施了供精人工授精助孕治疗,半个月后,王云检测尿HCG呈阳性,成功受孕并于2015年11月顺利产下一名健康男婴。

2016年3月,陈君再次来到生殖中心,称妻子王云在怀孕期间和生产后,对自己一直很冷淡,反倒热衷于网络聊天,通过种种迹象,他怀疑妻子可能有婚外恋,并担心孩子是妻子和婚外情人所生,而非供精人工授精所生。讲明了事情的原委,陈君希望让医院提供当初人工授精的精液标本,为孩子做亲子鉴定。

【医学观点】

供精人工授精是在医院严格管理和监控下,通过手术操作在恰当的时间将捐赠者的精液送到女性病人的宫腔内。此案例中,男方确诊为特发性无精子症,女方无明显不孕因素,符合供精人工授精的助孕指征。供精人工授精技术的实施,事先均得到了夫妻双方的同意,并自愿签署了知情同意书。在实施供精人工授精手术治疗前常规取宫颈黏液,送检验室查找精子,目的就是防止非人工授精手术带来的精子,来排除手术前的婚外性行为。如果术前宫颈黏液未查到精子,也没有任何手术的禁忌证,医生会复苏原定的精源进行人工授精手术操作,术后病人休息30分钟即可离开医院,之后发生的事情医院就无法预测。所以本案例中,医务工作者不能肯定孩子就是供精人工授精助孕所生。那么,针对男方的怀疑,医院也无从得知。但是未经女方同意,医院不能提供所授精的精源进行亲子鉴定。

【伦理讨论】

供精人工授精技术的应用,确实给人类带来了积极的作用,但是人工生殖技术毕竟是一种"反自然"的生殖方式,它极大地冲击了人类社会基于自然生殖方式而形成的社会观念、伦理道德以及婚姻家庭法律制度,此项技术对传统的家庭模式带来了巨大的潜在的冲击。对于女方来说,非常渴望尽快孕育一个孩子,容易做出违背伦理的行为,例如发生婚外性行为,希望尽快获得妊娠。对于男方来说,精子捐赠使得男方和后代失去了血缘关系,有些病人会有孩子不是亲生的心理问题,这很容易成为家庭矛盾的导火索。

供精人工授精的前提是夫妻双方知情同意并签署知情同意书。本案例主要涉及辅助生殖伦理学基本原则中的保护后代和知情同意原则。由于精子捐赠产生了特殊的父子伦理关系,带来了诸多涉及家庭和后代利益的伦理风险。因此必须强调夫妻双方的知情同意,以强化和约束双方对于后代的保护义务,确保子代的权益。本案例应严格遵循知情同意原则,强调夫妻双方的共同同意,在此基础上,精子捐赠技术应严格筛选供者和受者,严格遵守保密的伦理原则,进行双盲的技术操作。所以未经女方同意,男方单方面提出要求就贸然实施亲子鉴定,违反知情同意原则和保护后代原则。至于夫妻双方的家庭矛盾并不是本案例医疗者的责任。建议他们通过法律途径解决。

【法理讨论】

根据法律规定,法院在进行亲子鉴定时必须征得双方当事人同意,任何一方不得强迫对方进行亲子鉴定。亲子鉴定的启动应当考虑子女的意见,即使符合启动亲子鉴定的条件,如果可能影响未成年子女的合法权益,也不应当进行。以保护未成年子女的利益至上,因为无论鉴定结果如何,对子女均是一种伤害。因此,司法实践中,法院对于亲子鉴定问题一般持谨慎态度,从严掌握原则来处理。因为亲子鉴定的随意化必然带来家庭关系的不稳定,也不利于未成年子女今后的生活和成长,从而引发诸多社会问题和矛盾。

本案例中,孩子刚出生几个月,从有利于家庭和睦和子女成长方面出发,不建议行亲子鉴定。但是如果男方一直怀疑女方有婚外恋,家庭矛盾会一直存在,也不利于家庭和睦和子女成长。所以,如果男方单独申请,为了保护妇女儿童利益,医院不能提供,但是如果女方也同意并具有相关法律部门出示的相关文件,医院可以提供精液标本去做亲子鉴定。

【情理讨论】

为了帮助陈君实现求子之梦,进行了供精人工授精助孕。对于陈君的怀疑,只能是在孩子出生后,通过亲子鉴定排除,一旦出现问题,对孩子会造成很大的伤害,所以既然夫妻是在自愿签署知情同意书的情况下进行的供精助孕治疗,夫妻双方就应该互相信任,彼此忠诚,尽量避免上述情况发生,给孩子创造健康的成长环境。

【社会舆论】

该案例中丈夫怀疑妻子不忠,想私下做亲子鉴定。对于这种做法,社会的观点主要可以分为两种。第一种是道德约束观点,持这种观点的人占绝大多数,这种观点认为亲子鉴定不利于维护婚姻稳定、夫妻双方的尊严和孩子的权益。当妻子被丈夫怀疑有婚外情时,她所受到的感情和自尊上的打击是难以忍受的。如果亲子鉴定的结果显示孩子并非使用供精精源所生,因此单方面豁免父亲的抚育义务,对孩子的利益和心灵会造成伤害。夫妻双方出现这种问题不应该依靠亲子鉴定,而更应该依靠道德约束和自律,用技术手段来代替道德规范是不应该的。另一种是信任危机观点,持这种观点的人占少数,此观点认为丈夫对婚姻状态有疑虑应该得到尊重,如果通过鉴定发现孩子不是自己的而要求离婚也是无可厚非的。做鉴定本身就表明婚姻中存在着危机,家庭信任已经丧失。既然家庭信任已经不存在,靠亲子鉴定将事情搞清楚也是一种办法。按常理来说,还是应该尽量避免使用亲子鉴定的方法来确认,维持家庭和睦和孩子的健康成长。

【小结】

本案例应严格遵循知情同意原则,强调夫妻双方的共同同意,未经女方同意,男方单方面提出要求就贸然实施亲子鉴定,违反知情同意原则和保护后代原则。在供精人工授精助孕中,确实存在后代身份的不确定性,但是目前又没有很好的办法去规避,为了保障子代的幸福,在进行助孕前,医务人员必须进行充分的知情同意,以最大化地减少纠纷。

(许　蓬　王　欢　王丽宇)

参考文献

[1] 于修成.辅助生殖的伦理与管理.北京:人民卫生出版社,2014.

第二十八节　隐匿精子症丈夫的拒绝供精助孕

【案例叙述】

王小红(化名)和李简明(化名)6年未避孕,但始终未孕,遂于2011年来某医院生殖医学中心就诊,经过系统检查,李简明被诊断为男方隐匿精子症、畸形精子症,需采取体外受精胚胎移植术助孕治疗。王小红经过药物刺激卵巢后获卵13枚,随即李简明取精,检查发现均为头部畸形的精子,只能行卵细胞质单精子显微注射(intracytoplasmic sperm injection,ICSI)。结果仅获得2个C级胚胎,移植后未妊娠。2013年3月,病人再次行体外受精胚胎移植术助孕治疗,获卵7枚,ICSI后仍然只有2个C级胚胎,再次移植后未孕。两次ICSI失败后,这对夫妻接受了第三次助孕治疗,采用睾丸穿刺获得的精子行ICSI,结果胚胎质量未达到移植的标准。鉴于前三次夫精ICSI后胚胎质量差,经治医生考虑其症结在于李简明的精子质量。根据供精体外受精胚胎移植术的适应证中的第一条"男性不可逆的无精子症,严重的少、弱、畸形精子症",认为该夫妻符合供精体外受精胚胎移植术的指征。医生建议病人夫妻选择供精进行助孕治疗,在向他们进行充分知情告知后,但李简明仍希望能够得到自己的后代,拒绝供精体外受精胚胎移植术治疗。为了避免重蹈覆辙,经治医生提出,将获得的卵子一分为二,一半卵子用夫精进行ICSI,另一半卵子冻存起来,若夫精ICSI后无可移植胚胎,再解冻卵子行供精体外受精胚胎移植术,以便增加获得妊娠的机会,此方案获得病人夫妻的认可。由于既往未采取同一批卵子用来源不同的精液受精,于是将此方案提交医院生殖医学伦理委员会讨论,经过激烈的讨论和投票表决,最终否决了经治医生提出的方案。经治医生只好再次与病人夫妻沟通、协商,李简明仍然难以打消想要自己血亲后代的愿望,坚决要求使用自己的精液。经治医生从尊重病人的意愿和选择角度出发,同意再次行夫精ICSI助孕治疗。

【医学观点】

从医学角度考虑，本案例实施供精体外受精胚胎移植术更有利于病人夫妻。鉴于男方为隐匿精子症、重度畸形精子症病人，已经用自己的精子进行三次 ICSI：第一、二次均无优质胚胎形成，移植后未妊娠；第三次采用睾丸精子进行 ICSI，未获得可移植胚胎，由此分析其症结在于精子质量太差。根据供精体外受精胚胎移植术的医学适应证中的第一条"男性不可逆的无精子症，严重的少、弱、畸形精子症"，该病人夫妻符合供精体外受精胚胎移植术的指征，可行供精体外受精胚胎移植术治疗，实现病人希望早日为人父母的心愿。然而，病人丈夫并不是无精症，再次行夫精 ICSI，仍有非常小的概率得到自己的后代。基于上述医疗原则，本案例若采用供精体外受精胚胎移植术，有可能获得好的胚胎，提高妊娠的概率。若用夫精进行 ICSI，再次发生胚胎质量差的概率很大，势必给病人夫妻造成新的痛苦和心理压力。因此，本案例在进行充分的知情告知后，若病人夫妻同意行体外受精胚胎移植术，既对病人夫妻有利，也符合医疗原则。

从医学角度加以分析，经治医生提出的方案可以实施。因为女方卵巢储备功能正常，既往进行三次控制性卵巢刺激（controlled ovarian stimulation，COS）均获得较多成熟卵子，进行夫精 ICSI 后却没能形成优质胚胎，甚至发生没有可移植胚胎的情况。经治医生提出新的方案：拟将再次 COS 后获得的卵子分为两部分，一半卵子依照病人夫妻的要求先行夫精 ICSI，另一半卵子冷冻保存起来，待夫精 ICSI 未获得妊娠后，解冻保存的卵子行供精体外受精胚胎移植术，很有可能改善助孕结局，还可进一步明确或证实既往夫精 ICSI 失败系精子原因所引起。若单从医学的角度考虑，此方案切实可行，既满足了病人夫妻再用一次夫精助孕治疗的意愿，又增加了获得妊娠的概率，完全符合医疗原则。

【伦理讨论】

在本案例的诊疗过程中，经治医生反复与病人解释病情，为其解释各种可能的治疗方案所带来的利与弊，并进行了充分的知情告知，体现了辅助生殖伦理学中的知情同意原则。鉴于本案例中的女方三次取卵后采用夫精进行 ICSI 均未获得好的胚胎，更未获得妊娠。虽然从医学的角度来看，经治医生提出有医学指征的选择是有利于病人的治疗方案，即本案例后续治疗中行供精体外受精胚胎移植术，可能会获得比采用夫精进行 ICSI 有着更好的结局，符合辅助生殖伦理学中的有利于供受者的原则。但是，男方拒绝采用供精体外受精胚胎移植术治疗。经治医生既希望尊重病人自主意愿，又希望病人获得较好的治疗，因此提出：对同一批卵子，部分卵子使用夫精进行授精，部分卵子进行冷冻保存，若夫精 ICSI 为能够获得可移植胚胎，可复苏冷冻卵子进行供精体外受精胚胎移植术，体现了辅助生殖伦理学中的双重效应原则和最优化原则。然而，由于新的治疗方案涉及同一批卵子分别使用两种来源的精子（夫精和供精）进行授精，不符合原卫生部颁布的《人类辅助生殖技术规范、基本标准和伦理原则》有关"在同一治疗周期中，配子和合子必须来自同一男性和同一女性"的规定，难免有"变相的混精授精"嫌疑，但是复苏冷冻卵子进行供精受精是第二个治疗周期，其他类似的医疗处置如富裕卵子捐赠的做法也是同一批卵子给 2 个男性的精液受精，而且被允许。因此，经治医生将此方案提交医院生殖伦理委员会讨论，尽管被否决，但符合辅助生殖伦理学中的伦理监督原则。经治医生执行生殖伦理委员会决议，并与病人夫妻进行了再次沟通，男方仍然拒绝使用供精。经治医生最终尊重了病人的选择，再次为其采用了夫精 ICSI 治疗，其做法体现了辅助生殖伦理学中的尊重与自主原则。本案例在"尊重原则""最优化原则"和"伦理监督原则"发生冲突时，经治医生的所有行为中，首先考虑到了对病人自主选择权的尊重，同时严格执行生殖伦理委员会决议，而未坚持原本对李简明采用有利的方法：一半卵子行夫精 ICSI，一半卵子冷冻保存备用于供精体外受精胚胎移植术的主张，此乃是对辅助生殖伦理学的一次很好的践行。

然而，本案例中在对丈夫的尊重同时，再次行夫精 ICSI，不利于改善助孕结局，还将再次对妻子身心造成损害，有违辅助生殖伦理学中的有利原则和不伤害原则。因此，在后续助孕治疗中如何权衡伦理的冲突，值得深思。反之，本案例中行供精体外受精胚胎移植术可以提高助孕的成功率，降低再次药物刺激卵巢对妻子身心健康的不良影响，对妻子而言,符合辅助生殖伦理学中的不伤害原则、有利原则及最优化原则。但对丈夫而言,选择供精体外受精胚胎移植术未必是最佳的选择。本案中李简明深受传统观念影响,"血浓于水"的思想难以转变,无论如何就是想要自己的后代,经过多次自精 ICSI 治疗失败仍痴心不改,虽然他明知再次行自精 ICSI 可能发生不良结局,尤其是妻子为此忍受了多次药物刺激卵巢的创伤,承受了多次失败所致的痛苦与折磨,说明他的内心深处无法接受供精,主要是无法接受供精出生的孩子。若实施供精体外受精胚胎移植术对李简明的自尊心将是极大的打击和伤害,既不符合辅助生殖伦理学中的不伤害原则,也违背了辅助生殖伦理学的尊重原则。对于王小红来讲,尽管行供精体外受精胚胎移植术可以得到与自己有血缘关系的孩子,但对丈夫李简明却不同,故其理解丈夫的心情,甘愿自己承受多次药物刺激卵巢的痛苦与伤害,义无反顾地支持丈夫的选择,体现了他们之间感情至深。

此外,从保护子代权益的角度来讲,本案例涉及的伦理问题不容忽视。通过做供精体外受精胚胎移植术出生的孩子由于存在两个父亲,一个遗传学父亲和一个社会学父亲,使得以血缘为基础和纽带的传统家庭亲子关系受到冲击,当这种父子关系的神秘面纱被揭开,孩子知晓父亲与自己无血缘关系,一旦发生矛盾时,势必会为这个家庭未来的稳定和幸福埋下隐患,同时不利于子代的成长。此外,出于对供精体外受精胚胎移植术出生的孩子的保护,目前国内外现行的法律法规是一把双刃剑,在保护隐私的前提下,却剥夺了其知情权,难免不发生近亲婚配的风险,对供精者自己的孩子不公正。因此,是否应该告知孩子自己身世?何时告知?仁者见仁,智者见智,存在较大伦理争议。由此可见,本案例若选择做供精体外受精胚胎移植术,有违辅助生殖伦理学中的保护后代的原则。因此,从保护后代的原则考虑,应该严格掌握供精体外受精胚胎移植术适应证。对于本案例,想要与自己有血缘关系的后代,应从伦理上全面加以考量,慎重抉择,以便达到趋利避害。

【法理讨论】

隐匿精子症合并畸形精子症病人的精液来源选择问题,导致了病人选择精液来源的意愿与医学观点及伦理原则发生冲突。鉴于已经三次使用夫精 ICSI 治疗失败,从医学观点不建议再用夫精进行 ICSI,以免重蹈覆辙。因此,从医学角度考虑支持选择行供精体外受精胚胎移植术,因为这样做可以降低再次发生助孕失败的概率,同时减少冷冻对卵子的损伤,降低医疗费用,对病人更为有利,从法理上讲既符合医疗原则又保障了病人的权益。然而,由于病人丈夫受传统文化与习俗的影响,无法接受供精体外受精胚胎移植术。于是经治医生才提出下述方案:同一批卵子,一半卵子行夫精 ICSI,另一半卵子冷冻保存起来,若夫精 ICSI 未能够获得可移植胚胎,可复苏冷冻卵子进行供精体外受精胚胎移植术。虽然从医学技术的角度讲,上述方案能够实施,但是,病人丈夫坚决要求使用自己的精液,而且原卫生部颁布的《人类精子库技术规范》和《人类辅助生殖技术和人类精子库伦理原则》明确指出"在同一治疗周期中,配子和合子必须来自同一男性和同一女性"。医院生殖医学伦理委员担心与混精授精难以区分,违反了原卫生部颁布的相关规定,否决了上述方案。

【情理讨论】

本案例中即使用三次夫精 ICSI 失败,若再次采用夫精进行 ICSI,其成功妊娠概率微乎其微,但李简明仍强烈地渴望着生育自己血缘关系的孩子,为家族传宗接代,不愿接受供精体外受精胚胎移植术助孕,其选择完全可以理解,也符合情理。经治医师也正是为病人着想,从情理角度出发,提出是否可以在同一取卵周期获得的卵子一半行夫精 ICSI,另一半卵子冷冻保存,若夫精 ICSI 无可移植胚胎,日后考虑冷冻卵子行供精体外受精胚胎移植术,其目的在于早日让病人实现为人父母的夙愿。这样做既满足了李简明有机会获得有血缘关系孩子的愿望,又减少了万一夫精 ICSI 失败再次取卵手术对王小红的伤害,一旦夫精 ICSI 未果,仍有可能通过供精体外受精胚胎移植术获得孩子的机会,可谓合情又合理。然而,当医院生殖伦理委员会否决该治疗方案后,经治医生仍与病人夫妻积极沟通,耐心细致进行解释,晓之以理,动之以情,尊重李简明想要自己宝宝的自主选择,再次行夫精 ICSI,体现了情系病人、尊重至上的精神。

【社会舆论】

本案例中虽然供精体外受精胚胎移植术治疗对于病人来说可能是后续治疗获得妊娠的最优方案,但在传统家庭伦理观念根深蒂固的中国,李简明不愿意放弃拥有自己血缘的孩子的机会,其拒绝接受供精体外受精胚胎移植术治疗也是在情理之中,若对此进行社会调查,想必很多人会做出同样的选择。经治医生出于尊重的理念,努力为病人寻找新的治疗方案,这种以人为本、病人至上的情怀值得称赞,此乃医者仁心的真实写照。医院生殖医学伦理委员会在对新的治疗方案讨论过程中,来自不同行业或专业的伦理委员,站在不同的角度审视经治医生提出的治疗方案,尽管伦理委员的意见存在较大分歧。最终经治医生执行生殖医学伦理委员会的决议,自愿接受伦理监督,其行为有利于规范化开展人类辅助生殖技术,产生良好的社会示范作用。

从本案例的伦理讨论过程可以看出,由于人们所处立场不同,伦理在不同人心中并非有着一致的标准。但是,无论站在何种立场,遵守国家的法规是大家必须坚守的红线,遵循伦理原则仍是大家的底线。诚然,尊重病人的自主选择也必须加以考量。当法规、伦理原则、医疗最优方案三者冲突时,应首先遵守国家法规及伦理原则。当各方意见难以协调时,应提交医院生殖医学伦理委员会进行讨论,依据生殖伦理委员会的决议选择治疗方案。值得一提的是,应加强从业医务人员的伦理培训和对病患人群的伦理、法制、科普知识的宣教,让辅助生殖伦理学的基本原则潜移默化贯彻在辅助生殖技术助孕的临床实践中。此外,还要关注社会舆论对辅助生殖技术助孕治疗的反应,减少或避免其带来的社会方面效应。

【小结】

在实施辅助生殖技术过程中,尤其是在行供精体外受精胚胎移植术助孕时,往往存在病人意愿、医学观点和伦理原则的冲突。本案例中病人的心情、愿望和对治疗的选择可以理解,但是在诊疗的过程中间医务人员更应该根据医学原则为病人推荐和介绍所有可能的治疗方案,并从中优选,同时做好充分的知情告知工作。当伦理学原则和医学观点强烈冲突时,应在不违背伦理学原则的基础上

选择或调整治疗方案,并尽量做到尊重病人的选择。若治疗过程中涉及诸多伦理问题,且医务人员对此存在疑惑时,应上报生殖医学伦理委员会进行讨论,方可决定后续治疗;此外还需特别注意做好医患沟通,以便得到病人的理解与配合,实现医患和谐。总之,伦理、法理和情理贯穿于辅助生殖技术助孕治疗中,如何使三者有机地统一结合起来,仍需不断努力探索。

(陈薪 史潇 全松)

参考文献

[1] 中华人民共和国卫生部.关于修订人类辅助生殖技术与人类精子库相关技术规范、基本标准和伦理原则的通知.卫科教发〔2003〕176号,2003.
[2] 于修成.辅助生殖的伦理与管理.北京:人民卫生出版社,2014.

第二十九节 患儿父母请求供精者现身救子

【案例叙述】

王莉莹(化名)和张俊(化名)结婚4年未能怀孕,遂就诊于某生殖医学中心。检查显示,女方双侧输卵管阻塞,男方精液中无精子(非梗阻性无精症)。医生告知他们需做供精体外受精胚胎移植术(in vitro fertilization embryo transfer,IVF-ET)方可受孕和生育,并将有关情况进行了充分详细的告知。经过几天的考虑,王莉莹夫妻决定接受现实,同意做供精体外受精胚胎移植术。生殖医学中心完成相关检查并建立档案后,向人类精子库提出供精申请,获得与张俊相同血型的供者精液。王莉莹经过常规药物刺激卵巢,获卵10枚,用供者精液进行体外受精得到7枚胚胎。移植2枚胚胎后获得单胎妊娠,剩余胚胎冷冻保存。王莉莹在当地医院足月顺产一健康男婴,取名小宝(化名)。6年后,小宝因感冒、发热在当地医院儿科就诊,服用感冒药和退热药治疗效果不佳,血常规检查发现白细胞显著增高,并见大量异形、未成熟白细胞,骨髓穿刺检查后确诊小宝得了急性粒细胞性白血病,随即住院

化疗。小宝化疗后病情得到控制和缓解,血液科医师告知病人夫妻治愈小宝的白血病,只能行骨髓移植。遗憾的是患儿与其父组织相容性配型(HLA配型)未成功,与其母HLA配型为半相合(50%)。基于救子心切的本能,王莉莹和张俊查阅了大量的有关骨髓移植的资料,了解到HLA配型相合率与血缘关系相关,骨髓移植的成功率取决于HLA配型位点相合率高低,于是想到了与小宝有血缘关系的供精者,请求生殖医学中心医师帮助其寻找供精者进行HLA配型。若供精者HLA配型相合率高于其母亲,则期望供精者捐赠骨髓救治小宝。对于小宝爸妈的请求,生殖中心医师感觉事情复杂,涉及伦理,难以抉择,故将小宝爸妈的请求提交至医院生殖医学伦理委员会。伦理委员会经充分讨论后,认为要求供精者为救小宝进行HLA配型和捐献骨髓,不符合辅助生殖的伦理原则,否决了该请求。同时建议选择其母亲的骨髓(半相合)或争取从国内外骨髓库获得与患儿HLA配型相合率较高的骨髓,救治小宝。经治医生将生殖医学伦理委员会的决议和建议告知小宝的爸妈,并做了详细解释和劝导工作,得到他们的理解,最后选择用王莉莹的骨髓给小宝做骨髓移植。骨髓移植6个月后,小宝康复。

【医学观点】

病人夫妻被生殖医学中心筛查出来的不孕症病因(女方:双侧输卵管阻塞;男方:非梗阻性无精子症),说明病人夫妻具有采用供精体外受精胚胎移植术治疗的医学指征,符合《人类辅助生殖技术规范》的规定。故经治医生决定为其实施供精体外受精胚胎移植术助孕治疗,成功怀孕生子,说明治疗方案正确、有效,且完全符合医疗原则。

尽管张俊是小宝父亲,但却没有血缘关系,确切地说是小宝的社会学父亲,而供精者与小宝有血缘关系,是其遗传学父亲。从医学遗传学角度考虑,小宝与供精者HLA配型相合率可能高于张俊,但并不一定高于王莉莹(母亲)。故小宝与其父张俊的HLA配型相合率低,达不到骨髓移植的基本要求。好在小宝与其母亲HLA配型的结果为半相合,基本符合骨髓移植HLA配型的要求。因此,病人夫妻提出寻找供精者进行HLA配型的请求,虽在医学遗传学理论上可行,但在实际中并不一定能

获得更好的结果。所以,病人夫妻最终接受经治医生的劝导,选择王莉莹的骨髓为小宝做了骨髓移植且获得成功,完全符合医疗原则。

若能够争取获得国内外骨髓库的帮助和支持,兴许有希望获得HLA配型相合的骨髓给小宝做骨髓移植。此外,王莉莹和张俊还保存有5枚冷冻胚胎,如果夫妻愿意生育二胎,可移植这些胚胎再为小宝生一个弟弟或妹妹,分娩时收集这个孩子的脐血干细胞,将其用于小宝做脐血干细胞移植。由此可见,本案例救助小宝的治疗方案有多种,从医学观点加以考量,并非一定要找供精者行HLA配型并捐献骨髓救子。

【伦理讨论】

供精行为是一种值得弘扬的助人善举,供精者出于自愿的人道主义精神到人类精子库进行精子捐赠,以帮助那些无精症病人实现他们为人父母的梦想。本案例系供精体外受精胚胎移植术获得妊娠的成功范例,却因所生孩子不幸患有白血病需进行骨髓移植治疗,病人夫妻请求经治医生帮助寻找供精者救子,由此引发诸多复杂的伦理问题,有必要对此进行深入讨论和剖析。

患儿小宝具有一个"遗传学父亲"和一个"社会学父亲",前者系供精者,后者为张俊。鉴于供精体外受精胚胎移植术具有这种复杂的家庭亲子关系,严格保密及互盲至关重要。原卫生部要求在施行供精体外受精胚胎移植术的过程中必须遵循供精者与实施人类辅助生殖技术机构的医务人员互盲,更应与接受供精的病人夫妻互盲,具体为:受者夫妻及实施人类辅助生殖技术机构的医务人员无权查阅供精者的身份信息资料,供精者也无权查阅受者及后代的身份信息资料。若想获得供精者的身份信息,只能严格履行相关手续,通过人类精子库管理人员查阅,且必须符合伦理原则。本案例中倘若经治医生答应病人夫妻的请求,难免不暴露供精者的身份信息,使供受双方揭"盲"和相识,从伦理上考虑,该请求有违辅助生殖伦理学的保密原则。此外,病人夫妻的请求仅从自身利益——救子角度考虑,而忽视了对供精者切身利益的考虑,也不考虑供精者知晓其子患有白血病的心情与感受,显然是对供精者的不尊重,违背了辅助生殖伦理学的尊重原则。

经治医生若接受病人夫妻的请求,通过人类精子库的帮助寻找到供精者,将其子患白血病如实告知供精者,难免会给供精者带来极大的心理、思想负担和精神压力,使得供精者难以做出自主选择。供精者会产生两种思想顾虑或包袱,若不同意救子,内心会觉得对与自己有血缘关系的孩子太冷漠,甚至残酷无情,继而产生强烈的自责、内疚和不安等复杂情绪,难以摆脱心理折磨和伤害,同时担心社会舆论说自己见死不救;若同意救子,自己又没有义务或责任,且操作过程费时、费力及且影响工作,尤其是还得面对HLA配型和捐献骨髓可能对自己身体的影响或创伤,更为担心的是今后还可能不断受到此事的打扰等。因此,病人夫妻的请求对小宝可能有利,但对供精者不利,显然违背了辅助生殖伦理学的自主原则、不伤害原则和有利于供受者原则。

小宝的母亲的骨髓HLA配型呈半相合可用于骨髓移植,即使供精者愿意再次伸出援助之手,其结果并不一定优于小宝与其母之间的HLA配型相合率,故请求供精者配型和捐献骨髓并非良策。除此之外,还可申请获得国内外的骨髓库的帮助与支持,利用骨髓库中捐赠骨髓的样本进行HLA配型,一旦HLA配型成功,小宝有希望进行骨髓移植并获救。因此,本案例中病人夫妻要求供精者进行HLA配型和捐赠骨髓,对救治小宝并不一定是最优治疗方案,故有违辅助生殖伦理学的最优化原则。

小宝已经6岁,具备初步的分辨是非的能力。若供精者真的愿意捐献骨髓救子,且此事情的经过被小宝知晓后,很可能使其对家庭的认同感产生困扰,影响其成长和心理健康。尤其是当将来小宝长大后,可能会出于感激之情寻找供精者报恩,甚至要求认回有救命之恩的“遗传学父亲”,若真如此该如何是好?毕竟是“血浓于水”的观念在人们脑海里根深蒂固,血脉之情难以割舍,这势必给供受双方的家庭造成新的困扰和伦理问题。若病人夫妻不满足小宝的心愿,供精者也不愿意认领或接受小宝,那么,此事对小宝的伤害可想而知。因此,本案例中病人夫妻的请求违背了辅助生殖伦理学的有利于后代的原则。

病人夫妻的要求一旦被接受并付诸实施,从狭义上讲,其对供精者隐私的暴露和对其身心的损害等,对供精者不公正;从广义上讲,其对供精的群体造成心理的负面影响,既对供精群体不公正,还可能影响供精者的募集以及供精的需求关系,对需行供精ART的群体也不公正。因此,本案例中病人夫妻的请求有违辅助生殖伦理学的公正原则。

经治医生在实施供精体外受精胚胎移植术前对病人夫妻进行有关事宜充分细致的告知,也得到了病人的同意及签署相关同意书;特别是将生殖医学伦理委员会的决议详细解释给病人夫妻听,并得到他们的理解和配合,遵循了辅助生殖伦理学的知情同意原则。

经治医生就病人夫妻希望其帮助寻找供精者做HLA配型及捐献骨髓救子的要求,进行伦理分析思考,深感其复杂而不能简单从事,故将此案例提交医院生殖医学伦理委员会讨论定夺。生殖医学伦理委员会履行职责,伦理委员们用辅助生殖伦理学的17个伦理原则来分析本案例,充分酝酿和讨论,最后做出否决病人夫妻的要求之决议,发挥了生殖医学伦理委员会的作用,体现了辅助生殖伦理学的伦理监督原则。

【法理讨论】

为了让供精的人道主义事业能够持续下去,人类精子库和医疗机构中的生殖医学中心有义务对供精者的隐私进行保护。原卫生部颁布的《人类辅助生殖技术和人类精子库伦理原则》也对此进行了规定:凡采用供精实施的人类辅助生殖技术,供方与受方夫妻应保持互盲,供方与实施人类辅助生殖技术的医务人员应保持互盲,供方与后代保持互盲。在本案例中,若经治医生及人类精子库答应病人夫妻的要求,势必使供精者、经治医生、病人夫妻和患儿间揭盲,故在本案例中医院生殖医学伦理委员会做出决议,拒绝病人夫妻提出的请求完全符合原卫生部颁布的相关法规。

从保护供精者公民权益的角度来讲,本案例虽然供精者与通过供精辅助生殖技术出生的孩子有血缘关系(即供精者为孩子的遗传学父亲),但《人类辅助生殖技术和人类精子库伦理原则》中也明确指出:供精者对供精出生的后代无任何权利和义务。也就是说,本案例中供精者对这名采用供精辅助生殖技术出生的患儿没有救治义务,同样也不享有患儿的抚养权。因此,本案例病人夫妻要求供精者为救小宝进行HLA配型以及捐献骨髓,在法理上难以寻得可靠的依据。

【情理讨论】

本案例中病人夫妻通过生殖医学中心的供精体外受精胚胎移植术实现了拥有自己孩子的愿望，他们对这个来之不易的孩子自是十分疼爱，符合人之常情。孩子不幸患上白血病，对于这个家庭而言无疑是一场噩梦。病人夫妻千方百计寻找救子的良方，方才想到与孩子有血缘关系的另一个父亲——供精者，希望其能救子，从情理上讲是完全可以理解的。经治医生出于救死扶伤的使命，理解和同情病人夫妻的请求，但考虑到供精者的利益以及整个供精群体的利益，难以抉择。经过深思，提请生殖医学伦理委员会讨论帮助决策，最终，经治医生充分与病人夫妻沟通，阐述了供精者不应该救子的道理，即供精者与其孩子之间没有义务和责任。此外，经治医生还提出病人夫妻应该换位思考，要尊重和体谅供精者，这样做会使更多的有善心的青年男子愿意助人而捐献精液，让更多的无精症病人受益并为人父母，否则小宝一人受益，许多无精症病人会因此得不到供精，无法拥有自己的孩子。经治医生晓之以理，动之以情说服了病人夫妻，以此获得理解与配合，圆满地解决了小宝救治过程中所引发的情感问题和伦理、法律问题。总之，在实施供精体外受精胚胎移植术助孕治疗中，不能单单出于同情，还应树立全局观念，做到情理不应违背伦理，更不能违背法理。

【社会舆论】

人类精子库的建立离不开广大健康青壮年男性自愿捐献精液的善举，它有效地解决了部分男性不育（无精子症）病人的生育困境。因此，供精者的人道主义精神应该得到提倡和弘扬，其人格、隐私理应受到社会的尊重和保护。若生殖医学中心医务人员依照病人夫妻的请求，通过人类精子库查明了供精者的身份，并要求供精者为救治患儿进行HLA配型和捐献骨髓，一旦供精者出于自身利益考虑而不愿配合，病人夫妻因救子心切，难免引发其对供精者行为的不满，误认为供精者无情无义，对与自己有血缘关系的孩子都见死不救，有可能导致恩将仇报的事情发生。若此事泄露并被媒体当作能够吸引公众视听的新闻进行报道，必将衍变

成敏感或轰动的"新闻"事件，激起社会群众广泛的街头巷尾的热议，甚至质疑供精者的供精行为是否真的出于行善？这将使供精者陷入社会舆论的旋涡中，难以自拔。可想而知供精者原本出于助人的善举受到非议后，对其身心伤害将有多大。因此，必须在遵循法律法规的前提下，为供精这一人道主义行为保驾护航，落实辅助生殖技术伦理原则，使供精者的合法权益得到切实保护。本案例中，生殖医学伦理委员会的决议以及经治医生的所作所为，充分体现了尊重、爱护供精者的担当与情怀。

倘若供精者愿意继续行善救子，却因保护隐私工作的疏忽，被媒体作为"助人为乐"重大新闻而报道，必将极具吸引眼球而引起轰动，在获得社会舆论一片赞誉的同时，难免有群众会说"供精者是在'救自己的孩子'"，伸出援助之手和献出爱心是应该的，其善举或品德并不优于那些将自己的骨髓捐献给骨髓库的志愿者。诸如此类的非议将对供精者的身心健康造成不小的伤害，甚至可能引发其家庭关系的变更。更加令人担忧的是，这还将对自愿为人类精子库供精的群体产生难以挽回的负面社会效应，严重影响人类精子库对供精者的招募，使得无精症病人群体的利益受到损害。此外，本案例中若真的发生供精者救子的事件，将使供精者与病人夫妻及患儿关系公开化，其对于病人夫妻、供精者和孩子产生的不良影响难以估量。因此，鉴于本案例病人夫妻的请求可能引起强烈的社会舆论风波，阻碍规范化开展供精ART，有必要重申，医务人员应遵守《人类辅助生殖技术规范》和《人类辅助生殖技术管理办法》的相关规定，恪守《人类辅助生殖技术和人类精子库伦理原则》，切实做到保护供精者的隐私与权益，避免供精ART应用给个人、家庭、社会带来负面影响或效应。

【小结】

供精ART涉及诸多伦理问题，在本案例中经治医师若同意病人夫妻的请求，通过人类精子库的帮助寻找到供精者，并要求供精者为患儿进行HLA配型，则违背了保密原则、有利于供受者的原则、不伤害原则、最优化原则、公正原则和保护后代的原则等辅助生殖伦理的原则。尽管从遗传学角度上讲，供精者与患儿有血缘关系，是HLA配型相

合率较高的骨髓来源之一,在医学理论、技术上是可行的。但是,从伦理和法理上综合加以考量,供精者对病人夫妻使用其精子所生的孩子没有法定的责任与义务,不能要求其进行 HLA 配型和捐献骨髓救子,更不该因此而损害供精者的利益,乃至整个供精群体的利益,影响人类精子库正常开展工作,以及供精 ART 的合理、规范化应用。

(全 松　史 潇)

参考文献

［1］中华人民共和国卫生部．人类辅助生殖技术规范．卫科教发〔2003〕176 号, 2003.

［2］中华人民共和国卫生部．类辅助生殖技术和人类精子库伦理原则．卫科教发〔2003〕176 号, 2003.

［3］于修成．辅助生殖的伦理与管理．北京：人民卫生出版社, 2014.

第十六章
癌症病人助孕及其精、卵保存的伦理案例

第一节　男方肿瘤晚期的助孕请求

【案例叙述】

陈磊(化名),男性,2012年留学期间与德国姑娘玛丽(化名)相识,两人于2014年回到中国结婚并生活。2015年,陈磊被确诊为直肠癌(rectal cancer),需接受化疗。当了解到化疗对生育力有极强的破坏性后,陈磊经过冷静考虑,主动要求与玛丽分开。但玛丽并没有选择在此时离去,反而更加珍惜两人的相伴时光。她提出在化疗前生育力保存的提议,给丈夫一线生的希望,也给自己一个爱情的延续和纪念。

2015年12月,陈磊夫妻来到某精子库进行了相关检查,发现精液质量为"严重少弱精子症",其余指标合格,医院按照两人的意愿进行了精子冻存的生育力保存(fertility preservation),后续的抗癌治疗相继进行。然而不久,陈磊化疗效果不佳,病情恶化,进入某综合三甲医院住院治疗,诊断为:直肠癌晚期,全身转移(肝脏、肾上腺、椎体继发性肿瘤)伴截瘫,病情危重。当时男方神志清醒,可出具委托证明,夫妻双方正式登记结婚,玛丽要求生殖中心尽快给予体外受精胚胎移植术(IVF)助孕。

【医学观点】

中德夫妻因男方直肠癌晚期在某精子库寻求化疗前生育力保存,男方出于"生殖保险"目的,符合自精保存基本条件。

自精保存前已确诊男方"严重少弱精",符合《人类辅助生殖技术规范》卵细胞质内单精子显微注射(ICSI)指征,夫妻双方要求助孕愿望迫切,双方已完善检查无辅助生殖禁忌证,且双方持有有效结婚证,男方出具有效的授权委托书,应考虑予以助孕,可立即进入药物刺激卵巢周期。值得注意的是:目前男方直肠癌晚期已全身转移,病情危重,生命垂危,若女方在助孕过程中,男方去世,女方将成为单身,助孕治疗势必需要中止;作为配偶,在有丈夫授权的情况下可否继续使用男方冷冻精子或双方精卵已经受精形成的胚胎;玛丽作为外籍的特殊身份,是否享有其所属国家规定对配子和胚胎使用及处置的权利,均需要进一步讨论。

【伦理讨论】

辅助生殖技术的成功实施赋予原本丧失生育能力的夫妻获得生育后代的能力,这是生命科学的里程碑,是技术的发展和社会的进步,然而随之产生的还有越来越多、越来越复杂的伦理问题。技术与伦理的激烈碰撞,对生命伦理学产生深远影响,辅助生殖技术的开展,同样离不开辅助生殖伦理学的有效约束。

首先,孩子身心健康的发展与监护人的经济能力、受教育程度及社会环境均有一定关系,健全的家庭环境不可避免地影响孩子的成长与教育。从保护后代的原则考虑,孩子出生后或尚未出生即可能面临单亲或再婚重组家庭,其成长环境可

能会对子代身心健康发育造成一定影响。此为一桩涉外婚姻案例，需考虑到国外的文化及社会意识背景产生的影响。德国属于经济发达的欧洲国家，社会福利较为健全，抚养更多儿童的意识较强烈。因此，德国籍女方在充分知情选择的前提下，更为迫切和坚定地要求尽快采用辅助生殖助孕。然而，在中国管辖区域内，仍需受到中国伦理原则的约束。

本案中陈磊虽然病情危重，但有自主能力，可出具有效的委托证明，夫妻双方有强烈要求辅助生殖治疗的愿望。根据辅助生殖伦理学的自主原则和尊重原则，即在医疗活动中病人有独立、自愿的决定权，对自己的诊疗护理问题，有经过深思熟虑作出合乎理性的决定并据此采取行动的权利。本着知情同意原则和有利于病人的原则，术前应对手术风险、孕期风险及为降低这些风险所采取的措施，着重向病人双方及其父母充分交代，在其充分知情同意的前提下，对案例中的夫妻实施辅助生殖助孕。

【法理讨论】

德国受到深厚的基督教传统文化和道德自治等影响，其基本法第1条即为人性尊严的保护，第2条为生命权的保障，规定国家有义务保护每一个人的生命。所谓对生命及人性尊严的保护，宪法法庭判决指出并不限于已出生的人，还包括未出生的生命，且不论该生命是否已具意识都受到保护，包括胚胎也受到严格的法律保护。

根据我国宪法和有关法律，国家尊重和保障人权，妇女有生育子女的权利，也有不生育的自由，妇女的生育权利受到法律的特别保护。案例中的夫妻虽为跨国婚姻，但婚姻关系有效，女方在中国境内受到同样法律保护和约束，在符合指征情况下，现状下寻求辅助生殖助孕亦符合相关生殖法规规定。需要注意的是，男方生命垂危随时有病逝可能，委托证明将在男方去世时丧失法律效力。同时女方恢复单身状态，不可接受人类辅助生殖技术助孕。辅助生殖机构可能无法及时获知男方情况，如女方有意隐瞒男方去世消息，在委托证明书面有效期内，则可能出现男方已故情况下仍进行助孕的行为。目前国内尚缺乏此方面有效的监管及预防体制，也缺乏由此而产生的不可预期后果的处理方式。

【情理讨论】

本案中主人公的遭遇令人同情，在物欲横流的当今时代，夫妻之间的忠贞爱情令人感动，男方病情虽已恶化，但妻子的大义和忠贞无疑给他的生命带来有力的支撑，如果能够在有生之年看到自己后代的孕育，更是在生命最后的时光感受到了新生命的美好和寄托，甚至增加人生的圆满之感，于情于理都非常人性化。对孩子来说，母亲经济状况和抚养能力均比较优越，能够承担物质上对后代的抚养。虽然可能面临单亲或再婚重组家庭的成长环境，但生离死别的单亲和感情破裂的单亲仍有不同，况且，随着社会发展和人口素质提高，单亲家庭与不良成长环境已不能画等号，后天的教育更为重要，很多单亲家庭的孩子依然可以有健全的身心发展。

【社会舆论】

随着癌症患病年轻化发展趋势，与本案例相似的情况必然会再次出现，年轻人群罹患癌症，看似是生命终点的提前，但多重社会身份在有限时间内压缩重叠，势必引发多方面的社会问题。本案例的男主人公，虽然已癌症晚期，也有权利渴望成为一个孩子的父亲。但现实情况中，这些社会身份随着生命的终止都将消失，与此同时责任也无力承担，本已注定是破碎的结局，如果孕育出新生命，更是多了一个缺失陪伴的个体。从保护后代角度思考，单亲或再婚重组家庭存在影响其身心健康的潜在可能，但并不是一定发生，其影响程度也无从判断，作为夫妻双方爱情的结晶，母亲及男方家人更有意愿参与孩子的成长过程，对每个家庭而言，孩子的成长及教育问题都离不开监护人及社会环境的影响。

【小结】

经医院伦理委员会讨论认为：病人夫妻具备合法的身份及结婚证件；具有不孕病史和助孕指征。但综合考虑男方的临终状况、委托证明的不可控性等因素，以保护子代原则优先，未同意该夫妻的助孕申请。

（何亚琼 孙赟）

参考文献

［1］中华人民共和国卫生部.人类辅助生殖技术规范.卫科教发〔2003〕176号,2003.

［2］于修成.辅助生殖的伦理与管理.北京:人民卫生出版社,2014.

［3］Grundgesetz für die Bundesrepublik Deutschland. 1949.

第二节　未婚肾癌女士的卵子冷冻

【案例叙述】

林敏(化名),24岁,与男朋友感情稳定。在结婚前,她被确诊为肾癌晚期,医生建议行放射治疗,但有致卵巢损伤的并发症。林敏相信现代医学的快速发展能让自己有好转甚至治愈的一天,渴望能够结婚生子,享受天伦之乐。林敏的父母亲带她来到某院生殖中心咨询,恳求医生能将她的卵子先取出、冷冻起来,等到她病好的时候可以用冻存的卵子有个自己的孩子。

【医学观点】

原卫生部《关于修订人类辅助生殖技术与人类精子库相关技术规范、基本标准和伦理原则的通知》中明确提到禁止对未婚女性实施人类辅助生殖手术。但是,只在两种情况下可考虑冷冻卵子,一是有不孕病史及助孕指征的夫妻,在取卵日丈夫取精失败并不接受供精者;二是希望保留生育能力的癌症病人,在手术和化疗之前可先进行卵子冷冻。林敏患晚期肾癌,希望在化疗前冷冻自己的卵子,符合规定中的第二种情况,是可以为其提供卵子冷冻技术的。

从医学技术层面上来讲,卵子的冷冻复苏技术没有精子及胚胎冷冻复苏技术成熟,冷冻卵子获得的有效胚胎率远低于新鲜卵子。主要原因是卵子对低温十分敏感,并且在冷冻和复苏的过程中很容易被损伤,且冷冻保护剂对卵子也有潜在毒性,目前利用冷冻卵子实现生育的成功率只有30%,需要多次取卵得到卵母细胞进行冷冻。但尽管如此,全世界各生殖中心仍有冷冻卵子试管婴儿的出生报道。因此,卵子的冷冻保存和复苏技术是可行的。然而,冻卵保存的仅仅是一种生育的可能性,不能确保冻卵孕育出一个完全健康的孩子。截至目前,全世界只有几百例依靠冷冻卵子出生的孩子,最大的也不过青春期。因此该技术的安全性还有待考证。

【伦理讨论】

案例中涉及伦理原则包括:尊重原则、自主原则、知情同意原则、保护后代原则、最优化原则和有利于病人原则。

首先,从自主原则和尊重原则讨论:自主原则是指在医疗活动中病人有独立的、自愿的决定权。尊重原则就是对能够自主的病人的自主性的尊重,还包括尊重胚胎和尊重配子。身患晚期肾癌的林敏,想利用冻卵技术保存自己的生育力,符合医疗规范,是合理的,是值得医护人员及所有人尊重的选择。但自主和尊重的基本前提是医方需严格把握适应证、排除禁忌证。

其次,从知情同意原则和有利于病人原则讨论:在对其实施人工助孕时,医务人员需要将知情同意原则贯穿在整个辅助生殖技术实施的过程中,人类辅助生殖技术必须在病人知情、自愿同意并签署书面知情同意书后方可实施。林敏目前的身体状况处于一个特殊的病理、生理、心理阶段,医务人员有义务告诉她目前可选择的治疗手段、利弊及其所承担的风险,在她及她父母充分知情的情况下提出有医疗指征的选择和最有利的治疗方案,使她能最大程度受益。这正体现了知情同意原则及有利于供受者的原则。

然而,基于公正的伦理原则,从保护后代利益的角度出发,似乎并不建议林敏实施冷冻卵子以达到生育目的。一方面,卵子冷冻后对子代的影响尚无定论;另一方面,人类辅助生殖技术伦理原则中明确指出,如果有证据表明实施人类辅助生殖技术将会对后代产生严重的生理、心理和社会损害,医务人员有义务停止该技术的实施。目前的医疗水平对于晚期肾癌病人无法达到治愈,只能适当延长病人生命。林敏若婚后利用冷冻卵子与丈夫生育了孩子,却因为自身的疾病无法承担起对孩子的道德上和法律上的照料义务,甚至不幸去世,那么,留下年幼的孩子给丈夫或是年迈的父母亲照顾,对于孩子和父母来说,都可能是负担或不幸。

最后,从最优化原则和有利于病人原则考虑:在临床诊疗实践活动中,医务人员的医疗行为包括诊断、治疗、护理、康复以及执行过程的态度、情感和意志。最优化原则要求医务人员在进行临床思维和实施诊治方案时,追求医疗行为中的技术性和伦理性的统一。案例中,冷冻卵子是目前对其最佳的选择。即假设林敏若干年后离世,单亲家庭也并不一定都会对后代产生严重的心理和社会损害。孩子出生才是其自身的最大利益所在。

【法理讨论】

生育权是法律赋予女性的合法权益,晚期癌症病人也不例外。林敏出于肿瘤治疗的迫切与无奈,寻求医学帮助保存自己的生育力、维护自己合法权益是完全合情合理合法的。

《辅助生殖的伦理与管理》中提到:卵母细胞具有"专属"性,完全可以认定为女性独有财产,女性一方即可对其拥有所有及支配权。而《人类辅助生殖技术管理办法》中规定,冷冻卵子须有适应证,例如患恶性肿瘤的妇女在放疗和化疗前,可以将卵子取出并冷冻起来,只需要提供有效证件。因此,林敏选择卵子冷冻技术是有法可依的。

【情理讨论】

卵子冷冻作为现代人类辅助生殖技术在女性身上的一种应用,本身就是一种无奈的选择。很多女性借助此技术来实现生育,根本原因并不是其不想或不愿通过自然方式来怀孕,而是现阶段的情况无法通过自然方式生育。林敏在患癌过程中其与家人已经承受了生理、心理、社会关系、经济等方面的各种压力,但她们仍然对医疗技术的发展信心满满,对未来的生活充满希望,期盼也有机会享受子女承欢膝下的天伦之乐,此愿望值得医务工作者帮助与保护。在实施辅助生殖技术过程中应尽量避免对她产生不必要的伤害,尽可能保护其身心健康,尊重人格及尊严,提高其生命质量。

【社会舆论】

林敏身处癌症晚期,最重要的是对她本身疾病的治疗,延长生命时间、提高生命质量,而生孩子并不是那么迫切而必需的事情。众所周知,辅助生殖技术药物刺激卵巢、取卵等环节均存在一定的风险和并发症。林敏的身体状况可否承受,是否会加重林敏的病情,均不得而知。若因为冷冻卵子而错过了肾癌治疗的最佳时间,激素药物的使用加速了肾癌病情的发展,那么,再多的冷冻卵子也换不回生命的消逝。而日后这样"无主"的冷冻卵子的归属问题也会成为年迈的父母亲和辅助生殖机构处理的难点,甚至引发纠纷。

【小结】

综上所述,从医学、伦理及法理的角度,林敏及其父母的诉求可以得到理解,如果坚持要行卵子冷冻,经伦理委员会批准后辅助生殖机构需在肿瘤科医生的帮助下严格、准确评估林敏的身体状况,在充分知情告知的前提下,可以为其实施该项技术,尊重她和家人的意愿,保护并维护她的生育力及尊严。

(郑备红　姜雯雯)

参考文献

［1］中华人民共和国卫生部.关于修订人类辅助生殖技术与人类精子库相关技术规范、基本标准和伦理原则的通知.卫科教发〔2003〕176号,2003.
［2］于修成.辅助生殖的伦理与管理.北京:人民卫生出版社,2014.

第三节 癌症病人的自体精液保存

【案例叙述】

谢卫东(化名),46岁,曾经有过一段短暂的婚姻,与前妻离异后经多年打拼,现已事业有成。后与女友吴玲玲(化名)结婚。婚后一年半未能怀孕,于是夫妻双方来到生殖中心进行检查。经检查发现27岁的吴玲玲双侧输卵管梗阻。两人听从医生"试管婴儿"助孕的建议。双方于2015年9月底完成体外受精(in vitro fertilization,IVF)助孕前检查,吴玲玲也开始了降调方案。2015年10月,谢卫东在体检中发现"胃癌"并很快确诊,需马上开始化疗。考虑到化疗药物对生育功能的影响,医生建议男方化疗前先进行精液冷冻,作为本周期生育力的保存。双方签署知情同意书后,谢卫东 2 次留取精液,共冷冻 4 管精子,过程顺利。女方于 2015 年 11 月初接受取卵手术,取卵日解冻男方部分冻精后行 IVF 受精,形成 D3 胚 4 枚,囊胚 2 枚,因内膜问题未做鲜胚周期的胚胎移植,予以全胚冷冻。男方考虑到自己特殊的病情,提出书面要求:将已冻存的精子继续保存,以保存生育力。目前,该中心还冻存有男方精液 2 管,是遵循冷冻精液单周期内使用的原则予以废弃,还是为满足男方生育力保存的需求而继续冻存?

【医学观点】

不孕夫妻女方双侧输卵管梗阻,因此对其实施 IVF 助孕,符合试管婴儿的适应证。从技术上来说,人类精子的冷冻保存已经比较成熟,所以对其实施冷冻精子不是难点。不过,在我国仅有人类精子库能够为病人提供出于"生殖保险"为目的的自精保存。对一些有预见性的、生殖能力会下降或受损的男性来说,这都是不错的选择。因此本案例的焦点是,IVF 助孕过程中发现男方患有癌症且需要马上化疗,生殖中心按照相关规定对其实施精子冷冻。这部分精子在进行单周期的 IVF 助孕后可否保留,为其进行生育力保存。目前可行的方案是告知病人在化疗前,前往精子库冻存精液,以保留其生育力。从医学角度出发,应当建议夫妻双方尽快行冷冻胚胎复苏移植,而不是纠结在男方精子是否可以长期保存的问题上。

【伦理讨论】

案例中涉及伦理原则包括:尊重原则、自主原则、知情同意原则、保护后代原则、最优化原则和有利于供受者原则。

首先,从自主原则和尊重原则讨论:自主原则指在医疗活动中病人有独立的、自愿的决定权。这种自主决定权从根本上表达的是病人的选择权,即病人对有关自己的诊疗护理问题,有经过深思熟虑作出合乎理性的决定并据此采取行动的权利。尊重原则就是对能够自主的病人的自主性的尊重,还包括尊重胚胎和尊重配子。本案例夫妻双方有强烈辅助生殖意愿,并且符合医学伦理及医疗安全的基本原则,应给予帮助。同时男方罹患胃癌,需要接受化学药物治疗,势必对其生育力和遗传物质造成不良影响,因此,对其实施 IVF 前的精子冷冻的建议和处理是正确的。

其次,从知情同意原则讨论:在对其实施人工助孕时,医务人员需要将知情同意原则贯穿在整个辅助生殖技术实施的过程中,人类辅助生殖技术必须在夫妻双方知情、自愿同意并签署书面知情同意书后方可实施。本案例中,该夫妻实施 IVF 助孕前自愿签署书面知情同意书,同意实施 IVF 助孕,包括精液冷冻知情同意书,符合知情同意的伦理原则。

此外,从保护后代原则讨论:医务人员有义务告知受者通过辅助生殖技术出生的后代与自然受孕分娩的后代享有同样的法律权利和义务,包括后代的继承权、受教育权、赡养父母的义务、父母离异时对孩子监护权的裁定等。如果有证据表明实施人类辅助生殖技术将会对后代产生严重的生理、心理和社会损害,医务人员有义务停止该技术的实施。男方患有癌症需要接受化疗,对其进行精子冷冻用于 IVF 治疗是出于对其子代安全性考虑的最佳解决方案。由于生殖中心冷冻的病人精子仅用于单周期 IVF 助孕,无法对其提供长久的生育力保存。本案例中男方患有癌症,如果对其精子进行长期保存,男方不幸去世,其妻子是否有权利使用冷冻精子进行受孕? 在我国,主要从有利于后代的原则出发,把丧偶归属于单亲家庭,不允许为其提供辅助生殖技术治疗。因此,人类精子库不应该为丧偶妇女提供其已故丈夫冻存的精子助孕。所以,由此原则考虑,避免化疗对子代影响的精液冷冻是符合规定和伦理原则的,但是夫妻双方期待长期保存冻精是不可行的。

最后,从最优化原则和有利于供受者原则考虑:在临床诊疗实践活动中,医务人员的医疗行为包括诊断、治疗、护理、康复以及执行过程的态度、情感和意志。最优化原则要求医务人员在进行临床思维和实施诊治方案时,追求医疗行为中的技术性和伦理性的统一。本案例中,考虑到病人的特殊性,生殖中心对其进行精子冷冻后行 IVF 助孕,是符合最优化原则的。从有利于病人角度考虑,医务人员有义务告诉病人目前可供选择的治疗手段、利弊及其所承担的风险,在病人充分知情的情况下,提出有医学指征的选择和最有利于病人的治疗方案。因此,本案例中最有利于病人的方案就是尽快实施冷冻胚胎的复苏移植,而不是冷冻精子的续存问题。

根据上述伦理原则,癌症病人在生殖中心冷冻精子进行生育力保存,既不符合伦理要求,也与我国相关管理规定相冲突。因此,院方可以拒绝其要求。

【法理讨论】

夫妻双方享有生育权,因此他们有权利生育自己的后代。1992 年颁布的《中华人民共和国妇女权益保障法》第一次在立法中规定生育权,其第 47 条规定:"妇女有按照国家有关规定生育子女的权利,也有不生育的自由"。

自精保存,就是预先将精液取出体外,经过处理后冷冻保存于精子库的液氮罐中,待需要时取出复苏使用,可以使申请保存者有可能通过辅助生殖技术(人工授精或试管婴儿技术)而生育子代。我国目前仅允许精子库实施此项技术。病人要求医院对精子进行保管,但是在签署的精液冷冻知情同意书中已经明确:精子仅用于单周期的 IVF 助孕,此行为构成了合同法上的"保管合同",即病人支付保管费而医院有偿提供保管服务。双方之间的法律关系,应受《中华人民共和国合同法》保护。本案例中,男方在进行精子冷冻前已经签署了知情同意书,其中关于其冷冻精子的使用和废弃等已经明确告知病人,现阶段其单方面要求继续保存精子违背了签署的协约。

【情理讨论】

辅助生殖技术的出现给不孕症家庭带来了福音的同时,也引发了诸多的伦理问题。对于本案例中男方年龄较大,求子心切,且不幸患有癌症,医务工作者深表同情。他主观意愿上不愿废弃剩余的冷冻精子进行生育力保存的需求,从感情上医务工作者是可以理解的。但是,辅助生殖技术具有特殊性,技术的开展需要通过审批后方可执行。目前具有资格实施此技术的只有人类精子库。如果这项技术全面放开,将会有更多的人以各类理由进行精子冷冻保存。这无疑会对技术的监管带来巨大的

挑战,可能引发更多的伦理问题。近两年,要求冷冻精子的癌症病人开始增多,大部分是在放化疗之前留存精子,以免治疗后生育能力受到影响,部分生命没有受到太大威胁的早期癌症病人已陆续通过这种方法得到了自己的后代。但是如果男方不幸去世,他们的婚姻关系自动解除,妻子一方就属于单身女性,事实上限制了亡夫精子的冷冻保存和 ART 治疗。

【社会舆论】

每一个家庭的完整和幸福都是社会稳定和谐的基础。随着癌症年轻化和不孕不育发病率上升,开始出现一些为延续生物学后代而冻存精子的年轻癌症不育病人。案例中夫妻双方具有强烈生育需求,在 IVF 助孕技术的实施下拥有了胚胎。他们应当尽快开始胚胎复苏移植,以实现生育的愿望。对于确诊为晚期癌症的病人,人工为他们"创造"一个宝宝,日后是否会给妻子带来物质和精神上的负担?孩子一出生即是单亲家庭,是否公平?支持此类观点者认为:有了精神支持或可以活得更久,而且中国传统延续香火的思想,也迫使许多此类家庭走上这条路。反对者认为:没有孩子愿意一生下来就没有父亲。成长在单亲家庭的孩子,父爱的缺失可能会影响孩子的身心健康,造成更为深远的社会问题。最终夫妻双方如何抉择,需要慎重考虑,并且医院应当做到自主自愿、尊重及知情告知等原则。

【小结】

人类辅助生殖技术的开展,使众多不孕症家庭实现生儿育女的愿望。同时,也引发了诸多的伦理问题。自体精子冷冻保存,是生育力保存的有效手段,但为了避免技术的滥用,此项技术仅人类精子库可以实施。随着此项技术的开展,在造福不孕症家庭的同时,也产生了更加复杂的家庭问题。此问题若没有引起足够的重视,势必导致更多更棘手的伦理问题。

(张庆 李萍)

参考文献

[1] 中华人民共和国卫生部.关于修订人类辅助生殖技术

与人类精子库相关技术规范、基本标准和伦理原则的通知.卫科教发〔2003〕176号,2003.

[2] 于修成.辅助生殖的伦理与管理.北京:人民卫生出版社,2014.

第四节　男方癌症晚期生育权利探讨

【案例叙述】

女方李晋霞(化名)35岁,男方张伯涛(化名)38岁,结婚8年。男方有长期吸烟、熬夜、饮食不规律等不良习惯,6年前确诊肝癌、现已晚期,目前身体非常虚弱,无法行动,正在北京某医院治疗。男方患病前,夫妻双方商定暂不要孩子,患病6年间夫妻性生活极少,始终未能怀孕。女方希望于男方在世时怀孕,要求夫精人工授精(artificial insemination with husband's sperm, AIH)治疗。

接诊医师与之商讨沟通、充分知情,依据以下情况:①丈夫张伯涛已患肝癌至晚期,近期辞世的可能性增大;②应用化疗药物且身体虚弱,性功能障碍(如勃起功能障碍等)可能性大;③卧病在床、行动受限,无法前来科室就诊等。建议放弃夫精人工授精治疗。女方李晋霞坚持治疗要求,科室遂将其案例递交医院生殖伦理委员会讨论决定,委员会形成决议建议其放弃夫精人工授精治疗。

【医学观点】

虽然男方是肝癌晚期,但是《人类辅助生殖技术规范》中并没有把丈夫患癌列为辅助生殖技术的禁忌证,且丈夫目前性生活困难,有辅助生殖治疗的适应证。但另一方面,因丈夫肝癌晚期,大剂量化疗药物治疗及疾病本身导致身体虚弱,发生性功能障碍(如勃起功能障碍等)可能性大,无法自行取精,用药及穿刺其病情也不允许,并且卧病在床、行动受限,无法前来科室取精。还有长期应用化疗药物治疗,生殖系统特别是精子受到化疗药物一段时间甚至长期影响是比较肯定的,这种精子使卵子受精,是否会导致胚胎遗传学发生异常?《人类辅助生殖技术规范》中禁忌证也包括:任何一方接触致畸量的射线、毒物、药品并处于作用期。所以从医学技术这一角度分析,不支持对该对夫妻进行AIH助孕治疗。

【伦理讨论】

生育有"生产、生养"之义,一般有狭义及广义之分,狭义的生育是指生产子女,如《牛津法律大辞典》将生育解释为"妇女受孕、足月怀胎和生产的全过程",与之相应的权利是生产孩子的权利;广义的生育则包括生产及抚养子女,其相应的权利是生产并抚养孩子的权利。首先明确夫妻双方是有生育权利的,可以生育孩子,但更重要的是生育孩子后对其负有抚养、教育、监护的权利,否则对后代的性格、心理等因素就会产生不利影响,这就引出要保护后代的重要议题。

人的行为具有自然属性,也有高度的社会属性,生育权利与生育行为也不例外。生育不仅关系到生育者的权利或利益,也关系到未出生者的权利与利益,也要考虑到国家、民族与社会的发展和未来。因此,生育既是个人的事,也是社会的事,必须考虑其社会影响,其中就包括后代利益的保护,考虑子女成长环境和父母照顾的稳定性及持续性。孩子成长发育过程中父母双亲的作用是很重要的,单亲教育会给孩子的成长带来很大负面影响。

一些特殊人群,由于种种原因有生育需求却不能自然妊娠,可能需要借助辅助生殖技术助孕,但这类人群实施辅助生殖技术又明显受到种种限制甚至对以后(包括后代)产生不可估量的负面影响。此案例中的夫妻现状确实处于两难境地,夫妻属于合法婚姻关系,希望有个孩子,医疗机构应尊重夫妻的助孕诉求,拒绝诉于情于理甚至于法都不合适;而如果尊重夫妻愿望,实施辅助生殖工作,由于男方肝癌晚期,生命期限较短,随时可能辞世,女方一旦妊娠,就会出现所谓的"遗腹子",孩子一出世就面临无父亲的状况,无法享受正常的亲情、教育与关怀,为后代带来心理、人格、性格等方面的长时间伤害,这就违背保护后代的原则,这种情况下,要求我们医务人员仔细把握医疗技术与医学伦理的内在涵义,论证医疗动机-效果的协调一致,尽力做到技术与伦理之间的高度统一,尽最大努力控制必然性伤害,故医务工作者须采取的原则是"两害相权取其轻",拒绝夫妻的生育诉求无疑是最优化原则的体现。

【法理讨论】

1974 年 8 月《世界人口行动计划》中提到夫妻和个人行使生育权时"考虑其子女的需要以及他们对社会的责任",该条款涵盖了是否生育、生育子女数量、时间、方式选择等方面的自由,尤其是后半部分提示夫妻在行使生育权时不但要承担社会责任,更应该有责任充分考虑子女的将来。那么,特殊人群如病重阶段能否实施夫精人工授精技术?

针对特殊人群的辅助生殖技术需求,国外的法律法规较为鲜见,巴西的《巴西新民法典》(2003)1597 条规定,夫妻双方通过人工受孕出生的孩子,为合法婚姻生子,即使该行为是在男方逝世后进行的。澳大利亚高度重视及不断规范辅助生殖技术,在 2002 年颁布的《人类胚胎研究法案》中规定:除非生前立有遗嘱或委托书,否则医疗机构不应使用即将去世或已逝世的夫妻的配子。

人类辅助生殖技术在国内飞速发展,《人类辅助生殖技术规范》(2003 年)禁忌证明确规定:任何一方接触致畸量的射线、毒物、药品并处于作用期。此案例患有肝癌,长期应用对细胞甚至配子产生致畸的化疗药物,符合上述辅助生殖技术(assisted reproductive technology,ART)禁忌证;规范同时还规定"如果有证据表明实施人类辅助生殖技术将会对后代产生严重的生理、心理和社会损害,医务人员有义务停止该技术的实施"。

【情理讨论】

该夫妻为合法婚姻,具有正当的生育权利,双方也有生育孩子的愿望,女方想为重病的丈夫留下后代,其有借助医疗机构助孕的诉求,医疗机构也应尊重其意愿,帮助该夫妻实现生育愿望,这从情理及法律方面都是符合要求的。但由于张伯涛肝癌晚期,生命期限较短,随时可能辞世,如果助孕妊娠,孩子出生就面临无父亲的"单亲"状况,缺乏父辈的情感与教育,为后代的心理、人格、性格等多方面带来伤害;并且张伯涛长期应用化疗药物治疗,精子受到化疗药物的长期损伤,导致胚胎异常的可能性增加。从保护后代的情理及法律层面考虑,就要求医务人员把握好医疗技术与医学伦理的内在关系,尽其所能减少对后代的伤害。

【社会舆论】

来自社会的舆论及意见分为两大类:能实施 AIH、不能实施 AIH。

支持者:人类的生存与繁衍是最基本的社会活动,尊重病人的意愿是辅助生殖伦理原则之一,此夫妻尚没有孩子,想要一个孩子的愿望也是符合有利于病人之原则,医疗机构应尊重病人生育意愿,协助其实现生育要求。

不支持者:病人病重,其经治医生预测生命存期较短,可能不久辞世,胎儿成为"遗腹子",出生即是单亲,会对后代心理、性格等方面产生不可估量的损害,并且是对后代长时间的损害,而对后代无伤害更是辅助生殖伦理原则之一,所以不能实施辅助生殖技术。张伯涛处于肝癌晚期,体质虚弱、长期卧床,生存都成问题,再加上无法前来就诊,考虑生育事情并不现实;再加上几年的应用药物,可能对精子质量有影响,盲目怀孕,是否对胚胎遗传学造成不良后果,无法确定。

【小结】

依据伦理原则及技术规范,拒绝癌症晚期且长期应用化疗药物病人助孕需求,不建议实施对后代身心有损害的助孕技术。

（韩宝生　赵铭佳）

参考文献

[1] 中华人民共和国卫生部.关于修订人类辅助生殖技术与人类精子库相关技术规范、基本标准和伦理原则的通知.卫科教发〔2003〕176 号,2003.
[2] 于修成.辅助生殖的伦理与管理.北京:人民卫生出版社,2014.

第五节 男方逝后自精使用的伦理问题

【案例叙述】

宋一波(化名),男,未婚,22 岁,诊断为纵隔生殖细胞肿瘤即将行手术等进一步治疗。因考虑到后期还会进行放化疗,有可能影响精液质量,导致生育力下降或丧失,2013 年 10 月宋一波在家人的陪同下,到某人类精子库进行了精液冷冻保存并签订了为期 2 年的精液保存协议。2015 年 10 月,宋一波的精液保存协议即将到期,其父母称宋一波病后身体虚弱,在家休养不便出门,主动到精子库代为办理续约协议。精子库工作人员按流程让其父母将续约协议带回家让本人签字。宋一波的父亲拿到协议书,约 15 分钟后即将已完成签字的协议书交回精子库,说宋一波正好跟随他们出门并在车上休息。宋一波父母的说法前后不一,追问细节时闪烁其词,接待他们的工作人员心中存疑,于是仔细比对 2 年前的原始协议与本次续约协议上的宋一波签字,发现两次笔迹明显不符。面对签字笔迹存在差异的疑问,宋一波父母解释称儿子生病后长期未进行学习工作,执笔写字时间极少,因此笔迹出现变化。医生随即表示想随宋一波父母一同前往停车处确认宋一波情况,立即被二人拒绝。在沟通过程中,宋一波母亲又提出是否可以立即提取精液并找人代孕。医生进行了耐心解释:一是代孕目前在我国属违法禁止的行为;二是精液标本使用必须经本人授权,并只能在我国的合法辅助生殖机构用于合法配偶。二人商量后表示理解,要求中止精液冷冻协议,临走前,母亲潸然泪下,哽咽说,儿子已不在人世。

【医学观点】

各种对生精过程有潜在危害的因素,如:放射治疗、化学药物治疗、长期接触高温、强辐射或有生命危险的职业等,都可能导致男性生育力下降甚至全面丧失,有些可逆而有些是永久性的。当面临这些高危因素,对仍然有生育要求的男性而言,人类精子库提供的自体精液保存,不失为一种可以保留男性生育需求的技术手段。随着育龄男性恶性疾病疗效的日益提高,病人长期生存的可能性也大大增加,高危因素暴露期后养育后代的需求不仅对病人长时期生存及家庭幸福有着重要作用,同时也增加了病人治疗疾病的信心,具有良性的心理作用。

但是,恶性疾病和各种高危因素的结局导致并不是所有自精保存者都能够有机会接受这一技术服务带来的好处。其中一部分病人可能还没有完成婚配,便在治疗中病情恶化或去世。这种结局使得预先冷冻保存的精子不能被使用,最终病人的生育愿望不能实现。

【伦理讨论】

由于自精保存的精子仅用于解决夫妻的生育问题,没有改变社会学上的家庭成员关系和生物学上亲缘关系的统一性,相比供精的 ART 治疗,自精冷冻保存面临较少的伦理问题。但在一些特定的情形下,自精冷冻保存存在未来个体身份的不确定性,如晚期癌症病人的预期生存时间会显著减少;冷冻过程会加重精子的 DNA 损伤,继而影响 ART 治疗的临床结局和后代健康,故人类精子库在提供自精冷冻保存服务时,亦需要谨遵保护后代和知情同意等伦理原则。

本案例涉及的伦理冲突是当自精保存者生命不存在,精液标本是否继续保存和精液使用是否可行,这一矛盾面临的具体问题包括:

1. 病人授权使用缺失 按照尊重、自主、知情同意的伦理原则,因为自存精当事人已经不在世,无法完成对自身精子使用的授权。如果没有授权,无论是精子库发放精液标本还是生殖中心使用都不能实现。

2. 使用精子是否合法 存在两种情况,其一是有合法配偶,配偶的生育意愿是否能够与家庭其他成员一致,如果接受使用存精生育,又进一步面临所生子女生活在单亲家庭的局面;其二是没有合法配偶。代孕在现行管理规范中是不被允许的。上述的情况都违背了保护后代、社会公益的伦理原则。

3. 精液能否继续保存 冻存的精液作为当事人自己保存的一种特殊物品,理应具有被继承权,但是这种物权的维护是建立在对精液使用的结局上,即产生一个具有生命的个体。由于上述的使用限制,如果自存精液被继承和保留下来而不能被使用,那么继承也就失去了意义。再有,去世的自精保存者留下的精子对于家庭其他成员来讲,即使没有被使用的实际意义,也有可能成为一种精神寄托。如果精子库终止了继续保存,可能有违继承者的意愿。此外,还包括精子库单方面终止协议和保存是否构成侵犯物权的行为。

4. 自精保存者或家属是否能把精液标本取走 精液标本既有物权又有人权,不能按物品进行继承。对于精液这一特殊的物品,取走的目的必然是使用,如果使用过程的合法性存在不确定性,则精子库对精液标本的发放无法遵从"人类精子库只能向已经获得原卫生部人类辅助生殖技术批准证书的机构提供符合国家技术规范要求的冷冻精液"这一基本原则。

【法理讨论】

按照我国辅助生殖技术的相关管理规定,宋一波冻存的精液在其去世后不能被使用。而我国自20世纪80年代实行的"提倡(实际上是执行)一对夫妻只生一个子女"的政策,导致了失独家庭可能面临没有后代的局面。对于这一特殊时期的特殊人群,上述条文规定限制与保证当事者(及家庭)生育权利成为一对矛盾。

由于生殖细胞赋予了物权的特殊性,生殖细胞必须要通过特殊的技术手段和在某一个个体内的生长发育才能真正实现其权益和价值。我国现行的管理法规规定冷冻保存的自体精液只能采用人类辅助生殖技术并只能在合法夫妻之间实施,代孕在我国现行法律中被严令禁止,精子库也只能将冻存精液提供给有合法资质的生殖中心使用。

对于患恶性疾病男性的生育力保存,在当事者离世情况下标本不能正当使用,事实上违背了生育力保存的含义。

【情理讨论】

恶性疾病病人冻存精液原本给病人和病人家庭保留了生育的希望,但是由于病人的离世而导致冻存的精子不能被使用。这种结局对于病人的家属,尤其对于我国当年实行"独生子女"国策的一代老年父母来说是难以接受的。"失独"除了情感上带来的悲痛以外,常常会使父母想到用自己儿子冻存的精子获得一个后代来实现传宗接代的目的,同时安抚心理上的打击。因为生儿育女除了对生育夫妻自身的家庭带来幸福,同时也是与家庭上下几代人息息相关的问题。

从情理的角度,非常同情宋一波父母的境遇,独子遭遇重病极可能已经离世或无法恢复自理能力,医生在交流中须注意措辞,避免不必要的矛盾,但仍要按国家政策法规办事,防止其父母一时冲动而做出违法之事或是被不法医疗机构骗取钱财。

【社会舆论】

肿瘤病人离世,又事先冷冻保存了精子,毕竟是极少数,并没有社会层面的普遍意义。基于同情弱者为普遍准则,以及由维护个人物权继承的合法性引申到被冷冻保存的生殖细胞,社会舆论可能会作出对宋一波家庭有利的表达反响。

【小结】

本案例由于当事人去世,人类精子库或者人类辅助生殖医疗机构根据现行技术规范和标准不能按照其亲属的要求发放和使用生前冷冻的精子标本。

(岳焕勋)

参考文献

[1] 于修成.辅助生殖的伦理与管理.北京:人民卫生出版社,2014.
[2] 中华人民共和国卫生部.关于修订人类辅助生殖技术与人类精子库相关技术规范、基本标准和伦理原则的通知.卫科教发〔2003〕176号,2003.

第六节 卵巢肿瘤性质未明时的取卵要求

【案例叙述】

张丽(化名),32岁,与丈夫王华林(化名)结婚5年。结婚时,夫妻双方均无生育的计划,因此张丽一直服用口服避孕药进行避孕。3年前,张丽发现卵巢囊肿,在外院行腹腔镜右侧肿瘤切除及左侧卵巢楔形切除术,诊断为右侧卵巢交界性黏液性囊腺瘤,未进行化疗。术后张丽按医生要求定期复查,盆腔超声及肿瘤标志物均未见明显异常,加之平时张丽的生活习惯健康而规律,因此身体恢复得很好。之后夫妻二人开始积极试孕,但2年未能怀孕,遂于某医院生殖医学门诊就诊,检查结果显示丈夫患有少弱精子症。经过沟通,张丽夫妻计划接受辅助生殖治疗。然而女方复查盆腔超声发现盆腔右侧肿物,大小5cm×4cm,似与卵巢相连,性质未明,左侧卵巢未明确探及。妇科肿瘤科医生建议先解决肿物问题再解决生育问题,但张丽因担心手术探查或是将来进行化疗会进一步损害卵巢功能,异常焦虑,再次来到生殖医学中心强烈要求先药物刺激卵巢"取出左侧卵巢卵子"进行受精,先行"攒胚胎",之后再进行手术治疗。术前查血 AMH 1.3ng/ml。男方王华林最近一次精液检查,精液浓度为 8×10^6/ml,前向运动精子比例为 25%。

【医学观点】

妇科肿瘤专家认为病人现右侧卵巢 5cm × 4cm 肿物,性质未明,无法确认肿物性质,也无法确认是否交界性肿瘤复发,但是综合考虑病人既往右侧卵巢交界性囊腺瘤病史,不排除肿瘤复发甚至恶变的可能,建议先行手术探查卵巢包块,如果为良性,在尽量减少可能损伤病人卵巢功能的手术操作前提下,剔除肿瘤;如果为交界性肿瘤复发或为恶性,则可以根据术中探查情况以及病理结果酌情选择保留生育功能的分期手术,如果对侧卵巢正常,尽最大可能保护对侧卵巢功能。

生殖医学专家认为病人丈夫精液浓度 8×10^6/ml,前向运动精子 25%,可以诊断少弱精子症,符合辅助生殖的适应证。但是药物刺激卵巢对肿瘤可能产生不良影响,而且带瘤进行取卵手术这一操作存在较大风险,这些对病人自身的健康都是有很大不利影响的,应当向病人及家属充分讲明利弊,并与妇科肿瘤医生协商手术方式,先行手术明确肿物性质后再根据肿物性质选择解决生育问题的方案。

【伦理讨论】

医学伦理学和生命伦理学的基本原则中的尊重原则,是对能够自主的病人的自主性的尊重,其中第一条就是知情同意。医务人员应该以尊重病人、尊重病人人格为出发点,在临床工作中尊重病人知情和自主选择、自愿同意的权利,以此调动病人主动参与医疗决策的主观能动性,并保证医疗措施的顺利实施。在本案例中,医务人员应该向病人及家属充分解释,病人现右侧卵巢肿物的可能性质,告知其此次肿瘤不排除卵巢交界性肿瘤复发甚至恶变的可能,并对各种可能性质应采取的治疗方案、治疗预后、药物刺激卵巢及穿刺取卵的风险进行充分说明,特别是药物刺激卵巢对肿瘤可能的影响,和带瘤取卵这一操作可能造成的巨大风险。然后再决定先进行手术治疗还是先进行辅助生殖技术助孕。充分尊重病人及家属的知情和自主选择的权利。

根据医疗最优化原则以及有利于病人原则,医务人员的诊治行为应以保护病人利益、促进病人健康、增进病人幸福为目的,选择疗效最好、最安全、伤害最小、痛苦最小、耗费最少的诊疗方案。生殖医生应该与妇科肿瘤医生合作处理,在保证病人自身生命健康的前提下,先行手术明确肿物性质后再行解决生育问题。

《辅助生殖的伦理与管理》中的"双重效应原则"指出,医疗行为的目的必须是指向第一效应的,即医务人员的动机必须是有利于病人的。同时要权衡各方面的价值利弊,医疗措施的第一效应必须是大于第二效应,对病人是有益、有利的。另外,"不伤害原则"指出,如果出现利弊并存的矛盾,在权衡利弊时,应采取"两害相权取其轻"的原则。本例中,如果对该病人先实施药物刺激卵巢治疗不孕,可能会增加肿瘤复发的机会,甚至导致癌变,先手术治疗肿瘤后择期取卵可能为最佳方案。

综合考虑病人既往右侧卵巢交界性囊腺瘤病史以及病人及家属目前强烈生育要求,医务人员应当向病人及家属作充分沟通,告知生育要建立在生命安全基础之上才有价值,任何医疗措施都应当以病人生命安全为前提。生殖医生与妇科肿瘤医生合作尽最大可能保护病人生殖功能,术后可以根据情况给予辅助生殖治疗的帮助。

【法理讨论】

根据《中华人民共和国人口与计划生育法》规定,"公民有生育的权利",应尊重其生育权。本案例中男方属于少弱精子症病人,已经具有《人类辅助生殖技术规范》中体外受精胚胎移植术适应证,而且夫妻双方也不属于辅助生殖禁忌证的范围,符合辅助生殖的法规要求,按照原则,是可以进行辅助生殖治疗的。法理上,夫妻可以行辅助生殖技术,但应根据医学和伦理学原则,选择最佳的时间来行使该技术。

【情理讨论】

随着普通人群获得医学知识的途径越来越丰

富,很多肿瘤病人,在确诊后往往首先从互联网获得了有关自己疾病的大量信息。即将手术治疗的病人和家属普遍担心手术探查或是将来进行化疗会进一步损害卵巢功能,这种焦虑情绪会带到术前的医患沟通之中。由于冷冻卵子、冷冻胚胎等技术已经广为人知,因此肿瘤治疗前进行这些生育力保存的方案,就往往成为很多病人的首要考虑。

如果医生不能立刻响应他们的要求,病人和家属往往就会不自觉地产生"医生不为我们着想"的想法。

但是实际上,首先病人的治疗方案是否能由网络来制订?答案是显而易见的,病人的具体病情,何种治疗最优,网络知识库不能提供答案。

其次,病人和家属往往没有看清治疗的实质,医生的治疗选择,一定会出于病人利益的最大化考虑,而不单单是生育问题。对于具体的肿瘤类型和病人情况,医生会慎重选择首选治疗方案。

【社会舆论】

近年来,随着生育年龄逐渐推迟,女性肿瘤病人中尚未生育的人数逐渐增加,随着医学知识的普及,很多病人和亲朋好友都知道了放化疗会损害女性的生育能力,他们会想当然地认为,冷冻卵子可以避免病人将来失去生育机会,一旦医生没有立即进行他们认为的合理治疗,就难免产生各种负面的情绪和对医疗机构、医疗行政部门的不满情绪,认为医生不为他们着想,行政部门的规定不合理。

生殖医生应换位思考,从病人的角度出发,从家属的角度出发,多做宣传科普,深入浅出地解释疾病的治疗及各种方案的利弊。

【小结】

复发卵巢交界性肿瘤病人的辅助生殖治疗,从医学角度出发,以病人安全为前提,妇科肿瘤专家认为应先行手术探查包块,根据结果来决定对肿瘤的处理措施,生殖医学专家也认为应先行手术明确肿物性质后,再解决生育问题。从伦理角度,根据最优原则和利于病人的原则,生殖医生和妇科肿瘤医生合作最大可能保护病人生殖功能,术后根据情况给予辅助生殖治疗,根据尊重原则,应充分尊重病人及家属的知情和自主选择的权利。从法理角度看,男方属于少、弱精子症病人,具有辅助生殖的

适应证,且无禁忌证,所以夫妻进行辅助生殖治疗是合理的。

(孙正怡)

参考文献

[1] 于修成.辅助生殖的伦理与管理.北京:人民卫生出版社,2014.
[2] 中华人民共和国卫生部.人类辅助生殖技术规范修订版.2003.

第七节　未婚女性患乳腺癌后的生育力保存

【案例叙述】

秀华(化名),女性,24岁,与大伟(化名)恋爱,准备元旦领取结婚证再举办婚礼。可在国庆节之前的晚上,秀华发现右侧乳房有肿块,质硬。国庆节后,大伟立即带未婚妻到医院乳腺外科就诊,诊断为乳腺癌,需要接受手术治疗,术后根据病理结果可能还需要进行化疗。考虑到秀华尚未结婚生育,乳腺外科专家建议她在接受手术前进行生育力保存。于是他们立即来到生殖医学中心咨询,如何在乳腺肿瘤手术之前保留女方生育力。

【医学观点】

乳腺癌是女性常见的肿瘤,其中,年轻病人约占乳腺癌病人的7%左右。乳腺癌早期治疗措施主要是手术治疗、放化疗以及激素治疗。放化疗治疗会导致女性卵巢功能早衰,出现过早绝经甚至丧失生育能力。生殖科医生一般建议有生育需求的女性病人在术前或放化疗之前实施生育力保存。生育力保存需要借助人类辅助生殖技术。目前,女性保留生育功能有冷冻保存胚胎、冷冻保存卵子和冷冻保存卵巢组织等。那么秀华应该选择哪种生育力保护的治疗呢?

从医学的角度考虑,可以建议她接受体外受精-胚胎冷冻治疗,体外受精-胚胎冷冻的治疗过程是先用药物进行卵巢刺激,使得卵巢中能有多个卵泡生长发育,待卵泡发育成熟后,在B超引导下

将卵巢中的卵母细胞抽吸出体外,在实验室中将卵母细胞和精子共同培养,精子使卵子受精形成胚胎,再将胚胎在液氮中冷冻保存;待日后乳腺癌治愈后再复苏胚胎,并将胚胎移植入秀华的子宫腔内,胚胎就有机会生长发育直至婴儿出生。这项技术是目前临床上最为成熟、稳定、可靠的辅助生殖技术,日后得到活胎出生的机会最大。但是,2003年卫科教发 175 号文件明确规定,在生殖医学中心接受人类辅助生殖技术助孕治疗的病人必须是已婚夫妻,因此他们需要尽快办理结婚登记。

如果是未婚女性,或者即便是已婚女性,但是患病后对未来的夫妻关系另有考虑,无法或不愿进行胚胎冷冻保存,秀华的第二个选择是可以进行卵子的冷冻保存。卵子冷冻保存的治疗程序与胚胎冷冻相似,也是需要用药物进行卵巢刺激,而后取卵;不同的是取出的卵子直接冷冻保存,待日后疾病治愈,登记结婚后,将卵子解冻复苏,与时任丈夫的精子受精,形成胚胎后再将胚胎移植进宫腔。相对胚胎冷冻而言,卵子冷冻的优点是无须与男性配偶的精子受精,未婚女性或对今后婚姻心存顾虑的女性可以选择这种治疗方案,缺点是卵子冷冻的技术不如胚胎冷冻成熟,解冻后的卵子受精率和胚胎种植率比新鲜周期稍差。

另外秀华还有一种保留生育方法就是进行卵巢组织冷冻,在乳腺癌手术的同时或在乳腺癌化疗前,手术切除部分卵巢组织,进行冷冻保存,而后再进行化疗。待日后疾病治愈后将卵巢组织解冻复苏,再次移植回卵巢原位或盆腔其他部位,冷冻的卵巢组织由于没有受到化疗药物的影响,保存有大量的卵泡,在体内环境能够正常地发育至成熟卵泡,病人有自然受孕的机会,或通过体外受精胚胎移植技术获得活产的机会。这三种方法各有利弊。由于乳腺癌是激素依赖性肿瘤,无论是冷冻胚胎或是冷冻卵子都必须进行药物刺激卵巢治疗,而药物刺激卵巢治疗导致体内雌激素水平升高,可能会加重乳腺癌病人的病情,并且药物刺激卵巢治疗需要 10~15 天药物刺激卵巢过程,这会延误乳腺癌的治疗。这些都需要在治疗前知情告知病人。在医疗方面可以应用来曲唑联合促性腺激素的方案,适当减少促性腺激素的用量,以减少雌激素的产生,降低雌激素对乳腺癌的不良刺激。也可采用随时启动药物刺激卵巢治疗,不用等待月经周期的第 2 天

再启动治疗,这样就可以缩短为了冷冻卵子或胚胎所延误的治疗时间。胚胎冷冻和卵子冷冻只能解决日后的生育能力问题,卵巢分泌雌激素的功能无法恢复。而冷冻卵巢组织由于卵泡能在体内恢复生长,不仅有生育的机会,还有恢复卵巢激素分泌的机会,对病人的健康也是大有裨益的,卵巢组织冷冻的缺点是需要手术切除部分卵巢或整个卵巢,还需要再次移植,两次手术会给病人造成一定的手术创伤;卵巢组织还有一定的存留有癌细胞的风险。目前卵巢组织冷冻的技术也不够成熟,临床上应用较少。

因此,生殖科医生的责任是向病人及家属详细告知各种可以获得的治疗措施和各种治疗方法的利弊,讲解保留生育力的流程、副作用及病情进展的风险,确保病人完全了解治疗流程及风险,并给予病人充分的时间考虑和咨询,一旦选择治疗,要签署相应的治疗知情同意书。

【伦理讨论】

在对秀华的治疗中,除了必要的医疗处理外,医生、病人及家属在伦理方面也有诸多的考虑。遵循辅助生殖技术的伦理原则,以下的沟通是必要的:

1. 有利于病人的原则 在对该病人的处理过程中,除了乳腺癌的治疗方案之外,医生还要告知乳腺癌相关治疗对未来生育力损伤所造成的后果,并且提供可能的保护生育力的治疗方法,并协助病人进行治疗的选择。

2. 保护病人隐私的原则 病人系未婚,但是有拟结婚的男友。医生首先要将病情及治疗措施告知病人本人或其直系亲属,同时还要告知病人目前几种保留生育功能的方法成功的概率如何,技术是否成熟以及各种治疗的利弊。在病人尚未决定采用何种治疗方法之前,考虑到乳腺癌对今后秀华与未婚夫之间的婚姻关系可能有不良影响,因此不能将病情告知病人的男朋友。

3. 最优化原则 在给病人提供保留生育功能的治疗选择的建议时,要告知病人最适合她的治疗是什么,在目前的情况下,胚胎冷冻是最成熟的技术,成功的概率也最大,但是药物刺激卵巢治疗所造成的高雌激素水平对乳腺癌的疾病进程有不可避免的不良影响,同时也会延误病人的治疗时机,

这些都要告知病人。卵子冷冻的不良影响和胚胎冷冻相同，技术相对不如胚胎冷冻成熟；但卵子冷冻对将来的配偶选择、婚姻稳定更为有利。卵巢冷冻的优点是不需要药物刺激卵巢治疗，避免了高雌激素状态对肿瘤的不良影响，病人也能在最短的时间内接受乳腺癌的治疗，且移植后不仅能够恢复生育功能，还能恢复卵巢的内分泌功能；但是卵巢冷冻的技术相对更加不成熟，有手术创伤，一旦失败卵巢功能将完全丧失；日后肿瘤复发的风险等不良影响也要告知病人。

4. 符合社会公益的原则 秀华在与家人和大伟商量后，经过认真考虑后最终选择了冷冻胚胎，但是医生告知他们如果冷冻胚胎必须要有已婚的身份。从法律上来说未婚的男朋友不是病人的直系亲属，但是冷冻胚胎必须要求有他的精子，需要他们去办理结婚登记，成为具有法律意义上的夫妻关系，才可以进行后续的治疗。

5. 对病人丈夫的知情告知 生育是夫妻双方共同的事情，一旦秀华选择了冷冻胚胎，意味着她对大伟没有隐瞒她的病情。因此在秀华和大伟已经沟通并达成一致意见的情况下，医生征得秀华的同意后，也需要对大伟进行相应的知情告知，不仅要告知生育功能保存方法的相关事项，也要告知病人的病情、治疗措施和预后，以确定他对秀华疾病的治疗选择及利弊完全知晓，最终作出自己的选择。而知情同意书的签署则应该在两人已经进行了结婚登记后才可以进行。

【法理讨论】

对于有生育愿望的育龄乳腺癌病人，在实施肿瘤治疗之前或治疗过程中，在"不伤害"和"确有助益"原则下，可考虑保护卵巢功能和生育力保存。尤其是生育力保存对于年轻病人，特别是未婚育病人，可增加治疗肿瘤的信心，提高病人生活的质量，对改善预后也有很大的促进作用。虽然在《人类辅助生殖技术和人类精子库伦理原则》中规定："医务人员必须严格贯彻人口和计划生育法法规，不得对不符合国家人口和计划生育条例规定的夫妻或单身女性实施人类辅助生殖技术"，但是，这项规定的目的是阻止单身妇女通过辅助生殖技术获得出生后代的机会。卵子冷冻虽然也属于辅助生殖技术的范畴，但是只是在一定程度上保留了病

人今后的生育能力，卵子冷冻的病人今后如需要使卵子受精、通过胚胎移植受孕，必须还是要有合法的已婚身份，解冻复苏的卵子和她合法丈夫的精子受精后，才有机会出生后代。因此未婚妇女尤其是罹患恶性肿瘤的病人是可以接受卵子冷冻治疗的。本案例病人未来的情况未定，如果暂时不能或不愿结婚，或对未来婚姻情况没有把握，建议实施药物刺激卵巢，冷冻保存卵子，但是需充分告知病人及家属目前该技术处于实验阶段，对日后卵子复苏后最终助孕失败的可能性要有心理准备。或建议其选择实施卵巢冷冻技术。

【情理讨论】

对癌症病人而言，得知患病的一刹那之间，生命是考虑的第一要素。面对不可知的未来，不可谓不恐惧。疾病的预后如何、后续的治疗措施等是她们首先要面对的问题。此时她们不会想得更远，尤其是未婚的癌症病人更是想不到未来的生育问题。生殖医生此时适当的介入，告知她们未来可能面临的生育问题以及由此带来的家庭关系问题，目前可以采用的生育力保存方法以及相关的风险等，无疑是给了她们和她们的至亲之人一个意想不到的关爱，促使她们对未来的打算有了更多的考虑。

对已婚女性或者已有谈婚论嫁的对象的女性来说，癌症对未来家庭关系也是一个考验。既有不离不弃的爱情，也有经不起考验的人性。因此，如果是已婚的女性，冷冻胚胎是对今后的婚姻有信心的选择，是丈夫不离不弃的表白；而冷冻卵子则是对婚姻的未来有所顾虑的选择。对未婚女性来说，除了冷冻卵子的选项，未婚夫如果此时愿意办理结婚手续，进行胚胎冷冻，那就是对爱情最好的诠释了。

在实施生育力保存时，需要亲属的知情同意。如果冷冻胚胎，丈夫当然需要知情。当女性病人出于各种原因的考虑，不愿意让配偶或未婚夫知道病情，选择冷冻卵子时，也应尊重病人的想法，由除丈夫之外的亲属进行知情签字。

【社会舆论】

随着乳腺癌发病年轻化趋势的出现以及治愈率的升高，越来越多的病人在治愈后具有生育要求，但放化疗对她们生育功能的损害使得很多人不

能如愿生育。辅助生殖技术能够对这些病人提供保留生育功能的帮助,遗憾的是,目前公众对肿瘤病人的生育力保存知晓程度不高。肿瘤科医生需要知晓目前的治疗手段,在化疗前向病人进行必要的宣教;病人也可以向生殖专业的医生进行保存生育功能的咨询,并选择相应的治疗手段,肿瘤生殖学应该受到公众的关注,包括病人及家属、肿瘤科医生和生殖科医生的共同努力将为病人今后的生活质量改善提供极大的帮助。

【小结】

育龄女性罹患恶性肿瘤后,可以通过胚胎冷冻、卵子冷冻和卵巢冷冻技术保留生育功能,这几种方法各有利弊,医生要视病人年龄、婚姻状况、肿瘤的种类和恶性程度以及技术的成熟程度提出最适合病人治疗的建议。其中胚胎冷冻技术最为成熟,但是需要病人是已婚身份,而未婚女性可以进行卵子冷冻或卵巢冷冻。

(沈浣 赵永平 陈曦)

参考文献

[1] 中华人民共和国卫生部.关于修订人类辅助生殖技术与人类精子库相关规范、基本标准和伦理原则的通知.卫科教发〔2003〕176号文件,2003.

[2] 于修成.辅助生殖的伦理与管理.北京:人民卫生出版社,2014.

第十七章
配子与胚胎及生育能力保存的相关伦理案例

第一节　军人的生育力保存

【案例叙述】

　　杜芳菲(化名),女性,30岁时与32岁的李标(化名)结婚,结婚6年未怀孕。李标是一名军人,长期驻守边疆。杜芳菲与李标相距千里,一年探亲见面2次,每次相聚1个月左右,虽然离多聚少,但住在一起的时间也超过一年了。夫妻双方到医院就诊,检查结果显示,杜芳菲的排卵功能正常、腹腔镜检查双侧输卵管通畅,无子宫内膜异位症;李标精液常规检查正常。于是以不明原因不孕选择行辅助生殖技术治疗。2010年12月,杜芳菲在某院生殖中心实施了第一次人工授精,但没有怀孕。2011年初,李标接到部队的命令,要求到国外执行任务2年。夫妻二人担心2年后杜芳菲已38岁,到那时再准备怀孕,可能会更加困难。他们从网络上了解到可以将丈夫的精子冷冻保存起来,需要时解冻后就可以用。于是他们要求生殖中心的医生冷冻丈夫李标的精液,以便李标不在家也能用他的精子助孕。

　　生殖中心医生担心,男方外出时间较长,如果在此段时间内夫妻双方因情感等方面出现问题,男方不同意继续助孕,而院方又将可能在不知情的情况下仍为女方实施助孕治疗,进而发生医疗纠纷,同时人为"造出"单亲儿童。

　　经过伦理委员会批准,2011年1月冷冻保存了李标的3份精子后李标出国。2011年2月及3月用李标的冻精行人工授精未孕。2011年6月拟行IVF助孕,取卵日复苏冻精为重度少精,改行ICSI助孕,移植2枚胚胎,单胎妊娠,2012年3月4日顺产一健康男婴。李标回国时孩子已出生。

【医学观点】

　　病人多年不孕,女方排卵功能正常、腹腔镜检查双侧输卵管通畅,无子宫内膜异位症男方精液检查正常,为不明原因不育,可以进行人工授精或体外受精胚胎移植术。

　　男性或女性从未来生育计划考虑,将自身精子或卵子冷冻,以降低未来生育风险,被称为"生殖保险"。目前,生殖保险主要用于一些肿瘤病人等某些特定人群。国外也有人年轻时把自己的精子或卵子冻存起来,为将来生育留条后路。在中国,要"生殖保险"冷冻精子,只能将自身精子冷冻于具有相应资质的医疗机构即人类精子库中,而医院生殖中心不能为男性病人进行"生殖保险"冷冻精子。生殖中心只能接受行辅助生殖治疗男方取精困难者的事先"冷冻精子",以防女方取卵当日男方取精失败须行睾丸或附睾穿刺取精带来的损伤与痛苦。

　　虽然目前大多数研究认为冷冻不会对精子的遗传物质产生畸变,精子结构和数目异常的发生率也没有显著增加,用冷冻精子行辅助生殖技术所获得的临床妊娠率、流产率、出生婴儿体重、性别比等与新鲜精子获得结果也没有差别。但也有研究认为冷冻对精子的微结构造成了损害,在精子冷冻与复苏过程中,有一定的复苏存活率,不是所有的精子复苏后都存活,即便冷冻的精子各项指标正常,也不代表一定能受孕。尽管目前使用冷冻精子出生的孩子很多,但冷冻精子的微结构的变化是否影响新生儿的健康尚不能确定。

【伦理讨论】

案例中涉及伦理原则包括:尊重原则、自主原则、公正原则、知情同意原则、保护后代原则、最优化原则和有利于病人原则。

首先,从自主原则和尊重原则讨论:自主原则指在医疗活动中病人有独立的、自愿的决定权。尊重原则就是对能够自主的病人的自主性的尊重,还包括尊重胚胎和尊重配子。案例中,女方已36岁,已属于高龄妇女,高龄妇女行助孕治疗的临床妊娠率低、流产率相对高,如两年后再行助孕术,妊娠机会小。此对夫妻并不真正属于现在暂时不想或不能生育而为了将来生殖留后路而进行所谓的"生殖保险",而是为继续下一阶段治疗而冷冻精子。它的特殊性在于冷冻时间可能相对较长、冷冻精子使用的次数相对多。让此病人到精子库去冷冻精子不太合适,病人精子冻存时间不长,女方进入治疗后开始使用这些冷冻精子,从有利于病人原则来说,应该给予此病人行冷冻保存精子并行助孕术。

从公正原则考虑,在最基本的医疗照顾方面,力求做到人人享有基本的医疗保健,不能因民族、性别、职业、信仰、学派、国籍等条件而亲此疏彼,这是医学伦理学中的公正原则。但公正原则也要求体现在对不同医疗需要的病人,给予不同的医疗待遇,如果给予不同需要的病人以平均的医疗资源、医疗照顾等待遇,也是一种不公正。本案例中病人一方为军人,军人承担着党和人民赋予的特殊使命,为了祖国和人民的利益可以献出生命。执行任务期间,军人不可能像普通公民一样可以请假或辞职到医院就诊。如果不能给予冷冻精子,或因他不能签署手术同意书等而不给予治疗,对他而言也是不公平的。所以,从有利于病人、知情同意、尊重、自主和公正的伦理原则上,可予其行冷冻保存精子。

其次,从知情同意原则讨论:在对其实施人工助孕时,医务人员需要将知情同意原则贯穿在整个辅助生殖技术实施的过程中,人类辅助生殖技术必须在夫妻双方知情、自愿同意并签署书面知情同意书后方可实施。案例中,该夫妻来生殖中心寻求帮助,医生有必要告知其进行精子冷冻的利与弊,并且明确告知精子仅用于单周期的助孕治疗。在我国仅有人类精子库能够为病人提供以"生殖保险"为目的的自精保存。

此外,从保护后代原则讨论:男方公务常年不在家,对其精子冷冻以备实施人工助孕是可行的。但是生殖中心冷冻的病人精子仅用于单周期人工助孕,无法为其提供长久的生育力保存。如果对其精子进行长期保存,男方遭遇不幸或者发生婚变,其妻子是否有权利使用冷冻精子进行受孕?在我国,主要从有利于后代的原则出发,把丧偶归属于单亲家庭,不允许为其提供辅助生殖技术治疗。如果夫妻婚姻解除,女方也不能再使用其精子助孕。所以,由此原则考虑,精液冷冻用于单周期治疗是符合规定和伦理原则的,但是夫妻双方期待长期保存冻精是不可行的。

最后,从最优化原则和有利于病人原则考虑:在临床诊疗实践活动中,医务人员的医疗行为包括诊断、治疗、护理、康复以及执行过程的态度、情感和意志。最优化原则要求医务人员在进行临床思维和实施诊治方案时,追求医疗行为中的技术性和伦理性的统一。本案例中,考虑到病人的特殊性,生殖中心对其进行精子冷冻后行人工助孕,是符合最优化原则的。

【法理讨论】

此对夫妻如果用冷冻精子助孕治疗,势必存在一方不在的情况下行助孕治疗,为了保障院方、病人夫妻两方各自的合法权益,除了签署常规手术同意书外,还要签署授权委托书。男方委托女方全权代理签署所有后续治疗相关各类知情同意书,委托女方全权代理与医生讨论接受治疗计划,对后续治疗过程中可能出现的风险由病人夫妻双方承担。如果男方或女方任何一方因各种原因决定中止实施助孕技术,须以书面形式向生殖中心提出中止实施助孕声明(若男方决定中止实施助孕技术,男方书面的声明须通过中国驻当地大使馆或领事馆认证后,用挂号信寄到生殖中心),生殖中心从收到信函次日起不再使用男方冷冻保存精子为女方实施助孕技术。

【情理讨论】

医学伦理规定禁止医务人员将病人划分等级，医生不能根据个人好恶选择病人。病人也不会因为自己的社会地位或经济身份而影响到他所获得的基础医疗关怀，个人身份不会成为影响医疗的因素。但在本案例中，男方为驻守在边疆的军人，军人作为国家的保卫者，与国家唇齿相依。没有军人的奉献就不会有社会的和平与安宁，就不会有人民的安居乐业。因履行使命，夫妻两地分居，现在又要长期驻外执行任务，等他完成任务回来时，妻子已 38 岁高龄了，再生育就更困难了。

【社会舆论】

随着社会的发展和人们观念的变化，很多人年轻的时候不急于生孩子，便产生了在年轻时把精子、卵子冷冻储存备将来生育之用的想法，加之名人冻精、冻卵的宣传报道，让部分人蠢蠢欲动。目前，我国还不允许开展"生殖保险"，其成功率也不是 100%，存在一定的技术风险。从社会责任的角度来说，不提倡过晚生育，晚育孕母妊娠并发症及合并症增加；孩子出生后，父母的精力和体力不如年轻的时候，抚育孩子所能付出的精力体力有限；父母与孩子年龄相差太大，在教育孩子时会存在许多问题，因此过晚生育不符合优生优育的原则。

【小结】

从医学角度，冷冻精液保存是一项常规医疗技术，医疗风险小；生殖中心对此身为军人的病人进行精子冷冻后行人工助孕，是符合最优化原则和有利于病人的伦理原则；医务人员帮助这样一对为了祖国的安宁、人民的安居乐业而牺牲个人幸福的夫妻也是合情合理的。在助孕前，需做好病人及家属的知情告知，签署知情同意书与授权委托书后，冷冻男方精子，并为女方实施一系列人工授精及体外受精胚胎移植术等助孕技术。

（任建枝　魏培德）

参考文献

[1] 于修成.辅助生殖的伦理与管理.北京：人民卫生出版社，2014.

第二节 保存费逾期 6 个月以上的冷冻胚胎

【案例叙述】

2010 年 10 月，病人陈岚（化名）夫妻于深圳市某生殖医学中心接受体外受精胚胎移植术（in vitro fertilization embryo transfer，IVF-ET）助孕治疗，获得胚胎 12 枚，移植 2 枚胚胎后获得妊娠，并于 2011 年生育一健康男孩。当时 IVF 治疗剩余的 10 枚胚胎冻存于该生殖中心。病人于 2011 年生育后曾缴纳 3 个月的胚胎冷冻保存费用，并签署《胚胎冷冻保存与解冻知情同意书》，该知情同意书内明确指出："病人需主动、及时与中心联系，缴纳继续保存的费用。若逾期 6 个月仍未与中心联系胚胎续冻事宜，生殖中心将对胚胎予以相应处理。处理选择：①丢弃；②去标识后作为教学、科研用。"签署时夫妻双方明确签字同意逾期 6 个月后将胚胎丢弃，夫妻双方签字并按手印确认。但病人在保存费期满后未再继续缴纳胚胎冷冻保存费用，逾期 6 个月后该中心曾多次按病历档案记录的联系方式寻找病人夫妻，均无法取得联系（电话空号，亦已不在原登记地址居住）。目前该病人夫妻的冷冻胚胎保存已逾期，由于无法取得联系，虽病人夫妻曾签署同意冷冻胚胎保存逾期后将其丢弃，但出于慎重考虑，该中心只能继续冷冻保存其胚胎。类似的案例在该中心已有上千例，大量的胚胎必须存放在 -196℃ 的液氮罐内，为保持冷冻环境稳定，工作人员需不断地定时添加补充液氮，随着不孕症病人增多，保存胚胎的液氮罐亦逐渐增多，因此所耗费的人力、物力、场地成本都十分巨大。这些胚胎仿佛被父母遗忘的"孤儿"，静静地待在罐子里。如何处置这些被遗忘的冷冻胚胎成了生殖医学中心一个棘手的问题。

【医学观点】

根据 2010 年国家物价局最新规定，胚胎冷冻费一次收取 1 200 元（包括当月冷冻保存费用），以后胚胎保存费用为 110 元 / 月，也就是说冷冻胚胎需每年支付 1 200 多元。这与医院的保存成本相比，收费是十分低廉的，但目前还是有许多病人不按时缴费，成为各个生殖医学中心面临的共性问题。特别是开展冷冻胚胎技术时间比较长的医院，都会面临欠费、冷冻胚胎数量急剧增长带来的资源占用和保存成本问题。不少采用辅助生殖技术（assisted reproductive technology，ART）助孕的病人在妊娠分娩后即修改联系方式，无法随访及询问其对其冷冻胚胎的处置意见，导致目前大量的冷冻胚胎无法处置。冷冻胚胎积压太多，已经明显挤占了医疗资源。

2018 年 10 月发表于《生殖医学杂志》的《冷冻胚胎冻存时限的中国专家共识》指出，建议胚胎冷冻保存时限不超过 10 年。因此，从医学角度并不建议胚胎无限期冷冻下去。

病人在进行人类辅助生殖技术助孕之前，已签署《胚胎冷冻保存与解冻知情同意书》，同意书上明确告知病人："病人需主动、及时与中心联系，缴纳继续保存的费用。若逾期 6 个月仍未与中心联系胚胎续冻事宜，生殖中心将对胚胎予以相应处理。处理选择：①丢弃；②去标识后作为教学、科研用。"若逾期 6 个月仍未补缴胚胎冷冻保存费用，则视为自动放弃胚胎，医疗机构按病人夫妻之前的选择处理胚胎。但若医疗机构在销毁冷冻胚胎之前未再次经过病人夫妻同意，如此处置有发生医疗纠纷的风险，因此许多生殖中心仍然保存着大量这种被遗忘的胚胎，造成了大量人力、物力、场地资源的浪费。因此，在无法与病人夫妻取得联系并再次获取"废弃冻存胚胎"知情同意书签字的前提下，医疗机构是否有权仅依据当时签署的《胚胎冷冻保存与解冻知情同意书》对这些被遗忘的胚胎进行处置，仍是一个无法回避的问题。

【伦理讨论】

本案主要涉及尊重原则、知情同意原则、伦理双重效应原则和最优化原则。

首先是尊重原则和知情同意原则。尊重原则是辅助生殖技术所涉及的所有伦理原则中最重要的。包括尊重病人，尊重配子，尊重胚胎。没有充分理由不能随意操纵和毁掉胚胎。同时，我国原卫生部 2003 年颁布的《人类辅助生殖技术和人类精子库伦理原则》规定，"不育夫妻对实施人类辅助生殖技术过程中获得的配子、胚胎拥有其选择处理方式的权利"。从尊重原则出发，同时遵守《人类辅助生殖技术和人类精子库伦理原则》的规定，生殖医学中心落实知情同意原则，对所有的不孕症夫妻在进行辅助生殖治疗前，均充分知情告知胚胎冷冻的保存费用、缓冲时间以及逾期 6 个月后胚胎处理方式的选择。并与病人夫妻双方签署了知情同意书，同意书中明确指出"若逾期 6 个月仍未与中心联系胚胎续冻事宜，生殖中心将对胚胎予以相应处理。处理选择：①丢弃；②去标识后作为教学、科研用。"病人夫妻签署知情同意书的同时对逾期 6 个月后胚胎处理方式进行选择，签字并按手印确认。本案例中，病人夫妻选择逾期 6 个月后将胚胎丢弃。所以销毁逾期不缴费的冷冻胚胎不属于违背夫妻意愿的行为，符合上述伦理原则中的相关要求。但出于对人类胚胎的尊重，生殖中心在真正销毁这些胚胎之前，会再次与该病人取得联系并再次对病人夫妻进行知情同意，若此时他们确定要将胚胎丢弃，则夫妻双方签署"废弃冻存胚胎"知情同意书。生殖中心才会将这些胚胎进行销毁处理。

其次，根据有利于供受者原则和最优化原则，生殖中心医生在作出医学决定时应时刻从病人利益出发，用最小的代价获得最优的诊疗效果。从这两条伦理原则出发，国内许多医疗机构的生殖中心在有条件的情况下，为了病人的利益，为了防止病人若干年后可能反悔没能续冻胚胎而丧失获得再次生育的能力，仍会尽量保存这些似乎是被"遗忘"的冷冻胚胎。特别在我国生育政策放开后，众多逾期多年没有缴费的病人又回到生殖医学中心补交逾期的冷冻保存费用，利用此前被这些病人夫妻"遗忘"的冷冻胚胎，实现了再生育的愿望。这便是这些生殖中心遵从有利于供受者原则和最优化原则给病人带来的切实的好处。然而此举同时带来了大量无法弥补的、持续的成本付出。而从另一个角度来思考，这种对医疗资源的大量异常占用，是否会对后来病人的正常医疗需求带来负面影响？这也是医务工作者应该重视的伦理问题。

胚胎不等同于人，因为它还没有生命；但它也不等同于物，因为胚胎具有发展为生命的潜能，是含有未来生命的特殊之物。正是因为胚胎的特殊属性，不能对这类逾期冷冻胚胎随意处置，需要考虑胚胎提供者的意愿。如果病人逾期不缴费,或已过10年以上的保存期限,医疗机构按约定方式处置这些被"遗忘的胚胎"时,在执行过程中应将处理工作做得更人性化,例如可考虑在处置胚胎前提前予以公告,再次尝试通过电话提醒病人胚胎逾期未交费即将被销毁,给予病人更充分的知情同意。

【法理讨论】

目前在我国,人类的胚胎到底应该保存多长时间、什么情况下应该或可以销毁都没有明文规定。我国2018年的《冷冻胚胎冻存时限的中国专家共识》中指出,建议胚胎冷冻保存时限不超过10年。目前部分欧美国家在这方面有相关的规定可供参考:澳大利亚和英国规定冷冻胚胎的最大保存期限为10年,过期的冷冻胚胎必须被销毁,或者用于科学研究,或者捐赠给另一对夫妻;法国规定冷冻胚胎在保存5年后,或者在夫妻双方由于死亡、离婚等原因解除夫妻关系的情况下必须销毁;而美国在冷冻胚胎保存上没有设置期限。

根据2003年中华人民共和国卫生部颁布的《人类辅助生殖技术和人类精子库伦理原则》第一条第二款,"人类辅助生殖技术必须在双方自愿同意并签署书面知情同意书后方可实施"。冷冻胚胎之前,生殖中心与病人夫妻必须签署《胚胎冷冻和解冻知情同意书》。该知情同意书对逾期不交续冻费的胚胎处理也有明确规定:逾期6个月未交续冻费,视为自动放弃冻胚。因此,无论生殖中心还是病人夫妻均应按同意书条款执行。在进行胚胎冷冻保存之前,病人夫妻均已经签署了《胚胎冷冻和解冻知情同意书》,其内容也经过病人夫妻充分的知情同意。因此若病人超过上述知情同意书中约定的期限而没有依时缴纳继续冷冻保存胚胎的相关费用,依据上述知情同意书中的约定,可视为病人夫妻双方自动放弃所冻存的胚胎并同意由医疗机构按照上述知情同意书相关条款约定的方式处置病人夫妻双方的胚胎。《中华人民共和国合同法》第三章第四十五条"当事人对合同的效力可以约定附条件。附生效条件的合同,自条件成就时生效。附解除条件的合同,自条件成就时失效"。以此理解前述知情同意书中的约定,对于逾期不缴费的病人,已经视为合同违约,医疗机构也可按照上述知情同意书相关条款约定的方式处置病人双方的胚胎。因此对于病人逾期未缴纳冷冻保存费用的胚胎,医疗机构应该有权按照与病人签署的《胚胎冷冻和解冻知情同意书》中相关条款约定的方式处置病人夫妻双方的胚胎。

医疗机构与病人签署的各种知情同意书是有法律地位的,它与上述合同法中所指的合同具有相同的效力。

【情理讨论】

胚胎虽不等同于人,但其具有发育成人的生命潜能,因此人类应尊重胚胎,不能对胚胎进行随意处置,即是对生命的尊重。实施辅助生殖技术助孕的夫妻选择冷冻剩余胚胎,可降低再次助孕的成本,同时也是自身生育力保存的一种方式。通过助孕获得妊娠的夫妻在生育后代后,因为工作、家庭的原因短期内遗忘了冷冻在医院的胚胎是可以理解的,但如果在冷冻费用逾期6个月、一年甚至在医院通知后仍对这些胚胎弃之不理,便是对生命的漠视,否认了胚胎具有生命潜能的特殊性。

实施辅助生殖助孕的病人很多都是从外地不远千里求医,对于定期需本人来院缴纳冷冻费用需耗费时间、来去路费等问题,医疗机构可以考虑通过优化缴费途径(如网络支付等),或者延长冷冻缴费时限(如一次性可缴纳2~3年冷冻费用)等方式完善相关管理制度,以便于病人缴纳相关费用。

【社会舆论】

逾期冷冻胚胎目前越来越受到关注。应将辅助生殖的许可、管理及监督纳入法治的轨道,而不只是靠医院与病人的一纸协议约束双方的行为。也有媒体认为可以借鉴国外的处理方法:如英国规定胚胎冷冻超过10年必须销毁或处理,法国规定是5年等。

【小结】

综上所述,考虑到胚胎的特殊性,对于逾期冷冻胚胎,不能随意处置,需要根据有利于供受者的伦理原则和最优化原则,再次联系胚胎冻存者,根据其意愿进行处置。如果病人逾期不缴费且失联,医疗机构按前期病人签署的知情同意书中的约定方式处置这些"被遗忘的胚胎"时,应将处理工作做得更人性化,可在处置胚胎前提前予以公告,再次尝试通过电话提醒病人胚胎逾期未交费即将被销毁,给予病人更充分的知情告知。生殖中心工作人员在反复无法与病人取得联系时,可考虑在伦理委员会监督下,在第三方律师和医院主管部门核对病人名单及病历等文书后,在临床及实验室至少三人见证签字下销毁胚胎,并进行全程录像保存。

(钱卫平　杨伟洪)

参考文献

[1] 中华医学会生殖医学分会.冷冻胚胎冻存时限的中国专家共识.生殖医学杂志,2018,27(10):925-930.

[2] 于修成.辅助生殖的伦理与管理.北京:人民卫生出版社,2014.

[3] 中华人民共和国卫生部.关于修订人类辅助生殖技术与人类精子库相关技术规范、基本标准和伦理原则的通知.卫科教发〔2003〕176号,2003.

第三节　医源性放射线对医生精子的安全性

【案例叙述】

魏果(化名)现年32岁,是一名医生,他的妻子张丽(化名)现年28岁。夫妻二人4年前结婚,婚后性生活正常,未避孕未孕2个月。婚后第3个月女方即出国学习,至今未归。最近魏果因工作岗位调整,即将长期从事"放射影像工作",因担心放射线对精子质量和生育力的损伤,特来生殖中心要求冻存精液,以供妻子归国后行人工助孕治疗(其精液常规检查结果正常)。

随着社会和人类辅助生殖技术的发展,以前似乎只有在新闻上才能看得到的明星"冷冻卵子""冷冻精子"等保存生育力要求,似乎已走进了寻常百姓中来。越来越多的人因为工作、学习或疾病等原因来到生殖中心咨询,想借助于辅助生殖技术(assisted reproductive technology,ART),保存自己的生育力。

【医学观点】

本案例中夫妻仍处于生育旺盛年龄,因工作、学习两地分居,男方精液常规检查结果正常,若充分"避线"(避免接受放射线),做好防护措施,完全有自然受孕的能力和机会,一名放射科医生可能接触射线并非冷冻精子的指征。

精子在精液洗涤处理及冻存、复苏过程中均存在受损伤可能。

一旦病人和医院双方同意实施冻存,将可能导致医学指征不充足的夫精人工授精(artificial insemination by husband semen,AIH)助孕手术的实施。AIH虽为"最接近自然受孕"的助孕方式,但仍是ART的一种,存在诸多人为因素,未必有正常男性采取正常性生活形成的胚胎质量好。

AIH存在成功率低、并非保证能一次助孕便能成功妊娠而需反复实施助孕术的问题。冻精也存在需多次取精、冷冻保存以及后期复苏期花费高、代价大、精神负担重等问题,应充分向当事人讲明。

如充分告知后,该男性仍坚持"冻精"以保存生育力,考虑到人类精子库是唯一合法进行自精冷冻保存男性生育力的单位,可建议病人到人类精子库进一步了解冻精保存生育力的有关事宜,充分知情同意后进行正规程序精液冷冻。

【伦理讨论】

自精冷冻保存是指将男性自己的精子或精液以冻存的方式保存于医疗机构(人类精子库),供未来生育时使用。随着ART的发展和生育年龄推迟,继发性不育不断上升,自精冷冻保存服务越来越受到重视。本案例男性要求"冻精",具体到本案例,主要涉及尊重原则、自主原则、有利于病人原则。

1. **尊重原则和自主原则**　在ART过程中,医生必须予以病人充分的尊重,只有尊重病人,病人才会尊重医生,才可能建立真诚的医患关系,进而维护正常的医疗活动,避免各种性质医疗纠纷的发生。在医学领域里,尊重原则就是对能够自主的病人的自主性的尊重。没有比为病人保守秘密更能反映尊重原则的重要性了。本案例中丈夫要求自精冷冻,医生应向病人详细说明相关情况及风险。首先,男性因疾病或职业需要接受致畸剂量的射线是自精冷冻的适应证,然而本案例男方不属于长期接受致畸量射线或因恶性肿瘤因素化疗引发生殖系统功能不可逆损害的人群。在生育能力正常情况下,大龄和生育要求的迫切使他强调了"X线"的危害,而忽略了后期的一系列非必要、非自然的受孕方式的实施,以及这些对女方和后代可能造成的不利影响。其次,精子冷冻过程可能会破坏精子的DNA完整性,继而影响辅助生殖治疗的临床结局和后代健康,故人类精子库在提供自精冷冻保存服务时,应向当事人充分说明自精保存的利弊。最后,还要向病人说明后期AIH的成功率、ART手术对女性身心可能造成的负担、对夫妻双方及家人造成的精神、经济压力以及精子长期冷冻保存涉及的诸多的伦理隐患。从辅助生殖伦理的尊重原则和自主原则出发,应当在向当事人提供充分、准确、能理解的相关信息后,建议病人深思熟虑并和家属商量后再行决定。

2. **有利于病人原则** 在ART实施过程中应注意,综合考虑病人病理、生理、心理及社会因素,医务人员有义务告知病人目前可供选择的治疗手段、利弊及其所承担的风险,在病人充分知情的情况下,提出有医学指征的选择和最有利于病人的治疗方案。在本案例中,应向病人说明自精冷冻和AIH相关的利弊以及病人承担的风险,在病人充分理解之后让病人自主选择最有利的治疗方案,并签署书面知情同意。

随着社会发展、生活压力增大,因工作因素引起的生育问题会越来越多,应客观看待ART,合理实施,如非必要,不能移植。不能有悖于严禁技术滥用的辅助生殖伦理原则。

【法理讨论】

本案例男方仅因日后从事放射影像工作,而非致畸量的射线照射及不孕因素要求冻精,虽缺乏自精冷冻和日后因此而实施AIH助孕技术的医学指征,但当事人在充分知情情况下仍坚持要求进行精液冷冻保存,符合《人类精子库基本标准和技术规范》中自精保存者基本条件:出于"生殖保险"目的,需保存精子以备将来生育者;夫妻长期两地分居,需保存精子准备将来生育的情况。病人有其自主权,应予以尊重。建议其到拥有合法资质的人类精子库进一步了解有关精子冷冻事宜。

【情理讨论】

三十而立,在我国大多数而立之年的夫妻已经拥有3口或者4口之家了,考虑到年龄和工作关系,不难理解当事人迫切要求保存生育力的要求。当事人为了预防以后特殊工作性质带来的可能对生育功能的损伤,在不耽误工作的情况下为避免漫长的"避线"来恢复生育力,保证女方时间恰当时进行受孕,因此希望能够将精子冷冻长久保存,对当事人来说相当于"双重保险"。然而,由于病人专业知识缺乏以及对医疗规范的不了解,对ART的利弊和风险认识不足,没有认识到精子冷冻过程可能会破坏精子的DNA完整性,继而影响辅助生殖治疗的临床结局和后代健康;以及后续所有的治疗和操作对女方和后代可能造成的不利影响;因此需要医务人员详细解释和客观引导。

【社会舆论】

随着社会的发展,因工作、学习关系,影响生育的因素越来越多,人类ART可以提供的出于"生殖保险"目的的"冻存"技术似乎成了解决这一问题的利器。在有意愿使用"冻存"技术保存生育力的人群中,有实施"冻存"技术保存生育力利大于弊的群体,但其中也不乏对此类"冻存"技术利弊无充分了解的盲目跟风者。这样一来,势必造成现存社会医疗资源和经济资源不必要的浪费。要从人的生理角度出发,在合适的年龄做合适的事,要充分了解到此类技术并非"有百利无一害",客观看待。人们虽有保存生育力的自由,但是也要结合医生的客观评估,分析生育力保存的指征及必要性,充分权衡利弊后决定。

【小结】

综上所述,本案例中的男方虽缺乏冻精医学指征,但符合《人类精子库基本标准和技术规范》中自精保存者基本条件。按照辅助生殖管理的相关伦理原则,充分知情当事人,向其说明"冻精"利弊,尊重其决定。精子库是进行男性保存生育力的唯一合法单位,对于有保存生育力需求的男性应建议其到拥有合法资质的人类精子库进一步了解有关事宜后,按规定进行正规程序精液冷冻。

(翟俊英 翟一阳)

参考文献

［1］于修成.辅助生殖的伦理与管理.北京：人民卫生出版社，2014.
［2］中华人民共和国卫生部.关于修订人类辅助生殖技术与人类精子库相关技术规范、基本标准和伦理原则的通知.卫科教发〔2003〕176号，2003.

第四节 病人申请移植已签字放弃的胚胎

【案例叙述】

2008年，陈阳（化名）与谢琳（化名）结婚，婚后二人试孕未孕1年。夫妻二人多次就医，使本就不富裕的家庭负担越发沉重。最终，他们在某医院生殖中心的帮助下，于2010年成功诞下一名健康的男婴。

2014年，夫妻二人考虑到经过试管婴儿助孕治疗后剩余的9枚胚胎已经没有用处，而且还要每年支付一定的保存费用，决定不再续费，并签字同意将剩余胚胎用于科学研究后销毁。时隔两年，随着国家生育政策的放开，夫妻二人又有了生育二孩的想法。陈阳与谢琳都是独生子女，幼年孤单的回忆始终是二人的遗憾，看着每天在家独自玩耍的儿子便不禁担心，怕儿子无法很好地融入社会，也怕自己老去以后儿子像他们夫妻二人一样肩负着四位老人的重担。于是，夫妻二人来院咨询生育二胎事宜，并询问其签字同意进行科学研究的胚胎是否已经用于科学研究后销毁。

【医学观点】

体外受精胚胎移植术在实施过程中，女方需要使用药物刺激多个卵泡同时发育，从而获得多个可利用的胚胎，以提高女性受孕的机会。病人移植后的剩余胚胎则通过冷冻技术保存于医疗机构，冷冻胚胎的所有权属于病人夫妻双方。病人夫妻需慎重选择剩余冷冻胚胎的处理方式：复苏后移植、继续冷冻保存、捐献科研后销毁、用医学方法销毁。病人夫妻一旦签署了将胚胎捐献科研后销毁的处理方式，就意味着病人放弃了胚胎的所有权。辅助生殖助孕病人的冷冻胚胎均由生殖中心按照冷冻胚胎管理办法统一管理。对于病人签字同意科学研究及销毁的胚胎均有标准的程序。

胚胎的科学研究有助于人们深入了解胚胎的发育过程，对干细胞的研究具有积极的作用。本案例中，陈阳夫妻愿意将自己生育后剩余的冷冻胚胎用于科学研究，是大爱精神，是对科学研究的一种支持态度，具有积极的意义。但是此时陈阳夫妻不再具有胚胎的所有权。在国家生育政策放开的大环境下，陈阳夫妻有了生育二胎的想法，同时经实验室人员仔细核对发现其冷冻胚胎仍然完好，目前尚未对其进行任何科学研究。因此，出于人道主义精神，医疗机构愿意在其补交冷冻保存费的基础上，为其进行胚胎的解冻移植。

【伦理讨论】

在辅助生殖技术助孕过程中，经过体外培养后可能获得多个可利用胚胎。而在每一次移植过程中，只需将1~2个胚胎植入子宫腔，其余质量较好的"剩余胚胎"进行冷冻保存。这些"剩余胚胎"一方面为广大家庭提供了生育保障，另一方面也带来了诸多的难题。例如在各家生殖中心均保存着大量无人问津的胚胎，这些胚胎的所有人既不续费，又不签字销毁，这时这些胚胎该如何处置呢？丢弃、还是用于科学研究、或是继续保存？而对于这些胚胎的处理，需要由胚胎的所有者双方共同决定。目前有几种方式可供病人选择：①继续冷冻保存"剩余胚胎"，病人夫妻双方需要按照规定交纳冷冻保存费用；②病人夫妻双方放弃"剩余胚胎"，用医学方法销毁；③将"剩余胚胎"捐赠给医疗机构进行科学研究等。

从有利于病人的原则以及知情同意的原则来看，综合考虑病人病理、生理、心理及社会因素，医务人员有义务告诉病人目前可供选择的治疗手段、利弊及其所承担的风险，在病人充分知情的情况下，提出有医学指征的选择和最有利于病人的治疗方案。

在本案例中，病人选择对其"剩余胚胎"进行科学研究,体现了病人的大爱精神,科研的根本目的是救死扶伤、使人类远离疾病的困扰;病人已经生育,其"剩余胚胎"捐献科研,对病人并无害处,反而能够促进科学的发展,体现了"无伤和有利"的伦理原则。在国家放开生育政策的大环境下,病人又有了生育二胎的愿望,但其已经签字将剩余胚胎进行科学研究,表明病人自愿放弃了胚胎的所有权,医疗机构完全有理由拒绝为其查询胚胎情况,进行下一步的解冻移植。但鉴于医疗机构并未对其胚胎进行任何科学研究操作,胚胎尚保存完好,出于人道主义精神,为其进行胚胎解冻移植。这也是"有利于病人原则"的最好体现。广大医务工作者处处以病人为优先,能够为病人排忧解难,这种精神值得弘扬。

【法理讨论】

原卫生部《关于修订人类辅助生殖技术与人类精子库相关技术规范、基本标准和伦理原则的通知》指出,人类辅助生殖技术是治疗不育症的一种手段,应当安全、有效、合理地实施人类辅助生殖技术,保障个人、家庭以及后代的健康和利益,维护社会公益。不育夫妻对实施人类辅助生殖技术过程中获得的配子、胚胎拥有其选择处理方式的权利,技术服务机构必须对此有详细的记录,并获得夫妻或双方的书面知情同意。在本案例中,病人夫妻咨询有关剩余胚胎的情况。医务人员本着知情同意的原则,有义务告知病人夫妻胚胎目前的情况,未被用于科研,并且保存完好。本着有利于病人的原则,病人也有权利在充分知情的前提下,选择最有利于自己的治疗方案。因此,从法理角度出发,为该病人实施胚胎解冻移植也是合理的。

【情理讨论】

随着我国生育政策的放开与实施,越来越多的家庭有了孕育第二个孩子的打算。于小家而言,更多的父母能拥有自己的两个孩子,孩子之间以及孩子与父母之间有了更多的互帮互助以及亲情温暖。多一个孩子,多一份陪伴,可以明显缓解独生子女综合征,包括情感缺失、心理孤独、性格脆弱等。本案中的夫妻积极响应国家政策的号召,有了生育二胎的强烈愿望,他们认为,多一个孩子不仅可以使他们儿子的成长有了伴儿,也可以在将来赡养老人方面分担一定的压力。于情理而言,他们的要求是合理的,并且完全可以被满足。

【社会舆论】

辅助生殖技术是解决不孕不育家庭子女问题的方法,而冷冻胚胎技术是保存生育能力的特殊技术手段,近年来随着胚胎冷冻技术的发展,与之相关的社会矛盾和纠纷也不断涌现出来。到底谁具有冷冻胚胎的所有权?胚胎的冷冻期限有多长?到期或"无主(被遗忘)"的冷冻胚胎何去何从?不孕症夫妻在接受 ART 治疗期间所处不同时期的心理状态也不一致,对于冷冻胚胎的处置态度也会有所变化。有研究发现,大约 70% 的不孕症病人夫妻在胚胎冷冻保存 2~3 年后会改变对冷冻胚胎的处置方式。因此,为了尊重病人的知情权,医疗机构有必要在处置胚胎前再次与病人确认冷冻胚胎的处置方式。为了造福生殖障碍社会群体,医务人员需要在实际工作中,既要充分了解和尊重不孕夫妻的意愿,维护和尊重病人知情权,又要考虑胚胎的特殊属性等问题,做到不伤害家庭,又能造福于社会。

【小结】

综上所述,无论从法律、伦理、情理及社会和谐的角度考虑,病人夫妻虽然之前签署了将剩余胚胎捐献科研的决定书,但由于国家生育政策的放开,以及病人夫妻生育二胎的强烈愿望,并且他们的胚胎尚未进行科学研究保存完好,所以,他们的要求是合理、合法的,医务工作者应赋予并尊重其生育权利及自主选择权。因此同意对该夫妻实施胚胎的解冻移植是正确的。

(刘丽英)

参考文献

［1］于修成.辅助生殖的伦理与管理.北京:人民卫生出版社,2014.

［2］中华人民共和国卫生部.关于修订人类辅助生殖技术与人类精子库相关技术规范、基本标准和伦理原则的通知.卫科教发〔2003〕176 号,2003.

第五节　失联病人的遗留卵子

【案例叙述】

丈夫张凯（化名）及妻子杜鹃（化名）结婚 20 余年，婚后生育 1 男孩，目前 19 岁。杜鹃已 43 岁，随着国家生育政策的施行，儿子考取外省大学，张凯和杜鹃生育二孩的意愿越来越强烈，经过大半年的尝试仍未怀孕。张凯和杜鹃于某生殖中心就诊。经过前期检查，杜鹃诊断为"继发性不孕症、右侧输卵管阻塞"，张凯诊断为"弱畸形精子症"，张凯和杜鹃经过深思熟虑之后，选择于该中心行辅助生殖助孕治疗。

张凯和杜鹃顺利完成相关检查后正式进入辅助生殖治疗周期，杜鹃采用微刺激药物刺激卵巢方案。张凯和杜鹃于取卵日当天签署包含《卵子冷冻知情同意书》在内的相关文书后进行取卵手术，术中获得 1 枚卵子。同时张凯按照该院辅助生殖技术中心取精流程进行取精，护士对张凯进行身份验证等程序后派发专用取精杯，安排张凯进入取精室取精。此时当班护士发现有另一男性将一份疑似精液标本私下交予张凯，护士立即制止并报告该中心护士长，护士长与张凯进行详细沟通后要求张凯交出口袋中的疑似精液标本。张凯勉为其难地将其口袋中的标本容器拿出后，护士长发现其口袋内的确为精液标本，但标本容器并非手术专用取精杯（为门诊检验容器），并且无夫妻双方姓名标识。

在无法确认精液来源情况下，请示科室主任并上报医务科后予取消该周期。当该中心正准备把事件的处理结果告知张凯和杜鹃时，却发现张凯和杜鹃已悄悄离开该中心。取消周期后，杜鹃于中心遗留卵子 1 枚，但多次拨打张凯和杜鹃的电话均未能取得联系，科室决定按照术前签署的《卵子冷冻知情同意书》相关协议内容先冷冻保存该枚卵子，同时报医院及生殖伦理委员会进行讨论，再尝试与病人取得进一步联系。

【医学观点】

在本案例中，夫妻生育欲望强烈，一侧输卵管

不通，女方高龄，生育难度高。但是在助孕过程中，男方私自携带来源不明的精液标本进入取精室内，此时男方精液标本已无法确定是否为男方本人精液，不符合国家及医院相关法律及规章制度，该份精液不能作为相应配子使用。女方于中心获得 1 枚卵子，正常情况下应及时配成胚胎，但多次拨打病人夫妻电话均未能取得联系，无法获得男方精液进行授精。考虑到女方年龄为 43 岁，卵巢储备功能差，以后获卵难度较大，并且已签署《卵子冷冻知情同意书》，已缴纳辅助生殖治疗费用，综合上述情况，基于医学角度而言，冷冻病人卵子是对病人接下来治疗最有利的一种选择。故决定先冷冻保存病人的 1 枚卵子，再继续尝试与病人取得进一步联系。

【伦理讨论】

女性的生育能力是有限的，随着年龄逐渐增大，生育能力不断下降。一方面，随着国家生育政策的放开，越来越多的高龄夫妻有了生育的意愿，另一方面，越来越多的夫妻，为了自身的发展，不断推迟生育年龄，将希望寄托于辅助生殖技术。

本案例中，男方精液标本此时已无法确定是否为本人精子，即配子来源已无法确定，基于保护后代的原则，应及时取消其周期，这样才能保障个人、家庭以及后代的健康和利益。女方于本中心遗留卵子 1 枚，并且已签署《卵子冷冻知情同意书》，在无法联系病人进行沟通的情况下，根据有利于供受者的原则，基于《卵子冷冻知情同意书》的协议内容，暂时先冷冻卵子，生殖中心无权丢弃或私自处理该卵子。有利于供受者原则是指诊疗过程中综合考虑病人病理、生理、心理及社会因素，医务人员选用最合适的方案，使供受者受益。本案中，女方年龄较大，卵巢储备功能差，以后再次取卵难度大。从伦理道德，人的感情思想出发，暂时将卵子冷冻起来，能为将来更为理智、合理的决策留有余地。

伦理监督原则的作用是对辅助生殖技术进行指导以及监督。当临床医师遇见与本案例类似的紧急伦理问题并且无从判断时，应及时向上级医师及科主任汇报，同时向医务科报备，将隐去病人个人信息的病例资料提交给伦理委员会。同时，伦理委员会应设立紧急联络委员，对于部分来不及召开伦理会议的紧急事件，应由紧急联络委员做出决

策,再召开伦理委员会议进行讨论。伦理委员会对辅助生殖过程中遇到的伦理问题进行审查、咨询、论证后及时组织召开审议会议,并给予书面的审议报告和建议,有效的伦理监督机制是辅助生殖技术健康发展的重要保证。

【法理讨论】

辅助生殖的开展应遵循国家相关法律法规,在本案例中,男方私自携带不明来源的精液标本试图带入取精室,已经违反国家的法律法规,在无法确定配子来源的情况下,应该根据规定及时停止该治疗周期。《人类辅助生殖技术规范》规定"同一治疗周期中,配子和合子必须来自同一男性和同一女性",病人存在私自携带不明来源精液的行为,护士在无法确认配子是否来自同一名男性的情况下,要求病人交出私自携带的不明来源的精液进行检查也符合规定。

本案例中女方遗留卵子1枚,而关于委托人因意外等原因失联后的剩余卵子如何处理,是否在遗弃前需要病人知情同意并签字,处理的主体、程序及公证、遗弃卵子的用途是否有相关程序,原卫生部颁布的《人类辅助生殖技术规范》和《人类辅助生殖技术管理办法》未作进一步说明。因此在没有不可抗力作用下,医院对卵子的管理应按照当事人与医院签订的相关协定,并按有法律效力的相关协定执行。本案例中,取卵术前已签署《卵子冷冻知情同意书》,同意书中仅写明"如男方无法取得精子,则需要冷冻所获得卵子",并未明确写明失联后卵子如何处理,即没有就失联后卵子是冷冻保存还是丢弃签订相关协议。基于此,本案例中冷冻病人的卵子及丢弃病人的卵子均不符合相关规定。最终根据病人年龄、病情等各方面实际情况,决定冷冻保存卵子,并继续争取与病人取得联系。本案例的处理方式是在无相关规定的情况下,基于生殖伦理考虑作出的决定,仍值得进一步商榷。

【情理讨论】

随着夫妻双方年龄越来越大,看着身边的好友接二连三地生育第二个小孩,夫妻双方迫切希望生育二孩的愿望能够理解,辅助生殖对于有高龄生育需求的女性是最快速的助孕方式。案例中,夫妻双方选择辅助生殖,经过一系列准备工作之后,获得

1枚卵子。之后,男方私自携带不明来源的精液标本使得他们不得不终止本次辅助生殖的治疗周期。在无法确定精液来源的情况下,本着对病人、社会负责任的态度,于情于理都应该终止辅助生殖治疗周期。终止辅助生殖治疗周期后,医生本希望与夫妻双方进行沟通交流,确定下一步的治疗方案,但夫妻双方突然失去联系,于生殖中心遗留1枚宝贵的卵子,从病人角度考虑,冷冻保存该枚卵子也合情合理,保留这枚卵子也保留了夫妻生育二孩的希望。

【社会舆论】

近年来高龄生育比例在世界范围内逐年增长,随着我国经济结构调整和发展,2016年我国开始施行全面两孩政策。政策实施以来,有高龄生育需求的人群比例急剧增加,由于高龄生育需求的女性生育能力下降,寻求助孕的比例也随之急剧增加,使得高龄助孕的相关安全问题成为社会关注的焦点,精子、卵子以及胚胎的保存也是焦点之一。本案例中,男方精液标本已无法确定来源,在子代已无法确定父亲时,应及时终止其助孕治疗,这样才能保障家庭的和睦以及子代的利益。助孕过程中,女方遗留卵子1枚,夫妻双方未与医院沟通,擅自离开,只能根据协议内容,对女方卵子进行冷冻保存,但是夫妻双方已失去联系,接下来还需要面对冻存卵子的处置问题。

中国辅助生殖技术发展已经有近30年历史,过去30年中,各大生殖中心的液氮罐里蓄积了大量的冷冻精子、卵子及胚胎,长年无人理睬,占据着空间,消耗着液氮,花费着大量的人力、物力进行维护。很多夫妻在孩子出生后,便就此消失,随访过程中,有的电话和地址不对,有的电话接通了,一听说是生殖中心,立即挂了电话。这可能与传统观念有关系,很多夫妻不想让外人知道自己的孩子是"试管婴儿",所以从心理上比较排斥与生殖中心联系。部分专家向社会呼吁:在生殖中心冻存精子、卵子或者胚胎的夫妻,请认真考虑它们的去留,如果真的需要,请务必及时与生殖中心续签保存协议;如果真的不再需要,也请郑重告知生殖中心。对于失联夫妻长期冻存于生殖中心的精子、卵子及胚胎,部分生殖中心以登报或者其他的方式进行声明后销毁,也是一种无奈的处置方式。

【小结】

随着如今国内人类辅助生殖需求的不断增加,随之出现的各类伦理相关问题也逐渐增多。伦理委员会的指导作用就显得尤为重要。本案例中,精子处置依据的是相关法律法规,卵子处置则是基于生殖伦理要求做出的相应决策。这也提醒医务工作者,在签署相关知情同意书时应对可能出现的问题提前作好相关规定,同时应积极向病人宣教辅助生殖的相关法律法规。工作中应定期召开伦理会议,使医务工作者的工作及时得到监督和指导,还应定期梳理业务流程,查找工作方面的不足,保障安全、有效、合理地为每一位病人实施辅助生殖技术。

(马文敏)

参考文献

［1］中华人民共和国卫生部.卫生部关于修订人类辅助生殖技术与人类精子库相关技术规范、基本标准和伦理原则的通知.卫科教发〔2003〕176号.2003.
［2］于修成.辅助生殖的伦理与管理.北京:人民卫生出版社,2014.
［3］中华人民共和国卫生部.人类辅助生殖技术管理办法.卫生部令第14号,2001.

第六节 知情同意书处置被遗忘的胚胎

【案例叙述】

一天,某医科大学附属医院生殖医学科的一名护士对实施体外受精助孕分娩病人进行随访,询问超过冷冻保存期限剩余胚胎处理意见时,病人提出质疑,称实施治疗前自己已经签过知情同意书,同意逾期6个月未续交冷冻费,视为自动放弃冻胚。现在自己的孩子都出生了,不明白为什么会再接到医院的随访电话,也不明白当年的胚胎为什么还没有销毁。面对病人一连串疑问,护士耐心解释,当初签署的知情同意书确实对逾期不续交冷冻费的冷冻胚胎处理有明确规定:逾期6个月未续交冷冻费视为自动放弃。但鉴于胚胎的特殊性,院方对冷冻胚胎超过保存期限未缴费者,并没有按照知情同意书条款去处理,一般要等到病人分娩后,再次电话核实病人对于胚胎的处理意见。如果不再保存,需要夫妻双方来院再次签署同意胚胎丢弃或者用于科研的声明,这时才会将剩余冷冻胚胎进行销毁或者去标识后用于科研处理。但随访时发现很多病人对于此举存在不解和质疑。认为院方是"多此一举",以家离医院路途远、工作忙等各种理由拒绝来院再次签字。生殖医学科可以直接按照胚胎冷冻前签署的知情同意书执行吗?是否还有必要处置前再次向病人核实对于冷冻胚胎的处理意见?

【医学观点】

胚胎冷冻是指将胚胎置于冷冻保护剂中,在超低温下长期保存的技术。胚胎冷冻是ART中不可缺少的一个环节,不但可以提高累计妊娠率,还可用于胚胎资源的保存及科学研究,其意义已获广泛认可。胚胎液氮低温冻存需要专门的场地、设备和专业人员,需要消耗一定的人力和物力,需要定期管理和维护及承担相应费用,同时需要处理大量信息资料。继续保存这些因病人夫妻长时间不返回医院使用而搁置在生殖中心的冷冻胚胎,是对有限生殖医疗资源的巨大浪费。这些数量越来越巨大的冷冻胚胎继续保存,也增加了生殖中心诸如液氮罐泄漏、火灾、爆炸等安全隐患。冷冻胚胎无论对于病人今后生育力保存还是将来用于科学研究都有重要意义。因此,生殖中心为了避免可能面临的法律风险和伦理、舆论压力,大多"不敢"按当时病人签署的知情同意书约定处置胚胎,目前处置方式多数是选择继续冻存。

【伦理讨论】

与一般医疗措施中产生的离体组织不同,人类离体配子和胚胎是具有生物潜能的生物标本,涉及人类对自己的认识和尊重。处理不好,会产生一系列的法律纠纷和伦理冲突。规范体外配子和胚胎的管理是辅助生殖技术的重要内容。处理此类问题可遵循尊重原则、有利于病人原则、知情同意原则和伦理监督原则。

1. 尊重原则 在辅助生殖技术中,尊重原则是所有伦理原则中最重要的。包括尊重病人、尊重配子、尊重胚胎。鉴于胚胎的特殊性,对于到期的冷冻胚胎需持谨慎态度,必须以敬畏和尊重的态度加以对待。没有充分理由不能随意操作和销毁胚胎。对于本案例中病人的不理解,应与病人充分地沟通。

2. 有利于病人的原则 不育夫妻对实施人类辅助生殖技术过程中获得的配子、胚胎拥有其选择处理方式的权利,技术服务机构必须对此有详细的记录,并获得夫妻双方的书面知情同意;病人的配子和胚胎在未征得其知情同意情况下,不得进行任何处理,更不得进行买卖。对于当初许多保存有冷冻胚胎的夫妻由于各种原因未能按照《胚胎冷冻知情同意书》的约定执行,超过保存期限后,生殖中心工作人员可通过电话,或是在妊娠后随访时与病人联系,提醒病人是否继续保存胚胎。对于未在规定时间内来继续续费保存者,科室出于人性化的考虑,可先继续保存并再次与病人联系,询问原因,逾期后可按之前签署的同意书处置胚胎。

3. 知情同意原则 为了尊重病人的知情权,在处置过期剩余冷冻胚胎前有必要再次与病人确认胚胎的处置方式。本案例中应该用准确、通俗、清晰的语言告知病人。对剩余胚胎的去向,应充分了解和尊重不孕夫妻的愿望,维护和尊重病人知情同意权,这包括:要让病人清楚地知道其胚胎的去向,如果捐赠科研,必须对捐赠者解释科研内容和意义。所有与剩余胚胎相关的处理都必须在病人双方自愿同意并签署知情同意书后方可实施。此外,在实施辅助生殖技术有剩余胚胎的情况下,医生、医院都应做好科普工作,加强对病人夫妻宣传教育,提高他们履行知情同意书意识,降低"被遗忘胚胎"形成的可能性。

4. 伦理监督原则 鉴于剩余冷冻胚胎引发的各种伦理争议,生殖中心更应该慎重对待剩余胚胎。对于实施辅助生殖技术后剩余的冷冻胚胎,如果需要销毁或用于科研,应建立剩余配子和胚胎妥当处理程序,由胚胎所有者双方共同决定如何处理,对于超过冷冻期限的胚胎,必须向夫妻双方核对处理意见,达成一致方可进行处理,处理实施需在伦理委员会监督下进行。

【法理讨论】

随着辅助生殖技术发展,胚胎培养技术改进,剩余冷冻胚胎会越来越多,目前我国的辅助生殖领域和法律层面没有界定"无主胚胎",对剩余胚胎的处置也无法律上的明确规定。我国卫生部2003年颁布的176号文件规定:实施辅助生殖的技术人员"必须严格遵守知情同意、知情选择的自愿原则","禁止在病人不知情和不自愿的情况下,将配子、合子和胚胎转送他人或进行科学研究"等。冷冻胚胎之前,生殖中心和病人夫妻必须签署《胚胎冷冻知情同意书》,并在同意书中详细约定逾期不续费者将对胚胎进行相应处理(如丢弃或者捐赠给科学研究)。

冷冻胚胎法律属性介于人与物之间,对于剩余冷冻胚胎的处置我国尚未立法,一般来说,各个生殖中心根据卫生行政部门颁布的相关管理规定,结合病人夫妻签署知情同意书中的选择及授权对剩余冷冻胚胎进行处置。病人在就医前签署的知情同意书,是证明医院已经尽到告知义务的法律文书,它的功能在于对于就医有关事项,医务人员已经尽到告知义务,并且病人作出了自己的选择。这是病人行使自我决定权的行为。其实质就表明了病人与医院是合同关系,是委托代理保存关系。合同中包含了胚胎保存方式、保存年限以及超过保存期限胚胎的处理方式,按协定时间自愿销毁或供医学科研之用。如根据合同约定,医院有6个月的保存期限,期满以后由夫妻双方选择处置方式,这也是病人行使自我决定权的行为。在知情同意书中,夫妻最为重要的意思表示是委托医院对多余配子的代为处理以及对逾期冷冻胚胎的处理。应当明确,在医院就诊时病人签署的知情同意书,属于双方的意思表示,构成《合同法》上的格式条款,应当适用《合同法》有关格式条款规定。逾期未续交费用意味合同的权利义务终止。医院有权利按照合同约定对胚胎进行处理而无需再次签订处理合同。当然,国内辅助生殖技术知情同意书与普通合同还有一些不同,辅助生殖技术属于高、精、尖技术,知情同意书一般由医疗机构单方面制定,病人并没有直接参与合同制定,对于包含有潜在生命的冷冻胚胎是否应当予以特别的保护尚需进一步讨论,所以对于逾期胚胎处理,还需医务人员、伦理、法学以及病人进一步讨论。

【情理讨论】

病人夫妻对于冷冻胚胎的重要性的认识以及处理态度，在不同阶段存在不同，尤其是在正常分娩以后，对于冷冻胚胎的处置态度会有所变化。让外地夫妻再次回到生殖中心签字确认胚胎去向，因路途、工作等各种原因可能存在怨言也是在所难免。

【社会舆论】

生殖专业属于前沿科学，所以在病人做完试管婴儿有多余胚胎的情况下，医生、医院和社会都应做好科普工作，加强对病人夫妻的宣传教育，提高他们履行知情同意书的意识，降低无主胚胎形成的可能性。让留下冷冻胚胎的夫妻，认真考虑它们的去留。鉴于胚胎的特殊性，生殖中心谨慎的做法不无道理。但冷冻胚胎需要耗费大量人力、物力。建立医患双方存贮和使用冷冻胚胎的规则，明确责任和义务也势在必行。不但要充分了解和尊重不孕夫妻的意愿，维护和尊重病人知情权，也要为病人考虑，避免病人来回奔波。考虑到现代信息技术的发展，利用新的方法，诸如视频、语音等，让病人再次确认胚胎去向，制定切实可行的办法可以减少此类问题的发生。

【小结】

冷冻胚胎是辅助生殖技术的重要组成部分。在辅助生殖技术的过程中，会有剩余胚胎被冷冻保存。近年来冷冻胚胎的数量不断增加，随着时间的推移，不孕夫妻使用冷冻胚胎的可能性逐渐减少，其保存的意义也越来越小，如何处理这些冷冻胚胎，给医院带来极大困扰。

（乜照燕　甄秀丽）

参考文献

［1］于修成.辅助生殖的伦理与管理.北京：人民卫生出版社，2014.

［2］中华人民共和国卫生部.关于修订人类辅助生殖技术与人类精子库相关技术规范、基本标准和伦理原则的通知.卫科教发〔2003〕176 号，2003.

［3］全松，黄国宁，孙海翔，等.冷冻胚胎保存时限的中国专家共识.生殖医学杂志，2018, v. 27 (10): 6-12.

第七节　辅助生殖治疗中第三方配子的正确使用

【案例叙述】

女方 32 岁，男方 37 岁，结婚 8 年未孕。8 年间，他们先后在多家生殖医学中心行体外受精胚胎移植术（IVF-ET）助孕 3 次，每次获卵数为 8~12 枚，但经 IVF 受精后，胚胎在体外发育至第 3 天均停滞，给夫妻二人的心理和经济带来了巨大的打击。最后，他们来到一家生殖医学中心就诊。经过详细询问病史和相关检查，医务人员得知女方曾在婚前与男友妊娠并行人工流产术，现输卵管碘油造影提示：右侧输卵管阻塞，左侧输卵管通畅。男方行三次精液检查均为中度少、弱精子症。女方染色体正常，男方 9 号染色体臂间倒位。夫妻双方要求行第 4 次助孕，在实施助孕治疗时采用微刺激方案，药物刺激卵巢后获卵 5 枚，行卵细胞质内单精子注射（ICSI）助孕，但胚胎在体外培养的第 3 天仍然发生了停滞。对治疗环节层层把关均未失误的情况之下，依然出现了这样的结局，医生们也在尽力寻找胚胎停育的根源所在。这时，这对夫妻提出进行第 5 次助孕，但要求这次取卵后，从取出的卵子中用 2~3 枚卵子与精子库供精的精子受精，其余的卵子用丈夫的精子来受精，作为"试验性尝试"观察胚胎发育情况以鉴定发育停滞是卵源性因素还是精源性因素，如果用精子库的精子来受精的胚胎发育很好，则移植，相当于选择了供精 IVF。病人提出这样的要求并不多见，看似是个值得一试的办法，但其中所涉及问题很多，怎样权衡利弊，给病人夫妻一个最佳的建议和方案是值得医务人员思考的，这关乎病人选择坚持或是放弃。

【医学观点】

病人夫妻共进行 4 次 IVF/ICSI 助孕治疗，体外培养发现，胚胎发育潜能差，在早期发生发育停滞。另外女方与前男友曾正常妊娠，丈夫染色体异常。根据上述情况推测胚胎发育停滞可能与非整倍体发生有关。目前检索资料证实男方 9 号染色体臂间倒位,但对体外受精及胚胎无明显影响,也不是胚胎植入前遗传学检测(PGT)的指征。并且该夫妻 IVF 受精率尚可,现公认胚胎致密化前发育停滞主要与卵源性因素相关。因此,目前仍无法判定胚胎发育停滞的原因。

供精是辅助生殖技术的常规项目,但这对不孕夫妻的不孕病因并不是其治疗的适应证。采用供精 IVF 助孕是否会改善此夫妻妊娠结局仍不确定。如实向病人夫妻告知:供精 IVF 对改善结局的不确定性以及除外 IVF 治疗的费用还需购买精子库精子等将增加病人的经济负担,而且一个治疗周期的卵子只能全部用供精的精子来受精。

【伦理讨论】

根据人类辅助生殖伦理原则中规定,不育夫妻对实施人类辅助生殖技术过程中获得的配子、胚胎拥有选择处理的权利,技术机构必须对此详细记录,并获得夫妻的书面知情同意。即使该病人夫妻同意针对个别卵子采用正常第三方男性精子受精鉴定以往多次胚胎发育停滞的原因,但目前国内尚未见此类情况报道,与前卫生部颁布的《人类辅助生殖技术规范、基本标准和伦理原则》中相关规定"在同一治疗周期中,配子与合子必须来自同一男性和同一女性"相悖。

临床上不乏有试验性治疗或创新治疗,一些患不治之症的病人要求医生解除其痛苦,由于已有疗法无效,在伦理委员会审查后,可在病人有效知情下对少数病人采取实验性治疗或创新治疗。那么,如按照该病人夫妻意愿实施"试验性尝试",精子来源于精子库。《人类精子库供精者知情同意书》中规定:精液捐赠完全是一种自愿行为,捐赠精液冷冻储存在经原卫生部和卫生计生委审查合格的人类精子库,并提供给经批准开展辅助生殖技术的医疗机构,用于供精人工授精、供精体外受精胚胎移植术或医学科学研究。从供精者角度考虑此案例符合伦理原则。

【法理讨论】

此案例中病人夫妻提出的"试验性的尝试"与原卫计委《人类辅助生殖技术的技术规范和基本要求》相关规定"在同一治疗周期中,配子与合子必须来自同一男性和同一女性"相悖,因此不符合

法理原则,生殖医学中心不能采用病人夫妻提出的"试验性尝试"的治疗方案。本案例病人夫妻为合法夫妻,在反复 IVF 助孕失败后寻求一种新的试验性诊治方案,在程序上需要符合法律规章。实施供精 IVF,应当在医疗机构中进行,以医疗为目的,要符合国家计划生育政策、伦理原则和有关法律规定,并须签署供精知情同意书。

【情理讨论】

病人夫妻不孕多年,经历 4 次助孕治疗均以失败告终。在漫漫求医路上,病人夫妻经过对医护人员的询问、网上查询甚至阅读专业文献,对自己治疗的每一环节和步骤了如指掌。最终,他们发现目前尚无直接的检测手段找到病因并制订有效的治疗方案。但直接选择实施供精 IVF-ET,夫妻俩仍不甘心,所以提出"试验性的尝试",这在情理上是可以理解的。

【社会舆论】

除了违反《人类辅助生殖技术规范、基本标准和伦理原则》,如上所述该"试验性的尝试"使用任何来源的精子都是不合适的。若病人夫妻使用精子库精子进行试验,一方面病人需承担经济费用,另一方面目前精子库精子仍供不应求,将精子应用于该试验是对社会资源的浪费和对其他有需求病人的不公正对待。

【小结】

该不孕夫妻提出的用取出的卵子中的 2~3 枚卵子与供精受精,其余的卵子用丈夫的精子来受精,观察胚胎发育情况以鉴定胚胎发育停滞是卵源性因素还是精源性因素,这一种"试验性尝试"虽然可能发现该夫妻胚胎停止发育的原因,但却违背了医学伦理原则,生殖医学中心医务人员不能实施。即使病人夫妻要求全部卵子实施供精助孕,医务人员也应向病人讲明胚胎发育停滞的原因如果是卵源性的,采用供精助孕也有再次发生胚胎发育停滞的风险。

(胡 蓉 宋梦玲)

参考文献

[1] 于修成.辅助生殖的伦理与管理.北京:人民卫生出

版社,2014.

[2] 中华人民共和国卫生部.关于修订人类辅助生殖技术与人类精子库相关技术规范、基本标准和伦理原则的通知.卫科教发〔2003〕176号,2003.

第八节　妻子为求生子改嫁丈夫的哥哥

【案例叙述】

28岁的李丽(化名)与张峰(化名)结婚1年余怀孕,在妊娠不足2个月时,李丽突发剧烈腹痛,伴随见红,到医院检查发现宫腔内已看不到孕囊。之后,李丽再也未能怀孕。

3年后,李丽夫妻到医院检查。李丽本人被诊断为双侧输卵管梗阻,张峰也患有严重少弱精子症,精液检查高倍镜下只有1~2个不活动精子。医生建议采用体外受精胚胎移植术助孕。经进一步检查,李丽的卵巢功能及子宫情况尚可,张峰的严重少弱精子症是由于睾丸生精功能异常所致。药物刺激卵巢的过程非常顺利,采卵当日成功获卵12枚。但到取精的时候,精液中没有找到精子,男方行经皮睾丸穿刺取精也没有取到精子,院方告知可以马上用供精来弥补。此时张峰向院方提出是否可以用自己哥哥张磊(化名)的精液,但被院方拒绝,夫妻双方要求暂时冷冻卵子。

2年后,李丽再次来到医院要求用之前保存在医院的冻卵行体外受精(in vitro fertilization,IVF)助孕。在核实双方证件时发现李丽已经与张峰离婚,而与张峰的哥哥张磊结婚。医务人员虽然对此感到不妥,但是李丽和张磊提供的所有证件都是真实的,李丽本人也符合IVF医学指征,医院无法拒绝她的要求。那么新的问题又来了,李丽前次采卵保存在本院的卵子是否可以复苏直接用于本次辅助生殖助孕过程?还是必须丢弃然后重新采卵?然而,李丽携前夫来签署同意书,明确女方对这批卵子的所有权和支配权。李丽无需再次取卵,将之前的卵子复苏后与张磊的精子体外受精,形成胚胎,进行移植,成功妊娠,剖宫产2个健康的男婴。其实李丽再婚后与"第二任丈夫"张磊仍旧保持弟妹与大伯哥的生活状态。分娩后1个月内,李丽与张磊办理离婚手续,与张峰复婚。

【医学观点】

本例中李丽与前夫张峰因女方双侧输卵管梗阻,男方生精功能障碍,符合辅助生殖技术的适应证。女方取卵当日因无法获精而冷冻卵子,也具备医学指征。李丽与现任丈夫结婚后,因"双侧输卵管梗阻",具备体外受精胚胎移植术(in vitro fertilization-embryo transplantation,IVF-ET)助孕治疗指征。从医疗技术角度来说,重新取卵或使用前次冷冻卵子进行IVF技术上都是可行的。但前者需要病人再次承担药物刺激卵巢和手术的相关费用和风险,后者存在冻融卵子本身的风险。生殖中心应充分告知病人两种医疗措施的利弊,根据病人意愿选择。

【伦理讨论】

本例中病人李丽与前夫张峰已经离婚,并且与其哥哥张磊再婚,即使医生明了李丽再婚的目的,但基于自主原则,病人有自主自愿选择辅助生殖技术的权利,医生亦无法拒绝用张磊的精子和李丽的卵子结合。从保护后代的原则考虑,医生应充分告知李丽以及现任丈夫张磊,他们对孩子负有法律、伦理和道德上的责任和义务,辅助生殖技术出生的后代与自然受孕分娩的后代享有同样的法律权利和义务,包括后代的继承权、赡养父母的义务、父母离异时对孩子监护权的裁定等,不因婚姻关系的变化而改变。病人在接受医疗诊治的过程中,享有独立、自愿的选择权,在医生告知医疗措施的利弊之后,出于尊重原则,病人对辅助生殖技术过程中获得的配子拥有其选择处理方式的权利,医疗机构尊重病人的自主性,故没有拒绝李丽的冻卵复苏行IVF的要求。

此外,本案例中李丽要求复苏与前夫行助孕治疗时冷冻的卵子,李丽与前夫张峰离婚时未就卵子的归属权问题产生分歧,离婚后放弃对这批卵子的所有权和支配权,冷冻的卵子归属于女方。与胚胎相比,卵子不具备独立发育成为人的能力,其遗传物质来源于母亲一方,本案例李丽实际上利用婚姻关系的变更使用与丈夫有血缘关系的亲属作为供精者实施"供精"助孕,医生出于尊重原则无权拒绝病人的请求。

【法理讨论】

从法理角度看,本案例中,虽然女方再婚后与"第二任丈夫"仍旧保持弟妹与大伯哥的生活状态,利用离婚、再婚的手段,变相使用亲属精子进行辅助生殖治疗,但根据《中华人民共和国婚姻法》的相关规定,李丽与现任丈夫张磊的婚姻是有效婚姻,女方接受的是"夫精",具备行辅助生殖技术的权利。

离婚后女方冻存的卵子归属女方。《中华人民共和国婚姻法》中指出双方离婚时,夫妻共同财产由双方协议处理。若是前次采卵后精卵已经形成胚胎,胚胎属于夫妻双方共同所有,离婚后必然是要放弃的,但是若因情况特殊(如本案中采卵当天取精困难)而直接冻卵,卵子没有独立发育成为人的潜能,离婚后,即使不经过前配偶的同意,卵子也可以由女方自行支配。另外,李丽与张磊行辅助生殖出生的孩子享有与张磊相关联的法律权利与义务,包括继承权、受教育权,抚养权等,并不因日后婚姻关系的改变而变化。

【情理讨论】

本案例中,医生明确知晓李丽的再婚是为使用亲属来源的供精完成生育的权宜之计,但李丽与现任丈夫张磊的婚姻合法,也存在行 IVF 的指征,从医学、伦理、法理的角度都是合理的。但是由于中国传统观念中的血缘纽带和传宗接代的思想不同程度地烙刻在每个家庭中。孩子出生以后这个家庭所面临的复杂的血缘、伦理和法律问题,都可能会使家庭陷入矛盾的漩涡之中,甚至对孩子的生理、心理健康产生极大的影响。

【社会舆论】

供精人工授精指精子的供者不是接受助孕技术女性的丈夫,而是由人类精子库提供精子。这种生殖助孕方式是对传统的家庭观念和亲子观念的挑战。传统的家族血缘亲情观念导致部分不孕家庭不愿意接受"陌生人"提供的配子,希望使用家族内有血缘关系的配子。但是这种孩子出生后的家庭关系、抚养权等紊乱、模糊,无法得到法律保护。基于此,医务工作者应当遵循不伤害原则、保护后代原则、公益原则等,来对供精技术进行管制,使供精助孕技术真正造福于人类。

【小结】

本案例中,病人为求生子,再嫁丈夫的哥哥,无论是原配夫妻还是再婚夫妻都具有辅助生殖的适应证。从医学、法律的角度都是可行的;从道德伦理角度,出于对后代的保护原则,其子代的成长环境不利于其健康成长,无法保障子代的合法权益。这种投机取巧的办法将为以后家庭关系埋下隐患,是不提倡的。

(艾继辉 殷莉 熊婷)

参考文献

[1] 中华人民共和国卫生部.关于修订人类辅助生殖技术与人类精子库相关技术规范、基本标准和伦理原则的通知.卫科教发〔2003〕176号,2003.
[2] 于修成.辅助生殖的伦理与管理.北京:人民卫生出版社,2014.

第九节 病人要求将冻存精子运往境外使用

【案例叙述】

林伟(化名),29岁,婚后2年,未避孕,其妻子一直没有怀孕,夫妻双方面临很大的社会及家庭压力。就诊时,病人告诉医生自己性功能非常好,但射精量比较少。精液检查发现射精量约0.5ml,pH呈酸性;体检时无法触及双侧输精管;生殖内分泌激素测定均在正常范围内;生殖道超声检查提示双侧输精管发育不良。临床诊断为先天性双侧输精管缺如,医生解释如果经附睾穿刺获取到精子,因精子数目过少需行单精子卵细胞质内注射(ICSI)进行助孕。夫妻双方当时无法接受,经过激烈的思想斗争和家庭讨论后,决定先把精子取出来,冻存在就诊医院的人类精子库,以后考虑成熟时再决定是否采用"ICSI试管婴儿"治疗。2013年林伟实施了显微附睾取精,并冷冻保存在人类精子库。此后,夫妻双方事业发展顺利,家庭生活幸福,并于2015年移民至澳大利亚,为了避免再次手术取精,提出委托快递公司将冻存的精子运输至澳大利亚,进行"试管婴儿"助孕。关于冻存在精子库的"自体精子要求运输到境外使用",成为摆在某精子库与医院面前的难题。

【医学观点】

病人之前的取精手术较为成功,冻存的精子在中国境内,整个过程都遵循了我国相关的法律法规。按照原卫生部辅助生殖技术及人类精子库规范要求,精子库只能向由卫生行政主管部门批准开展辅助生殖技术的医疗机构提供冷冻精子,就是指境内获得资质的生殖中心。自体精子如果需要长期保存,只能冻存在人类精子库。专业人员必须遵循国家的规范进行医学操作。此案例中的委托人现移居国外,无法审核其委托的快递公司以及境外生殖中心的资质,也无法监督冻存精子出库后的实际用途和使用方式,精子库专业人员认为不能出库,予以拒绝,同时上报医院专项伦理委员会备案并得到支持。

【伦理讨论】

针对此案例,医务工作者需要依据以下伦理原则进行考虑:①本着"有利于病人"和"不伤害"原则,支持使用冻存精子进行ICSI助孕,免去再次手术取精的创伤。由于病人身居境外,存在精子运输以及伦理监管的风险,建议并告知其须回国进行助孕。②此病人提出的诉求具有一定代表性,即自精冻存后异地使用精子的伦理监管与运输风险。随着辅助生殖技术以及男性不育显微外科技术的不断发展,更多经手术取到的精子将被冻存在人类精子库,如果病人夫妻选择在异地进行"试管婴儿",根据"严防商业化原则"和"严禁技术滥用原则",必须向精子库提呈相应生殖中心的资质报告;本着"知情同意""尊重原则"和"自主原则",务必征得委托人本人同意,由生殖中心工作人员负责精子的联系确认和运输并定向用于冻精委托人的合法妻子。以上诸多环节必须得到有效的监管,严格遵循"伦理监督原则",做好信息登记核对,方可在临床实施,并及时随访与反馈。

【法理讨论】

本案中,委托人的权利需要得到保护,然而其前提是不能违反所在国家的相关法律法规以及辅助生殖技术的管理流程。所涉及问题如下:①委托人有权申请冻存的自体精子出库。②按照我国相关行业规范,必须保证出库精子的实际用途合法而合理。③根据《病原微生物实验室生物安全管理条例》的规定,精子出库、运输、使用过程中必须确保生物安全性,如果涉及境外运输,尚须边防检疫和监督机构的许可。④如果病人在境外使用冻存的自体精子,务必确保境外辅助生殖中心的合法性;生物标本的检疫过程也存在毁损风险。⑤根据我国《人类遗传资源管理暂行办法》,凡涉及我国人类遗传资源的出口、出境等活动,必须经中国人类遗传资源管理办公室审批;重要人类遗传资源严格控制出口、出境和对外提供。另外,解冻过程中,复苏精子的损失及风险务必界定清楚,由病人本人及境外辅助生殖中心承担技术风险。以上各个环节必须严格按照相关的法律法规进行贯彻实施。

【情理讨论】

此病人夫妻已长期生活工作在国外,其助孕诉求也颇为迫切,临床医生和伦理专家表示同情,并告知病人夫妻在合理合规的尺度内,回国助孕过程中尽可能提供方便和支持。参考目前我国精子冻存与使用相关规定,虽经查询未见明确限定,但自体精子运往境外使用,存在很大难度和风险。病人夫妻须提供澳大利亚助孕机构的资质报告、航空公司的运输安全责任书以及冻精接收的反馈信息,病人本人对于所承担的风险必须签署知情同意书,再办理相关的审批手续。

【社会舆论】

此案例比较特殊,首先病人要求异地使用冻存的自体精子,存在运输及第三方交接的风险;其次,所谓的"异地"是在境外,则面临海关检疫以及境外辅助生殖机构认证的环节。整体而言,本着病人利益最大化的原则,医务人员应该在确保冻存精子生物学安全的前提下,尽量协助病人使用自体的精子,获得自己的后代。与此同时,必须保证所有运输环节、第三方交接环节、法律及伦理规范环节严密而高效,杜绝一切可能存在的潜在风险,真正做到医疗资源的高效配置。某种程度上,如果不增加委托人的精神及经济负担,建议其回国进行"试管婴儿"助孕,既可以满足委托人使用自体精子的愿望,又可以规避诸多环节的风险,同时还能有效地减少再次取精手术对委托人可能造成的额外伤害及经济负担。如果委托人坚持将其冻存的自体精子运往境外,则需要提供具有法律效应的委托书、海关安检的知情同意书、境外辅助生殖机构的国际认证、具有法律效应的婚姻证明以及妊娠结局随访数据的承诺书等材料,并征得伦理委员会的同意及备案后,才可以实施出库,存在很大难度和风险。另外,至关重要的是必须保证解冻精子的安全性和有效性,这是随后"试管婴儿"成功与否的关键点,相应的法律责任和技术责任必须界定清楚,国内人类精子库负责提供精子冻存时的技术参数,而境外辅助生殖机构则承担复苏精子的技术风险和责任。

【小结】

总体而言,此案例反映了国内自精保存的现状和困境,与供精保存相比较,自体精子保存没有改变社会学上的家庭成员关系,面临较少的伦理问题,但在特定情形下,委托人存在未来个体身份的不确定性,可能使日后的自体精子使用变得更为复杂。此案例提醒国内从业人员,针对自精保存,在临床实施之前,必须将冻存指征/保存过程管理/此后出库的要求及伦理规范阐述清楚,就我国目前技术规范和管理规定,显然只限于境内,做到委托人充分知情同意,减少管理成本与风险,避免引发纠纷。

(陈向锋)

参考文献

[1] 中华医学会.临床诊疗指南·辅助生殖技术与精子库分册.北京:人民卫生出版社,2009.
[2] 于修成.辅助生殖的伦理与管理.北京:人民卫生出版社,2014.
[3] 中华人民共和国国务院.病原微生物实验室生物安全管理条例.2004.
[4] 国务院办公厅.人类遗传资源管理暂行办法.1998.

第十节　失独父母请求冻存已故儿子的精子

【案例叙述】

2011年,杨先生和蔡女士的独生子因车祸离世,老夫妻悲痛欲绝。当时,儿子研究生在读,尚未婚娶,更无后代。老夫妻在悲伤之余想到,能否通过冷冻精子的方法使儿子的血脉得以延续?于是,老夫妻将儿子的遗体冷冻后,来到某医院生殖中心咨询,要求为其子取出精子和睾丸组织分别冻存保留,希望有机会寻找到愿意提供卵子和代孕者为自己的家庭生育后代;如果无法进行,则有意捐赠他人用于助孕,以从精神和心理上获得寄托。

【医学观点】

从医学角度来说,原国家卫生和计划生育委员会规定禁止给不符合国家人口和计划生育法规和条例规定的夫妻和单身妇女实施人类辅助生殖技术,首先本案杨先生的儿子未婚,并无配偶,因此不具备任何医疗助孕指征。其次,如后续通过体外受精产生胚胎,移植环节还需要女方配偶(受者)接受才能有后代,等同于代孕,在我国是违规的,医疗机构不可实施。同时,精子捐赠需要本人在国家批准的人类精子库自愿签署"捐精知情同意书",并进行严格查体和相应的程序,其去世的儿子生前没有这一愿望,未签署和留有遗嘱,是无法进行捐赠和供他人使用的。

从技术层面而言,活体去世后的器官移植供体摘取须在1小时之内进行,生殖细胞采集一般限制在死亡后6小时之内。该逝者尸体冷冻过几天,其精子及睾丸组织在均未添加冷冻保护剂的情况下已经受到损伤,本身已不能采集或用于再冻融后的使用。

故两位老人的诉求既不符合辅助生殖治疗适应证,也缺乏技术方面的可能性。因此,院方未同意杨先生夫妻的要求。

【伦理讨论】

面对该请求和案例,需要从以下几个方面进行伦理分析：

1. 有悖于辅助生殖伦理学的首要原则——尊重原则。对逝者的尊重，本身是尊重他的延伸，也是尊重生命、敬畏生命的表现。对没有遗愿要求的逝者实施取精手术，这种行为一定程度上侵犯到逝者的尊严，意义上是将死者物化地看待，从而忽视了逝者为人的存在。

2. 精子捐赠缺少知情同意书是不可进行的，违反了我国伦理基本原则的"知情同意"原则。同时，辅助生殖技术管理办法与技术规范也要求，精子捐赠前必须由捐精者本人自愿签署知情同意书。即：医务人员有义务在主动告知及病人充分知情同意的情况下进行，以保证捐/受者充分行使自主权，该案例中逝者生前未表示任何精子捐赠意愿，未明确表示过生育愿求，去世后更无法实现对自己精子使用的知情与同意。对于生前在精子库经过知情同意和规范流程冻存的捐赠精子，其供者去世后的使用并未见现行的管理限制。即使逝者有捐精意愿和遗嘱，对于去世后由尸体取得的精子进行捐赠使用虽未行规定，但伦理观念难以接受。

3. 违反社会公益的原则。辅助生殖技术伦理原则中，社会公益的原则规定，不得对不符合国家人口和计划生育法规和条例规定的夫妻和单身妇女实施人类辅助生殖技术。杨先生去世的儿子生前未婚，不属于治疗的人群范畴。

4. 违背保护子代的原则。出生的孩子在无从选择的情况下即成为死者的生物学子代，如果得知自己是由死者取精所生，将难以避免形成心理阴影，对于女方和子代均是不公平和不幸的。同时祖父母年龄过大，可能出现经济能力不佳或子代过早失去祖父母的情况，由此影响其健康成长，也给社会造成一定的负担。

【法理讨论】

杨先生夫妻的儿子车祸死亡后即丧失了行为能力，本人不能签署知情同意或委托他人，无法行使民事权利，医疗机构及医护人员也就不能为其实施任何冻精或者助孕等医疗行为。

该案例逝者未婚未育没有配偶，如产生子代必须通过供卵受精、胚胎进行供体移植，但在我国寻求供体助孕等同代孕，属于违法行为。我国卫科教发〔2003〕176号文件明确规定："医务人员必须严格贯彻国家人口和计划生育法律法规，不得对不符合国家人口和计划生育法规及条例规定的夫妻和单身妇女实施辅助生殖技术""禁止任何形式的代孕"，2015年国家卫生和计划生育委员会再次颁布《关于加强人类辅助生殖技术与人类精子库管理的指导意见》（国卫妇幼发〔2015〕55号），指出"严厉打击代孕、非法采供精、非法采供卵、滥用性别鉴定技术等违法违规行为"。这实际从法理上否定了该案例的可行性。

国外曾有案例报道，澳大利亚有一对法定夫妻的男方去世，于逝后取精予女方受孕获得子代，但此过程经历了国家最高法院的裁定方予实施。此外，即使在可行代孕立法的国家对此也常采取极为审慎的态度。仅少数国家如美国、瑞典允许代孕，而我国及英国、法国、德国均禁止代孕。

需要强调的是，在涉及使用医疗技术介入的情况下，医疗机构和专业人员是根据有无医学指征来决定是否助孕的，对于本案，医务人员拒绝杨先生夫妻的要求是符合法理的。

【情理讨论】

本案中，两位失独老人可能会面临无人养老的困境，即"老难所养、老难所医、老难所依、老难善终"，站在他们的角度，提出上述诉求是可以理解的，然而在情理上对出生子代是不公平和不幸的，子代如果得知自己是由死者取精所生，难以避免形成心理阴影。此外，祖父母年龄过大可能出现经济能力不佳或过早离世的情况，将影响子代的健康成长，势必给社会带来负担。

【社会舆论】

是延续一个家族的希望？还是创造一个孤儿？这个问题，至今无人能解答。对于大多数生殖伦理问题，人们常常关切病人意愿，在亲属要求为逝者取精冻存这个案例中，对于未来可能出生的孩子及其幸福，许多人认为应该禁止死后捐精的做法，因为这可能会对孩子的成长产生不良影响，使他们被笼罩在心理阴影下。

家庭是社会的细胞，和睦是幸福的基石，没有千千万万家庭的幸福温暖，就没有整个社会的安定有序。因此,任何一项辅助生殖技术既要兼顾各方利益和关切,更要遵循我国现有法律法规和技术规范。

【小结】

因意外死亡属于丧失行为能力的一类情况,不管逝者原先是单身还是处于合法婚姻关系中,在丧失行为能力的情况下,本人都不能签署知情同意或委托他人,医疗机构及医护人员也就不能为其实施任何冻精或者助孕等医疗行为。

(郭 松 冯 云)

参考文献

[1] 中华人民共和国卫生部.关于修订人类辅助生殖技术与人类精子库相关技术规范、基本标准和伦理原则的通知.卫科教发〔2003〕176号,2003.
[2] 于修成.辅助生殖的伦理与管理.北京:人民卫生出版社,2014.
[3] 国家卫生和计划生育委员会.关于加强人类辅助生殖技术与人类精子库管理的指导意见.国卫妇幼发〔2015〕55号,2015.

第十一节 单胚胎与双胚胎的二胎移植

【案例叙述】

2013年10月,借助体外受精胚胎移植术(in vitro fertilization-embryo transfer,IVF-ET)出生的女儿带给卫丽丽(化名)夫妻巨大的欢乐。女儿出生后,卫丽丽一直想要再生个孩子,但又考虑到"计划生育"政策,因此一直犹豫该不该将之前在生殖医学中心冻存的6枚胚胎销毁,这一考虑就是2年。2015年国家"全面两孩政策"正式出台,得知这一消息后夫妻俩非常庆幸没有将冷冻胚胎销毁。2016年春节过后,卫丽丽夫妻就来到生殖医学中心要求进行冷冻胚胎解冻移植。移植当日,胚胎实验室医生解冻了2年前慢速冻存在一个管子里的2枚胚胎,解冻后的2枚胚胎均存活且都为优质胚胎,实验室医生向卫丽丽夫妻详细交代了胚胎

情况,并告知如移植2枚优质胚胎会增加卫丽丽多胎妊娠的概率,并且夫妻已育有1女,因此建议移植1枚胚胎,另1枚胚胎进行玻璃化冷冻。但夫妻二人都很喜欢小孩且经济较为宽裕,虽然已有一个孩子,但如能再生育双胎也欣然接受。该夫妻要求移植2枚胚胎,虽然医生详细讲解多胎对母婴的危害,可卫丽丽依然坚持移植2枚胚胎,如果妊娠双胎再考虑是否实施减胎术。

【医学观点】

辅助生殖技术(ART)的出现为广大不孕不育病人带来了生育的希望,但同时也存在许多潜在风险,其中多胎妊娠是ART的并发症之一,可能危及孕妇、胎儿及新生儿的生命安全。控制移植胚胎数目是降低多胎率行之有效的方法。应根据女方年龄、助孕次数、移植时间及胚胎质量等多方面因素综合考虑后,决定病人的移植胚胎数目,也可通过单囊胚移植,在保证较高的妊娠率同时降低多胎率。

随着国家生育政策的放开,"二孩"大潮席卷了一大批夫妻的心思。许多女性的第一个孩子已经10余岁,其自身年龄也早过了35岁(最佳受孕时机),可生育二孩的愿望却非常迫切。从医学角度看,随着年龄增大,多胎妊娠发生流产和胎儿畸形的风险明显增加。医生建议选择单胚胎移植,这种情况往往会有许多病人不能理解,《人类辅助生殖技术规范》中不是规定可以移植2枚胚胎吗?生育二孩时为什么不行呢?虽然根据规定可以移植2枚胚胎,但对于计划生二孩的夫妻移植2枚胚胎会造成人为的双胎,增加了母婴风险。其次,生育政策放开以来,部分大龄夫妻急着赶上生育的末班车,可一旦妊娠,孕期发生妊娠高血压、糖尿病等并发症的风险增加,后果不堪设想。如果再妊娠双胎,风险又将大大增加。另外,对于有剖宫产史、子宫瘢痕史、身材瘦小的孕妇,为了妈妈和胎儿的安全,更建议行单胚胎移植,避免人为因素造成多胎妊娠且增加子宫破裂、凶险性前置胎盘等并发症的风险。

虽然多胎妊娠后医疗机构可采取减胎术来降低多胎,但这仅是一项补救措施,并且可能带来流产、出血、感染、伤及邻近胚胎或减胎失败等风险。因此,为了降低多胎率,应减少胚胎移植数目。本

案例中,应该优先考虑移植1枚胚胎。如果移植2枚胚胎后发生双胎妊娠,实施减胎术也是可行的。

【伦理讨论】

原卫生部《人类辅助生殖技术规范》规定,"每周期移植胚胎总数不得超过3个,其中35岁以下妇女第一次助孕周期移植胚胎数不得超过2个"。以往由于独生子女计划生育政策的限制,"规范"中对生育二孩夫妻移植合适的胚胎数目并未进行严格的规定,但随着2015年"两孩政策"全面施行后,有生育二孩意愿的夫妻应该移植几枚胚胎较为合适,已成为各生殖医学中心面临的新课题。

辅助生殖技术给不孕夫妻带来幸福的同时,其并发症同样会给病人带来痛苦,其中多胎妊娠就是ART的并发症之一,对母婴的危害较大,2003年欧洲的生殖医学会就已经把双胎妊娠定义为IVF技术的并发症。《辅助生殖的伦理与管理》中明确指出,医务人员在不孕症治疗过程中遵循有利于病人原则,要求医务人员的医学行为能够使病人得到最大可能的益处,而带来的伤害最小,同时指出医疗行为要遵循不伤害病人原则,即医务人员在诊疗过程中应遵循最优化原则,以最小的损害获得病人的最大利益,基于以上原则,本案例中夫妻已借助辅助生殖技术生育一孩,移植后妊娠概率较大,建议移植1枚胚胎。

不育夫妻实施辅助生殖技术目的是拥有自己的孩子,在助孕治疗过程中有利于后代原则是至关重要的,ART助孕治疗的最终目的是单胎、足月、健康的婴儿出生,尽量减少双胎妊娠,杜绝三胎妊娠分娩,因此,降低多胎率最有效方法是减少病人的移植胚胎数目和进行单囊胚移植,通过有效选择高质量的单胚胎移植策略,持续减少多胎妊娠给病人家庭、出生后代、医疗保障体系带来的巨大负担。基于以上伦理原则,从尊重病人原则出发,本案例夫妻可以移植2枚胚胎,如果出现双胎妊娠,需实施减胎术,这样做既遵循了有利于病人原则和保护后代的伦理原则,同时也不违背国家计划生育政策。

【法理讨论】

2015年,国家全面施行"两孩政策",而不是"二胎政策",即一对夫妻可生育两个孩子,如第一胎是多孩时,一般不可生育第二胎。本案例中的夫妻已借助IVF-ET技术生育一个孩子,于2016年接受第二次移植,按照原卫生部《人类辅助生殖技术规范》要求,给卫丽丽移植2枚胚胎并不违反《人类辅助生殖技术规范》要求。

【情理讨论】

中国的传统观念认为多子多福,以往由于计划生育政策的限制;现代女性面临的生活及工作压力,使得她们没有太多生育时间。很多夫妻认为如能一次怀上多胎,不仅实现了儿女承欢膝下的美好愿望,也节约了生育和抚养孩子的时间。尤其是采用辅助生殖技术助孕的不孕病人,更是盼望借助该技术获得多胎妊娠。虽然愿望很美好,但他们并不了解多胎妊娠的危害性,因此生殖医学中心在宣教时应强调多胎妊娠的各种风险,使病人对此有正确认识。

【社会舆论】

2016年1月1日,《中华人民共和国人口与计划生育法》最新修正版正式施行,其中第三章第十八条规定:国家倡导一对夫妻生育两个子女。许多适合生育与不适合生育的夫妻均跃跃欲试。对于有冷冻胚胎的夫妻来说,一次复苏移植就可能圆他们的二孩梦。

【小结】

综上所述,移植2枚胚胎并不违反"规范"要求。但从母胎安全角度出发,应该优先考虑移植1枚胚胎。如果移植2枚胚胎后发生双胎妊娠,实施减胎术也是可行的。

(马学工　纪冰　曾湘晖)

参考文献

[1] MOINI A, SHIVA M, ARABIPOOR A, et al. Obstetric and neo natal outcomes of twin pregnancies conceived by assisted reproductive technology compared with twin pregnancies conceived spontaneously: a prospective follow up study. Eur JObstet Gynecol Reprod Biol, 2012, 165 (1): 29-32.

[2] 中华人民共和国卫生部. 关于修订人类辅助生殖技术

与人类精子库相关技术规范、基本标准和伦理原则的通知. 卫科教发〔2003〕176号, 2003.

[3] 于修成. 辅助生殖的伦理与管理. 北京：人民卫生出版社, 2014.

第十二节 志愿捐精者逝后父母要求取回精子

【案例叙述】

张大伟(化名), 男性, 22岁, 某高校在校大学生, 未婚未育。出于奉献爱心的意愿, 曾于2015年到当地精子库申请成为供精志愿者, 经过体检和精液检测等严格筛查后, 成为人类精子库的正式捐精志愿者, 并于当年捐献数次合格精液后完成捐献过程, 又在2016年初回人类精子库进行了HIV复查合格, 可以正式对外捐献他的精子。令人惋惜的是张大伟于2016年5月由于意外不幸去世, 作为家中独子, 他的去世令他的50岁的父母悲痛欲绝。

办完后事, 张大伟的父母在整理其遗物的时候在日记中发现了儿子到人类精子库进行过精液捐献的事情, 通过对人类精子库及辅助生殖技术的一番了解后发现可以利用精子库保存的精子为儿子"生育后代", 于是两位老人便产生了强烈的延续"家庭血脉"的愿望, 便怀揣满满的希望来到精子库, 希望精子库拿出自己儿子在精子库捐献的冷冻的精液标本, 去为自己的家庭延续"香火"。

【医学观点】

家中独子的意外离世是我们所不愿看到的, 但是父母的生活还应继续, 作为医务人员的我们应该给予病人尽可能的医疗技术支持以及最大化的心理安慰。虽然父母50岁, 鉴于目前医疗技术的发展, 我们应当给予充分的医学常识普及, 可以尝试通过辅助生殖技术(接受赠卵)再次生育；另外, 建议他们到生殖医学心理门诊进行心理疏导, 帮助他们走出悲痛的心理和回归今后的正常生活。

【伦理讨论】

根据《人类辅助生殖技术和人类精子库伦理原则》中"知情同意原则"以及"保护后代的原则", 应当拒绝这对夫妻使用已逝儿子的精液标本的要求。知情同意权由知情权和同意权共同组成, 知情权是同意权得以存在的前提和基础, 同意权又是知情权的价值体现, 强调志愿者的知情同意权, 主要目的在于强调医务人员应履行告知义务, 使志愿者面对医疗决断时权衡利弊自由作出选择, 从而维护志愿者的权益。志愿者张大伟已经离世, 故不能做到遵循知情同意的原则。

基于尊重及自主的原则, 如果允许张大伟的父母使用其孩子的精液, 通过辅助生殖技术产生后代, 那么出生的后代即没有遗传学父亲, 对其今后的成长可能会产生消极的影响, 不利于孩子的成长。而且没有履行尊重及自主的原则, 故不应同意其助孕生子。

基于不伤害原则, 男方去世前还未结婚, 没有合法的妻子, 如果使用其在精子库冷冻的精液标本, 那么必将有悖国家相关的法律法规, 对于女方和出生的孩子都会造成极大的伤害, 对今后的生活造成极大的不良影响, 故应当告知他的父母, 使其知晓其中的利害, 避免这种结局的产生。

严禁技术滥用原则, 作为家中的独子, 其遗留的冷冻精子成为了父母延续儿子生命的精神载体, 承载着父母对儿子的精神慰藉和哀思寄托, 他的离世对于这个家庭的打击是不可想象的, 所以, 医务工作者有义务给予他们最大程度的理解和宽慰, 帮其父母度过这段最痛苦的时期, 但是按照目前的相关法律法规, 无法通过正规的医疗途径为这对父母达成心愿, 势必要走"非法""地下"渠道, 违背了严禁技术滥用的原则。

精子库内部伦理讨论认为, 医务工作者应该理解父母家人对孩子的感情, 但是本着最优化原则, 由于志愿者已经离世, 在精液提取和接受辅助生殖技术时无法得到本人的许可；另外, 代孕在我国目前不被法律所允许。因此, 医务工作者不能同意志愿者家人提取使用冷冻精液的申请。

医务工作者应该给予张大伟家人充分的解释和必要的人道主义关怀。

【法理讨论】

张大伟所冷冻的精子按照已签署的各种知情同意书, 是用于捐献的, 从法律角度应该由精子库处置。

目前国家卫生部文件禁止对不符合国家人口和计划生育法规和条例规定的夫妻和单身妇女实施人类辅助生殖技术,2013年3月国家卫生与计划生育委员会更是发布了《人类辅助生殖技术管理专项整治行动方案》及相关解读文件,该专项整治行动的重点对象包括:违法违规开展辅助生殖技术的医疗机构和医务人员;非法开展辅助生殖技术的机构和个人;非法开展采供精、采供卵、销售药物刺激卵巢药物等的机构和个人以及任何形式的代孕技术。因此父母想用孩子冷冻保存的精液为未婚的孩子延续"生命"是不被法律认可的。

【情理讨论】

志愿者张大伟的离世对于父母的打击是巨大的,作为家中的独子,不仅是父母老有所养的希望,更是寄托了父母的殷殷期望!父母想使用孩子的精子为儿子"生育后代",也不仅仅是为了让儿子的生命得以延续,更重要的是承载其今后生活的希望。这种被打击的已心碎和绝境中一点希望的心境是我们常人所无法理解的,这点仅存的希望或许是他们生活下去的动力和支撑。虽然,我们医务人员可以理解其家人的做法;但是,根据目前国家的相关法律法规,他们的做法是不被允许的,我们只能给予他们更多的人文关怀以及尽可能的医疗技术支持,希望他们能从困难中走出来。

【社会舆论】

中国自古以来便有"传宗接代,老有所养"的普遍观念。许多父母把自己的期望,还有感情都寄托在孩子身上。孩子是家中唯一的血脉及精神寄托,白发人送黑发人的遭遇,无疑是一种让父母精神上死一次的痛苦。因此,"失独"目前也已成为全社会都在关注的热点问题,医务工作者应该理解并且尽量帮助这些失独家庭。但是,已故志愿者生前捐献的冷冻精子从法律角度来说应该只由精子库处置;同时,"代孕"目前在我国不被允许,而使用已故志愿者的冷冻精液只能通过"代孕"方式产生后代。如果允许家人使用已故志愿者的冷冻精液进行助孕,极有可能对助孕妇女及出生子代在生理及心理上造成伤害,并且有悖目前我国法律法规的要求。

【小结】

从法律角度,国家法律不允许其父母使用已故志愿者张大伟的冷冻精液进行助孕;从自主、保护和不伤害后代、知情同意和保密的伦理学原则出发,使用已故志愿者张大伟的冷冻精液进行辅助生殖技术的实施过程中,无法在知情的基础上做到自愿及自主,并且违反了保护后代和不伤害的伦理原则;从情理角度考虑,医务工作者理解其父母的心情,但是法律、伦理代表的是大众的利益,作为辅助生殖技术的实施者,医务工作者不能因为同情而踩法律和伦理的红线,且还对其他人造成伤害。该案例中的这对老夫妻,医务工作者可以给予关怀及其他方面的帮助,但是医务工作者必须遵从相关法律、法规,且保证医务工作者的行为符合伦理规范。

(王 丽 刘诗辉)

参考文献

[1] 中华人民共和国卫生部.关于修订人类辅助生殖技术与人类精子库相关技术规范、基本标准和伦理原则的通知.卫科教发〔2003〕176号,2003.
[2] 于修成.辅助生殖的伦理与管理.北京:人民卫生出版社,2014.
[3] 中华人民共和国国家卫生和计划生育委员会.人类辅助生殖技术管理专项整治行动方案.2013.

第十三节 再婚后使用初婚助孕的冷冻卵子

【案例叙述】

病人孔丹凤(化名),30岁,2008年因"右侧输卵管妊娠"在该院行腹腔镜下右侧输卵管切开取胚术,术后一直未避孕未孕。此后的2年,孔丹凤在私人诊所进行中药调理、针灸治疗,但始终未能怀孕。2010年孔丹凤与其丈夫到某医院进行全面的检查,造影示:左侧输卵管伞端部分梗阻,右侧输卵管未见显影。医生建议可以行妇科微创手术疏通输卵管,也可以直接行体外受精治疗。夫妻俩经过反复商量,认为目前年龄不大,还是想争取自然受孕,2010 年行腹腔镜下盆腔粘连松解术＋宫腔镜检查＋插管通液术,术中见右侧输卵管阻塞。虽然一侧输卵管阻塞,但另一侧输卵管通畅。孔丹凤夫妻认为经过治疗后应该可以自然受孕,但此后 2 年依然没有怀孕。医生告知孔丹凤输卵管功能可能缺失,继续自然受孕的意义不大。孔丹凤夫妻最后决定行体外受精治疗。经过各项检查及评估,孔丹凤于 2012 年行体外受精助孕。治疗中获卵 26 枚,因丈夫未能取出精液,又拒绝睾丸穿刺取精,医生建议夫妻冷冻了所有卵子。之后几年,孔丹凤夫妻未继续治疗。也许是因为生育的问题给孔丹凤的家庭关系带来了严峻的考验,她和丈夫最终离异。2015 年孔丹凤再婚,婚后 1 年未孕,遂与现任丈夫到该院行体外受精治疗。孔丹凤要求使用上个周期的冷冻卵子,同时希望医院不告知其现任丈夫关于使用冷冻卵子的事情。

【医学观点】

本案例中病人经输卵管造影及腹腔镜手术证实患有盆腔粘连、输卵管阻塞,多年未能受孕,术前体格检查及辅助检查无明显异常,无药物刺激卵巢及手术禁忌证,具备进行体外受精胚胎移植术治疗的指征。其次,从临床角度来讲,使用冷冻卵子可以避免再次药物刺激卵巢及手术取卵,这有利于病人的身体健康,因为药物的使用及手术都可能给病人带来一些并发症及创伤。

如药物刺激卵巢可能会出现卵巢过度刺激综合征,而取卵手术则可能造成卵巢损伤、出血、感染等。病人具备使用初婚助孕冷冻卵子的条件。但是,卵子冷冻技术尚不完全成熟,一方面,卵子对环境、冷冻保护剂等比较敏感,这容易造成卵子的损害;另一方面,解冻过程也可能破坏卵子的细胞结构,影响卵子的复苏。而且,使用冷冻卵子出生的婴儿数量不多,随访年限也不长,其潜在的风险还是值得医务工作者注意的,需要更长时间来证明它的安全性。因此,使用初婚助孕冷冻卵子需要告知其可能的风险,权衡利弊。

【伦理讨论】

人类辅助生殖技术的伦理原则是有利于病人、不伤害病人、有利于后代,即医务人员的诊治行为以保护病人的利益、促进病人的健康、增进病人幸福为目的。一方面,从有利于病人的角度来看,使用冷冻卵子,病人可以避免药物刺激卵巢及手术取卵治疗,减少药物刺激卵巢和手术所引起的并发症,也可以大大地减少治疗的时间及费用,减轻病人的经济负担,更加有利于病人进行体外受精治疗;另一方面,从对后代的影响来看,使用冷冻卵子助孕,目前还没有证据证明会增加孕期并发症发生的风险,或者影响后代的健康。本病例中病人要保密使用自身的冷冻卵子进行助孕治疗,符合伦理学中的尊重原则、自主原则和保密原则,即医务工作者要尊重病人的自主性,尊重配子和胚胎;同时又有对人类辅助生殖技术的所有参与者匿名和保密的义务。卵子是前次婚姻助孕时冷冻保存的,它还没有与精子结合受精,归属女方所有。病人已再婚,使用冷冻卵子生育下一代要充分尊重现任丈夫的意见,尽可能地保护整个家庭包括后代的权利和幸福,即知情同意原则,既是维护病人基本权利的诉求,也是人性关怀的需要。体外受精的整个过程,经历身体检查、卵泡监测、药物刺激卵巢、取卵、胚胎移植等,女方都可以独立进行,在体外受精进入周期之前,医院必须要夫妻双方签署各类知情同意书,了解体外受精的整个过程及存在的风险。如果完全保密进行,不告知病人丈夫冷冻卵子的使用,那么医院就违背了知情同意原则,使用初婚时的冷冻卵子行助孕治疗需要谨慎对待。如果医务工作者权衡利弊,采取部分知情告知的方法,即只告知病人丈夫有关冷冻卵子使用的风险等,而不告知他有关妻子前次婚姻助孕的情况以及卵子是如何得来的,那么医院也就尽到了知情告知的义务,不违背伦理原则,也能够合理地使用冷冻卵子。综上所述,如果要保密使用初婚助孕的冷冻卵子进行治疗,需要从不同的角度,衡量利弊后才可使用冷冻卵子。

任何一种医疗行为都存在双重效应原则,这种原则是对医疗行为进行道德评价。同意病人保密使用冷冻卵子,避免再次取卵引起的副作用,这有明确的良好效应。但是,这种行为引起的间接效应可能会使治疗中断,或者是加剧家庭矛盾,影响家庭和睦。因此,必须衡量各方面的价值利弊,对病人有利、有益才可采取这种医疗措施。

【法理讨论】

按照原卫生部《人类辅助生殖技术管理办法》

《人类辅助生殖技术规范》的规定,进行辅助生殖技术治疗的病人,首先必须是合法夫妻,符合计划生育政策,同时不违反伦理原则和有关法律规定。此案例中,病人与其现任丈夫为合法夫妻,使用自身卵子助孕治疗,没有违反相关法律规定,因此,对冷冻卵子的使用是合理的。根据《中华人民共和国执业医师法》的规定,病人享有隐私保密权。在遵守辅助生殖技术行为规范的条件下,医院可以为她解冻卵子并行体外受精助孕。但是,任何事情都具有两面性,如果医院向病人丈夫隐瞒病情并使用冷冻卵子助孕,这对妻子来说是保密,而对丈夫来说是刻意隐瞒,也就是说医院与病人合谋,一起向病人现任丈夫隐瞒病情,这种事情后果相当严重,蓄意而为,需要负法律责任。如果体外受精胚胎移植术过程顺利,病人正常妊娠,则是大家都能接受的结局;如果助孕失败、医疗过程出现差错或出生胎儿有缺陷等,病人不理解病情,则很容易引起医疗纠纷。故应该让病人去跟丈夫进行沟通,至于如何沟通,医院应当承担起桥梁的作用,有义务和责任协助病人共同解决问题。

【情理讨论】

病人孔丹凤已经有过一次失败的婚姻,再次结婚对她来说相当不容易,倍感珍惜。一方面,她为了维持婚姻的稳定性,有意地隐瞒一些前次婚姻的情况,特别是用辅助生殖技术助孕的事,医务工作者是可以理解的;另一方面,她为了身体健康着想,避免再次取卵手术引起创伤和药物刺激卵巢引起并发症,医务工作者也是可以理解的。行医的真谛是什么?医务工作者经常会引用一百多年前美国特鲁多医生的话来诠释:"有时去治愈,常常去帮助,总去安慰。"这句话同样适合生殖医学界的医生,医务工作者并不能治愈所有的不孕症病人,但是医务工作者可以尽自己所能常常去帮助病人,包括精神心理因素。因此,从维护病人的家庭和身体健康的角度出发,医务工作者保密使用初婚时的冷冻卵子助孕无可厚非,但是对现任丈夫是不公平的。

【社会舆论】

随着社会的进步和生活压力的增大,晚婚晚育者越来越多,而晚婚晚育就意味着生育力的下降。

卵子冷冻仅适用于助孕过程中获取精子有困难或特殊原因需要生育力保存的病人。就如本案例一样,虽然病人孔丹凤有冷冻卵子,但是冷冻卵子是如何来的?又如何去使用?是否需要保密?这些难题都需要病人和医院共同去解决。

【小结】

再婚后能否保密使用初婚时助孕的冷冻卵子,这要根据不同的情形来决定。如果是从有利于病人和后代的角度考虑,如药物的副作用、经济负担等,保密使用冷冻卵子助孕是合乎情理的,只是卵子的获取与婚姻的合法期限不一致。如果是从知情权的角度考虑,则需要夫妻双方充分沟通,医院也要知情告知冷冻卵子的潜在风险,在现任丈夫同意的情况下,才可使用冷冻卵子助孕。因此,在任何一种医疗行为都存在双重效应的情况下,医务工作者要充分权衡利弊,使得医疗行为对病人产生最直接、最有益的效应。

(许伟标　杨桂艳　杨嫦玉)

参考文献

[1] 于修成.辅助生殖的伦理与管理.北京:人民卫生出版社,2014.

[2] 中华人民共和国卫生部.人类辅助生殖技术管理办法.卫生部令第14号,2001.

[3] 中华人民共和国卫生部.卫生部关于修订人类辅助生殖技术与人类精子库相关技术规范、基本标准和伦理原则的通知.卫科教发〔2003〕176号,2003.

第十四节　自精保存者逝后的诉讼案

【案例叙述】

冯强(化名),33岁,已婚,2009年12月因患结直肠癌手术后化疗,2011年3月31日在某医院人类精子库申请自精保存,于2011年3月31日、2011年4月2日两次取精,共冻存5份精液,签署存精协议,保存期限一年,并于2012年3月31日续签协议,延期保存一年。冯强因病于2014年7

月去世,其父母与妻子多次向人类精子库申请提取其生前冻存的精液标本到其他单位用于辅助生殖技术,人类精子库根据现有相关法规要求拒绝其申请。冯强父母向法院起诉要求提取这5份精液标本。

法院一审结果认为双方关于精子移交问题无实质性争议,也符合冯强与精子库签订存精协议所约定的精子移交方式。但由于冯强亲属一直未能向法院提供接收精子单位,考虑精子并非一般物品,其保存有严格的条件限制,在冯强亲属诉请向其指定机构移交精子而未能明确具体机构的情况下,对冯强亲属的诉讼请求难以支持。冯强亲属应在明确相应接受机构后再行主张权利。法院依照《中华人民共和国民法通则》第一百零六条的规定,驳回冯强亲属的全部诉讼请求。

冯强亲属不服一审判决结果,现已上诉。人类精子库将提供相关证明材料,冯强冻存精液的处理将依据法院判决执行。二审法院认可一审法院对事实的分析认定,驳回冯强亲属的上诉请求,维持原判。

【医学观点】

人类精子库的基本任务之一是对供精者的精液进行冷冻保存,用于治疗不育症、提供生殖保险等服务。生殖保险主要包括两种情况:其一是保存精子以备将来生育者;其二是男性在其接受致畸剂量的射线、药品、有毒物质、绝育手术之前,以及夫妻长期两地分居,需保存精子准备将来生育等情况下要求保存精液。现有治疗方法如放疗和化疗对杀伤肿瘤细胞十分有效,但其生殖毒性严重损伤男性的生育能力。目前还无法准确评估不同肿瘤治疗方案治疗后男性生精能力的恢复情况。男性不育是肿瘤及其治疗后的常见问题,故生育能力是男性肿瘤存活病人关注的核心问题之一。男性肿瘤病人生育力保存技术主要包括:精子低温冻存,睾丸、附睾来源的微量精子冻存,睾丸组织低温冻存。精子冷冻保存技术(如精液冷冻保存技术和微量精子冷冻技术)目前已经较为成熟,可为病人的生育力保存提供坚实的保障。人类精子库提供的自精保存技术服务为众多有生育需求的男性肿瘤病人带来福音。男性肿瘤病人最佳自精保存时机应是在肿瘤治疗前。病人冯强在精子库进行自精保存前已做过化疗,但他和家人仍然选择在化疗一年后进行自精保存,说明其对保存生育能力的重视。本精子库按照冯强及家属的要求为其提供自精保存技术服务。

【伦理讨论】

逝后辅助生殖关系到三方的利益,包括生存配偶、逝世配偶与辅助生殖子女。生存配偶的生育权、逝世配偶的同意权与辅助生殖子女之利益,是逝后辅助生殖必须衡量的因素,这三者有可能相互冲突。

实施辅助生殖技术的结果是孕育独立的生命,接受辅助生殖技术的夫妻知情同意体现了自主决定,是必需的前提。当夫妻一方去世,生存的配偶使用死者的生殖细胞实施辅助生殖,也必须具有逝者明确同意这个前提,否则就违背了辅助生殖伦理基本原则中的尊重原则和知情同意的自主决定原则。实施辅助生殖技术的夫妻对实施人类辅助生殖技术过程中获得的配子、胚胎拥有其选择处理方式的权利,在未征得其知情同意情况下,不得进行任何处理,更不得进行买卖。本案例中冯强已去世,对生前保存的精子已不能选择处理方式,而且这种处理方式不能征得其知情同意。

本案例中冯强去世后,他对生前保存的精子应用于辅助生殖技术的医疗活动已失去了独立、自愿的决定权即选择权。自主原则实现的必要条件之一是要保证病人有正常的自主能力,情绪是正常的,决定是经过深思熟虑并与家属讨论过的。冯强家属提取其生前冻存的精子实施辅助生殖技术已违背了伦理原则中的自主原则。

本案例中冯强去世后,冯强妻子婚姻状况由已婚变为丧偶,恢复单身女性的状态。在冯强身故后她想使用冯强生前保存的精子实施辅助生殖技术,违反了社会公益性原则。辅助生殖技术为广大不孕症病人带去了福音,在其实施过程中,应当贯彻社会公益性原则:医务人员必须严格贯彻国家人口和计划生育法律法规,不得对不符合国家人口和计划生育法规和条例规定的夫妻和单身女性实施人类辅助生殖技术。

辅助生殖技术的运用导致了性与生育的直接分离,同时也打破了传统家庭模式的架构,给人们的伦理观念尤其是婚姻家庭伦理观念带来强烈冲击。辅助生殖的目的是帮助不孕夫妻孕育子女,尽管生存的配偶拥有是否接受辅助生殖的自由决定权,但不能只考虑父母的生殖权利。生命伦理应坚持保护子女利益原则。辅助生殖技术实施时必须考虑将来出生子女的利益。实施逝后辅助生殖出生的子女,从出生开始即丧失了具有健全双亲的权利。逝者从血缘关系上虽为人之父或母,但他/她已无法养育、抚养子女,子女从出生开始即在单亲家庭中成长。子女出生和成长于单亲家庭可能对于其人格全面调和与发展产生影响,将给子女带来极大痛苦。拥有健全双亲的保护是子女利益的重要内涵,故死后辅助生殖因其结果将使子女不能拥有双亲,违反子女利益。从伦理的角度出发,首先要考虑辅助生殖子女的自身权利是否得到很好的维护,这在逝后生殖时显得更为重要。本案例中冯强家属提取精子实施其死后辅助生殖技术违背了保护后代的原则。在辅助生殖技术中需要注意的一点是,如果有证据表明实施人类辅助生殖技术将会对后代产生严重的生理、心理和社会损害,医务人员有义务停止该技术的实施。

【法理讨论】

本案例最根本的问题在于能否从精子库提取所保存的精子和如何使用这份精子的问题。

冯强冻存精液提取后只能通过辅助生殖技术获得子代。原卫生部文件《人类辅助生殖技术规范》(2003修订版)关于实施技术人员的行为准则中明确规定:"禁止给不符合国家人口和计划生育法规和条例规定的夫妻和单身妇女实施人类辅助生殖技术""必须严格遵守知情、自愿的原则,与夫妻双方签订知情同意书。"这意味着在我国实施辅助生殖技术针对的仅是存活的不孕夫妻,并强调不孕夫妻本人的知情同意。现阶段不能将冯强冻存精液用于辅助生殖技术。人类精子库不能发放冯强生前冻存的精液。目前存精协议已属过期,冯强冻存精液属欠费保存状态,精子库仍然继续提供冷冻保存服务,冯强逝后其父母及妻子向人类精子库申请提取其生前冻存的精液。但冯强生前签署的存精知情同意书已明确存精精液的提取步骤:"自身精液保存者夫妻应于就诊医院办理辅助生殖技术服务手续,自身精液保存者夫妻应一起到本精子库提交用精申请和相关证明(复印件)。如自身精

液保存者本人因疾病等原因不能亲自前往精子库,则应配合实施辅助生殖技术服务的医疗机构做好存精者本人同意使用所保存的精液进行辅助生殖技术治疗的证明,该证明将由实施辅助生殖技术的医疗机构转交人类精子库保存。"根据人类精子库自身精液发放流程,没有冯强本人及合法妻子的用精申请,精子库不能发放其冻存精液。

德国《胚胎保护法》明文规定不得使用去世人的精子,例如,军人上战场或病人行放疗之前,将其精子冷冻,并在其去世之后将该冷冻之精子进行人工生殖是严格禁止的。美国允许使用冷冻精子进行逝后繁殖,围绕冷冻精子的潜在使用发生争议或围绕行使身后权利的结果即所出生的孩子的利益存在争议可通过法院判决,法院首肯逝者就其精子如何使用存在自主生育利益。逝者身后权利仅在其就身后生育事项存在明确意图时才存在。同时,仅在逝去的父亲具有明确身后生育意图的情况下,行使身后权利所出生的孩子才被承认为合法继承人。假使逝者未要求就其精子做特殊处理,则其精子只能被损毁。

从生物学的角度,精子是人体的生殖细胞,是作为法律主体——自然人的身体的构成部分,在人的身体具有生命且未与人体分离前,它不是法律上的物,支配权属于自然人本身。但是,当人去世后,冻存的精子面临这些问题:谁能支配?是否可以作为物被继承?生存的配偶或父母是否有权决定其使用或支配?配偶是否具有用逝者遗留的精子进行生育的权利?根据现代民法及继承法,遗产只能是被继承人逝世时所遗留的个人合法财产。这些精子尽管已经脱离人体而被自由处分,但其终究不是一般的物,其仍然具有孕育生命的能力,不可以作为继承的标的。生存的配偶或父母相关亲属不应该像继承一般财产一样继承精子,并自由支配甚至运用于辅助生殖中。逝后把生殖细胞的支配权直接赋予了逝者的配偶或亲属,这明显违背了现行法律的规定和公序良俗。

逝后辅助生殖出生子代面临以下问题:其血缘父母的婚姻关系已经因一方的去世而消灭,其是否属于婚生子女?其与提供生殖细胞的亡父或亡母之间是否存在父母子女关系?与血缘亡父或亡母之间是否存在继承与被继承关系?其能否代替血缘亡父或亡母代位继承?等。我国最高人民法

院在《关于在夫妻离婚后人工授精所生子女的法律地位如何确定的复函》中提出：在夫妻婚姻关系存续期间，夫妻双方明确同意进行人工授精，所生子女就视为夫妻双方的婚生子女，父母子女的权利义务关系适用婚姻法的相关规定。这是依据婚生推定理论，即子女在婚姻关系存续期间出生，不管是自然受精还是人工授精，不影响子女父母关系的成立。逝后辅助生殖的子女的法律地位和法律权利可能受到不利影响：其婚生子女的身份受到质疑，夫妻中逝者的一方是否成为婚生父亲或母亲也成为疑问，相应的父母对子女的抚养、教育等义务也无法实现，继承与被继承的关系得不到法律的承认和保障。

【情理讨论】

一直以来，中国人的生育目的是传宗接代。辅助生殖技术的开展帮助不孕家庭实现此目的。在亲人去世时家属期盼通过逝后辅助生殖延续香火是人之常情。亲人生前冻存的精子已成为家族血脉的唯一载体，尤其对于计划生育独生子女家庭更显重要。本案例中冯强父母年龄已大，身体状况已不允许再生育子代，为延续其家族血脉，逝后辅助生殖是他们能抓住的唯一机会。从伦理情感的角度出发，精子承载着遗传信息，具有抚慰老年丧子之痛的功用，冯强父母的请求在情理上可以理解。

【社会舆论】

生育权主要是妇女的基本权利，也是男子的权利，生育权是辅助生殖的权利基础。按照自然规律，人死后即不能通过性行为繁殖后代。辅助生殖技术从技术上改变这一自然法则。男方身故后女方独自生育后代，虽然实现了女方的生育权，但是通过死后辅助生殖技术出生的子代，自出生起即面临其父母双亲中的一方甚至双方已经死亡，这对其情感和心理等方面会造成一定的影响。他们在单亲家庭中长大，但由于逝后辅助生殖而被单亲抚养和现代家庭中普遍意义的单亲抚养是不同的。普通单亲家庭生长的子代只是可能缺少一方的关爱，但逝后辅助生殖出生的子代根本不可能拥有健全双亲，同时也不可能享受另一方的关爱。目前在多数国家与社会，并不赞同实施逝后辅助生殖技术。

【小结】

本例中冯强没有明确身后生育意愿，没有要求对其之前保存的精子进行特殊处理。逝后辅助生殖能否实施与生存配偶的生育权、逝者配偶的同意权与辅助生殖子女之利益密切相关。本例中虽然生存配偶同意生育，但逝者配偶的同意权是缺失的，逝后辅助生殖出生子代的权利在当前社会没有相关法律支持。冯强的冻存精子不适宜用于逝后辅助生殖技术。

（唐运革 张欣宗 王奇玲）

参考文献

[1] 中华人民共和国卫生部.卫生部关于修订人类辅助生殖技术与人类精子库相关技术规范、基本标准和伦理原则的通知.卫科教发〔2003〕176号,2003.
[2] STEIN DM, VICTORSON DE, CHOY JT, et al. Fertility preservation preferences and perspectives among adult male survivors of pediatric cancer and their parents. J Adolesc Young Adult Oncol, 2014, 3 (2): 75-82.
[3] 于修成.辅助生殖的伦理与管理.北京:人民卫生出版社,2014.

第十五节 自精保存者要求自行取走精子

【案例叙述】

病人，男性，29岁，因"婚后规律同房未避孕2年未育"来北京某医院就诊，精液化验为无精子症（本院2次化验，外院2次化验，均经标本高速离心后沉淀物镜检），染色体核型46,XY，之后在医院行睾丸手术取精，术中精子冷冻在该院生殖中心。不久后病人来到生殖中心，要求将冷冻睾丸组织里的精子带走，拟在别的医疗机构寻求辅助生殖技术助孕，理由是外地病人家离北京太远，回老家行辅助生殖技术助孕更为方便。

【医学观点】

病人为无精子症，可以利用手术获取的睾丸精子进行ART助孕。睾丸取精手术适应证包括：梗阻性无精子症;严重少精子症,精液中的精子不足或不适合行 ICSI;女方取卵当天男方取精困难;反复 IVF/ICSI 失败,不除外与射出精液中精子 DNA 损伤有关时,可以考虑利用睾丸精子行 ICSI 治疗。睾丸取精术的禁忌证包括:因遗传或后天因素导致睾丸发育不良,估计没有可能获取到精子;急性生殖系统炎症或慢性生殖系统炎症急性发作;凝血功能障碍;身体其他疾病不能接受手术者。冷冻保存睾丸切开取精的优势在于避免了病人反复手术,为男性生育力保存的方法之一。当前国内外的研究都表明利用冷冻睾丸取精的标本进行辅助生殖技术的结局与新鲜精液标本相比,成功率并无显著差别。与自然射精的精液冷冻不同,睾丸活检获得的精子标本往往数目少而活动力差,且由于睾丸的精子发生区域组织学表现为局灶性的生殖细胞增生或精子发生障碍,即使在新鲜的睾丸活检标本中,也往往需要在显微镜下细心寻找几个小时才能找到足够多的成熟精子,冻融后寻找活动精子就更为困难,所以无论是冷冻还是解冻,采用常规的方法都较为困难,且有损失精子的可能,需要更为复杂的实验室技术。

针对该病人将冷冻精液带走的要求,临床有以下考虑:①在运输过程中由于液氮外泄、碰撞或其他意外可能会导致冷冻的温度环境发生改变,从而使精子受到损伤进而影响内在质量;②其他辅助生殖助孕机构一般不接受病人自行由外面带来的冷冻精子行助孕治疗,一旦发生精子复苏失败或出生后代与父亲 DNA 比对不合的问题,无法理清责任;③对睾丸组织切开所取到的少量精子的冷冻与自行射精所取到的精液的冷冻方法有所不同,其对技术、所需设备以及人员的专业技能上的要求更高,并不是所有的 IVF 中心都掌握了冷冻睾丸切开所取精液的冷冻和复苏技术。因此,将冷冻的睾丸精子从该中心外送带出,可能会使得保存的睾丸精子无法应用。基于以上考虑,生殖中心不同意病人将该中心冷冻保存的精子外带。解决的方法有三点:最为稳妥的方法即病人在本院完成助孕治疗,应用已冻存的精子,避免再次穿刺的风险;如果病人由于各种原因,不能在本院治疗,需要在当地行辅助生殖技术,也可以再次睾丸手术取精;若病人坚持将冻存精子取走,除充分交代必要的风险外,本着有利于病人及负责任

的原则,本院需与当地接收病人的生殖中心详细沟通,确保该中心具备相应技术水平,可以接受冻存精子,并且选择正规转运途径,在转运过程中给予密切关注。

【伦理讨论】

辅助生殖技术的出现创造了人间奇迹,为众多不孕症病人带来了福音,但是也带来了社会学、伦理学和法学上的一系列难题。"有利于病人""有利于后代",是辅助生殖技术最重要的伦理原则,体现了"以人为本"的思想。病人能不能将冷冻的精子带出? 我们将从支持及反对两个方面进行分析。一是反对病人将精子带走,理由是无法确定在转运途中能否保证冷冻储存精子的条件,以及对接的医疗机构是否具备处理该精子的技术水平,并且认可使用这种外带的精子进行助孕。从保护病人的利益角度讲,具备这些条件是讨论是否允许精子外带的重要前提。辅助生殖技术是多学科交叉互补的新兴学科,对配子的冷冻保存技术条件要求比较高,特别是睾丸组织的精子冷冻更是需要特殊的专业设备及技术,从这个角度讲,普通病人很难具备睾丸精子冷冻的相关专业知识及储存的冷冻设备,从保护病人及保护后代的角度讲,将冷冻的精子进行外送转运,可能会导致精子的损伤。另外,由于是涉及生殖细胞及后代问题,该病人将冷冻的睾丸精子外带,脱离医务人员的监督,是否能确保其不会调换精子,也是需要仔细考量的,因此,该病人将冷冻的睾丸精子标本外带确实值得商榷。然而,从支持的角度讲,生殖伦理还要体现尊重原则及自主原则。尊重原则就是对能够自主的病人的自主性的尊重,也包括尊重配子和胚胎。自主原则指在医疗活动中病人独立自愿的决定权。这种自主决定权从根本上表达的是病人的选择权,即病人对有关自己的诊疗护理问题,有经过深思熟虑作出合乎理性的决定并据此采取行动的权利。自主原则是维系医患之间的服务和被服务关系的核心。该案例中病人提出带走冷冻精子的诉求也是经过深思熟虑的,可以理解。在物流及通讯如此发达的今天,上述转运及与对接单位沟通等问题也是极容易解决的,虽然在运输过程中有出现意外的风险,在与病人充分交代并签署知情同意后应遵循病人意愿。

【法理讨论】

《中华人民共和国物权法》在2007年3月16日,中华人民共和国主席令第六十二号公布,自2007年10月1日起施行。《中华人民共和国物权法》是为了维护国家基本经济制度,维护社会主义市场经济秩序,明确物的归属,发挥物的效用,保护权利人的物权,根据宪法制定的法律。从法理角度上讲,该患方夫妻有权利要求将冷冻在生殖中心的睾丸精子带走,因为这是属于个人"之物"。该病人可以要求将冷冻睾丸精子带走。但医院应告知其带走睾丸精子可能导致精子复苏失败,以及对外单位使用该精子后发生的其他不良后果不再负任何责任,在病人签字认可并愿意承担风险的情况下,可以允许病人带走标本。而院方在术前与病人签署知情同意书时,就应将这种情况交代清楚,告知病人不允许取走冷冻睾丸精子。在本案例中,病人及其配偶提出取走精子标本,用于到另一家医疗机构实施辅助生殖技术的诉求,从法理上是应予支持的。

【情理讨论】

面对病人的诉求,医务工作者陷入深深的沉思中,一方面,由于地域关系,病人交通不便,就医不易,医务工作者能理解,如果在当地完成IVF助孕,肯定会方便很多,也会节省很多成本。另外,少做一次睾丸取精手术,就减少一次对睾丸的伤害。但是,带走冷冻睾丸精子,需要设备和特殊处理,还需要对接的生殖中心接受病人外带来的精子,如果在这些环节出了问题,该怎么办?谁来承担责任?从情理上,医务工作者充分考虑到病人诉求的合理性,但在执行和操作上,还得考虑实际情况,特别是冷冻睾丸精子标本的安全性。只有双方充分沟通,才能使得这个问题圆满解决。

【社会舆论】

"我的精子我做主",这是一般人通常认为的观点,公众可能认为,既然手术中取到的是我的精子,我为何不能带走?事实上,生殖医学独特的属性,要求公众必须要考虑到医学上配子(包括精子及卵子)的特殊性,以避免被商业化乱用、避免可能产生

的风险并兼顾子代的安全等因素。因此,对于该病人的诉求一定要从生殖医学的独特性上进行沟通和处理,否则,如果处理不全面,由于公众认知的局限性,可能会造成误解。

【小结】

男方睾丸手术获得的精子冷冻在医院,由于睾丸精子冷冻及储存需要专业技术及设备,从保护病人及后代的角度出发,将冷冻的睾丸精子外带使用可能会有风险;如果术前没有跟病人签署精子不允许带走的协议书,该病人有要求将冷冻睾丸精子带走的权利。所以应从各个方面进行分析和梳理,既考虑到病人的利益与诉求,又要做到对病人带走标本可能风险的充分告知。

(陈 亮 徐 阳)

参考文献

[1] 于修成. 辅助生殖的伦理与管理. 北京: 人民卫生出版社, 2014.

第十六节 病人要求将冻存胚胎转入外院

【案例叙述】

赵倩(化名)与顾云(化名)夫妻,1984年结婚,婚后夫妻恩爱,于第二年顺产一女婴,并上宫内节育器避孕。然而不幸的是,女儿18岁时因意外突然去世,给全家带来沉重的打击。妻子赵倩整日神情恍惚,精神一度崩溃,后经过心理辅导才慢慢恢复。

二人考虑年龄越来越大,没有子女便没有依靠,所以鼓足勇气想再生一个孩子,赵倩马上取出宫内节育器,但是尝试了1年未能怀孕。辗转到生殖中心,男方精液检查提示弱精子症,医生考虑女方已经50岁,虽未绝经,但怀孕概率极低,本想建议放弃治疗,但夫妻二人声泪俱下,深深打动了医务人员。医生表示概率低并不代表没有可能,医务工作者应该给予失独家庭更多关怀。遂予微刺激

药物刺激卵巢,获卵 1 枚,但无可移植胚胎;又分别进行 2 次微刺激方案药物刺激卵巢,最终获得 3 枚可利用胚胎,予冷冻保存。

由于胚胎得来不易,因病人个人因素,赵倩夫妻向医生苦苦哀求,哭诉着要求将胚胎转入外院,并在外院做后续治疗。胚胎转移在该院尚属第一例,为了配合病人需求,生殖医学科与接诊医院联系,查阅法律文件,并召开伦理委员会讨论,最后病人夫妻签署同意书后,由相关负责人员护送胚胎至目的医院,顺利完成胚胎转移。

【医学观点】

本案赵倩夫妻要求转移冻存胚胎到其他生殖医学中心接受继续治疗。原卫生部修订的《卫生部关于修订人类辅助生殖技术与人类精子库相关技术规范、基本标准和伦理原则的通知》附件一内容中未涵盖冻存配子/胚胎的转移问题。从辅助生殖技术角度来说,目前冷冻胚胎的复苏存活率可达 95%,甚至更高。虽存在一定胚胎死亡的风险,但将冻存胚胎按照规范化流程进行转移是可以实施的。某医学伦理委员会讨论决定:在不违背医学伦理学的前提下方可实施胚胎转移,同时需注意防止不法人员因利益驱使进行胚胎买卖、代孕等非法操作。

【伦理讨论】

胚胎冻融是对有医学指征的病人夫妻在知情同意的条件下进行的医疗行为,一般去向为解冻后胚胎移植、继续冻存、科学研究、植入前基因诊断、废弃等。然而,按照原卫生部有关规定,在实施过程中伦理委员会遇到新的问题——冻存胚胎的转移问题,即病人在某一医疗机构接受诊疗时,因某些原因,提出将冻存胚胎转移到另一生殖医学中心继续接受诊疗的要求。伦理委员会应给予怎样的指导,值得探讨。

根据人类辅助生殖技术伦理原则中的尊重原则和自主原则,需要尊重自主的病人作出的自主性决定,同时包括尊重配子和胚胎。辅助生殖伦理学中如知情同意、知情选择、保守秘密和隐私等均是这种决定权的体现。不育夫妻对实施人类辅助生殖技术过程中获得的配子、胚胎拥有其选择处理方式的权利,技术服务机构必须对此

有详细的记录,并获得夫妻双方的书面知情同意。在未经得病人夫妻知情同意时,不得进行任何处理。

病人夫妻选择冻存自己治疗中产生之配子、胚胎,其所有权虽属病人夫妻,但因胚胎的特殊属性,为防止违规行为发生,不可自行带离处理。冻存胚胎如需转移,除非有医学指征,即病人夫妻在接受治疗仍未妊娠生育,拟选择其他辅助生殖中心利用自己已冻存胚胎接受辅助生殖治疗,医患沟通达成一致后,必须严格完善相关转移手续,如提供拟接受诊疗的医疗机构的相关证明(就诊病历、医疗机构愿意接受转移之冻存胚胎的证明);病人夫妻还应提交书面申请,并与该医疗机构签署转移专项协议书,并被告知转移冻存配子、胚胎仅供解决自身疾病问题。不可进行买卖、赠送、代孕等行为而违反严防商业化原则。

在胚胎转移过程中,应遵守保密原则,尊重当事人隐私,不得随意泄密,更不得利用胚胎进行违反法律与伦理的科学研究,遵守严禁技术滥用原则。胚胎运送过程建议需有专科人员陪同,双方医院不承担转移过程中因诸多不确定因素造成胚胎质量下降或胚胎死亡的责任。

由于配子/胚胎转移环节之前尚未涉及,所以必须按照伦理监督的原则,需在伦理委员会监督下转移胚胎,由医疗机构指派专人转运、交接,在专项交接单上签字、加盖医疗机构公章,并报伦理委员会备案。在以上伦理原则都遵守的情况下,可以实施胚胎转移,但仍需谨慎处理。

【法理讨论】

本案中,接受胚胎的生殖中心是经国家原卫生部或省(市)卫生行政机构批准的可以正式运行或试运行体外受精胚胎移植术及其衍生技术的生殖中心。胚胎转移全过程符合医学流程,使用目的不涉及胚胎的买卖、赠送或代孕等违法行为。

病人对胚胎享有处置权。根据医院伦理委员会的决定,医务人员应在明确不违反法律法规及伦理的情况下,尊重当事人的正当权利。

【情理讨论】

能够重享天伦之乐,老有所依,是失独家庭的

共同愿景,它比任何其他精神抚慰都更有效、更深刻。病人经过多次药物刺激卵巢,获得宝贵的 3 枚胚胎,想把胚胎转移至心目中较理想的生殖中心,这也是符合情理的要求。但胚胎转移过程涉及双方医院、医务人员、病人夫妻、伦理委员会及护送胚胎人员等多方参与,相关伦理、法理也并未明文规定是否可行。在病人利益和安全风险之间,应慎之又慎。

【社会舆论】

随着社会的经济发展、交通的便捷,病人夫妻或因工作流动,为方便就医;或因接受辅助生殖治疗周期失败,通过交流或网络资讯另选一家医疗机构接受辅助生殖治疗时,有转移冻存配子 / 胚胎的需求,可以理解。但一些病人要求用自己已经冻存在生殖中心的配子 / 胚胎寻求代孕,因不符合我国目前相关法规和保护子代的伦理原则,往往会被拒绝,因此病人会提出转移要求。不法人员甚至为了利益或个人商务代孕等目的,企图利用冻存的配子 / 胚胎,从而鼓动病人去要求转移,导致代孕引发的社会问题日益凸显。代孕需求的增加导致了地下交易屡禁不止,而政府层面的监管主要针对合法的生殖中心,难以对这些非法机构进行全面督查。在没有法律和伦理道德的保障下,代孕过程中委托夫妻与代孕母亲双方以及代孕子代各自的权益都得不到合理合法的维护,这些违规违法的行为都应予以制止。

【小结】

为满足有医学指征的病人夫妻的正常医疗需求,遵循辅助生殖伦理原则,尊重病人夫妻的选择,维护其合法权益,准许冻存配子、胚胎在具有资质的医疗机构之间的转移,杜绝违规行为。

(钱云 戴雪)

参考文献

[1] 中华人民共和国卫生部.关于修订人类辅助生殖技术与人类精子库相关技术规范、基本标准和伦理原则的通知.卫科教发〔2003〕176 号,2003.
[2] 于修成.辅助生殖的伦理与管理.北京:人民卫生出版社,2014.

第十七节 冷冻胚胎被遗弃后的归属

【案例陈述】

不孕病人廖冰(化名),1985 年 11 月出生,2009 年 5 月因左侧宫外孕在当地行左侧输卵切除术及腹腔大网膜粘连松解术。术后未避孕 2 年余仍未孕,于 2011 年 10 月至当地医院行体外受精胚胎移植术(in vitro fertilization-embryo transplantation, IVF-ET),其丈夫精液检查提示轻度弱精子症。2011 年 12 月 5 日获卵 12 枚,常规受精,形成可移植胚胎 9 枚,移植 2 枚,冷冻 7 枚,获双胎妊娠。2012 年 8 月 6 日孕 37 周剖宫分娩两活男婴,均发育正常。剩余 7 枚胚胎续冻至 2013 年 2 月 8 日到期。到期后院方曾多次电话通知夫妻双方前来续费冷冻,未果,后来廖冰丈夫曾单方面来院要求销毁胚胎,因夫妻双方只有一方到场,未予以签字销毁。后来廖冰夫妻一直未再交冷冻保管费,也未再来签字销毁。2016 年 6 月,双胎中的一个孩子意外溺亡,适逢两孩政策施行,廖冰前来医院询问,他们的胚胎是否还存在,是否可以做冻融胚胎移植。该对夫妻的胚胎迄今为止仍然冷冻在中心,没有销毁。

【医学观点】

目前,国内的绝大多数生殖中心都存在同样的问题,就是大批的未续交胚胎冷冻保存费的胚胎,不知道是否应继续保留的冷冻胚胎仍在实验室保管着,夫妻通过 IVF-ET,获得成功妊娠后,如果没有再生育计划,再来续费保管的寥寥无几,虽然院方并没有按照冷冻时签署的协议及时销毁胚胎,但是医院也没有免费保管的义务,拒绝他们夫妻的要求也是情有可原。但是从有利于病人的原则出发,可以满足他们的要求,一是政策允许,二是应用冷冻胚胎移植,不需要再进行药物刺激卵巢、取卵等治疗,可以减少女方的痛苦,费用要比再次行 IVF-ET 少;此外,6 年前的卵子比现在的卵子要年轻,胚胎质量可能相对要好。当然,在进行移植之前,还要对女方目前的全身状况和生殖系统的状况予以评估,第一次妊娠为剖宫产分娩,需将瘢痕子宫的风险对夫妻双方交代清楚,冷冻的胚胎复苏后可能存在瓦解而致无可供移植的胚胎,在充分的风险告知的情况下,若病人表示理解仍坚持移植,可在补交逾期冷冻费后进行复苏移植。

随着玻璃化冷冻技术成熟应用,生殖中心的冷冻胚胎的复苏率有了明显提高,冻融胚胎移植(frozen-thawed embryo transfer,FET)周期的妊娠率与新鲜胚胎移植相比无显著性差异。该夫妻的胚胎在当初就诊的生殖中心保管已有 6 年之久,虽然逾期 4 年多没有续交冷冻费,但是,中心并没有因为他们没有交费而降低对冷冻胚胎的保存标准。从冷冻技术层面,有文献报道冷冻18 年之久的胚胎复苏移植获得活产,该病人胚胎冷冻时间仅 6 年,在充分知情告之后,可以行胚胎复苏移植。

【伦理讨论】

本案例涉及的辅助生殖伦理原则有尊重原则、自主原则、有利于供受者的伦理原则。

尊重原则:①女方在其中一孩意外溺亡后,前往生殖中心询问其冻存胚胎是否仍存在,并透露出移植冷冻胚胎的意愿,本着尊重原则,院方确认其冻存胚胎仍存在,应该予以同意;②考虑到胚胎的特殊属性,应该予以人的尊重。有人把生命看作从受孕开始,有人把生命看作一个把有机体转化为生命体的持续 9 个月的过程,按照后一种说法,冷冻的胚胎不等同于生命;从目前主流观念来看,人们从各个角度论证了冷冻胚胎不具备人的地位和权利;但是,相反的声音认为冷冻胚胎具备发育为生命的潜能,这也是伦理学家强烈主张胚胎属于人格体的根本原因。

自主原则:冷冻的胚胎属于夫妻双方所有。由于目前我国对冷冻胚胎的处理方法尚未提出明确规定,导致各生殖中心虽然与病人签署了相关胚胎冻存期限以及超出期限的处理措施的知情同意书,但并未对超过冻存期限的胚胎进行具有示范意义的处理,即便病人不续交保存费。他们没有签字销毁胚胎,意味着他们并没有放弃对胚胎的所有权。移植 6 年前的胚胎有一系列的问题需要病人知情,如需要补缴之前未缴纳的冷冻保管费用,复苏后胚胎存在瓦解风险,6 年前的胚胎质量很可能优于 6 年后重新实施 ART 后获得的胚胎等,自主原则结合知情同意原则,院方应在双方夫妻了解后,尊重病人自主选择权,由病人夫妻自主作出决定。

有利于供受者的伦理原则:医院的医疗行为和治疗方案应有利于供受者,在病人充分知情同意的情况下,实施最有利于病人的治疗方案。本案例中,院方并未销毁病人的冷冻胚胎,本着人道主义精神和有利于供受者原则,应在病人续交胚胎冷冻费后进行 FET。

【法理讨论】

原卫生部颁布的《人类辅助生殖技术管理办法》《人类辅助生殖技术规范》中有诸如"禁止以任何形式买卖配子、合子、胚胎""禁止实施胚胎赠送"的表述。学术界主要有三种观点:一是主体说,直接将胚胎认定为人,享有一般自然人的民事主体地位;二是客体说,将胚胎视为物,不能享有民事主体地位;三是折中说,既不承认胚胎具有人的主体地位,也不把胚胎简单视为一团细胞组成的物,而是把胚胎看作从物到人的中介,赋予比一般物更多的保护。无论是何种观点,胚胎权利的行使,都必须符合一定的原则,即尊重胚胎父母的意愿、出于保护胚胎的目的、不违反公序良俗和公共利益等。多数医院之所以没有对遗弃的胚胎及时进行处理,也是基于法律对于胚胎未确定的定位。既然这对夫妻的胚胎还保管在医院,仍然属于夫妻双方所有,那么他们有权决定胚胎的去留,如果他们愿意补交之前欠交的冷冻保管费,可以考虑满足他们的要求进行移植。

【情理讨论】

廖冰夫妻虽然没有签字放弃胚胎保存,但是在医院签署的冷冻知情同意书上已注明,如果逾期不交冷冻保管费,视为夫妻双方放弃对胚胎的所有权,授权生殖中心处理,这在法律上是生效的;医院也通知过他们来续费,已行告知义务。但是我们中国的传统文化,讲究的是"情、理、法","情"是处在第一位,情的内涵就是人性化,就是尽可能满足病人的要求。如果这对夫妻能够对解冻后或移植后可能出现的不尽人意的结果表示理解并能接受的话,可以在补全欠费后准备冷冻胚胎移植。

对于这对痛失孩子的夫妻应该给予高度的同情,既然他们的胚胎还冻存着,他们也有强烈的意愿再次移植,应该满足他们的要求。胚胎均有较好的复苏成活率及临床妊娠率,加上他们有 7 枚胚胎,冷冻胚胎移植成功的机会还是挺大的。

这对夫妻没有来交冷冻保管费,是因为他们当时有两个孩子,不要再生了,政策也不允许再生了,所以才将胚胎遗弃。但是现在的情况是一个孩子去世了,对于这个家庭所有成员都是一个沉重的打击,医院出于同情也好,出于照顾也好,都应该让这对夫妻再拥有胚胎的处置权。

【社会舆论】

对于冷冻胚胎的处理,毕竟是局限在这批不孕不育特殊人群中,不像别的社会问题一样具有普遍性。普遍认为,不孕夫妻遗弃的胚胎,超过约定保管期限后,生殖中心没有了保管义务。但是既然没有按约定的时间销毁,还保管在中心,那么可以再给病人一次机会,同时医院也可收回这几年的冷冻保管成本。

【小结】

未续交冷冻费用胚胎的处置问题是大多数生殖中心面临的难题,一边是高昂的保存成本,一边是病人的切实利益。本案例中的廖冰夫妻具有一定的代表性,通过 IVF-ET 成功生育的夫妻如果没有再生育计划,就不再续费保管剩余胚胎,再次准备生育时才要求继续使用冷冻胚胎。本着辅助生殖伦理原则的尊重原则、有利于供受者的原则、自主原则和知情同意原则,生殖中心同意为廖冰夫妻补办续费手续并进行冷冻胚胎移植。

(周俐媛 施晓波)

参考文献

[1] 于修成.辅助生殖的伦理与管理.北京:人民卫生出版社,2014.

[2] 中华人民共和国卫生部.关于修订人类辅助生殖技术与人类精子库相关技术规范、基本标准和伦理原则的通知.卫科教发〔2003〕176 号,2003.

第十八节　子宫切除后冷冻胚胎的去留

【案例叙述】

何丽(化名,下同)于 2014 年 8 月在生殖中心接受体外受精胚胎移植术(IVF-ET)助孕治疗并获得妊娠,2015 年 4 月妊娠足月剖宫产,分娩一男孩(健在),剖宫产手术过程中因"胎盘植入合并产后大出血"而实施了子宫全切术。目前还冻存有 4 枚可移植的胚胎。全面两孩政策实施后,何丽携丈夫一同来生殖中心,要求实施代孕技术生育二胎。由于我国现行的《人类辅助生殖技术规范》规定"严禁实施代孕技术",因此,生殖中心人员告知他们无法提供代孕。当征求病人对 4 枚冻存胚胎的处理意见时,病人要求继续冻存,但却又不愿意缴纳相关费用。对于病人的冻存胚胎应该如何处理呢?

【医学观点】

何丽剖宫产手术中因"胎盘植入合并产后大出血"实施了子宫全切术,如果要实现再生育愿望,仅从医学角度论,只能寄希望于实施代孕技术或成功行子宫移植术后。由于我国现行的《人类辅助生殖技术规范》规定"严禁实施代孕技术",显然,目前无法通过代孕的方式来满足病人的再生育要求,但是行子宫移植术实现生育愿望目前我国已有成功案例。因此,如果病人不计较经济成本,为了保留一份希望要求继续冻存胚胎并缴纳相关费用,生殖中心应予以支持。

胚胎的冷冻保存不同于一般生物样本的保存,它需要使用专业的液氮灌、液氮、专门的场地和专业人员管理操作。由于液氮具有挥发性,所以需要专业人员的专业管理,定期检查液氮灌内的液氮液面,及时补充液氮以保证胚胎能真正持续冻存在 −196℃的液氮中,这是胚胎日后得以成功复苏的基础。一种带自动报警系统的液氮灌更是价格不菲,但也更安全。本案中根据原来签署的《胚胎冻存知情同意书》相关条款,应该视为"自动放弃胚胎",但目前病人要求继续冷冻保存胚胎,但却又不愿意缴纳相关费用,如何处置其剩余胚胎,让生殖中心处于两难的境地。只能提交医院的生殖医学伦理委员会讨论后再作决定。

【伦理讨论】

《辅助生殖的伦理与管理》指出,在辅助生殖技术中,尊重原则是所有伦理原则中最重要的,尊重原则就是对能够自主病人的自主性的尊重,还包括尊重胚胎和尊重配子。冻存胚胎的意义是生育力保存。本案中病人虽然丧失了子宫,但其仍存在再生育愿望和需求,为其保存冷冻胚胎也就为其保留了再生育的希望。而本例病人由于不愿缴纳冷冻胚胎的费用,让医院陷入了两难境地。一方面,如果在病人不再缴纳冷冻胚胎保管费用的情况下,继续为其保存冷冻胚胎,医院需要付出高额成本;另一方面,如果依协议丢弃这些胚胎,出于伦理、人文及医疗等方面的考虑,医方又难以下决心。首先,这些胚胎不是普通的"物件",不可复得,放弃健康胚胎十分可惜。其次,病人也口头向生殖中心提出了继续冻存胚胎的要求。如果因为未缴纳费用丢弃这些冷冻胚胎,万一将来有生育的机会,病人将会因为医方丢弃这些胚胎而可能失去再生育的可能。

对于冻存胚胎的管理,作为医院既要考虑社会效益及病人的直接利益,又要考虑医院在经济上承受的压力及相关人员的劳动报酬问题,毕竟"人类辅助生殖技术"在我国目前尚属于个人付费的医疗项目;作为病人及其家庭,首先,理应遵守社会公序良俗,履行契约;其次,作为社会的一份子,我们在享受科技进步带来的医疗服务的同时理应尊重他人的劳动付出;最后,应该清晰地认识到胚胎是夫妻生育力保存的重要资源,是否继续冻存决定权在于患方夫妻。

关于"代孕技术",它涉及的伦理问题就更为复杂。第一,"谁是母亲"的伦理问题,使孩子的监护权存在争议。如果代孕母亲在代孕过程中对代孕孩子产生了感情而不愿交出出生的婴儿,那么她与契约母亲争夺孩子的监护权势必造成法律纠纷。但是,如果生下的胎儿身体存在缺陷,双方当事人可能会互相推卸责任,无论监护权的争夺还是放弃,委托母亲、代孕母亲和婴儿的利益都得不到法律保护,这对无辜的新生命来说是极不公平的。第二,代孕同时可能造成亲属关系混乱:如母亲替女儿代孕,妹妹替姐姐代孕,婴儿家庭地位的不确定性容易造成孩子归属纠纷,出现遗传母亲、孕育母亲、抚养母亲等。导致婴儿和家庭成员关系难以确定,严重扰乱家庭中的伦理关系。第三,代孕母亲出于对金钱的追求将自己的子宫作为生育工具出租,自贱人格尊严,不仅违背了传统自然繁衍生息的规律,亦是对伟大母爱的亵渎。第四,代孕母亲"怀胎十月",在整个孕期中可能出现各种妊娠期并发症和合并症,分娩时可能又面临着难产、产后出血、产褥期感染等分娩期并发症。这些情况一旦发生,对于代孕母亲无疑是严重的身体伤害,甚至是生命考验。第五,分娩后母子身体分离和感情的永久分离对代孕母亲造成情感上的伤害,是不可估量的,这种身体和情感的伤痛将会伴随代孕母亲一生。

【法理讨论】

本例案件给医务工作者提出了不少法律难题。

第一,代孕问题。我国《人类辅助生殖技术规范》规定"严禁实施代孕技术",因此,在临床实践中,有不少与本例病人相似情况的,病人要求代孕,生殖中心必须依法依规不得为其实施代孕。

代孕犹如一把双刃剑,给不孕者带来曙光的同时,也不可避免地给道德伦理和法律带来冲击。"代孕"侵犯了"代孕妇女"的身体权,是公民维护身体完整并支配其肢体、器官和其他身体组织的具体人格权。《中华人民共和国宪法》第 37 条第 3 款规定:"禁止非法侵害公民身体";《中华人民共和国民法通则》也规定侵害公民身体造成伤害的应负相应民事责任。据此,公民的人格权中应包括公民的身体权,公民的身体权不得抛弃或让渡。实施"代孕"技术从根本上是将剩余的责任和风险转嫁到他人身上,侵犯他人生育权和身体权。同时,"代孕"

的整个过程就是将"子代"作为双方协议的"标的物"或"商品"进行交易,严重损害了自带的人身权益。

第二,不缴纳冻存胚胎相关费用,医务人员如何处置胚胎的问题。病人不愿缴纳冻存胚胎相关费用,属于医疗费用纠纷。根据《中华人民共和国民法总则》第一百七十六条"民事主体依照法律规定和当事人约定,履行民事义务,承担民事责任";《中华人民共和国民法通则》第八十四条"债权人有权要求债务人按照合同的约定或者依照法律的规定履行义务"等法律规定,生殖中心可以根据收费标准依法向病人催缴费用。经多次催缴冻存胚胎相关费用,病人拒不缴纳费用的,医疗机构可以根据原来签署的《胚胎冻存知情同意书》相关条款,视为"自动放弃胚胎",其剩余胚胎如何处置可以交由医院的生殖医学伦理委员会讨论后再做决定。但是,如果医院伦理委员会讨论决定销毁剩余胚胎,有可能会因为病人夫妻没有签署放弃胚胎的知情同意书而引发医疗纠纷。

目前,由于我国关于冻存胚胎的相关法律对于冻存胚胎保管、费用收取和销毁程序等方面没有具体规定,没有实施细则,不少医院在病人不愿缴纳冻存胚胎保管费用的情况下,不敢处理胚胎,导致被迫不断增加储存胚胎的设备和场所,经济上不堪重负。因此,只有制定相应的法律法规,才能最终解决这一问题。

第三,冷冻胚胎的年限问题。目前人类还无法科学地确定冷冻胚胎的年限,美国曾经将一个冷冻了将近20年的胚胎重新解冻,移植到母体内,成功诞育一健康男婴,但是这一孩子远期健康状况如何尚不得知。如果冷冻时间再延长,将对被冷冻数十年后胚胎所诞育的孩子本身健康、子代的影响甚至人类未来等产生怎样的后果,目前人类均没有答案。

【情理讨论】

胚胎有其特殊性,它既不同于一般的"物",不能因为其主人不交保管费而做"无主处理";它也还不能完全等同于一般意义上的生命,让医者无条件地去"挽救"。对于不同的家庭,冻存胚胎的意义恐怕也会有"天壤之别"。该夫妻被明确告知目

前我国现行的《人类辅助生殖技术规范》规定"严禁实施代孕技术"后仍坚称要保留冻存的胚胎,但又不愿意交费,让人匪夷所思,要求代孕的钱都付得起,将来生出的孩子也养得起,区区每月100多元的胚胎冷冻费不可能付不起,归根到底是小算盘打得精,万一将来无法移植胚胎,竹篮打水一场空,所以赖着不交费,实属无理。另一方面,医者也很无奈,理论上移植子宫后再移植胚胎也是可能的,似乎不能因为他们暂时没有交费而终止胚胎的继续冻存。

【社会舆论】

代孕这种"借腹生子"的做法对传统道德带来巨大的冲击,令原本清晰、稳固的人伦关系尤其是家庭关系复杂化,甚至产生混乱。对于代孕母亲,她是一个陌生者对一个家庭的介入,不仅是对生育道德的一种逾越,更是贬低了女性尊严,使其彻底沦为生育工具。代孕母亲"出借"或"出售"子宫谋利,一定程度上将赤裸裸的利益关系交换带到温暖纯粹的家庭关系中,模糊了原生的血脉亲情,践踏了女性尊严,而且这种侵入家庭血脉的拜金思维造成了不纯洁的社会风气。对于不育夫妻通过代孕得到孩子,他们与代孕母亲之间的交易无异于将婴儿当物品进行买卖,必将受到道德伦理的谴责。而这对于代孕出生的孩子来说亦是极不公平的,既不利于儿童健康成长,孩子的利益也得不到切实的保护。

本案中的病人对4枚冻存胚胎的处理意见是要求继续冻存,但却又不愿意缴纳相关费用。胚胎的冷冻保存是需要费用的,在专业人员一再解释下仍拒绝交费实属恶意欠费,医院应以书面形式再次发出催缴费通知。不孕不育夫妻对"胚胎"要有敬畏之心,而其无视他人的劳动付出和不遵守契约的行为应受到谴责。胚胎不是普通的生物样本,是有生命可以延续血缘的"载体",既然对医学心存希望,就要好好遵守契约,履行缴费的义务,尊重生殖中心的劳动和付出。

【小结】

冻存胚胎是生育力保存的重要方式,胚胎的处理应该充分尊重病人的意愿。本案中病人虽然实施了全子宫切除手术,但要求继续冻存胚胎是她的

合法权利,生殖中心应该予以尊重并满足其要求,相关的费用缴纳可遵循收费标准依法催缴,或与病人夫妻协商签署放弃胚胎相关文书后,进行医学销毁处置。

在我国现行法律条件下,生殖医学从业人员不得为病人实施代孕技术!

（张　波　李冀宁）

参考文献

［1］中华人民共和国卫生部.关于修订人类辅助生殖技术与人类精子库相关技术规范、基本标准和伦理原则的通知.卫科教发〔2003〕176号,2003.
［2］于修成.辅助生殖的伦理与管理.北京：人民卫生出版社,2014.

第十八章
男性因素不孕助孕的伦理案例

第一节　一妻二夫婚姻的体外受精助孕

【案例叙述】

在西藏自治区，一夫一妻制家庭占绝大多数。但在一些边远地区仍然存在"一夫多妻"与"一妻多夫"这种颇为特殊的家庭。藏族姑娘卓玛(化名)就拥有这样的特殊藏式婚礼，她在18岁通过挂经幡祈福、互插彩箭、交换信物等藏俗，被顿珠、扎西兄弟俩(化名)共同迎娶了。"一妻二夫"的婚姻生活对卓玛来说，是幸福美满的。婚后与两个丈夫关系和谐，性生活美满，但8年来一直没能怀孕生子，传统藏医藏药多年治疗依然无果。

卓玛和她的丈夫们决定到大城市看病，三人来到了某生殖中心。检查发现，卓玛的子宫输卵管造影显示："双侧输卵管近端阻塞"，而两兄弟精液检查结果均正常。医生确定不孕的原因是输卵管阻塞，向病人及家属详细告知治疗方案，解释了体外受精胚胎移植术(IVF-ET)助孕治疗的过程。

26岁的卓玛年轻，卵巢功能好，又是输卵管因素性不育，得知试管婴儿的成功率高，卓玛一家满心欢喜。卓玛想给两个丈夫都生育子女，要求一半卵子用顿珠的精子体外受精，另一半卵子用扎西的精子体外受精。得知精子的来源只能是与自己领结婚证的丈夫顿珠的，卓玛很为难，两个丈夫也陷入了沉默，扎西更是伤心。

【医学观点】

年轻的卓玛双输卵管近端阻塞，导致不孕，进行试管婴儿助孕有明确的医学指征。

由于卓玛特殊的婚姻状况，他们提出同时用顿珠和扎西的精子进行体外受精，而我国卫生部于2003年颁布的176号文件附件《人类辅助生殖技术规范》中"实施技术人员的行为准则"(第十一条)明确规定：同一治疗周期内，配子和合子必须来自同一男性和同一女性。因此，不能按照卓玛的要求用她的两个丈夫的精子进行体外受精胚胎移植术。

【伦理讨论】

藏区"一妻多夫制"的存在具有一定的历史选择性，有其自身的现实意义及价值。一般情况下，兄弟共娶一妻，女方与长兄领证结婚，但与各个兄弟生育的孩子会被共同抚养。在"一妻多夫"婚姻中，父亲身份难以确认。由于血缘关系同时具有生物属性和社会属性，当父亲身份不容易确认时，血缘的社会属性就显示出其重要性。在"一妻多夫制"婚俗中，由于难以确认血缘学父亲，往往会淡化了父亲的属性，避免因为身份问题引起的财产继承及分配问题，有利于子女得到公平对待，稳固婚姻，同时减少家庭冲突，履行对于父母的赡养义务。卓玛一家选择助孕治疗生育后代，孩子父亲的血缘学身份明确，对此后家庭和婚姻稳定必将产生一定的不利影响。

在辅助生殖技术中,尊重原则绝对是所有伦理原则中最重要的。尊重原则就是对能够自主的病人的自主性的尊重,同时也包括尊重配子、胚胎。病人在进行治疗的过程中知情同意、知情选择、保守秘密和隐私等均是病人决定权的体现。卓玛一家选择进行试管婴儿技术治疗,理应得到尊重和认可。在现实生活中,每个人都有权利延续自己的血脉。卓玛如果没有输卵管病变,自然妊娠就可以为顿珠和扎西两兄弟生育子女。依照知情同意原则,人类辅助生殖技术必须在夫妻双方自愿同意并签署书面知情同意书后方可实施。医务人员必须明确告知为卓玛实施助孕技术只能采用顿珠的精子进行人工授精,出生孩子的血缘学父亲明确就是顿珠。这正是生殖伦理学尊重原则和知情同意原则的具体体现。

公正原则是辅助生殖伦理学中的一个具体原则,其首先体现在具有同样需求的不孕症病人,应该得到同样的医疗待遇。但公正除了强调对就医病人公平对待外,还应考虑对子代、利益相关方乃至社会的公正。公正原则的另一个含义是对某个人的医学活动对其他相关人是公正的并为社会的公共利益所接受。卓玛因输卵管因素要求进行试管婴儿技术助孕治疗,符合医学适应证,卓玛与顿珠是具有结婚证的合法夫妻,选择合法丈夫的精子进行治疗获得后代是合法合规的,但似乎对卓玛的另一个丈夫扎西不公正。对扎西而言,根据藏俗,在社会关系上,他同样可以作为卓玛的"丈夫",享有自身的生育权,在需要助孕治疗才能获得后代时,因辅助生殖技术是限定性使用技术,必须在相应的规范下进行。卓玛和扎西并不属于国家法律法规的夫妻关系,因此,医务人员不能为卓玛和扎西提供助孕治疗。辅助生殖技术实施过程中,应当遵守"社会公益性原则",医务人员不能对不符合国家人口和计划生育法规和条例规定的夫妻和单身女性实施人类辅助生殖技术。

【法理讨论】

公民的生育权是一项基本的人权,1968 年联合国国际人权会议通过的《德黑兰宣言》提出"父母享有自由负责决定子女人数及其出生时具之基本人权"。1969 年联合国大会通过的《社会进步及

发展宣言》再次重申了这一权利。

1981 年 4 月 18 日,西藏自治区第三届人民代表大会常务委员会第五次会议中,根据《中华人民共和国婚姻法》第三十六条的规定,结合西藏自治区各少数民族婚姻家庭的实际情况,对中华人民共和国婚姻法的有关条款作如下变通:废除"一夫多妻""一妻多夫"等封建婚姻,对执行本条例之前形成的上述婚姻关系,凡不主动提出解除婚姻关系者,准予维持。本条例自一九八二年元月一日起施行。目前西藏自治区特殊的"一妻多夫制"的婚姻习俗,不符合《中华人民共和国婚姻法》的规定。但是,由于民族及地域的原因,"一妻多夫制"在当地是被认可和允许的,且他们生育的孩子可以得到公平的抚养。因此,在自然受孕的情况下,卓玛可以和两兄弟分别生育子女。

《中华人民共和国婚姻法》的第二条明文规定:实行婚姻自由、"一夫一妻"、男女平等的婚姻制度。辅助生殖技术机构只能对拥有合法的夫妻身份的夫妻实施人类辅助生殖技术,卓玛与顿珠拥有合法的结婚证书,有 IVF-ET 助孕治疗的医学指征。为这对夫妻实施 IVF-ET 治疗是符合法律法规的。但是卓玛与扎西的婚姻关系虽然符合当地习俗并得到认可,但并不符合中国婚姻法,不能为其实施 IVF-ET 助孕治疗。各个生殖中心为合法合规治疗制定了严格的证件审查制度,检查双方身份证、结婚证,以及符合计划生育政策的承诺,并且以验证指纹信息等方式来避免工作中出现差错。

【情理讨论】

尽管西藏自治区现行的婚姻法已经废除了"一妻多夫"和"一夫多妻"等非一夫一妻制,但因为地理和经济等现实原因,卓玛和顿珠、扎西的婚姻是受到当地风俗认可的。顿珠和扎西两兄弟共同的妻子希望为他们生育子女是这个家庭合情合理的愿望。每一个家庭都希望拥有子嗣,这可以理解。但是,在传统婚俗和现代法律的碰撞下,卓玛只能为其中一个丈夫生育孩子,而另一位丈夫却无法拥有自己遗传学上的后代,这对于有夫妻关系的他们而言是难以接受的。对于扎西而言,能否公平对待卓玛与顿珠的孩子,同样难以衡量。辅助生殖技术对这样的家庭到底带去的是福音,还是新的家庭矛盾,也值得去关注。

【社会舆论】

西藏自治区"一妻多夫制"的婚姻形式是原始社会过渡到奴隶社会时期，在生产力相对低下的情况下逐渐形成和发展起来的。旧时代人们为了实现孝敬父母，并与同胞兄弟同甘共苦的强烈愿望，认为唯一的途径就是多个兄弟共娶一妻。与此相反，如果采用一夫一妻，则被认为这个家庭兄弟不和，有失尊敬父母，缺失大家庭观念，这是此习俗延续至今的思想基础。兄弟间的"一妻多夫制"，会让家庭内部不会因生育的问题而失去劳动力，而生育的孩子不需确定血缘上的父亲，这样有助于弱化几个丈夫之间的性嫉妒，让孩子得到平等的对待。这些优势使这种婚俗延续至今。

当然，这种婚俗也存在明显的问题，因为孩子身份的不确定性，涉及子女的心理健康问题，特别是在父母离异后，财产继承与分配问题，子女的归属以及教育权等问题突出。双方及子女共处一个家庭，减少家庭冲突，稳固婚姻，履行对于父母的赡养义务，在现实生活中平稳地实现以上目标也颇有难度。现行法律明确规定废除了"一妻多夫"这种封建婚姻制度，但在社会民俗中仍然存在这样的婚姻模式，也被当地民众接受，因此，在这种社会背景下，医务工作者一方面要尊重少数民族的婚俗，一方面要用现行的法律条文去约束不合法的生育权，值得引起关注。

如果卓玛与顿珠在通过助孕技术分娩孩子之后，卓玛与顿珠办理离婚手续，与扎西办理结婚手续，再次要求助孕治疗，生殖医生可以合理合法地帮助他们。

【小结】

"一妻多夫"婚姻有悖于我国及世界多个国家婚姻法，但卓玛与顿珠、扎西的婚姻被当地习俗和民众认可，而作为西藏自治区边远地区一种特殊的婚姻家庭模式存在，案例不仅仅涉及医学问题，也涉及生殖伦理、法理，更涉及民风情理和社会舆论等诸多方面的问题。遵照《人类辅助生殖技术规范》，根据辅助生殖伦理学的尊重、公平、知情同意以及社会公益性等伦理原则，卓玛有 IVF-ET 助孕治疗的医学指征，因卓玛与顿珠拥有合法的结婚证书，生殖中心医生坚持用顿珠的精子为他们实施

IVF-ET 治疗，而不能满足他们同时使用顿珠和扎西两个人的精子的愿望，是合法合规且遵循生殖医学伦理原则的。

（吕兴钰　耿丽红　李　君）

参考文献

［1］中华人民共和国卫生部.关于修订人类辅助生殖技术与人类精子库相关技术规范、基本标准和伦理原则的通知.卫科教发〔2003〕176 号，2003.
［2］西藏自治区政协文史资料学习委员会.西藏文史资料选辑Ⅳ.北京：西藏藏学出版社，2014.
［3］于修成.辅助生殖的伦理与管理.北京：人民卫生出版社，2014.
［4］西藏自治区人民代表大会常务委员会.西藏自治区第三届人民代表大会常务委员会第五次会议通过《中华人民共和国婚姻法》的变通条例.1981.
［5］朱苏力.藏区的一妻多夫制.法律和社会科学，2014，13 (2): 1-42.

第二节　助孕遭遇一妻嫁给三兄弟

【案例叙述】

丹珠（化名），今年 26 岁，来自云南省迪庆藏族自治州德钦县。三年前"嫁"给了同村一家兄弟三人，老大德吉（化名），老二边巴（化名），老三阿旺（化名），三个亲兄弟共有丹珠一个妻子。在云南这个多民族聚居的地区，经济相对落后，像德钦县这样的藏族自治地区，部分村落还沿袭着一妻多夫的古老习俗。丹珠和兄弟三人同居 3 年，却一直没有成功受孕。丹珠到县医院检查，发现她的输卵管严重阻塞，医生建议她和丈夫到省级医院行辅助生殖技术助孕。

检查发现，除了丹珠输卵管严重阻塞外，德吉还患有生精功能障碍。初诊医生并不知道丹珠身后的 3 个男人都是她的"丈夫"。医生向他们交代病情，并建议丹珠和德吉行供精试管婴儿助孕。医生的这个提议激起了丹珠和德吉的极力反对，他们表示，边巴和阿旺也是丹珠的"丈夫"，希望能用这两兄弟的精子获得后代。

生殖医学科医生头一回遇到丹珠一家这样的特殊病人,结婚证上的名字是丹珠与德吉。那么,丹珠与边巴和阿旺的婚姻关系并不受法律认可,他们无法提供辅助生殖所需的相关证件,例如结婚证。故生殖中心拒绝用其同居的两兄弟的精液助孕。

【医学观点】

由于丹珠输卵管阻塞,只能通过辅助生殖来帮助怀孕,但是德吉有生精功能障碍,为不可逆的无精子症,作为丹珠的法定丈夫,无法提供精液进行辅助生殖技术助孕,按医疗原则只能从精子库获得供精助孕,《人类辅助生殖技术规范》规定的供精助孕的适应证为:不可逆的无精子症、严重的少精症、弱精症和畸精症、输精管复通失败、射精障碍[除不可逆的无精子症外,上述情况拒绝行卵细胞质内单精子注射(ICSI)者];男方和/或家族有不宜生育的严重遗传性疾病;母儿血型不合不能得到存活新生儿等,方可采用供精技术助孕。

即便边巴和阿旺精液正常,医生也不能采用非结婚证上法定的丈夫的精液进行辅助生殖。

【伦理讨论】

在辅助生殖技术实施过程中,应当贯彻社会公益性原则,医务人员必须严格贯彻国家人口和计划生育法律法规,不得对不符合国家人口和计划生育法规和条例规定的夫妻实施人类辅助生殖技术。本案中的"一妻多夫制"目前在中国主要存在于西藏、四川、云南的藏族地区,有上千年的历史,尽管此种婚姻形式为当地社会文化所允许,但这种边远藏区残存的"一妻多夫"现象,是因为历史遗留和当地社会落后的生产方式所造成的,它有悖于《中华人民共和国婚姻法》规定的一夫一妻制,从而产生了一场文化与制度的冲突。因此在丹珠的家庭现有的婚姻状况下不宜给予实施辅助生殖技术。

倘若依照丹珠家庭的意愿,以尊重丹珠一家的民族风俗为由允许丹珠和边巴或者阿旺通过试管婴儿助孕生育,生殖中心就违反了辅助生殖技术实施的公正原则。公正原则不仅体现在实施辅助生殖技术过程中,同时也是一切医疗行为所必须服从的原则之一。即同样医疗需要的病人应该得到同样的医疗待遇。不能因为医疗以外的其他因素如民族、性别、职业、信仰、党派、国籍和血缘等条件而亲此疏彼。如果生殖中心违背了公正原则,那么其他特殊婚姻状况人群如同性恋、单亲人群也可能以某种理由寻求医学助孕,这就进一步损害了合法婚姻家庭的利益,破坏了社会的公平、公正。

从保护后代的原则考虑,出生在有着复杂而特殊的婚姻关系的家庭中,必然会给子代造成心理和社会的损害,孩子成长于古老落后的婚俗环境中,有可能使这种不合法、不合理的婚俗在孩子这一代得以延续。生殖中心应遵循尊重病人和保护后代的原则,充分与病人沟通,向病人进行伦理分析,从有利于病人的伦理原则出发,作出既遵守法律、伦理规定,又有利于家庭的最优化治疗方案。

根据最优化原则,生殖中心医生既不能违背法律和伦理道德,又要尽可能帮助丹珠圆做母亲的梦想,追求医疗行为中的技术性与伦理性的统一。生殖中心经过伦理委员会讨论,建议丹珠可以考虑与德吉办理离婚手续,再与边巴或阿旺登记结婚(边巴和阿旺最好先查精液),以完成后续的治疗。

【法理讨论】

首先,作为一个古老的民族,藏族有其悠久的历史和独特的民族文化,并在漫长的历史长河中形成了极具地域特色的民族习惯法,但这些古老的习惯法与整个社会规则体系形成冲突,导致违背《中华人民共和国婚姻法》原则性规定的一夫多妻和一妻多夫婚姻形式大量存在。一方面,从预防复杂的婚姻纠纷的角度考虑,作为被《中华人民共和国婚姻法》明令废除的婚姻形式,不能再放任一夫多妻和一妻多夫婚姻继续存在;另一方面,作为一种解纷依据,在已经存在的涉及一夫多妻或一妻多夫婚姻的纠纷解决中,部分习惯法必须作为一种社会规范予以承认,以维护纠纷各方的现实权益。然而,处于"一妻多夫"中的这种特殊群体并不看重一纸结婚证,当他们诉求依托于法律法规的医学治疗时必然受到阻碍。我国《人类辅助生殖技术规范》明确提出,接受辅助生殖助孕的夫妻必须提供结婚证,这也是为了保护夫妻双方的合法利益,保证辅助生殖技术不被非法滥用。因此在这类婚俗被彻底废除之前,对他们实施的医疗行为必须建立在合法的前提下。

2001年修正的《中华人民共和国婚姻法》已经取消了事实婚姻这一说法,也就是说,只有国家民政部门认可和批准并办理了结婚证的婚姻关系，其权益才受到法律的保护。此案中丹珠与德吉进行了婚姻登记，属于合法婚姻，而她与其余两兄弟的习俗婚姻不具有同等的法律效力，不能享有接受医学助孕的权利。丹珠一家寻求治疗的目的是为了生育，寻求医学助孕也必须遵守相关的法律法规。因此，要合情又要合法地解决此案例，若边巴或阿旺精液正常，可以建议丹珠与德吉办理离婚，再与边巴或阿旺登记结婚，完成后续治疗；若边巴和阿旺均无精，则建议行供精试管婴儿助孕。

【情理讨论】

本案中这个特殊家庭的遭遇令人同情，对于丹珠这样的家庭迫切需要一个能够延续血缘的后代。从这个家庭的角度来看，无论使用哪一个兄弟的精子生育的后代都是家庭共同的孩子。站在病人家庭的角度考虑，如能生育后代会给这样一个家庭带来希望，是很人性化的。而且家庭和谐稳定，能够承担物质、精神上对后代的抚养。他（她）们朴实地认为没有孩子对于这个家庭是巨大的灾难，只要能够生育孩子，这个家庭就有希望。再辛苦十几年，等孩子长大就可以肩负起照顾家庭的重担，完全没有考虑法律和伦理。当他们被告知不能使用兄弟的精子通过辅助生殖技术生育后代时，他们都感到无法接受。

【社会舆论】

21世纪的今天，医务工作者理解的婚姻制度是"一夫一妻制"，然而在医务工作者身边还客观存在着"一妻多夫制"的现象。生育问题是人类永恒的话题，所以现时代的医务工作者不能忽视这类家庭的生育问题。对于这类家庭实施辅助生殖技术治疗，必须严格执行辅助生殖技术的各项管理规定，处理好辅助生殖技术与伦理的辩证关系，即多元化和多样性的统一协调。

【小结】

综上所述，从医学角度出发，该家庭因"输卵管因素、男方生精障碍"可以进行供精的辅助生殖治疗；但是病人及亲属提出的利用其习俗婚姻的精子进行辅助生殖治疗是违背国家相关法律法规的，不予支持。

（马艳萍 李蕾）

参考文献

［1］中华人民共和国卫生部.关于修订人类辅助生殖技术与人类精子库相关技术规范、基本标准和伦理原则的通知.卫科教发〔2003〕176号,2003.
［2］于修成.辅助生殖的伦理与管理.北京：人民卫生出版社,2014.

第三节 圆头精子受精的可能

【案例叙述】

何先生，32岁，与唐女士于3年前结婚。婚后二人关系和谐，性生活规律，但唐女士3年未能怀孕，夫妻二人来到生殖医学中心就诊。医生在详细询问后，了解到何先生勃起及射精功能正常，夫妻同房一直未采取任何避孕措施，唐女士月经规律，排卵监测有排卵。根据以上病情，男科医生为何先生进行了有关男性生育力评估的相关检查和必要的实验室分析。精液检查结果提示：精子浓度：$(0.5\sim3.5)\times10^6$/ml；前向运动精子比率PR（A+B）：2.5%；正常形态率：0%，均为圆头精子，无顶体。生殖医学中心专家为这对夫妻进行了会诊，并详细了解了何先生的家族史，发现何先生父母为姑表兄妹；何先生的姐姐生育的孩子存在智力障碍，6岁多了仍不会说话，具体病情不详。何先生身高、体重、指距、腰围、血压、上下身比等方面均无明显异常，但第二性征发育不良，胡须少，喉结不明显；生殖系统检查：阴茎长7cm，周径4cm，左侧睾丸体积10ml，右侧睾丸体积12ml。外周血染色体核型：46,XY；Y染色体微缺失检测：所测6个位点均无基因缺失；性激素水平：FSH、LH、P、PRL、T、E_2均在正常范围。根据以上病史及检查结果，生殖医学专家给出的初步诊断是：原发性不育；极度畸形、弱、少精子症；圆头精子症，2代近亲结婚。经过生殖医学专家和遗传学专家充分讨论，考虑到他们有近亲结婚的问题，子代发生智力低下的风险比较大，建议他们做有关圆头精子的基因突变检测，并实施供精人工授精治疗。但病人坚决不同意使用供精人工授精，而是要求用自己的精子进行卵细胞质内单精子注射（ICSI）。

【医学观点】

正常精子由头部、颈中部、尾部组成。头部呈椭圆形，轮廓清晰规整。头部长约 4.1μm，宽约 2.8μm。顶体区清晰，占头部 40%~70%。圆头精子症是由于基因突变导致的严重先天性畸形精子症的一种罕见形式，其主要特点是精子头部呈圆形、顶体异常或缺失。在男性不育病人中的发生率 <0.1%。由于顶体内含有精子与卵细胞结合所必需的酶类，圆头精子不能使卵子受精。因此圆头精子症病人临床表现为不育，辅助生殖技术是生育后代的唯一途径。圆头精子症的相关致病基因主要包括精子发生相关基因 16、蛋白酶 C1、GOPC、HIV-1 转动结合蛋白、酪蛋白激酶 Ⅱ α2 亚基等。圆头精子症可分为两种类型，Ⅰ 型表现为精子完全没有顶体和顶体酶；Ⅱ 型表现为精子保留了残余顶体或存在其他的形态类型。精子形态异常与生育能力下降有着密切联系，虽然精子头部畸形不一定影响精子的活力或活动率，但精子顶体缺如或异常却可使精子穿透卵细胞膜的功能严重受损。圆头精子症是严重影响病人生育能力的遗传性疾病，至今尚无有效的治疗方法。近年来，有学者利用 ICSI 技术使圆头精子症病人生育后代。如果病人坚持使用自己的精子实施 ICSI，除了告知其近亲结婚生育后代的风险之外，也可以参考国内外报道，使用圆头精子实施 ICSI。

遗传学专家认为：鉴于何先生具有特殊的遗传背景及风险，其父母为姑表兄妹，其姐生育的孩子存在智力障碍，所以考虑病人夫妻生育子代发生智力障碍的风险较大。

胚胎学家认为，病人为极度畸形、弱、少精子症，圆头精子症，多次精液检测显示正常形态率均为 0%；头部圆形、巨大。两次精子 SNA 检测结果均明显异常。IVF 实验室精液预处理结果提示，精子头部巨大，无法进入 ICSI 注射针管内。使用头部严重畸形精子进行 ICSI，可能有授精操作失败、卵母细胞受精失败以及受精后发生卵细胞不分裂、原核中多核形成的风险；移植后胚胎停止发育、胎儿畸形风险高。

综合专家会诊意见，建议他们考虑供精人工授精，如果坚持行 ICSI 治疗，可以做有关圆头精子的基因突变检测，有必要实施胚胎植入前遗传学诊断。

【伦理讨论】

1. **有利于病人原则**　病人有自己的精子，要求获得自己的子代，可以理解。随着辅助生殖技术的不断发展，可以使圆头精子症病人有机会生育自己的子代，国内外已经有采用圆头精子进行 ICSI 治疗并成功获得妊娠的案例。

2. **知情同意原则**　病人父母为姑表兄妹，丈夫姐姐的孩子存在智力障碍，病人夫妻生育自己的子代发生智力障碍的风险较大，具有明确的遗传背景及风险，必须充分告知病人夫妻。术前必须签署具体的知情同意书。

3. **最优化原则**　病人诊断极度畸形、弱、少精子症、圆头精子症，实施 IVF 可能不受精，需要实施 ICSI，且有必要实施胚胎植入前遗传学诊断。

【法理讨论】

国家原卫生部颁布的《辅助生殖技术规范》和《辅助生殖技术管理办法》中有明确的供精人工助孕适应证，严重的畸形精子症可以申请供精人工助孕（供精人工授精或供精 IVF-ET）。这对夫妻符合实施供精人工授精的适应证，但是，他们不接受供精人工助孕，而是要求使用自己的精子实施 ICSI。在《辅助生殖技术管理办法》中并未明确要求畸形精子症（包括圆头精子症）一定使用供精人工助孕，而且，畸形精子症（包括圆头精子症）也不是 ICSI 的禁忌证。那么，生殖医学中心可以在充分告知前提下，签署具体的知情同意书，使用病人自己的精子实施 ICSI。

【情理讨论】

我国传统观念普遍认为，血脉相承，多子多福。生儿育女，天经地义。如果结婚后没有生育，会遭到家族的责问，成为社会的闲谈。因此，许多病人出现生育障碍后，会倾其所有，求医问药，只要有一线希望生育自己亲生的子代，就不会放弃尝试。一般情况下，不会接受供精人工助孕或者领养孩子。医务工作者在临床工作中，不时会遇到无精子症病人要求使用亲兄弟、堂兄弟甚至父亲的精子人工助孕的案例,理由就是不能接受没有血缘关系的子代。生殖医学专家在制订人工助孕治疗方案时,应该充分考虑病人的教育背景、家庭因素、传统观念、伦理道德等因素。晓之以理,动之以情,充分沟通,深入浅出。给予病人最大的尊重和选择权利。这些也是生殖医学伦理学研究和重视的范畴。

【社会舆论】

本案例中,病人具有特殊的遗传背景以及特殊的精子畸形,使用病人自己的精子实施人工助孕,存在授精操作失败、卵母细胞受精失败,受精后发生卵细胞不分裂、原核中多核形成的风险;移植后胚胎停止发育、胎儿畸形风险高;生育子代发生智力障碍的风险较大。所以,生殖医学专家建议使用供精人工助孕。如果病人拒绝供精人工助孕,坚持自精人工助孕,应该做有关圆头精子的基因突变检测,有必要实施胚胎植入前遗传学诊断。生殖医学专家的这些建议有利于病人和子代,也符合国家优生优育相关规定。

但是,本案例病人坚持自精人工助孕,且不愿意做圆头精子症相关基因突变检测和胚胎植入前遗传学诊断。可能出于经济原因或其他因素。这样就存在前述讨论的各种风险。社会舆论认为,病人应当多参考生殖医学专家的建议,尽可能地降低各种风险。

【小结】

一般情况下,畸形精子症(包括圆头精子症)可以在充分告知的前提下,签署具体的知情同意书,使用病人自己的精子实施ICSI。

本案例中,何先生诊断为极度畸形、弱、少精子症、圆头精子症,精子SNA检测结果明显异常,同时具有特殊的遗传背景。因此,建议这类病人首先考虑供精人工授精或供精IVF-ET。如果坚持使用自己的精子实施ICSI,可以做有关圆头精子症的基因突变检测,有必要实施胚胎植入前遗传学诊断。

(赵永平 陈 曦)

参考文献

[1] SERMONDADE N, HAFHOUF E, DUPONT C, et al. Successful childbirth after intracytoplasmic morpho-logically selected sperm injection without assisted oocyte activation in a patient with globozoospermia. Hum Reprod, 2011, 26: 2944-2949.

[2] DAM A, PIJNENBURG A, HENDRIKS J, et al. Intracytoplasmic injection in partial globozoospermia. Fertil Steril, 2012, 97: 60-66.

[3] 于修成. 辅助生殖的伦理与管理. 北京:人民卫生出版社,2014.

[4] 中华人民共和国卫生部. 关于修订人类辅助生殖技术与人类精子库相关技术规范、基本标准和伦理原则的通知. 卫科教发〔2003〕176号,2003.

第四节 睾丸取精助孕的谨慎选择

【案例叙述】

崔云(化名)和王正光(化名)于2009年结婚,夫妻双方身体状况一直很好,王正光平素无不良习惯,两人生活和谐,但结婚7年未能怀孕,导致婚姻关系受到极大影响。夫妻二人来到某院生殖中心不孕不育门诊咨询,崔云14岁初潮,平素月经规律(4~5)/(23~26)天,经过专家系统检查,没有生殖系统疾病及畸形,监测排卵正常,但由于高龄(41岁),卵巢储备功能下降;王正光被诊断为"逆行射精"。考虑到长期原发不孕不育及上述检查的结果,经过生殖中心专家会诊后建议行体外受精胚胎移植术(in vitro fertilization and embryo transfer, IVF-ET)助孕。

崔云夫妻在专家的帮助下,找到了多年一直未孕的原因,感情状况产生了好转,积极配合辅助生殖助孕,并于2015年9月首次行IVF-ET助孕。根据女方卵巢的情况,采取微刺激方案(CC/HMG),取得卵子4枚,但均受精失败,2个月后,于同年12月再次行IVF助孕治疗,仍采用微刺激方案,但卵泡生长不良,取消周期。两次失败后,夫妻二人马上开始新的尝试。2016年3月采用自然周期监测卵泡,但取卵日发现排卵提前发生,再次取消了周期。第四次辅助生殖助孕采用与前两次相同的微刺激方案,取卵日女方成功获卵3枚;但男方收集尿液两次,均未见活动的精子,且先前无冷冻精子备存,医生建议进行经皮睾丸精子抽吸术/卵细胞质内单精子注射技术（testicularspermaspiration/intracytoplasmic sperm injection,TESA/ICSI）助孕。在专家充分的讲解和告知后，男方担心 TESA 的并发症，情绪比较焦虑，且即使行 TESA，因女方获卵数少，又不知获取的 3 枚卵子是否全部成熟，获得优质胚胎的概率也较低，故不接受 ICSI/TESA 助孕。医生在充分考虑病人的实际情况后，建议病人也可考虑另一方案，临时卵子冷冻，日后复苏进行助孕。但冷冻与复苏的过程中，会对卵子造成一定损伤，因此卵子复苏后存在退化的可能，且冻卵数少，复苏后可能无可用的卵子。夫妻双方在充分知悉后，最终选择了 TESA/ICSI 助孕。

【医学观点】

本案例中的夫妻初次就诊于某院的时候，考虑不孕的主要原因是男方"逆行射精"，经过 3 次精心准备进行辅助助孕均未成功，而女方多次取卵，卵子的数量和成熟度在前 3 次助孕时均不满意。最后 1 个助孕周期，取精时男方两次尿液均未取到活动精子，且既往没有冻存精液。而女方获得卵子 3 枚，但是卵子的成熟度及质量难以判断。对于高龄、卵巢储备功能减退的女方来说，IVF 助孕成功率低，需多个周期助孕，才有妊娠的可能，同时男方之后的精液如何，是否每个周期需配合行 TESA 助孕，多次的 TESA 助孕是否对男方睾丸功能及心理产生影响，这都是需要考虑的问题。

本案例焦点问题在于获得的卵子的处置和进一步助孕治疗的计划如何制订。取卵当日因未获得活动精子，男方经过与医生沟通，最后选择了 TESA/ICSI 助孕。对于现代的医疗技术，TESA 技术相比较冻卵技术，操作简单，安全性高，并发症发生率低。本案例 TESA 助孕方案优于冻卵方案。如果在助孕前充分考虑到男方获精失败的可能性，最好提前冻存精子以备日后应用，避免出现取精后未获得活动精子，临时行 TESA 助孕的情况。

【伦理讨论】

此案例中夫妻年龄较大，多次助孕失败，产生了焦虑的心态，在医生为其选择 TESA/ICSI 助孕作为治疗方案时，丈夫因对技术的效果不乐观，且担心技术存在身体上的伤害，本是抗拒使用此方案。那么，如何疏导病人情绪，为病人提供最优方案是本案例的伦理难点。

首先，不伤害原则是医学伦理学的底线原则，是对医务人员最基本的要求。此案例中，TESA 的优点是操作简单、可以获得数量和质量足够的精子，但这种方法可引起睾丸血肿，这也是该案例中丈夫所担忧的原因。临床诊疗中任何手段都存在利弊两重性，有些伤害是不能避免的，但只要治疗从病人的利益出发，可以预见会带来良好的、明确的效应，就是可行的。针对本案例丈夫的身体状况，选择 TESA 的利益要大于可能出现的危险和伤害。

其次，遵照有利于病人的伦理原则，医生的医疗行为必须以实现病人的利益为前提，为病人提供最有利的治疗方案。本案例中，为了实现夫妻二人成为父母的愿望，医生在综合考虑了病人病理、生理和心理因素，总结了病人年龄大且 3 次助孕均不成功的经验，结合丈夫"逆行射精"的病史，为其选择了 TESA 和冷冻卵子两套助孕方案，但通过对两种助孕方案的利弊分析，显而易见，TESA 是最有利于病人的医疗选择。

最后，整个过程要病人全部知情同意。传统的观念和舆论的压力很容易影响到病人的情绪，这些情绪的产生和发展导致不配合治疗，同时机体功能下降，不利于后续助孕。本案中，由于丈夫对 TESA 方案的不了解，一度出现拒绝治疗方案的过程，而充分告知不仅有利于病人在获得真实而充分的信息前提下进行自主决定，还可以缓解夫妻双方焦虑、抑郁、紧张等心理问题，同时可以有效保障病人权益，增进医患关系。基于此，医生要在充分的交谈和沟通的基础之上告诉病人 TESA 方案和目前能提供的其他治疗手段的利弊及其所承担的风险，病人即夫妻双方要在充分知情的情况下，作出自主决定和选择。

综上所述，助孕治疗的成功与否本身需要病人因素、医疗因素等多种因素参与，本案例中，医生要坚持不伤害原则和有利于病人的伦理原则，充分发挥告知的作用，增强病人治疗的信心，避免因沟通不足而产生的不利影响，确保为病人选择最佳治疗方案。

【法理讨论】

我国目前辅助生殖技术的开展主要依据《人

类辅助生殖技术管理办法》《人类辅助生殖技术规范》《辅助生殖的伦理与管理》等相关文件。在《人类辅助生殖技术规范》等文件中有明确的TESA/ICSI助孕的适应证,日常医疗工作应按照适应证执行。虽然该案例符合TESA/ICSI助孕适应证,但是医务工作者也要看到病人在治疗过程中的心理负担和社会舆论的负担,要做到及时充分的沟通和宣教,充分考虑到病人的难处及顾虑,帮助病人做出适当的选择。

【情理讨论】

在大众的认知中,精液就是应该由男方射出体外。从尿液中回收可利用精子接受起来会有一定困难,而手术取精就更难被大众的认知所接受,更何况手术本身存在一定的风险和隐患,可能对病人造成生理和心理上的创伤。病人一开始很抗拒TESA助孕,医生要做到充分告知和解释并制订合理的治疗方案后,让病人对这项医疗技术有了充分的认知,最终应当尊重病人的选择。

【社会舆论】

当今社会尚且没有放下对试管婴儿的偏见,有些群众仍然戴着有色眼镜来看医务工作者人工助孕的病人,而TESA手术更是需对男性病人进行手术操作并伴有一定的风险,在相当一部分人们看来是"大逆不道"的行径,为病人带来了极大的舆论压力。但是也有许多理性的群众接受并支持行TESA助孕来解决取卵当日无法获得精子的问题。专家学者普遍认为,TESA精子已经在睾丸中完成了减数分裂并具有了与卵子结合形成受精卵的能力,且TESA助孕是直接将精子注入卵子胞质内,对精子数量和活力的要求极低,已经可以获得与体外射精助孕相似的助孕结局。因此,在取卵当日为了确保有可用的精子,建议行TESA助孕。两方观点都符合我国的国情,还需加大对各人工助孕技术的科学宣传与普及工作。

【小结】

综上所述,TESA并不是"逆行射精"常规选择的获精方式,在收集的尿液中未见活动精子时可行TESA/ICSI助孕补救。故应充分告知夫妻双方实施TESA技术的必要性、手术过程、可能承担的风险及其他补救措施,并根据实际情况提供其他可行的助孕途径,帮助夫妻双方详细了解情况,自愿选择是否实施TESA助孕。

(白 雪)

参考文献

[1] 陈振文.辅助生殖男性技术.北京:人民卫生出版社,2016.
[2] 于修成.辅助生殖的伦理与管理.北京:人民卫生出版社,2014.

第五节 睾丸取精并非救命稻草

【案例叙述】

女方张华(化名)结婚后准备生育时已40岁,卵巢功能较差,超声提示双侧窦卵泡分别为4个、5个。医生告诉她,卵巢储备功能已经下降了。同时男方检查提示患有少、弱精子症。精液检查100%为D级精子(D级精子即为不动的精子,在实施辅助生殖助孕时,无法肉眼判断精子是否存活),伊红染色仅有2%的活率。求子心切的夫妻二人最终下定决心于2015年1月在某院生殖中心接受体外受精胚胎移植助孕。取卵后获卵3枚,取卵当日男方新鲜精液中均为D级精子,医生告知病人,可以通过精子尾部膨胀实验,挑选活精子,进行卵细胞质内单精子显微注射(intracytoplasmic sperm injection,ICSI),有可能会受精形成胚胎。病人双方签字确认,要求进行尾部膨胀实验选择精子进行ICSI。次日观察受精情况,发现3枚成熟卵子均未受精,告知病人无受精卵无胚胎后,男方质疑为什么当天不给他进行穿刺取精,用睾丸精子来进行ICSI,也许获得较好的结果。

【医学观点】

ICSI的应用使很多严重少、弱、畸形精子症病人实现了做父亲的愿望。对于100%D级精子症病人来说,完全凭借操作者感觉来判断是否为活精子,操作者之间的差异明显,受精率低,妊娠

率低。世界卫生组织（World Health Organization,
WHO）推荐的精子尾部膨胀实验,可对于 D 级精
子是否为活精子进行筛选。因此,该方法可应用于
100%D 级精子病人取卵当日精子的筛选。文献报
道,在精液中全部为 D 级精子时,通过精子尾部膨
胀实验,可以获得正常受精的胚胎。但是任何方法
都可能出现无受精卵的情况。

医学是一把"双刃剑",医务工作者应尽量避
免医源性损伤。如在取卵日,放弃使用尾部膨胀精
子,转而进行睾丸穿刺,无疑将会对男方造成医源
性损伤。实施睾丸穿刺,行 ICSI 后仍可能无正常
受精卵。

本案例中,中心已与病人签署知情同意,虽然
最终没有获得受精卵和胚胎,但总结其原因,并不
一定是精子因素导致。ICSI 周期中由于双方的因
素,都可能发生受精失败而取消周期,本周期中女
方年龄较大,卵巢功能欠佳,也可能是无受精卵的
一个重要因素。

【伦理讨论】

实施辅助生殖技术的重要伦理原则是有利于
病人的原则、不伤害原则、双重效应原则。医务人
员应综合考虑病人病理、生理、心理及社会因素,有
义务告诉病人目前可供选择的治疗手段、利弊及其
所承担的风险,在病人充分知情的情况下,提出有
医学指征的选择和最有利于病人的治疗方案。在
明确使用尾部膨胀精子,可以有机会获得胚胎的
情况下,如果给病人进行睾丸穿刺取精,会增加医
源性创伤的发生。在医疗行为带来良好效应的同
时,也会伴随着技术性伤害。每一种手术都有相应
的风险,睾丸穿刺也有发生并发症如感染、损伤、出
血的风险。在权衡利弊时,应采取"两害相权取其
轻"的原则,并应尽可能采取措施予以避免。如果
在可以通过其他方法确认 D 级精子是否为活精子
的情况下,仍给病人进行穿刺取精,会增加不必要
的损伤和进一步的手术风险。

另外,辅助生殖技术中的严防商业化原则,要
求人类辅助生殖技术的医生,要严格掌握实施的适
应证,不能受经济利益驱动而滥用人类辅助生殖技
术。在可以不通过手术,就可以获得活精子的情况
下,如果贸然给病人实施手术取精,不仅产生创伤,
更增加了费用的支出。也是与伦理原则相违背的。

知情同意原则,要求医务人员对符合人类辅助
生殖技术适应证的夫妻,须使其了解:实施该技术
的必要性、实施程序、可能承受的风险以及为降低
这些风险所采取的措施、该机构稳定的成功率,以
帮助病人作出合理选择。本案例中取卵当日病人
在已知情的情况下,签署的知情同意是病人的主观
意愿,而非医生诱导。如果病人有疑义,需在签署
知情同意前提出,而不是发现无胚胎时提出。病人
在发现没有胚胎时再质疑,并不具有法律效力。

病人有知情同意和自主选择的权利。取卵
当日已明确告知病人,当精液中全部为 D 级精子
时,常规方法无法判定哪个是活精子,可以使用尾
部膨胀法进行判定,使用尾部膨胀精子进行 ICSI
可能会受精形成胚胎,但不是一定能够形成胚胎。
病人已经签署知情同意,选择应用尾部膨胀精子
进行辅助生殖助孕。辅助生殖不仅仅涉及医学和
伦理问题,往往随之而来的是心理的疏导。观察
受精日无受精卵后,病人再提出疑义,可能是由于
不良结果带来的心理压力造成。但对于已经既成
事实的问题,医务工作者也只能从实际情况帮助
病人分析原因,尽量进行心理疏导,并对下一周期
的方案进行调整、作出准备,尽量帮助病人解决
问题。

【法理讨论】

原卫生部《关于修订人类辅助生殖技术与人
类精子库相关技术规范、基本标准和伦理原则的通
知》规定,实施体外受精胚胎移植术的单位,须与
夫妻签署相关技术治疗的知情同意,所有辅助生殖
技术从业者必须遵守。涉及特殊情况,需与病人充
分知情同意,与病人签署书面知情同意后方可实施
操作。本案例中,中心已与病人签署了相应的知情
同意书,并充分告知。为避免医源性损伤,没有选
择实施睾丸穿刺取精术。

《中华人民共和国民事诉讼法》第 64 条规定:
"当事人对自己提出的主张,有责任提供证据"。这
是"谁主张谁举证"的基本举证原则,医疗单位举出
证据,证明自己已经尽到了充分的告知义务,没有过
错,不应承担责任。中心医务工作者也本着尽量减
少损伤,使病人利益最大化的原则,与病人签署知情
同意,在病人充分知情的情况下,实施后续操作。而
病人仅是由于最终结果不理想,而提出疑义。

【情理讨论】

每一对选择取卵、移植助孕的夫妻,在求子的路上都经历了太多的坎坷。当医生告诉他们没有受精、没有形成胚胎的那一刻,他们无法承受,更不愿意去接受这个事实。大龄夫妻更是不愿接受这样的结果。所以病人的质疑完全是情有可原的,是每个正常行为能力人的完全合乎情理的表现。

从本案例中病人到中心来质疑的态度来看,病人并非想从法律途径解决问题,而仅仅想得到一个说法。他们求子多年未果的心情是可以理解的。医务人员也应从专业角度,尽可能详尽地为病人提供一个合理的解释和下一步的诊疗策略,使病人能够感受到中心真正是从病人利益出发。

【社会舆论】

在辅助生殖实施过程中,发生的纠纷往往与病人漫长而艰辛的求子过程中发生的心理变化,有或多或少的关联。对于不孕的问题,社会舆论也往往针对女性产生质疑。这些因素都对人的心理产生了很大的影响。人们认为夫妻双方将太多的希望寄托于辅助生殖技术,这往往会造成失败后的巨大心理落差。对于这种落差医务人员应给予理解。另外,在向病人进行知情同意的时候,应尽量详尽地交代,分析利弊,将知情选择落到实处。人体是一个复杂的个体,进行辅助生殖过程中,卵子、精子的质量无法进行检测。并且辅助生殖技术实施过程中,也存在着很多不确定因素。对于这部分群体,应该给予更多的关爱,帮助他们走出阴霾,迎接阳光。

【小结】

综上所述,医院为避免不必要的医源性损伤,已在病人充分知情同意并签署相关协议的前提下,实施相关操作。辅助生殖治疗过程中的受精失败、无可移植胚胎往往与个体差异有关。当发生不良结局时,医生应尽量帮助病人分析原因,避免纠纷。

(张志宏 刘睿智)

参考文献

［1］ 于修成.辅助生殖的伦理与管理.北京:人民卫生出版社,2014.
［2］ 中华人民共和国卫生部.关于修订人类辅助生殖技术与人类精子库相关技术规范、基本标准和伦理原则的通知.卫科教发〔2003〕176号,2003.

第六节　显微取精挽救非梗阻性无精症

【案例叙述】

病人许军,29岁,到某院进行生育前检查。自诉男方常年在外地工作,夫妻二人很少在一起。在一起的时候,性生活也不是很满意。虽然不能总在一起,但两人感情很好。最近4年,他们开始计划妊娠,有规律地同房,但仍未孕。

男方检查后,发现精液中无精子。女方平素月经规律,经过自然周期的监测排卵,发现是有正常排卵的。检查双侧输卵管通畅。对男方进行进一步检查,经过睾丸及附睾穿刺仍未见精子。其他检查显示:染色体正常,无染色体微缺失,激素水平未见异常,进一步诊断为:非梗阻性无精子症。医生告诉他们,这种疾病目前的解决手段,一是建议病人接受供精人工授精(artificial insemination with donor semen, AID)助孕,也就是使用精子库的精子。二是也可以考虑试试显微取精,结合卵细胞质内单精子显微注射(intracytoplasmic sperm injection, ICSI),也许会有意外收获。医生向病人交代相关事宜后,夫妻双方对病情充分了解,不同意使用供精,强烈要求尝试显微取精助孕。

【医学观点】

非阻塞性无精症(non-obstructive azoospermia, NOA),是指睾丸生精功能衰竭,睾丸组织本身失去产生精子的能力,以致精液中无精子。引起NOA常见的原因为:隐睾症、性染色体异常症、Y染色体微缺失症、腮腺炎引起的睾丸炎、化学疗法造成的无精症及不明原因引起的无精症。对于NOA的病人,有专家指出,在其睾丸组织可能有非常少的部位有制造精子的能力,只是这些精子数目太少,不能进入到精液中。医务工作者可借助睾丸切开取精的方法,在睾丸组织里找出可用的精子,以供

ICSI 之用。在 NOA 的病人中,目前还没有更好的方法可预测通过睾丸取精术,哪一类病人可以找到精子。睾丸显微取精术(microsurgical testicular sperm extraction,MD-TESE)在显微镜下进行手术操作,更具有针对性,MD-TESE 有 20% 左右可能性获得精子。

对于 NOA 病人,目前 MD-TESE 的确解决了一部分病人的问题,使得这部分无精症的病人得到了自己的后代,对于中国人来讲传宗接代的传统思想根深蒂固,也是人之常情。就这个病人来讲,建议显微取精后 ICSI 助孕。术前备好供精的精源,显微取精失败,再用供精。

【伦理讨论】

根据有利于病人的原则和知情同意原则,医务人员有义务告诉病人目前可供选择的治疗手段、利弊及其所承担的风险,在病人充分知情的情况下,提出有医学指征的选择和最有利于病人的治疗方案。而知情同意原则中,医务人员对符合人类辅助生殖技术适应证的夫妻,须使其了解:实施该技术的必要性、实施程序、可能承受的风险以及为降低这些风险所采取的措施,且必须在夫妻双方自愿同意并签署书面知情同意书后方可实施。因此,医生应告知病人其目前情况,根据医学指征看,是可以尝试显微取精的,有可能通过这种方式来获得精子,对于病人来讲,能够获得自己血亲后代的机会来之不易,他们绝对不想错过。他们也愿意承担取精失败的风险。在充分告知并签署知情同意的前提下,可以实施显微取精手术。

根据最优化原则,在选择诊疗方案时,要以最小的代价获得最大的诊疗效果。目前这个病人为单纯的男方因素,女方未见异常,最为经济且对身体副作用最小的助孕方法是 AID。然而,这种治疗手段是否是最有利于病人的呢?从中国传统的观念来讲,夫妻无论怎样都想有一个自己的亲生子女,所以对于病人想显微取精助孕这种想法,是可以理解和接受的。如果取精失败,再行供精体外受精(in vitro fertilization with donor semen,IVF-D),前者对于病人来讲,可能经济上的花费、身体的损伤都要更大,但却有可能获得自己血亲的后代。尽管是否能找到精子尚属未知,但病人更愿意去尝试这种方式。

另外,一个重要的伦理原则是有利后代的原则。实施 AID 技术时应尤为慎重,一个与自己无血亲后代的到来,对于一个家庭来讲,存在很大风险,孩子出生后是否能得到"父亲"的认可?孩子成长过程中的顽皮、叛逆,这个"父亲"又该以怎样的姿态去面对?生育供精的孩子是否有利于后代?以上问题均存在巨大的伦理争议。如果能够有机会获得自己血亲的后代,这将是对后代最有利的。

【法理讨论】

按照原卫生部颁布的《人类辅助生殖技术规范》,实施 AID 的适应证为:不可逆的无精子症、严重的少精症、弱精症和畸精症。对于 NOA 病人,常规检测手段已明确无精子,属于 AID 适应证。在于病人签署知情同意后可以实施 AID 手术。近年随着 MD-TESE 技术的兴起,不乏通过该技术获得精子的案例。这就为 NOA 病人获得自己血亲后代,带来了新的希望。根据男科医生对病人病情的分析,该病人还是存在能够获得精子的可能的。因此,在与病人交代后,病人要求行显微取精手术,并自愿承担相应风险的情况下,医务工作者应根据病人意愿实施手术。

【情理讨论】

病人 4 年未孕,心里非常着急,丈夫本身无精症的精神压力、女方因为男方因素将要面临的取卵手术中的疼痛所带来的恐惧和压力,双方父母给予的无形压力,这些对于病人来讲是痛苦的。如果显微取精成功,皆大欢喜,如果失败,再选择供精尚可。如果不是遗传性疾病不适合生育的情况,相信绝大多数男性如果有机会取到自己的精子,都不会愿意使用供精。即使需要花费他所有的积蓄、即使需要经历创伤,病人都是愿意的。对于女方来讲,虽然需要经历药物刺激卵巢、取卵手术的痛苦,但如果能有机会获得自己丈夫的孩子,会使整个家庭更加稳定。所以,他们坚决要求行 MD-TESE。

【社会舆论】

随着 AID 技术的实施,很多因男方因素无法生育的家庭成功生育。但在孩子出生后情感的变化、社会伦理问题已经让医务工作者不得不重视。在顺利生育供精的孩子之后,男方反悔而导致离婚的案例不在少数。而离婚后,孩子的抚养问题全部要由女方一个人承担。这会使女方承受巨大的压力,而在这种环境中成长的孩子,身心无疑会受到无法估量的影响。我国虽然是社会主义国家,但传统思想依然存在,社会欠缺对 AID 技术的包容,这对于孩子的成长非常不利。因此,在能够有机会获得自己血亲后代的情况下,人们不会愿意接受供精的孩子。

【小结】

病人可以尝试 MD-TESE 手术,从医学角度,可能有获得精子的希望。从伦理角度,基于有利于后代原则和最优化原则,如果能够手术获得精子,获得病人血亲后代,那么,对于家庭和后代都是最有利的。

(郑连文 徐 影)

参考文献

［1］于修成.辅助生殖的伦理与管理.北京:人民卫生出版社,2014.

［2］中华人民共和国卫生部.关于修订人类辅助生殖技术与人类精子库相关技术规范、基本标准和伦理原则的通知.卫科教发〔2003〕176号,2003.

第七节 男方性功能障碍要求夫精人工授精

【案例叙述】

丈夫王函(化名)39岁,妻子吕晓(化名)35岁,两人结婚3年余,夫妻生活却一次都没有成功。然而,婚姻期间,王函与其他女性可以正常性生活,但在妻子面前却始终不能勃起。吕晓在婚姻期间也与其他男性有性生活,6个月前还和一位男性意外怀孕,做了人工流产手术。

尽管夫妻双方都事业有成,但妻子吕晓的经济条件和职位均高于王函,于是,王函潜意识里有自卑感,导致产生压力性勃起功能障碍,虽多次主动就医,但心理治疗及药物治疗均无效。夫妻双方理智地讨论多次后,决定既往不咎,继续携手维持婚姻,于是要求医生给女方做人工授精。医生与这对

夫妻反复交谈,告诉他们通过医学的帮助他们生育一个孩子并不难,关键在于抚养,一个幸福的家庭对孩子的成长很重要。夫妻表示"痛改前非",目前两人感情较好,未来也将忠诚婚姻,呵护这个家庭。

吕晓不再颐指气使,而王函继续去接受心理咨询。不久以后,医生给吕晓实施了夫精人工授精,吕晓成功怀孕,足月分娩了一个健康的男孩。之后,二人夫妻生活和谐。

【医学观点】

夫妻一方有生理上或精神上的疾病,导致不能发生性行为的,首先应当积极治疗。这对法律保障下的夫妻,意识清醒,身心健康,男方因为压力性勃起困难,导致性生活障碍,女方无法受孕,在药物治疗无效的前提下,双方自愿要求进行辅助生殖技术帮助;符合辅助生殖技术指征:不育夫妻,男方性功能障碍,要求夫精人工授精。因此医生满足了病人的要求。

【伦理讨论】

性是婚姻中一个重要组成部分,但是并不是每个婚姻都会存在性,无性婚姻并不罕见,被拒绝的一方会感到沮丧、抑郁,降低自尊;性缺乏的一方,会通过其他的渠道释放性的冲动,有可能会选择婚外情,无性婚姻最残忍的地方,在于剥夺了夫妻之间正常的身心交流,处于无性婚姻中的人,会更多地考虑离婚。

性爱是维系婚姻的重要因素,但不是唯一因素。夫妻双方的感情可以胜过性爱,一些无性爱夫妻可以通过辅助生殖技术获得妊娠或领养孩子而幸福地生活。这对夫妻因心理问题不能有正常的性生活,同时又与其他人发生性关系,违背了伦理道德和社会公德应该受到谴责。虽然不道德,但幡然悔悟后能坦诚相待,达成谅解,并愿意继续共同生活,并要求有一个孩子,医务工作者有责任进行帮助,采用人类辅助生殖技术手段,安全有效,合理,保障了个人、家庭以及后代的健康和利益,同时维护了社会稳定。

这种医疗行为符合医学伦理和生命伦理学中以下列举的各项伦理原则。

"尊重原则":尊重头脑清醒的夫妻双方的选择;"自主原则":病人享有经过深思熟虑对自己的

医疗问题作出合乎情理的决定并据此采取行动的权利；"知情同意原则"：夫妻双方自愿同意并签署书面知情同意书后实施；"有利原则"：医疗行为对病人确实有利；"最优化原则"：以最小的代价获得最大的诊疗效果，简单的夫精人工授精就可以解决不育的问题，暂时不需要直接进入费用昂贵的体外受精技术；"保护后代原则"：合法的夫妻之间，进行夫精人工授精，所生育的后代是他们自己的孩子，符合伦理，符合道德原则；"社会公益性原则"：符合国家人口政策和法规。

【法理讨论】

婚姻法规定，夫妻之间互相享有配偶权。配偶权是基于合法婚姻关系而在夫妻双方之间发生的，由夫妻双方平等专属享有的，要求对方陪伴生活、钟爱、帮助的基本身份权利。配偶权的核心是性权利，这种权利义务的实现需要双方同时履行和协调配合，配偶双方既是权利主体，又是义务主体，缺一不可。这种权利具有独占性，其他任何人都不得共享，这是我国一夫一妻的婚姻制度所决定的。权利的独占性，必须具有排他性，即夫妻忠实义务，是指配偶专一性生活的义务，要求配偶双方互相负有忠实的义务，不能有婚外性生活。夫妻间的忠实义务是婚姻关系的最本质的要求，婚姻关系的稳定性在很大程度上依赖于性生活上的忠贞不贰。领取了结婚证，如同签订了一份契约，默认了同居和忠实的义务，婚姻是两性的结合，同居是夫妻双方生理上的必然要求；婚姻关系，又是社会的细胞，任何一对夫妻均应对社会负责，这是婚姻的社会属性所决定的，夫妻间的忠实是传统美德和法定义务，这对夫妻因心理问题不能有正常的性生活，同时双方都有婚内出轨，互相背离忠实，背叛爱情。对婚姻不忠实，是难以容忍的不诚信，它不仅破坏了夫妻关系，而且败坏了社会风气，是法律所禁止的行为。但是婚姻中的夫妻间的忠诚属于情感，难以法律来强制。

恋爱虽易，婚姻不易，庆幸的是这对夫妻能够幡然悔悟。为了家庭的美满，寻求医生帮助，而辅助生殖技术的成功，更是有助于家庭的和谐。

【情理讨论】

孟子说："食色，性也。"指性与吃饭同等重要，夫妻之间性和谐是婚姻美满幸福的重要。

本案例中夫妻双方都事业有成，但女方经济地位和职位高于男方，男方潜意识里有自卑感，导致了压力性勃起功能障碍。沮丧会使男人的内心感觉无助、无能。男人通过婚外恋逃离令人沮丧的现实环境，同时又证明了自己的魅力。

女人由于心灵寂寞出轨，同时性爱可以减压和寻找被照顾关爱的感觉。

婚姻关系中，两性感情的约束属道德范畴，男女两性的思想和情感复杂多变。尽管夫妻在结婚登记时，承诺除配偶之外，不与任何人发生性行为，但是性行为是以感情为基础的，而感情并非一成不变，精神生活，性生活，物质生活，也都相应改变。虽然人的情感和激情丰富易变，但人是理智的，之所以称为"人"，正是因为人是可以控制自己的行为的高级动物。

以动物学的观点来看，人类本质上就是为繁衍生息，传宗接代，而组建家庭。如果没有子孙为自己留下基因，多少会有些遗憾。

这对夫妻彼此放下了尊严，放下了个性，放下了固执，都是因为放不下彼此。在医生的帮助下，获得美满的家庭。

【社会舆论】

性爱本来是婚姻中最重要也是最精彩的内容，但由于种种原因，无性婚姻，生活中大量存在。黑格尔说，存在的就是合理的。无性婚姻的存在，自然也有它合理性，没有了性，有情也行；没有了情，有义亦可；没有了义还有财产，没有了财产，至少还有面子。

社会学家说，夫妻间如果没有生理疾病或意外，且长达一个月以上，没有默契的性生活，就是无性婚姻。无性婚姻维持多久？是要看婚姻中的夫妻，各自对无性婚姻的坚持和感受。每个人的婚姻观不同，周围环境的影响不同，婚姻的存在及持续时间是不同的，婚姻本身对性是没有影响的。一般情况下，夫妻双方若都坚持无性婚姻，而又彼此懂得尊重和敬爱对方，无性婚姻除了没有性生活，与常态婚姻没有太大区别，婚姻存在的状态也相对比较久。现实社会中约30%夫妻过上了无性生活，其主要原因是性功能障碍导致。无性婚姻人群中大多收入高，工作压力大，应酬多，夫妻经常很早离家,很晚回家。

很多人诧异本案例的婚姻为何能持续?性爱是维系婚姻的一个重要因素,但不是唯一因素,还包括志同道合、灵魂相契、互惠互利……无性夫妻也可借助试管婴儿或领养而幸福地生活。这对夫妻因心理问题发生婚外情,事后能坦诚相待,达成谅解,携手向前,结果可谓是皆大欢喜。但是,医务工作者又不禁思考,如果本案例的结果是不好的,例如,人工授精女方怀孕期间双方感情发生破裂,或孩子出生后双方矛盾激化,那又该怎么看待此案例的医学伦理学?

【小结】

合法夫妻,婚内双方各有婚外情。知迷而返后因男方有性功能障碍,自愿选择辅助生殖技术的人工授精获得孩子,巩固了婚姻与幸福。

(邓成艳)

参考文献

[1] 中华人民共和国卫生部.人类辅助生殖技术规范.〔2003〕176号.
[2] 于修成.辅助生殖的伦理与管理.北京:人民卫生出版社,2014.

第八节 ICSI 技术临床应用的困惑

【案例叙述】

小丽(化名)今年29岁,婚后3年未孕。夫妻双方到某生殖中心就诊。经全面检查,发现小丽右侧输卵管阻塞,左侧输卵管通畅,其爱人精液常规检查正常。夫妻双方要求试管助孕。经过一系列的药物刺激卵巢治疗,小丽获得了15枚珍贵的卵子,由于害怕IVF受精失败,导致本次取卵周期没有可用的胚胎,小丽夫妻强烈要求进行卵细胞质内单精子显微注射(intracytoplasmic sperm injection,ICSI)助孕,经治医生及实验室技术人员解释,ICSI为限制性技术,因精液常规检查正常,并无ICSI助孕的适应证,二人表示理解,但仍要求做部分ICSI,以防受精失败。

【医学观点】

卵细胞质内单精子显微注射技术(ICSI)是指借助于显微操作系统将单个精子直接注射到卵母细胞胞质内,使其完成受精的技术。ICSI技术主要应用于严重少、弱精子症,不可逆的梗阻性无精子症,精子发生障碍等。由于ICSI技术受精的精子是由胚胎技术人员人为挑选的,而非正常受精过程中精子的竞争性选择;而整个ICSI过程中,又不可避免地将精子与卵子暴露于各种非生理的物理及化学环境中,这些都可能对配子和胚胎造成潜在的危害。ICSI技术增加了可能的基因印迹问题及将男性不育病人携带的遗传缺陷垂直传给子代的风险。另外,ICSI后代精子数量和质量均低于国际平均值。因此,ICSI技术的应用应该慎重。另外,短时受精结合早期补救ICSI技术也能解决这一问题,但是短时受精缺点是准确判定第2极体有时很困难,特别是获卵少时,需要多次观察,会增加受精卵在外暴露的时间;对于延时受精的卵子误实施ICSI操作会人为增加多原核情况的发生;过早地去除颗粒细胞会使部分接近成熟的卵子失去受精的机会,对于ICSI可以受精的病人,卵子利用率是低于常规IVF的;多原核情况多于常规IVF,具体原因不明。由于授精4小时颗粒细胞与卵子结合相对致密,去颗粒细胞需要更剧烈的机械刺激,而在这一受精关键时期过度的机械刺激可能对子代健康产生不确定的影响。部分ICSI即部分卵细胞质内单精子显微注射技术,主要针对多年不孕病人、经详细的临床检查无明确不孕原因、原发不孕或经全面的精液质量及功能检查,可能存在精子缺陷致精卵结合障碍者,在获卵数充足的情况下,可选择部分ICSI。小丽夫妻并无ICSI操作的适应证,从医学角度来说,不应进行全部ICSI助孕。但是由于夫妻二人为原发不孕且获卵数较多,可以考虑进行部分ICSI操作,这样既能减少受精失败的风险,又能减低ICSI技术本身的风险。

【伦理讨论】

不孕症诊治伦理原则中,知情同意原则要求临床医生在病人选择受精方式前进行充分的知情告知,使其权衡每种授精方式的利弊后作出合理的选择。不孕症诊疗的最优化原则要求尽量选择最接近自然的受孕技术,而对于ICSI技术的适应证,需要严格地把握。因此,除非具有ICSI适应证的病人,一般情况下应采用IVF方式受精。众所周知,即便在IVF技术取得显著进展的今天,每个IVF实验室仍然不可避免地会发生一定比例的卵子受精失败,这一结果显然是病人无法接受的,而ICSI则会明显降低非卵源性受精失败发生的概率。不孕症诊治伦理原则中保护后代的原则要求临床医生应指导病人选择对后代潜在风险最小的授精方式,ICSI技术显然不是最佳的选择。不孕症诊疗中严防商业化原则要求对实施人类辅助生殖技术的夫妻,须严格掌握适应证,不能受经济利益驱动而滥用ICSI技术。部分ICSI技术是ICSI技术应用的延伸,有研究表明,部分ICSI治疗能避免受精失败所导致的周期取消,保证病人有正常受精胚胎,增加胚胎利用率及累计妊娠率,同时也可以降低ICSI技术给后代带来的风险,更加符合有利于病人的伦理原则。

综上,按照辅助生殖技术伦理原则中有利于病人、保护后代、最优化、严禁商业化、严禁技术滥用等条例,小丽夫妻并无ICSI操作适应证,不应为其实施全部ICSI方式助孕。但可以在小丽夫妻完全知情的情况下进行部分ICSI方式助孕。

【法理讨论】

我国原卫生部于2003年发布了关于修订人类辅助生殖技术与人类精子库相关技术规范、基本标准和伦理原则的通知,其中明确提出了ICSI的适应证,医生不能以任何原因,任意扩大技术应用的适应证。因为ICSI技术对配子和胚胎、对子代出生缺陷和发育异常的潜在隐患,对于这项技术的临床应用指征,存在着重要的伦理导向。在国际上一些生殖中心,可能出于利益驱动,技术观念偏倚,以及医疗保险政策的原因,ICSI技术的采用率达到90%以上,而在正常的比例中,ICSI周期大约应占总的辅助生殖技术周期的1/3。与IVF助孕方式相比,ICSI助孕方式避开了自然选择这一受精自然规律,引入了不可预测的因素,可能会增加子代异常发生的风险。因此,从法理角度考虑,对于非男性因素不孕症病人小丽夫妻,不建议采用全部ICSI方式助孕,但是可以在权衡利弊的基础上进行部分

ICSI方式助孕。《执业医师法》第26条规定,医师应当如实向病人或者其家属介绍病情,但应当注意避免对病人产生不利后果。

【情理讨论】

不孕不育家庭是一类特殊的人群,他们承受着巨大的经济及精神压力。虽然IVF完全受精失败概率很低,但是对于每一个完全受精失败的病人概率却是100%,这将意味着该病人支付了本周期的所有费用,却没有可移植的胚胎,病人长久以来的希望全部破灭,甚至会导致家庭关系更加紧张甚至破裂。尽管目前的一些研究表明:通过ICSI技术诞生的男孩会随着年龄的增长出现男性不育问题,但是对于ICSI适应证中少、弱、畸形精子症病人来说,可能其本身就存在着遗传学异常,ICSI技术只是将这些遗传学缺陷传递给男性后代。目前对于ICSI技术的潜在风险仍然是未知的。虽然该病人不具备ICSI的适应证,但是,出于上述考虑,可以为其进行部分ICSI操作,既可以避免受精失败,又可以进行部分的自然选择,规避ICSI存在的潜在风险,似乎是不错的选择。

【社会舆论】

据不完全统计,在中国每年约有10万试管婴儿出生,试管婴儿技术已经成为大众熟知的助孕方式。但即便是这项高精尖技术也无法准确预测病人的精卵是否能够正常受精,受精失败一旦发生,最直接的影响是病人没有胚胎可移植,只能被迫放弃周期,令人难以接受。成功怀孕生子是不孕症夫妻寻求辅助生殖技术帮助的最终需求,而病人的忧虑情绪也会影响病人的成功妊娠,况且完全受精失败也是病人无法接受的。小丽夫妻虽不具备ICSI操作的适应证,但其担心受精失败的心情可以理解,因此可以为其进行部分ICSI助孕。

【小结】

本案例中,小丽夫妻从医学、伦理、法理角度上考虑,均不具备全部ICSI助孕的适应证,但是从情感、社会学角度考虑,病人的顾虑却是可以理解的。为此,可以对部分ICSI、短时受精早补救等技术在权衡利弊的情况下合理使用。

(刘丽英)

参考文献

[1] 于修成.辅助生殖的伦理与管理.北京：人民卫生出版社,2014.

第九节 获卵数少并非ICSI指征

【案例叙述】

吕燕(化名)、庞猛(化名)于7年前结婚,4年前,吕燕怀孕,但妊娠2个月自然流产,具体原因不明,随后一直未孕。近年来,夫妻二人积极试孕,吕燕平时月经不规律,曾多次寻找知名妇科中医服药调理,但一直无好转,随后诱导排卵指导受孕6个月,仍一直没有自然受孕。

二人决定到医院生殖中心咨询检查。生殖中心不孕不育门诊对夫妻双方进行了详细的询问和检查。女方月经周期为(5~6)/(30~40)天,超声检查未见异常,窦卵泡4~6枚,B超监测排卵提示无成熟卵泡发育,基础内分泌未见明显异常;输卵管造影显示:子宫腔形态正常,左侧输卵管阻塞,右侧输卵管通畅。庞猛生殖系统及精液常规检查未见异常。夫妻决定行体外受精胚胎移植术治疗,采用了拮抗剂方案,药物刺激卵巢后,女方获取卵子数目少,仅3枚,夫妻双方求子心切,强烈要求行卵细胞质内单精子注射技术(intracytoplasmic sperm injection,ICSI)助孕。生殖中心经会诊讨论认为现在男方精液正常、二人之前没有体外受精胚胎移植术(IVF-ET)助孕史,没有IVF助孕受精失败的情况,建议行常规IVF受精助孕。

【医学观点】

原卫生部关于人类辅助生殖技术的管理办法中,对于如何选择ICSI受精方式规定如下:①严重的少、弱、畸形精子症;②梗阻性无精子症;③生精功能障碍;④男性免疫性不育;⑤体外受精胚胎移植(IVF-ET)受精失败;⑥精子无顶体或顶体功能异常。在临床实践中,年龄大或卵巢低反应病人的获卵数往往较少,许多中心和病人倾向于使用ICSI替代IVF作为保证其受精率和临床妊娠率的手段。但对于获卵数较少的病人,使用ICSI受精方式所对应的受精率、临床妊娠率与常规IVF相比较并无优势,因而精液质量才是决定受精方式的重要依据。若精液质量正常,在第一次体外受精胚胎移植周期中,不论获卵数多少,建议首选常规IVF受精。若受精失败,应及时补做ICSI,以避免ICSI受精可能带来的不良影响,又减少了病人的担忧。

【伦理讨论】

本案例的伦理难点不在于IVF指征问题,而在于不孕夫妻在卵子少、精子正常情况下,是否可以为了保证受精率和IVF成功率,降低多精受精风险要求进行ICSI助孕。

1. 应尊重病人的自主选择 吕燕和庞猛多年不育,心情难免急躁和焦虑,遂想通过ICSI助孕来避免受精失败或无可移植胚胎的发生,这种心情可以理解。在医患关系中,无论是夫妻双方,还是医生,都具有自主选择的权利,但前提是,医方和夫妻双方要在充分交谈和沟通的基础上做出更合理的选择,所以医生必须告知所有的医疗选择中“积极”与“消极”的后果,解释明白,病人理解,充分做到知情同意,这也是医患关系中最基础的内容。

2. 坚持有利的原则 ICSI助孕技术自问世以来,就备受伦理专家的争议,因为ICSI和传统IVF相比在受精率等方面并没有明显优势,而且ICSI技术和自然妊娠相比,减少了自然选择的过程,引入了尚不可预测的因素,可能会增加后代异常的发生率。从有利于病人原则角度,生殖医生应当以满足病人健康利益为核心,为病人提供最优化服务。此案例中,ICSI技术虽然在一定程度上可以解决不孕问题,但对于ICSI可能的副作用不容忽视,显而易见,ICSI并不是最有利的治疗方案。所以,应首先选择相对安全的IVF受精方案,如IVF失败,应在合适的适应证和采取严格的操作规范前提下,选择ICSI助孕。不能一味地追求受精率,增加胚胎数,而导致技术滥用。

3. 坚持保护后代的原则 由于ICSI技术采用非自然选择的精子,回避了在生理上或遗传上对异常精子的选择机制,异常的卵母细胞也可能受精,可将遗传缺陷传给下一代,这严重违背了保护后代的伦理原则。一旦发生遗传缺陷,不仅影响下一代的出生质量,同时将引发家庭矛盾、经济困难、抚养问题等一系列问题。

综上所述,医生应该与病人在充分沟通交流的基础上,帮助病人了解 ICSI 与 IVF 助孕技术,根据自身情况,权衡利弊,确保夫妻双方在完全理解的基础上作出选择,避免为追求受精率而盲目选择 ICSI 助孕。

【法理讨论】

我国目前辅助生殖技术的实施,主要依据《人类辅助生殖技术管理办法》《人类辅助生殖技术规范》《辅助生殖的伦理与管理》等相关文件。在《人类辅助生殖技术规范》等文件中有明确的 ICSI 助孕适应证,到目前为止,基本的规范并没有放宽 ICSI 助孕的指征,医护人员应按照其适应证执行。然而国内多中心为了避免受精失败,有扩大 ICSI 助孕适应证的趋势。如今在大众的认知中也存在着一个误区,既然 ICSI 助孕技术复杂性和成本要高于 IVF 助孕,理应得到更理想的助孕结局。作为医务工作者有义务向病人澄清现状,充分考虑不同个体的需求,个性化提供多种的可行医疗方案,使病人能够作出更有利的选择。

【情理讨论】

在临床工作中,经常会有病人提出 ICSI 助孕技术既然是新技术,理应优于 IVF 助孕技术,这其实是一个误解。对于是否行 ICSI 助孕是有严格的指征和适应证的。获卵数少的病人,ICSI 并不能有效提高胚胎的优胚率和临床妊娠率,反而会有流产率升高的风险。此外,行 ICSI 助孕会进一步增加病人的经济负担。医生根据实际情况,如实告知病人病情及不同助孕方案的优劣,慎重使用 ICSI 助孕技术。

【社会舆论】

很多时候,当人们谈到不孕不育时,会想当然地认为它是女性的原因造成的。再者,绝大多数女性每个月经周期都是只排出一枚成熟卵子,但并不影响其怀孕生子。因此,不孕症的女性病人被人们另眼相看,对她们造成了巨大的舆论压力和心理负担,加剧了病人急躁的情绪,急于求成。ICSI 作为较新的技术,收费相对要高于 IVF,在大家看来如此高昂的费用,理应带来更高的成功率,这让许多焦急的病人趋之若鹜。殊不知,不孕不育是夫妻双方的问题,男女双方都可能存在引起不孕的原因。另外,试管婴儿的成功率主要是由病人的年龄和卵巢功能决定的,与是否行 ICSI 助孕无因果关系。因此,医务工作者应帮助社会树立正确的舆论导向,减轻女性背负的舆论压力,为不孕症的准妈妈们建立起信心,助其渡过难关。

【小结】

对于获卵数少,男方精液参数正常的夫妻,首次行体外受精胚胎移植周期中,盲目行 ICSI 助孕,对其是否有利存在不确定性。对于该类病案可先行常规 IVF 助孕,如受精失败再考虑补行 ICSI 助孕也是一个不错的选择。医务人员应目光长远,以病人的利益最大化为目标,严防技术滥用,使该技术切实应用于真正有需求的人们。

(白 雪)

参考文献

[1] 中华人民共和国卫生部.关于修订人类辅助生殖技术与人类精子库相关技术规范、基本标准和伦理原则的通知.卫科教发〔2003〕176 号,2003.
[2] 于修成.辅助生殖的伦理与管理.北京:人民卫生出版社,2014.

第十节　迥然不同的两份精液标本

【案例叙述】

张丽(化名)和黄亮(化名)结婚 9 年,因为工作繁忙,这对恩爱的夫妻婚后并没有计划要孩子,曾因避孕失败而意外妊娠,夫妻俩商量后选择了无痛人工流产手术。随着年龄的增长,两人发现并没有成为"丁克"一族的打算,所以约定停止一切避孕措施。但是经过多年努力,张丽始终未能怀孕。考虑到双方均已步入生育高龄期,女方 38 岁,男方 43 岁,心急如焚的夫妻二人来到生殖医学中心进行咨询和检查。

通过全面检查,张丽既往月经规律,行子宫输卵管碘油造影检查提示:双侧输卵管通畅,黄亮既往没有取精困难情况,进行三次精液分析检查提示:2次轻度弱精症,1次中度弱精症。遂于2016年2月张丽和黄亮以"未孕4年,男方弱精子症"在生殖医学中心接受辅助生殖助孕治疗。

取卵当日女方手术非常顺利,男方取精耗时稍长,精液标本送到实验室核查并处理时发现该精液标本中未见精子。医护人员及时通知了夫妻二人,反复询问黄亮在射精后是否有漏洒精液现象,而导致标本流失,病人确定无上述情况。生殖男科医师与黄亮再次沟通确认,告知其再次尝试取精的必要性,并向其交代了后续可采取的手术补救措施。遂在知情同意后决定让黄亮按照取精流程照相及指纹录入进行第二次取精,标本收集在精杯中送实验室处理,并标记保存。实验室核对后接收标本,在处理精液时发现第二份精液非常好,完全没有少精或者弱精的情况。

由于黄亮的两份精液差异太大,医护人员反复核对取精者身份及取精过程,所有操作均符合流程、无异常。同时将具体情况告知其妻子张丽,她表示丈夫之前无射精障碍的情况,黄亮本人也再三保证两份精液均出自本人。张丽自诉黄亮可能因为对取精间环境的陌生,他第一次取精耗时较长、精液标本量少且质量差,第二次取精时已经自我调整有了心理准备,再加上男科医生的恰当安慰与指导,他发挥正常,取精过程顺利,所以标本较好。医生将此情况如实记录在病程中,张丽与黄亮表示知情并签字为证,遂继续实施后续的体外受精胚胎移植操作。

【医学观点】

病人因"未避孕未孕4年,男方弱精子症",有明确的指征在生殖医学中心接受辅助生殖助孕治疗。

病人夫妇既往有妊娠史,男方曾经精液检查3次均未出现无精现象,治疗周期中前后两次取精过程均严格按照生殖中心规定的取精流程进行,但没有统一要求男方在进入取精间时更换专门的衣服,且无专人监督并在取精前检查男方是否悄悄携带他人的精液,故不能完全排除男方携带外源精液标本的可能性。尽管每份精液都常规留取精斑,但精斑保存有时限要求,且当时进行精液标本的DNA检查可行性较低。

面对差异很大的两份精液,一时间,医护人员也无法证实第二份精液出自何人。尽管不能排除携带外源精液标本的可能性,在告知冷冻卵子的风险,医师权衡利弊后只能在充分知情同意的情况下使用该精液行体外受精助孕治疗。

【伦理讨论】

在辅助生殖技术实施过程中,医务人员有义务告诉病人目前可选择的方案及承担的风险,提出最有利于病人的方案,即有利于病人原则。医生在治疗过程中,产生疑问乃是出于对病人负责的态度,并且与病人做了谈话沟通,得到了病人本人的保证承诺,尊重病人的权益,这次知情同意谈话符合有利于病人的伦理要求。张丽及黄亮对整个事情经过知情,并签字保证精液均来自黄亮,张丽的卵子已经顺利取出,在充分告知后及时进行后续受精和胚胎培养等环节,有利于病人获得妊娠,完成心愿。

知情同意原则要求人类辅助生殖技术必须在夫妇双方自愿同意并签署书面知情同意书后方可实施。在助孕过程中出现特殊情况需及时沟通,在病人及家属理解实施该技术的必要性、实施程序、可能承受的风险以及为降低这些风险所采取的措施后,才实施后续操作,避免出现不必要的纠纷,知情同意的原则贯穿始终。同时要作好谈话记录,并取得病人和谈话医生的签字认可,以做备案处理。

保护后代的原则:医务人员有义务告知接受人类辅助生殖技术的夫妇,对出生的孩子负有伦理、法律上的权利和义务;医务人员不得对任何违背道德与伦理原则后获得的配子实施人类辅助生殖技术,本案中精液标本差异大,但暂无明确证据表明精液来自他人,基于保护后代的原则,医师与不孕夫妇充分沟通、告知并达成共识。

【法理讨论】

本案中前后两份精液差异很大有异议,但医护人员也无法证实该精液并非出自本人。首先判断取精的过程是否违规?前后两次取精过程均严格按照生殖中心取精流程进行,目前没有证据证明两份精液不出自病人丈夫本人,其丈夫也承诺保证精源来自本人,且女方对此无异议。其次,工作人员告知病人夫妇,目前我国原卫生部颁布的《关于修订人类辅助生殖技术与人类精子库相关技术规范、基本标准和伦理原则的通知》明确规定,在同一个助孕治疗周期中,配子和合子必须来自同一男性和同一女性。最后,实验室已留取两份精液的精斑,以备以后查验之用。至此,生殖医学中心工作人员已经做了法律法规允许的所有事宜,尽到了应尽的义务,如果病人蓄意作假,他们的行为将是违法的。由于医务工作者不是执法人员,无权用刑侦司法手段给予确定性结论。但在遵守相关法律法规的情况下,医务人员站在病人的角度,想尽可能完美的地解决这个问题。所以在充分知情同意的告知备案后,进行了后续的助孕治疗。

【情理讨论】

确有指征进行辅助生殖技术的不孕夫妇有权利在生殖中心获得帮助,但不论是生殖中心的所有流程还是不孕夫妇的整个就诊过程,都应该遵循规章制度与法律法规。所以在男方第一份精液质量较差时,及时与其沟通并再取标本以便正常进行后续操作是合情合理的。所有操作的前提一定是确保精液确实来自该丈夫,并通过现有手段进行排疑,所以后续知情谈话沟通是非常有必要的,也符合情理。

【社会舆论】

在当今社会,不孕多年的夫妇寻求辅助生殖技术的帮助来获得妊娠这一行为,已经被越来越多的人所接受。网络、媒体、热门话题等方式揭开了部分"试管婴儿"的神秘面纱,不可避免地就出现了有些别有用心之人"钻空子",通过非法中介进行一些违背现行法律法规及制度的操作。如果本案例中的第二份精液不属于该丈夫,那随后将产生一系列的问题与纠纷,出生后代的权利无法得到保障,生殖中心也可能会牵扯到法律纠纷之中。因此要重视治疗流程的规范性,发现问题随时予以补充修正。

【小结】

本案例前后两份精液标本差异较大时,医护人员及时提出质疑,通过健全的机制与有效的手段进行论证,排除可能的隐患与风险后再进行后续治

疗。整个过程既是对不孕夫妇助孕治疗行为的负责,是对法律法规的贯彻执行,也是基于对生殖中心及医务人员的保护。

(胡泊　祁静　腊晓琳)

【参考文献】

[1] 于修成.辅助生殖的伦理与管理.北京:人民卫生出版社,2014.
[2] 中华人民共和国卫生部.关于修订人类辅助生殖技术与人类精子库相关技术规范、基本标准和伦理原则的通知.卫科教发〔2003〕176号,2003.

第十一节　高位截瘫夫妻的生育梦

【案例叙述】

33岁的钱江(化名)与35岁的孙丽(化名)在认识之前就有着相似的经历。在他们各自20多岁的时候,都因为不幸的车祸而导致了截瘫。生活圈子的靠近让两人有机会结识,并于2年后结婚。钱江有勃起功能障碍,而孙丽则行动不便,双方的身体状况使他们在婚后基本无法进行正常的性生活。孙丽慢慢地萌发了一个想法:拥有一个自己的孩子,给这个家增添一些活力和生机呢。双方父母知道这个想法之后非常支持,他们认为,这对小夫妻的生活虽大部分可以自己完成,但还是离不开别人照料,有了孩子,将来也有了依靠。最终全家人来到当地医院咨询相关的生育问题。经过医生评估过孙丽的身体情况后认为:女方的身体情况可以耐受妊娠,男方属于中度弱精子症。但考虑到他们的特殊情况,建议他们去上级医院咨询一下能否进行辅助生殖技术助孕,于是两人来到某生殖中心就诊,拒绝人工授精,要求直接行体外受精胚胎移植术助孕。

【医学观点】

这对夫妻中男方因截瘫而有勃起功能障碍,无法完成性生活,男方属于中度弱精子症,女方的生殖系统功能是正常的,如果从人工授精开始,由于人工授精每个周期的成功率不高,反复的就医对于

行动不便的夫妻来说确实有难处，直接做到试管婴儿也是符合指征的。

但是，女方有截瘫，虽然截瘫可能不影响辅助生殖技术治疗的妊娠结果，但成功的怀孕仅仅是第一步，截瘫病人整个孕期面临的困难要远远高于正常妊娠妇女，如泌尿系感染、贫血、血栓、肺功能异常、自主性反射亢进——突发性严重的高血压等诸多风险。而分娩时面临着更大的挑战：脊髓损伤病人的交感神经中枢功能受到损害，可造成子宫收缩乏力，分娩困难，可能需要选择剖宫产手术。而在剖宫产手术过程中，也面临麻醉等诸多问题。虽然目前国内外均有截瘫病人成功妊娠的报道，但这都是少数，更多的截瘫病人往往难以自然受孕，或在受孕后因孕期各种并发症不得不选择终止妊娠。对此类病人进行辅助生殖技术干预是一件很慎重的事情，怀孕期间，孕妇的生理及心理均产生巨大的变化，很多事情难以预料，尤其此夫妻存在如此严重的基础疾病，将带来更大的困难。建议组织产科、麻醉科等相关科室对其再进行全面评估，如女方能耐受妊娠后截瘫带来的各种问题并充分知情同意，可以予以辅助生殖技术助孕。

【伦理讨论】

截瘫病人作为一个特殊人群，在一定的程度上缺乏独立生活能力，一些病人还缺乏独立的社交能力，相当一部分人已经成为家庭的后顾之忧。案例中的夫妻双方均为后天意外所造成的截瘫，其心理及生理上相比于其他正常人会存在较大的负担。在其抚育后代的过程中，可能会对其子女的心理、社会、认知等方面的健康发展造成一定程度的影响，而且其子女相比于同龄人在家庭中需要担任更重要的角色，而且担负得更多更早，可能需要在年龄较小时就要担负起照顾截瘫父母的责任。辅助生殖技术不仅仅要满足病人本人的医疗需求，更要考虑到出生子代的权利和幸福。对一个家庭和社会而言，成功怀孕并不是目的，成功分娩一个健康的婴儿并能使其健康成长才是辅助生殖技术实施的目标和意义。截瘫妇女在整个孕产期所面临的困难要远远高于正常妇女，其在孕期的各种并发症都可能会对胎儿的健康造成一定的影响，这些对于病人、对于医护人员都是巨大的挑战。从保护病人和保护后代的原则及最优化原则的角度来考虑，不

建议病人实施辅助生殖技术。

另外，在实施辅助生殖技术过程中，有利于病人原则和双重效应原则要求医务人员实施医疗措施的第一效应必须要大于第二效应。此案例中，需慎重权衡生育以及生育对病人健康带来的影响以及病人后续对子代的利弊、病人是否能较为肯定地从治疗中获益，而发生的并发症却相应较少，且获益大于风险？这都是需要医务工作者来慎重考虑的。这对截瘫夫妻实施辅助生殖技术可能有违有利于病人和双重效应的伦理原则，因此也不建议为病人夫妻实施辅助生殖技术。

【法理讨论】

目前，在我国目前现行法律中，例如《中华人民共和国婚姻法》《中华人民共和国母婴保健法》等，并没有一项法律明文规定不允许截瘫病人进行生育，而众所周知，生育权是我国公民的一项基本权利，从病人夫妻的要求来看是符合法理要求的。已有外院产科医生对女方身体进行评估，认为可耐受妊娠，且男方有勃起功能障碍，精液不正常，符合辅助生殖技术适用的人群，因而从法律角度来说，对该病人夫妻实施辅助生殖技术符合法理要求。

【情理讨论】

截瘫病人作为一个特殊的人群，对其进行关照不仅仅是医护人员的责任，也是社会的责任。夫妻双方都是外伤所致的截瘫病人，无法自然受孕，国内外已有多例截瘫妇女成功自然妊娠并分娩的案例，这使得他们希望能够通过医学手段来帮助自己实现做父母的愿望，这一想法是可以理解的。

但是本例夫妻双方都是截瘫病人，他们自己的生活都无法完全自理，经济来源也不是很稳定，自己都是需要父母来照顾，因而可能不具备抚养孩子的教育能力及经济能力，那么子代的成长轨迹必然与其他孩子不同。首先，抚养子代的压力可能落在双方老人身上，双方老人不仅需要照顾病人夫妻，还要照顾小孩，从长远角度来看，存在远期孩子无人养育的风险。其次，孩子出生后就背负着父母赋予他的重担，长大后相比于其他人过早承担起照顾其父母的责任，这对孩子这个独立的个体而言是非常不公平的。因为孩子并不是父母的私有财产，他也有自己的思想和生活，这样的家庭生活是否会对

他的身心发展产生一定影响,这是不得而知的。虽然生育是这对截瘫夫妻的权利,每个人都可以追求自己的幸福,但对于他们将来出生的孩子未免有点不公甚至残酷。所以建议病人夫妻对家庭经济能力以及双方父母的抚养能力进行评估后再慎重决定是否行辅助生殖助孕。

【社会舆论】

截瘫夫妻的生育问题不但是一个医学问题,更是一个复杂的社会问题。在隐去个人信息后将这一案例分享并采访了一部分正在进行辅助生殖技术助孕的夫妻,得到的反馈有赞同也有反对,反对的声音更多一些,其反对的理由主要围绕在生育风险和对子代的抚育,包括:"父母都是截瘫,没有长期可靠的经济来源,后面小孩子要怎么养? 难道要小孩年纪轻轻就打工挣钱养父母吗""这样的家庭环境小孩子会幸福吗?"或"怀孕要 10 个月,正常人都不敢保证没问题,她这样风险太高了吧,万一大人有个什么意外,太冒险了"等;支持的声音也不少,其理由多是感性的:"国内外现在不是有很多截瘫病人生育的报道吗? 她应该可以吧? 孕期定期检测应该就可以规避风险吧"或"有了健康的孩子以后也是一个依靠,也不能一直靠父母照顾,等父母都不在了,也有孩子陪着"等。

近年来,我国政府不断在完善残障人士的福利保障体系,且已取得很大的进展。如果有完善的福利保障体系能解决残疾人将来年老体弱时的后顾之忧,那么养儿防老、养老送终等观念终究会逐渐淡化,残疾人生育孩子的要求可能也不会那么强烈,其能够更好地去享受生活,而不必再承担较大的生育风险。

【小结】

残疾人生育是个社会问题,我国的养老送终观念是残疾人生育的出发点之一。目前,在残疾人社会福利制度尚不完善的情况下,应该建议病人夫妻或亲属在具有抚养能力的前提下,权衡利弊后再决定是否寻求辅助生殖技术助孕。

(朱依敏　孟　夏)

参考文献

[1] DELANEY KE, HUANG D. Poster 221 Pregnancy Termination in a Female with Paraplegia: A Case Report. PM R, 2016, 8 (9): S232-S232.

[2] GUERBY P, VIDAL F, BAYOUMEU F, et al. Paraplegia and pregnancy. J Gynecol Obstet Biol Reprod (Paris), 2016, 45 (3): 270-277.

[3] 于修成. 辅助生殖的伦理与管理. 北京:人民卫生出版社, 2014.

第十二节　夫精人工授精前日与他人意外妊娠

【案例叙述】

黄萍萍(化名,27 岁)和吴春生(化名,26 岁)结识 3 个月后结婚,婚后试孕 1 年余未孕,于是到医院就诊。医生详细询问了双方的病史,做了针对性的检查。黄萍萍月经规律,自然周期有排卵,子宫输卵管造影未见明显异常。吴春生进行了精液检查,提示为"弱精子症"。医生建议吴春生口服药物治疗,待精液质量达标后,监测排卵,可自行试孕。但是二人求子心切,强烈要求在服药过程中行夫精人工授精(artificial insemination by husband semen, AIH)。医生将注意事项充分告知后,二人同意手术,并签署手术协议书。行 2 个周期的 AIH 后,黄萍萍怀孕并足月顺产一男婴。

当吴春生给母子办出院手续的时候,发现儿子的血型是"O"型。吴春生有些医学常识他知道自己的血型是"AB"型,妻子的血型是"B"型,两人不可能生出来"O"型血孩子的。他向接生的医院确认孩子确实没有抱错。1 个月后,吴春生私下带着孩子做了亲子鉴定,结果显示孩子和他没有生物学上的遗传关系。吴春生将检测报告拿给妻子,并要求她去和孩子做亲子鉴定,但遭到黄萍萍的强烈拒绝。后来,吴春生又找到进行 AIH 手术的医院,医院非常配合,提供了当天使用的精液标本,经检测,证实授精手术当天采取的精液确是吴春生本人的。同时,医院出具了病历、各项知情同意记录、实验室处理标本记录等信息,均无差错。黄萍萍最终说出实情:她与吴春生相识时,刚刚与前男友分手,但是两人私下仍有联系。在黄萍萍和吴春生做 AIH 手术前一天,她与前男友发生了性关系,并对吴春生进行了隐瞒。后来经过亲子鉴定,证实孩子系黄萍萍与前男友所生,吴春生与黄萍萍的婚姻也走向了终点。

【医学观点】

血型是以血液抗原形式表现出来的一种遗传性状,不仅专指红细胞抗原在个体间的差异,还应包括血液各成分的抗原在个体间出现的差异。最常见的血型系统为ABO血型,分为A、B、AB、O四型。人的ABO血型受控于A、B、O三个基因,是以这三种遗传因子的组合而决定的,一般来说血型是终生不变的,大多根据父母的血型即可判断出小宝宝可能出现的血型。本案例中男方是"AB"型,女方是"B"型,出生的孩子可以是"A、B、AB"型这三种,但绝不可能出现"O"型。

本案例中出现孩子非男方亲生的这种情况有两种可能:一是院方生殖中心工作责任,医院根据辅助生殖技术(assisted reproductive technology, ART)规范、标准和伦理道德原则有严格的各项制度。每次行AIH前,都要签署取精同意书,进行身份比对,并且将男方精液冷冻保存,以便以后进行查对。应调取当时AIH时各项记录、冷冻保存的男方精液,进行鉴定。二是病人方面的问题,女方在院外的个人行为是医院无法控制的,所导致的后果医院无法承担。

【伦理讨论】

本案例主要涉及辅助生殖伦理学基本原则中的自主原则、知情同意原则及保护后代原则。

1. **自主原则** 在医疗活动中,病人有自愿的决定权。在本案例中夫妻双方对行AIH的治疗方案表示了解,自愿进行辅助生殖技术,并签署一系列知情同意书。在术前取精前后进行身份认证等一系列的确认程序中给予配合。因此院方无此方面原则性过错,没有违背自主原则。

2. **知情同意原则** 知情同意原则贯穿在整个ART过程中,既是对病人的负责,也是对医务人员的保护。知情同意权由知情权和同意权两个部分组成,知情权是病人和医务人员双方的知情权,医务人员的专业判断基于对病人真实情况的充分了解,因此在医疗过程中,病人有义务真实、无保留地告知自身情况,以便医生作出专业判断。同时,

强调病人的同意权,经过双方的有效沟通,病人充分了解治疗方案及其相应的利弊、风险后,夫妻双方同意并签署书面知情同意书后,方可实施ART。结合本案例医务人员已充分告知夫妻双方行AIH的权利和义务,双方表示了解,同意进行AIH,并签署了各类知情同意书,故院方充分履行了告知义务,无原则性过错。而女病人将某些影响妊娠结局的重要信息进行了隐瞒,侵害了男病人和院方的知情权,应当对由此产生的一切后果承担伦理过错责任。

3. **保护后代原则** ART出生的后代与自然受孕分娩的后代享有同样的法律权利和义务。在接受ART治疗前,医务人员有义务告知接受ART治疗的夫妻他们像自然妊娠生育的父母一样,对接受ART出生的孩子负有伦理、道德和法律上的责任、权利和义务,应予以关爱和陪伴。同时,后代享有的权利包括继承权、受教育权等,孩子的义务包括赡养父母的义务等。本案例中出生的孩子表面上是人工辅助生殖技术出生的后代,但实际上是婚内出轨怀孕所生,这对于孩子的人生将会产生不可预估的影响,因此,女病人对某些重要事实的隐瞒,有悖于保护后代原则。

【法理讨论】

根据《最高人民法院关于民事诉讼证据的若干规定》第四条,法律直接规定了8种情形下要承担举证责任,其中因医疗行为引起的侵权诉讼,由医疗机构就医疗行为与损害结果之间不存在因果关系及不存在医疗过错承担举证责任。所以,院方积极配合调取原始记录,并将保存的丈夫冻精做DNA鉴定,证明院方与损害结果之间不存在因果关系或受害人有过错或者第三人有过错,院方不予赔偿。

1994年最高人民法院在《关于夫妻关系续存期间以人工授精所生子女的法律地位的复函》中指出:"在夫妻关系续存期间,双方一致同意进行人工授精所生子女应视为夫妻双方的婚生子女,父母子女之间的权利义务适用《婚姻法》有关规定。"但本案例中的孩子并不是行AIH所出生的,所以并不适用。

【情理讨论】

行AIH生育的孩子和自己无血缘关系,首先

怀疑是 AIH 手术相关环节出错并要求进行手术环节检查是可以理解的,医院立即积极配合并进行查证,证明严格执行了 ART 相关规则规范,手术期间并无过错,及时消除病人疑虑。医院在行 ART 手术前已经充分告知夫妻双方相关事宜,夫妻双方已签署知情同意,妻子婚内出轨造成的后果由妻子承担。

【社会舆论】

今天的中国社会并未对 ART 完全消除疑虑,尤其是当遇到"AIH 生育子女非亲生"这样的噱头,因此,生殖中心应当严格执行相关法律和规范,充分告知病人相关事宜,签署知情同意书,并且在手术各个环节留取书面记录和样本,一旦出现争议事件,积极配合调查,才能避免偏激的社会舆论和医疗纠纷。

【小结】

不孕夫妻知情自愿前来医院助孕,医院在进行 ART 时,要遵守辅助生殖技术规范、标准和伦理道德原则涉及的各项制度,术前签署知情同意书,术中留取标本,术后严格随访,一旦出现医疗纠纷,可以积极配合调取原始记录,澄清事实。女方在婚姻关系存续期间,与他人发生性行为是道德和情理所不允许的,这种行为将会对其与他人所生的孩子造成不可预估的影响。

(田　葱)

参考文献

[1] 于修成.辅助生殖的伦理与管理.北京:人民卫生出版社,2014.

[2] 最高人民法院.关于民事诉讼证据的若干规定.2001.